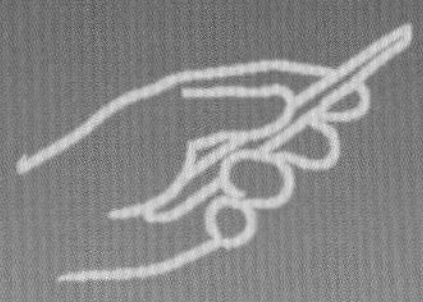

Master Techniques in Orthopaedic Surgery®
骨科标准手术技术丛书

Knee Arthroplasty
膝关节置换术

第 4 版
Fourth Edition

主　编

（美）马克 · W. 帕格纳（Mark W. Pagnano），MD
Professor of Orthopedic Surgery
Mayo Clinic College of Medicine and Science
Chairman
Department of Orthopedic Surgery
Mayo Clinic
Rochester，Minnesota

（美）阿伦 · D. 汉森（Arlen D. Hanssen），MD
Professor of Orthopedic Surgery
Mayo Clinic College of Medicine and Science
Department of Orthopedic Surgery
Mayo Clinic
Rochester，Minnesota

主　译
夏亚一

副主译
韵向东　汉　华

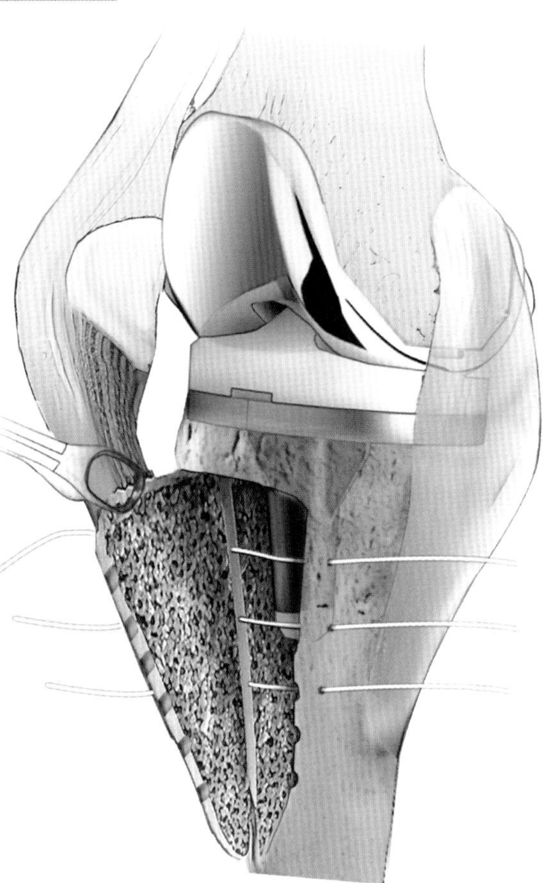

北方联合出版传媒（集团）股份有限公司
辽宁科学技术出版社
沈阳

This is translation of Master Techniques in Orthopedic Surgery:Knee Arthroplasty, fourth edition
Author: Mark W. Pagnano
ISBN: 9781496315052
Original English edition published by Wolters Kluwer.

图书在版编目（CIP）数据

膝关节置换术：第 4 版 /（美）马克・W. 帕格纳（Mark W. Pagnano），（美）阿伦・D. 汉森（Arlen D. Hanssen）主编；夏亚一主译 . — 沈阳：辽宁科学技术出版社，2021.11
（骨科标准手术技术丛书）
ISBN 978-7-5591-2165-3

Ⅰ . ①膝… Ⅱ . ①马… ②阿… ③夏… Ⅲ . ①人工关节—膝关节—移植术（医学）Ⅳ . ① R687.4

中国版本图书馆 CIP 数据核字（2021）第 162749 号

出版发行：辽宁科学技术出版社
（地址：沈阳市和平区十一纬路25号　邮编：110003）
印 刷 者：辽宁新华印务有限公司
经 销 者：各地新华书店
幅面尺寸：210mm × 285mm
印　　张：30.75
插　　页：4
字　　数：600千字
出版时间：2021年11月第1版
印刷时间：2021年11月第1次印刷
责任编辑：凌　敏
封面设计：张金铭
版式设计：袁　舒
责任校对：黄跃成

书　　号：ISBN 978-7-5591-2165-3
定　　价：398.00元

联系电话：024—23284363
邮购热线：024—23284502
E-mail:lingmin19@163.com
http://www.lnkj.com.cn

本书献给我的导师和同事们，他们致力于完善患者护理和教育，在过去的 30 年里，通过研究已经推进了膝关节置换术的发展。我们真诚地希望这本书中的内容对外科医生是有用的，对患者也是有益的。

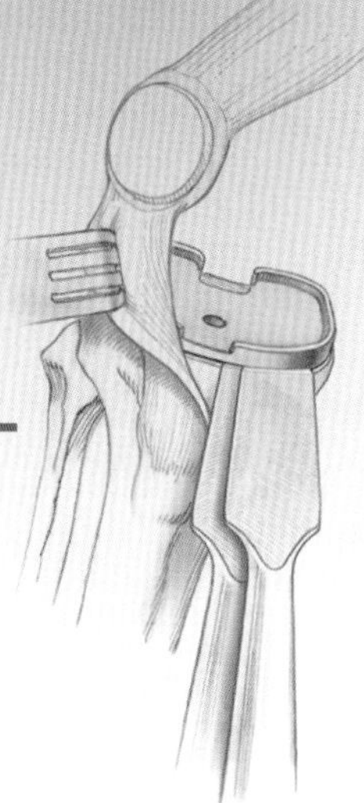

编者名单

Matthew P. Abdel, MD
Associate Professor
Department of Orthopedic Surgery
College of Medicine
Consultant
Department of Orthopedic Surgery
Mayo Clinic
Rochester, Minnesota

David Backstein, MD, MEd, FRCSC
Associate Professor
Head
Granovsky Gluskin Division of Orthopaedics
Clinical Lead
Musculoskeletal Centre of Excellence
Sinai Health System
University of Toronto
Toronto, Ontario

Jeffrey J. Barry, MD
Assistant Professor
Department of Orthopaedic Surgery
University of California, San Francisco
San Francisco, California

Johan Bellemans, MD, PhD
Professor
Department of Orthopaedics and Traumatology
Knee Surgery and Sports Orthopaedics
University Hasselt
ZOL Hospitals Genk
ArthroClinic Leuven
Genk, Belgium

Keith R. Berend, M.D.
Associate, Joint Implant Surgeons, Inc.
Clinical Assistant Professor
Department of Orthopaedics
The Ohio State University
Mount Carmel Health System
New Albany, Ohio

Michael E. Berend, MD
Orthopedic Surgeon
Midwest Center for Joint Replacement
Midwest Specialty Surgery Center
Indianapolis, Indiana

Daniel J. Berry, MD
L.Z. Gund Professor
Department of Orthopedic Surgery
Mayo Clinic
Rochester, Minnesota

Hayden N. Box, MD
Resident
Department of Orthopaedic Surgery
University of Texas Southwestern Medical Center
Dallas, Texas

Timothy S. Brown, MD
Assistant Professor
Department of Orthopedics and Rehabilitation
University of Iowa Hospitals and Clinics
Iowa City, Iowa

James A. Browne, MD
Associate Professor
Vice Chair and Division Head of Adult Reconstruction
Department of Orthopaedic Surgery
University of Virginia Medical Center
Charlottesville, Virginia

Alberto V. Carli, MD, MSc, FRCSC
Orthopedic Surgeon
Adult Reconstruction and Joint Replacement Division
Hospital for Special Surgery
New York, New York

Joshua L. Carter, MD
Orthopedic Surgeon
Midwest Center for Joint Replacement
Indianapolis, Indiana

Alexander B. Christ, MD
Fellow
Adult Reconstruction and Joint Replacement Service
Hospital for Special Surgery
New York, New York

Henry D. Clarke, MD
Consultant
Department of Orthopedic Surgery
Mayo Clinic
Professor of Orthopedics
Mayo Clinic College of Medicine
Rochester, Minnesota

Umberto Cottino, MD
Orthopedic Surgeon
Department of Orthopaedics and Traumatology
University of Torino
Mauriziano "Umberto I" Hospital
Torino, Italy

Casey M. deDeugd, MD
Orthopedic Surgery Resident
Department of Orthopedic Surgery
Mayo Clinic
Rochester, Minnesota

Craig J. Della Valle, MD
Aaron G. Rosenberg Endowed Professor of Orthopaedic Surgery
Chief
Division of Adult Reconstructive Surgery
Rush University Medical Center
Chicago, Illinois

Douglas A. Dennis, MD
Adjunct Professor
Department of Biomedical Engineering
University of Tennessee
Knoxville, Tennesse
Orthopedic Surgeon
Colorado Joint Replacement
Adjunct Professor of Bioengineering
Department of Mechanical and Materials Engineering
Denver University
Assistant Clinical Professor
Department of Orthopaedics
University of Colorado School of Medicine
Denver, Colorado

Michael J. Dunbar, MD, FRCSC, PhD, FCAHS
Professor
Department of Surgery
Dalhousie University
QE II Chair in Arthroplasty Outcomes
Halifax, Nova Scotia, Canada

Bradley S. Ellison, MD
Orthopedic Surgeon
OrthoCarolina
Concord, North Carolina

Thomas K. Fehring, MD
Co-Director OrthoCarolina Hip & Knee Center
OrthoCarolina
Charlotte, North Carolina

Michael A. Flierl, MD
Assistant Professor
Department of Orthopaedic Surgery
Oakland University William Beaumont
Royal Oak, Michigan

Marcus C. Ford, MD
Clinical Instructor
Campbell Clinic Orthopaedics
University of Tennessee
Germantown, Tennessee

Steven B. Haas, MD
Chief of the Knee Service
John N. Insall Chair, Knee Surgery Hospital for Special Surgery
Professor Clinical Orthopedics
Weill Cornell Medical College
New York, New York

George Haidukewych, MD
Chairman
Orthopedic Surgery
Orlando Regional Medical Center
Orlando, Florida

Arlen D. Hanssen, MD
Professor of Orthopedic Surgery
Mayo Clinic College of Medicine and Science
Department of Orthopedic Surgery
Mayo Clinic
Rochester, Minnesota

David C. Holst, MD
Adult Reconstruction Fellow
Colorado Joint Replacement
Denver, Colorado

James L. Howard, MD, MSc, FRCSC
Associate Professor, Program Director
Division of Orthopaedic Surgery
Western University
University Hospital, London Health Sciences Centre
London, Ontario, Canada

Stephen J. Incavo, MD
Chief
Adult Reconstructive Surgery
Deputy Chairman
Department of Orthopedic Surgery
Houston Methodist Hospital
Professor of Clinical Orthopedic Surgery
Weill Cornell Medical College
Houston, Texas

Richard E. Jones, MD
Consultant
Orthopaedic Specialist
Professor of Orthopaedic Surgery
University of Texas Southwestern Medical Center
Dallas, Texas

Aaron J. Krych, MD
Professor of Orthopedic Surgery and Sports Medicine
Mayo Clinic
Rochester, Minnesota

Wesley G. Lackey
Orthopedic Surgeon
Midwest Center for Joint Replacement
Indianapolis, Indiana

Cameron K. Ledford, MD
Adult Lower Extremity Reconstruction Fellow
Department of Orthopaedic Surgery
Mayo Clinic College of Medicine
Rochester, Minnesota

Adolph V. Lombardi, Jr, MD, FACS
President
Joint Implant Surgeons, Inc.
Clinical Assistant Professor
Department of Orthopaedic Surgery
The Ohio State University Wexner Medical Center
Orthopaedic Surgeon
Mount Carmel Health System
New Albany, Ohio

William J. Long, MD, FRCSC
Director
ISK Institute Clinical Associate Professor
New York University Hospital for Joint Diseases
New York

Steven J. MacDonald, MD, FRCS(C)
J.C. Kennedy Professor and Chairman of Orthopaedic Surgery
Western University
University Hospital, London Health Sciences Centre
London, Ontario, Canada

Dean J. Marshall, DO
Orthopedic Surgeon
Spectrum Orthopaedics
North Canton, Ohio

R. Michael Meneghini, MD
Associate Professor
Department of Orthopaedic Surgery
Indiana University School of Medicine
Indianapolis, Indiana
Director
Indiana University Hip and Knee Center
Fishers, Indiana

William M. Mihalko, MD PhD
J.R. Hyde Professor
Campbell Clinic Department of Orthopaedic Surgery and Biomedical Engineering Joint Program Chair in Biomedical Engineering
University of Tennessee Campbell Clinic Orthopaedics
Memphis, TN

Arun B. Mullaji, MCh Orth, FRCSEd, MS Orth
Consultant Orthopedic Surgeon
Breach Candy Hospital
Director
Mullaji Knee Clinic
Mumbai, India

Douglas D. R. Naudie, MD, FRCSC
Associate Professor, Orthopaedic Surgery
Western University
Schulich School of Medicine
Site Chief, Department of Surgery
Site Chief, Division of Orthopaedic Surgery
Consultant Orthopaedic Surgeon
Joint Replacement Institute
London Health Sciences Center
University Hospital
London, Ontario, Canada

Charles L. Nelson, MD
Chief of Adult Reconstruction
Associate Professor of Orthopaedic Surgery, Perelman School of Medicine
University of Pennsylvania
Philadelphia, Pennsylvania

Kamil T. Okroj, MD
Resident Physician
Department of Orthopaedic Surgery
Thomas Jefferson University
Philadelphia, Pennsylvania

Michael P. O'Malley, MD, MS
Orthopedic Associates
Division of Spectrum Healthcare Partners
Orthopedic Sports Medicine Center
Portland, Maine

Mark W. Pagnano, MD
Professor of Orthopedic Surgery
Mayo Clinic College of Medicine and Science
Chairman
Department of Orthopedic Surgery
Mayo Clinic
Rochester, Minnesota

Ayoosh Pareek, MD
Resident Physician
Department of Orthopedic Surgery and Sports Medicine
Mayo Clinic
Rochester, Minnesota

Kevin I. Perry, MD
Assistant Professor
Department of Orthopedic Surgery
Mayo Clinic
Rochester, Minnesota

Luis Pulido, MD
Orthopaedic Surgeon, Joint Reconstruction
Department of Orthopaedic Surgery
Houston Methodist Hospital
Texas Medical Center
Houston, Texas

Patrick J. Reardon, MD
Resident
Department of Orthopedic Surgery
Medical College of Wisconsin
Milwaukee, Wisconsin

C. Glen Richardson, MD, FRCSC, MSc
Associate Professor
Department of Surgery, Division Orthopaedics
Dalhousie University
Surgeon
Department of Orthopaedic Surgery
Queen Elizabeth II Health Sciences Centre
Halifax, Nova Scotia, Canada

Michael D. Ries, MD
Arthroplasty Fellowship Director
Reno Orthopaedic Clinic
Reno, Nevada
Professor Emeritus
Department of Orthopaedic Surgery
University of California, San Francisco
San Francisco, California

Roberto Rossi, MD
Professor of Orthopaedics and Traumatology
Chairman of University Department of Orthopaedics and Traumatology
Mauriziano Umberto I Hospital
Torino, Italy

Adam A. Sassoon, MD, MS
Associate Professor
Department of Orthopaedic Surgery
University of California, Los Angeles
Santa Monica, California

Giles R. Scuderi, MD
Associate Clinical Professor of Orthopedic Surgery
Zucker School of Medicine at Hofstra/Northwell
Fellowship Director
Adult Reconstruction
Lenox Hill Hospital
Vice President
Orthopedic Service Line
Northwell Health
New York, New York

Gautam M. Shetty, MS Orth
Consultant
Joint Replacement Surgery
Breach Candy Hospital and Mullaji Knee Clinic
Mumbai, India

Rafael J. Sierra, MD
Professor of Orthopedic Surgery
Fellowship Director
Adult Reconstruction Surgery
Mayo Clinic
Rochester, Minnesota

Mark J. Spangehl, MD
Associate Professor of Orthopaedic Surgery
Mayo Clinic School of Medicine
Mayo Clinic
Phoenix, Arizona

Scott M. Sporer, MD, MS
Professor
Department of Orthopaedic Surgery
Associate Professor Orthopaedic Surgery
RUSH University Medical Center
Chicago, Illinois
Co-Medical Director Joint Replacement Institute
Central Dupage Hospital
Winfield, Illinois

Bryan D. Springer, MD
Fellowship Director
OrthoCarolina Hip and Knee Center
Associate Professor
Department of Orthopaedic Surgery
Atrium Health/Carolinas Medical Center
Charlotte, North Carolina

Ryan D. Stancil, MD, MPH
Resident Physician
Department of Orthopaedics and Sports Medicine
University of Washington
Seattle, Washington

Michael J. Stuart, MD
Professor
Department of Orthopedic Surgery
Chairman
Division of Sports Medicine
Mayo Clinic
Rochester, Minnesota

Michael J. Taunton, MD
Assistant Professor
Department of Orthopedic Surgery
Mayo Clinic
Rochester, Minnesota

Robert T. Trousdale, MD
Professor
Department of Orthopaedic Surgery
Mayo Clinic College of Medicine
Mayo Clinic Methodist Hospital
Rochester, Minnesota

Nathan J. Turnbull, MD
Orthopedic Surgeon
Florida Orthopaedic Associates
DeLand, Florida

Kelly G. Vince, MD
Consultant Orthopedic Surgeon
Department of Orthopedic Surgery
Northland District Health Board
Whangarei, New Zealand

Jesse Isaac Wolfstadt, MD, MSc, FRCSC
Assistant Professor
University of Toronto
Division of Orthopaedic Surgery
Sinai Health System
Toronto, Ontario, Canada

Thomas J. Wood, MD, FRCSC
Clinical Fellow
Department of Surgery (Orthopaedics)
University of Western Ontario
London Health Sciences Center
London, Ontario, Canada

译者名单

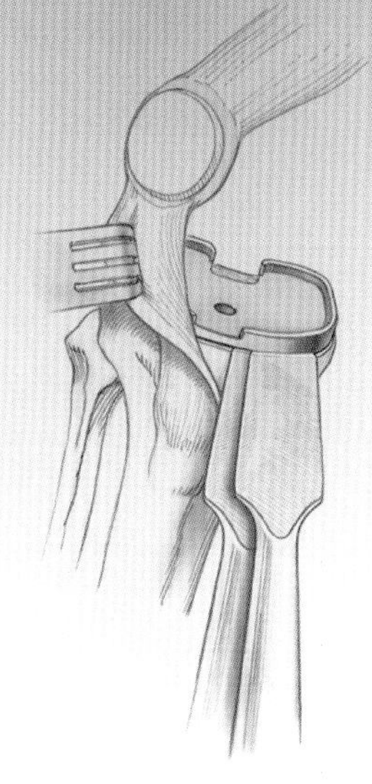

主　译

夏亚一

副主译

韵向东　汉　华

参译者（按姓氏笔画排序）

王文己：兰州大学第一医院骨科

汉　华：兰州大学第二医院骨科

吴　萌：兰州大学第二医院骨科

赵良功：兰州大学第二医院骨科

柳海平：甘肃省中医院关节外科

耿　彬：兰州大学第二医院骨科

夏亚一：兰州大学第二医院骨科

钱　军：甘肃省河西学院附属张掖人民医院骨科

郭洪章：甘肃省中医院关节外科

韵向东：兰州大学第二医院骨科

丛书前言

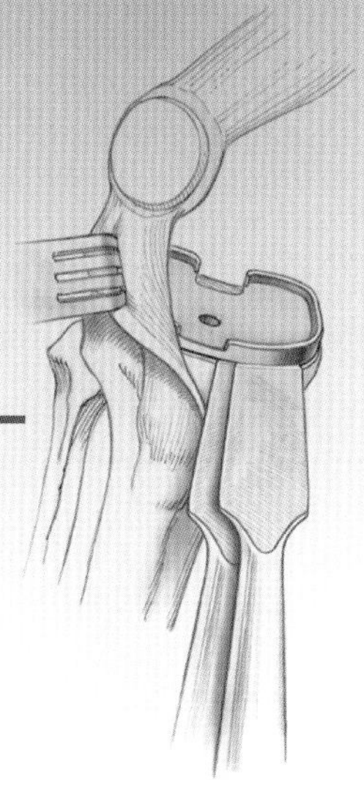

自从 1994 年“骨科标准手术技术丛书”问世以来，本丛书一直是骨科医师培训及实践的“金标准”。它的巨大成功归功于首版的主编——思路清晰、思想深刻的 Roby Thompson，他曾在序言中写道：“编写这套书是为了提供在相关领域被称为‘大师’的专家们所认可的详细手术技术。”鼓舞人心的是，很多骨科医师通过阅读本丛书而受益匪浅。本丛书一个重要的成功之处是它独特的排版，甚至曾被别的书籍所模仿。本丛书一个重要的特点是在表述标准手术知识的同时，增加了许多高年资医师的个人体会和经验技巧，书中大量的彩图和绘图为读者提供了详细的操作步骤。

本丛书的另一个成功之处是：它由众多享誉国际、经验丰富的编者编写。他们将自身丰富的经验通过本丛书与大家分享，这种无私的精神使他们无愧于“大师”的称号。我对他们满怀感激之情，是他们保持、提高了本丛书多年来的声誉。我为本丛书第 4 版的出版而感到骄傲，对于其内容的补充修订感到尤为高兴。本丛书第 4 版不仅增加了相关的内容、增加了编者的人数，还采用了经典的排版为骨科医师提供有重要价值的手术技术，相信其实际价值将在实践中得到验证。

我十分敬佩 Thompson 医师最初的远见和领导能力，并感谢丛书编者和其他对本丛书有贡献的人。正如我在本丛书第 2 版《髋》分卷的序言中提到，William Mayo 的话正好揭示了编写这套巨作的终极目的：“使患者获得最好的治疗才是我们唯一应该关注的问题。”相信，本丛书可以使骨科医师理解如何以患者为中心进行外科手术。

Bernard F. Morrey，MD

致谢

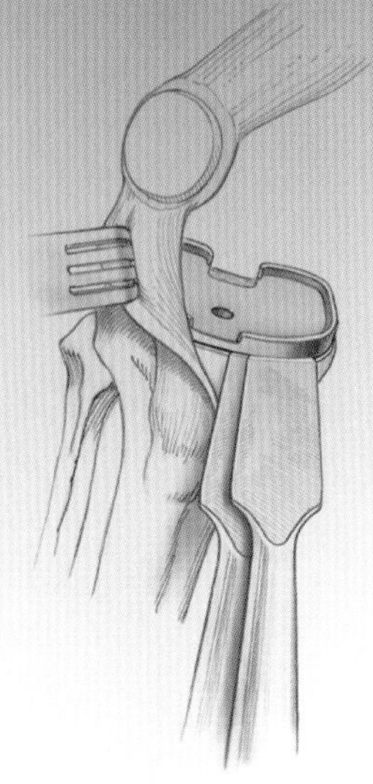

我们向那些对本丛书贡献了治疗经验并分享了他们知识的膝关节外科医师表示由衷的感谢。同时感谢出版商和工作人员的辛勤劳动，特别是 Brian Brown、David Murphy Jr. 和 Kayla Smull。

感谢家人给予我们的支持，不仅是在该丛书编写期间，还包括在我们的职业生涯中对我们的支持。我们深切体会到，没有他们，我们不可能取得现在的成就。

目录

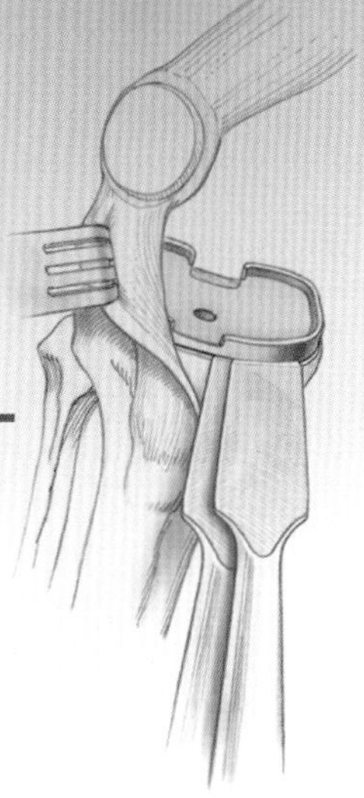

第一部分 手术入路

第 1 章 膝关节内侧髌旁手术入路

Thomas J. Wood, Douglas D. R. Naudie

前言

自开展全膝关节置换术以来，我们最常采用基于内侧髌旁手术入路的不同术式来施行手术。Von Langenbeck 初次描述了将股内侧肌从股四头肌肌腱处切开，经内侧髌骨支持带和髌韧带内侧向远端延长的切口，通过这样的切口可以保留小的组织袖口，便于缝合。Insall 对此术式提出了改良：在股四头肌肌腱处将股四头肌切开，分为内侧 1/3 和外侧 2/3 两部分。与沿着髌骨内侧缘切开不同，他主张直接在髌骨内侧面上方向远端进行直线切开，这种改良术式能够改善股四头肌的愈合，且对伸膝装置的破坏较小。Hofmann 及其同事提倡采用股内侧肌下（或 Southern）入路来显露膝关节，即通过肌间膜分离股内侧肌，从而最大限度地避免对肌肉造成损伤。当手术医师不断尝试在不影响充分显露膝关节的情况下获知股内侧肌下入路的优势时，三维向量入路和经股内侧肌入路逐渐形成并得到发展。

适应证和禁忌证

对于绝大多数初次全膝关节置换术，手术医师都愿意选择传统的内侧髌旁切开术。当手术医师有膝关节其他入路的手术经验时，也可以在特定患者中使用其他入路术式。实际运用中，当面对严重的固定外翻畸形膝关节时，手术医师应考虑使用外侧髌旁切开入路，当面对需要保留股骨远端内侧硬化骨质时（例如，参照既往的股骨远端内翻截骨术时），可以考虑采用股内侧肌下入路。然而，作者的经验是经股内侧肌下入路和经股内侧肌入路在身材矮小、肥胖和肌肉型的患者中施行比较困难。而在采用计算机导航的情况下，这两种手术入路也不太适用于在股骨远端放置导航阵列。同时作者也发现，对于严重的膝外翻，外侧入路会损害皮肤切口下方皮下间隙处闭合关节的能力。

无论术前畸形程度和活动范围如何，临床上内侧髌旁入路几乎可用于任何病例。内侧髌旁入路安全，可伸展，可以充分显露膝关节内和关节周围的解剖结构。可以缩短这种入路的距离，为单髁关节置换或全膝关节置换提供微创切口；也可以向近端或远端延长切口，为股四头肌切断或者胫骨结节截骨提供方便。另外，其禁忌证相对较少。内侧髌旁入路不会显露膝关节后方组织，不推荐用于前外侧手术，例如外侧闭合楔形胫骨高位截骨术或者膝关节外侧的其他手术。

术前准备

全膝关节置换术最重要的术前准备是全面了解患者的解剖结构。始终要重视皮肤的血供，尤其是在二次手术或者计划进行多个切口时更要重视。皮肤的血供主要来自膝内侧的隐动脉和膝降动脉。血管穿深筋膜，在深筋膜浅层形成吻合，并继续穿过皮下脂肪供应表皮组织。选择皮肤切口必须慎重，由于筋膜穿支起源于内侧，应使用最适合显露的最外侧切口。横向瘢痕应垂直交叉，因为这些似乎不影响垂直前内侧入路的愈合。如有可能，前方切口应覆盖之前的膝关节手术纵向切口。

皮肤的血供不应与髌骨的血供相混淆。血管分布很少的髌前滑囊将髌骨与皮肤分开。髌骨周围有来源各异的丰富动脉丛（图 1–1），其分支包括 4 个膝动脉（上内侧动脉、下内侧动脉、上外侧动脉和下外侧动脉）和胫前返动脉。切开内侧支持带会破坏在髌骨周围吻合的 3 支内侧血管。一项研究使用激光多普勒血流测量法对 10 例接受全膝关节置换术的患者进行检测，发现采用标准的内侧髌旁入路时，髌骨血流没有显著变化，如果增加外侧支持带松解，则会导致 1 支或 2 支外侧血管中断，进而可能影响髌骨血供。

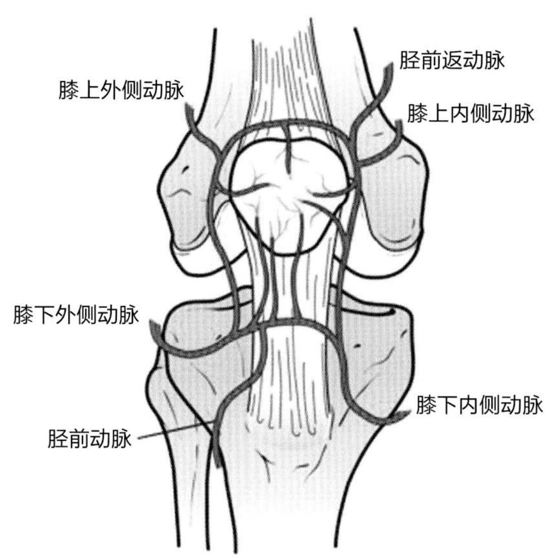

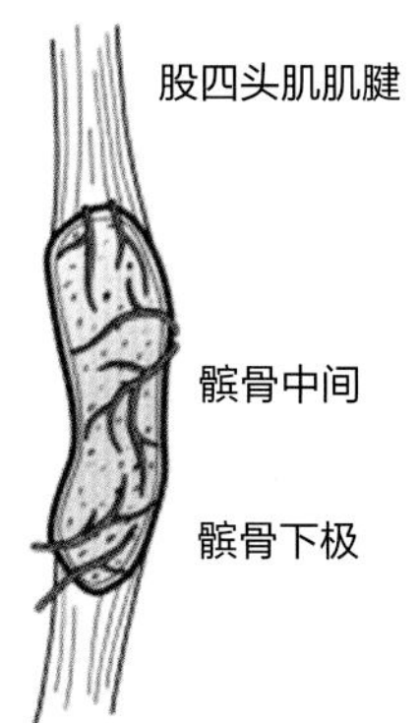

图 1–1 皮肤和髌骨的血供示意图（引自 Court Brown CM, Heckman JD, McQueen MM, et al. Rockwood and Greens Fractures in Adults. Philadelphia, PA: Wolters Kluwer Health; 2015.）

皮肤的神经支配在分布上与其血供相似。隐神经的分支向外侧横穿关节前方，支配皮肤的感觉。根据患者的解剖结构，行皮肤切口可能切断隐神经的髌下支，导致胫骨近端前外侧部位皮肤出现一过性或永久性感觉减退区域，应该告知患者存在这种可能性。隐神经的终末支支配股内侧肌。全膝关节置换术中分离股内侧肌时对内侧部分的显露都存在一个问题，即显露可能损伤肌肉的远端部分。然而，既往肌电图和神经传导研究没有显示肌肉去神经支配的证据。

技术

患者取仰卧位，进行全膝关节置换术。手术台处于水平位置。患者上身束保护带，以便于术中倾斜手术台。当对融合髋或强直髋患者行全膝关节置换术时，可能需要倾斜手术台。在这种情况下，患者取头低足高位并降低手术台高度。确认患者并标记需手术的肢体后，将止血带束在大腿上部。止血带应紧贴并尽可能靠近近端。对于异常肥胖的患者，可以从止血带下方向远端牵拉脂肪，使其从止血带远端边缘凸出，以防止止血带移动并确保止血带尽可能靠近近端。在小腿最粗的位置下方放置脚踏装置，以便在手术过程中维持膝关节屈曲。或者，可以使用沙袋，前提是将沙袋牢牢固定于手术床上。大腿近端 1/3 处放置外侧枕垫，以防止髋关节外旋（图 1–2A），该体位对肥胖患者特别适用。另外，充分垫高对侧下肢，尤其是足跟部位。

全膝关节置换术患者的术前准备和铺单有许多方法，但我们发现，将足跟悬吊在下肢固定器上，有助于显露膝部，且方便术者的其他操作（图 1–2B）。准备消毒腿部之前，对切口区域及周围进行剃毛。首先，由护士像手术医师一样用碘或洗必泰擦洗腿部，然后根据偏好，外科医师用碘或洗必泰消毒整条腿。

用无菌毛巾支撑小腿，使脚从支持棒上移开，将腿的其余部分（包括脚）消毒准备好，铺无菌大单。无菌弹力袜从消毒完成的足开始套穿，包裹整条腿直至接近止血带的位置。在止血带水平，在弹力袜近端放置无菌“U”形敷料。用带有一个橡胶孔的下肢无菌敷料单，从足部弹力袜外面套穿，并向近端牵拉至止血带水平。在手术过程中，足和踝用无菌弹力绷带或安耐尔卷轴缠绕包裹，以防止手术过程中对足部进行操作时弹力袜滑落。另一种方法是足部穿戴无菌手术袜套。将膝关节前部弹力袜切开一

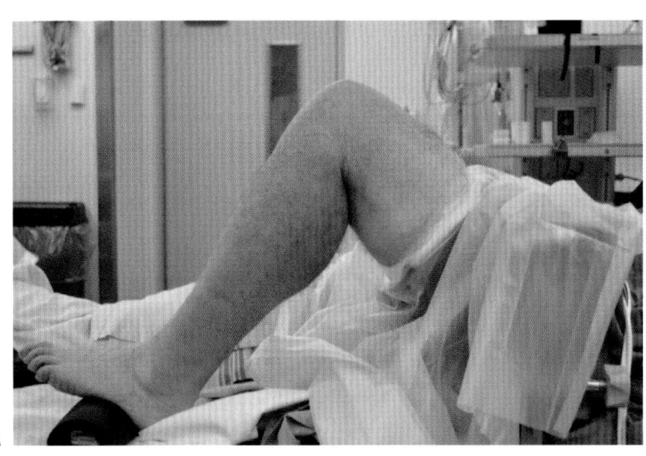
A

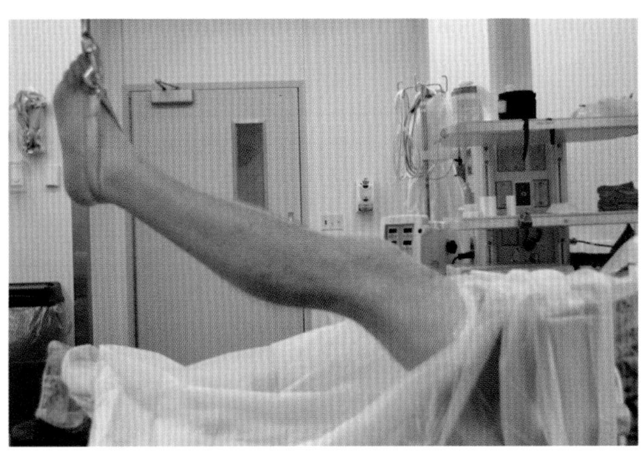
B

图 1–2　A　止血带尽可能绑在大腿近端，将脚踏装置和大腿侧方托架固定在适当位置。B　腿部悬挂，以便擦洗和手术前做消毒准备

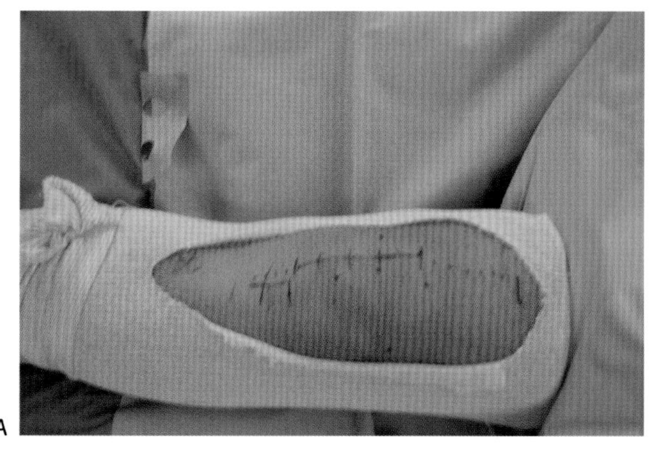
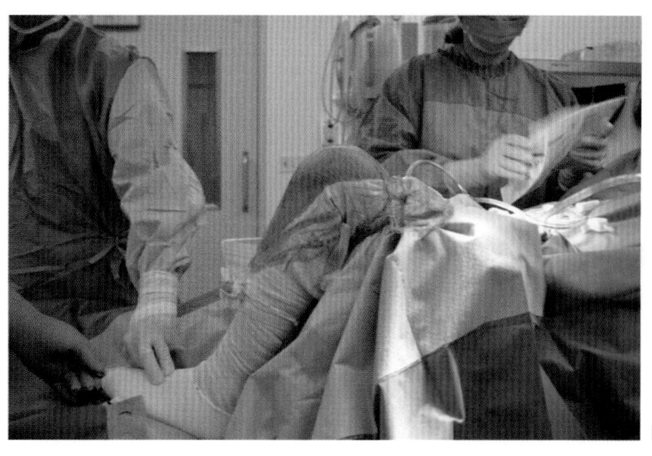

图 1–3 A 用弹性袜包裹脚和脚踝，使用无菌大单，巾单中央有一个橡胶孔穿过弹力袜，将巾单向近端牵拉至止血带水平。在弹力袜前部切开一个口并标记手术切口。图中标记髌骨小切口以便行内侧单髁膝关节置换术。如图所示，在近端和远端标记圆点，如果术中发现全膝关节置换更适合，可方便术中更改术式。B 另一名患者手术中，用无菌碘伏浸渍的塑料贴膜环形包裹其腿部

个口，触摸膝关节周围解剖标志并用无菌笔标记（图 1–3A）。然后画出切口标记线和横向线，以便于缝合时皮肤切口对位良好。用碘伏浸渍的塑料贴膜环形包裹手术切口及周围大腿（图 1–3B）。

几乎所有的全膝关节置换术中都使用止血带，除了已知患有外周血管疾病或经多普勒检查证实脉搏缺失的患者手术中；对于这些患者的治疗，术前均要咨询血管外科医师。止血带使用的相对禁忌证包括大腿短胖的患者（止血带通常无效）或患有已知的严重周围神经、血管疾病的患者。止血带通常充气至 39.9kPa（300mmHg），以使止血带至少高于收缩压 13.3kPa（100mmHg）。对于高血压或肥胖的患者，止血带压力可升高至 46.55kPa（350mmHg）。在止血带充气之前，通常会抬高腿部 30s。在止血带充气前 20min 内预防性给予抗生素。

在标记皮肤切口之前，检查整个切口范围内皮肤是否充分显露，这十分重要。在膝关节屈曲位行皮肤切开。通常，皮肤切口为直线切口，垂直于皮肤，长度为 10~15cm。切口位于股骨轴线中心上方，切口中部位于髌骨上方，其远端位于胫骨结节内侧。皮刀应仅用于切开皮肤，如果使用同一刀片进行深层切开，皮肤上的细菌可能会移植到切口深处，所以应使用新的刀片在股四头肌肌腱、髌骨的前缘和髌腱的内侧缘进行切开操作。特别注意避免掀起皮瓣，以减少无效腔的形成。切开皮下组织时要偏内侧，以便进行内侧髌旁关节切开术。尽量减少向外侧游离髌骨背面皮下组织，但在严重肥胖的患者手术中，十分有必要向外侧充分游离皮肤，使皮下形成一个囊袋，这样便于进行髌骨翻转。

确认股四头肌肌腱。Cobb 骨膜剥离器是去除附着在股四头肌肌腱上任何组织的有力工具。在髌骨上极水平，用无菌标记笔标记关节切开术的内侧边缘和外侧边缘，以便在手术结束时进行原位解剖闭合（图 1–4A）。传统的内侧髌旁关节切开术入路有许多类型，包括经股内侧肌入路和股内侧肌下入路（图 1–4B）。将股四头肌肌腱沿着纤维走行方向距离股内侧肌约 0.5cm 的位置切开。关节切开术中要以曲线形式沿着髌骨内侧边缘向远侧延伸切开，并沿着髌韧带内侧边缘轻轻回切（图 1–5）。在髌骨上极和胫骨结节处保留软组织袖套，以便手术后期进行缝合。在切开内侧支持带、关节囊和滑膜时使用大号手术刀片。

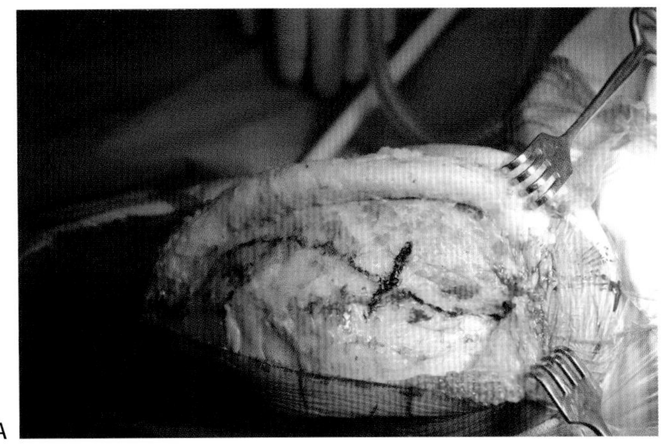
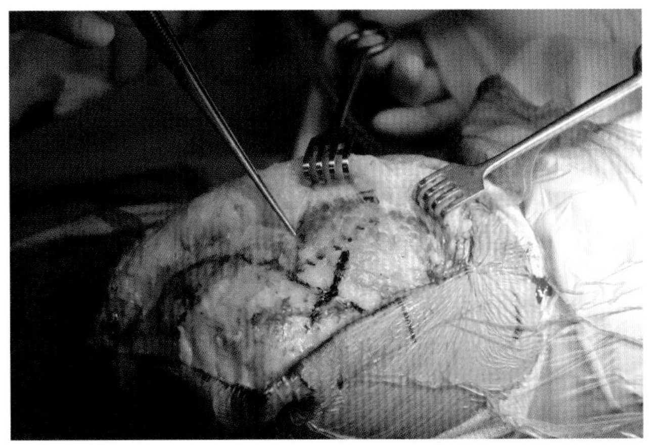

图 1-4　A　在髌骨上极的内侧边缘和外侧边缘用无菌笔标记，便于手术结束时进行原位解剖闭合。B　标记股内侧肌下入路（镊子指向部分），经股内侧肌入路（虚线部分）和传统的内侧髌旁入路进行关节切开

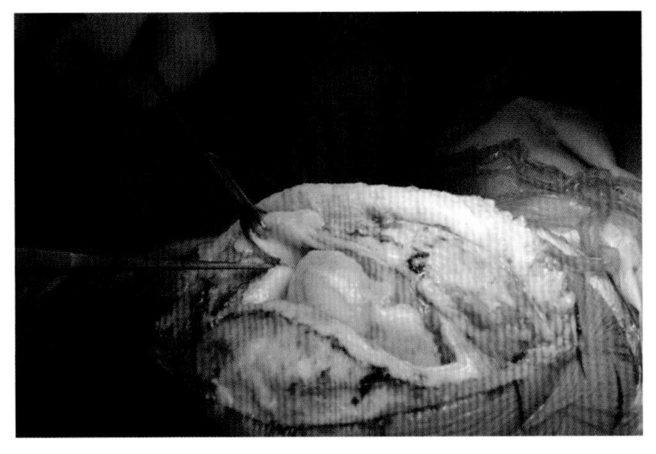

图 1-5　距离股内侧肌约 0.5cm 处把股四头肌肌腱沿着肌纤维方向切开，并以曲线形式沿着髌骨内侧边缘向远侧延伸

在关节线水平，切断内侧半月板前角，这非常重要。例外情况是在进行髌股关节成形术时，保留内侧半月板的完整性至关重要。根据手术医师的偏好和需要，可在膝关节屈曲或伸直状态下完成其余的显露操作。作者喜欢将腿部置于“4”字位，用甲状腺钳牵拉内侧关节囊（图 1-6），这样有助于通过内侧副韧带的骨膜下剥离显露关节内侧。使用垂直电刀袖套状剥离内侧副韧带，根据术前畸形的类型和程度决定剥离韧带的多少。作者发现，使用 Cobb 骨膜剥离器或者骨凿在这一操作步骤中非常有效。如果是严重膝外翻畸形，应避免过度松解内侧，因为外翻畸形时内侧副韧带已经被拉伸或者松弛。作者倾向于逐步松解内侧结构，首先用咬骨钳清除胫骨平台内侧和股骨内侧髁上的骨赘（图 1-6）。在大多数情况下，有必要显露后内侧角，以便于适当外旋、前移和显露胫骨。

显露膝关节内侧后，系统地沿着内侧间沟、髌上囊和膝关节外侧松解关节粘连（左膝，顺时针方向；右膝，逆时针方向）。常规清理股骨前方滑膜，显露股骨髁上区域，以确保股骨假体的类型正确和尺寸精确，同时避免切割股骨前皮质。使用外侧放置的直角膝关节牵开器拉紧伸膝装置，在膝关节伸直位状态下清理外侧间沟内的软组

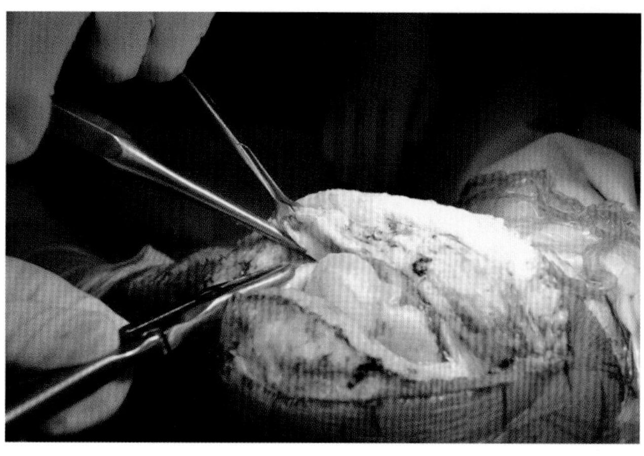

图 1–6　将膝关节置于“4”字位，用甲状腺钳轻柔牵拉内侧关节囊，用小骨凿进行内侧副韧带骨膜下剥离。用咬骨钳清除胫骨平台内侧和股骨髁内侧突起的骨赘

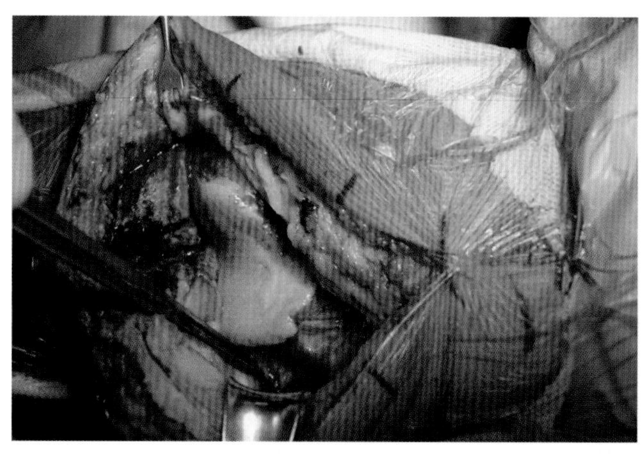

图 1–7　外侧放置直角膝关节牵开器牵拉伸膝装置，伸直膝关节，清理外侧间沟内的软组织

织（图 1–7），同时，清理股骨外侧骨赘，显露胫骨平台前外侧。将直角膝关节牵开器放置在髌骨脂肪垫后方滑囊处，以显露整个膝关节前方。分离脂肪垫与外侧半月板，垂直切开外侧半月板前角。部分膝关节外侧半月板可沿着胫骨平台的外侧缘被拖入半月板腘裂孔内。这些手术操作可方便髌骨移动及外翻，如果存在韧带粘连，也一并切除。

髌骨可以半脱位（图 1–8A），也可以完全外翻（图 1–8B）。仔细检查髌韧带附着点，避免操作时撕脱。从股骨面向内侧滑动股四头肌内侧瓣，如果髌骨无法外翻，应重新系统地进行松解，尤其是松解外侧胫骨平台。如果认为髌韧带存在撕脱的风险，可以通过克氏针加固附着点，直到进行下一步截骨和完成软组织松解。如果在安全的情况下翻转髌骨时膝关节不能屈曲，也可以在不翻转的情况下将髌骨拉向外侧半脱位，直到完成截骨和软组织松解。极少数情况下，如切断股四头肌肌腱或行胫骨结节截骨术中会考虑延长切口。

屈曲膝关节，安全地外翻髌骨，显露髌前脂肪垫。根据需要尽可能切除脂肪垫，使内侧和外侧手术视野清晰（图 1–8B）。然后切除前交叉韧带后，轻柔屈曲膝关节，外旋胫骨，可将胫骨从股骨下方向前完全脱出。根据外科医师的需要，在该阶段也可以切除半月板和后交叉韧带，进行股骨远端和后部修整以增加胫骨的显露（图 1–9）。

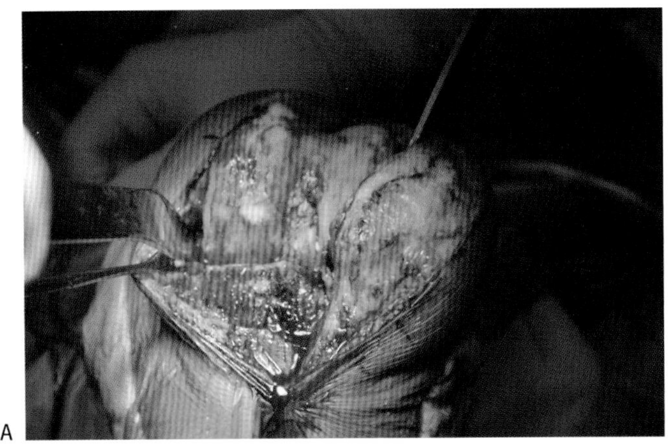
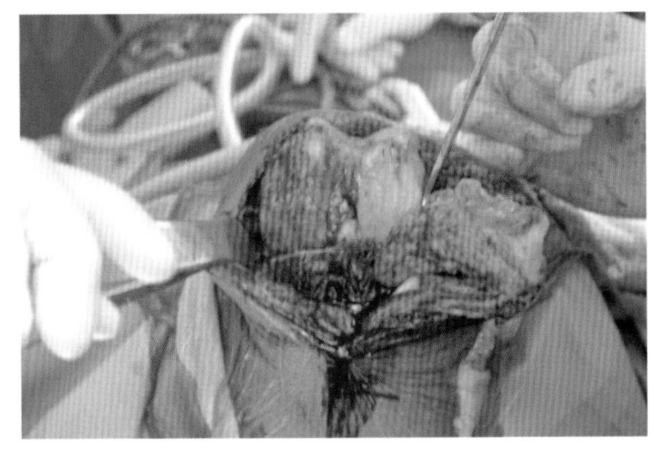

图 1-8　A　髌骨向外侧半脱位。B　完全翻转髌骨。根据需要尽可能多地切除脂肪垫以方便内侧和外侧手术操作时手术视野清晰

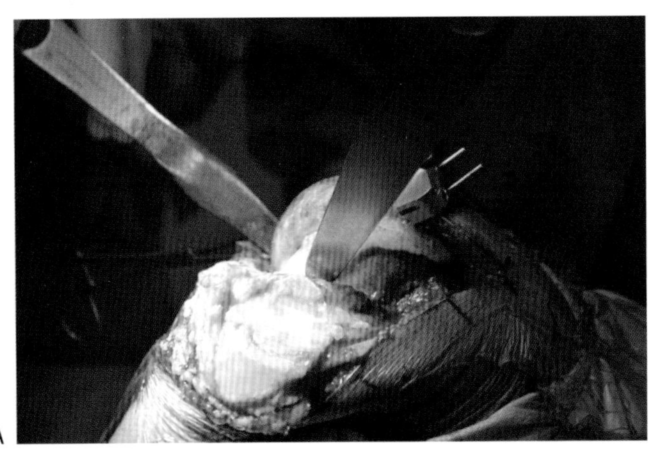
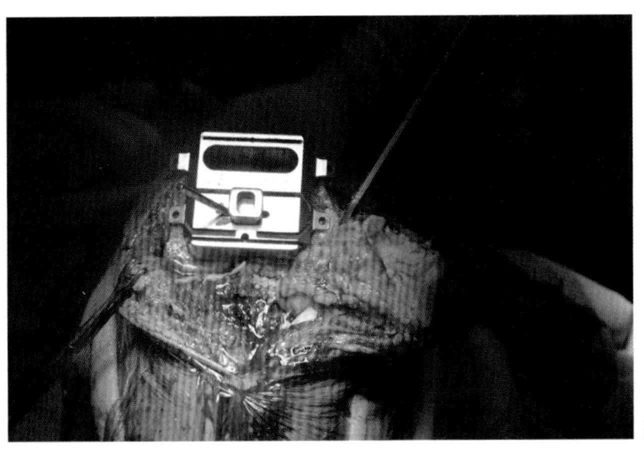

图 1-9　A　在股骨内侧髁放置拉钩，沿着胫骨外侧平台放置另外一个拉钩，充分显露后行股骨远端截骨。B　在股骨前髁和后髁截骨时也在两侧放置拉钩

沿着胫骨平台外缘，在外侧半月板前部、中部 1/3 分界处放置拉钩。如果没有显露外侧半月板，则需要用电刀或手术刀切开 1~2cm 长的切口。当膝关节屈曲时，在整个手术过程中用此拉钩显露外侧。在股骨后髁截骨时先向内侧、再向外侧放置 Hohmann 钝性拉钩，安全地显露了内侧和外侧股骨髁。

将髓内牵开拉钩置入股骨髓腔内，同时助手向上提拉准备好的股骨远端，协助显露膝关节后方。在此阶段，常规切除后交叉韧带。也可以在胫骨后方放置单叉或双叉后交叉韧带牵开器，以协助股骨下方的胫骨向前半脱位，便于电刀切除内侧和外侧半月板。在外侧面通常会遇到膝下外侧动脉，应注意识别并电凝。应保留薄的内侧半月板边缘，以保护其附着的内侧副韧带。使用外侧 Mikhail 牵开器和单叉后交叉韧带牵开器可以使胫骨得到充分显露。胫骨准备完成后，通常在评估屈伸间隙前切除所有股骨后方的骨赘。

然后完成全膝关节置换术的剩余操作部分。彻底检查完力线、稳定性、运动范围、运动学和髌骨轨迹后，完成涂抹骨水泥的假体植入。开始使用无结倒刺缝线缝合关节囊（图 1-10A）。从髌骨的中间部分向近端和远端进行缝合（图 1-10B）。用连续可吸收缝线缝合皮下组织。用缝合钉闭合皮肤。

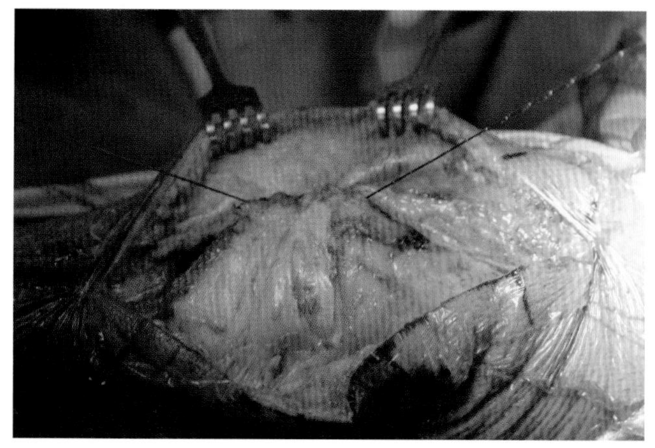

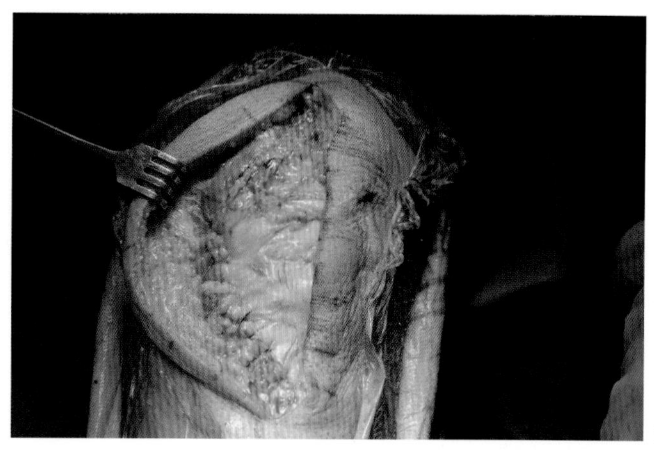

图 1-10 A 用无结倒刺缝线缝合关节囊。B 从髌骨的中间部分向近端和远端进行缝合，向关节内注射生理盐水检查缝合效果

经验介绍

系统化的显露方法能够快速安全地显露膝关节，即使是最复杂的畸形膝关节。对于肥胖患者，松解髌骨背侧面皮肤，在皮下形成一个袋状结构非常有用，方便膝关节屈曲时将髌骨牵拉到其中。如果无这一操作，丰厚的皮下脂肪包膜会阻碍髌骨外翻，或将髌骨挤入切口，影响手术视野。有时，也可以不外翻髌骨，只需向外侧半脱位即可。

同时作者也发现，将拉钩放置在正确位置有助于安全、快速地进行截骨。沿着股骨内侧髁放置 Hohmann 钝形拉钩可以防止意外损伤或切断内侧副韧带。同样在股骨后外侧髁截骨时，沿着腘肌前方的股骨外侧髁放置 Hohmann 钝形拉钩可防止损伤或意外切断腘肌肌腱或外侧副韧带复合体。最后，放置良好的后侧和外侧牵开器可极大地改善胫骨平台的显露，便于进行胫骨截骨。

局部显露

内侧关节小切口适用于内侧单间室关节置换术，也适合于关节缺损同种异体移植手术和剥脱性骨软骨炎的治疗。这种切口采用的是前述入路的远端部分（图 1-3A），从髌骨上极到胫骨结节顶部，切开皮肤和皮下组织，向下切透深筋膜。如果使用 Metzenbaum 剪刀剪开皮肤，则可能破坏皮肤。沿着距离髌骨内侧缘约 5mm 的关节囊和滑膜处切开关节。股四头肌可以保留，或为了更充分地显露股四头肌，切口可以延长至髌骨上极上方，或行经股内侧肌的小切口。这种微创切口可以很好地显露股骨内侧髁和近端胫骨内侧，并且无须翻转髌骨。

延伸显露

复杂的初次关节置换术或者全膝关节翻修术中，充分显露可能有一定难度。通过系统化操作，许多复杂的翻修术中在不需要延伸切口的情况下可以得到充分显露。通常需要花费很长时间来清理髌骨内侧间沟、髌上囊和外侧间沟的软组织，以确保伸膝装置活动良好。在近端胫骨骨膜下去除大量的内侧软组织后能增加胫骨外旋和前移幅度。这一操作降低了髌韧带附着点的张力，进而降低了髌韧带撕脱的风险。在尝试髌骨外翻和膝关节屈曲之前，应去除胫骨侧聚乙烯衬垫。在大多数翻修病例中，为防止髌韧带撕脱，可在髌韧带附着部位放置预防性固定针。如果髌韧带张力仍然过大，则应延长手术切口。

切断股四头肌肌腱

切断股四头肌肌腱是从内侧髌旁关节切开术中偶然发现的，这与“V–Y”股四头肌翻转明显不同。通过以外侧斜向方式从远端向近端以 45° 角切断股外侧肌，股四头肌切断术很容易与内侧髌旁关节切开术相结合。斜向切口尽可能偏向近端，方向与股外侧肌一致，并保持在股四头肌肌腱实质部。在缝合关节时，股四头肌肌腱的垂直和斜向部分应以标准的边对边方式间断缝合修复。术后立即开始物理治疗，并且不用改变。

胫骨结节截骨术

1983 年，Dolin 最早报道了胫骨结节截骨术，随后得到了 Whiteside 的推广应用。这种技术适用于异常僵硬的膝关节，也有助于翻修术时进入胫骨拔除假体延长柄或取出骨水泥。如果要取出固定良好的（骨水泥型或非骨水泥型）胫骨假体柄，可能需要进入髓腔。胫骨结节截骨术禁用于严重胫骨前骨质丢失或明显骨溶解的病例。施行该手术时需要将皮肤切口向远侧延长 5cm，从内侧到外侧横跨胫骨结节进行 7~10cm 长的截骨。手术时留意保留外侧软组织的完整性并将其作为软组织铰链，因为小腿伸膝装置在小腿外侧折叠。将近端截骨的深度控制在 1cm 左右，远端截骨后将骨瓣刻意塑成锥形，以达到截骨瓣应力最小化。截骨的厚度应足够，以固定闭合截骨术的钢丝。建议使用加长柄的胫骨假体以减小远端应力集中。如果获得了坚强的刚性固定，则允许患者使用铰链式支具完全负重，且关节运动不受限制。如有特殊情况，可能需要术后制动，直到 X 线片显示已愈合。

内侧髁上截骨术

在严重内翻畸形中，胫骨骨膜下韧带剥离的替代技术是内侧髁上截骨术。Engh 认为，该技术通过分离股骨完整的侧副韧带来矫正内翻畸形时的软组织挛缩。截骨时，膝关节屈曲至 90°，截取包括内侧副韧带起点和大收肌肌腱附着点的薄骨片。与传统的韧带剥离方法不同，内侧髁上截骨术不会损伤韧带。这种截骨术还松解了膝关节后关节囊，从而矫正严重的膝关节固定屈曲挛缩。当关节成形术完成后，将股骨内侧髁上截骨块固定到股骨内侧髁附近。伸直位膝关节稳定性很大程度上依赖于内侧大收肌肌腱的张力。

术后管理

内侧关节囊切开术的术后管理取决于施行的手术类型。一般来说，患者可以不受任何限制，即可负重和进行关节运动。

并发症

内侧髌旁关节入路最常见的并发症是切口愈合相关的并发症。术中切口肿胀，张力大和术后早期活动共同作用使切口愈合延缓。仔细缝合深层组织和浅层组织尤为重要，这是任何手术技术无法替代的步骤。

其次比较少见的并发症包括隐神经髌下分支功能丧失。根据该神经的支配区域大小，在胫骨近端前外侧，皮肤会出现大小不同的麻木区或感觉迟钝区。通常麻木会逐渐变得不明显，但可能是永久性的。值得注意的是，一些患者将相关的感觉迟钝和麻木与关节手术引起的并发症相混淆。

一种不常见但具有破坏性的并发症是胫骨结节髌韧带撕脱，它通常是膝关节屈曲时髌骨过度外翻造成的。这是一种致残率很高的并发症，应尽一切可能避免其发生。一般情况下，显露越难，髌骨肌腱从胫骨结节撕脱的风险就越大。

结果

内侧髌旁入路及其改良手术入路仍然是全膝关节置换术中最常用的入路。虽然该入路有易于操作、实用性强、能上下延长等优点，但它还具有破坏肌肉纤维、导致伸膝装置不稳定、破坏血供和神经支配等潜在缺点。

一些研究比较了全膝关节置换术中传统的内侧髌旁入路与其他入路。Engh 及其同事比较了使用标准内侧髌旁入路和经股内侧肌入路的膝关节置换术患者，他们发现经股内侧肌入路会减少外侧支持带的松解概率。Liu 等在随机对照试验的荟萃分析中发现，与内侧髌旁入路相比，经股内侧肌入路术后 2 周时具有更好的膝关节运动范围和疼痛评分。近期一项随机对照试验的荟萃分析显示，保留股四头肌入路与内侧髌旁入路无临床差异。但是，当使用保留股四头肌入路时，对线不良的概率显著增加，止血带使用时间更长。一项评估肌肉损伤和炎症标志物的研究显示，经股内侧肌入路与内侧髌旁入路相比没有优势。

同样地，一些研究将股内侧肌下入路与标准内侧髌旁入路进行比较并得出结论：虽然股四头肌下入路在术后早期提供更大的股四头肌强度，但它与内侧髌旁入路相比没有明显的临床优势。一些术者认为股内侧肌下入路提供了早期优势，但其他术者认为与其他入路相比其没有显示任何益处，因其代价是手术时间更长、并发症发生风险更高。一项研究显示，股内侧肌下入路与内侧髌旁入路相比，髌骨血供程度与膝前疼痛似乎没有差别。另外，在双侧全膝关节置换术的随机对照试验中，患者报告结果显示，股内侧肌下入路与内侧髌旁入路之间没有差异。最后，研究结果显示，微创技术与标准内侧髌旁入路相比，在全膝关节置换术后的早期康复中并没有明显的优势。

参考文献

[1] Von Langenbeck B. Uber die Schussverietzungen des Huftgelenks. *Arch Klin Chir*. 1874;16:263.

[2] Insall JN. A midline approach to the knee. *J Bone Joint Surg*. 1971;53:1584.

[3] Hofmann AA, Plaster RL, Murdock LE. Subvastus (Southern) approach for primary total knee arthroplasty. *Clin Orthop*. 1991;269:70-77.

[4] Bramlett K. Trivector retaining arthrotomy for total knee arthroplasty. *Orthop Trans*. 1993;17:1174.

[5] Engh GA, Holt BT, Parks NL. A midvastus muscle-splitting approach for total knee arthroplasty. *J Arthroplasty*. 1997;12:322-331.

[6] Haertsch PA. The blood supply of the skin of the leg: a postmortem investigation. *Br J Plast Surg*. 1981;34:470.

[7] Hempfing A, Schoeniger R, Koch PP, Bischel O, Thomsen M. Patellar blood flow during knee arthroplasty surgical exposure: intraoperative monitoring by laser Doppler flowmetry. *J Orthop Res*. 2007;25(10):1389-1394.

[8] Jojima H, Whiteside LA, Ogata K. Anatomic consideration of nerve supply to the vastus medialis in knee surgery. *Clin Orthop Relat Res*. 2004;423:157-160.

[9] Dalury DF, Snow RG, Adams MJ. Electromyographic evaluation of the midvastus approach. *J Arthroplasty*. 2008;23(1):136-140.

[10] Schindler OS, Spencer RF, Smith MD. Should we use a separate knife for the skin? *J Bone Joint Surg Br*. 2006;88(3):382-385.

[11] Coonse K, Adams JD. A new operative approach to the knee joint. *Surg Gynecol Obstet*. 1943;77:344-347.

[12] Aglietti P, Windsor RE, Buzzi R, Insall JN. Arthroplasty for the stiff or ankylosed knee. *J Arthroplasty*. 1989;4:1-5.

[13] Dolin MG. Osteotomy of the tibial tubercle during total knee replacement. A report of twenty-six cases. *J Bone Joint Surg Am*. 1990;72:790.

[14] Dolin MG. Osteotomy of the tibial tubercle in total knee replacement. A technical note. *J Bone Joint Surg Am*. 1983;65:704-706.

[15] Whiteside LA, Ohl MD. Tibial tubercle osteotomy for exposure of the difficult total knee arthroplasty. *Clin Orthop Relat Res*. 1990;260:6-9.

[16] Engh GA, Parks NL, Ammeen DJ. Influence of surgical approach on lateral retinacular releases in total knee arthroplasty. *Clin Orthop Relat Res*. 1996;331:56-63.

[17] Liu HW, Gu WD, Xu NW, Sun JY. Surgical approaches in total knee arthroplasty: a meta-analysis comparing the midvastus and subvastus to the medial peripatellar approach. *J Arthroplasty*. 2014;29(12):2298-2304.

[18] Kazarian GS, Siow MY, Chen AF, Deirmengian CA. Comparison of quadriceps-sparing and medial parapatellar approaches in total knee arthroplasty: a meta-analysis of randomized controlled trials. *J Arthroplasty*. 2018;33(1):277-283.

[19] Huang Z, Shen B, Ma J, et al. Mini-midvastus versus medial parapatellar approach in TKA: muscle damage and inflammation markers. *Orthopedics*. 2012;35(7):1038-1045.

[20] Cila E, Güzel V, Ozalay M, Tan J, Sims¸ek SA, Kanatli U, Oztürk A. Subvastus versus medial parapatellar approach in total knee arthroplasty. *Arch Orthop Trauma Surg*. 2002;122(2):65-68.

[21] Roysam GS, Oakley MJ. Subvastus approach for total knee arthroplasty: a prospective, randomized, and observer-blinded trial. *J Arthroplasty*. 2001;16(4):454-457.

[22] Jung YB, Lee YS, Lee EY, Jung HJ, Nam CH. Comparison of the modified subvastus and medial parapatellar approaches in total knee arthroplasty. *Int Orthop*. 2009;33(2):419-423.

[23] Boerger TO, Aglietti P, Mondanelli N, Sensi L. Mini-subvastus versus medial parapatellar approach in total knee arthroplasty. *Clin Orthop Relat Res*. 2005;440:82-87.

[24] Bourke MG, Scalvos EK, Jull GA, Buttrum PJ, Dalton PA, Russell TG. A comparison of patellar vascularity between the medial parapatellar and subvastus approaches in total knee arthroplasty. *J Arthroplasty*. 2012;27(6):1123-1127.

[25] Koh IJ, Kim MW, Kim MS, Jang SW, Park DC, In Y. The patients' perception does not differ following subvastus and medial parapatellar approaches in total knee arthroplasty: a simultaneous bilateral randomized study. *J Arthroplasty*. 2016;31(1):112-117.

[26] Guy SP, Farndon MA, Conroy JL, Bennett C, Grainger AJ, London NJ. A prospective randomized study of minimally invasive midvastus total knee arthroplasty compared with standard total knee arthroplasty. *Knee*. 2012;19(6):866-871.

[27] Wegrzyn J, Parratte S, Coleman-Wood K, Kaufman KR, Pagnano MW. The John Insall award: no benefit of minimally invasive TKA on gait and strength outcomes: a randomized controlled trial. *Clin Orthop Relat Res*. 2013;471(1):46-55.

第 2 章　膝关节经股内侧肌入路

Steven B. Haas, Alexander B. Christ, Alberto V. Carli

前言

1874 年，Von Langenbeck 首次介绍了内侧髌旁入路（MPP），后来 Insall 于 1971 年对其推广应用，这种入路一直以来都是全膝关节置换术（TKA）的传统入路。之后出现了经股内侧肌入路和股内侧肌下入路。虽然 MPP 是真正意义上的可延长切口入路，但采用这种入路会切开股四头肌肌腱，进而延迟膝关节的功能恢复。Engh 及其同事认为，采用经股内侧肌入路可以减少对股四头肌装置的损伤，增强髌股关节的稳定性，减少股四头肌瘢痕的形成。

经股内侧肌入路既有 MPP 的良好显露优势，又有股内侧肌下入路保留股四头肌附着点的优势。股内侧肌下入路不会损伤股内斜肌（VMO）肌腱的任何部分，而经股内侧肌入路会切除该肌腱的一小部分，通常达髌骨上极，这样可以更好地牵开伸膝装置，进而更容易显露膝关节，同时也保留了大部分股四头肌的连续性（图 2-1）。

作者使用改良的经股内侧肌入路微创手术（MIS）TKA 技术，并将其命名为“小切口下经股内侧肌入路（MMV）”。该入路的基本原则包括钝性分离 VMO、避免髌骨外翻、使软组织损伤最小化、通过移动手术视野进行充分可视化操作以及使用微创手术器械。

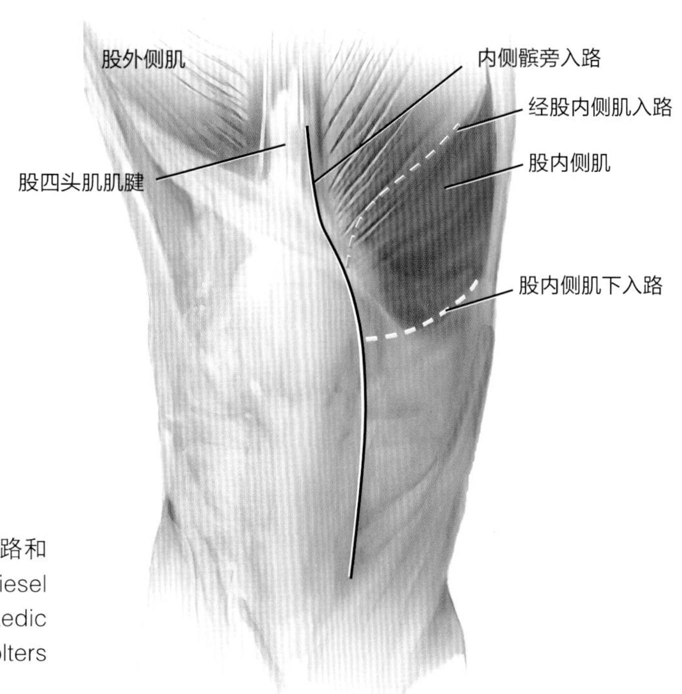

图 2-1　内侧髌旁入路、经股内侧肌入路和股内侧肌下入路的解剖平面图（引自 Wiesel SW. Operative Techniques in Orthopaedic Surgery. 2nd ed. Philadelphia, PA: Wolters Kluwer; 2015.）

经股内侧肌入路

经股内侧肌入路的解剖学要点

Cooper 及其同事在尸体标本上进行了一项研究，以确定髌骨的解剖关系、血供和股内侧肌的神经支配。他们发现，发自腘动脉的穿支血管平均走行 8.8cm 至髌骨。关于股内侧肌神经支配，他们注意到股神经分支广泛支配 VMO，股神经位于股内侧肌与股内收肌肌膜附着点深处的一条筋膜通道，远端肌肉的去神经支配只有在将肌纤维分离到该附着点时才可能发生。作者建议锐性分离肌肉仅限于离髌骨内侧缘 4.5cm 以内，如果需要进一步显露，可以钝性分离至股内收肌肌膜水平，不能再进一步分离。

Parentis 观察到，与 MPP 后无去神经支配相比，肌电图（EMG）测试显示经股内侧肌入路肌肉分离后 VMO 去神经支配的发生率为 43%。虽然肌电图发生改变，但两组之间的股四头肌肌力、活动范围（ROM）或者本体感觉并没有差异。经股内侧肌入路的患者在术后早期表现出更好的功能恢复趋势。这项研究强调，尽管过度的肌肉分离可能影响 VMO 的神经功能，但在患者初始恢复期间没有任何不良影响。

研究者对同一组患者进行为期 5 年的随访研究，最初发现肌电图阳性改变的 9 例患者中只有 2 例表现出持续性慢性异常。这 2 例病例均为剥离肌肉远端，且都是锐性剥离。所有钝性分离肌肉的患者 EMG 检查均正常。虽然没有观察到功能缺陷，但如果为了获得充分显露而需要在更近端分离肌肉，这种情况下便会突显出钝性分离的重要性。

尽管 80% 的人髌骨的主要血供进入下部和中下部，但仍有多支血管形成髌骨周围吻合环，单块髌骨平均有 6 支血管穿过髌骨皮质。膝上动脉和内侧上动脉为该动脉环提供主要血供，人们已经证实 MPP 可能会损伤这两支动脉。Lazaro 及其同事主张采用更小入路来保护髌骨周围血管环的主要血供。

改良的 MMV

2001 年，资深专家（SBH）对经股内侧肌入路进行了改良，改良入路使用了髌骨半脱位，不外翻，被命名为 MMV。理论上，髌骨半脱位对伸膝装置施加的应力较小，从而最大限度地缩短所需肌肉分离的长度。

MMV 的另一潜在优势是切口较小。基于传统的内侧髌旁入路切口通常向近端延伸至股四头肌肌腱尽头。而 MMV 切口不需要分离这么多肌肉组织。事实上，作者发现随着器械的改进，可以通过 7.5~12cm 长的皮肤切口安全准确地进行 TKA（图 2–2）。

适应证和禁忌证

在作者接诊的患者中，大约有 80% 的患者选择了 MMV，其余患者也可在相同长度的切口下进行局限性 MPP 手术。尽管没有绝对禁忌证，但一些患者更容易接受 MMV。

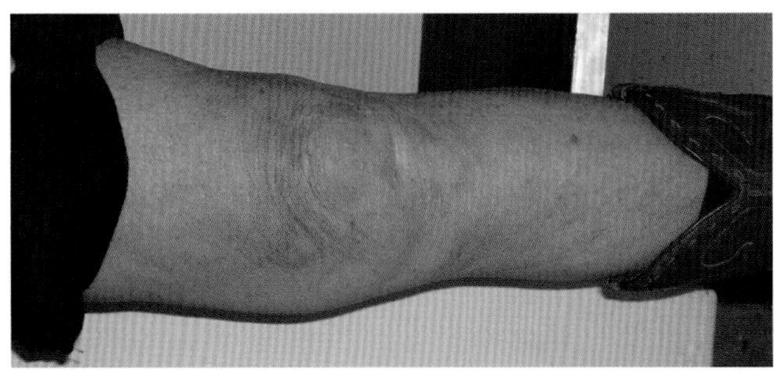

图 2–2 微创全膝关节置换术的小切口外观

相对禁忌证包括：股四头肌肌肉健壮、显著肥胖［体重指数（BMI）＞40］的男性以及存在严重冠状面畸形的患者。对于屈曲挛缩＞25°、被动屈曲＜80°的患者，或者严重低位髌骨和股四头肌有明显瘢痕形成的患者，一般不主张使用 MMV 切口。

术前准备

临床检查应侧重于患者的体型大小、膝关节 ROM、是否存在瘢痕、四肢畸形情况以及肢体的神经血管状态。X 线片可以显示畸形、骨质丢失、低位髌骨和整体骨质量。常规拍摄双下肢站立位全长 X 线片来评估患者的整体力学轴线。所有患者在关节置换术前都要接受完整的医学评估。

为了满足 MMV 的要求，截骨模块和导向器制作精巧，器械设计为圆形边缘，适合于小切口操作。此外，人们已经开发了侧面专用截骨器械，避免伸膝装置阻挡切割模块的安放。使用特殊锯片，其体部狭窄，远端呈扇形，便于截骨（图 2–3）。

胫骨导向器具有侧面特定内侧翼，可紧贴内侧胫骨平台。由于受到髌韧带的阻挡，可以取出截骨模块的侧翼。这种改良设计可以便于从前到后以及从内到外对胫骨外侧平台进行截骨。

股骨定径 / 旋转角度截骨模块具有侧方特异性，可充分显露内侧并有助于放置导向器。股骨前髁截骨导向器、股骨远端截骨模块和四合一截骨模块内外侧尺寸变窄，可有助于更自由地成角截骨。此外，股骨前皮质触针成角，参考前髁截骨时方便放置到皮下。其余的器械，包括前皮质触针、远端测定镰刀、盒式截骨模块（用于后稳定膝关节）和微创股骨大小 / 旋转导向器模板都已经设计得缩小尺寸了（图 2–4）。

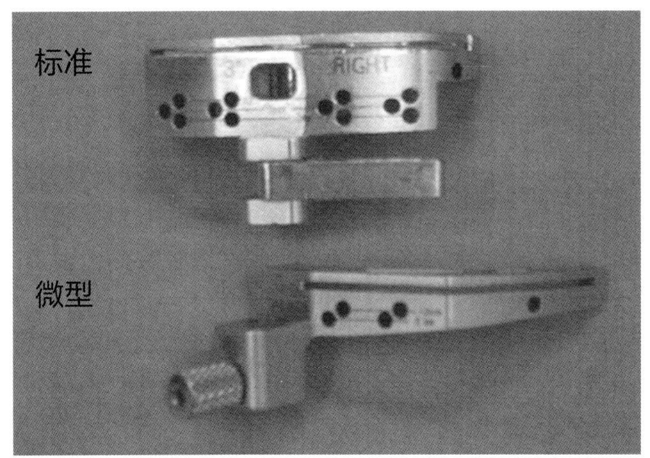

图 2–3　标准胫骨截骨模块（上），微型胫骨截骨模块（下）（引自 Haas SB, Carli A. Mini–midvastus total knee arthroplasty. In Scuderi GR, Tria AJ Jr, eds. MIS Techniques in Orthopedics. New York, NY: Springer:; 2010, with kind permission of Springer Science + Business Media, Inc.)

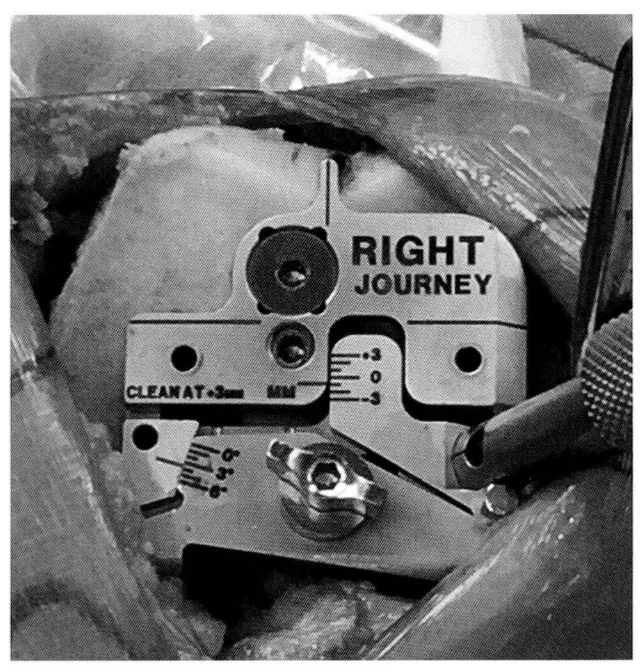

图 2–4　使用右侧微创股骨大小 / 旋转导向器模块测定股骨。导向器与前后轴线（Whiteside 线）对齐（引自 Haas SB, Carli A. Mini–midvastus total knee arthroplasty. In Scuderi GR, Tria AJ Jr, eds. MIS Techniques in Orthopedics. New York, NY: Springer; 2010, with kind permission of Springer Science + Business Media, Inc.）

技术

麻醉

对于所有患者，均选择硬膜外麻醉，术后持续24h。围术期使用麻卡因隐神经阻滞麻醉，有助于控制术后疼痛。抗生素首选静脉注射头孢唑啉。对于对头孢菌素类药物明显过敏的患者，选择万古霉素。

另外，术中可在患者关节周围注射麻卡因、吗啡和甲基强的松龙来控制术后疼痛。

患者体位

大腿束膝上止血带。于对侧脚踝水平铺巾下方放置1个沙袋，使膝关节可以屈曲约90°，大部分手术操作都在该体位下完成。使用侧柱支撑大腿，不需要助手把扶使腿部处于中立屈曲位（图2–5）。

显露

在髌骨中内1/3交界处行纵向皮肤切口，从髌骨内上极近端1cm处向下延伸到胫骨结节内侧近端一半处。标准的皮肤切口长度为7.5~12cm。该切口也可以延长，尤其在切口的远端顶点处。

沿内侧从髌骨上极延伸到胫骨结节水平切开关节，在结节附近保留1个约5mm长的组织袖口以便于后期闭合（图2–6）。找到VMO，并在髌骨上极水平将股内侧肌沿肌纤维方向斜向切开。

锐性切开肌肉1cm，然后直接用手指轻轻钝性分离肌纤维。肌肉分离长度通常为2~3cm。一般保留髌上囊，有严重的炎性疾病患者除外。

伸直膝关节，于胫骨前内侧边缘周围进行骨膜下剥离。然后将髌骨向外侧牵拉，切除部分髌下脂肪垫。此时也可以切除任何可能阻碍显露的内侧脂肪垫。松解前交叉韧带胫骨附着点和外侧半月板前角。以便外侧放置薄的Hohmann弧形拉钩，使髌骨半脱位。切除前外侧股骨皮质上的少量滑膜，以便于准确地测量股骨大小。

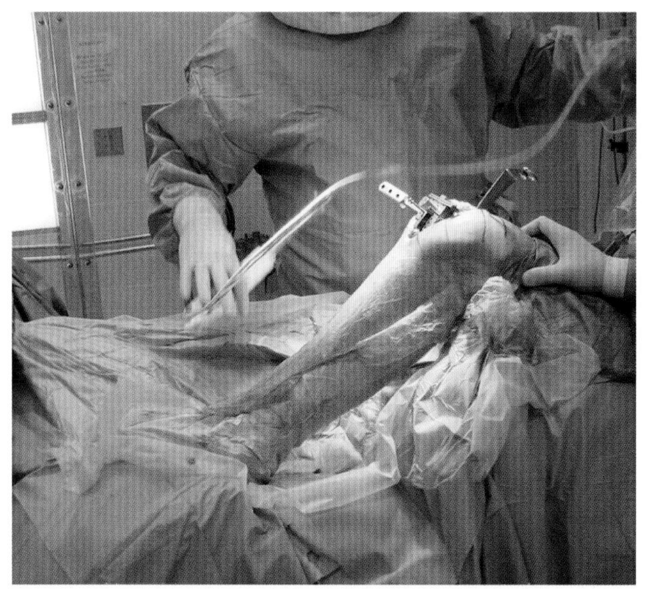

图2–5 应用膝上止血带之后，于对侧脚踝水平铺巾下方放置1个沙袋，使膝关节可以屈曲约90°，使用侧柱作为支撑。大部分手术操作于该体位下进行。

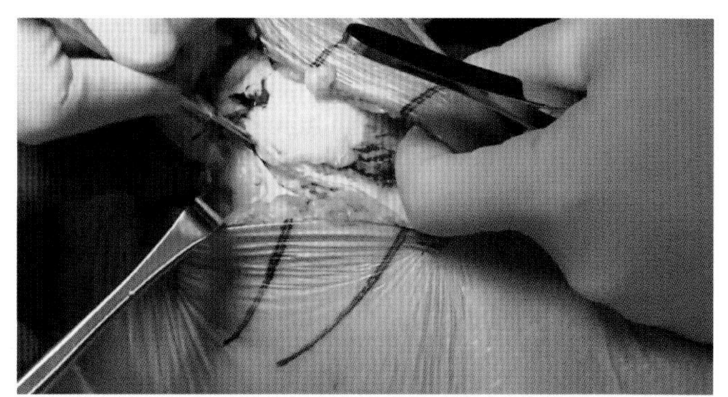

图2–6 从髌骨上极到胫骨结节内侧近端进行内侧关节切开术，保留1个5mm长的组织袖口以便后期闭合

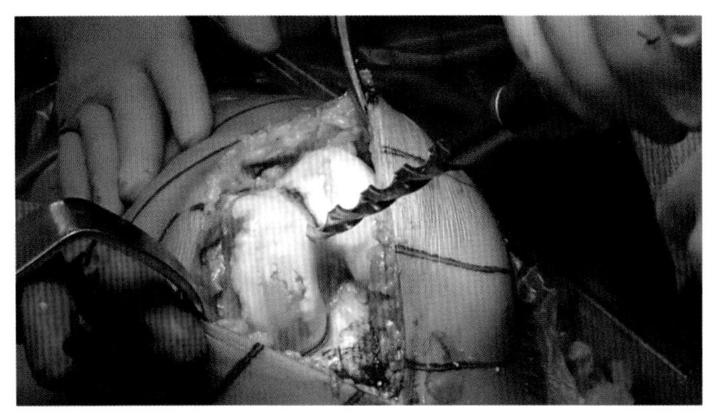

图 2-7 将薄的 Hohmann 弯曲拉钩放置在胫骨平台外侧，向外侧牵拉髌骨，将另一个薄的 Hohmann 弯曲拉钩放置在股骨内侧髁周围以显露股骨远端表面。在股骨远端标记前后轴线（Whiteside 线），并将其作为股骨外旋的主要标志

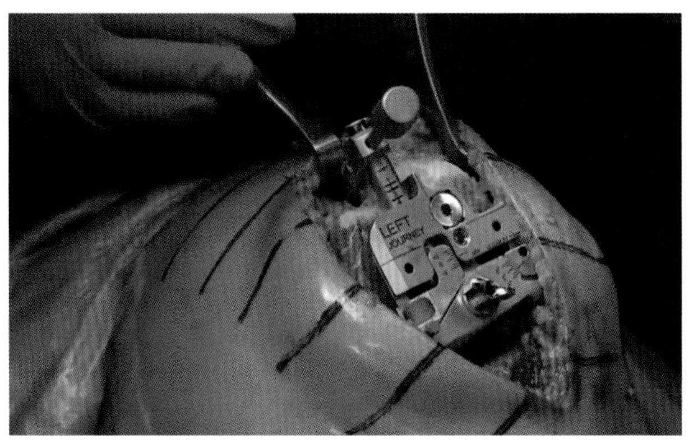

图 2-8 将微创股骨测定器放置于远段股骨截骨面，固定测定器，在股骨前皮质的皮下滑动触针以测定需要的股骨尺寸

由于男性伸膝装置肌肉张力往往较高，有时需要对髌骨进行初步成形以使髌骨半脱位。由于侧向牵拉期间存在发生医源性髌骨骨折的风险，因此不建议在骨质疏松性的老年女性中先进行初始髌骨成形术。

股骨准备

首先在股骨远端截骨，以增加伸直间隙。该操作在屈膝约 70° 的状态下完成。注意避免过度屈曲，因为过度屈曲会拉紧伸膝装置，限制显露。在股骨髁周围外侧放置 1 个弯曲的薄的 Hohmann 拉钩，不需要用力向外牵拉，使髌骨保持半脱位即可。

在股骨远端标记前后轴线（Whiteside 线），这是股骨旋转的重要标志（图 2-7）。内翻膝的第 2 个重要标志是后髁线，因为在内翻膝，后髁线的重复性好。标记通髁线比较困难，因为需要向外侧过度牵拉髌骨才能显露通髁线。

用电钻在股骨远端开髓，并插入相对解剖轴外翻 5° 的髓内定位导向装置，用无头钉固定，取出髓内杆，行股骨远端截骨。如果股骨显露充分，则以前后轴线为参考放置定径器 / 旋转截骨模块。如果显露不充分不足以放置定径器 / 旋转截骨模块，则应在完成股骨截骨前先进行胫骨近端截骨。设定旋转后，将股骨皮质测定触针放置在前外侧股骨皮质皮下部位，并选择合适的股骨尺寸（图 2-8）。然后通过导向器钻取 AP 导向器的参照孔。

四合一截骨导向器置于股骨远端并固定。在股骨后内侧髁内侧副韧带（MCL）深处和股骨后外侧髁腘肌肌腱深处分别放置薄的 Hohmann 弧形拉钩进行保护。首先行前皮质截骨，以评估截骨面与股骨前皮质的关系，并调整合适大小的股骨假体，然后进行股骨后髁截骨和两个斜向截骨（图 2-9）。

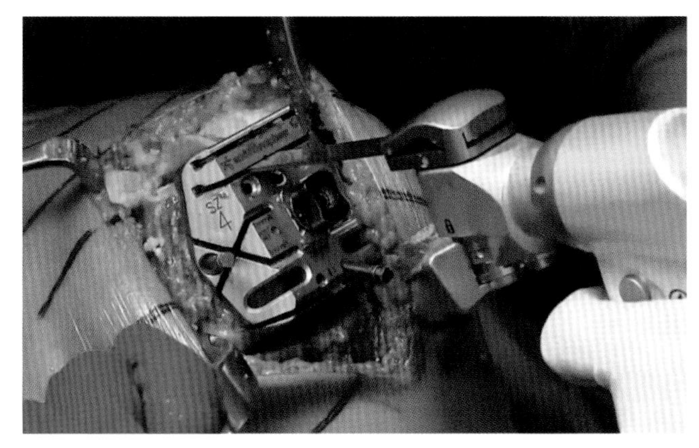

图 2-9 使用四合一切截骨模块完成股骨远端截骨，将导向器牢固地固定到股骨远端。将一个薄的 Hohmann 弧形拉钩放置在股骨内侧髁周围，用来保护内侧副韧带，将另一个深入股骨外侧髁周围的腘肌肌腱深处。首先行前股骨前皮质截骨以便评估股骨假体的大小，并用直角牵开器保护皮肤

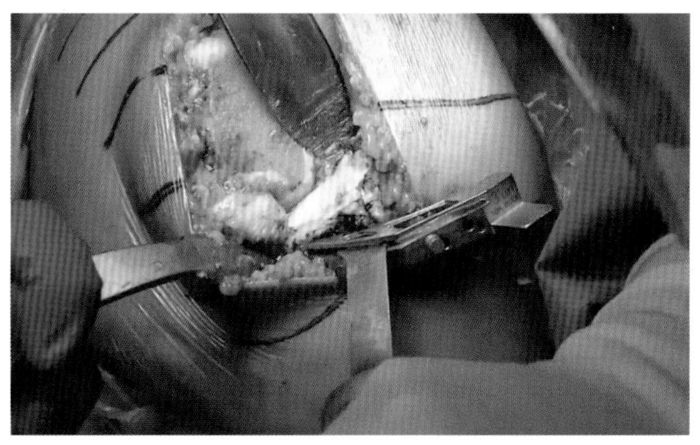

图 2-10 用微创胫骨截骨模块切除胫骨远端。注意将薄的 Hohmann 弯曲拉钩放置于胫骨平台内侧，用来保护内侧副韧带，将 Aufranc 拉钩放置于胫骨平台后面用来保护神经、血管

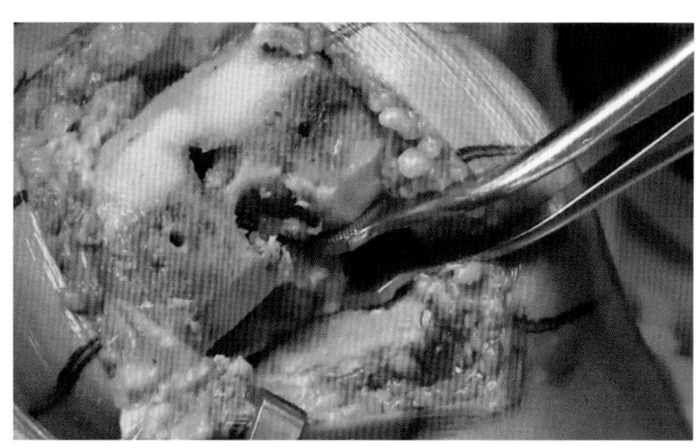

图 2-11 截骨完成后放置撑开器扩大手术视野，切除半月板和后交叉韧带，并去除后方骨赘，以获得良好的显露

胫骨准备

然后行胫骨近端截骨。膝关节屈曲约 90°。应避免在经典内侧髌旁入路操作时极度外旋胫骨，因为极度外旋小腿后，股骨会阻挡胫骨外侧手术视野，影响胫骨外侧截骨的手术视野。然后在内侧和外侧放置薄的 Hohmann 弯曲拉钩，以保护 MCL 和伸膝装置。在该阶段用咬骨钳清理胫骨内侧突起的增生骨赘，使髓外胫骨截骨模块与胫骨边缘直接接触。在近端平行于胫骨嵴放置，踝关节上方的胫前肌肌腱和第 2 跖骨也可用作远端参考标志。调整后倾角，固定导向器。在后方放置 Aufranc 拉钩，便于在不改变膝关节位置的情况下保护后方的神经、血管（图 2-10）。

接着进行胫骨近端截骨，锯片方向最初指向后方，一旦锯片进入骨内，锯片方向改朝内侧进行截骨，然后转向外侧完成截骨。如果担心锯的深度，截骨时可留有一小圈骨质，可以在后面的手术过程中更安全地切除剩余骨质。然后使用连接间隔块的对线杆重新检查胫骨截骨的对线情况。

之后屈膝 90°。使用撑开器扩大关节间隙，检查后髁是否残留骨赘，用弧形骨凿和刮匙去除后方骨赘，同时切除残留的半月板以及后交叉韧带（如果使用了后稳定系统）（图 2-11）。膝关节屈曲位和伸直位时放置垫块，以便获得对称间隙并评估内、外侧软组织张力是否平衡。

然后膝关节屈曲 90°~120°，并再次将 Aufranc 拉钩置于后方。将大小适合的胫骨假体固定在胫骨平台上，其中一枚固定钉放置在内侧。然后对胫骨近端进行扩髓以放置胫骨托，最后清除残留的胫骨骨赘（图 2-12）。

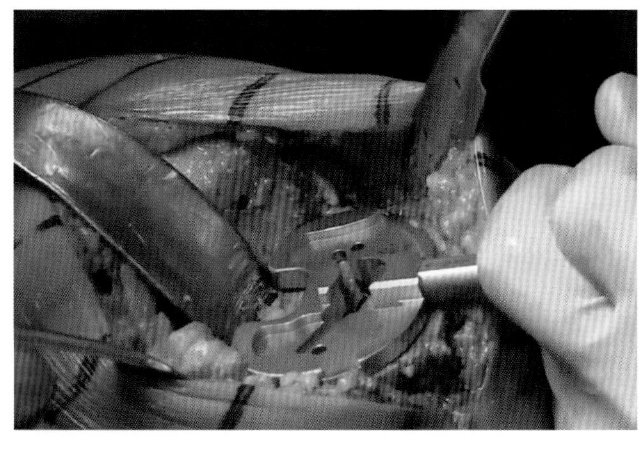

图 2-12 使用 2 个薄的 Hohmann 弧形拉钩和 1 个 Aufranc 拉钩显露胫骨近端，选择大小适合的胫骨假体，并准备好胫骨近端

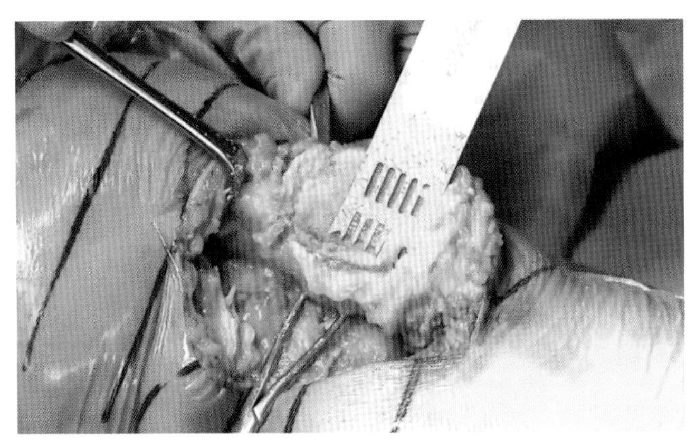

图 2-13　胫骨和股骨截骨完成后，伸直膝关节，外翻髌骨。如果选择徒手截骨，用 2 个 Kocher 钳和 1 个 Sweetheart 夹固定髌骨

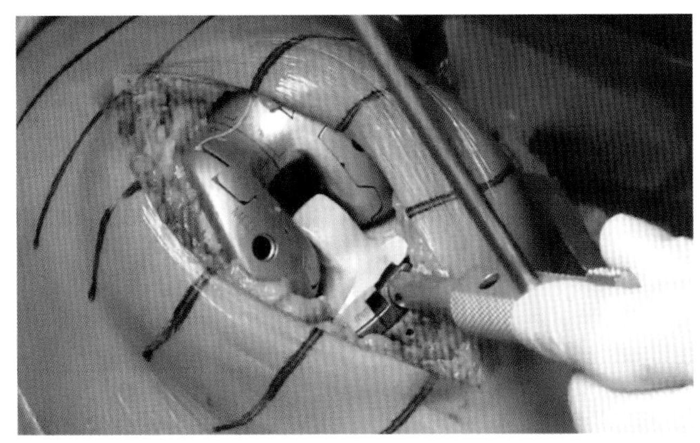

图 2-14　在植入真假体前，用假体试模试评估冠状位膝关节的稳定性。用骨水泥粘接前，使用外置力学杆再次评估胫骨托的对线情况

最后准备

在此阶段髌骨表面成形，因为股骨远端、胫骨近端截骨后，伸膝装置张力减小，髌骨显露相对容易，准备好髌骨截骨试模。选择适合的试模并安装后，尽可能将试模外髌骨边缘切除，以减少外侧撞击。安装股骨髁间窝截骨模块。固定截骨块并进行髁间窝截骨，以获得适当的内、外侧拟合。如果可以，尽可能将股骨假体向外侧安放以优化髌骨运动轨迹。应避免股骨假体内侧悬空凸出（图 2-13）。

用不同厚度的衬垫片进行测试，以评估膝关节在伸直和屈曲 90° 时冠状面的稳定性。松解软组织直到关节内、外侧韧带平衡。观察髌股关节的运动轨迹。如果发现不太理想，则应松开止血带，重新检查，不得已的情况下才进行髌骨外侧支持带松解（图 2-14）。

假体植入

通常使用骨水泥型植入假体，但也有用非骨水泥型植入假体的情况。在涂骨水泥之前，先用脉冲冲洗截骨面，使骨床无血并保持干燥。制作骨塞并嵌入髁间窝的股骨开髓孔中。有时需要用 2.5mm 钻头在硬化骨表面打孔以增强骨水泥的胶黏性。

首先放置胫骨组件。使用与植入胫骨假体时相同的技术获得显露。植入胫骨假体后，将股骨、髌骨组件与聚乙烯衬垫试模一同插入，挤压胫骨假体。

在植入股骨假体之前，伸直膝关节和施加牵引力，便于清理胫骨后缘残留骨水泥。然后用一个小的弯曲刮匙沿胫骨假体边缘向后刮除、清理多余的骨水泥。在股骨侧，屈曲 90° 植入股骨假体，骨水泥挤入髁间凹。此时应去除股骨髁边缘骨水泥。插入衬垫试模，伸直膝关节，此时很容易观察到股骨前皮质，并清除挤出的剩余骨水泥（图 2-15）。

植入髌骨假体并夹紧髌骨，使骨水泥硬化。在该阶段除去所有多余的骨水泥。插入最终的聚乙烯衬垫。如果使用后稳定衬垫，手术医师应在屈膝 90° 时插入聚乙烯衬垫，伸直膝关节接合锁定装置，在屈膝 5° ~15° 位置锁定聚乙烯衬垫。

关闭切口

放松止血带，止血。用大量生理盐水灌洗膝关节。除非在适当的止血后膝关节仍有过度出血，否则不放置关节引流管。在 VMO 肌腱和肌腱筋膜内用 0 号可吸收缝线缝

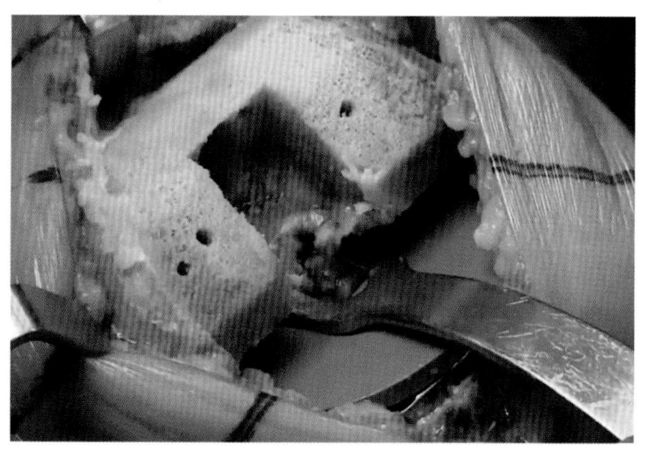

图 2–15 股骨假体粘接。用 3 个直角牵开器牵拉皮肤，反向使用后交叉韧带牵开器撬拨，将股骨远端送入切口。请注意操作过程中要保护胫骨假体表面塑料托

合关节囊，一般缝合 3~5 针。关节切开的其余部分和皮下组织采用间断缝合关闭。作者更喜欢用 0 号可吸收缝线关闭关节囊和深层脂肪，用 3–0 可吸收缝线缝合深层真皮层，用可吸收单股皮下缝线和纤维蛋白胶带缝合皮肤。

注意事项和误区

如果股骨远端截骨后无法放置定径器 / 旋转测定模块，或者由于屈曲间隙太小而无法正常安置股骨测定导向器，则应在安置定径器 / 旋转测定模块前行胫骨近端截骨。

大多数手术过程应在膝关节屈曲 70° ~90° 下进行。过度屈曲会拉紧活动窗口和伸膝装置，使显露更加困难。术中使用沙袋和侧柱将腿保持在适当位置，这有助于保持正确定位。

康复

手术后当天即可开始下床活动及进行物理治疗，但不再常规使用连续被动运动器械。术后第 2 天可取掉大块敷料，以便于行走、屈曲并主动活动膝关节。所有患者均应接受预防血栓治疗，并使用足部加压装置，直至患者可以在无辅助情况下行走。患者持续进行自控硬膜外麻醉过夜，术后第 2 天早晨口服止痛药后停药。

并发症

经股内侧肌入路的并发症通常与传统膝关节置换术的并发症相似。尤其在较小的切口下进行操作时，适当放置牵开器保护伸膝装置、侧副韧带和后方神经血管十分重要。如果皮肤处于松弛状态，则可以在不损害 MMV 优势的情况下将皮肤切口稍做延长。与使用缝合钉相比，使用纤维蛋白缝线或纤维蛋白胶带闭合切口或者固定皮肤闭合均可减少切口并发症的发生。通常膝关节翻修术应通过延长内侧髌旁入路进行。

结果

资深专家（SBH）在初次 TKA 中有多于 95% 的病例使用 MMV。该技术的初步研究选择了 40 例行 MMV 和髌骨半脱位的 MIS–TKA 患者，与选择标准入路的 40 例 TKA

患者进行对比研究。术前，两组患者的人口统计学治疗、ROM、膝关节评分或者功能评分均无差异。结果显示，MIS-TKA 组患者的运动功能恢复更快。术后 6 周和 12 周 MIS-TKA 组患者的平均屈曲度更高。此外，与对照组平均屈曲度 116° 相比，MIS-TKA 组患者在术后 1 年内均保持较高的平均屈曲度 125° 。

资深专家（SBH）还对 2001 年 9 月—2004 年 9 月采用 MMV 行 MIS-TKA 的 335 例连续患者（391 例膝关节）进行回顾性分析，共有 248 名女性和 87 名男性。1/3 的患者 BMI 为 30~39。术前平均 ROM 为 109° 。术后 6 周平均 ROM 为 111° ，术后 3 个月时为 121° ，术后 1 年和 2 年时均为 125° 。采用这种入路后并发症的发生率并没有增加。无骨折、无伸膝装置并发症或神经血管并发症，感染率为 0.5%。

研究者已发表了大量比较 TKA 的经股内侧肌入路与 MPP 的回顾性研究。最近的一项研究发现，与接受标准 MPP 的患者相比，经 MMV 接受 TKA 的患者的 ROM、直腿抬高（SLR）力量明显更好，出血量也更少。然而，在 6 个月时两组间没有显著差异。在将 MMV 与 MPP 进行比较的病例匹配研究中，与 MPP 组患者相比，MIS-TKA 组患者的疼痛评分较低，阿片类药物的使用更少。第 6 周时，MIS-TKA 组患者的平均屈曲度更大，下肢力线或稳定性无差别。同一作者还回顾了 100 例接受 MIS-TKA 的连续患者，平均随访时间为 2.4 年。如果患者术前屈曲＜ 80° 、屈曲挛缩＞ 20° ，既往有膝关节开放手术史或类风湿性关节炎的病史，则应避免使用该技术。4 周时平均被动屈曲为 114° ，2 年时为 122° 。只有 1 例 BMI 为 40 的男性胫骨假体错位成内翻 4° 。因此，作者得出结论，该手术入路不适合 BMI ＞ 40 或有严重、固定外翻畸形的患者。研究者还评估了严重内翻畸形的 MMV。Liu 及其同事对 52 例内翻≥ 15° 的患者与 55 例内翻＜ 15° 的患者进行了比较。他们报道称，两组患者的术后下肢力线、假体位置或临床功能方面评分没有差异。作者认为该入路是严重内翻畸形患者的安全选择。

股内侧肌入路减少了 VMO 与内侧髌骨间的分离量，进而减轻了对髌骨运动轨迹的影响，因此被广泛推荐使用。保留部分 VMO 理论上可以减少外侧松解的需要，但这本身会增加术后发生外侧肿胀和疼痛的风险。Engh 最初报道称，经股内侧肌入路患者的外侧松解率仅为 3%，而 MPP 的外侧松解率为 50%。这些研究结果在 Kelly 及其同事进行的一项随机研究中得到了验证，他们指出经股内侧肌入路 TKA 的外侧松解率为 4%，而 MPP 的外侧松懈率为 45%。在其他几个对比研究中也得出了类似的结果。

研究者已证实使用股内侧肌入路的术后髌骨位置与其他入路相同或更好。Ozkoc 及其同事比较了经股内侧肌入路与 MPP 的一项随机试验，评估了髌骨运动轨迹时间依赖性的变化。尽管早期倾斜角度相似，但 MPP 组的晚期髌骨倾斜、向外侧半脱位，贴合角较差。Floren 等进行的另一项研究发现，与不外翻髌骨的 MMV 技术相比，髌骨外翻 MPP 的术后低位髌骨的发生率更高，这与屈曲减少以及疼痛增加相关。最近的一项比较研究发现，髌骨倾斜或半脱位没有差异，但是这种结果可能令人感到不意外，因为这些方法使用了 MIS 技术入路，最大限度地减少了对内侧股四头肌装置的损伤。

改善股四头肌肌力是经股内侧肌入路的另一个优势，文献证实，在恢复初期具有最大的益处。Cho 及其同事证实，与 MPP 相比，采用经股内侧肌入路在 6 周时具有更好的股四头肌肌力，而在 1 年时没有差异。两组中 1 年无法恢复股四头肌力到术前水平的患者比例相似，可能说明肌肉长期恢复与初始手术损伤的程度无关。研究者已证实经股内侧肌入路和股内侧肌下入路对股四头肌肌力的改善没有差异，但经股内侧肌下入路的患者可能经历更多的疼痛。

一些随机对照试验提示，经股内侧肌入路可改善早期功能表现和疼痛控制。在一项对 24 例接受双侧膝关节置换术的患者进行的试验中，Dalury 和 Jiranek 指出经股内侧肌入路的膝关节在 6 周时股四头肌肌力更强，膝内侧肌能更早地进行 SLR。在对 100 例患者进行类似的更大规模的研究中，研究者发现经股内侧肌入路组在第 8 天和第 6 周时疼痛较轻，第 8 天时 SLR 能力更强，髌骨支持带松解更少。单膝随机试验也得出了类似的结论。Maestro 发现，MPP 的外侧松解、膝关节伸直功能丧失和 ROM 减少的发生率较高，Bathis 报道，经股内侧肌下入路可早期改善疼痛、股四头肌肌力和本体感受。其他研究报道称，经股内侧肌入路的患者可早期改善功能恢复，股四头肌肌力更强，失血量显著减少。

然而，需要注意的是，一些研究发现，两种入路之间的差异有限。Engh 提出经股内侧肌入路与 MPP 的结果相当，研究者观察到经股内侧肌入路组与 MPP 组的功能恢复、ROM 和影像学参数方面没有差异。但是，经股内侧肌入路组有 3% 的病例进行了韧带松解，而 MPP 组为 50%。有趣的是，Keating 发现早期功能恢复或外侧松弛方面没有差异。Liu 发现双侧 TKA 患者随机选择一侧接受 MPP 而另一侧接受 MMV 时，两者之间无差异。Nestor 在进行双侧 TKA 的队列研究中得出相似的结果。其他一些研究发现，MMV 和 MPP 之间的步态模式或行走能力没有差异。然而，鉴于接受双侧 TKA 患者的体能要求增加，加上在康复期间无法使用健侧腿支撑，MMV 的益处可能会在这些患者中丧失，而且他们的恢复期通常会延长。

最近的高水平研究表明，使用 MMV 的 TKA 患者早期功能恢复优越。研究者对包含 2129 例患者的 2451 例 TKA 的 32 项随机对照试验进行荟萃分析发现，虽然小切口下经股内侧肌入路 TKA 的手术时间较长，但与 MPP 和股内侧肌下入路相比，术后前 2 周患者的疼痛评分和膝关节 ROM 较好。在包含 18 项随机对照试验的另一项荟萃分析中研究者得出了类似的结论，也指出 MMV 患者在住院期间和术后 2 周时的视觉模拟评分较低。

结论

与 MPP 相比，MMV 似乎有助于早期功能恢复，快速恢复运动功能，而且可能具有更大的最终 ROM。MMV 提供的效果较报道的股内侧肌下入路或“保留股四头肌”技术效果相同或更优。然而，尽管限制了股四头肌肌腱的劈裂，但它为外科医师提供了更好的可视化。

使用精心设计的微创器械可以减少手术创伤，同时避免过度牵拉软组织。这样会避免髌骨外翻的需要，进而减少了关节切开术皮肤切口的长度。人们已经发现这种技术可以促进患者的康复、减轻疼痛并改善外观，而不会影响植入物的影像学定位或临床结果。

参考文献

[1] Insall J. A midline approach to the knee. *J Bone Joint Surg Am*. 1970;53-A(8):1584-1586.

[2] Engh GA, Holt BT, Parks NL. A midvastus muscle-splitting approach for total knee arthroplasty. *J Arthroplasty*. 1997;12(3):322-331. doi:10.1016/S0883-5403(97)90030-9.

[3] Hofmann AA, Plaster RL, Murdock LE. Subvastus (Southern) approach for primary total knee arthroplasty. *Clin Orthop Relat Res*. 1991;(269):70-77.

[4] Cooper RE, Trinidad G, Buck WR. Midvastus approach in total knee arthroplasty: a description and a cadaveric study determining the distance of the popliteal artery from the patellar margin of the incision. *J Arthroplasty*. 1999;14(4):505-508. doi:10.1016/S0883-5403(99)90109-2.

[5] Parentis MA, Rumi MN, Deol GS, Kothari M, Parrish WM, Pellegrini VD. A comparison of the vastus splitting and median parapatellar approaches in total knee arthroplasty. *Clin Orthop Relat Res*. 1999;(367):107-116. doi:10.2106/JBJS.F.01190.

[6] Kelly MJ, Rumi MN, Kothari M, et al. Comparison of the vastus-splitting and median parapatellar approaches for primary total knee arthroplasty: a prospective, randomized study. *J Bone Joint Surg Am*. 2006;88(4):715-720. doi:10.2106/JBJS.E.00107.

[7] Lazaro LE, Cross MB, Lorich DG. Vascular anatomy of the patella: implications for total knee arthroplasty surgical approaches. *Knee*. 2014;21(3):655-660. doi:10.1016/j.knee.2014.03.005.

[8] Laskin RS. Minimally invasive total knee arthroplasty: the results justify its use. *Clin Orthop Relat Res*. 2005;440:54-59. doi:10.1097/01.blo.0000186562.08685.a2.

[9] Liu H-C, Kuo F-C, Huang C-C, Wang J-W. Mini-midvastus total knee arthroplasty in patients with severe varus deformity. *Orthopedics*. 2015;38(2):e112-7. doi:10.3928/01477447-20150204-58.

[10] Carli AV., Spiro S, Barlow BT, Haas SB. Using a non-invasive secure skin closure following total knee arthroplasty leads to fewer wound complications and no patient home care visits compared to surgical staples. *Knee*. 2017;24(5):1221-1226.

[11] Haas SB, Cook S, Beksac B. Minimally invasive total knee replacement through a mini midvastus approach: a comparative study. *Clin Orthop Relat Res*. 2004;(428):68-73. doi:10.1097/01.blo.0000147649.82883.ca.

[12] Haas SB, Manitta MA, Burdick P. Minimally invasive total knee arthroplasty: the mini midvastus approach. *Clin Orthop Relat Res*. 2006;452:112-116. doi:10.1097/01.blo.0000238820.33154.18.

[13] Avci CC, Gulabi D, Erdem M, Kurnaz R, Gunes T, Bostan B. Minimal invasive midvastus versus standard parapatellar approach in total knee arthroplasty. *Acta Orthop Traumatol Turc*. 2013;47(1):1-7.

[14] Laskin RS, Beksac B, Phongjunakorn A, et al. Minimally invasive total knee replacement through a mini-midvastus incision: an outcome study. *Clin Orthop Relat Res*. 2004;(428)(428):74-81. doi:10.1097/01.blo.0000148582.86102.47 .

[15] Engh GA, Parks NL, Ammeen DJ. Influence of surgical approach on lateral retinacular releases in total knee arthroplasty. *Clin Orthop Relat Res*. 1996;(331):56-63. https://www.scopus.com/inward/record.uri?eid=2-s2.0-0029859215&partner- ID=40&md5=84023640257a83459c655fd1cdcecb0f. Accessed June 1, 2018.

[16] White RE Jr, Allman JK, Trauger JA, Dales BH. Clinical comparison of the midvastus and medial parapatellar surgical approaches. *Clin Orthop Relat Res*. 1999;(367):117-122. http://ovidsp.ovid.com/ovidweb.cgi?T=JS&CSC=Y&NEWS=N&PAGE=fulltext&D=emed4&AN=1999373717%5Cnhttp://bifrost.bib.sdu.dk:9003/sfx_local?sid=OVID:embase&id=pmid:&id=doi:&issn=0009-921X&isbn=&volume=&issue=367&spage=117&pages=117-122&date=1999&title=Clinical+O. Accessed June 1, 2018.

[17] Maestro A, Suarez MA, Rodriguez L, Guerra C, Murcia A. The midvastus surgical approach in total knee arthroplasty. *Int Orthop*. 2000;24(2):104-107. http://www.pubmedcentral.nih.gov/articlerender.fcgi?artid=3620592&tool=pmcentrez&rendertype=abstract. Accessed June 1, 2018.

[18] Ozkoc G, Hersekli MA, Akpinar S, et al. Time dependent changes in patellar tracking with medial parapatellar and midvastus approaches. *Knee Surgery, Sport Traumatol Arthrosc*. 2005;13(8):654-657. doi:10.1007/s00167-004-0605-6.

[19] Flören M, Davis J, Peterson MGE, et al. A mini-midvastus capsular approach with patellar displacement decreases the prevalence of patella baja. *J Arthroplasty*. 2007;22(6 Suppl):51-57. doi:10.1016/j.arth.2007.05.008.

[20] Pongcharoen B, Yakampor T, Charoencholvanish K. Patellar tracking and anterior knee pain are similar after medial parapatellar and midvastus approaches in minimally invasive TKA knee. *Clin Orthop Relat Res*. 2013;471(5):1654-1660. doi:10.1007/s11999-012-2778-5.

[21] Cho K-YY, Kim K-II, Umrani S, Kim S-HH. Better quadriceps recovery after minimally invasive total knee arthroplasty. *Knee Surg Sports Traumatol Arthrosc*. 2014;22(8):1759-1764. doi:10.1007/s00167-013-2556-2.

[22] Berth A, Urbach D, Neumann W, Awiszus F. Strength and voluntary activation of quadriceps femoris muscle in total knee arthroplasty with midvastus and subvastus approaches. *J Arthroplasty*. 2007;22(1):83-88. doi:10.1016/j.arth.2006.02.161.

[23] Dalury DF, Jiranek WA. A comparison of the midvastus and paramedian approaches for total knee arthroplasty. *J Arthroplasty*. 1999;14(1):33-37. doi:10.1016/S0883-5403(99)90199-7.

[24] Bäthis H, Perlick L, Blum C, Lüring C, Perlick C, Grifka J. Midvastus approach in total knee arthroplasty: a randomized, double-blinded study on early rehabilitation. *Knee Surg Sports Traumatol Arthrosc*. 2005;13(7):545-550. doi:10.1007/s00167-004-0574-9.

[25] Karachalios T, Giotikas D, Roidis N, Poultsides L, Bargiotas K, Malizos KN. Total knee replacement performed with either a mini-midvastus or a standard approach: a prospective randomised clinical and radiological trial. *J Bone Joint Surg Br*. 2008;90-B(5):584-591. doi:10.1302/0301-620X.90B5.20122.

[26] Nutton RW, Wade FA, Coutts FJ, van der Linden ML. Short term recovery of function following total knee arthroplasty: a randomised study of the medial parapatellar and midvastus approaches. *Arthritis*. 2014;2014:173857. doi:10.1155/2014/173857.

[27] Keating EM, Faris PM, Meding JB, Ritter MA. Comparison of the midvastus muscle-splitting approach with the median parapatellar approach in total knee arthroplasty. *J Arthroplasty*. 1999;14(1):29-32. doi:10.1016/S0883-5403(99)90198-5.

[28] Liu H, Mei X, Zhang Z, Sun J. Mini-midvastus versus mini-medial parapatellar approach in simultaneous bilateral total knee arthroplasty with 24-month follow-up. *Acta Orthop Traumatol Turc*. 2015;49(6):586-592. doi:10.3944/AOTT.2015.15.0078.

[29] Nestor BJ, Toulson CE, Backus SI, Lyman SL, Foote KL, Windsor RE. Mini-midvastus vs standard medial parapatellar approach: a prospective, randomized, double-blinded study in patients undergoing bilateral total knee arthroplasty. *J Arthroplasty*. 2010;25(6 Suppl):5-11, 11.e1. doi:10.1016/j.arth.2010.04.003.

[30] Liebensteiner MC, Thaler M, Giesinger JM, et al. Mini-midvastus total knee arthroplasty does not result in superior gait pattern. *Knee Surg Sports Traumatol Arthrosc*. 2015;23(6):1699-1705. doi:10.1007/s00167-014-3154-7.

[31] Guy SP, Farndon MA, Conroy JL, Bennett C, Grainger AJ, London NJ. A prospective randomised study of minimally invasive midvastus total knee arthroplasty compared with standard total knee arthroplasty. *Knee*. 2012;19(6):866-871. doi:10.1016/j.knee.2012.04.009.

[32] Liu HW, Gu WD, Xu NW, Sun JY. Surgical approaches in total knee arthroplasty: a meta-analysis comparing the midvastus and subvastus to the medial peripatellar approach. *J Arthroplasty*. 2014;29(12):2298-2304. doi:10.1016/j.arth.2013.10.023.

[33] Xu SZ, Lin XJ, Tong X, Wang XW. Minimally invasive midvastus versus standard parapatellar approach in total knee arthroplasty: a meta-analysis of randomized controlled trials. *PLoS One*. 2014;9(5):e95311. doi:10.1371/journal.pone.0095311

第3章　股内侧肌下入路

Mark W. Pagnano

前言

股内侧肌下入路是一种可靠、重复性好并且安全的膝关节手术入路。股内侧肌下入路保留了整个伸膝装置的完整性。而其他常用入路，如内侧髌旁入路和经股内侧肌（Midvastus）入路均破坏了股四头肌肌腱的某些部分。股内斜肌（the Vastus Medialis Obliquus，VMO）最远端附着点位于髌骨的中间部位。因此，任何向近端延伸到中点的入路都至少会损伤股四头肌肌腱的一部分。

股内侧肌下入路符合微创手术（MIS）的基本原则。允许使用较小的切口，无须外翻髌骨，最大限度地减小对髌上囊的损伤，保留股四头肌肌腱并允许关节切开后能可靠闭合。股内侧肌下入路沿 VMO 的下缘行"L"形关节切开，到达髌骨中部，远侧切口与髌骨内缘及髌韧带平行。

适应证和禁忌证

对于绝大多数行全膝关节置换术（TKA）或者内侧单间室置换术的患者，均可选择股内侧肌下入路。而对于肥胖患者和肌肉型患者，不建议采用股内侧肌下入路，因为在上述患者中行外翻髌骨操作或特别困难，或会对 VMO 及其周围软组织造成损伤。使用微创股内侧肌切口，则无须翻转髌骨；在最少软组织松解的情况下，髌骨可以相对容易地被拉入外侧间沟。这扩大了微创股内侧肌下入路患者的适应证。

低位髌骨、明显膝关节僵硬以及行翻修术的患者不适用股内侧肌下入路。在上述情况下，髌骨与前方组织瘢痕化粘连而很难向侧方移动。皮肤受损患者（长期使用类固醇患者、糖尿病控制不佳患者、严重周围血管疾病患者）的 TKA 中均不适用小切口入路。小切口入路使切口皮缘张力更大，使皮肤受损的患者存在切口愈合不良的风险。尽管会增加技术难度，但肥胖患者或肌肉型患者不是使用微创股内侧肌下入路的绝对禁忌证。一些简单操作，如将皮肤切口延伸 2~3cm，通常可以显著减缓微创股内侧肌下入路的操作难度。

术前准备

在术前特别要注意膝关节的皮肤状况、既往手术后存在的切口、髌骨活动度以及肢体的血管状态。对于严重低位髌骨、膝关节僵硬或皮肤受损的患者，一般不使用股内侧肌下入路。术前查体的目的应该是识别上述特定问题，对于大多数具有一个或多个上述问题的患者，应选择传统的内侧髌旁入路。

影像学评估中通常包括 4 个影像（站立前后位影像、侧位影像、站立屈曲后前位影像、髌骨轴位影像）以确定骨关节炎的程度、位置以及下肢畸形情况。侧位 X 线片专门用来评估是否存在导致使用股内侧肌下入路困难的低位髌骨情况。每位患者还需要拍摄 1 张包含髋关节到脚踝的下肢站立位全长 X 线片。据这张 X 线片可以确定膝关节的内翻或外翻畸形、是否存在关节外畸形，然后做出相应的手术方案。通过站立位全长 X 线片还可以评估髋关节，排除任何可能误诊成膝关节疼痛的髋关节病变。无论采用何种入路，都应该进行术前模板化测量。在 X 线片上模拟植入物尺寸可以提高术中效率。模板化测量还有助于确定术中截骨的位置和方向。

技术

患者处于仰卧位（图 3–1）。不使用任何腿部固定器或定位装置来固定膝关节，使外科医师能够在整个手术过程中轻松且频繁地改变膝关节的位置。大腿近端束止血带，膝关节消毒铺单。在膝关节前方绘制横向线，然后将碘伏浸渍贴膜贴敷在所有显露的皮肤上。

从髌骨的上极开始，在中线偏内侧做一直线切口，切口向远端延伸至胫骨结节内侧（图 3–2）。皮肤切口的长度不会影响结果，仅从美观考虑。最初，外科医师会做一个 15~20cm 的切口，随着对这种入路方式越来越熟练，该入路切口也可逐渐缩短。提起内侧皮肤瓣，显露 VMO 的远端，同时保留覆盖 VMO 的筋膜。其下缘比大多数手术医师预期得更靠远端和更靠内侧。必须了解远端 VMO 的解剖结构及其在髌骨上的附着点。VMO 肌纤维以 50° 角进入股四头肌肌腱，肌腱的下缘连续附着在髌骨的中部（图 3–3）。外侧皮瓣也向外侧分离提起至显露髌骨的外侧边缘。这种外侧皮瓣有助于髌骨在平移时的活动。沿着 VMO 下缘开始进行关节切开。在进行关节切开前，在 VMO 底面和关节囊之间建立一个切开平面（图 3–4），这有助于在闭合时辨认层次（关节囊和支持带）。关节切口向外侧延伸至髌骨的中部，然后向远端形成一个明显的角，并沿着髌骨的内侧缘和髌韧带内侧缘延伸至胫骨结节水平。

关节切开后，松解内侧半月板前角并进行标准的内侧软组织松解，以显露内侧关节间隙。用 Kocher 钳夹持靠近内侧半月板的内侧关节囊，这将有助于整个术程中的显露。去除髌下脂肪垫并松解外侧半月板前角。松解胫骨近端外侧位于外侧关节间隙远端的软组织，以便在后续操作中放置牵开器。此时，在不反转髌骨的情况下将髌骨平移至外侧间沟来检测髌骨的活动度，这非常重要。髌骨内侧缘应该可以平移至股骨外侧髁的前表面下方或后方。如果髌骨无法完全平移到外侧沟中，应确保内侧髌股韧带已松解，并且 VMO 上方的筋膜与上方的皮下结缔组织无粘连。

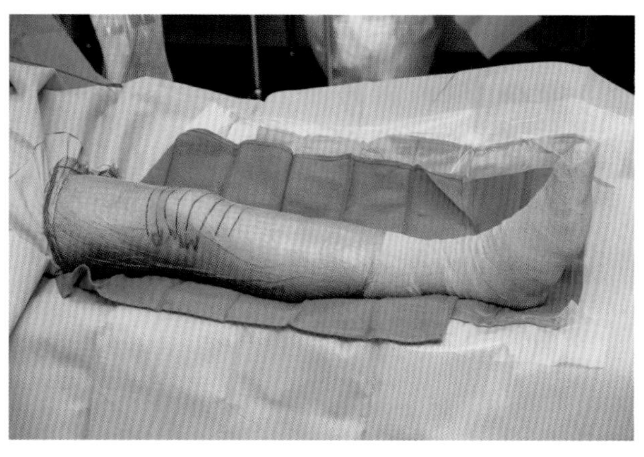

图 3–1 腿部自由铺单，没用腿部支架固定

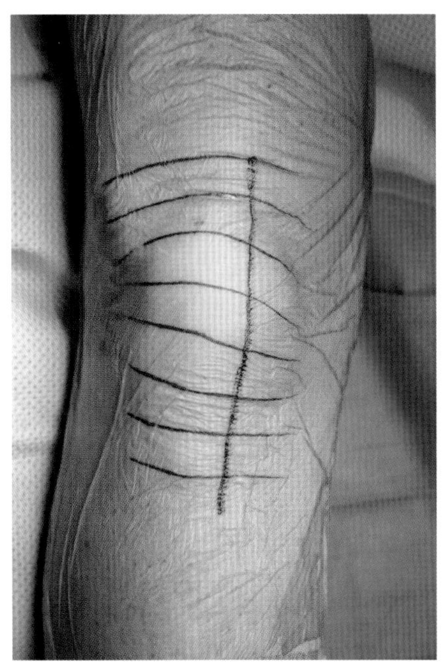

图 3-2　微创股内侧肌下切口在完全伸直位从髌骨的上极延伸到胫骨结节的顶部

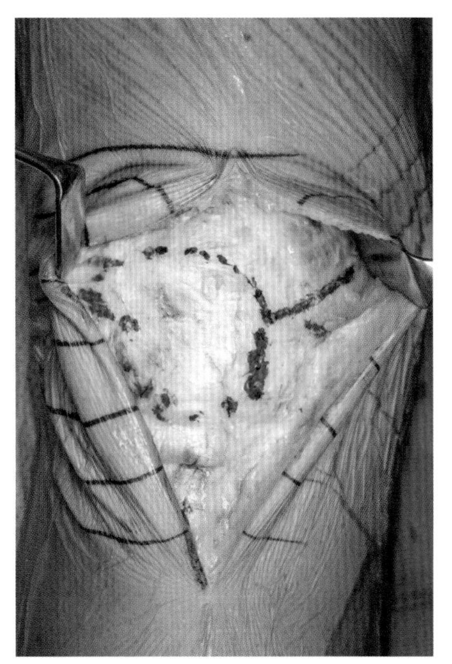

图 3-3　与大多数手术医师预期相比，股内侧肌延伸得更靠远端，更靠内侧。远端以 50° 进入，并延伸至髌骨的中部

在确保髌骨具有充分活动度后，在髌骨上极水平切口拐角处放置 1 个 90° 的 Hohmann 弯曲拉钩，并将拉钩尖端放在关节外侧沟中将髌骨拉向外侧（图 3-5）。将膝关节屈曲至 90°（图 3-6）。股骨开髓并插入髓内截骨导板（图 3-7）。先行股骨远端截骨，然后行胫骨截骨，接下来完成其余的股骨截骨。上述操作顺序为股骨定径器 / 旋转导向器提供更多的空间，因此可以将微创入路 TKA 技术中遇到的股骨定径问题影响降至最低。

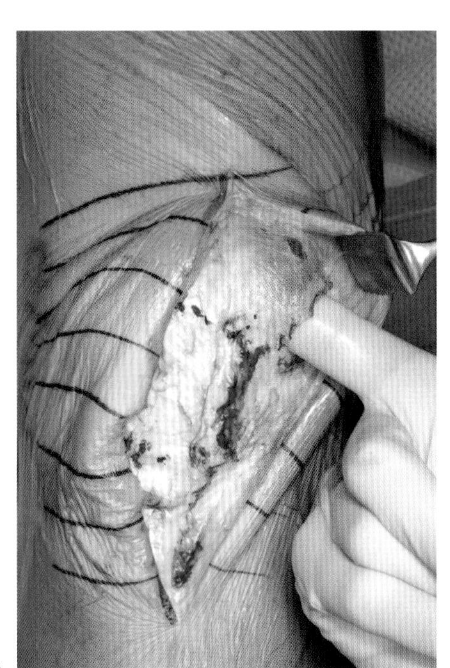

A

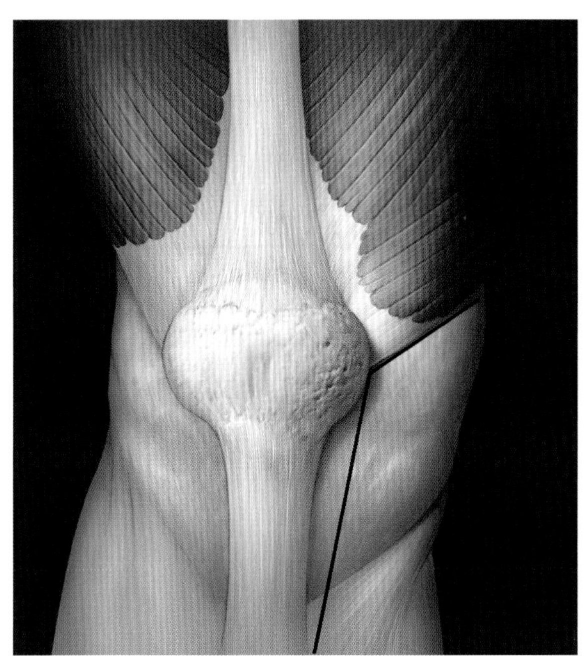

B

图 3-4　将手指滑入股内侧肌的肌腹，有助于分离股内侧肌下间隙

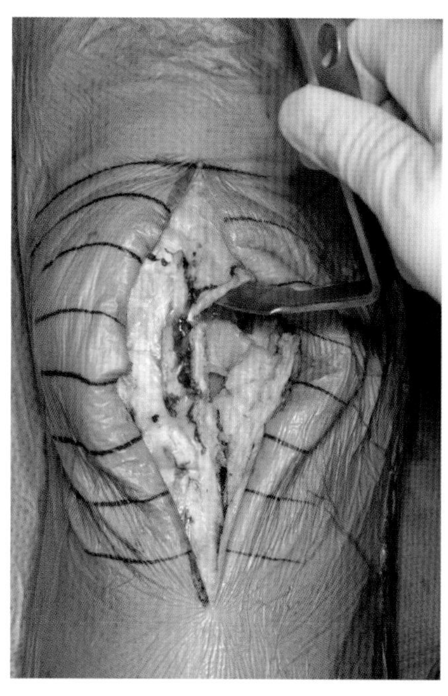

图 3-5　90° 弯曲的 Hohmann 牵开器是一种关键器械。它应紧靠股内侧肌肌腱的边缘，用于将髌骨横向缩回沟中而不是外翻

屈膝 90° 并使用 3 个拉钩谨慎地牵拉周围组织显露胫骨（图 3-8）。在胫骨内、外侧分别放置 Hohmann 弯曲拉钩以显露平台边缘及保护侧副韧带。在后方放置后交叉韧带牵开器将胫骨向前半脱位，显露胫骨平台的后侧缘，使用专为微创手术制作的胫骨髓外导向器进行胫骨截骨（图 3-9）。要注意胫骨截骨导向器的冠状面和矢状面位置正确，以确保截骨平面的正确性。

股骨截骨组件的旋转可以参照通髁线、Whiteside 线或后髁线。股内侧肌下入路允许使用上述所有参考线。将膝关节伸直到 60°，使用四合一组件进行股骨前侧截骨，并将 2 个 Hohmann 弯曲拉钩置于胫骨的内、外侧。将膝关节伸展至 60° 可以松弛伸膝装置，从而更好地显露股骨远端前侧皮质。清理截骨部位前方的滑膜组织。在直视下进行前侧皮质截骨以避免出现前方皮质切迹（图 3-10）。

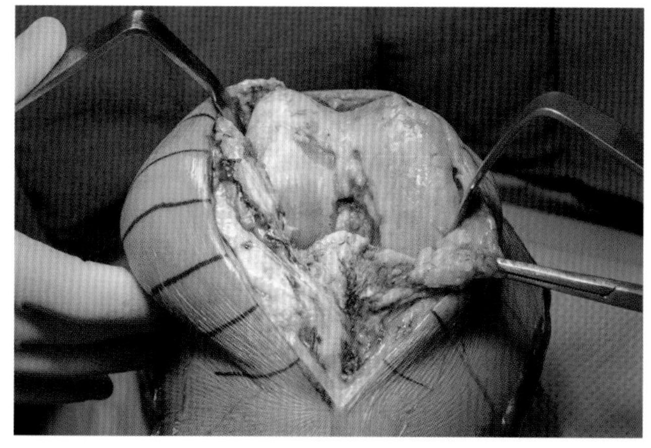

图 3-6　放置 2 个 90° 的 Hohmann 弯曲拉钩，很容易显露股骨远端内侧和外侧髁

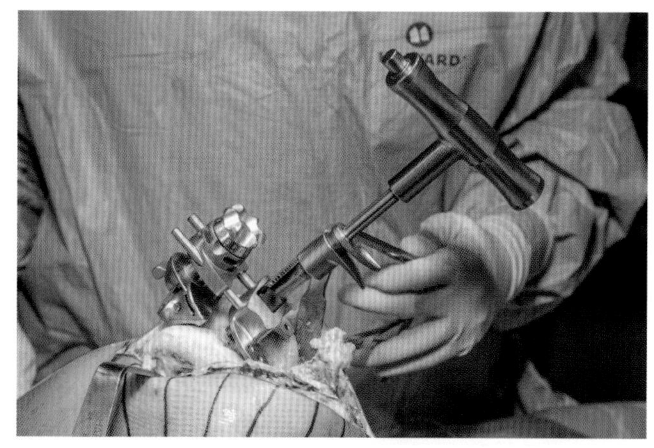

图 3-7　当膝关节轻度伸直时，使伸膝装置张力减小，股骨远端截骨模块可以更好地固定在股骨前侧

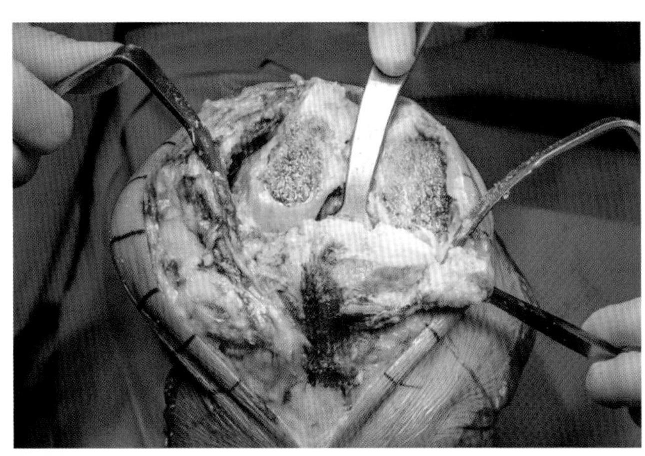

图 3-8　使用 3 个拉钩显露胫骨

股骨截骨完成后，外侧放置撑开器以清除内侧半月板、残留的前交叉韧带（ACL）和后交叉韧带（PCL）（用于后稳定型膝关节系统），并切除所有后方骨赘。然后将撑开器切换到内侧，并以相同的方法清理外侧。用垫块和力线杆分别在屈曲位和伸直位测量软组织张力的平衡情况（图 3-11）。

可以在手术操作过程中的任何时候修整髌骨表面，但通常在胫骨截骨和股骨截骨完成后、假体试模安装前最容易；这时整个肢体缩短，伸膝装置放松，在髌骨截骨时更容易固定（图 3-12）。股内侧肌下入路中可以徒手或者使用髌骨截骨导板进行髌骨表面成形。然后就可以进行试模复位。

首先使用手动混合粉末状庆大霉素的骨水泥固定胫骨托，在内、外侧放置 Hohmann 弯曲拉钩进行牵拉，在后方放置 PCL 牵开器时胫骨向前半脱位，进而显露胫骨。用脉冲枪冲洗截骨面，并使其干燥后用骨水泥固定。最近的研究证据表明，预涂胫骨假体整个下表面和龙骨有助于防止液体从假体 - 骨水泥界面流出，进而保证骨水

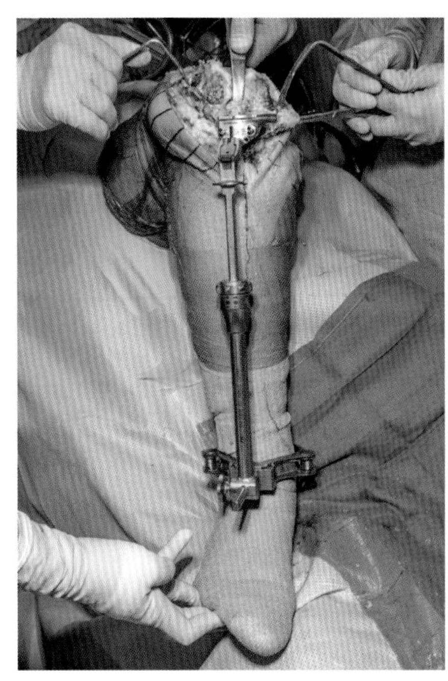

图 3-9　为了微创入路专门设计的较小胫骨截骨导向器有利于在髌腱周围及小皮肤切口中操作

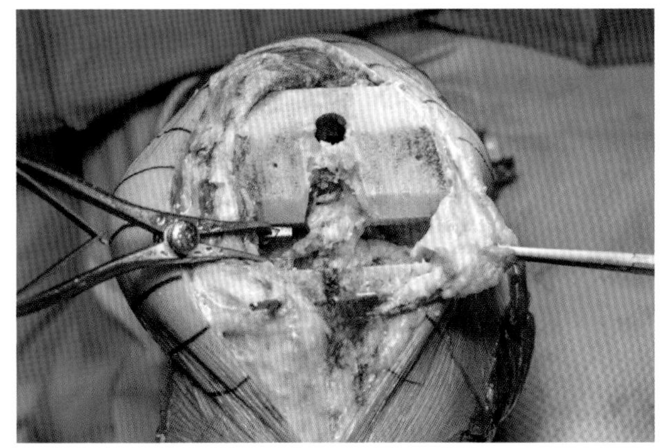

图 3-10　股骨截骨已完成并放置撑开器

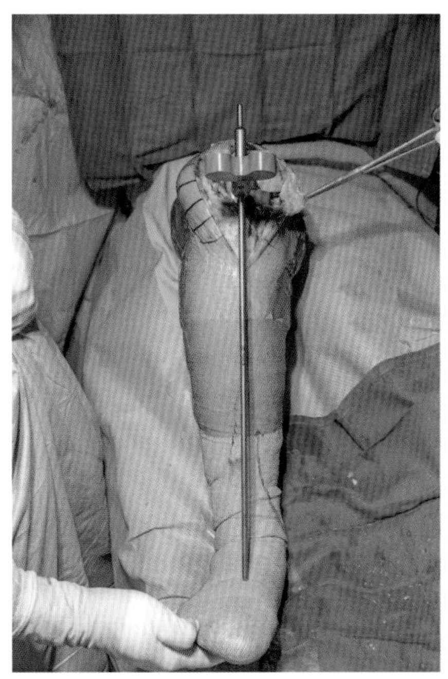
图 3-11 可以根据手术医师的偏好使用垫块或者试模来评估屈曲间隙、伸直间隙、内外侧软组织张力

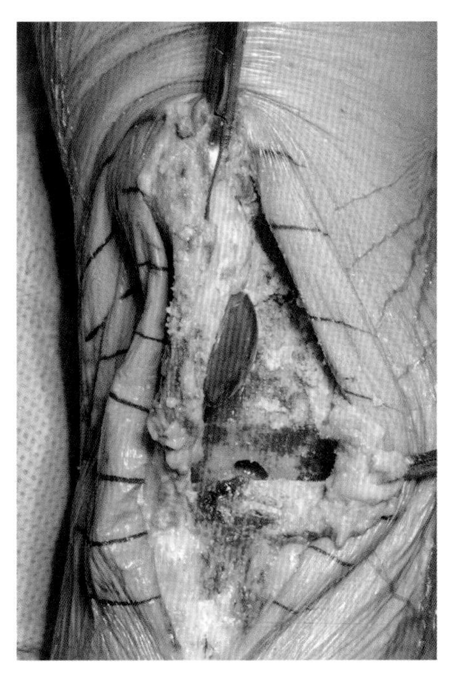
图 3-12 进行股骨和胫骨截骨后，在膝关节完全伸直位最容易修整髌骨，因为这时肢体缩短并且伸膝装置的张力减低

泥更好地黏合（图 3-13）。插入胫骨假体后，仔细清除多余的骨水泥。固定股骨假体时，要将胫骨后推置于股骨后髁的后方。当将胫骨推回股骨下方时，注意不要影响刚黏合的新骨水泥胫骨托。将 90° 的 Hohmann 弯曲拉钩放置在关节内、外侧，靠近股骨侧副韧带止点。1 个拉钩放置在伸膝装置下方以显露股骨前表面。骨水泥应用于显露的骨表面、后髁以及股骨前缘。最后用骨水泥固定髌骨部件。骨水泥固化后，放置真正的胫骨垫片。

松开止血带，找到任何微小的出血点，然后电凝止血，屈伸膝关节以保证正确的伸膝装置运动轨迹，并保证髌骨可以自由活动。微创股内侧肌下入路中极少需要松解外侧支持带。股内侧肌下入路闭合手术切口应该从髌骨中部开始，因为很容易发现髌骨中部和关节囊的切口转角（图 3-14）。应该在膝关节屈曲 60° 的情况下缝合，以避免伸膝装置内侧过紧。

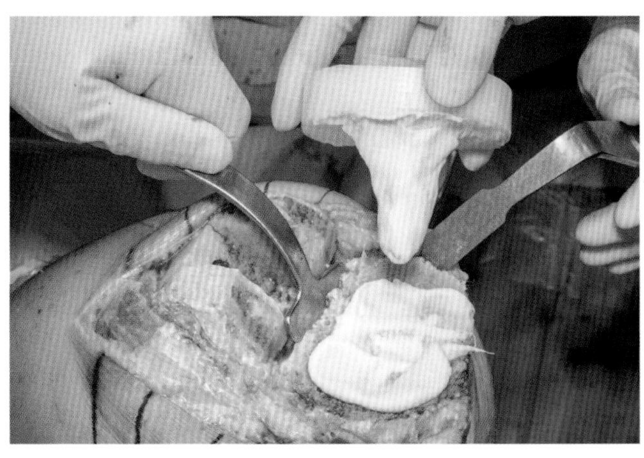
图 3-13 胫骨骨水泥的最佳方法是预涂假体整个下表面以防止液体进入假体 – 骨水泥界面

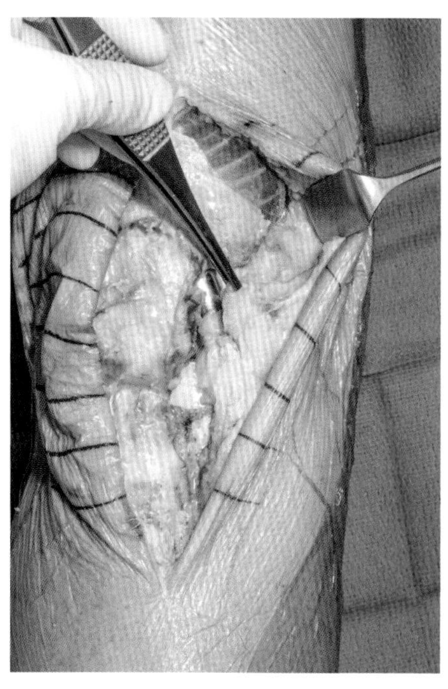

图 3-14　股内侧肌下入路切口闭合相对较快，首先从髌骨中部与股内侧肌下入路切口的交界处进行重建

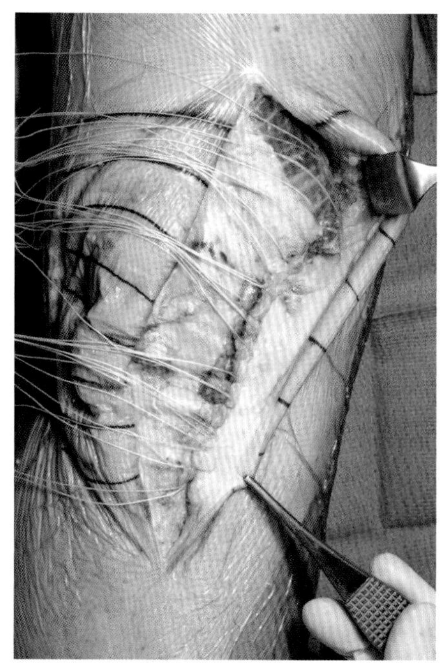

图 3-15　关节切开闭合时可以选择伸直位缝合，但应在膝关节屈曲 60° 位打结，以防止过度拉紧内侧软组织袖套

当沿着 VMO 关闭手术切口的内侧边界时，应该避免缝合大量的肌肉。理论上，缝合修复应包括 VMO 的筋膜、深处的关节囊以及对应的支持带边缘，使用 4-0 或 5-0 Vicryl 缝线间断缝合这部分切口，关节切口远段采用 0-Vicryl 缝线间断缝合（图 3-15）。使用 0-Vicryl 和 2-0 Monocryl 缝线间断分层缝合皮肤和皮下组织，然后进行连续皮内缝合或者紧密排列的缝合钉缝合。切口用无菌敷料覆盖，下肢用 15cm 宽的弹力绷带从足至大腿中部进行包扎。

建议和要点

- 内侧皮瓣必须充分提起以清楚地识别 VMO 的下缘。
- 切口不应离髌骨中部太近。
- 在关节切开后，通过在伸膝位并将髌骨拉向外侧间沟来确保髌骨的活动性。松解内侧髌股韧带和覆盖股四头肌的所有软组织附着物以帮助髌骨活动。
- 在髌骨中部水平的切口拐角处开始缝合切口，在膝关节弯曲 60° ~90° 时打结缝线。
- 不要外翻髌骨，将其平移到外侧间沟以获得充分的显露。
- 请注意，在使用股内侧肌下入路后，少数患者会在内侧皮瓣下方出现一些皮下出血，会导致与感染表现相似的皮上红斑。冰敷、抬高、加压包扎通常可以在 12~24h 消除红斑。鼓励切口有问题的患者打电话给手术团队，而不是向初级护理或急诊部门咨询。

术后管理

患者可在使用辅助装备并且在能耐受的情况下让术肢负重。物理治疗从手术日开始介入以协助患者运动。几乎所有患者都可以从术后开始辅助行走几天到后来可以自行拄拐行走。当患者可以步行超过 30cm、上下 2~3 级楼梯并且可以通过口服药物控制疼痛时，就可以出院了。要求患者出院后每周 1 次并持续 6 周到物理治疗师处就诊以监测关节活动度的进展。重点关注关节活动度，3 个月以内通常不鼓励行力量练习，并且必要性不大。患者一旦可以白天停止服用阿片类止痛药并且可以拄拐行走，就可以驾车了。3 个月后返回手术医院复查并拍摄下肢站立位全长 X 线片，以做术后正式评估。

结论

作者为高年资术者，报道了 103 例采用微创股内侧肌下入路的连续患者。平均切口长度不超过 9cm。从切口到最终缝合平均手术时间为 58min（32~115min）。对于每位患者，在日记中记录关节功能恢复的节点。停止使用助行器的平均时间是 14 天，停用拄拐的平均时间是 21 天。平均在术后 14 天停用所有的阿片类止痛药，平均 14 天后可以上下一整段楼梯，平均术后 28 天可以开车，术后 42 天可以步行 1.6km。2 个月时平均关节活动度为 116°，1 年时为 119°。术后 2 个月拍摄患肢站立位全长 X 线片。103 例病例中的 102 个力学轴穿过膝关节中 1/3。每个胫骨假体放置在与胫骨力线成 90° ± 2° 的范围内；除 2 例外，每个股骨假体放置在与股骨长轴成 6° ± 2° 的范围内。这些结果表明，股内侧肌下入路是一种行 TKA 手术的可靠、高效的入路。股内侧肌下入路是否能够提供极限强度和功能方面还需要进一步探讨，并且在作者以后的微创 TKA 手术随机临床试验中未得到证实。

参考文献

[1] Aglietti P, Baldini A, Sensi L. Quadriceps-sparing versus mini-subvastus approach in total knee arthroplasty. *Clin Orthop Relat Res*. 2006;452:106-111.

[2] Boerger TO, Aglietti P, Mondanelli N, Sensi L. Mini-subvastus versus medial parapatellar approach in total knee arthroplasty. *Clin Orthop Relat Res*. 2005;440:82-87.

[3] Chang CH, Chen KH, Yang RS, Liu TK. Muscle torques in total knee arthroplasty with subvastus and parapatellar approaches. *Clin Orthop Relat Res*. 2002;(398):189-195.

[4] Faure BT, Benjamin JB, Lindsey B, Volz RG, Schutte D. Comparison of the subvastus and paramedian surgical approaches in bilateral knee arthroplasty. *J Arthroplasty*. 1993;8(5):511-516.

[5] Gore DR, Sellinger DS, Gassner KJ, Glaeser ST. Subvastus approach for total knee arthroplasty. *Orthopedics*. 2003;26:33-35.

[6] Hoffman AA, Plaster RL, Murdock LE. Subvastus (Southern) approach for primary total knee arthroplasty. *Clin Orthop*. 1991;269:70-77.

[7] Pagnano MW, Meneghini RM, Trousdale RT. Anatomy of the knee in reference to quadriceps sparing TKA. *Clin Orthop Relat Res*. 2006;452:102-105.

[8] Pagnano MW, Meneghini RM. Minimally invasive total knee arthroplasty with an optimized subvastus approach. *J Arthroplasty*. 2006;21(4S):22-26.

[9] Roysam GS, Oakley MJ. Subvastus approach for total knee arthroplasty: a prospective, randomized, and observer-blinded trial. *J Arthroplasty*. 2001;16:454-457.

[10] Wegrzyn J, Parratte S, Coleman-Wood K, Kaufman KR, Pagnano MW. The John Insall award: no benefit of minimally invasive TKA on gait and strength outcomes: a randomized clinical trial. *Clin Orthop Relat Res*. 2013;471(1):46-55.

第 4 章　全膝关节翻修术显露方法：髌骨翻转法

Thomas K. Fehring

适应证和禁忌证

充分显露是全膝关节翻修术的重要部分。但是二次手术或者多次手术造成的瘢痕和组织弹性降低，使手术显露变得十分困难。股四头肌肌腱增厚和髌韧带挛缩加重了显露难度。翻修术要保留髌韧带的完整性，这至关重要，必须优先考虑，因为髌韧带撕脱后的结局是灾难性的。现在有多种全膝关节翻修术安全显露的方法，包括胫骨结节截骨术、股四头肌切断术和股四头肌 V–Y 成形术。这些方法在一定程度上都会损害伸膝装置，仅在必要时运用这些方法。

本章介绍一种不涉及伸膝装置延长切口逐步显露翻修关节的方法（见第 5 章）。作者首选的显露方法——髌骨翻转法不会损伤伸膝装置。根据作者的经验，95% 的翻修病例适用该方法，并降低了髌韧带撕脱的风险。在严重低位髌骨或膝关节僵硬的病例中，单独运用该方法可能存在困难，可能需要更多延伸显露的方法，如股四头肌切断术、改良的股四头肌 V–Y 成形术或胫骨结节截骨术，以获得充分的显露，同时保护髌韧带的附着位置。

术前准备

全膝关节翻修术的术前准备包括对以下问题进行仔细评估：

- 既往手术皮肤切口。
- 当前活动度。
- 既往手术并发症。
- 存在骨溶解。

既往手术皮肤切口

在进行全膝关节置换翻修术时，经常会遇到多个既往手术皮肤切口。因此，在进行切口切开前要了解膝关节周围血管的解剖，这十分重要。膝关节前面皮肤的血供是从内侧到外侧，如果有既往内侧或外侧切口，则必须采用外侧切口，以避免发生皮肤相关并发症。在筋膜下剥离皮肤可以安全地提起较大的皮瓣，同时也不会发生皮肤坏死（图 4–1~ 图 4–4）。将筋膜及皮下组织一并剥离可保护筋膜与皮下组织之间走行的皮瓣血管。

如果不按照最外侧切口的切开方法切开皮肤，会增加原先两个切口瘢痕之间组织皮肤坏死的风险。在切口之间测量 6~8cm，然后使用最内侧切口时，手术医师几乎没有舒适感，因为如果选择内侧切口，这种测量技术偶尔可能危及整个重建操作（图 4–5）。

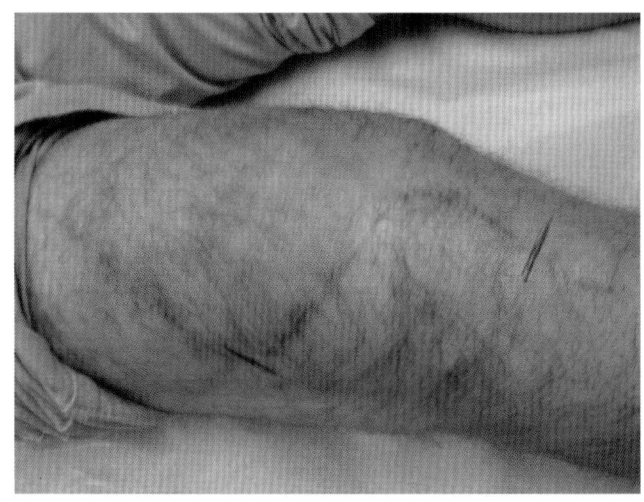

图 4–1 既往外侧切口，双向延长切口完成全部膝关节置换术

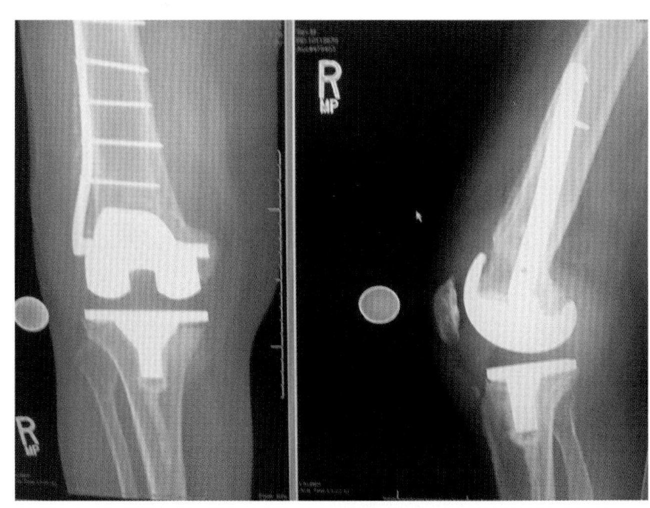

图 4–2 股骨假体需要翻修，需要取除假体和使用股骨加长柄

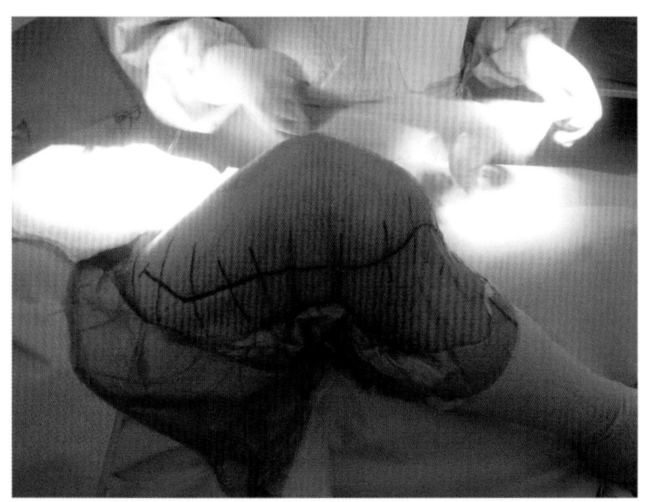

图 4–3 皮肤外侧存在切口

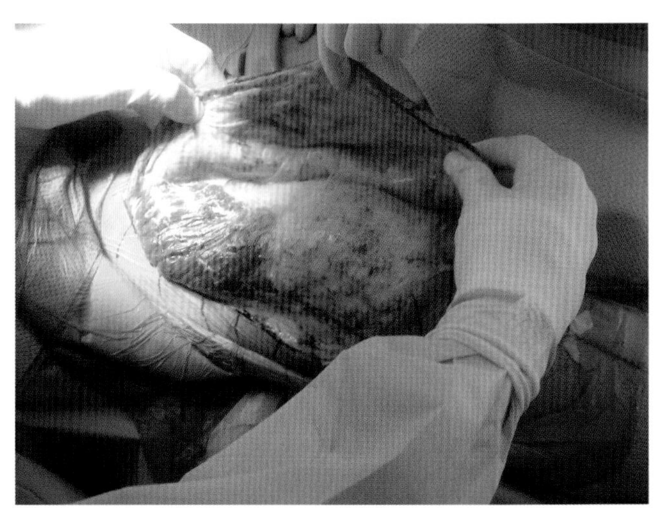

图 4–4 筋膜下向内侧提起皮瓣，安全显露膝关节

当前活动度

翻修前膝关节活动度是选择显露方法的重要决定因素。如果患者膝关节活动度＞70°，通常无须采用延长显露的方法，常规运用本文描述的髌骨翻转法即可。如果患者的膝关节活动度＜70°，会通过“早期”股四头肌切开来安全地显露膝关节。通常在髌骨上极上方切断长约 6cm 的股四头肌肌腱。在股四头肌肌腱内以 45 ° 角从远端内侧到近端外侧做 1 个切口（图 4–6）。在膝关节张力十分高的情况下，将该切口延长至股外侧肌以便于安全显露。

既往手术并发症

必须仔细询问病史，以确定初次关节置换术时是否发生任何与伸膝装置相关的并发症，X 线片在这方面很有帮助。胫骨结节区域存在缝线、铆钉或吻合钉时，手术医师在显露该关节时要格外谨慎，因为既往手术时修复肌腱的附着可能很薄弱。在这种情况下，如果在常规显露关节时发现结节区域组织趋向于撕脱，手术医师应“早期”切断股四头肌。

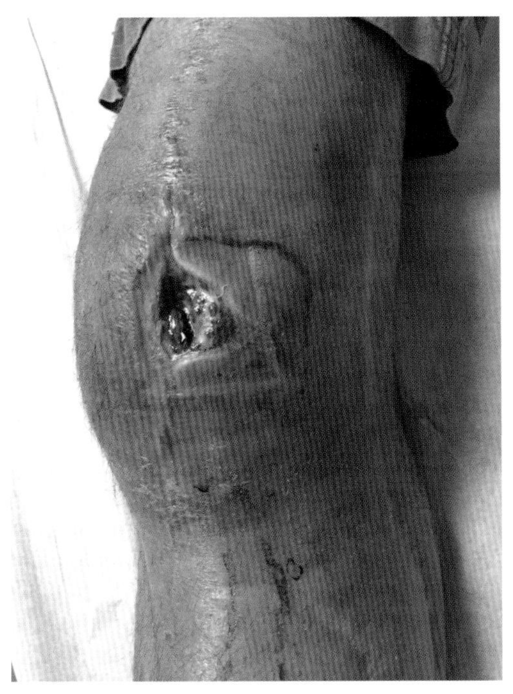
图 4-5　转诊患者，医师忽视原先的外侧切口，运用中线切口后出现皮肤溃烂

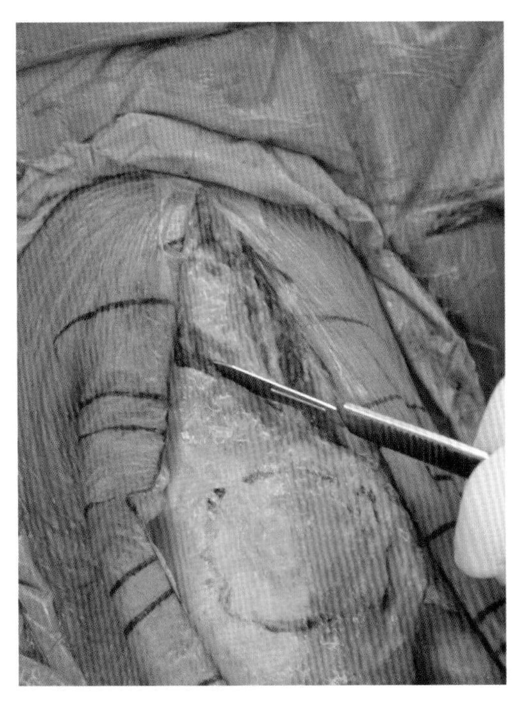
图 4-6　使用股四头肌切断术延长显露

存在骨溶解

翻修任何膝关节前，应仔细阅读术前 X 线片，对发现的可能影响结构骨的溶解区域进行准确判断，其中，包括最重要的胫骨结节区域（图 4-7）。如果胫骨结节发生骨溶解破坏，可能必须行"早期"股四头肌切断术，以避免该位置发生骨折。另外，如果术者选择行胫骨结节截骨，该区域的骨溶解是手术禁忌证。

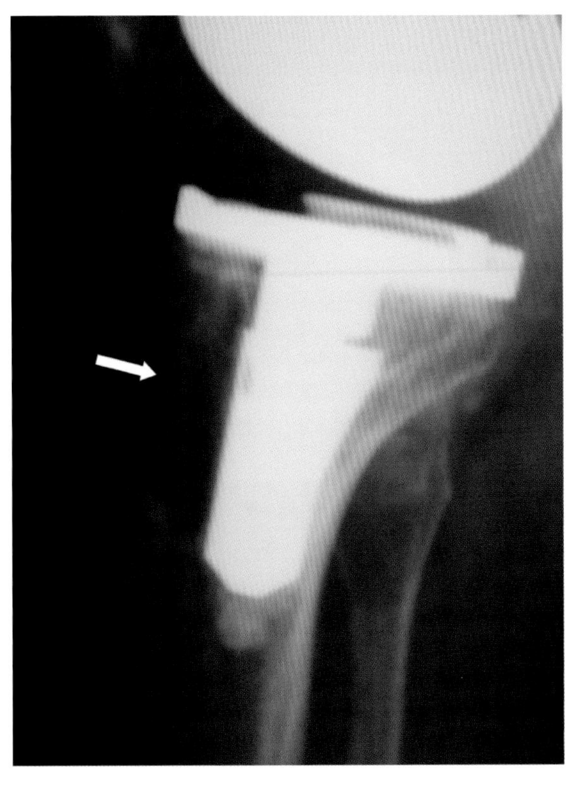
图 4-7　胫骨结节后方骨溶解

髌骨翻转术技巧

患者仰卧于手术台上，膝关节屈曲 90°，将带有外侧支撑的膝关节定位器放置在止血带水平。在手术台尾端使用横向脚踏装置，可在无任何支撑的情况下使腿关节保持 90°，以标准的骨科手术方式准备膝关节并铺单，保持止血带水平高于原手术切口位置。如前所述，如果存在多处手术切口瘢痕，应当选择外侧切口，并要在筋膜下提起皮瓣。如果初次手术使用正中切口，则继续使用该切口。切口通常向近端延长 2.54~5.08cm（1~2in），这样可以避开瘢痕组织，很容易地辨认股四头肌肌腱水平。为尽量减小对皮肤造成创伤，手术医师用手轻柔地提起内侧皮瓣和外侧皮瓣，而不是使用尖锐的工具。虽然开始行皮肤切口是在膝关节屈曲 90° 时进行，但是当切口完成后，要在伸直位进行皮瓣游离。尽可能保留皮瓣的全层厚度，通过向近端延伸切口到原来未切开区域来保留皮瓣厚度，同时能清晰识别股四头肌肌腱的深度。在皮瓣保持张力的条件下向远端游离，于伸膝装置背侧识别和切除 Sharpey 纤维和瘢痕组织（图 4–8）。向内侧游离皮瓣，直至显露股内侧肌。

将皮瓣远端从胫骨结节水平向近端股四头肌部位充分游离后，屈曲膝关节并进行关节切开术。膝关节屈曲至 90°，从髌骨中部向近端切开股四头肌扩张部分，并保持切口位于韧带内侧。然后伸直膝关节，从胫骨结节内侧至髌骨中部切开，与前述切口连续。在胫骨结节内侧预留一宽约 5mm 的组织，对后续缝合和加强胫骨结节处附着有重要意义。

关节切开术后，将关节液和膝关节周围软组织作为培养物和标本送至病理实验室进行组织培养和冷冻切片。然后进行下一步操作，将手术刀滑入结节近端滑囊，并向头侧方向切割，显露胫骨的前外侧（图 4–9）。然后膝关节屈曲 90°，髌骨呈半脱位，向外侧显露髌上囊和内侧间沟。在前内侧间沟和髌上囊前内侧和前外侧完整切除滑膜（图 4–10）。术者于手术台的另一侧进行髌骨周围解剖，切除脂肪垫区域的瘢痕组织。接着由助手牵开伸膝装置，半脱位髌骨，清理外侧间沟。完整的滑膜切除术后，松解外侧支持带。术者在股骨假体上极远端 1~2cm 水平外侧间沟内尽可能寻找膝上外侧动脉，膝上外侧动脉通常包裹在瘢痕中，很难识别，然后在关节间隙近端从内向外松解外侧支持带（图 4–11）。在近端，从髂胫束表面剥离肌肉组织，用 Hohmann 拉钩牵开，这样外侧支持带的松解可以延伸至更高位置。

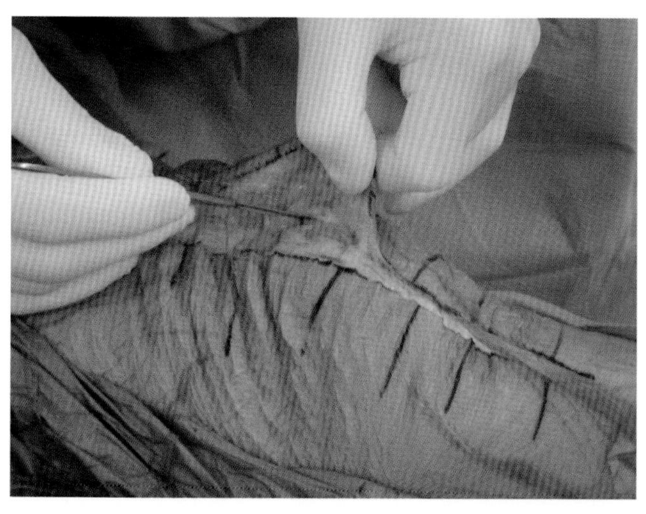

图 4–8　轻柔处理软组织，显露 Sharpey 纤维和瘢痕组织

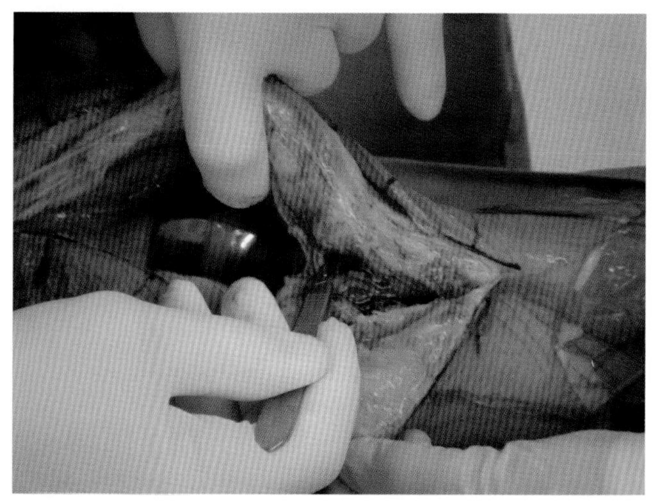

图 4–9　在胫骨近端和髌韧带之间松解滑膜囊

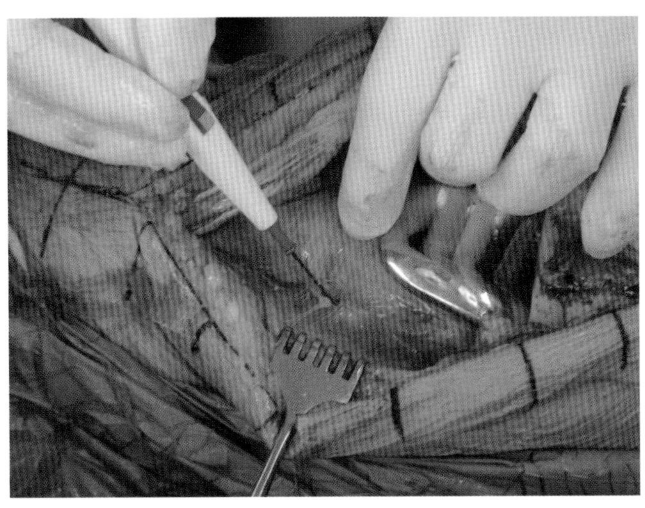

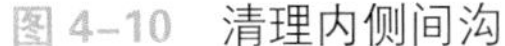
图 4-10 清理内侧间沟

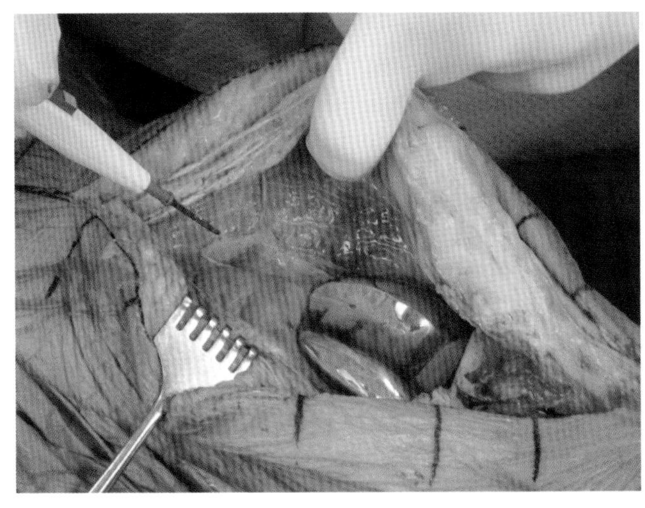

图 4-11 由内向外松解外侧支持带

完成上述操作后，下一步是从股骨下方将胫骨脱出。后内侧角的松解方式与初次手术时对内翻膝关节进行的广泛内侧松解方式相同。首先，使用耙式拉钩牵开关节囊，当术者显露出膝关节冠状面中部时，在胫骨的后内侧使用 Hohmann 弯曲拉钩，在胫骨近端内侧使用 1.27cm（0.5in）骨刀，显露胫骨后内侧（图 4-12）。至此，膝关节极度屈曲，足外旋位，并在髁间窝位置放置双叉 Hohmann 拉钩。助手撬动股骨的同时，术者将胫骨从股骨内侧髁的下方向前内侧方向脱出。在用双叉 Hohmann 拉钩撬拔的同时，松解胫骨近端内侧面至后交叉韧带附着位置。从胫骨后侧向前施力的同时，缓慢、耐心地外旋胫骨有助于增加显露（图 4-13）。之前进行的外侧支持带松解操作减小了伸膝装置的张力，在不损伤胫骨结节髌韧带附着结构的同时有利于显露。在整个操作过程中，术者应密切关注胫骨结节区域，以确保未发生髌韧带剥离。如果术者发现髌骨结节区域张力过高或者开始发生髌韧带剥离，应该施行股四头肌切断术。但如果施行了充分的外侧支持带松解，应缓慢、谨慎地外旋胫骨，很少施行股四头肌切断术。

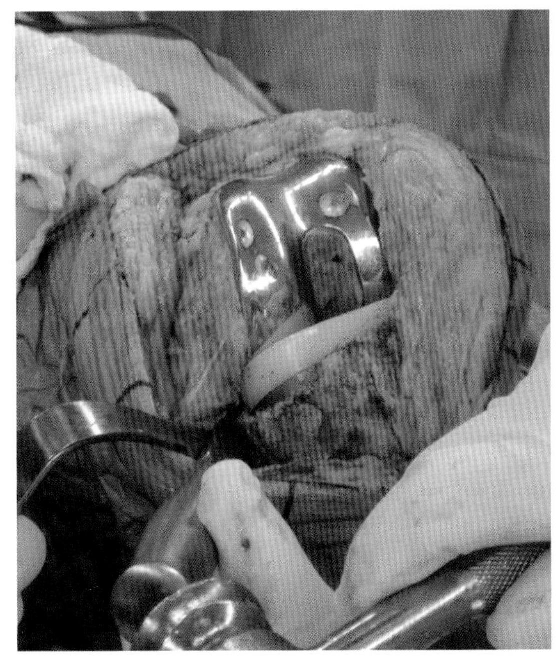

图 4-12 后内侧角松解

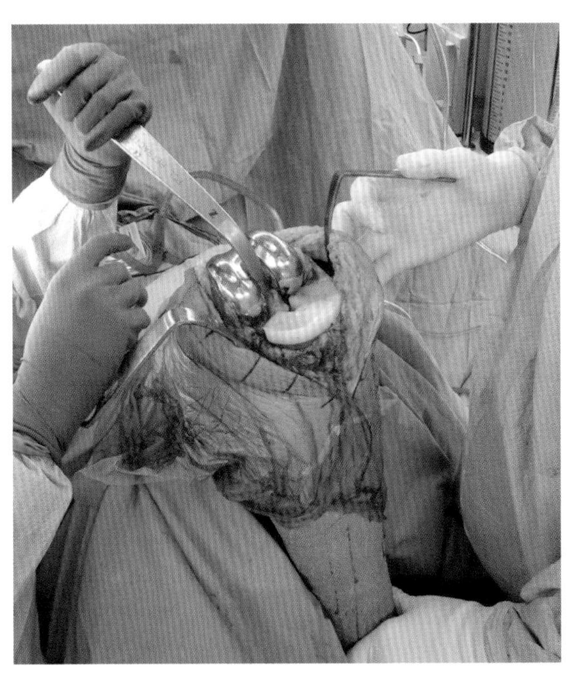

图 4-13 无须翻转髌骨显露关节腔

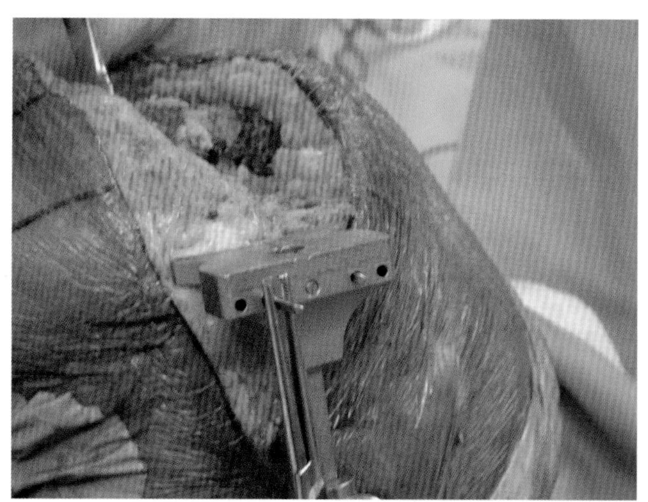

图 4-14 将胫骨导向器放置在外侧软组织上端

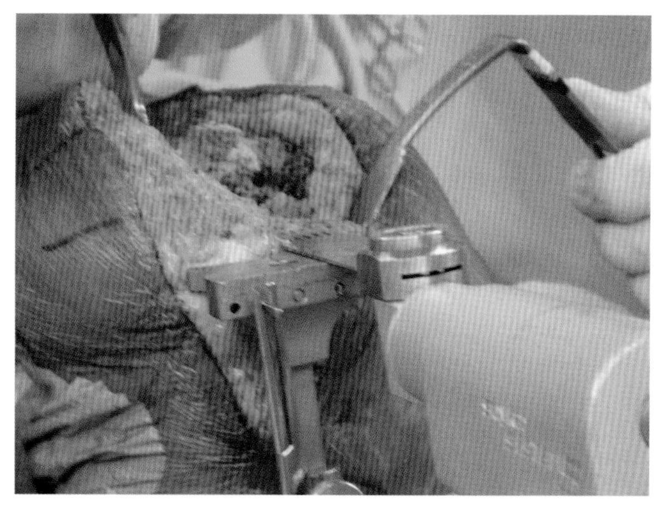

图 4-15 内侧胫骨平台截骨

当胫骨显露完成后，术者可拆除胫骨平台聚乙烯衬垫，按下列顺序拆除植入物：

- 股骨部件。
- 髌骨部件。
- 胫骨部件。

当完成植入物拆除后，首先进行胫骨截骨，在一个稳定的胫骨平台上安放假体。将传统的髓外定位导向装置安装于软组织前上方，并固定于胫骨近端（图 4-14）。避免胫骨截骨模块滑落至髌韧带下方的胫骨前外侧。导向装置须在髌骨未翻转时放置在胫骨结节和髌韧带的上方。然后仅在显露的内侧胫骨平台上从前向后截骨（图 4-15）。接着用锯片从前内侧向后外侧成角进行胫骨的后外侧截骨。最后，术者绕至手术台另一侧，以内侧胫骨平台作为截骨标准，由内向外方进行近端胫骨的前外侧截骨（图 4-16）。这种 3 步胫骨截骨技巧准确、安全，同时不会损伤伸膝装置。

3 步胫骨截骨的技巧如下：

- 将胫骨截骨模块直接放置在软组织外侧。
- 内侧胫骨平台截骨平面垂直于胫骨机械轴。
- 以内侧胫骨平台为标准进行外侧胫骨平台截骨。

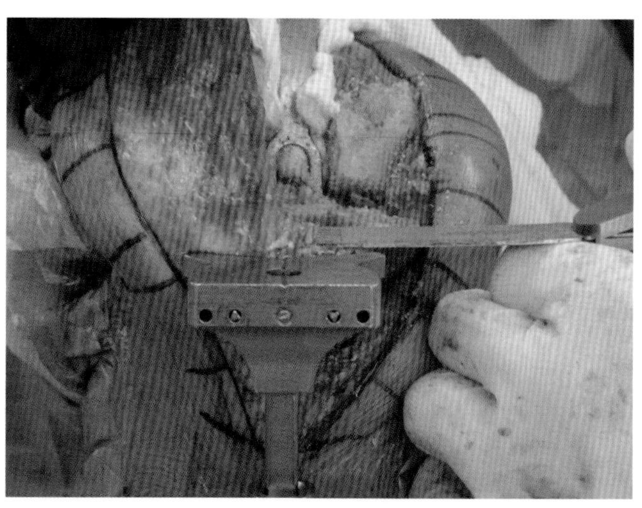

图 4-16 使用内侧平台作为截骨标准，从内向外行外侧胫骨平台截骨

术后管理

采用髌骨翻转技术的术后进行常规护理，伸膝装置不需要任何形式的保护。术后应即可开始进行膝关节活动度和股四头肌等长收缩练习。

结果

研究者在已发表的系列研究中发现，髌骨翻转法在 420 例全膝关节置换翻修术病例中为 397 例病例提供了充分显露（95%）。在其余 5% 的病例中，有必要采用其他的显露方式以保护髌韧带附着点或内侧副韧带（MCL）。在该连续系列研究中，无髌韧带撕脱病例。

并发症

适当地进行软组织松解，注意髌韧带附着点或内侧副韧带的张力，可获得充分显露，并可以避免对这些结构造成损伤。当存在低位髌骨时，用这种方法进行显露可能特别困难。在髌韧带或内侧副韧带存在撕脱风险的情况下，可立即改用其他辅助方法进行显露，例如近端松解（股四头肌切断术或改良的股四头肌 V-Y 成形术）或髌骨结节截骨术，所有这些显露方法都很容易与髌骨内翻技术一起结合使用。

结论

全膝关节置换翻修术的显露应条理分明、逐步进行（图 4-17~ 图 4-24）：

- 采用最外侧切口。
- 轻轻提起筋膜下皮瓣。
- 清理整个髌上囊和内、外侧间沟。
- 早期松解外侧支持带。
- 通过解剖胫骨后内侧角逐渐外旋胫骨。
- 通过外旋胫骨，从股骨下方缓慢脱出胫骨，继续向后内侧剥离至中线。
- 不要试图外翻髌骨！

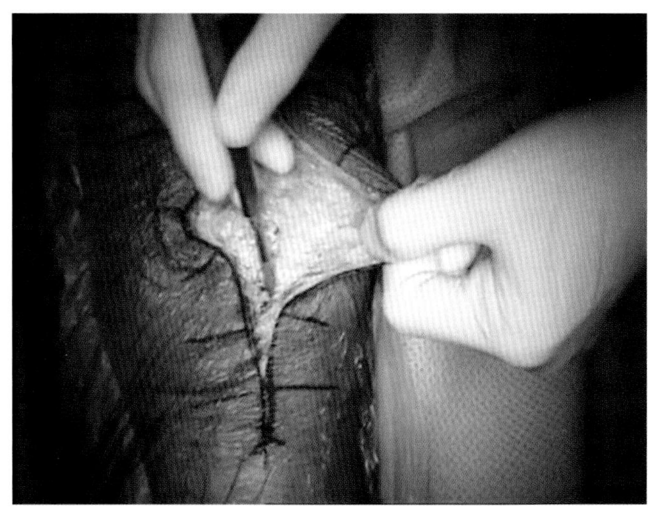

图 4-17　轻柔处理全层皮瓣

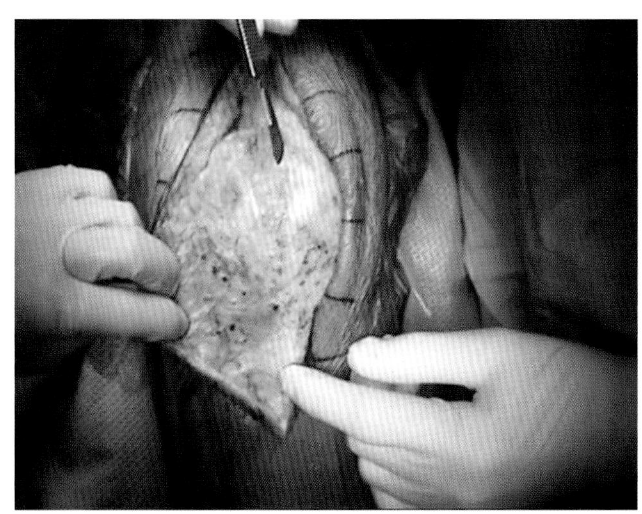

图 4-18　关节切开术

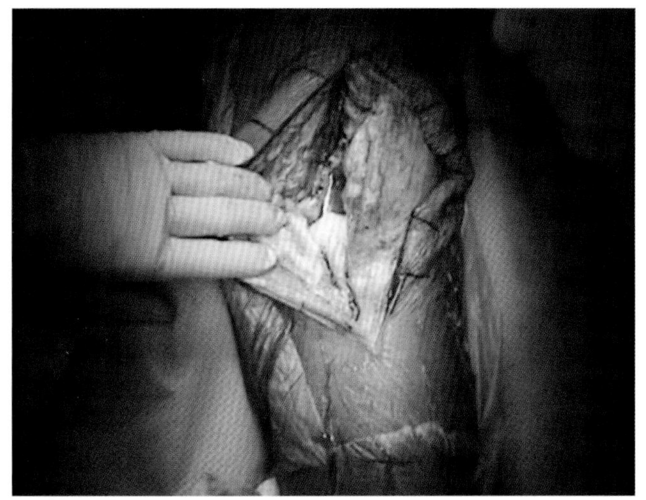

图 4-19 髌韧带滑囊松解

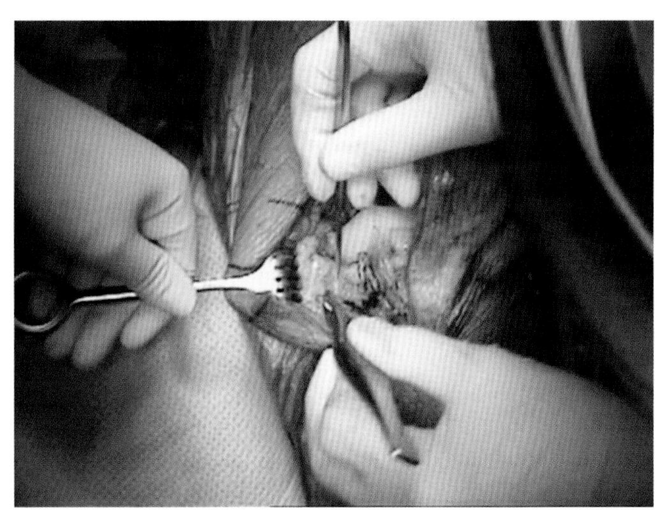

图 4-20 后内侧松解

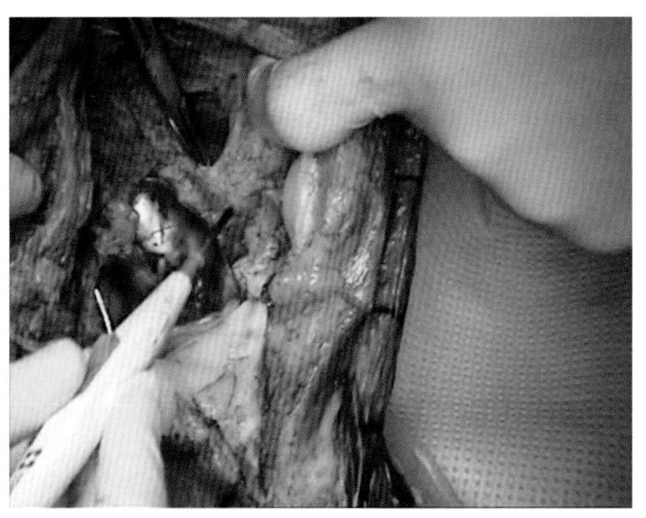

图 4-21 内侧间室松解

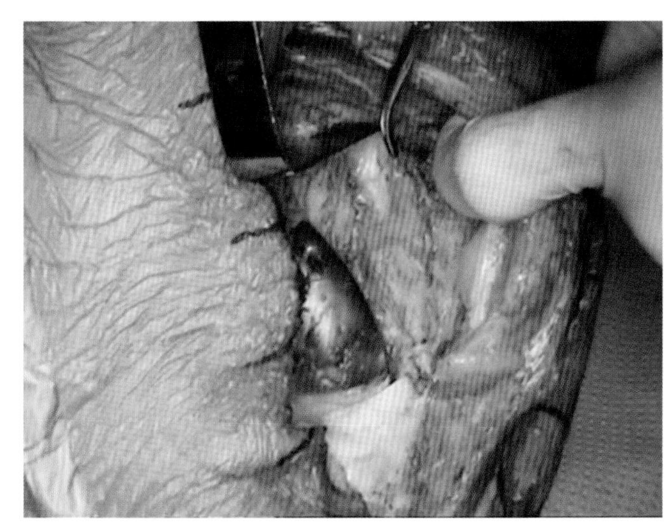

图 4-22 保留血管的外侧支持带松解术

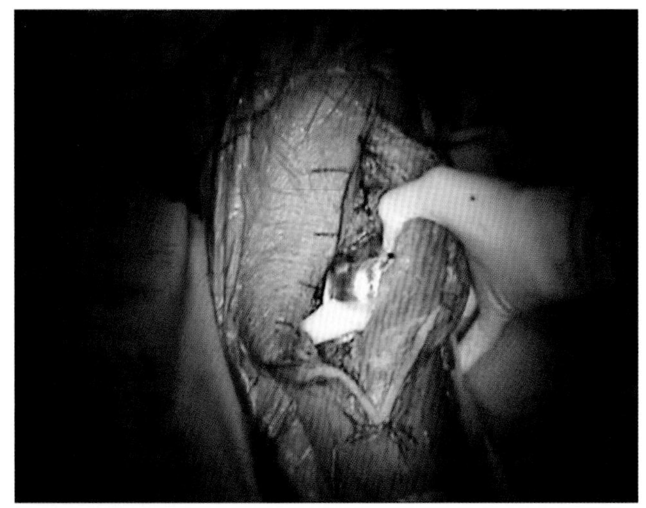

图 4-23 屈曲、外旋并脱出胫骨近端

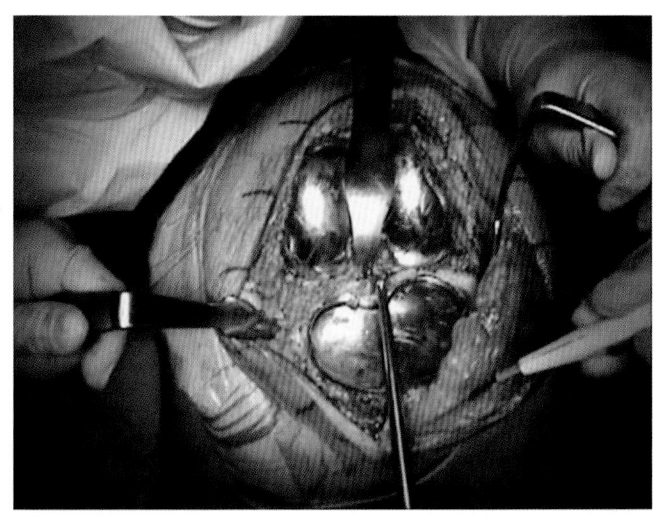

图 4-24 后方松解

- 如果髌韧带附着点或内侧副韧带附着点存在风险，则应行股四头肌切断术。
- 取出胫骨聚乙烯，然后取出股骨部件，关节松解后取出髌骨部件，最后取出胫骨部件。

尽管进行膝关节翻修术的医师有多种显露选择，但对于绝大多数病例可在不损伤伸膝装置的情况下使用髌骨翻转技术。在翻修病例中，有时难以恢复全部功能，延长显露可能会减缓康复过程，并增加另外手术的概率。尽管偶尔会采用更多的延长显露技术，但不是所有全膝关节翻修术都要使用，其他显露技术不作为常规技术。

参考文献

[1] Coonse K, Adams JD. A new operative approach to the knee joint. *Surg Gynecol Obstet.* 1943;77:344.

[2] Scott RD, Sikiski JM. The use of a modified V-Y quadricepsplasty during total knee replacement to gain exposure and improve flexion in the ankylosed knee. *Orthopedics.* 1985;8:45.

[3] Trousdale RT, Hanssen AD, Rand JA, Cahalan TD. V-Y quadricepsplasty in total knee arthroplasty. *Clin Orthop.* 1993;286:48.

[4] Garvin KL, Scuderi G, Insall JN. Evolution of the quadriceps snip. *Clin Orthop.* 1995;321:131.

[5] Dolin MG. Osteotomy of the tibial tubercle in total knee replacement. *J Bone Joint Surg Am.* 1983;65:704.

[6] Whiteside LA, Ohl MD. Tibial tubercle osteotomy for exposure of the difficult total knee arthroplasty. *Clin Orthop.* 1990;26:6.

[7] Ries MD, Richman JA. Extended tibial tubercle osteotomy in total knee arthroplasty. *J Arthroplasty.* 1996;11:964.

[8] Ritter MA, Carr K, Keating EM, Faris PM, Meding JB. Tibial shaft fracture following tibial tubercle osteotomy. *J Arthroplasty.* 1996;11(1):117.

[9] Wolf AM, Hungerford DS, Krackow KA, Jacobs MA. Osteotomy of the tibial tubercle during total knee replacement. *J Bone Joint Surg Am.* 1989;71:848.

[10] Fehring TK, Odum S, Griffin WL, Mason JB. Patella inversion method for exposure in revision total knee arthroplasty. *J Arthroplasty.* 2002;17:101.

第二部分
初次全膝关节置换术的基本原则

第 5 章 复杂全膝关节置换术中的胫骨结节截骨术

Cameron K. Ledford, Robert T. Trousdale

前言

在复杂全膝关节置换术（TKA）中，如果不能将髌骨安全、充分地向外侧牵开，施行胫骨结节截骨术（TTO）是得到必要手术显露范围的有效方法。这项技术最初由 Dolin 在 1983 年提出，而后被 Whiteside 等学者加以推广应用于僵直膝手术的显露，以免出现髌腱撕脱和髌骨血供中断等灾难性并发症。在进行了内侧髌股关节切开、然后彻底松解并切除滑膜操作后，如果仍不能提供足够的显露范围，才使用更复杂的技术。胫骨结节截骨术提供了膝关节前方的良好显露，如果需要通过胫骨髓腔来移除固定良好的胫骨假体，也可应用这种技术。胫骨结节截骨术（TTO）能提供良好的膝关节前方显露，可以扩大胫骨髓腔，特别适用于取出固定牢固的胫骨假体。

适应证

标准的膝关节入路包括切开内侧髌股关节和完全松解，对于绝大多数的初次置换术和翻修术都能提供足够的显露。然而，在复杂膝关节置换术中，为了保全伸膝装置，也采用一些扩大显露的手术技术，包括股四头肌切断术、股四头肌 V–Y 成形术及胫骨结节截骨术（图 5–1）。

股四头肌 V–Y 成形术是一种软组织手术，可以提供更广泛的显露，但是由于出现伸膝迟滞、髌骨无菌性坏死的概率较高，目前在很大程度上已被放弃使用。股四头肌切断术是沿股四头肌肌腱呈 45° 斜向切断（在关闭切口时，使用不可吸收缝线进行修复），单独使用该技术或者联合 TTO 可以获得更好的显露。行股四头肌切断术的患者，其术后结果与采用标准手术入路的患者相当，因此也无须更改术后康复方案。偶尔情况下，对于显露非常困难的复杂膝关节置换术，单独采用软组织手术不能达到显露效果时，需要进行胫骨结节截骨术。

胫骨结节截骨术的具体指征：术前严重的僵直膝 / 强直膝、低位髌骨、胫骨假体为长柄骨水泥固定，或需要进行多次分期手术（比如假体周围感染的分期翻修）（表

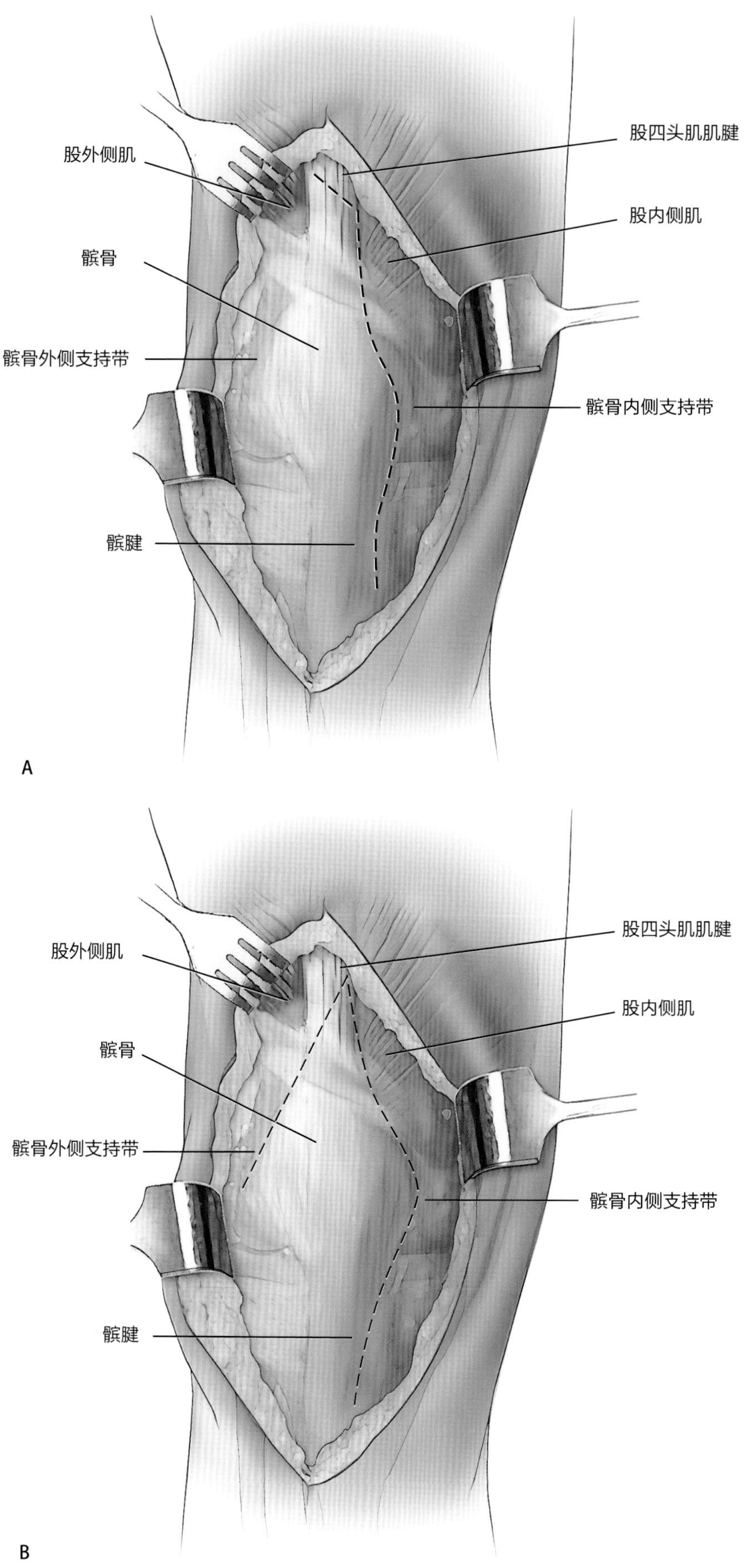

图 5-1　复杂膝关节置换术的扩大显露技术示意图。A　股四头肌切断术。B　股四头肌 V-Y 成形术。C　胫骨结节截骨术

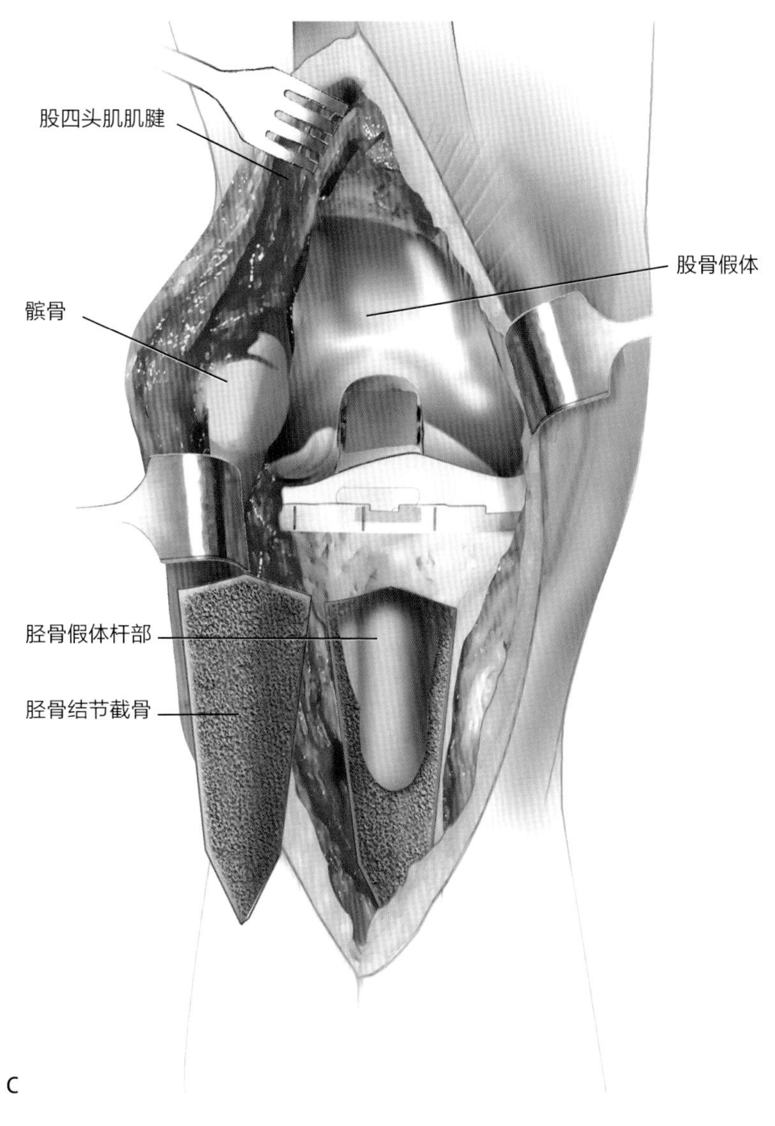

图 5-1 （续）

5-1）。扩大适应证：有研究报道，可采用外侧髌旁入路联合 TTO 技术行初次膝关节置换术治疗难以矫正的膝外翻畸形，但这并不是此类病例的常规显露方法。

表 5-1　胫骨结节截骨术的适应证
适应证
术前严重的僵直膝 / 强直膝
低位髌骨
骨水泥假体为长柄骨水泥固定
需要进行多次分期手术

禁忌证

胫骨结节截骨术没有绝对的禁忌证。但是一定要认识到，这种技术很少使用，仅适用于股四头肌切断术无法提供足够显露时，或是伸膝装置非常紧张，存在髌腱断裂风险的患者。相对禁忌证包括胫骨结节后严重骨溶解、代谢紊乱导致骨密度降低、营养不良、吸烟或周围血管疾病，上述原因都会影响截骨块的骨愈合情况，但也可以在围术期进行纠正。

术前准备

仔细进行术前规划，明确可选择的显露方法及预判未来进行翻修的可能性，对于避免许多潜在并发症的发生至关重要。具体而言，在术前 X 线片上测量预计的截骨长度通常是有益的。除了标准膝关节翻修器械外，还需准备摆锯、骨凿、小钻头，以允许钢丝或缝线通过并固定。传统上，双皮质螺钉或钢丝环扎是最常用的固定方法，据研究报道，高强度的不可吸收缝线，诸如使用 5 号 Ethibond（Ethicon，Somerville，NJ）缝线也可以获得成功的固定。生物力学研究比较了 TTO 时采用螺钉与钢丝环扎的固定效果，结果表明康复训练时，直腿抬高和伸膝时两者承受的力量几乎相当。作者首选钢丝环扎固定，因为螺钉可能会导致相对较小的截骨骨片碎裂。

技术

- 使用前正中切口或先前手术的皮肤切口。如果以前存在多个切口，选择最外侧的切口，有助于提供足够的手术显露。在胫骨近端的内侧，皮肤切口延伸超过胫骨结节 8~10cm。
- 经标准髌旁内侧入路切开关节囊，完全松解并切除滑膜，显露膝关节和胫骨结节。
- 使用摆锯行胫骨结节截骨，截骨块纵向长度为 6~8cm，宽 2cm, 近端厚约 1cm，向远端逐渐变薄，远端厚约 0.5cm（图 5–2）。

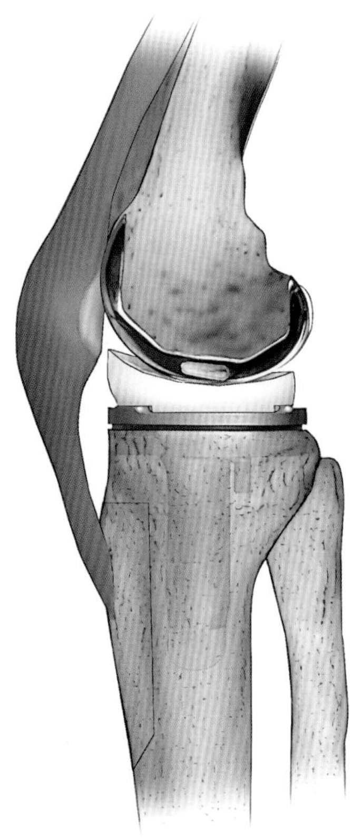

图 5–2 胫骨结节截骨术示意图

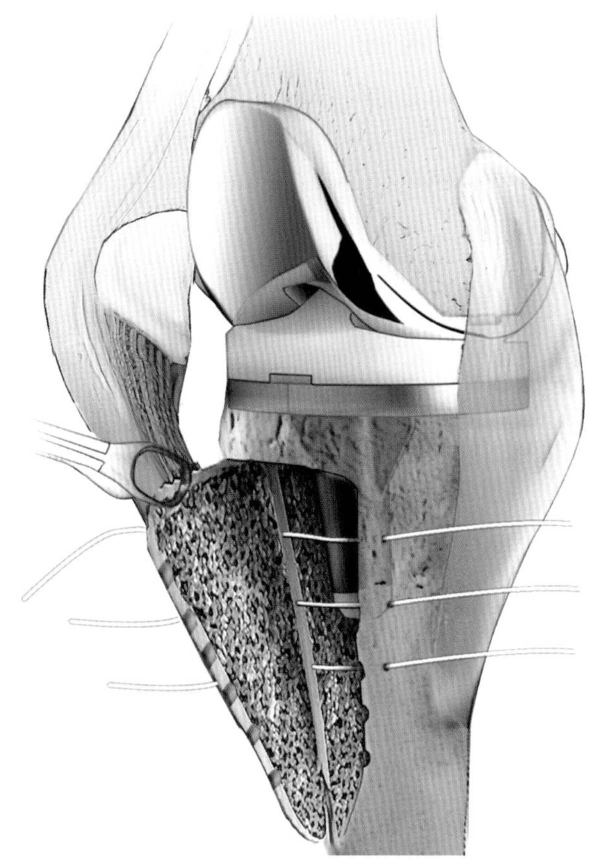

图 5-3　穿绕钢丝的示意图

- 应该将骨头自内侧完全截开，但保留外侧骨膜作为铰链。就近端而言，骨刀应与关节线平行，形成一个截骨框架（“阶梯式切割”），以防止闭合时截骨块向近端移位。
- 通常来讲，截骨块要有足够的长度，需要包括髌腱的全部止点，并且远端的厚度逐渐变小。

- 截骨时从内侧向外侧掀开截骨块，要保留完整的外侧骨膜和软组织铰链，保护截骨块的血运。
- 屈曲膝关节，以完成伸膝装置移位，也利于显露胫骨髓腔，去除胫骨假体部件。
- 取出原假体并插入试模后，在胫骨内侧和外侧完整骨皮质上钻孔，距截骨线至少 1 cm，孔距 1 cm，以防止钻孔部位之间发生应力骨折。钻孔数量取决于截骨块的长度，但通常钻 2~3 个孔足矣。然后将 16 号钢丝从截骨床的外侧穿过内侧（钢丝从翻修胫骨柄的前方穿过）（图 5-3）。
- 一旦将翻修假体固定在适当的位置，在胫骨结节外侧面，拧紧钢丝来闭合 TTO，以免出现向前凸起的硬结。术后 X 线片显示翻修术后，胫骨结节截骨块解剖复位（图 5-4）。

经验与不足

- 在截骨床近端做阶梯式截骨，利用关节线与截骨槽之间的骨桥可以防止截骨块向近端移位。
- 首选使用钢丝环扎或是缝线环扎，因为使用长柄翻修假体时，用双皮质螺钉固定截骨块会有一定难度，同时使用螺钉固定有造成截骨块碎裂和胫骨骨折的风险。

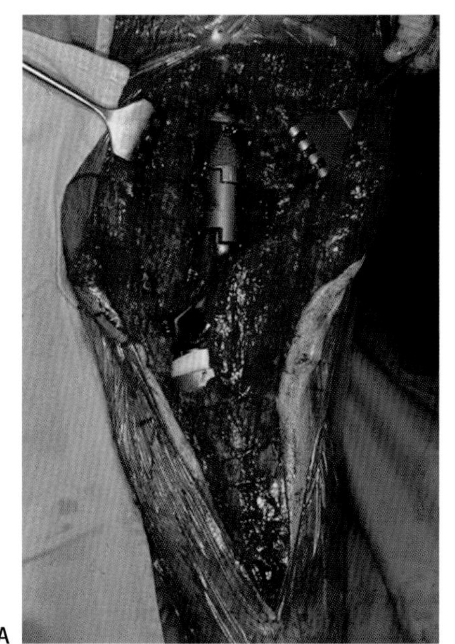
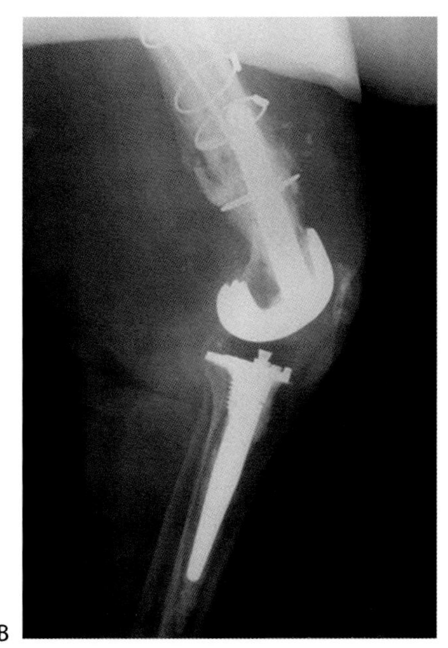
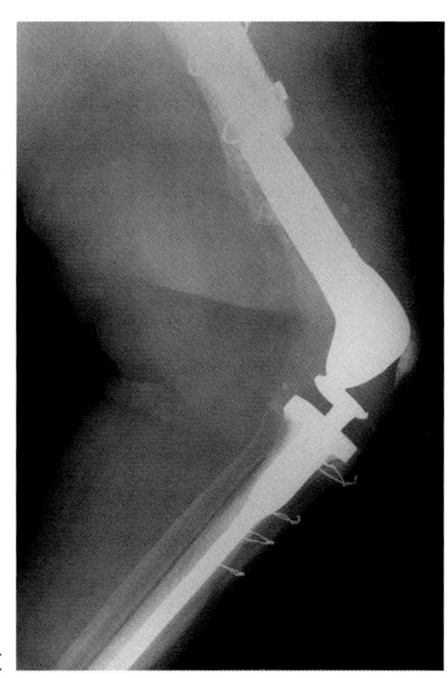

图 5-4 A 胫骨结节截骨术中图片。B、C 固定术后影像学检查

- 胫骨内侧钻孔可以较外侧稍偏下，这样钢丝环扎时可以对胫骨的长轴产生压力，有助于更加牢固地固定截骨块。
- 在植入骨水泥柄前，应先预置钢丝，以免对翻修假体造成干扰。
- 在胫骨结节外侧拧紧钢丝并打结固定，以减少局部硬结对软组织的刺激。

术后管理

- 患者术后即可以在铰链支具的保护下进行负重，但是如果术中涉及膝关节重建等操作，则需要在保护下负重。
- 在患者行走时，应将支具固定在伸直位，在术后进行膝关节活动度训练时，应打开支具至最大活动度 90°。
- 术后 6 周内不进行主动伸膝或直腿抬高运动。
- 6 周后，可以取下铰链支具，允许进行主动运动和被动运动，并开始下肢强化康复治疗。

并发症

文献中描述的许多并发症与固定截骨块的内固定装置或内固定失败有关，包括膝前痛 / 软组织刺激、胫骨结节向近端移位以及截骨块或胫骨干骨折。出现膝前痛（最终需要取出螺钉）、截骨块骨折和胫骨干骨折的报道后，双皮质螺钉内固定已基本被抛弃。截骨块向远侧逐渐变细、避免截骨块过长，可以进一步降低胫骨干骨折的发生率。环扎钢丝还会导致膝关节前方疼痛，该疼痛与凸起的钢丝尾部引起的软组织刺激有关，仔细放置钢丝可减轻此并发症。TTO 的近端阶梯式截骨仍然是防止截骨块向近端移位的重要方法。然而，如果重复使用这种显露方法，移位的发生率似乎会增加。其他潜在的并发症提及较少，包括切口愈合不良、需要软组织皮瓣覆盖、需要处理的关节纤维化、截骨不愈合或髌腱 / 伸膝装置破坏。

结果

考虑到复杂的全膝关节置换术中 TTO 的技术要求很高，TTO 的总体结果似乎是令人满意的（表 5–2）。大多数作者都同意，当需要广泛的手术显露以去除和（或）植入假体组件，而其他技术无法提供这种显露时，则应施行 TTO。此外，Choi 等还证明截骨术可以成功重复使用，特别是用于假体周围感染的二期翻修患者，愈合率 100%，功能评分良好。

临床上，截骨部位本身可以有效愈合，愈合率为 91% ~100%。Chalidis 回顾分析了 87 例 TTO，影像学上平均愈合时间为 15 周（6~47 周）。尽管多数作者指出，患者手术后的最终运动范围接近术前的运动范围，但一些作者指出，约 10% 患者出现僵直膝，需要进行紧急处理。较少的报道称，TTO 术后的伸膝迟滞率很低，并且伸膝迟滞通常与截骨块的近端移位有关。在功能上，患者能够立即承受自身体重而且没有任何问题，并且通常报道膝关节功能预后得到显著改善。Bruni 等在一项随机前瞻性研究中证实，在重新植入假体的 TKA 翻修病例中，与股四头肌切断术相比，TTO 的 KSS 评分更高，最大屈曲度更高，伸膝迟滞更少。与更复杂的手术一样，主要并发症可能更为常见。Wolff 等最初报道了 23%的并发症（伸膝装置破坏和切口愈合问题）发生率；然而，最近的研究表明，使用现代技术会出现 5% ~7%的主要并发症发生率。如前所述，这些主要并发症大多与截骨块近端移位和固定截骨块有关。最常报道的并发症为截骨块骨折或胫骨骨折。因软组织刺激而要去除钢丝或螺钉的，据估计为 4% ~13%。通常，TTO 可以有效地防止伸膝装置破坏，这种灾难性并发症的报道很少见。

表 5–2　全膝关节翻修术中应用胫骨结节移位扩大显露的临床结果

作者，年份	胫骨结节截骨术的例数	平均随访时间（月）	截骨愈合率（%）	主要并发症
Wolff 等，1989	26	42	N/A	• 3 例 近端移位 • 1 例 伸膝装置断裂 • 2 例 切口并发症[a]
Whiteside，1995	76	24	100	• 3 例 截骨块骨折 • 3 例 局部硬物突出[b]
Ries 和 Richman，1996	30	18	96.7	• 1 例 近端移位 • 4 例 局部硬物突出
Mendes 等，2004	67	30	98.5	• 3 例 伸膝迟滞（合并近端移位） • 1 例 胫骨近端骨折
van den Broek 等，2006	39	28	97.4	• 2 例 胫骨近端移位 • 3 例 局部硬物突出 • 1 例 截骨块骨折
Young 等，2008	40	101	97.5	• 9 例 近端移位 • 6 例 伸膝迟滞 • 2 例 伸膝装置断裂
Chalidis 和 Ries，2009	87	49	100	• 3 例 截骨块骨折 • 2 例 近端移位 • 1 例 切口并发症
Choi 等，2012	36	57	97.2	• 5 例 近端移位 • 2 例 截骨块骨折 • 1 例 胫骨干骨折
Zonnenberg 等，2014[c]	23	16	91.3	• 1 例 截骨块骨折 • 5 例 胫骨平台骨折

[a]：出现切口并发症需要软组织皮瓣覆盖
[b]：需要手术取出突出的钢丝硬结
[c]：使用缝线固定截骨骨块
N/A：未提供

大多数膝关节翻修术中不需使用 TTO。但是，当有手术指征时，其可以提供更好的显露。详细的术前规划、掌握技术细节以及保持密切的术后随访，将有利于获得成功的手术效果。

参考文献

[1] Dolin MG. Osteotomy of the tibial tubercle total knee replacement. A technical note. *J Bone Joint Surg*. 1983;65(5):704-706.

[2] Wolff AM, Hungerford DS, Krackow KA, Jacobs MA. Osteotomy of tibial tubercle during total knee replacement. *J Bone Joint Surg Am*. 1989;71(6):848-852.

[3] Whiteside LA, Ohl MD. Tibial tubercle osteotomy for exposure of the difficult total knee arthroplasty. *Clin Orthop Relat Res*. 1990;(260):6-9.

[4] Garvin KL, Scuderi G, Insall JN. Evolution of the quadriceps snip. *Clin Orthop Relat Res*. 1995;321:131-137.

[5] Coonse GK, Adams JD. A new operative approach the knee joint. *Surg Gynecol Obstet*. 1943;77:344-347.

[6] Insall JN. Surgical approaches to the knee. In Insall JN, Windsor RE, Scott WN, Kelley MA, Aglietti P ,eds. *Surgery of the Knee*. Vol 1, 2nd ed. New York, NY: Churchill Livingstone; 1993:135-148.

[7] Trousdale RT, Hanssen AD, Rand JA, Cahalan TD. V-Y quadricepsplasty in total knee arthroplasty. *Clin Orthop Relat Res*. 1993;286:48-55.

[8] Smith PN, Parker DA, Gelinas J, Rorabeck CH, Bourne RB. Radiographic changes in the patella following quadriceps turndown for revision total knee arthroplasty. *J Arthroplasty*. 2004;19:714-719.

[9] Barrack RL, Smith P, Munn B, Engh G, Rorabeck C. The Ranawat Award. Comparison of surgical approaches in total knee arthroplasty. *Clin Orthop Relat Res*. 1998;356:16-21.

[10] Meek RM, Greidanus NV, McGraw RW, Masri BA. The extensile rectus snip exposure in revision of total knee arthroplasty. *J Bone Joint Surg Br*. 2003;85(8):1120-1122.

[11] Satish BR, Ganesan JC, Chandran P, Basanagoudar PL, Balachandar D. Efficacy and mid-term results of lateral parapatellar approach without tibial tubercle osteotomy for primary total knee arthroplasty in fixed valgus knees. *J Arthroplasty*. 2013;28(10):1751-1756.

[12] Chalidis BE, Ye K, Sachinis NP, Hawdon G, McMahon S. Lateral parapatellar approach with tibial tubercle osteotomy for the treatment of non-correctable valgus knee osteoarthritis: a retrospective clinical study. *Knee*. 2014;21(1):204-208.

[13] Whiteside LA. Exposure in difficult total knee arthroplasty using tibial tubercle osteotomy. *Clin Orthop Relat Res*. 1995;321:32-35.

[14] Zonnenberg CB, van den Bekerom MP, de Jong T, Nolte PA. Tibial tubercle osteotomy with absorbable suture fixation in revision total knee arthroplasty: a report of 23 cases. *Arch Orthop Trauma Surg*. 2014;134(5):667-672.

[15] Caldwell PE, Bohlen BA, Owen JR, et al. Dynamic confirmation of fixation techniques of the tibial tubercle osteotomy. *Clin Orthop Relat Res*. 2004;(424):173-179.

[16] Ries MD, Richman JA. Extended tibial tubercle osteotomy in total knee arthroplasty. *J Arthroplasty*. 1996;11:964-967.

[17] van den Broek CM, van Hellemondt GG, Jacobs WC, Wymenga AB. Step-cut tibial tubercle osteotomy for access in revision total knee replacement. *Knee*. 2006;13(6):430-434.

[18] Della Valle CJ, Berger RA, Rosenberg AG. Surgical exposures in revision total knee arthroplasty. *Clin Orthop Relat Res*. 2006;446:59-68.

[19] Ritter MA, Carr K, Keating EM, Faris PM, Meding JB. Tibial shaft fracture following tibial tubercle osteotomy. *J Arthroplasty*. 1996;11(1):117-119.

[20] Choi HR, Kwon YM, Burke DW, Rubash HE, Malchau H. The outcome of sequential repeated tibial tubercle osteotomy performed in 2-stage revision arthroplasty for infected total knee arthroplasty. *J Arthroplasty*. 2012;27(8):1487-1491.

[21] Mendes MW, Caldwell P, Jiranek WA. The results of tibial tubercle osteotomy for revision total knee arthroplasty. *J Arthroplasty*. 2004;19:167-174.

[22] Young CF, Bourne RB, Rorabeck CH. Tibial tubercle osteotomy in total knee arthroplasty surgery. *J Arthroplasty*. 2008;23(3):371-375.

[23] Chalidis BE, Ries MD. Does repeat tibial tubercle osteotomy or intramedullary extension affect the union rate in revision total knee arthroplasty? A retrospective study of 74 patients. *Acta Orthop*. 2009;80(4):426-431.

[24] Choi HR, Burke D, Malchau H, Kwon YM. Utility of tibial tubercle osteotomy in the setting of periprosthetic infection after total knee arthroplasty. *Int Orthop*. 2012;36(8):1609-1613.

[25] Bruni D, Iacono F, Sharma B, Zaffagnini S, Marcacci M. Tibial tubercle osteotomy or quadriceps snip in two-stage revision for prosthetic knee infection? A randomized prospective study. *Clin Orthop Relat Res*. 2013;471(4):1305-1318.

第 6 章　初次全膝关节置换术：测量截骨法

Michael A. Flierl, Kamil T. Okroj, Craig J. Della Valle

适应证

- 非手术治疗无效的晚期膝关节退变（骨性关节炎、类风湿性关节炎和创伤性关节炎）。

禁忌证

- 活动性感染。
- 膝关节非全层软骨损伤。
- Charcot 关节。
- 膝关节融合。
- 软组织覆盖不足。
- 伸膝装置缺陷或膝关节主动伸直受限。
- 患者期望不切实际。

术前准备

- 全面询问病史和体格检查，以确保患者符合全膝关节置换术（TKA）的标准。
  - 详细询问既往手术史。
  - 评估皮肤状况。
  - 瘢痕：包括是否存在最外侧的瘢痕。
  - 术前运动范围（ROM）：是术后 ROM 预测的关键指标。
  - 膝内翻 / 外翻畸形及其矫正能力的临床评估。
  - 膝关节在完全伸展 / 屈曲 30° 位时，内翻 / 外翻的稳定性，以及前 / 后抽屉检查，可能会影响不同限制程度的假体的选择。
  - 评估在整个 ROM 中的髌骨轨迹。
  - 对同侧髋部进行体格检查。
  - 对患肢进行完整的运动、感觉、血管检查。
- 拍摄站立位前后位（AP）X 线片、屈膝位前后位 X 线片、侧位 X 线片与髌骨 X 线片，以确定关节间隙变窄的部位和严重程度、骨赘的位置和大小、髌骨高度、髌骨轨迹 / 半脱位。
- 拍摄从髋到踝的全长位 X 线片，可评估下肢总体力线和关节周围畸形，尤其是对于以前有过创伤的患者。

技术

TKA 的手术目的是获得对称平衡的屈曲间隙和伸直间隙。任选以下两种基本技术——测量截骨法和间隙平衡法之一，就可以达到精准截骨和软组织平衡。本章我们重点讨论测量截骨法，间隙平衡法将在第 7 章讨论。测量截骨法的原理就是截除骨质的厚度等于植入假体的厚度，这需要对所使用的植入物及其尺寸测量有精确的了解。

手术入路

在第 1~3 章我们已经描述过不同的手术入路及关节切口的变化。首选经髌腱与股内侧肌交界处的内侧髌股关节处切开关节囊。根据我们的经验，这种切口可以有效延展内侧髌骨入路，同时还可以快速行直腿抬高。切除脂肪垫，并在关节线下方行内侧副韧带松解，直至膝关节的后内侧角。这样可以将撑开器放置在内侧副韧带（MCL）与胫骨上端之间，在胫骨截骨时起到保护作用。切除半月板的前角和前交叉韧带。

髌骨的准备

为了便于显露膝关节，首先行髌骨截骨（图 6–1）。用 2 把布巾钳分别夹持髌腱和股四头肌肌腱，向外翻转髌骨至与地面垂直（图 6–1A）。注意不要在髌骨上放置布巾钳，不然会增加医源性骨折的发生风险。使用卡尺测量髌骨的中心厚度（图 6–1B）。用摆锯截骨，截骨厚度与要植入的髌骨假体的厚度相同（图 6–1C）。使用卡尺确认截骨准确并对称（图 6–1D）。大多数髌骨假体的厚度为 8~10mm，植入髌骨假体后应重新恢复最初测量的髌骨厚度。髌骨切除不足会导致髌股关节“过度填塞”，从而可能导致膝前疼痛，而髌骨切除过度会导致髌骨骨折和伸膝装置无力。通常，髌骨截骨后，残余厚度不得小于 12mm，以最大限度地减少骨折的发生风险。在极少数情况下（通常是滑车发育不良），髌骨严重磨损且厚度小于 20mm 时，只需将髌骨切成通常厚度为 12mm 的平坦表面即可。尽管与原始厚度相比，可能会增加整个髌骨复合体的厚度，但在滑车发育不良的情况下，可有效改善髌骨轨迹。外翻髌骨并测量大小，然后在髌骨上钻孔（图 6–2A、B）。在不引起假体内侧悬挂的情况下进行中间化处理，以优化髌骨轨迹。放置髌骨保护器，用摆锯将所有骨赘切除，以避免发生侧面撞击（图 6–2C、D）。

股骨远端截骨

屈膝，髌骨向外侧半脱位，显露股骨远端准备行股骨远端截骨。我们首选股骨的髓内定位。首先在股骨远端钻孔，该孔刚好位于股骨髁间窝上方，并稍稍向内。冲洗髓腔以去除骨髓内容物，将髓内定位导杆插入股骨髓腔（图 6–3A）。股骨远端截骨的角度基于对机械轴和解剖轴的测量，以实现股骨远端截骨面与地面平行。对于大腿粗壮的患者，有时在截骨时会减少股骨远端外翻角，因为过度的外翻会导致双侧大腿在行走过程中产生摩擦，使患者对手术效果不满意。同样，对于术前外翻畸形患者，常需要减少股骨远端外翻角，因为此类患者一般都非常清楚自己的畸形并希望术后减少下肢外翻。

正确选择髓内开口点对髓内定位也很重要。钻孔过于偏前会导致股骨假体过伸，而过于偏后会导致股骨假体屈曲。偏外或偏内放置将分别导致外翻截骨和内翻截骨。当髁间窝长满骨赘时，在插入髓内定位导杆之前，用骨刀进行“髁间窝成形术”以便

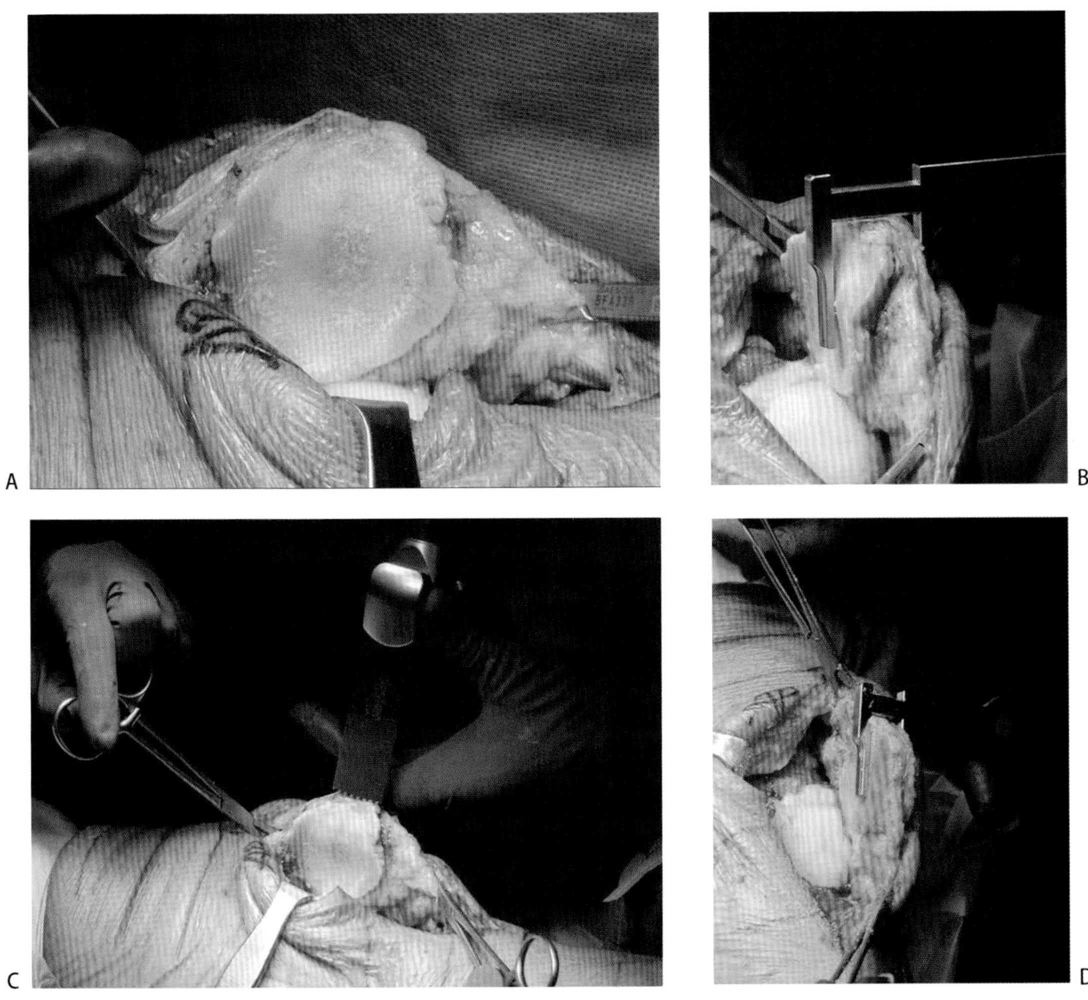

图 6-1　髌骨准备 Ⅰ。A　使用 2 把布巾钳分别夹持在股四头肌肌腱和髌骨上，并将髌骨向外侧翻转。B、C　使用卡尺测量髌骨中心的厚度，完成髌骨截骨。D　使用卡尺测量截除后是否对称和准确

更准确地定位。将截骨模块固定到股骨远端，移除髓内定位导杆（图 6-3A、B）。使用摆锯进行股骨远端截骨。然后使用卡尺测量股骨远端截骨的厚度（应考虑到患者术前外翻畸形的程度），以确保有足够的截骨厚度。在作者首选的 TKA 假体系统中，股骨远端组件的厚度为 9mm；因此，应切除股骨远端 9mm（图 6-3C）。如果去除的骨量少于股骨假体的厚度，则必须进行额外的截骨，以免出现伸膝受限，其产生的不良后果包括术后屈曲挛缩或代偿性屈曲不稳。同样，股骨远端截骨过度也存在诸多问题，可能导致伸膝不稳、关节线抬高和屈曲间隙的代偿性过度紧张。股骨远端截骨完成后，应具有平坦的截骨面（图 6-3D）。

胫骨截骨术

有些外科医师喜欢在此时完成全部股骨截骨，而作者觉得此时行胫骨截骨比较容易。胫骨截骨完成后将使股骨旋转和尺寸调整更容易、更准确。为了显露胫骨，使用后用拉钩将股骨向后半脱位，后向拉钩刚好放置于后交叉韧带（PCL）的中间（图 6-4A）。将第 2 个拉钩放置在关节线处以保护 MCL，用第 3 个拉钩维持髌骨向外侧半脱位。

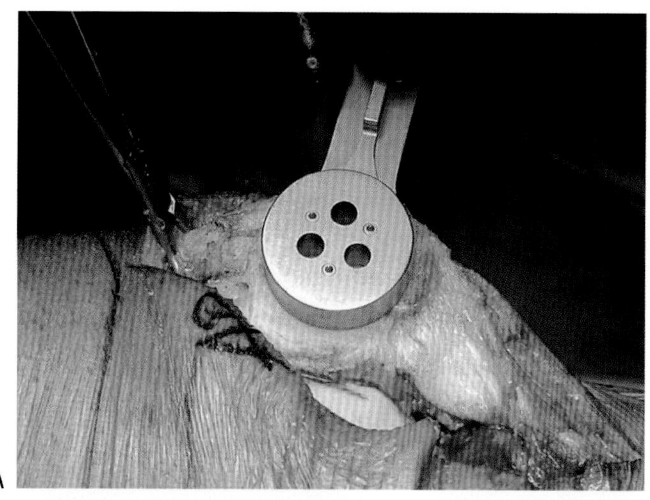
A

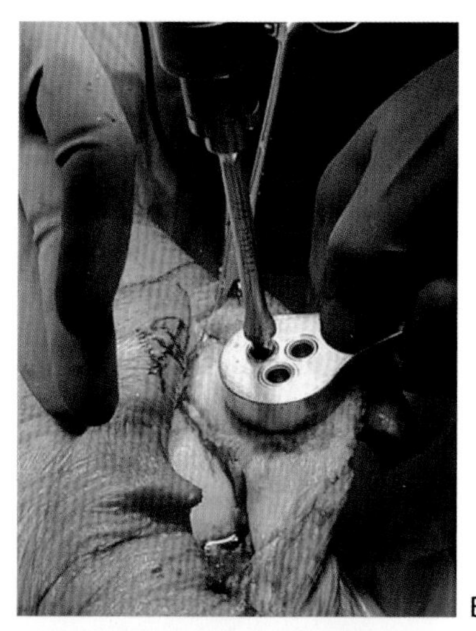
B

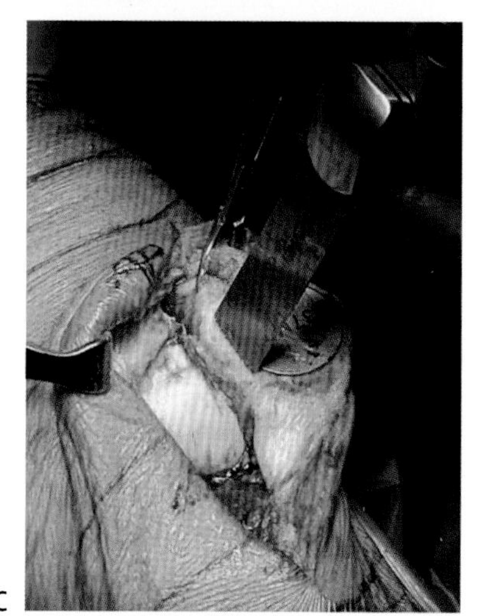
C

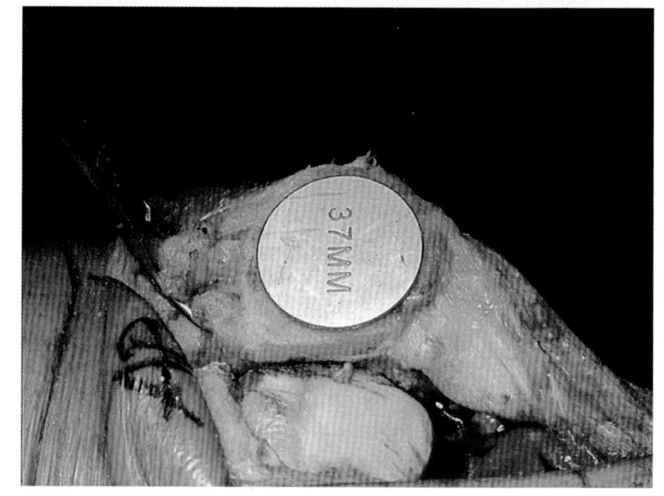

D

图 6–2　髌骨准备Ⅱ。A、B　确定髌骨尺寸，把假体试模放在髌骨中心，并钻孔。C、D　放置髌骨保护器，并切除所有多余的髌骨外侧面骨质，以避免撞击，同时也增强了髌骨的活动性

使用髓外定位导杆，导杆的中心在近段对准 PCL，平行于胫骨嵴，远端指向踝关节的中心（图 6–4B）。导向器的旋转不良会导致内翻或外翻截骨，因此建议将其放置在胫骨近端的中央。我们通常会尝试让胫骨的截骨面与患者先天的胫骨平台倾斜角相匹配。可以使用穿过切割槽的“翼板”进行估算。将探针放置在切割槽中，并在胫骨平台的“正常侧”或“高侧”测出 10mm（图 6–4A）；在目前多数膝关节假体中，10mm 是最薄的聚乙烯垫片加胫骨平台托的厚度。如果胫骨的磨损面积更大，则减少胫骨截骨，并参考平台“较低侧”或磨损程度更大的一侧。需要注意，如果屈曲和伸直间隙都很紧张，则要进行胫骨的加截。将胫骨截骨导向器固定到位，并使用摆锯进行胫骨截骨，注意保护侧副韧带以及髌腱。如果使用保留后交叉韧带的膝关节假体，应注意避免在胫骨截骨过程中意外切除 PCL。图 6–4C 显示了截除的胫骨骨质。

股骨旋转、型号、最终准备

接下来确定股骨的旋转及型号。为了优化髌骨轨迹，股骨假体应与通髁线平行放置，因此以股骨后髁线为参考时，通常存在 3°～5° 的外旋。多数膝关节假体为后参考，

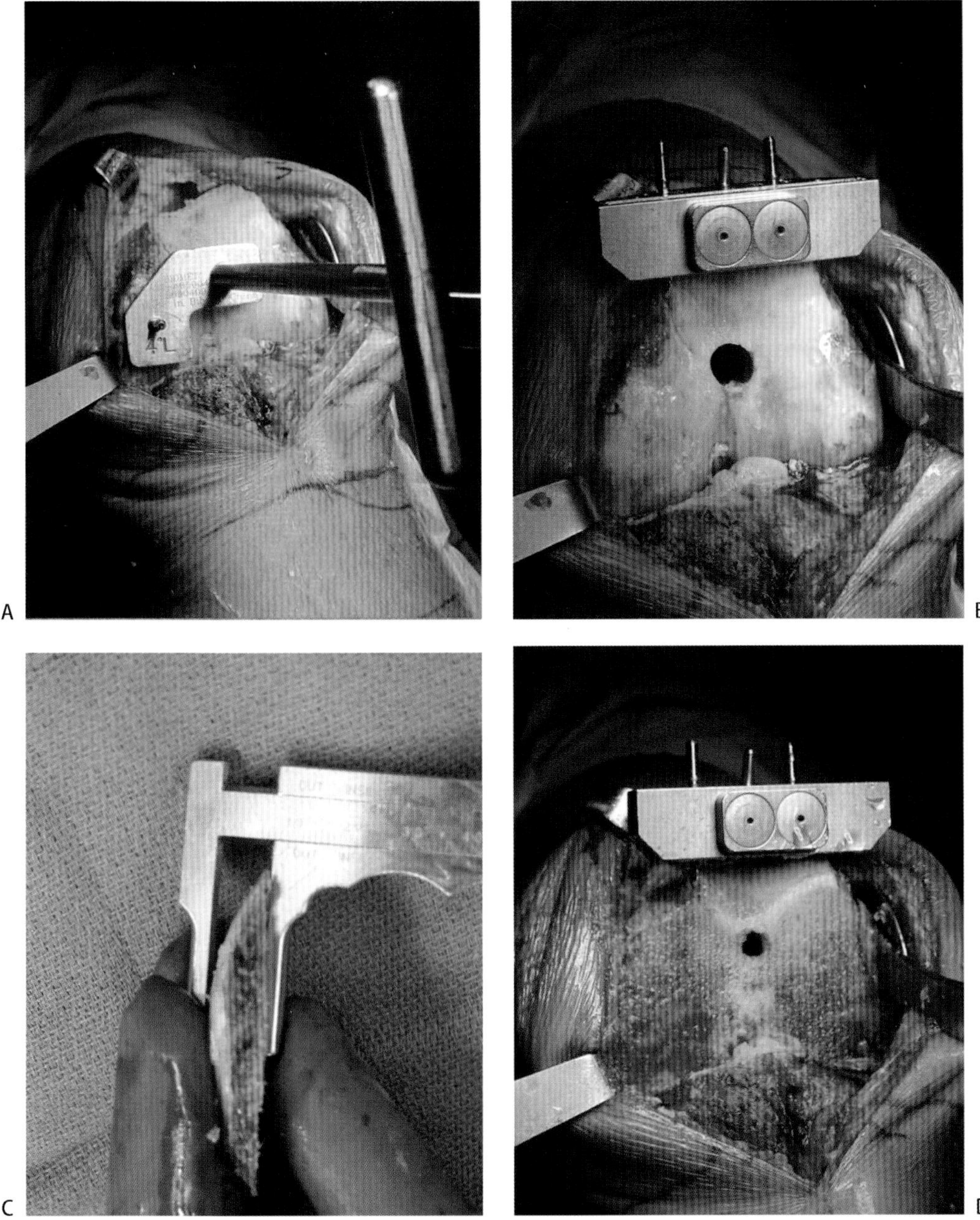

图 6-3　股骨远端截骨。A　在股骨远端钻孔开髓，开髓点位于股骨髁间窝上方，并稍稍向内，然后冲洗髓腔以去除骨髓内容物，最后插入髓内定位导杆。B　将股骨远端截骨块适度外翻放置（根据术前计划确定），并固定在股骨远端。C　仔细测量股骨远端截骨的厚度，应与股骨假体远端的厚度相同。D　在完成股骨远端截骨后，应获得平坦的截骨面

但手术医师必须认识到，不同患者的股骨后髁线与通髁线的关系是存在变化的，所以对于外翻膝患者尤为需要注意，由于股骨后外侧髁的磨损，会使得抱髁截骨板内旋。因此很多外科医师喜欢使用可以调节旋转的抱髁截骨板，这样可以根据患者股骨的外旋程度进行个体化调节。

有几个关键的解剖标志可用于确定股骨旋转。如图 6-5C 所示，股骨远端标记的水平线代表通髁线，用手触摸股骨内、外侧髁，用标记笔或电刀标出在股骨远端截骨面两点间的连线。通髁线通常与预计的外旋是平行的（见图 6-6A 中钻孔所示），Whiteside 线（前后轴线）代表从股骨滑车最深点到股骨髁间窝中点的连线（图 6-5B），

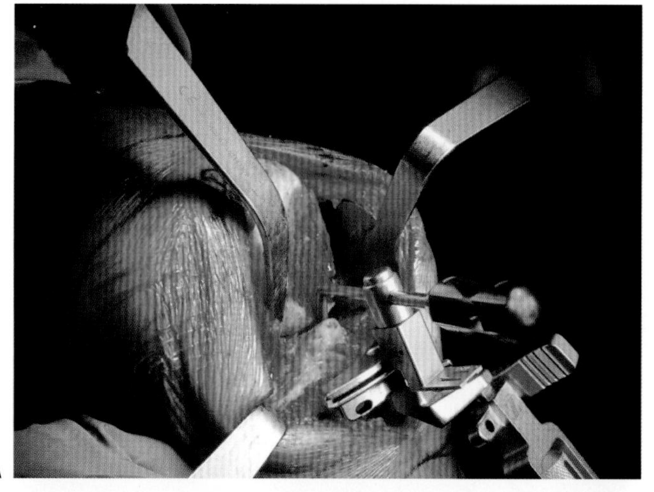

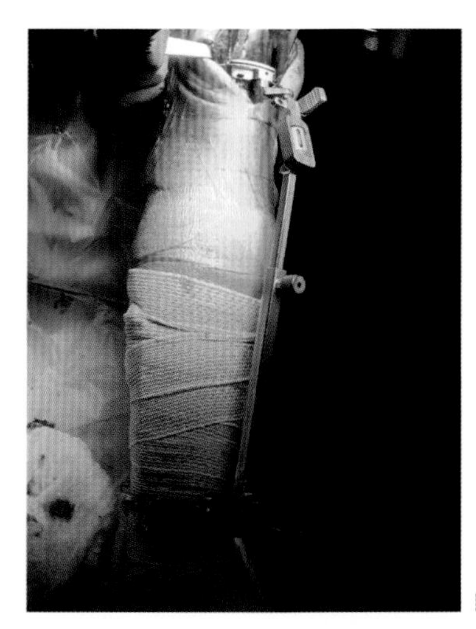

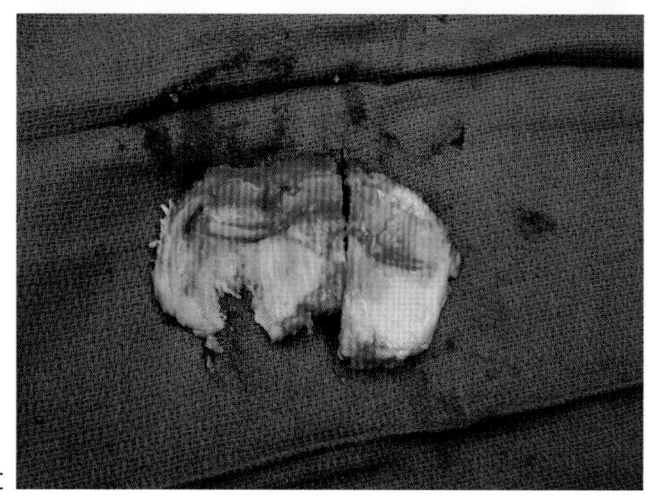

图 6–4 胫骨截骨。使用拉钩将股骨向后半脱位，并通过在内侧和外侧放置牵开器以保护侧副韧带，显露胫骨平台。A 使用测尺，通常在胫骨平台的"正常侧"或"高侧"测量 10mm，并将截骨模块固定在位。通常，我们的目标是匹配其自然的胫骨倾角。B 安装胫骨髓外定位导杆，平行于胫骨嵴，并对准踝关节中心。C 在保护侧副韧带和髌腱的同时进行胫骨截骨

与通髁线垂直，通髁线是连接股骨内、外髁的连线（图 6–5C）。在这种情况下，抱髁截骨板贴住股骨后髁形成 3° 外旋，与通髁线平行，而通髁线可通过 Whiteside 线来确认。

一旦确定了股骨假体旋转，也就确定了股骨假体的大小。我们优先采用后参考系统，以确保股骨后髁截骨的厚度与所用股骨假体的后髁厚度相同，但存在股骨前皮质过度切割的风险。因此，使用后参考系统时，我们通常使用比测量结果大一号的股骨截骨模块。另一种选择是前参考系统，它可以降低骨前皮质过度切割的风险，但会导致股骨后髁截骨量的变化，并影响屈曲间隙的大小和屈曲的稳定性。

放置四合一截骨板（图 6–6B），在截骨前用拉钩保护侧副韧带。首先行股骨前方截骨，确认外旋及假体尺寸。当股骨截骨导向器适当外旋时，股骨前部截骨面会形似"三角钢琴面"（图 6–6D，黄点虚线）。如果截骨面未与股骨前表面齐平，则换用下一个较小尺寸的截骨块重新进行截骨。确定好假体大小后，进行后髁截骨和斜向截骨。如果股骨适当外旋，则后髁内侧截骨应比外侧截骨稍厚（图 6–7A、B）。两个股骨后髁截骨中较大的厚度应等于要使用的组件的后髁厚度，这种情况下为 10mm（图 6–7C、D）。

将膝关节屈曲 90°，放置片状撑开钳（图 6–8A）。注意不可过度撑开，特别是对于骨质疏松的患者，以避免造成骨质塌陷和内侧副韧带损伤。去除半月板后角，在直视

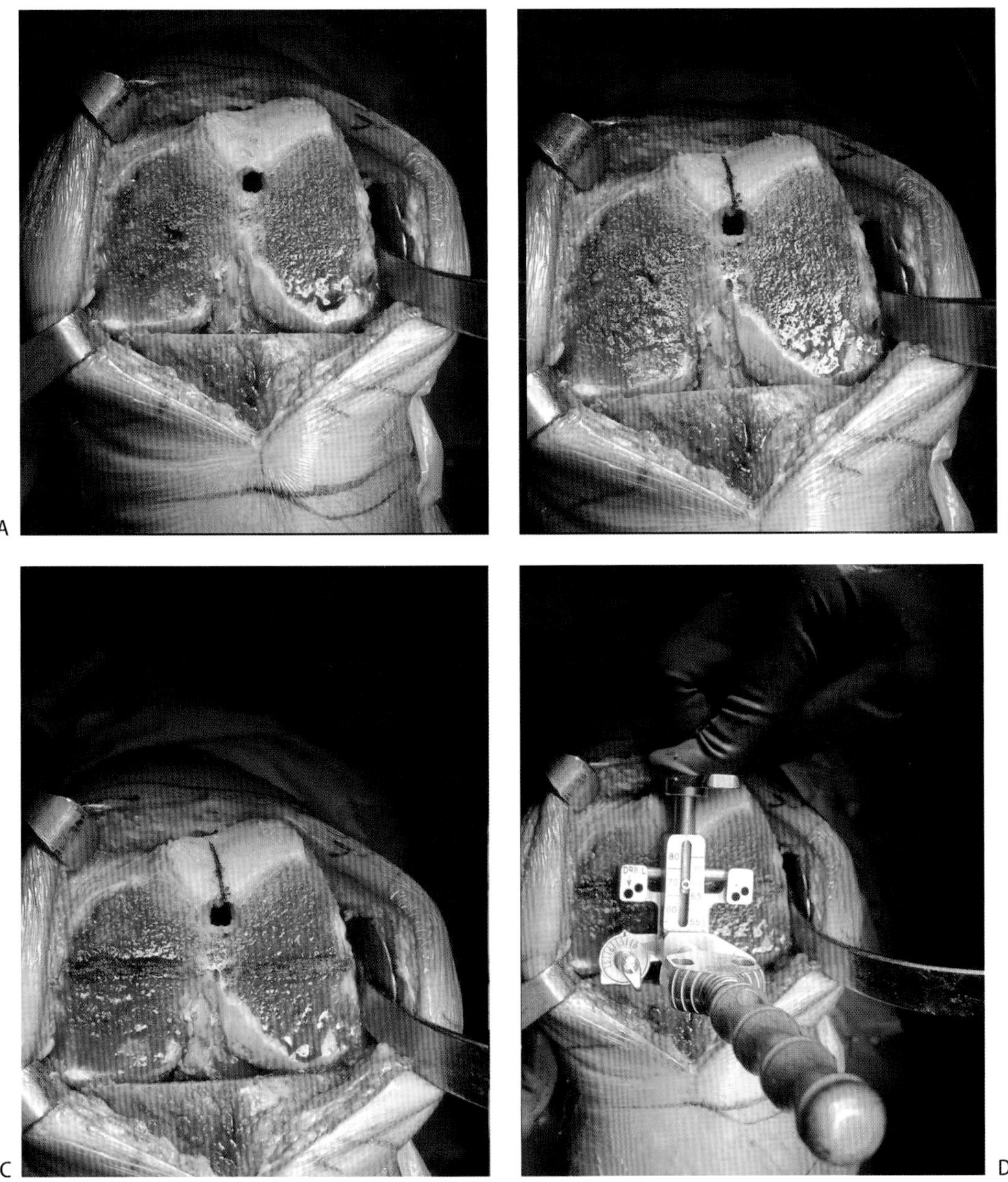

图 6–5　股骨旋转。优化股骨假体旋转的关键骨标志是 A　股骨后髁线。B　Whiteside 线（股骨滑车的中心到股骨髁间窝的中心）。C　通髁线（连接内侧和外侧上髁，可以触到）。请注意，Whiteside 线垂直于通髁线。D　在这种情况下，从股骨后轴线向外旋转 3°，与通髁线匹配。膝关节的外旋程度各不相同，因为股骨后髁线与通髁线之间的关系不一致。我们倾向于采用后参考系统，该系统可确保一致的屈曲间隙，但造成股骨前皮质过度切割的风险更高，因此，我们通常会选择比所测尺寸大一号的假体

下使用弧形骨刀去除股骨后方的骨赘（图 6–8B）。自股骨后方轻柔松解后关节囊，特别是对于术前有屈曲挛缩的患者。

评估膝关节的稳定性，确定内、外侧屈曲间隙是否对称，伸直膝关节，放入撑开钳，去除残留的软组织和半月板组织（图 6–8C），并评估内侧间隙和外侧间隙的相对大小。矩形、对称的屈曲间隙和伸直间隙如图 6–8A 和 6–8C 所示。如果出现不对称，则需要进行适当的韧带松解，直到内侧和外侧的屈曲间隙和伸直间隙相等为止。术前内翻畸形和外翻畸形的治疗将在第 13 章中进行深入讨论。根据我们的经验，大多数膝关节内翻畸形均可通过完全去除骨赘和松解后内侧关节囊来解决，对于较严重的病例，可采用“拉花”技术对 MCL 进行处理。外翻膝也可采用“拉花”技术或松解最紧的外

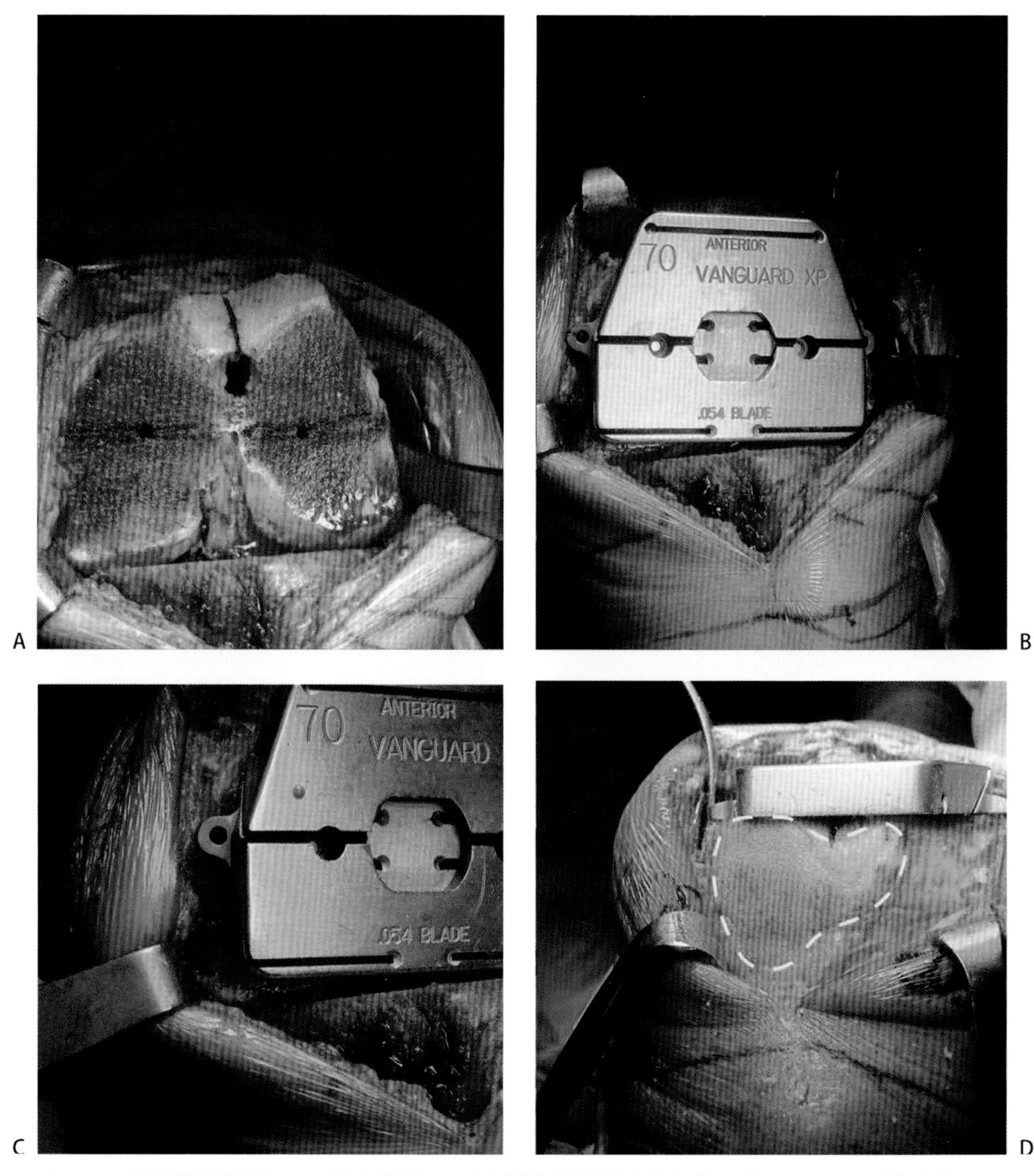

图 6-6 股骨前髁截骨。A 注意外旋 3° 时股骨与通髁线是平行的，与 Whiteside 线垂直。B、C 放置股骨远端截骨块，在截骨时使用牵开器保护副韧带。D 股骨假体适当外旋后，股骨前髁截骨面会形似“三角钢琴面”（黄点虚线）

侧结构来进行软组织平衡，直到内侧间隙与外侧间隙对称为止。根据我们的经验，保留 PCL 会有所帮助，因为术者在广泛松解外侧结构时不必担心出现不稳定。

试模

在胫骨平台试模前方放置力线杆，测试胫骨截骨面是否与胫骨的机械轴垂直（图 6-8D）。将胫骨假体放置于适度外旋位，选择未超出胫骨平台边缘的最大一号假体。此时应使用咬骨钳咬除剩余的骨赘，以确定真实的胫骨平台大小。将弯曲 90° 的 Hohmann 拉钩放置在胫骨外侧，充分显露胫骨的外侧边界，并防止胫骨假体尺寸过小或过大。使用胫骨前部的自然曲线来确定胫骨外旋，将假体的中心对准胫骨结节中、内 1/3 交界处（图 6-8E）。如果使用对称的胫骨假体，当假体适当外旋时，通常在胫骨后内侧有一部分骨质会裸露。需要警惕的是，在膝内翻畸形时，这个部位经常会存在骨赘，去除骨赘可以改善内侧紧张，尤其在合并屈曲挛缩时。我们建议对胫骨假体组件进行充分准备，以便在试验时就可以确定假体的外旋。

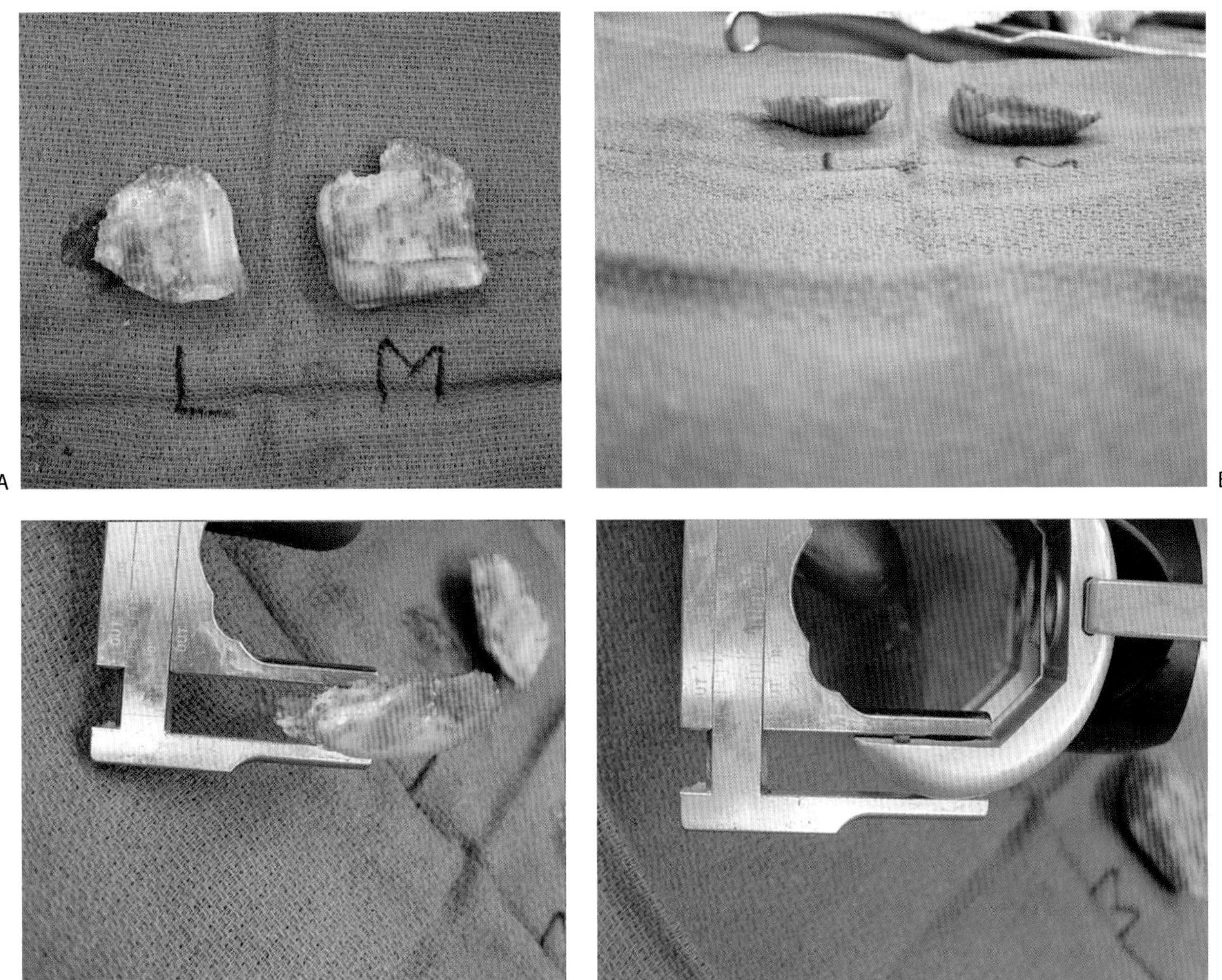

图 6–7　股骨后髁截骨。A、B　注意在股骨截骨模块外旋放置时，股骨后髁截骨厚度存在差异，内侧比外侧截骨量更厚。C、D　股骨后髁内侧截骨量应等于假体的厚度，这种情况下为 10mm

有些术者此时倾向于进行“浮动测试”，即在不固定胫骨的情况下进行试验，以评估股骨和胫骨的相对旋转。

安装股骨试模（图 6–8F），如果股骨远端内外径超出试模，则将试模轻度外移，这样有利于髌骨的活动。插入胫骨的聚乙烯衬垫，充分屈伸膝关节，评估膝关节的稳定性。在内翻应力和外翻应力下，伸直间隙应保持良好平衡，膝关节可以完全伸直（图 6–9A）；应避免残余屈曲挛缩。屈膝 90°，进行前、后抽屉试验以评估屈曲间隙的稳定性（图 6–9B）。大部分生产商都会提供与衬垫一致的不同型号的胫骨平台试模。图 6–9C 显示其匹配与深度从右向左依次增加。如果屈曲间隙或伸直间隙不对称，比如膝关节过伸或残留屈曲畸形，需要进行关节囊松解，增加截骨量或调整假体型号。我们最常遇到膝关节轻度松弛或轻度屈曲紧张。屈曲位轻度松弛使用 UC 聚乙烯衬垫就很容易解决，而屈曲位紧张时，可以使用 UC 聚乙烯衬垫，对 PCL 进行松解。

胫骨、股骨试模安装完毕后，要在膝关节全范围屈伸活动时仔细测试髌骨轨迹。标准是髌骨轨迹居中，而没有发生倾斜（图 6–9D）。如果出现髌骨轨迹不良，术者需

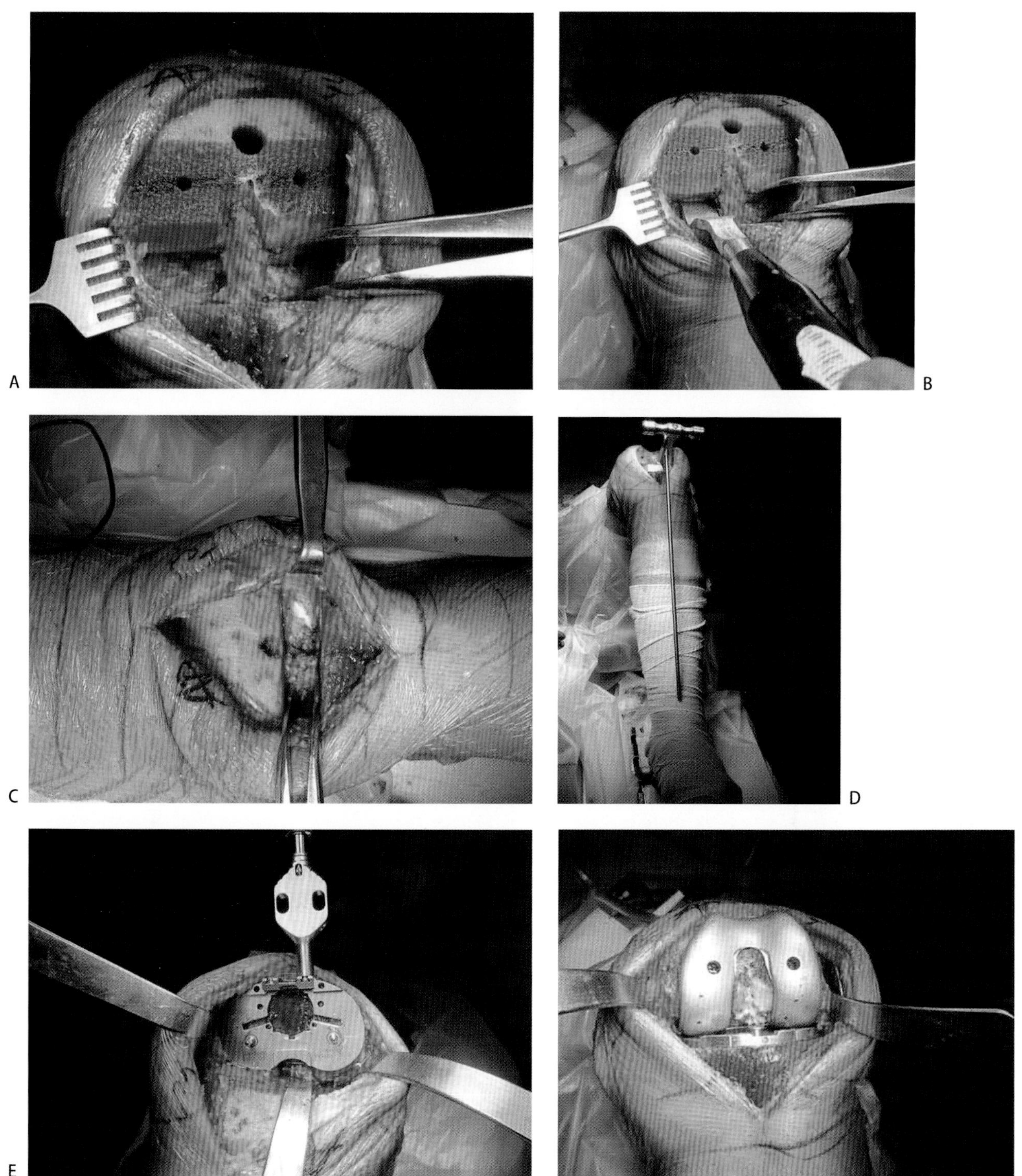

图 6–8 去除后方骨赘和残留半月板。A、B 在屈曲间隙插入间隙撑开器，用弧形骨刀去除所有后方骨赘。C 伸直膝关节，插入隙撑开器，去除残留的半月板。屈曲间隙与伸直间隙均为矩形且相互对称 (A、C)。D 放置胫骨力线杆，确定胫骨近端截骨面垂直于胫骨机械轴。E 胫骨假体的外旋可以优化髌骨轨迹，确保假体没有突出胫骨边缘。F 放置股骨假体试模，插入聚乙烯间隙试模

要仔细评估股骨侧的旋转测试、髌骨本身厚度及髌骨的对称性。尽管我们常规会对髌骨外侧一小部分的关节面进行切除，以达到外侧松解的目的，但我们发现除非患者术前有严重的髌骨外侧脱位，否则很少需要行髌骨外侧支持带松解。绝大部分膝内翻畸形治疗中，术前髌骨轨迹居中，在测试时如果出现任何的轨迹不良，应考虑髌骨与滑车的关系，并予以纠正。

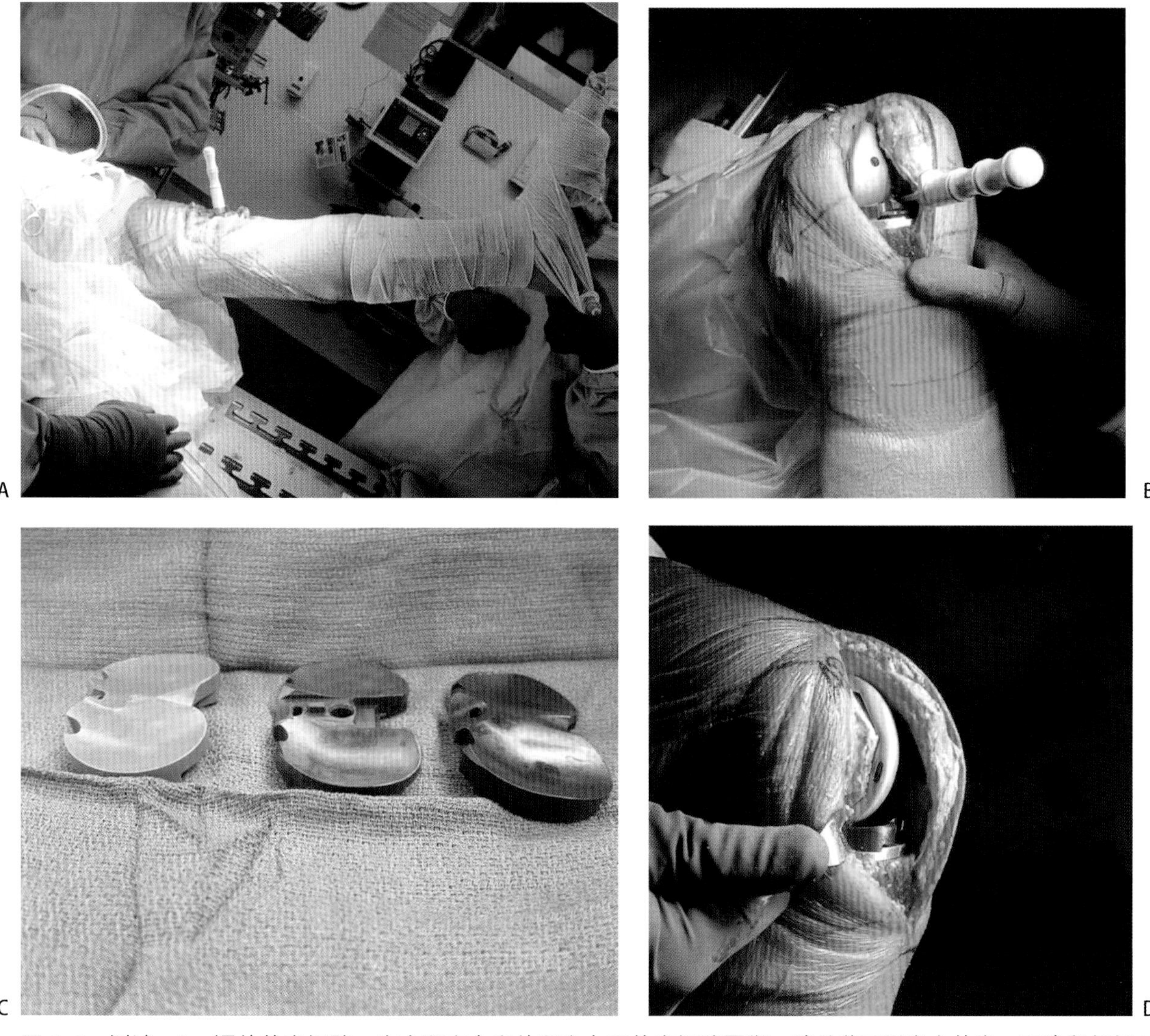

图 6–9 测试。A 评估伸直间隙，在内翻应力和外翻应力下伸直间隙平衡，膝关节可以完全伸直，不残留任何屈曲挛缩。B 屈膝 90°，行前后抽屉试验评估屈曲间隙。C 作者推荐的假体系统提供与衬垫一致的 3 个型号的胫骨平台试模；如果屈曲位松弛，可以选择厚一些的试模（左图）。如果屈曲间隙紧张，选择后倾角度增加的试模（右图），或是松解 PCL 并使用超协调衬垫。D 所有试模安装完毕后，活动膝关节观察髌骨轨迹。髌骨应当居中而无偏斜

骨水泥粘接

去除所有试模，用往复锯将胫骨平台上的硬化骨粗糙化，用 2.5mm 的钻头在其表面钻孔，以便骨水泥更好黏附（图 6–10A、B）。用脉冲枪冲洗骨面后，用干纱布蘸干水分。使用骨水泥枪在骨面上涂抹骨水泥并用手指按压。在骨表面和假体表面的接触部位均涂抹骨水泥。先安装胫骨侧，然后安装股骨侧。仔细去除溢出的多余骨水泥。

插入衬垫试模，保持膝关节处于完全伸直状态。安装髌骨假体，并用髌骨夹夹持。在整个骨水泥固化期间，清理所有溢出的骨水泥（图 6–10C）。当骨水泥完全硬化后，用稀释的碘伏液（0.35%）浸泡创面以降低感染风险。再次测试膝关节在全范围活动时的稳定性。然后将衬垫试模取下，使用脉冲枪充分冲洗切口，最后放入聚乙烯内衬（图 6–10D）。

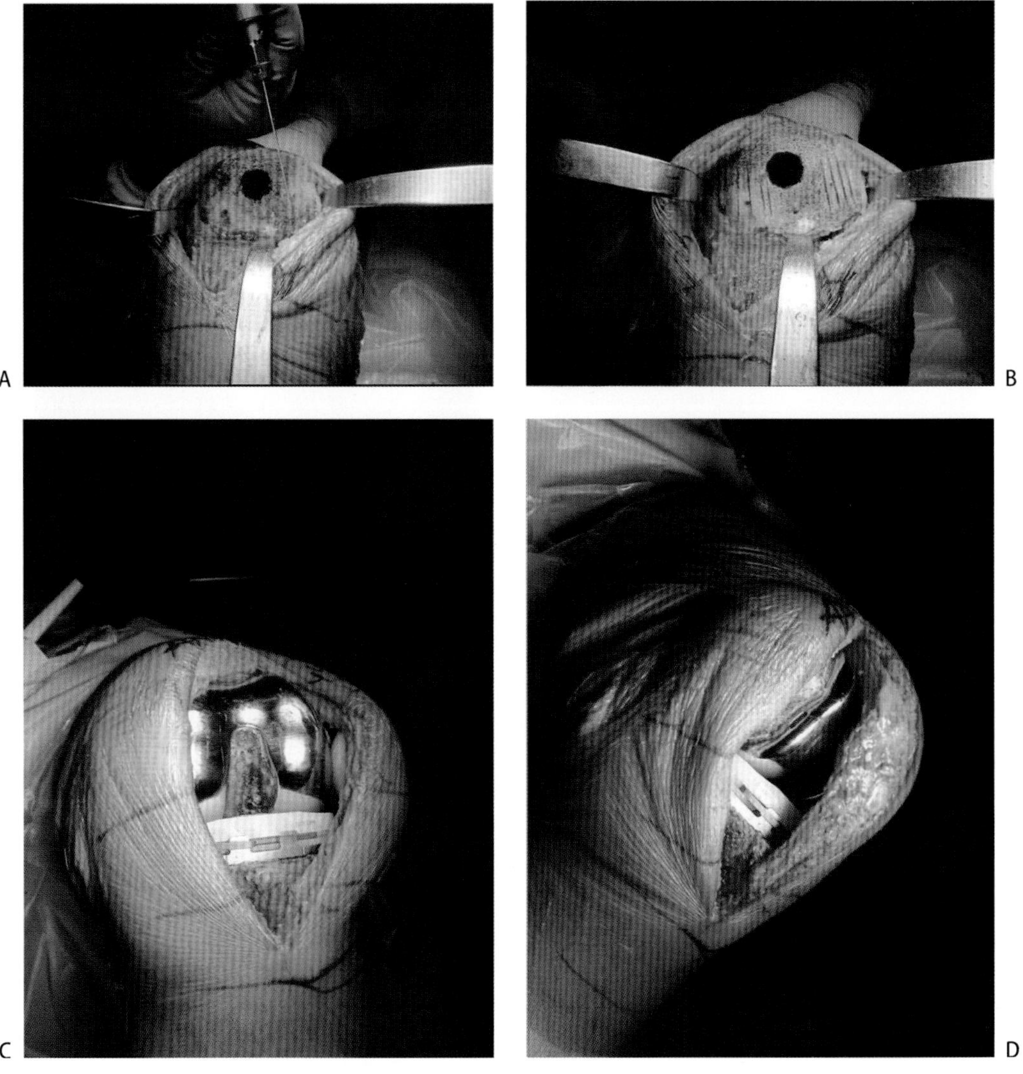

图 6–10 骨水泥粘接。A、B 去除所有试模后，用往复锯将胫骨平台的硬化骨粗糙化，并在上面钻孔以利于灌入骨水泥。C 检查膝关节内是否有残留的骨水泥颗粒，可以在最后插入聚乙烯内衬之前小心地将其清除。D 进行髌骨轨迹的最终评估

关闭切口

使用带刺缝线逐层缝合关闭切口。膝关节屈曲 60°~90°，使用 2 号带刺的聚二氧杂环己酮（PDO）可吸收缝线缝合伸膝装置。全范围屈伸膝关节评估髌骨轨迹及关节囊缝合后的安全性。皮下组织使用 0 号 PDO 可吸收的带倒刺缝线进行缝合，然后使用 2–0 带刺的单层缝线行皮内缝合。在放置敷料之前，先用碘伏重新消毒皮肤。若切口绷带的穿透率＜ 50%，建议使用银离子防水敷料覆盖并保持 1 周。放置最后一层敷料后，将止血带放气。

经验与不足

- 髌骨。
    - 如果外翻髌骨困难，可以向近端顺沿切口切开关节囊。在骨质疏松的患者中尤为重要。

    - 避免髌骨的过度截骨以降低髌骨骨折的发生率。我们的经验是髌骨截骨后最薄的厚度为 12mm。
    - 切除悬挂在外侧的部分髌骨关节面，以免引起撞击和疼痛。在不影响髌骨血运的前提下，这种方法也可以起到部分外侧松解的作用。
    - 要始终考虑髌骨轨迹：股骨、胫骨假体稍微偏向外侧，但不要出现悬挂，确保假体有适当的外旋，并使髌骨假体居中以优化髌骨轨迹。
- 股骨远端截骨。
    - 确保股骨髓内定位导杆的开髓点是正确的。开髓点偏前会导致股骨假体过伸；开髓点偏后会导致股骨假体过屈；偏外或偏内放置将分别导致外翻和内翻截骨。当髁间窝上长满骨赘时，为准确地显露髁间窝，可在开髓之前行“髁间窝成形术”。
    - 了解患者既往是否有股骨干及股骨远端的外伤史。股骨畸形及髓腔硬化将限制髓内定位导杆的使用。此时应该使用个体定制的截骨导板或计算机导航技术。
    - 要测量股骨远端的截骨量，截骨量不够将会导致伸直间隙过紧，应该在进行其他部位截骨前予以修正。
- 股骨旋转。
    - 利用所有可用的标记以确保术中股骨可足够地外旋：Whiteside 线、通髁线、股骨后髁线，股骨前皮质截骨面呈“三角钢琴面”形状；后髁截骨量内侧厚于外侧。
    - 膝外翻畸形常常会伴有股骨外侧髁发育不良。此时由于股骨后髁线并不准确，所以使用后参考系统安装股骨假体亦不准确。
- 胫骨截骨。
    - 胫骨髓外导向器的方向至关重要。胫骨嵴的变异或旋转畸形可导致内翻或外翻截骨。
    - 保留 PCL 的假体中，要避免中央部位截骨过深以保护 PCL。
- 在所有截骨过程中，使用拉钩保护 MCL 和外侧副韧带。要识别出术中副韧带是否被切断。发生医源性 MCL 切断后应予以缝合修复，而不使用限制型假体的方法是成功的。

术后管理

- 使用多模式阵痛方法以利于快速康复。
- 围术期 23h 内常规使用抗生素。
- 推荐适当的措施预防血栓形成。
- 多学科合作降低并发症的发生率，优化围术期管理。
- 手术后立刻开始物理治疗，要重视膝关节活动度、肌力，并在助行器的辅助下行走。

并发症

- ***感染：*** 据报道，原发性 TKA 后假体周围关节感染的发生率约为 1%。对于假体周围感染的处理见专门的临床实践指南。

- ***不稳定：*** 原发性 TKA 后，1%~2%的患者会出现症状性不稳定，通常表现为疼痛、屈膝和“打软腿”，特别是在爬楼梯或从坐位起身时。
- ***关节纤维化：*** 僵硬是 TKA 术后的常见并发症。如果有症状，可在麻醉下推拿或在关节镜下进行松解。
- ***血管损伤：*** TKA 期间的动脉损伤很少见，却可能是灾难性的。动脉血栓的形成可能是由于使用止血带或在 TKA 期间继发于膝关节的过度弯曲所致。迅速识别和治疗至关重要。
- ***神经损伤***：尽管很少见，但在某些患者群体中似乎有较高的发生风险，包括外翻畸形、屈曲挛缩、周围神经病或腰椎疾病的患者。治疗时首先松开所有束紧的敷料，并屈膝和伸髋。

结果

文献报道，在 10~15 年的随访中，TKA 术后的良好效果和长期生存率为 92%~97%。测量截骨法和间隙平衡法孰优孰劣，哪个可以达到最佳效果仍存在争议。支持间隙平衡法的学者认为其可以获得更好的冠状位力线和提高股骨外旋的精准度，而测量截骨法的拥护者认为骨性标志物比张紧的间隙更可靠。值得注意的是，许多外科医师在进行 TKA 时会联合使用多种技术，熟悉两种技术的原理是非常有益的。

参考文献

[1] Shahi A, Tan TL, Tarabichi S, Maher A, Della Valle C, Saleh UH. Primary repair of iatrogenic medial collateral ligament injury during TKA: a modified technique. *J Arthroplasty*. 2015;30(5):854-857.

[2] Flierl MA, Messina MJ, Mitchell JJ, Hogan C, D'Ambrosia R. Venous thromboembolism prophylaxis after total joint arthroplasty. *Orthopedics*. 2015;38(4):252-263.

[3] Parvizi J, Della Valle CJ. AAOS Clinical Practice Guideline: diagnosis and treatment of periprosthetic joint infections of the hip and knee. *J Am Acad Orthop Surg*. 2010;18(12):771-772.

[4] McNabb DC, Kim RH, Springer BD. Instability after total knee arthroplasty. *J Knee Surg*. 2015;28(2):97-104.

[5] Fitzsimmons SE, Vazquez EA, Bronson MJ. How to treat the stiff total knee arthroplasty?: a systematic review. *Clin Orthop Relat Res*. 2010;468(4):1096-1106.

[6] Ko LJ, DeHart ML, Yoo JU, Huff TW. Popliteal artery injury associated with total knee arthroplasty: trends, costs and risk factors. *J Arthroplasty*. 2014;29(6):1181-1184.

[7] Park JH, Hozack B, Kim P et al. Common peroneal nerve palsy following total hip arthroplasty: prognostic factors for recovery. *J Bone Joint Surg Am*. 2013;95(9):e551-555.

[8] Meftah M, Ranawat AS, Ranawat CS. Ten-year follow-up of a rotating-platform, posterior-stabilized total knee arthroplasty. *J Bone Joint Surg Am*. 2012;94(5):426-432.

[9] Barrington JW, Sah A, Malchau H, Burke DW. Contemporary cruciate-retaining total knee arthroplasty with a pegged tibial baseplate. Results at a minimum of ten years. *J Bone Joint Surg Am*. 2009;91(4):874-878.

[10] Argenson JN, Parratte S, Ashour A, Saintmard B, Aubaniac JM. The outcome of rotating-platform total knee arthroplasty with cement at a minimum of ten years of follow-up. *J Bone Joint Surg Am*. 2012;94(7):638-644.

[11] Dennis DA, Komistek RD, Kim RH, Sharma A. Gap balancing versus measured resection technique for total knee arthroplasty. *Clin Orthop Relat Res*. 2010; 468(1):102-107.

[12] Hanada H, Whiteside LA, Steiger J, Dyer P, Naito M. Bone landmarks are more reliable than tensioned gaps in TKA component alignment. *Clin Orthop Relat Res*. 2007;462:137-142.

第 7 章 初次全膝关节置换术：间隙平衡法

Rafael J. Sierra, Roberto Rossi, Umberto Cottino

前言

全膝关节置换术是治疗终末期膝关节炎的首选治疗方法。假体的设计更新与手术技术的发展使其更具可重复性。然而，就功能、本体感受或可靠性而言，TKA 后的假体功能并不如原来的关节。可重复的外科手术技术是获得最佳效果的基础，外科医师应根据患者的独特解剖结构调整治疗方案。

间隙平衡技术（间隙平衡法）最初是在第一代 TKA 中引入的，因为在那时，可用的膝关节假体种类很少，该技术是匹配屈曲间隙和伸直间隙的最佳方法。如今存在多种尺寸的膝关节假体，并且不再需要定制；但是，该技术仍具有一些优势，许多医师仍采用其原始技术或其改良技术。该技术在完成截骨之前依靠韧带的松解获得平衡，目的是在确定假体旋转和股骨后髁截骨之前纠正畸形和力线。后稳定型（PS）假体中更可能使用间隙平衡技术。当使用韧带保留型（CR）假体时，通常需要做后交叉韧带的松解。作者之所以使用 PS 膝关节假体，是因为据研究报道，PS 假体的技术可重复性更高，并且可以通过较少的股骨后髁截骨更轻松地实现屈曲间隙平衡。可以先平衡屈曲间隙再平衡伸直间隙，反之亦然，但是两者各有利弊。作者倾向于先平衡伸直间隙。本章基于伸直优先的、间隙平衡的原理，介绍了作者行初次全膝置换术的手术步骤和技巧。

术前准备

术前准备包括 X 线检查和全面的临床检查。

临床检查旨在评估皮肤质量、先前的瘢痕、髋和膝关节的运动范围、肢体的任何畸形及其在应力下的矫正能力。

影像学评估影像必须包括正位 X 线片、侧位 X 线片、负重全长 X 线片（髋部 – 膝部 – 踝部 X 线片）和髌骨 X 线片。

膝关节正位 X 线片检查是评估骨质量、骨质减少、外侧或内侧骨赘、胫骨 – 股骨半脱位和骨畸形（例如股骨外侧髁发育不全）的最有用方法。通常在正位 X 线片上进行股骨和胫骨截骨以及股骨开髓点和髓内定位导杆方向的术前设计（图 7–1）。

侧位 X 线片用于评估髌骨高度和胫骨平台坡度，也可用来发现股骨远端畸形和股骨后方骨赘。后方骨赘切除是实现膝关节完全伸直的基础。

在髌骨轴位 X 线片上评估髌骨的倾斜或移位、骨质量（溶骨、增厚、骨赘等）以及髌股关节的磨损程度。

并非所有外科医师都认为下肢负重全长 X 线片是很重要的，但对测量膝关节的机械轴和解剖轴以及使术前计划更加准确而言，它是非常有用的。通过下肢负重全长

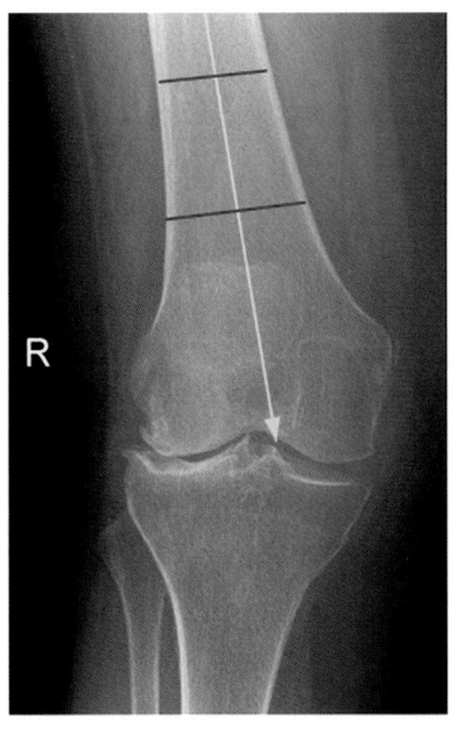

图 7–1 在股骨正位 X 线片上规划股骨髓内定位导杆的对线趋向。在股骨髓腔的不同高度画 2 条线，在 2 个不同高度（蓝线所示）确定股骨髓腔的中心，箭头的方向指向定位导杆的开髓点

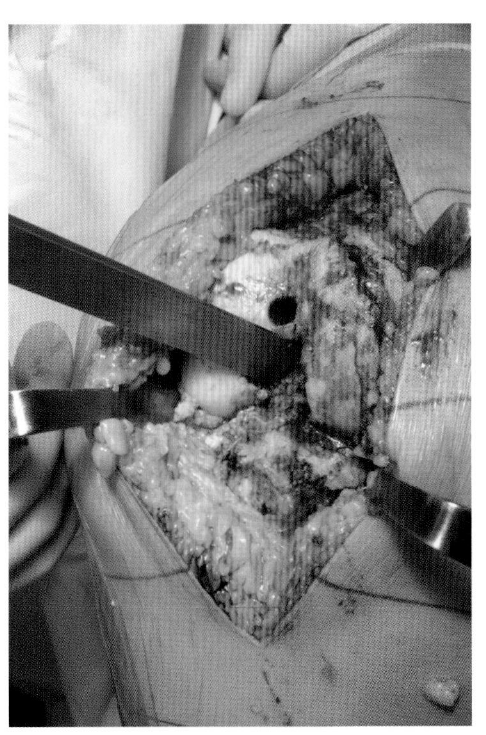

图 7–2 用骨刀去除髁间窝的骨赘，并显露交叉韧带

X 线片还可以观察到关节外畸形和股骨干畸形（例如：全髋关节置换术后的股骨金属假体）。

技术

患者仰卧位，下肢可自由移动并完全屈曲。在大腿根部束紧止血带，常规消毒铺巾。

手术显露

手术切口起自髌骨上极上方 4~5 cm 处至胫骨结节的内侧边界，稍偏向髌骨长轴内侧，全长约 15 cm。分离全层皮瓣，显露伸膝装置，为方便闭合关节囊，可预先在关节囊切口的边缘做标记，以免缝合错位导致张力不平衡或影响髌骨轨迹。

切除内侧半月板的前角，并随内侧关节囊向上剥离。屈膝外旋胫骨，自胫骨内侧行骨膜下钝性剥离。显露胫骨平台内侧边缘并去除骨赘。

切除部分髌下脂肪垫。术者可以将脂肪垫从肌腱中分离出来，用一个手指感触其前方的滑囊，然后将其切除，以免损伤髌腱。切除外侧半月板，不能损伤关节囊和外侧副韧带，注意该部位有膝下外侧动脉，需电凝止血。必要时，将髌骨向外侧脱位至外侧沟。

若髁间窝有骨赘，应予以清除，以利于显露交叉韧带（图 7–2），对于后稳定型假体，需切除前交叉韧带和后交叉韧带。

遵循以下手术步骤可以获得良好的屈曲间隙及伸直间隙平衡，且屡试不爽。

- 必要时进行髌骨截骨。

- 股骨远端和胫骨近端截骨。
- 获得股骨旋转。
- 股骨后髁截骨。
- 安装试模。

髌骨截骨

使用间隙平衡技术，在屈曲位评估间隙以确定股骨外旋时，髌骨外侧紧张回缩，会在无意中使外侧屈曲间隙闭合，且髌骨越大张力越大。作者更倾向于先行髌骨截骨并准备好髌骨假体（髌骨聚乙烯假体），以减少平衡屈曲间隙时在侧面的拉力。另一个方法就是使用股骨截骨板时给予一点儿外旋，但这很难预测。髌骨假体应当放置于靠近内侧和近端，以改善髌骨轨迹避免发生髌骨撞击症。

截骨

基本的截骨有 5 处，对于后稳定型假体，还有第 6 处截骨。

（1）胫骨近端截骨。

（2）股骨远端截骨。

（3）股骨前方和后方截骨。

（4）斜面截骨。

（5）髌骨截骨。

（6）髁间截骨。

先截胫骨还是先截股骨主要看术者的习惯。在过去，首先是进行胫骨近端的截骨。但是，在膝关节比较紧时，可以首先进行股骨远端截骨，以获得更多的空间来处理胫骨。

理想情况下，截骨时去除的骨质及软骨厚度与植入假体的厚度相当，因此必须在磨损较少的间室中测量截骨深度，以免高估软骨磨损。术者应该了解所使用的股骨假体的前髁和后髁厚度。

间隙平衡技术的第一步就是检查并平衡伸膝间隙，屈曲间隙在绷紧软组织后参考伸直间隙来调整，这将影响股骨外旋和股骨假体的大小。

根据膝关节的原发畸形来决定股骨远端的截骨方向：在内翻膝治疗中，通常行 5° ~6° 外翻截骨；而在外翻膝治疗中，需降低外翻程度（通常行 3° 或 4° 外翻截骨）。对于外翻膝，减少股骨远端截骨的外翻角可降低畸形矫正不足的风险，但需要进行更多的外侧松解。

伸直间隙

胫骨截骨

保护膝关节周围软组织，屈膝 90°，沿胫骨近端冠状面截骨，根据胫骨假体的倾斜角和使用的植入物调整矢状位的胫骨平台倾斜角（0° ~7° ）。作者使用髓外定位系统进行胫骨切开术，目标后倾角为 0° ~3° 。通常在磨损最小的间室下方 10mm 处截骨。就胫骨强度而言，通常使用 10mm 的截骨量是合适的，这样可以使用 10mm 或 12mm 的较薄间隙塞。不应通过增加截骨量来弥补骨缺损，骨缺损可以使用骨水泥、骨水泥加螺钉或金属垫块来解决。

股骨截骨

在髓内定位导杆的辅助下行股骨远端截骨。开髓点位于后交叉韧带止点的前内侧。用 2 个销钉将截骨块固定到股骨的前部，并移除髓内定位导杆。该截骨面通常具有一定程度的屈曲度，以最大限度地减少股骨前髁过度切割的风险。根据膝关节畸形的类型，股骨外翻角为 3° ~6° 。对于外翻膝，我们建议外翻角为 3° ~4° ，以避免矫正不足；内翻膝方面，我们建议外翻角为 5° ~6° 。

进行股骨远端和胫骨近端截骨后，使用间隙塞来评估稳定性和韧带平衡。仅在去除所有骨赘之后，才能进行额外的软组织平衡，因为它们可以拉伸关节囊并拉紧软组织。

伸直间隙畸形

内翻: 对于内翻畸形，切除内侧半月板的前角，骨膜下自胫骨平台边缘剥离内侧关节囊，去除胫骨平台边缘的骨赘。通过这些操作，内侧副韧带（MCL）深层纤维也会被松解，从而使内侧关节囊松弛，矫正内翻畸形。此时用咬骨钳去除胫骨和股骨边缘的骨赘，如果需要进一步地松解内侧，则松解后内侧角（关节囊、后斜韧带、半膜肌的胫骨附着点）和内侧副韧带浅层的后部纤维。屈膝“四字位”可以清晰地显露膝关节的后内侧结构，剥离要循序渐进，以免过度。屈膝，胫骨半脱位后钝性剥离关节囊。

对于内侧副韧带挛缩的病例，可以使用 16 号针头进行“拉花”松解，或是使用锋利的骨刀自胫骨远端剥离其浅层结构。

另一个方法是：当内侧软组织松解不能奏效时，建议将平台外移并将平台缩窄。切除部分内侧胫骨平台以减小胫骨平台的尺寸。平台缩窄和外移后可以使内侧关节囊减压并矫正内翻畸形。

在我们的实践中，我们倾向于内侧松解半膜肌腱，然后松解内侧副韧带的浅层，减少胫骨平台的截骨量，使用延长骨水泥柄加强胫骨假体的稳定性。

外翻: 根据 Krackow 分类，膝外翻畸形分为 3 类：

Ⅰ型：外翻小于 10°，轻度软组织拉伸。

Ⅱ型：外翻超过 10°，伴有内侧软组织拉伸。

Ⅲ型：骨性畸形。

Krackow Ⅰ型和Ⅱ型膝外翻可通过软组织平衡进行处理，而对于Ⅲ型，应考虑植骨或使用限制型假体。

我们通过将股骨远端截骨的外翻角从 6° 减小到 3° 或 4° 来开始平衡外翻，以降低矫正不足的风险，但也需要做更多的松解。

在Ⅰ型和Ⅱ型外翻膝中，我们使用了 Ranawat 所述的由内而外的技术进行外侧松解。在膝关节完全伸展的情况下，使用片状撑开钳拉紧间隙，并用一个手指去感受外侧最紧张的部分，通常是髂胫束和后外侧关节囊的纤维。外侧副韧带（LCL）很少被累及，通常不需要直接松解。腘肌肌腱作为活动时的稳定结构，最好不要松解，因为这种松解的效果可能是不可预测的。

第一步是用电刀切开后关节囊和弓状韧带，区域由 PCL 和腘肌肌腱所界定，沿胫骨近端截骨线进行。

然后进行髂胫束的“拉花”松解。用 15 号手术刀小心地进行数次刺入，但刀片刺入的深度不得超过 5mm，因为这可能会损伤腓神经。压紧撑开器并施加内翻应力，反复检查外侧结构的张力。要实现的最终目标是在施加内翻应力时在外侧间室形成具有 2~3mm 弹性开口的矩形空间。如有必要，可以重复进行“拉花”松解，直到实现这一目的（图 7–3）。

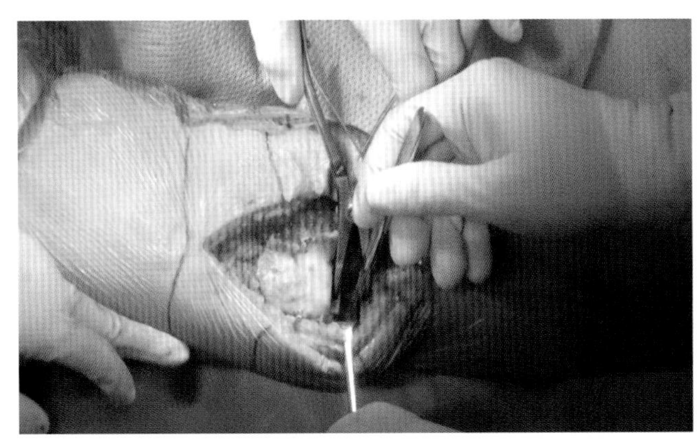

图 7-3　进行髂胫束的“拉花”松解，这个步骤要循序渐进、可控地进行。用尖刀每刺 4~5 次就压紧撑开器，以此来精确地观察松解的效果

在Ⅲ型畸形中，由内而外的技术无法矫正畸形。由于屈曲不稳定性的增加，应考虑使用限制性更强的假体。

屈曲间隙

股骨前髁与后髁截骨

这些截骨决定了股骨假体的大小、旋转、髌骨轨迹及屈曲间隙。已有几种因素用来评估该间隙，并且当今许多外科医师使用了参考一种或几种因素的混合技术。这些因素包括：

- 参考股骨后侧髁。
- 通髁线。
- 前后轴或 Whiteside 线。
- 胫骨长轴。
- 韧带张力。

在伸直位，拉紧内、外侧副韧带，平衡伸直间隙后，评估屈曲间隙。可以使用片状撑开器（图 7-4）或张力器（图 7-5）拉紧屈曲间隙。根据手术医师的偏好，可以使用不同的系统，但目标是一样的——内侧间室和外侧间室的张力相等。在测量完间隙

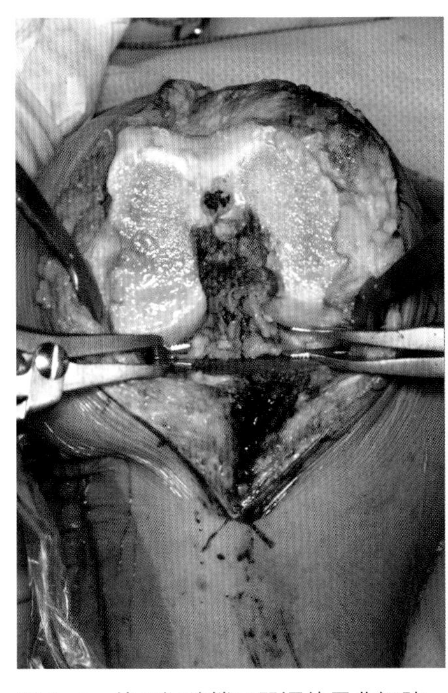

图 7-4　使用间隙撑开器评估屈曲间隙

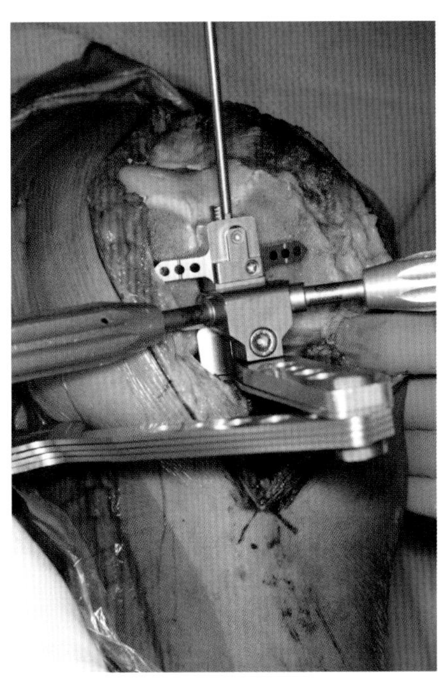

图 7-5　使用张力器评估屈曲间隙

之后，使用探针在股骨前皮层上测量股骨假体的大小。我们建议在股骨前皮质的外侧高点进行测量以避免形成过度切割。此时股骨后髁截骨量不变，选择股骨假体的大小，股骨假体的大小最好与股骨的内侧和外侧边缘相吻合，并紧贴股骨前髁。股骨假体过大会导致膝前过度填塞和伸膝装置紧张，引起膝前痛和膝关节僵硬。股骨旋转取决于患者的解剖结构，在行股骨截骨前应再次检查胫骨截骨面。参考通髁线并测量股骨后髁的截骨厚度可作为平衡屈曲间隙的辅助检查（图 7–6）。

在股骨假体旋转和尺寸评估合适之后，安放截骨块，并使用平衡伸直间隙时的间隙塞来评估屈曲间隙（图 7–7），此时将间隙塞放置在胫骨截骨面与股骨截骨模块下缘，在股骨侧，需要减去截骨块下缘到截骨槽的距离。截骨不匹配或不对称可以通过调整截骨块来纠正。如果必须矫正股骨假体组件的旋转，我们建议以内侧销钉为轴来旋转截骨模块。

避免过多的内旋是最重要的，可以容许轻微外旋，但向内旋转可能会导致潜在的髌骨轨迹问题。以股骨后髁为基准，股骨假体的理想外旋为 3° ~5°，但是，该旋转也受到软组织张力和胫骨截骨的影响。股骨前髁截骨时，外侧需更大，从而在股骨的前皮质产生易于识别的"三角钢琴面征象"。进行股骨后髁截骨后，用弯曲的骨刀去除骨块，该骨刀也用于去除后方骨赘。为了更好地看到后方骨赘，我们建议使用片状撑开器将膝关节维持在屈曲 90° 来扩大空间。随后，重新插入间隙塞评估屈曲稳定性（图 7–8）。屈伸间隙应对称并且平衡。

其余的斜面截骨和髁间窝截骨均按假体设计进行。髁间窝截骨可稍偏外侧，使得股骨假体轻度外移，以改善髌骨轨迹。

使用所选的聚乙烯衬垫试模进行最终测试。如前所述，采用顺序间隙平衡技术可以可靠地实现屈伸间隙的相等和平衡。使用"无拇指"测试检查髌骨轨迹。如果需要，使用电刀在外侧进行额外的松解，以使髌骨假体居中。如今，除非为严重膝外翻伴髌骨脱位，其余几乎不需要真正的外侧松解。

陷阱

（1）不适当的胫骨截骨：胫骨截骨内翻或外翻会导致股骨旋转。胫骨截骨内翻将需要较少的内侧松解，随后将导致股骨假体组件的内旋。胫骨截骨外翻会导致相反的结果，也就是说，外侧伸直间隙更加松弛，并导致屈曲位股骨假体组件外旋。

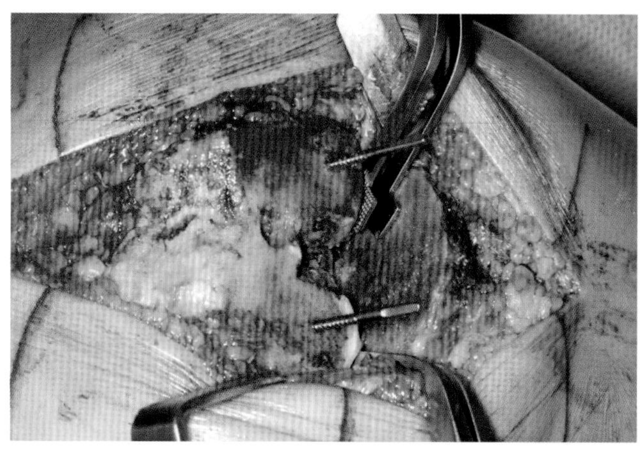

图 7–6 检查通髁线与股骨后髁截骨厚度，并与股骨假体的旋转相比较（放置的销钉）

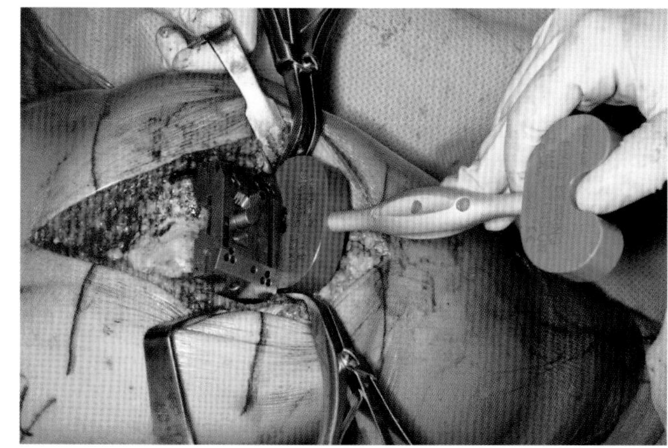

图 7–7 在截骨前，使用间隙塞检查屈曲间隙

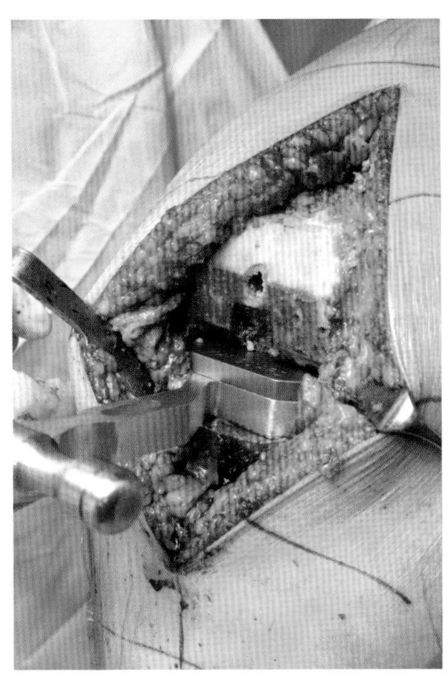

图 7–8　在截骨后，使用间隙塞检查屈曲间隙

（2）胫骨截骨过深：应避免将胫骨切得太深。如果伸直间隙需要插入较大的间隔塞，则股骨量后髁的截骨也会增大，可能需要使用更大的股骨假体。这可能会导致髁偏心距丢失或股骨组件内侧或外侧悬挂。

（3）内侧过度松解：在伸直位行内侧过度松解，会导致股骨在屈曲位内旋。初次显露时请小心进行内侧松解。

（4）髌骨的外侧挛缩：这会错误地使外侧的屈曲间隙变紧，并导致股骨假体组件内旋。

（5）韧带过度紧张：这将导致屈曲间隙错误地增大，并导致选择较大的股骨假体，引起股骨假体的内侧和外侧边缘悬挂。

（6）在截骨之前不应去除胫骨和股骨骨赘：这将导致韧带初始过度松解，一旦完成截骨并去除骨赘后，间隙将变得更松弛。

（7）学习曲线：使屈曲间隙平衡，在一定程度上需要寻找感觉，尤其是在韧带紧张时。实践会使之趋于完美。

参考文献

[1] Insall J. Technique of total knee replacement. *Instr Course Lect*. 1981;30:324-333.

[2] Zhang W, Li N, Chen S, Tan Y, Al-Aidaros M, Chen L. The effects of a tourniquet used in total knee arthroplasty: a meta-analysis. *J Orthop Surg Res*. 2014;9(1):13.

[3] Goldstein SA, Wilson DL, Sonstegard DA, Matthews LS. The mechanical properties of human tibial trabecular bone as a function of metaphyseal location. *J Biomech*. 1983;16(12):965-959.

[4] Ranawat AS, Ranawat CS, Elkus M, Rasquinha VJ, Rossi R, Babhulkar S. Total knee arthroplasty for severe valgus deformity. *J Bone Joint Surg Am*. 2005. 87 suppl 1(Pt 2):271-284.

[5] Cottino U, Bruzzone M, Rosso F, Dettoni F, Bonasia DE, Rossi R. The role of the popliteus tendon in total knee arthroplasty: a cadaveric study: SIGASCOT Best Paper Award Finalist 2014. *Joints*. 2015;3(1):15-19.

[6] Tantavisut S, Tanavalee A, Ngarmukos S, Limtrakul A, Wilairatana V, Wangroongsub Y. Gap changes after popliteus-tendon resection in PS-TKA: a cadaveric study in Thai female knees. *Knee*. 2012;19(5):597-600.

[7] Bruzzone M, Ranawat A, Castoldi F, Dettoni F, Rossi P, Rossi R. The risk of direct peroneal nerve injury using the Ranawat “inside-out” lateral release technique in valgus total knee arthroplasty. *J Arthroplasty*. 2010;25(1):161-165.

[8] Griffin FM, Scuderi GR, Gillis AM, Li S, Jimenez E, Smith T. Osteolysis associated with cemented total knee arthroplasty. *J Arthroplasty*. 1998;13(5):592-598.

[9] Berger RA, Rubash HE, Seel MJ, Thompson WH, Crossett LS. Determining the rotational alignment of the femoral component in total knee arthroplasty using the epicondylar axis. *Clin Orthop Relat Res*. 1993;(286):40-77.

[10] Arima J, Whiteside LA, McCarthy DS, White SE. Femoral rotational alignment, based on the anteroposterior axis, in total knee arthroplasty in a valgus knee. A technical note. *J Bone Joint Surg Am*. 1995;77(9):1331-1334.

[11] Stiehl JB, Cherveny PM. Femoral rotational alignment using the tibial shaft axis in total knee arthroplasty. *Clin Orthop Relat Res*. 1996;(331):47-55.

[12] Anouchi YS, The effects of axial rotational alignment of the femoral component on knee stability and patellar tracking in total knee arthroplasty demonstrated on autopsy specimens. *Clin Orthop Relat Res*. 1993;(287):170-177.

[13] Berger RA, Crossett LS, Jacobs JJ, Rubash HE. Malrotation causing patellofemoral complications after total knee arthroplasty. *Clin Orthop Relat Res*. 1998;(356):144-153.

[14] Rhoads DD, Noble PC, Reuben JD, Mahoney OM, Tullos HS. The effect of femoral component position on patellar tracking after total knee arthroplasty. *Clin Orthop Relat Res*. 1990;(260):43-51.

第 8 章　初次全膝关节置换术：运动力学对线技术

Michael J. Dunbar, C. Glen Richardson

前言

全膝关节置换术的校准问题仍存在争议。力线居中是目前的规范，它要求股骨远端和胫骨近端的截骨面分别与股骨和胫骨的机械轴垂直。但是自然状态下，股骨存在外翻而胫骨通常存在内翻，所以股骨和胫骨的内、外侧截骨量是不对称的，通常来讲，股骨内侧和胫骨外侧的截骨量会更多，由此可以平衡伸直间隙（图 8–1）。此外，为了平衡屈曲间隙，股骨假体相对于股骨后髁线会轻度外旋，因此股骨后髁的内侧截骨量多于外侧（图 8–2）。根据需要松解韧带和软组织，使得膝关节在屈曲和伸直活动中建立平衡。随后，机械力线居中校准会改变天然关节线的角度和水平，这可能导致侧副韧带、后交叉韧带（PCL）（如果保留）和关节囊异常或张力不对称。最终的效应可能是异常的膝关节运动学，会导致膝关节不稳定、功能丧失、运动范围减少以及磨损加速和松弛。据推测，TKA 术后持续性不满情绪的升高部分归因于机械力线居中校准。

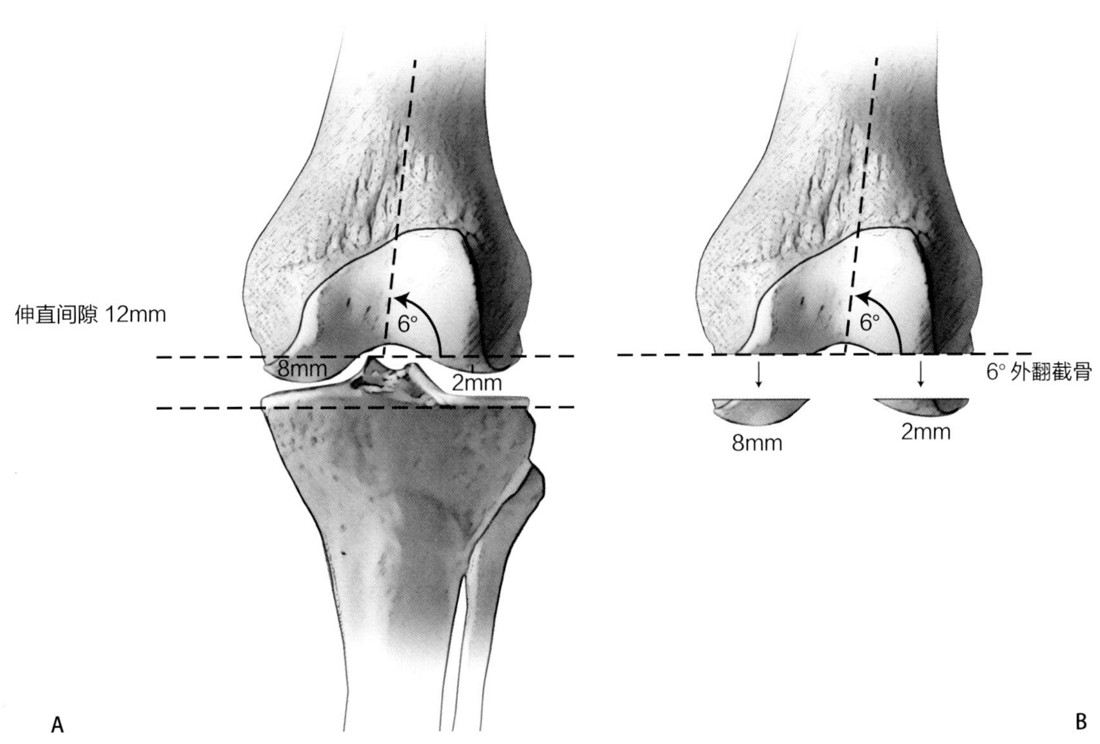

图 8–1　A　在正常膝关节，胫骨近端轻度内翻，股骨远端轻度外翻。如果胫骨近端截骨面垂直于胫骨机械轴，则内、外侧的截骨量是不对等的，通常外侧截骨量会稍多。B　想要获得伸直间隙的平衡，股骨远端的截骨也是不对称的，通常股骨远端内侧的截骨量会稍多

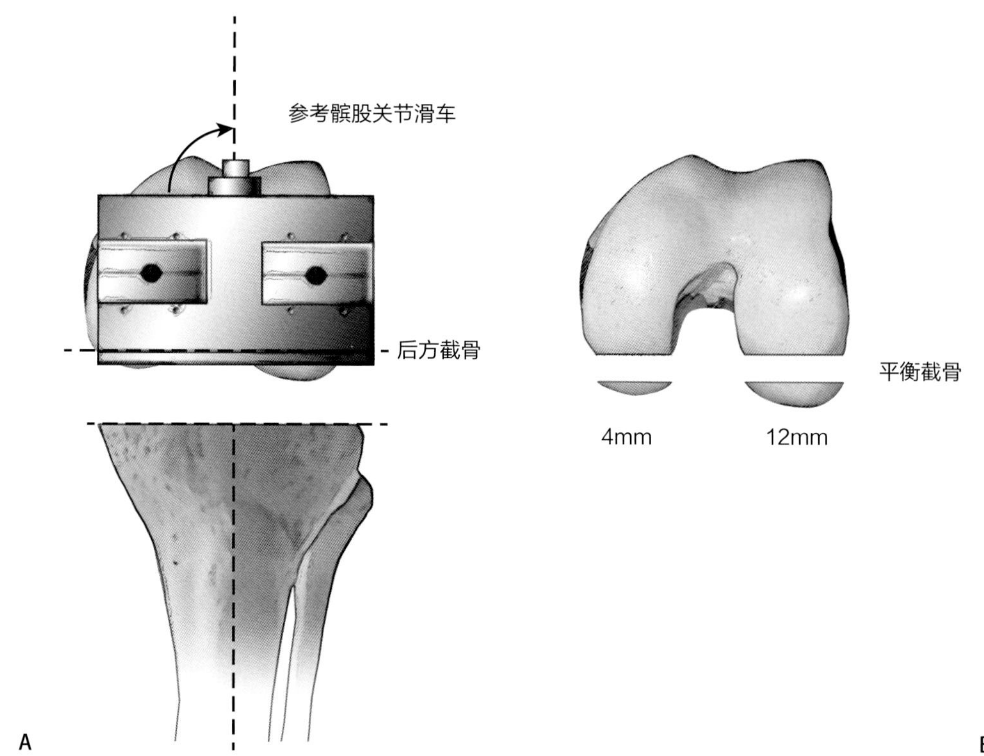

图 8-2　A　由于胫骨截骨中立于股骨机械轴，在膝关节屈曲 90° 时，为了获得矩形的屈曲间隙，股骨后髁的截骨量是不对称的。B　其结果是：内侧股骨后髁的截骨量会更多

作为力线居中原则的替代方案，运动力学对线并不是新生事物。早在 1984 年，Hungerford 和 Krackow 首次提出这一概念，并开发了具有多孔涂层的解剖型全膝关节假体。考虑到手工截骨引发力线偏移和早期假体的耐用性，机械力线对线被作为了首选目标。在 2000 年年中，人们开发了针对患者的个体化专用工具，Howell 倡导的运动力学对线技术将运动力学对线的概念重新引入了更大的手术群体中。从根本上讲，运动力学对线的目的是在考虑到软骨磨损和骨丢失后，从股骨远端内、外侧和两侧的股骨后髁以及胫骨近端进行均等的截骨，从而使股骨和胫骨基本恢复到未发生关节炎前的自然状态，由此来恢复膝关节的正常运动学（图 8-3）。这样可以使关节线的水平和方向更接近自然状态，并且假体将按膝关节的 3 个运动轴定向。运动力学对线技术改善了髌骨轨迹，减少了对韧带的松解，使得膝关节在全范围活动时，周围软组织张力更加对称。

在正常人群中，胫骨近端关节线方向略有内翻。行走时，下肢轻微内收，胫骨近端关节线的方向平行于地面。无症状的正常膝和内翻膝患者的关节线方向平行于地面，但是有症状的内翻性关节炎的膝关节与地面不平行。从直观角度来讲，将此类膝关节矫正至平行位置可以恢复膝关节的正常运动学并分散负重。此外，在此类患者中，对胫骨按机械力线进行标准截骨，实际上在行走时膝关节处于外翻位，这可能会造成有害的后果（图 8-4）。

既往报道称，可以使用手动工具、个体化专用工具和计算机辅助手术（CAS）来实现运动力学对线。这 3 种方法的基本目标都是假体的安放。本章作者更喜欢 CAS，因为它在截骨模块的放置和截骨操作方面具有更好的精确度，并能准确及时地提供术中

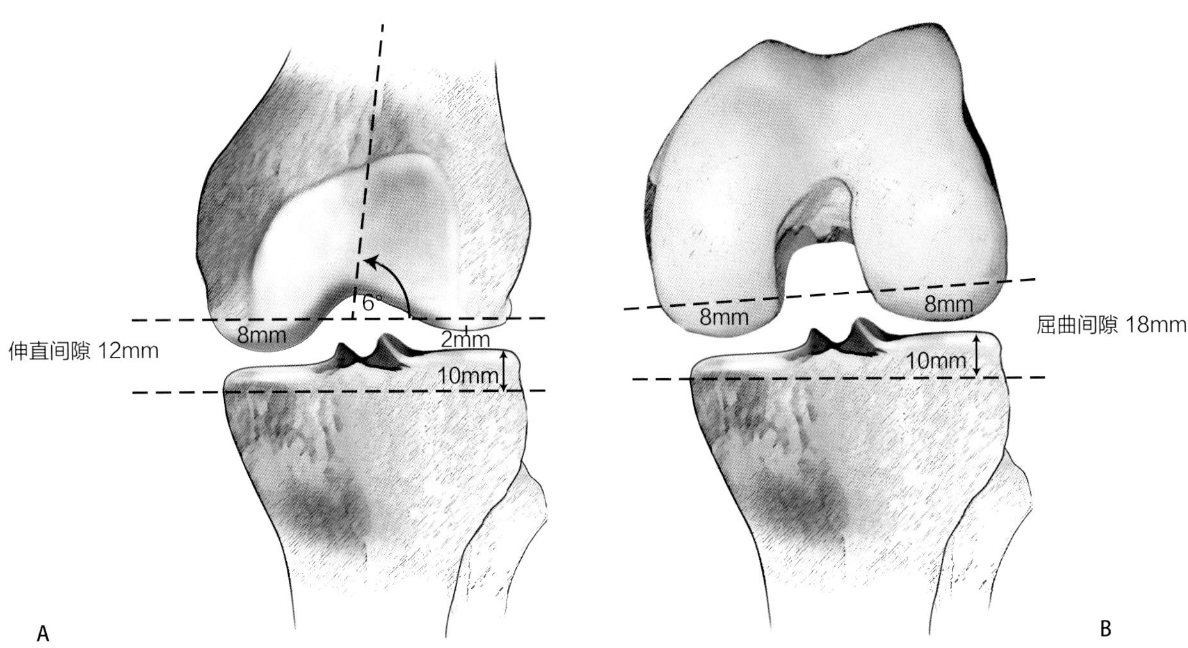

图 8-3　A　膝关节的运动力学对线，考虑到骨、软骨的磨损，在胫骨近端内外侧的截骨量是相等的。因此，股骨远端内、外侧截骨量大致相等。B　屈曲位，由于胫骨近端内翻对称截骨，股骨假体无须外旋，股骨后髁内、外侧的截骨量是相等的。净效应就是股骨与胫骨假体的对线更接近膝关节的 3 个旋转轴

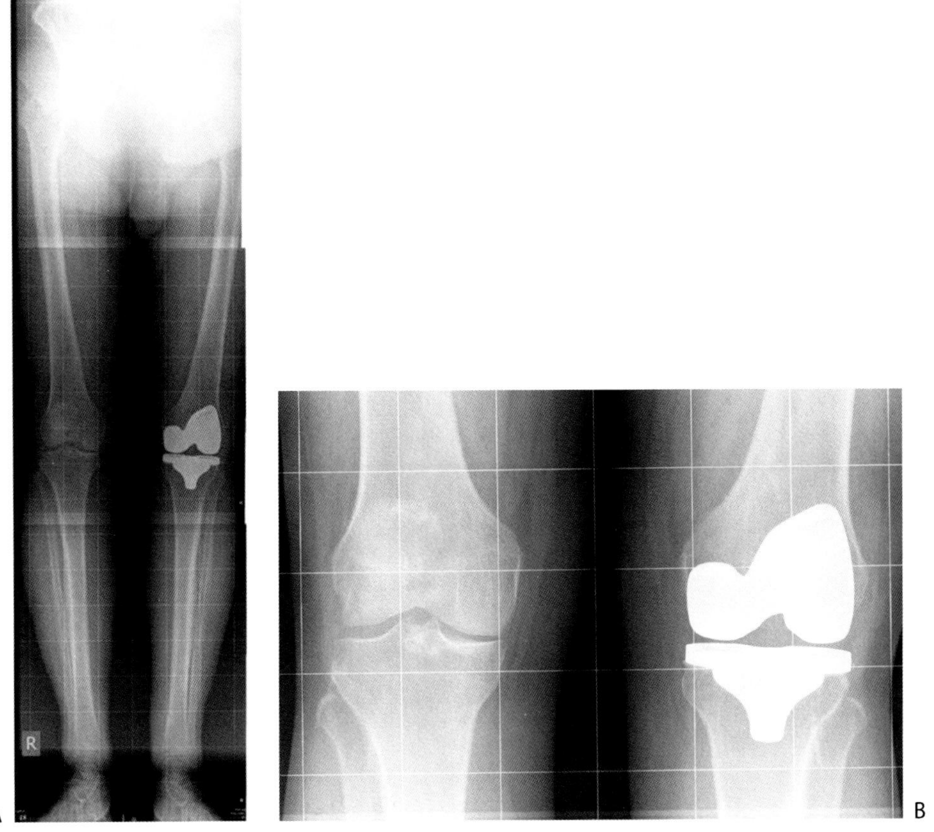

图 8-4　A　双下肢全长 X 线片显示：整体下肢力线居中，胫骨近端截骨面与股骨机械轴垂直，是需要的目标力线。B　经过仔细检查，胫骨假体关节线的方向存在外翻。健侧的关节线与地面是平行的，提示该病例存在胫骨假体对线不良

表 8-1 机械力学对线与运动力学对线的基本差异

	机械力学对线	运动力学对线
胫骨近端截骨	中立于胫骨机械轴，引起不对称截骨	与胫骨自然状态下的冠状面平行，考虑到软骨和骨丢失量，内、外侧截骨量是对称的
股骨远端截骨	与胫骨截骨面平行，截骨不对称，股骨远端内侧截骨量稍多	与胫骨截骨面平行，截骨对称
股骨后髁截骨	与胫骨截骨面平行，需要股骨截骨模块外旋，截骨不对称，股骨后髁内侧截骨量多	与胫骨截骨面平行，截骨对称
韧带松解	通常需要进行软组织平衡	较少需要软组织松解
胫骨假体与地面的方向	通常外翻	与地面平行

信息。

为了帮助读者，表 8-1 中列出了机械力学对线与运动力学对线的基本差异。

适应证

TKA 中运动力学对线技术的适应证很广泛。对于任何采用机械力学对线技术的患者，都可以考虑采用本技术。

禁忌证

运动力学对线依赖于完整的侧副韧带。此外，由于假体的放置可能不垂直于股骨和胫骨的机械轴，因此可能不适于使用延长杆假体。运动力学对线的禁忌证如下：

- 侧副韧带功能不足。
- 严重畸形，需要稳定的假体植入物。
- 严重屈曲挛缩，需要广泛松解。
- 严重骨丢失，需要延长杆假体。

术前准备

与机械力学对线相比，采用运动力学对线进行 TKA 时并不需要额外的术前准备。需要注意的事项有：

- 术前强烈推荐行双下肢全长 X 线片检查，以评估自然状态下胫骨平台与地面的关系。计算股骨远端外侧角（DLFA）和胫骨近端内侧角（MPTA），有助于指导术中截骨和假体的定位（图 8-5）。
- 如果对侧膝关节是正常的，则测量健侧的 DLFA 和 MPTA，作为术前正常状态的参照值。
- 在术前 X 线片上评估胫骨平台的倾斜角。
- 注意软骨和骨缺损的区域，以在假体定位时进行补偿并提供术中参考。

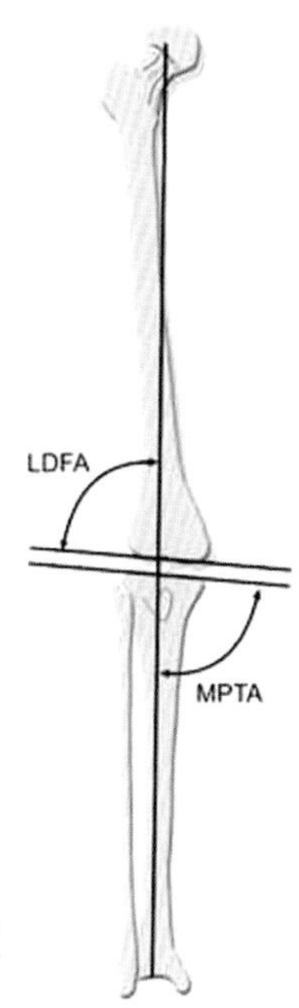

图 8-5　股骨远端外侧角（LDFA）：股骨远端关节线与下肢机械轴的夹角。胫骨近端内侧角（MPTA）：胫骨近端关节面与下肢机械轴的夹角

技术

- 术前行膝关节前后位 X 线片、侧位 X 线片和下肢负重全长 X 线片检查（图 8-6）。
- 在局麻或全麻后，患者取仰卧位，使用关节局部封闭麻醉代替周围神经阻滞麻醉。
- 是否使用止血带皆可，对术后效果无影响。
- 术中使用抗生素和氨甲环酸。
- 采用标准的髌旁内侧入路显露关节，沿关节囊长轴做标记，以利于切开后的关节囊在缝合时能准确对合。
- 切除前交叉韧带和半月板。
- 保留后交叉韧带并评估其功能。

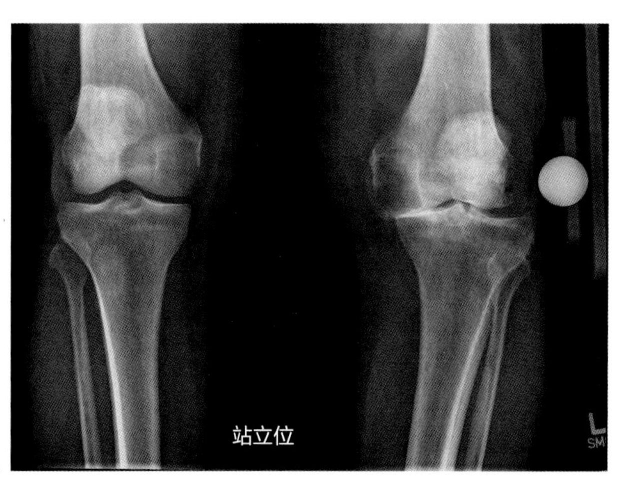

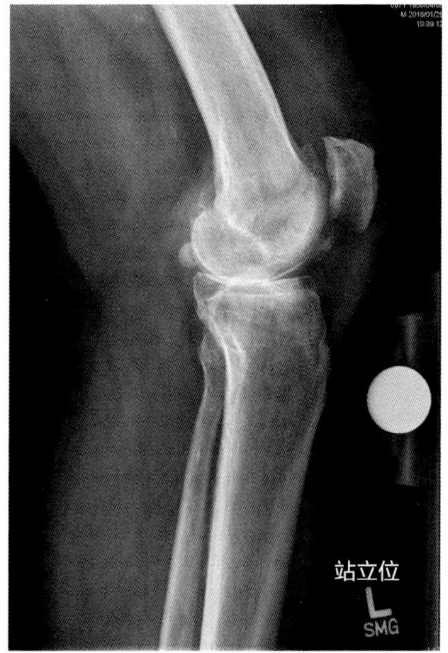

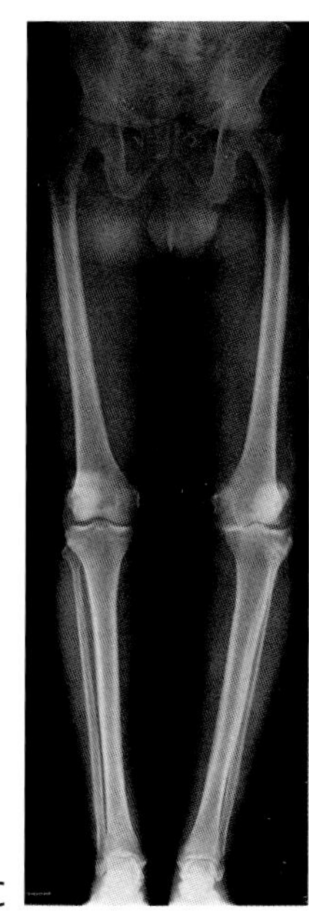

A　B　C

图 8-6　术前准备。A　前后位 X 线片。B　侧位 X 线片。C　下肢负重全长 X 线片。标记力线，骨缺损的区域和关节线与地面的关系

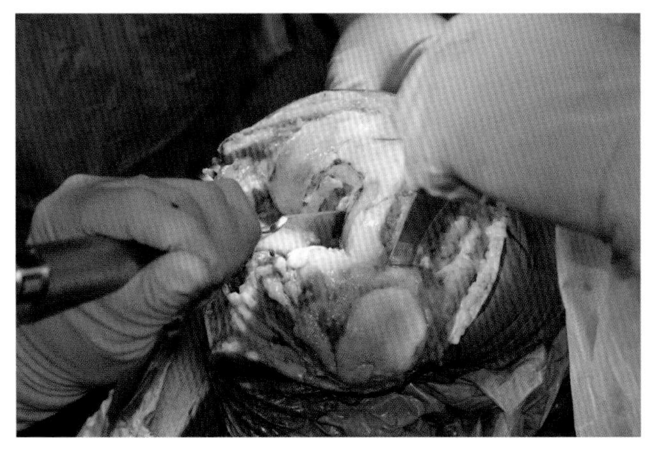

图 8–7　清晰显露膝关节，去除可见的所有骨赘，显露其原有的骨边缘。注意髁间窝，因为这里的骨赘通常隐藏在后交叉韧带后方，会引起后交叉韧带张力异常，影响术中的平衡

- 去除所有可见的骨赘，行髁间成形术，去除所有影响 PCL 并引起撞击的骨赘（图 8–7）。
- 使用 CAS 时，将光学跟踪仪放置在股骨和胫骨上，并将膝关节数字化。记录由 CAS 系统显示出的股骨的最佳尺寸。
- 屈膝 5°，以放松后关节囊，然后矫正冠状位畸形，使之正常，以确定周围软组织的界线。记录在应力和非应力状况下所显示的内侧间隙和外侧间隙的结果（图 8–8）。
- 屈膝 90°，并在控制股骨旋转的同时对膝关节施加内翻应力和外翻应力。记录所产生的内侧间隙和外侧间隙。间隙平衡测块有助于评估内侧间隙和外侧间隙。也可以用弯曲剪刀进行同样的操作（图 8–9）。
- 用全长 X 线片评估 DLFA 和 MPTA，以预估股骨和胫骨的切除范围。通常，为了进行运动力学对线，相对于机械轴，股骨远端截骨后力线居中或轻度外翻，而胫骨近端截骨后力线居中或轻度内翻。两种截骨面的联合构成了整体的下肢对线。此外，胫骨截骨的倾斜角将接近天然胫骨的倾斜角，同时确保胫骨截骨面与胫骨近端的前后轴成一直线。
- 结合伸膝位对软组织的评估与站立位全长 X 线片的评估，可以确定下肢的目标力线。如何获得目标对线是基于股骨远端和胫骨近端的截骨。例如，如果在静止状态下，伸直位膝关节处于内翻 6° 且可矫正至内翻 1.5°，则将所需的总体下肢对线设置为 1.5°。通过评估站立位全长 X 线片上股骨外翻和胫骨内翻的程度，再考虑到骨丢失，可以计算出股骨外翻和胫骨内翻的联合截骨量。

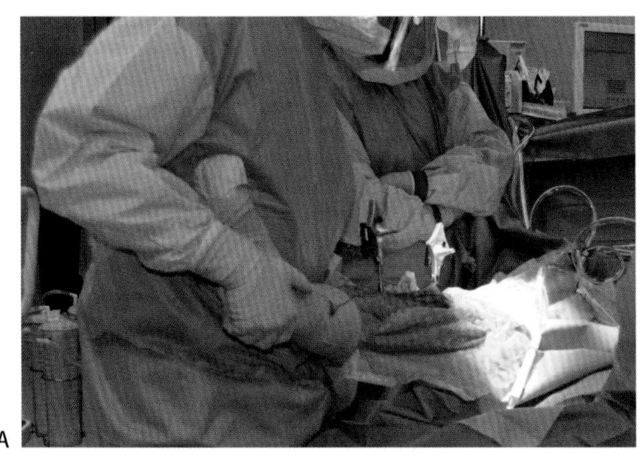

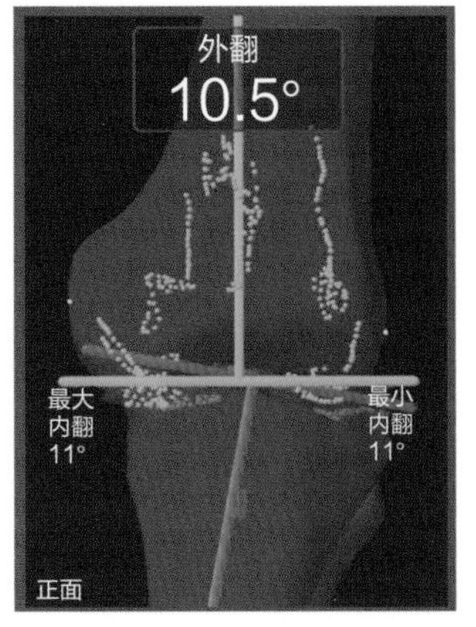

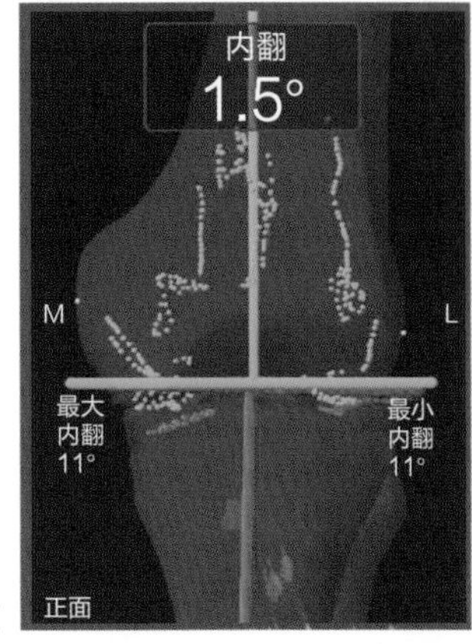

图 8–8　A　轻度屈膝，膝关节后方软组织松弛状态下，给膝关节施以最大的内翻应力和外翻应力。记录相对于中线的最大可矫正位置，并将此时的下肢对线粗略地设为目标力线。在这种情况下，膝关节的最大内翻为 10.5°。B　最大矫正后，内翻为 1.5°。C　设定为下肢力线的临时目标

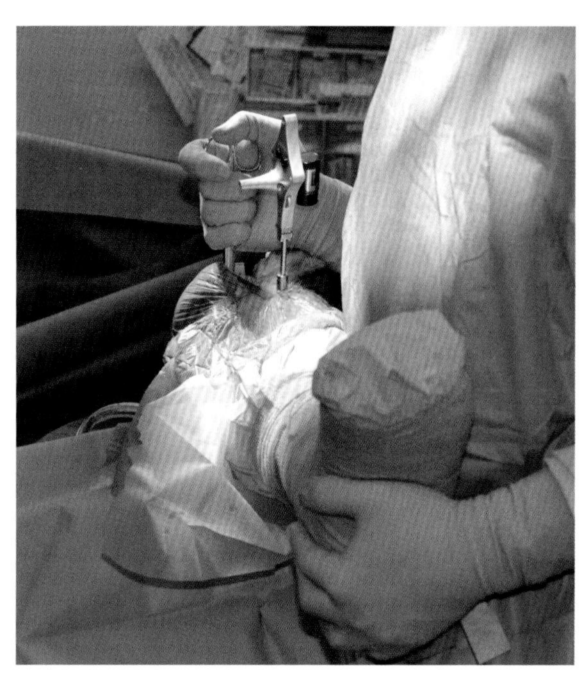

图 8-9　弯曲剪刀用于帮助确定内侧和外侧的最大矫正位置和松弛度

- 在确定胫骨所需的截骨量之后，下一步需要估算出预计的内翻截骨对屈曲间隙的影响，方法是将其与膝关节内翻、外翻应力下的伸直间隙的数据进行对比。通过规划胫骨截骨量来平衡想要获得的屈曲间隙，这样可以确定预期的股骨外旋的数值。这只是一个粗略的估计，就股骨旋转来讲，应该给医师更多的指导。具体来说，股骨旋转应停留在股骨后髁线，然后轻度内旋或是外旋。通过胫骨的内翻截骨来进行运动力学对线，相对于股骨后髁线，股骨通常保持中立位，或是轻度内旋位。比如说：胫骨是内翻 3° 截骨，评估屈曲间隙时，内侧比外侧更紧，那么胫骨上的内翻截骨可能会在内侧充分打开屈曲间隙，以使股骨相对于后髁保持中立位。如果内侧的屈曲间隙比伸直间隙紧，则需要股骨相对于股骨后髁产生轻度外旋；如果内侧的屈曲间隙比伸直间隙松，则需要股骨相对于股骨后髁产生轻度内旋，以减少内侧的屈曲间隙。需要注意的是，不要通过过度外旋股骨假体来闭合外侧屈曲间隙。在自然状态下，许多膝关节都存在外侧屈曲间隙的松弛，这样有利于内侧的旋转运动。
- 据膝关节侧位 X 线片或是应用计算机导航可以估算出股骨屈曲的数值。通常来说，股骨屈曲可达到 5°。一定程度的屈曲可以降低股骨前髁过度切割的风险，股骨假体尺寸也会减小，这在某些情况下是比较理想的。
- 根据计划的股骨远端和胫骨近端截骨评估股骨的预期旋转方向，此时将股骨远端截骨模块放置在股骨上。按计划，考虑到软骨和骨丢失，股骨内侧和外侧远端应截除等量的骨质。膝内翻时，股骨内侧髁存在磨损，内侧股骨远端截骨量应少于外侧。截骨深度取决于植入的股骨假体远端的厚度，还需要将摆锯 1mm 的厚度也计算在内。随着股骨内侧和外侧远端截骨深度的设置，最终的 DLFA 也已设置，并且应在 CAS 系统上进行检查（图 8-10）。这应与计算出的股骨远端截骨量相一致。
- 如果不一致，要优先考虑股骨远端内侧和外侧的等量截骨。应评估对 DLFA 的影响，并应避免股骨远端超过 3° 的外翻或任何相对于机械轴的内翻。应评估股骨远端截骨对胫骨近端截骨的影响，这是建立整体下肢对线所需的。例如，计划股骨外翻 1°，胫骨内翻 3°，则总体下肢对线为 2°。如果在股骨远端截骨时有任何变化，需要在胫骨截骨时予以补偿以获得新的整体下肢对线。

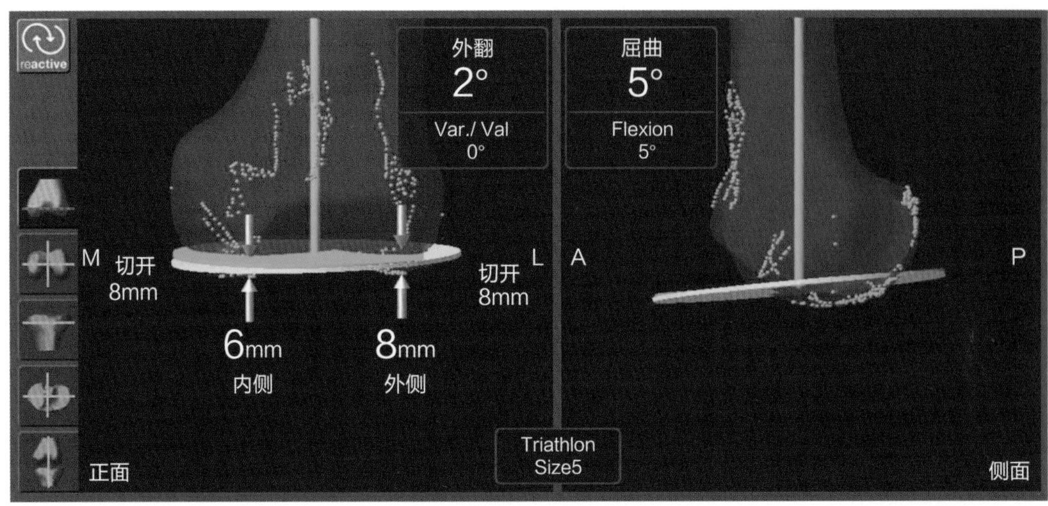

图 8-10　按照计算机辅助手术系统的计划进行远端截骨，目的是从股骨远端的内侧和外侧进行相等的截骨。请注意，考虑到软骨和骨磨损，与外侧相比，内侧计划的截骨量更少，这样可以获得相等的截骨量。股骨的净对线为外翻 2°，在正常的股骨远端对线范围内，因此具有有效性

- 将股骨远端截骨模块固定在所需方向后，用测尺沿截骨槽反复检查内、外侧的截骨面（图 8-11）。
- 在股骨远端截骨完成后，用卡尺测量内侧和外侧的截骨量，以验证截骨的准确性（图 8-12）。
- 在 CAS 系统上记录股骨远端截骨平面及截骨水平。
- 接下来，使用股骨外旋截骨模块，最大限度地屈曲膝关节并探查股骨后髁关节软骨的情况。可以使用电刀来探查股骨后髁的关节软骨，评估磨损情况（图 8-13）。股骨后髁软骨和骨缺损应被计算在内，此时放置外旋截骨模块，内、外侧后髁的截骨量应该相等（图 8-14）。检查最终的截骨是否与预期一致，计算最大的截骨量时应该将截骨槽缝的厚度，骨 - 软骨磨损的厚度计算在内，并且应该与股骨假体后髁的厚度相等。注意不要过度切除内侧的股骨后髁，这样会导致股骨假体过度外旋。过度切除还会引发屈曲不稳。为了获得相等的股骨后髁截骨量，旋转轴应放在股骨后髁线上。平均而言，其相对于手术髁上轴（SEA）内旋了几度。

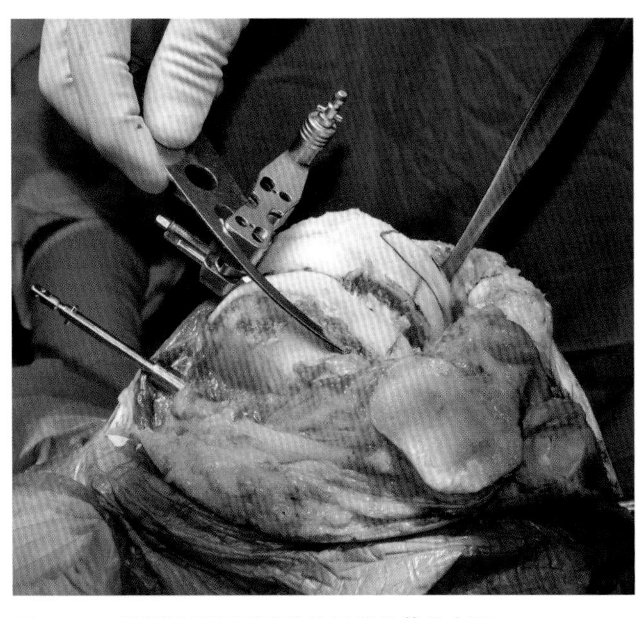

图 8-11　用测尺反复测试股骨远端的截骨水平

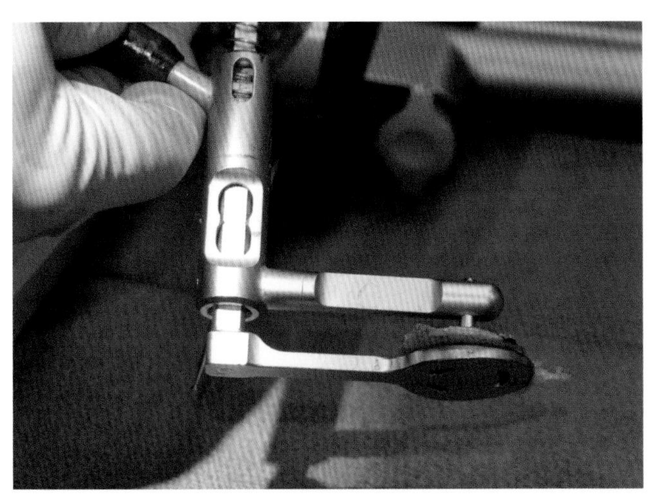

图 8-12　用卡尺测量股骨远端内侧和外侧的截骨量，确保达到预期的截骨量。将 1mm 的锯片厚度也计算在最终的厚度之内

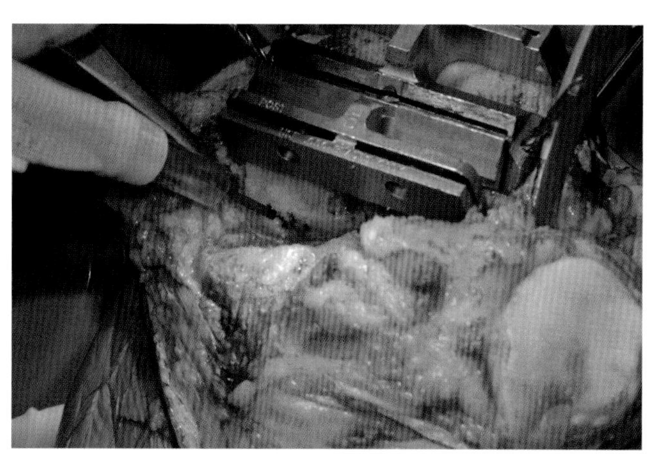

图 8-13　用电刀评估股骨后髁软骨深度和磨损情况

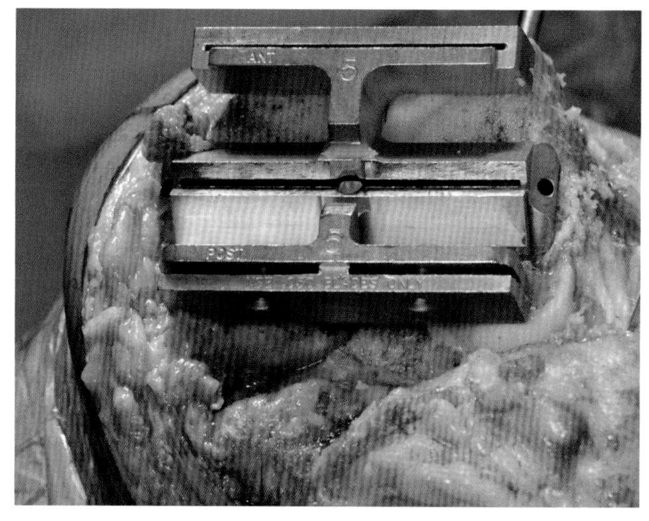

图 8-14　在股骨远端截骨面放置四合一截骨板。将骨软骨磨损计算在内，股骨后髁内、外侧的截骨量应该相等

- 确立股骨外旋后，固定截骨模块，使用测尺确保股骨前髁没有过度切割。然后完成股骨的前、后髁截骨及斜面截骨。
- 用卡尺测量股骨后髁内侧和外侧的截骨量，以评估截骨是否准确。
- 再次在 CAS 系统上记录股骨远端截骨平面及截骨水平。
- 此时，要去除后方的所有骨赘，因为它们会对平衡产生很大影响。完成胫骨截骨后，要去除大的骨赘，在去除股骨后方的大骨赘后会减少膝关节后关节囊的张力，并可能导致先前平衡的膝关节出现屈曲不稳。
- 可以在股骨侧放置试模，评估膝关节的平衡及活动（图 8-15）。CAS 系统可用于评估内、外侧的屈曲间隙和伸直间隙以及整体下肢对线情况。在此阶段，膝关节可能不平衡，尤其是在面对严重的软骨或骨丢失的情况下，但应在屈曲、伸直和运动范围内保持对称。预期胫骨截骨的影响应归因于当前对称不稳的程度。例如，如果膝关节在活动时内侧松弛，在当前关节炎状态下胫骨在冠状位的截骨角度应当抬高。这些信息对随后胫骨冠状位截骨角度是非常重要的。

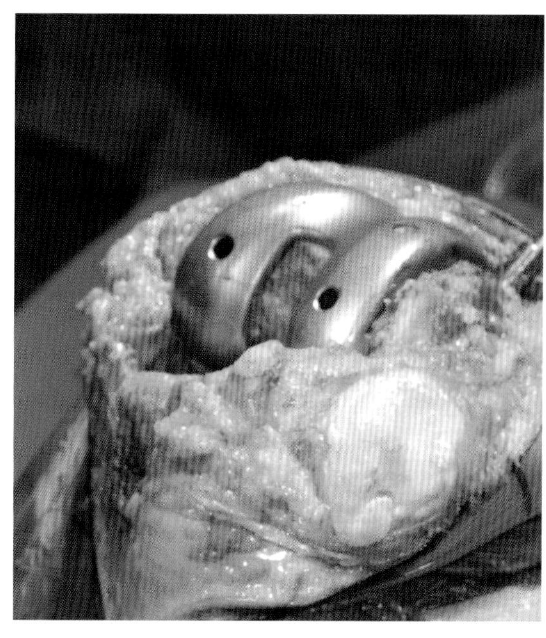

图 8-15　安装股骨假体试模，重新评估膝关节平衡。屈曲间隙和伸直间隙的对称不平衡是可以接受的，并将允许对胫骨截骨进行最终评估。如果屈曲间隙和伸直间隙不对称，则可能需要改变股骨的旋转

- 取出股骨试模，使用后交叉韧带保护拉钩将胫骨向前脱位。
- 用小骨凿在 PCL 外周修成小的骨岛，用以保护后交叉韧带。
- 将胫骨截骨模块与 CAS 或是髓外定位装置一起使用。
- 建立胫骨截骨面，将胫骨平台内、外侧骨磨损和软骨磨损也计算在内，两侧的截骨量应该相等。完全性软骨磨损通常构成约 2mm 的磨损，并且还应考虑任何额外的骨质缺损（图 8–16）。这应该与下肢站立位全长 X 线片互为参考使用。
- 在确定胫骨截骨块方向后，评估胫骨近端内侧的截骨角度是否与预期一致。在此阶段，可以在 1° ~2° 的范围内进行细微调整，以优化软组织平衡并了解对整体下肢对线产生的影响。残留较小的不一致可以通过最小的软组织松解来解决。
- 将软骨和骨的磨损计算在内，通过参考侧位 X 线片并通过人工检查胫骨的自然倾斜角来评估所需的胫骨平台倾斜角。如果要保留 PCL，则所需的后倾角不应超过 3°，因为后倾角过大，会将 PCL 的胫骨止点截除。
- 用固定截骨模块进行胫骨近端截骨。用小骨凿在 PCL 外周修成小的骨岛，用以保护后交叉韧带，以充当摆锯的挡板，防止 PCL 的医源性切除。
- 完成胫骨近端截骨后，用卡尺测量截骨块以评估截骨的准确性（图 8–17）。胫骨近端的截骨面和截骨水平应记录到 CAS 系统中。检查胫骨近端的截骨面，其孔隙度应相对均匀，表明内侧和外侧的截骨面都低于软骨下骨水平，内侧剩余的硬化骨可能代表胫骨内翻截骨不足（图 8–18）。
- 在此阶段，可以清除所有残留的骨赘，尤其是后方骨赘（图 8–19）。
- 间隙平衡测块可用来表明屈伸间隙平衡。某些膝关节屈曲时，外侧可能会感到松弛。如果外侧松弛不过度并且内侧平衡良好，这不会出现太大问题。有些内翻膝会残留一点儿内翻，主观上会感到屈曲 5° ~10° 时外侧稍松，并伴有弹性。

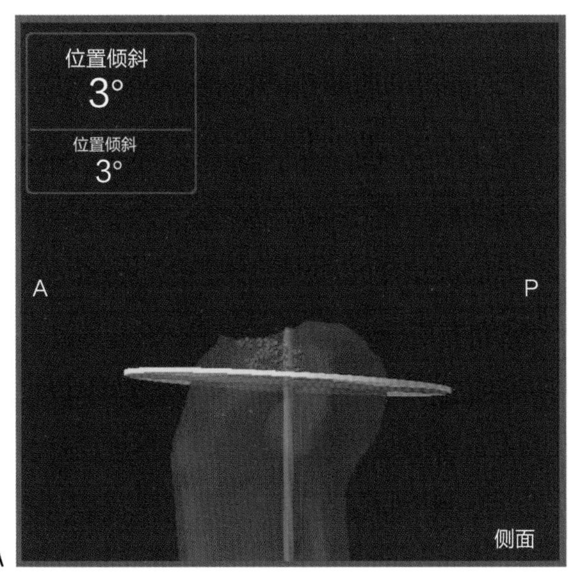

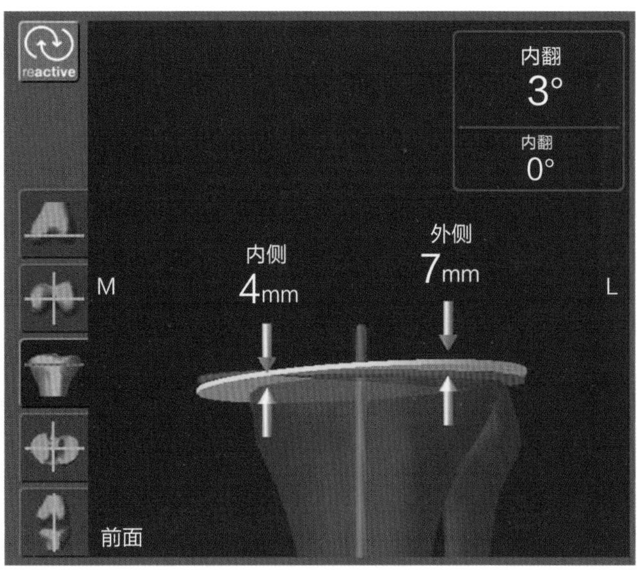

图 8–16　设置在矢状面和冠状面上的胫骨截骨方向。A　在矢状面中，将胫骨平台倾斜角设置为近似于自然胫骨倾斜角，在这种情况下为 3°。B　在冠状面上设置为 3.5° 内翻截骨，将软骨和骨丢失的原因计算在内，内、外侧截骨量相等。在这种情况下，软骨和骨丢失的量估计为 3mm。

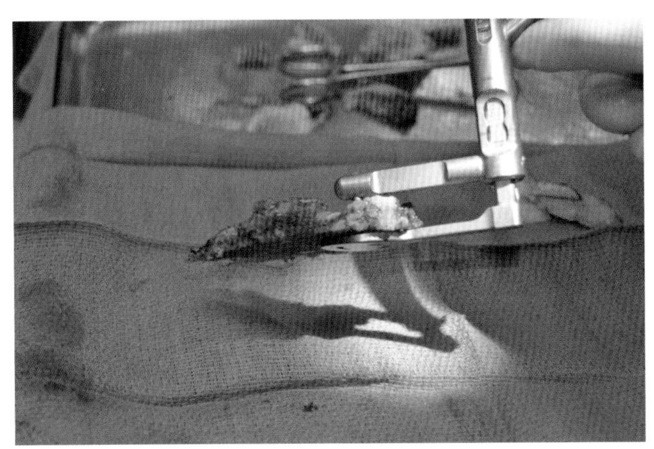

图 8–17　测量胫骨近端内、外侧得到截骨量，以确保精确截骨

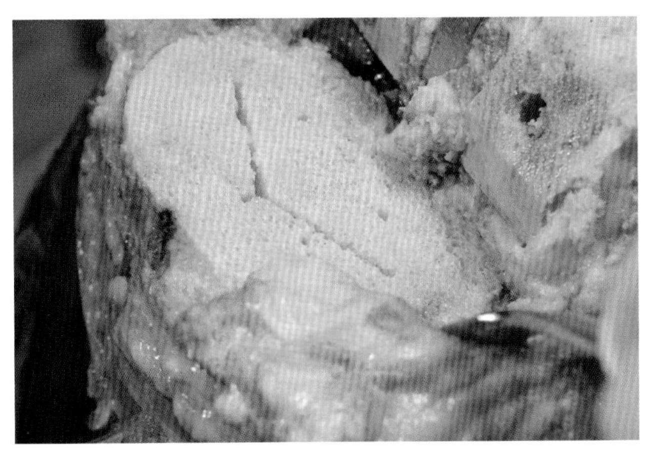

图 8–18　检查胫骨近端截骨后的表面，就孔隙度而言，内侧和外侧之间应相对均匀。内侧的硬化骨过多可能表示胫骨内翻截骨不足

- 安装股骨及胫骨假体试模、聚乙烯衬垫。评估屈曲间隙及伸直间隙（图 8–20）。这通常是基于计划的最小截骨系统依赖的最小尺寸间隙。可以做一些小的软组织松解，但通常不需要。
- 安放所有试模后，检查髌骨并去除周围骨赘。复位髌骨，中立位活动膝关节。
- 伸直膝关节，外翻髌骨，在胫骨前内侧标记胫骨旋转（图 8–21）。复位髌骨，在此屈曲 90°，髌骨半脱位，再次评估胫骨假体的旋转位置，以查看其是否与伸直位时位置相同。有时，胫骨假体内旋出现在屈曲位，而非伸直位。如果发生这种情况，最好在伸直位调整旋转，并朝向外部旋转。标记的位置应该在胫骨结节内侧，但是可能会有很大的差异。第二项检查是寻找胫前肌经踝关节的点或是靠近踝穴中点的位置。
- 应评估髌骨轨迹。很少需要松解，仅在必要时进行。有时，尤其是在髌骨面磨损的情况下，重塑髌骨表面有利于改善髌骨轨迹。
- 再次屈膝，当股骨假体在内侧和外侧处于最佳位置时钻孔。
- 移除股骨假体试模，将胫骨向前半脱位，选择胫骨假体，大小恰好覆盖平台而

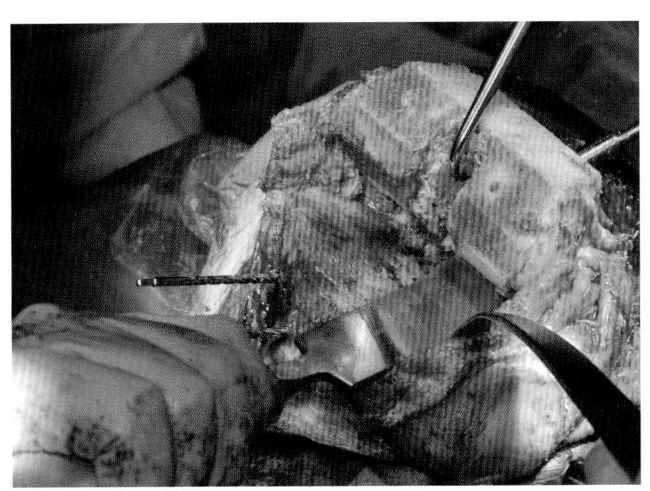

图 8–19　使用弧形骨刀去除后方骨赘，这是获得膝关节平衡的重要步骤

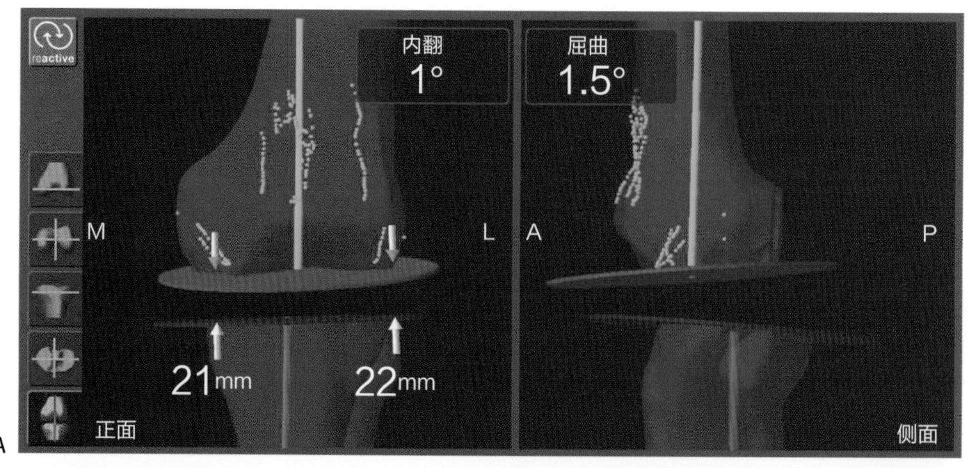

A

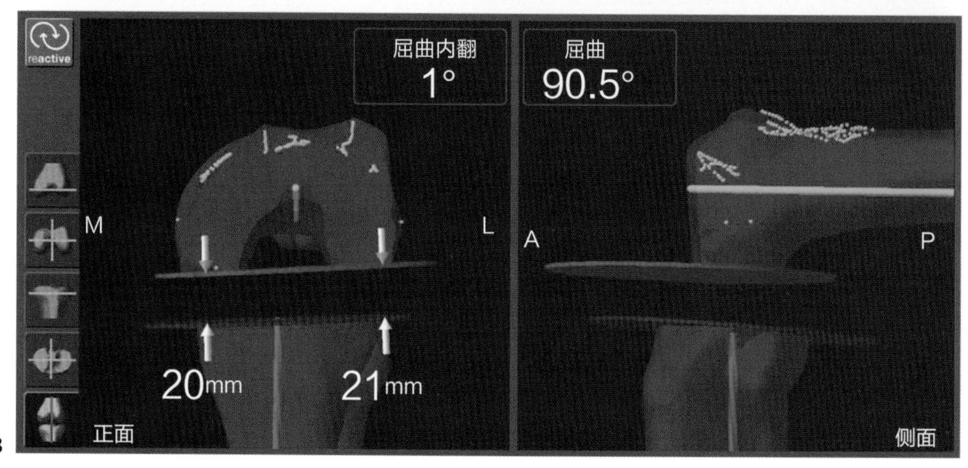

B

图 8-20 放置好假体试模后，通过伸直（A）和屈曲（B）评估内侧间隙和外侧间隙。在此阶段，每个间隙差距应为 1~2mm

没有悬出。假体内侧边缘应保持与骨骼齐平，不要超出平台内侧边缘，这样是不能接受的。用手指固定，以确保胫骨组件的内侧与胫骨内侧齐平，然后旋转胫骨组件以使其与先前在试验中确定的胫骨前部的标记位置对齐（图 8-22A）。然后应评估外侧（图 8-22B）。如果胫骨假体过小，选择大的型号。如果出现悬出，则应缩小尺寸。

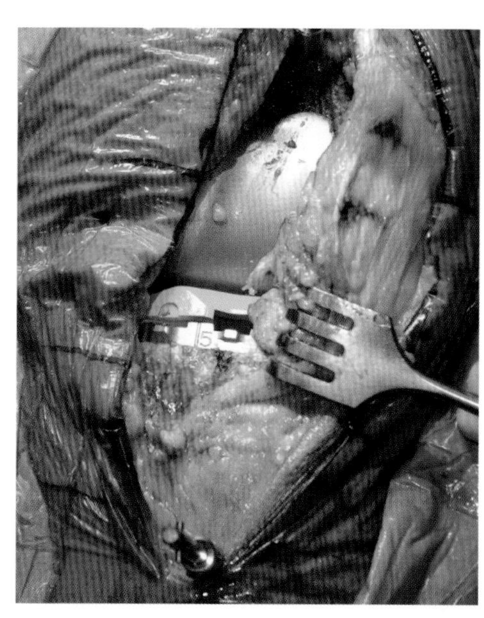

图 8-21 安装假体试模后，复位髌骨，反复屈伸活动膝关节，允许胫骨试模在胫骨表面活动。行胫骨旋转试验，在胫骨前表面标记，以胫骨结节的内侧 1/3 为基准

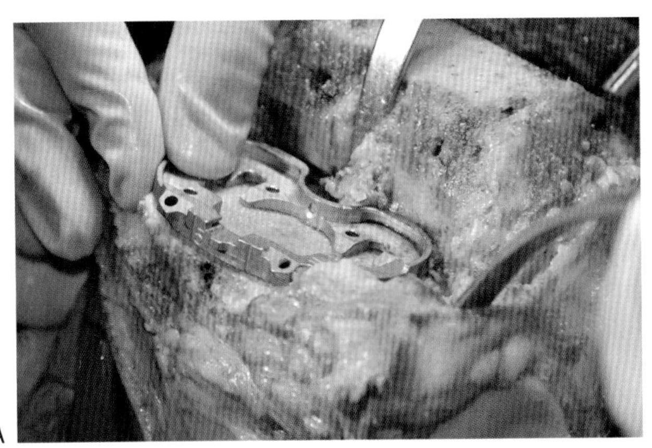
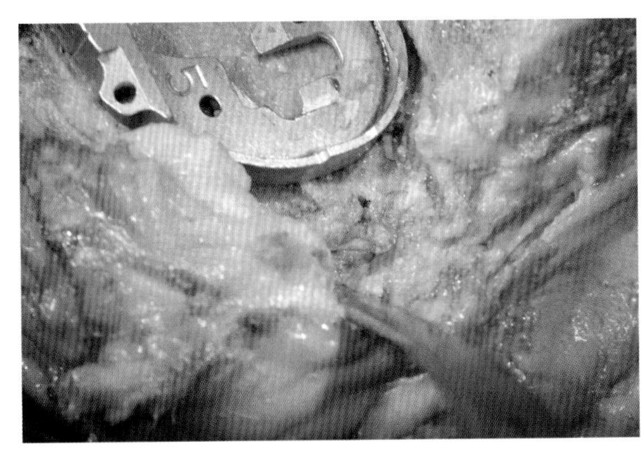

图 8-22　A　将胫骨假体试模对准胫骨的内侧边缘，并旋转至上述试验确定的胫骨前部的标记位置。应防止内侧突出。B　然后在外侧评估胫骨试模的覆盖范围。如果悬出了，则应缩小试模的尺寸。如果覆盖不足，则胫骨试模可能需要加大尺寸，试模应与内侧齐平，然后旋转至标记旋转位置

注意并避免后外侧突出，这可能是由于胫骨组件过度外旋引起的，因为会继发腘血管神经激惹，其耐受性较差。一旦确定了所需的胫骨旋转度和大小，就将试模底座固定，并进行底座的准备。

- 用脉冲枪冲洗骨表面，并用标准方式植入假体。可以使用骨水泥固定、非骨水泥固定或混合固定。
- 用稀释过的聚维酮碘溶液浸泡创面，然后再次进行脉冲冲洗。
- 进行关节周围止痛注射，并用常规方式闭合切口。
- 不使用引流管以最大限度地减少术后失血，应用敷料包扎。

经验与不足

- 拍摄下肢站立位全长 X 线片，做详细的术前计划，预估所需的假体和整体的下肢对线。
- 在术前影像学检查上确认骨、软骨磨损的位置和范围，以便在手术时互相参考。
- 在显露膝关节的过程中，去除所有的骨赘，因为骨赘会对周围软组织的张力和平衡造成影响。在去除骨赘后，一个原本平衡的膝关节就变得不平衡了。
- 注意后方的大骨赘。通常来讲，在完成股骨和胫骨的截骨后才能将其显露出来并予以去除，但此时整体的下肢对线已经大致确定了。因此不要对股骨远端进行过度的截骨，在去除后方骨赘前也不要做过度的松解。
- 注意屈曲间隙平衡。有些患者在内翻应力下外侧的屈曲间隙会比较松弛，但他的屈曲间隙和伸直间隙在平衡屈曲间隙时要小心。当施加内翻应力时，有些患者在屈曲位，外侧间隙比其他患者张开更多，这可能是正常的，因为膝关节内侧在屈曲和伸直时处于平衡状态。在某些患者中，外侧屈曲松弛可能是必要的，以适应与内旋相对应关节的外侧后滚。
- 不要盲目遵循 SEA。术中发现 SEA 定义的可靠性低得令人惊讶，并且它与膝关节横轴的关系是可变的。
- 避免将股骨远端截成内翻。这样做会减少股骨远端外侧截骨，在屈曲时股骨远端外侧

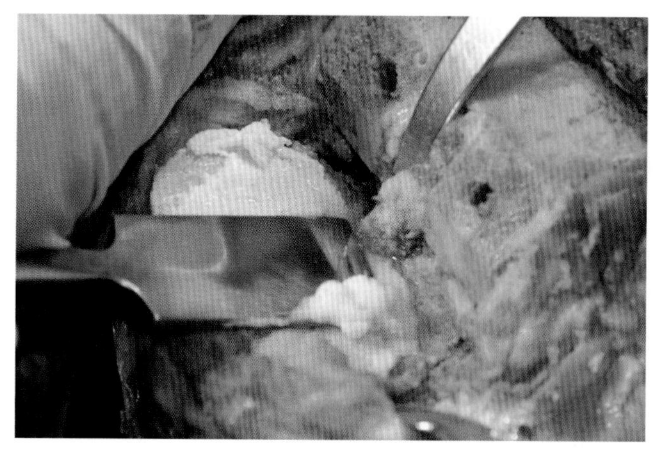

图 8-23 使用宽骨凿将骨水泥轻轻加压到胫骨近端。这样，在植入胫骨假体之前，可以使水泥更均匀地渗透，并吸除胫骨近端的血液

与外侧髌股关节会出现填塞。此外，股骨远端外翻截骨有助于避免股骨假体凸出外侧边缘。在女性中尤其如此，因其股骨尺寸通常比男性更窄。

- 可以使用宽阔的骨凿将骨水泥轻轻加压到胫骨近端（图 8-23）。这样，在植入胫骨组件之前，可以获得更均等的骨水泥渗透，并且可去除自胫骨近端溢出的血液。

术后管理

- 术后常规进行膝关节置换术后管理。
- 避免使用笨重的敷料，并尽早开始活动。
- 不使用 CPM。

并发症

- 与机械力学对线的 TKA 相比，运动力学对线与并发症的增加或预后不良没有关系（图 8-24）。

结果

进行 TKA 的目的是获得匹配的假体和适宜的韧带平衡，从而使假体长期存活，并缓解患者疼痛。与传统的机械力学对线不同，应用运动力学对线的担心在于这样做是否会提高翻修率。机械力学对线过多的内翻或外翻将导致较高的翻修率。但是也有作者指出，假体的机械力学对线不准确时，并不总会导致翻修率提高，尤其是当使用下肢站立位全长 X 线片而不是膝关节局部 X 线片进行测量时。显然，采用运动力学对线原则来定位假体应该受到关注，并且早期的报道表明其早期翻修的风险并未显著增加。

为何采用运动力学对线原则行膝关节置换术不会因力线不良而导致高失败率呢？其原因尚不清楚，可能是在仔细放置股骨和胫骨假体后会建立一个接近生理状态的整体下肢对线。此外，膝关节局部 X 线片所显示的关节线倾斜，在下肢负重全长 X 线片检查时与地面是平行的。从直觉上讲，这可以减少负重过程中的生物学应力。

最后考虑的是，使用 TKA 是否会改善患者的功能。有证据表明，在短期随访中，按运动力学对线原则行膝关节置换术显示出更好的术后活动范围和功能评分。在 4 项

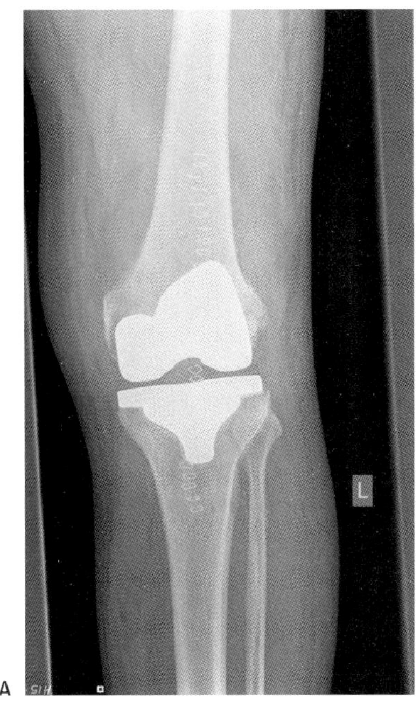

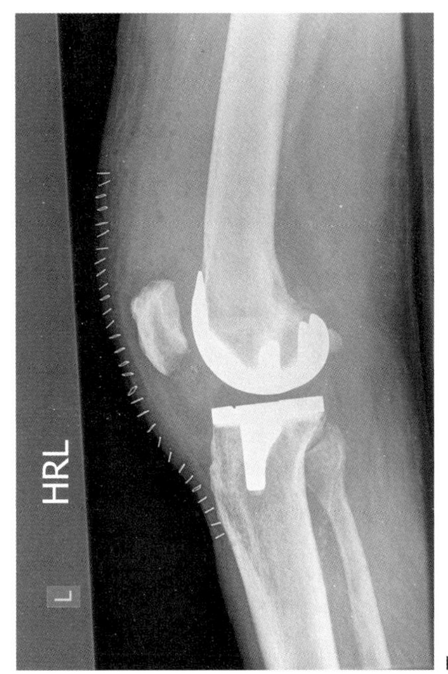

图 8-24　使用运动力学对线技术行 TKA 后，膝关节的正位 X 线片、侧位 X 线片

随机对照研究中，按运动力学对线原则行膝关节置换术的系统评价显示，与机械力学对线方式相比，KSS 评分得到了改善。

运动力学对线原则似乎是一种安全的技术，具有可喜的中短期结果。各个患者的变异性，以及手动操作的不准确，针对特定患者工具的精确度不足，都会对进行比较时的细微之处造成影响。更精确的工具（例如外科手术机器人）和更高级的结果评估手段（例如步态和放射线立体分析）可减少变异性，并可以提高评测运动力学对线技术其真实价值的能力。

参考文献

[1] Hutt J, Masse V, Lavigne M, Vendittoli PA. Functional joint line obliquity after kinematic total knee arthroplasty. *Int Orthop*. 2016;40:29-34.

[2] Insall JN. Presidential address to the Knee Society: choices and compromises in total knee arthroplasty. *Clin Orthop Relat Res*. 1988;266:43-48.

[3] Gu Y, Roth JD, Howell SM, et al. How frequently do four methods for mechanically aligning a total knee arthroplasty cause collateral ligament imbalance and change alignment from normal in white patients? AAOS Exhibit Selection. *J Bone Joint Surg Am*. 2014;96(12):e101.

[4] Hsu RW, Himeno S, Coventry MB, Chao EY. Normal axial alignment of the lower extremity and load-bearing distribution at the knee. *Clin Orthop Relat Res*. 1990:215-227.

[5] Moreland JR, Bassett LW, Hanker GJ. Radiographic analysis of the axial alignment of the lower extremity. *J Bone Joint Surg Am*. 1987;69:745-749.

[6] Victor JM, Bassens D, Bellemans J, Gürsu S, Dhollander AA, Verdonk PC. Constitutional varus does not affect joint line orientation in the coronal plane. *Clin Orthop Relat Res*. 2014;472:98-104.

[7] Hungerford DS, Kenna RV, Krackow KA. The porous-coated anatomic total knee. Orthop Clin North Am. 1982;13:103-122.

[8] Hungerford DS, Krackow KA, Kenna RV. Instrumentation for Total Knee Arthroplasty: Total Knee Arthroplasty: *A Comprehensive Approach*. Baltimore. MD: Williams & Wilkins; 1984:35-70.

[9] Howell SM, Howell SJ, Kuznik KT, Cohen J, Hull ML. Does a kinematically aligned total knee arthroplasty restore function without failure regardless of alignment category? *Clin Orthop Relat Res*. 2013;471:1000-1007.

[10] Hollister AM, Jatana S, Singh AK, Sullivan WW, Lupichuk AG. The axes of rotation of the knee. *Clin Orthop Relat Res*. 1993:259-268.

[11] Paley D. *Principles of Deformity Correction*. Berlin Heidelberg: Springer-Verlag; 2002.

[12] Calliess T, Bauer K, Stukenborg-Colsman C, Windhagen H, Budde S, Ettinger M. PSI kinematic versus non-PSI mechanical alignment in total knee arthroplasty: a prospective, randomized study. *Knee Surg Sports Traumatol Arthrosc*. 2017;25:1743-1748.

[13] Park A, Duncan ST, Nunley RM, Keeney JA, Barrack RL, Nam. Relationship of the posterior femoral axis of the "kinematically aligned" total knee arthroplasty to the posterior condylar, transepicondylar, and anteroposterior femoral axes. *Knee*. 2014;21:1120-1123.

[14] Matsumoto T, Takayama K, Ishida K, Hayashi S, Hashimoto S, Kuroda R. Radiological and clinical comparison of kinematically versus mechanically aligned total knee arthroplasty. *Bone Joint J*. 2017;99-B:640-646.

[15] Ritter MA, Davis KE, Meding JB, Pierson JL, Berend ME, Malinzak RA. The effect of alignment and BMI on failure of total knee replacement. *J Bone Joint Surg Am*. 2011;93:1588-1596.

[16] Parratte S, Pagnano MW, Trousdale RT, Berry DJ. Effect of postoperative mechanical axis alignment on the fifteen-year survival of modern, cemented total knee replacements. *J Bone Joint Surg Am*. 2010;92:2143-149.

[17] Vanlommel L, Vanlommel J, Claes S, Bellemans J. Slight undercorrection following total knee arthroplasty results in superior clinical outcomes in varus knees. *Knee Surg Sports Traumatol Arthrosc*. 2013;21:2325-2330.

[18] Courtney PM, Lee GC. Early outcomes of kinematic alignment in primary total knee arthroplasty: a meta-analysis of the literature. *J Arthroplasty*. 2017;32:2028-2032.e1.

[19] Howell SM, Papadopoulos S, Kuznik K, Ghaly LR, Hull ML. Does varus alignment adversely affect implant survival and function six years after kinematically aligned total knee arthroplasty? *Int Orthop*. 2015;39:2117-2124.

[20] Howell SM, Papadopoulos S, Kuznik KT, Hull ML. Accurate alignment and high function after kinematically aligned TKA performed with generic instruments. *Knee Surg Sports Traumatol Arthrosc*. 2013;21:2271-2280.

[21] Hutt JR, LeBlanc MA, Masse V, Lavigne M, Vendittoli P.-A. Kinematic TKA using navigation: surgical technique and initial results. *Orthop Traumatol Surg Res*. 2016;102:99-104.

第 9 章　定制截骨导板技术在初次全膝关节置换术中应用的原则

Adolph V. Lombardi Jr, Dean J. Marshall

前言

近几十年来，全膝关节置换术（TKA）治疗终末期膝关节炎数量呈稳步上升趋势，并且呈指数增长，预计至 2030 年增长 673%。由于 TKA 的需求增加，提高手术效率和延长假体寿命成为主要应对措施。个性化定制截骨导板或许可以为解决上述问题提供帮助。基于 CT 及 MRI 技术的定制截骨导板不但有助于改进假体大小和矫正力线，而且能提高手术效率。

一般来说，数据显示 TKA 术后力线在机械轴的最佳范围内，将有助于延长假体使用寿命，而力线出现“偏差”，则手术失败的可能性很高。随着科技的发展，骨科医师也正试图寻求更有效的技术手段改善患者的治疗效果。而定制截骨导板技术是一个极具前景的解决方案，因为它已被证明能降低偏差和矫正力线。

适应证

无论是常规器械手术还是定制截骨导板手术，TKA 患者的适应证是相同的。资深专家在临床实践中认为膝骨性关节炎为 TKA 的适应证，包括膝关节内侧间隙、外侧间隙和髌股间隙的骨关节炎。就经验来说，资深专家同时在临床中发现，定制截骨导板技术同样适用于严重关节炎和关节畸形的患者。并且应用定制截骨导板的患者摆脱了异位骨化或者股骨畸形对扩髓的限制，从而获益较多。异位骨化的患者，需要分期进行手术清理或者在 TKA 时予以清理，有了定制截骨导板，异位骨化组织通常可以保留而不影响假体的放置。

对使用定制截骨导板的患者，术前必须进行 CT 或者 MRI 检查。成像方式因成像设备厂家的不同而有差异。如果患者因为有心脏起搏器或者其他植入设备而不能进行上述检查，则他或她不适宜应用该技术。定制截骨导板需要从二维（2D）平片到三维（3D）重建技术，完成定制模块的构建。

术前准备

术前进行膝关节 CT 或 MRI 检查，并在髋关节和踝关节上选择相应的点，作为术前预估下肢力线的参考。术者应当充分地意识并注意区分 MRI 和 CT 检查后构建的模型不同。MRI 扫描后的图像能显示骨与软骨结构并将其显示在构建的模型当中，而 CT 则是将骨性标志成像并重建，然后在软件上模拟出表面软骨。

术前规划采用计算机软件完成。在术前规划阶段，需要详细模拟手术计划，并提交术者审核确认。术者能在术前选择精确的假体大小和调整假体位置。移动和旋转假体位置以避免股骨端假体旋转不良、股骨切迹或者胫骨平台倾斜率出现偏差。在 CT 或 MRI 图像上，辨认出股骨前后轴线、通髁线、后髁线和胫骨干轴线。这些标记将作为股骨旋转对线的参照。一旦术前规划完成，制造厂家将快速按照原模型制作一次性的股骨远端、胫骨近端三维模型，以及相应的定制截骨导板，然后消毒、打包并送至手术室。术者应当意识到，定制的截骨导板和关节假体因厂家不同而会产生差异。资深专家在临床上的使用经验主要来自 Zimmer Biomet 的 Signature 个性化截骨导板系统（Zimmer Biomet，Warsaw，IN）。

技术

临床主诊医师应明确患者施行 TKA 治疗的详细步骤。在手术当天，麻醉医师需要对患者进行术前评估并给予局麻，然后患者更换手术服。股骨远端定制模型和截骨模块与其他已消毒的器械一起打开，严格核查上述器械，以保证与患者相匹配。

患肢消毒、铺巾，用止血带驱血。取膝前正中切口，在微创下显露内侧髌旁关节囊。注意不要剔除任何骨赘，因为它们对定制截骨导板的正确放置非常重要。

将模型置于术野中，确认与患者相匹配（图 9–1、图 9–2）。首先，术者开始股骨远端截骨。将定制截骨导板置于定制模型上，仔细检查模型使之与患者骨性解剖相匹配（图 9–3）。在模型和患者远端股骨上均标记解剖标志和旋转轴，供术中参考。将定制截骨导板放置在股骨远端并评估是否准确匹配（图 9–4）。定制截骨导板应当与股骨完全适配就像在模型上完全适配一样。若采用 MRI 扫描图像制作截骨导板，那么其与股骨远端应密切接触、无间隙。若采用 CT 扫描图像定制导板，则截骨导板更多地依赖于骨性结构，而不总是与软骨相匹配。

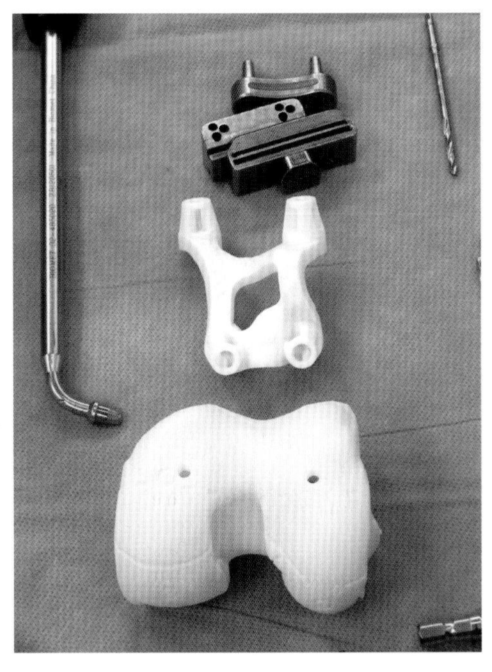

图 9–1 定制化股骨远端模型和截骨导板，以及标准截骨导板

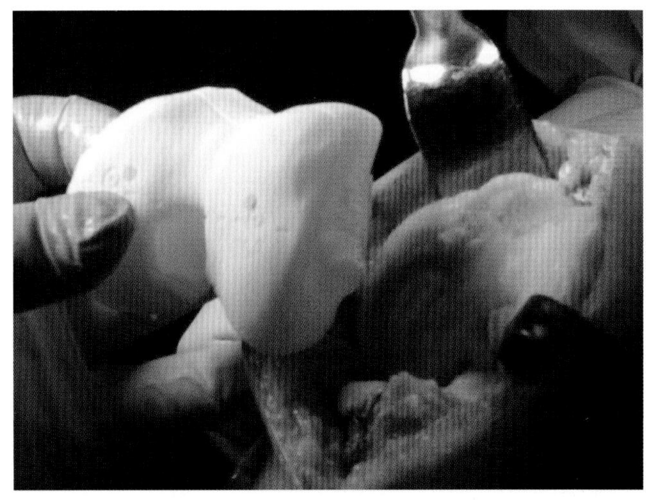

图 9–2 将股骨模型与患者股骨远端进行比较

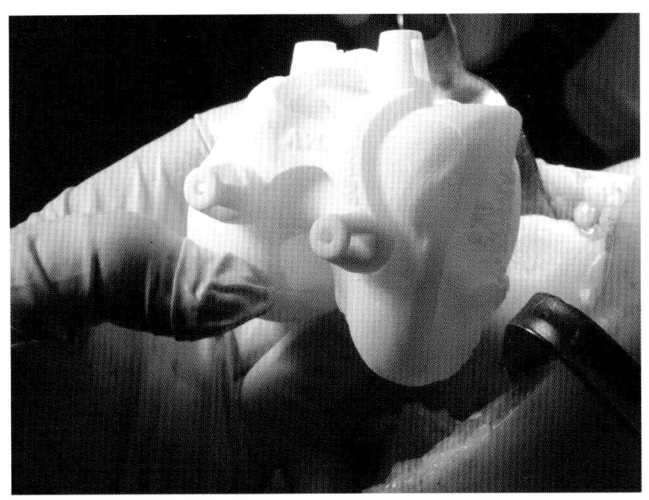

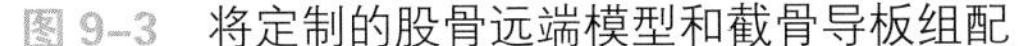

图 9-3　将定制的股骨远端模型和截骨导板组配

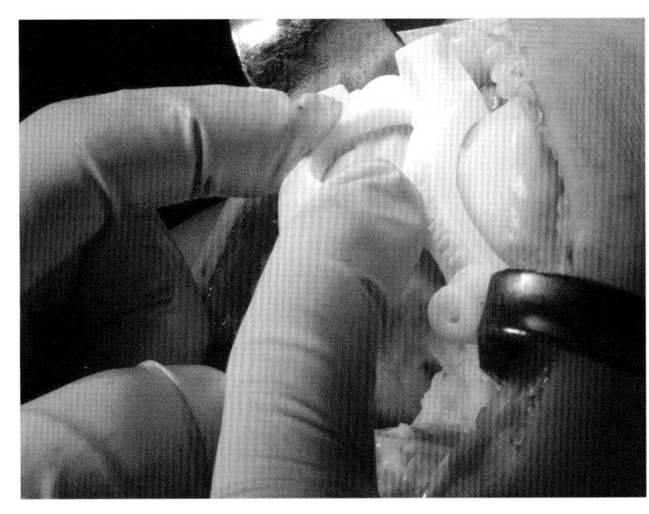

图 9-4　患者股骨远端放置定制截骨导板，准确拟合

在股骨截骨导板上有 4 个针孔。远端 2 孔用于四合一截骨导板的定位。针孔将导板固定在适当位置，并调整股骨假体前后位和旋转位位置（图 9-5）。截骨前拔除定位针。前方 2 孔用于调整内、外翻的角度和股骨远端截骨深度（图 9-6）。

某些特定化患者导航系统允许通过定制导板本身的截骨功能，如果无此功能，则取下定制导板，并在前侧的针孔处放置标准截骨导板（图 9-7）。在股骨远端截骨之前，采用亚甲蓝标记旋转的钻孔，便于股骨远端截骨后辨识（图 9-8）。标准截骨锯用于股骨远端截骨（图 9-9）。截骨过程中，注意保持截骨面内、外侧齐平。测量截下骨块的尺寸，对照术前计划再次进行验证确认（图 9-10）。

移去远端截骨导板和定位针。找出之前用亚甲蓝标记的钻孔，然后辨认和标记股骨前后轴线和通髁线，确认钻孔和通髁线的相对旋转关系（图 9-11）。放置四合一截骨导板并固定（图 9-12）。先进行后髁截骨，再进行倾角和前方截骨。至此，完成股骨截骨准备工作（图 9-13、图 9-14）。

完成股骨远端截骨后，开始胫骨近端截骨。和股骨远端截骨类似，检查确认模型和截骨导板与患者胫骨相匹配（图 9-15）。所有的骨性标记和相关轴线都被刻在模型上，以作快速参考。

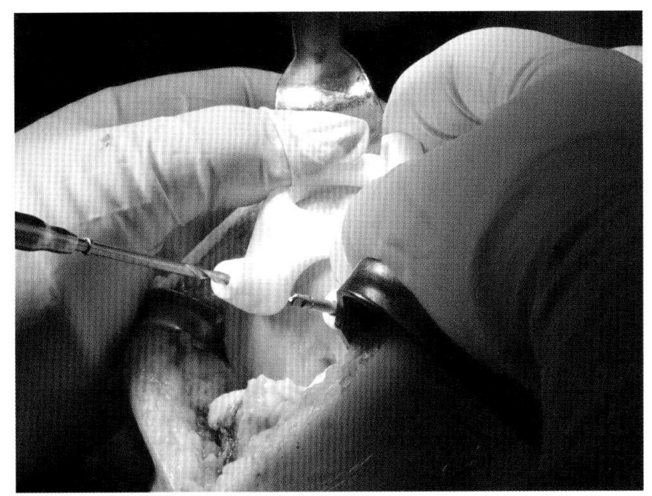

图 9-5　定位针从远端植入，调节股骨旋转定位，以备用于安装四合一截骨导板

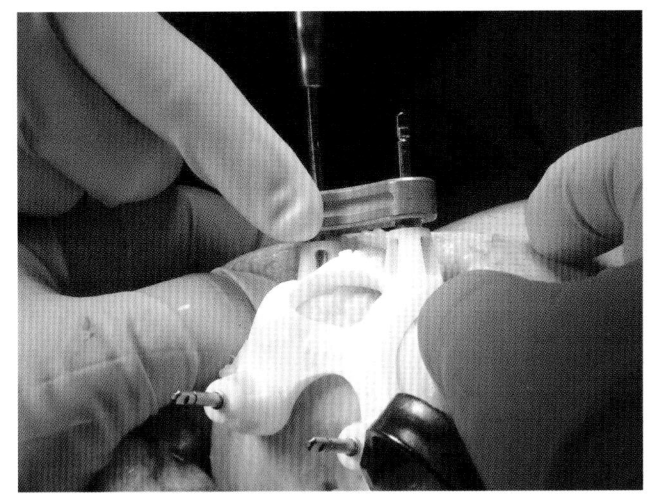

图 9-6　打入前侧定位针

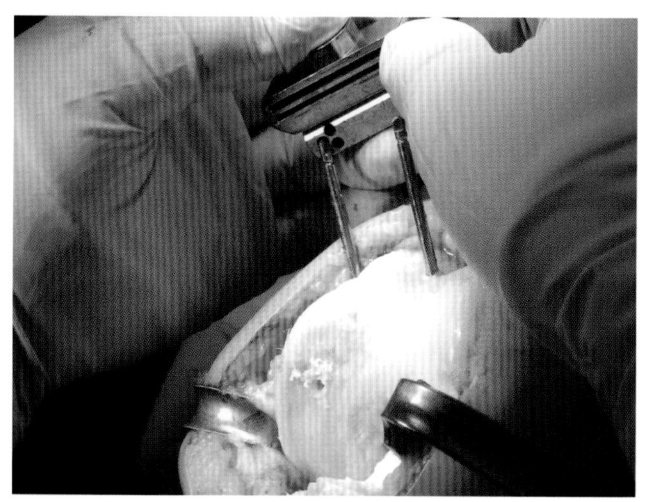

图 9-7 标准股骨截骨导板被安装在前侧定位针上

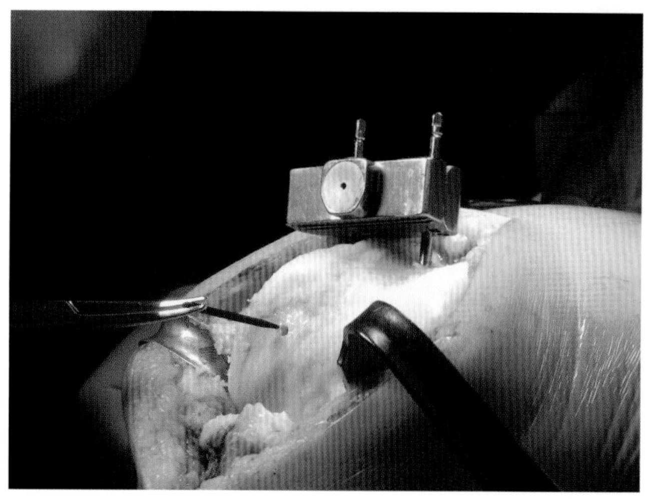

图 9-8 以远端钻孔的方式进行手术标记

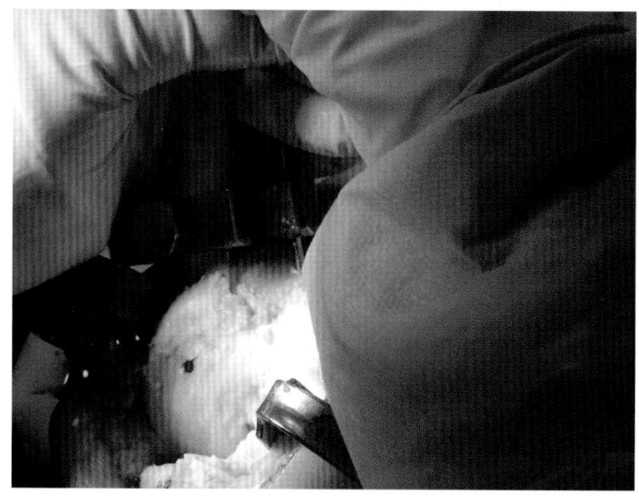

图 9-9 用电锯在股骨远端进行截骨

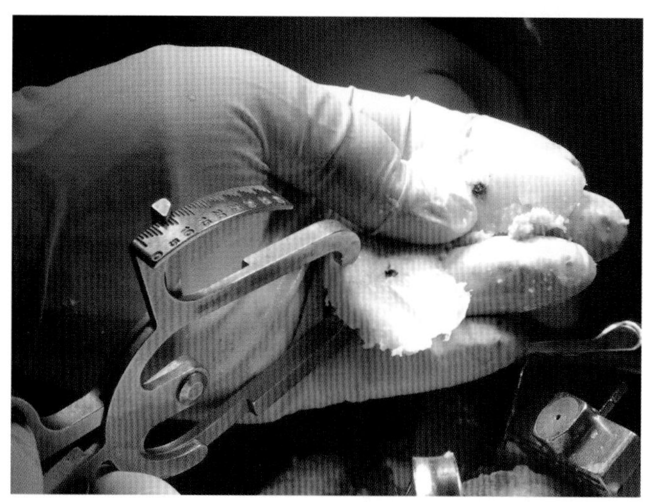

图 9-10 测量被截下的股骨远端骨块，并与术前计划相比较

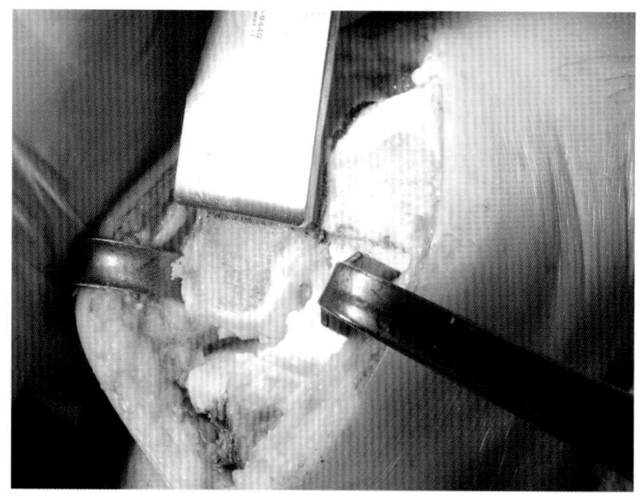

图 9-11 识别和标记出前后轴线和通髁线。用骨凿确认钻孔是否与通髁线一致

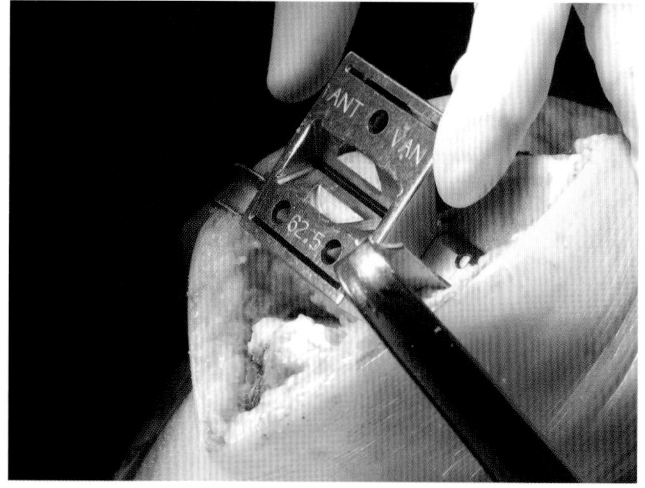

图 9-12 安装四合一截骨导板

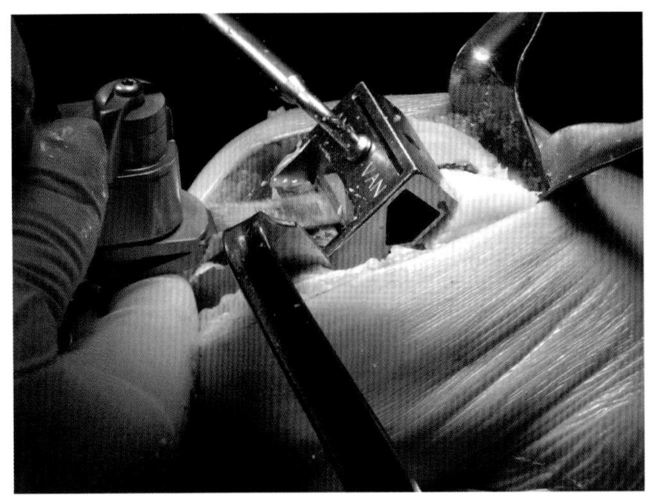

图 9-13　用电锯在四合一截骨导板上截骨

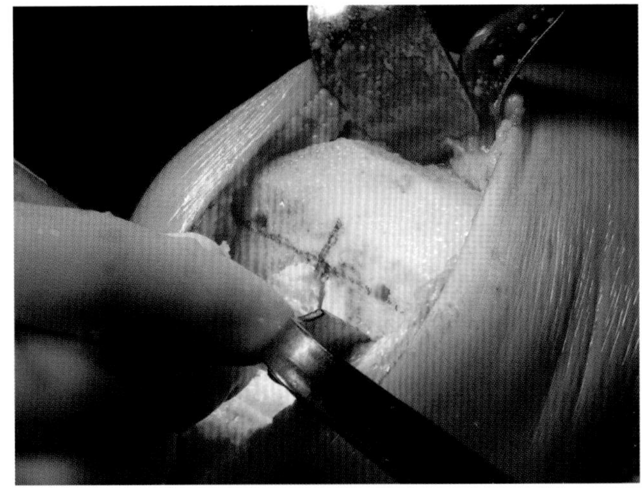

图 9-14　完成股骨远端截骨

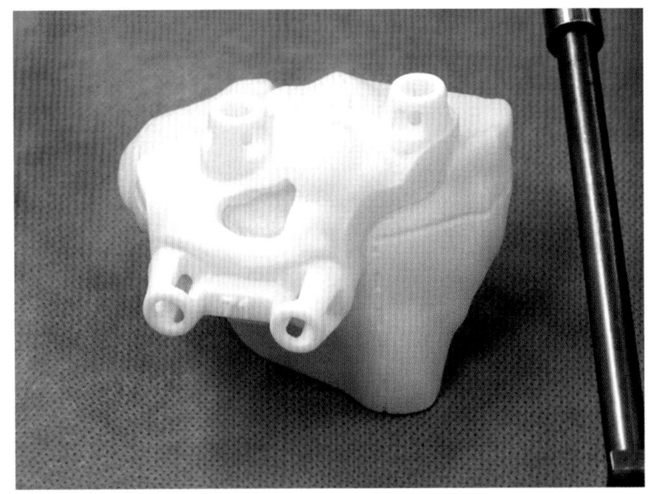

图 9-15　定制的胫骨端模型和截骨导板

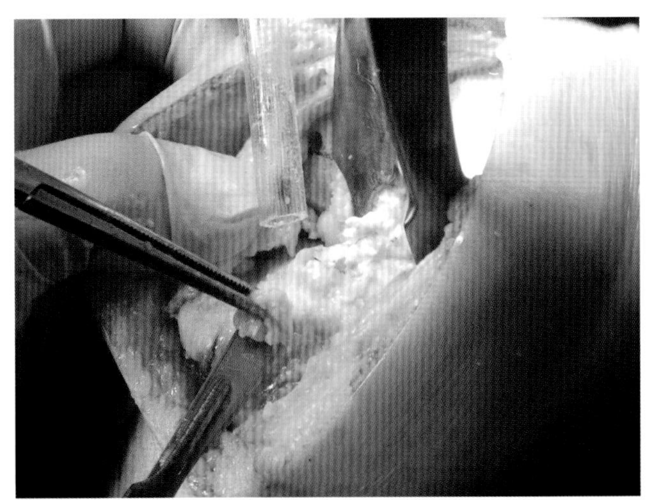

图 9-16　清理任何影响截骨导板放置的软组织或残余半月板

胫骨侧的准备起始于充分的显露，将胫骨向前半脱位显露胫骨平台。清除包括软组织和半月板在内的任何影响定制截骨导板放置的组织（图 9-16）。同股骨端一样，将骨赘保留在胫骨上，因为它们有助于精确定位截骨导板。将胫骨模型置于一旁实际胫骨近端进行比较，作为安装定制截骨导板的参照（图 9-17、图 9-18）。

在患者胫骨端匹配放置胫骨截骨导板（图 9-19）。定制导板的针孔设置确定了旋转和截骨的深度。首先打入前侧的定位针以确定截骨平面（图 9-20），然后打入近端的定位针以确定旋转（图 9-21）。

同股骨端导板一样，某些导板系统有通过定制截骨导板截骨的功能。若无此功能，则移去导板，保留前侧定位针（图 9-22），然后安装标准的截骨导板（图 9-23）。测量截骨深度。在截骨导板上安装髓外导向器，用于评估内 / 外翻和平台后倾角（图 9-24）。然后常规用摆锯进行胫骨端截骨（图 9-25）。

完成胫骨端截骨后，安装胫骨试模。先前的旋转针孔用于固定试模和锁定旋转。之后再次安装髓外力线杆确认截骨是否合适（图 9-26）。之后常规测试胫骨托及垫片。

完成胫骨端和股骨端的骨性截骨，之后的手术操作与标准相同。如去除引起撞击的骨赘和内侧、外侧和后方间隙内的其他组织结构（图 9-27）。作者行髌骨表面置换和复位测试。检查膝关节的稳定性和活动度情况后，如无异常，安装假体。然后冲洗切口并缝合。在松止血带之前，向周围软组织局部注入镇痛鸡尾酒。

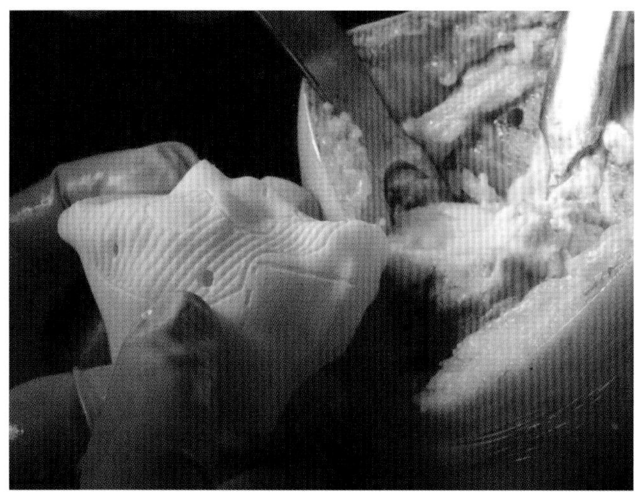

图 9-17 将胫骨模型与患者胫骨相比较

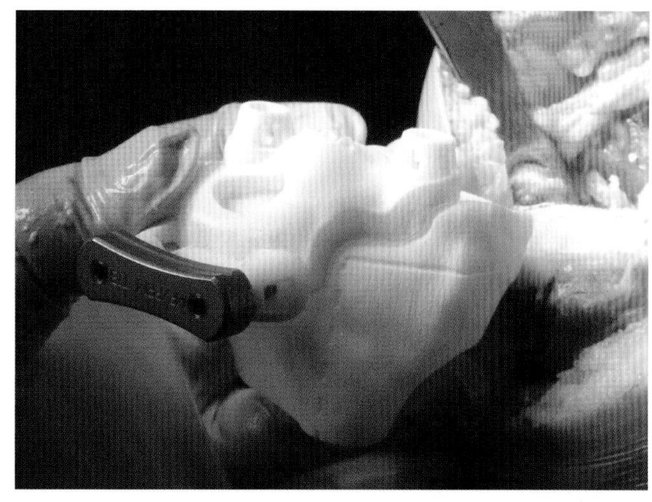

图 9-18 将定制的胫骨模型和截骨导板组配

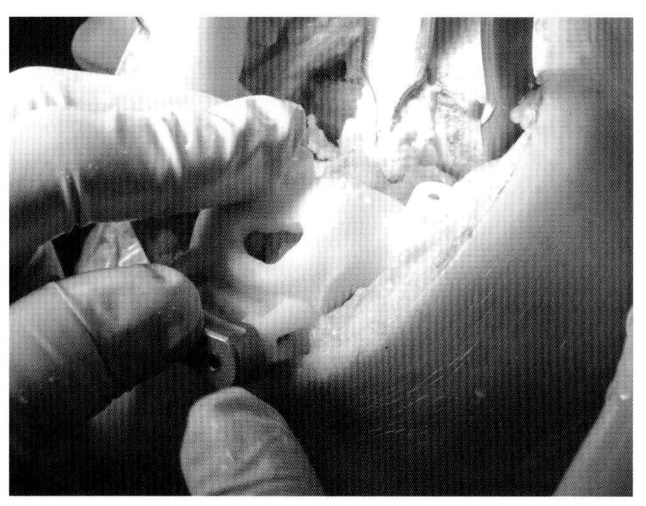

图 9-19 安装好的胫骨截骨导板

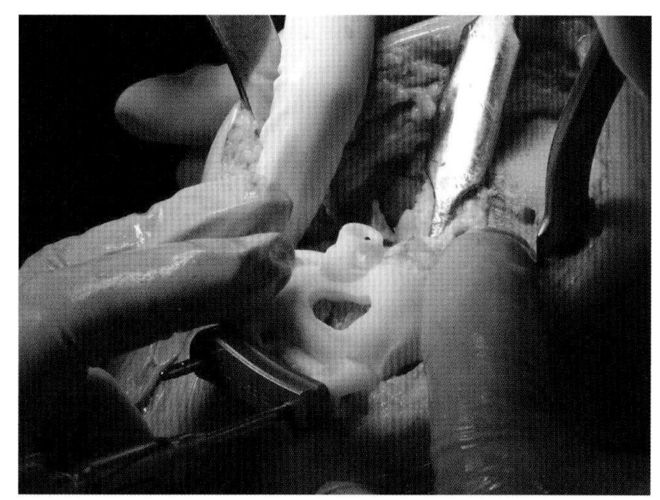

图 9-20 植入的前侧定位针

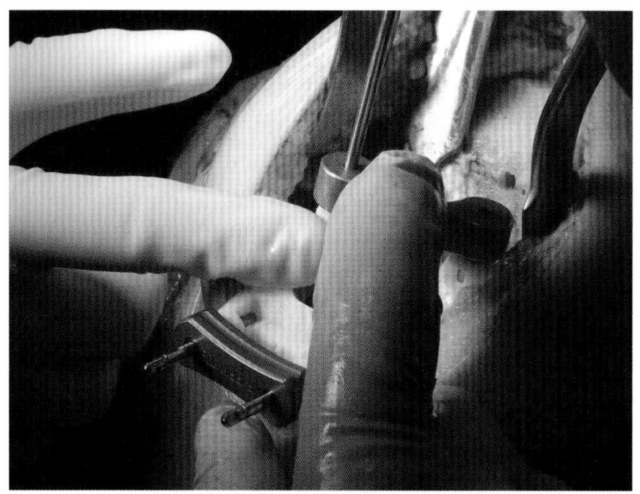

图 9-21 植入胫骨旋转定位针

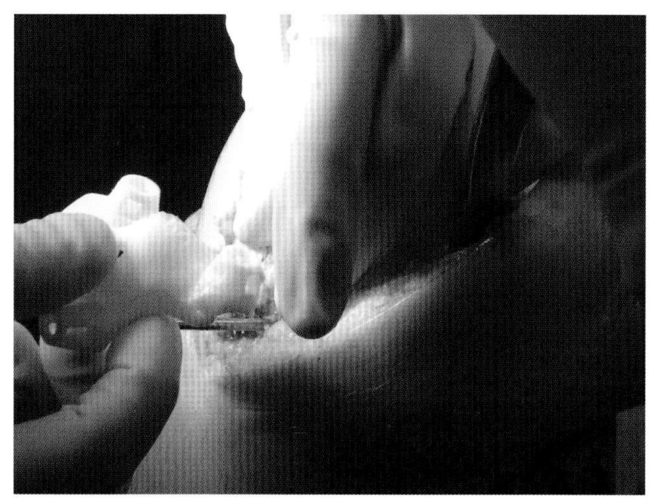

图 9-22 拆除胫骨截骨导板和近端旋转定位针

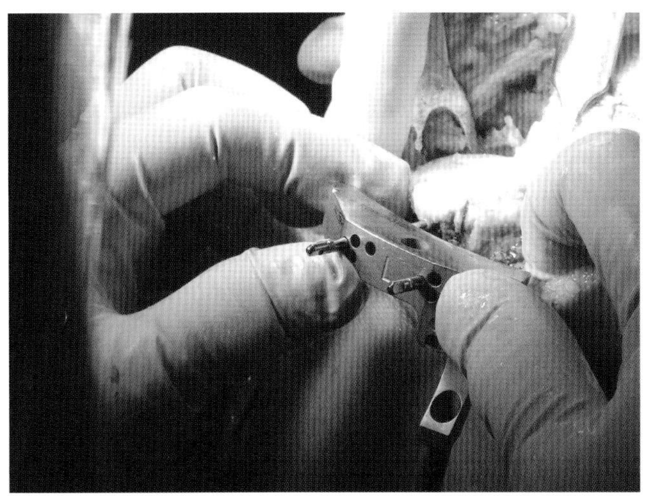

图 9-23　标准胫骨截骨导板安装在前侧定位针上

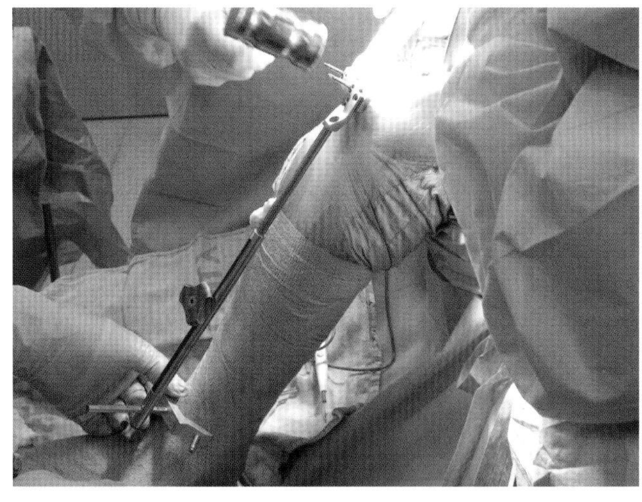

图 9-24　采用标准的髓外截骨导针来调整截骨导板的位置

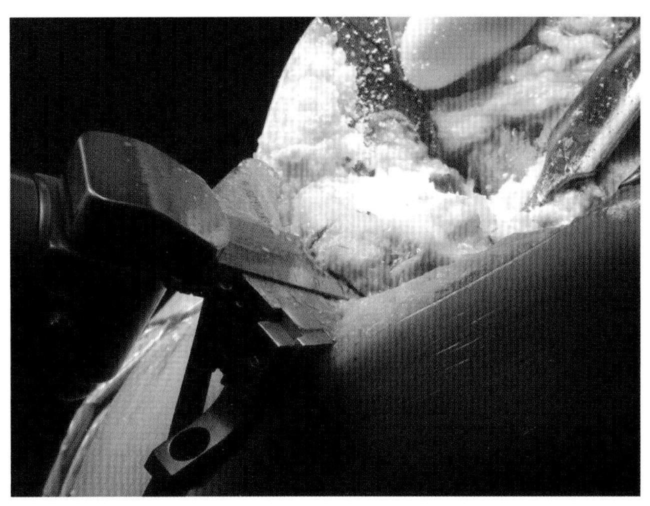

图 9-25　胫骨近端截骨

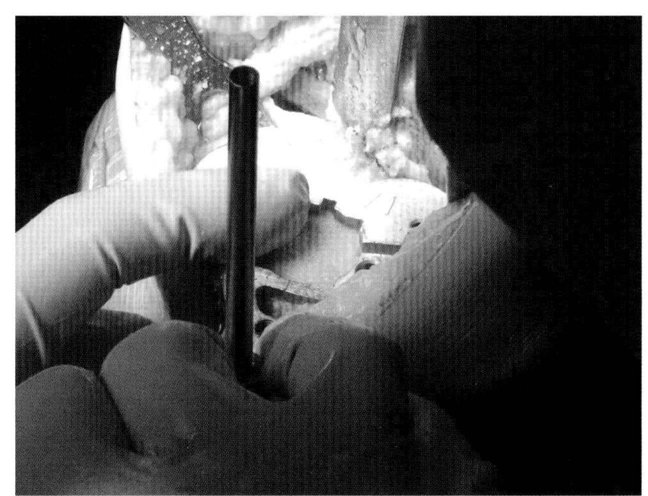

图 9-26　用力线杆来调整截骨后胫骨模具的位置

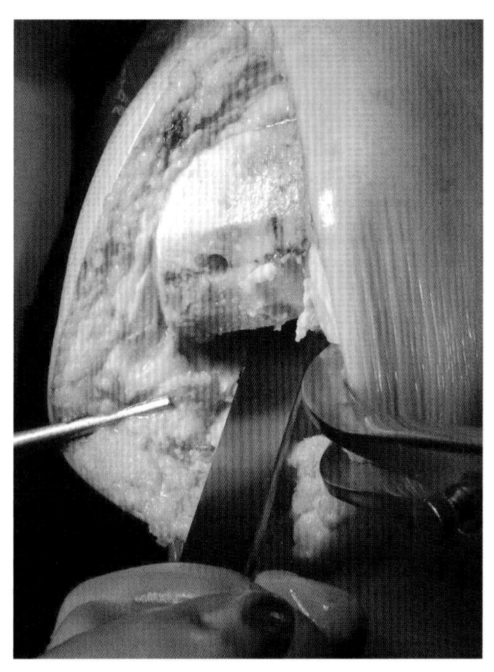

图 9-27　按照标准术式完成，包括用骨凿去除后方骨赘的最终准备工作

经验与技巧

- 术前彻底全面的检查以及计算机应用对手术前期规划非常重要，这将保证手术顺利地进行。
- 始终确认所使用的模型和定制截骨导板与要接受 TKA 手术的患者相匹配。
- 在截骨前，不要轻易剔除任何骨赘，因为这会影响定制截骨导板的准确安装。
- 仔细检查定制截骨导板是否与患者的解剖和定制模型上的位置相匹配。截骨导板安装不当会导致定位偏差。
- 特别注意所提供的定制模型。它们是截骨导板与骨性解剖标志以及预期的截骨深度的精确参考。
- 术中应当参考并执行术前计划，以确保精确。各间隙和副韧带下的骨赘可以在术前计划中标注，并在手术中剔除。
- 术者应意识到定制的截骨器械并没有考虑到软组织，必须在术中评估膝关节周围软组织的平衡。

术后管理

使用定制截骨器械和标准器械，患者的术后护理与其他 TKA 患者无差异。

结论

定制截骨导板技术在 TKA 中的应用，通过简化程序，有助于术者缩短手术时间。这对于完成手术例数较少的医师获益较大，他们使用定制截骨导板，以较少的重复获得良好的手术效果。同样，对于医院也有很多潜在的优势。需要的手术器械较少，从而增加术间利用率和周转率。应用 TKA 定制截骨导板可以减少术后力线和下肢机械轴的偏差。对于希望改善患者预后的骨科医师来说，定制截骨导板是临床操作器械中的一个重要的工具。

参考文献

[1] Kurtz S, Ong K, Lau E, Mowat F, Halpern M. Projections of primary and revision hip and knee arthroplasty in the United States from 2005 to 2030. *J Bone Joint Surg Am.* 2007;89-A:780-785.

[2] Ng VY, DeClaire JH, Berend KR, Gulick BC, Lombardi AV Jr. Improved accuracy of alignment with patient-specific positioning guides compared with manual instrumentation in TKA. *Clin Orthop Relat Res.* 2012;470(1):99-107.

[3] Noble JW Jr, Moore CA, Liu N. The value of patient-matched instrumentation in total knee arthroplasty. *J Arthroplasty.* 2012;27(1):153-155.

[4] Boonen B, Schotanus MG, Kort NP. Preliminary experience with the patient-specific templating total knee arthroplasty. *Acta Orthop.* 2012; 83(4):387-393.

[5] Heyse TJ, Tibesku CO. Improved femoral component rotation in TKA using patient-specific instrumentation. *Knee.* 2014;21(1):268-271.

[6] Yaffe MA, Patel A, Mc Coy BW, et al. Component sizing in total knee arthroplasty: patient-specific guides vs. computer-assisted navigation. *Biomed Tech.* 2012;57(4):277-282.

[7] Johnson DR. The benefits of customized patient instrumentation to lower-volume joint replacement surgeons: results from practice. Am J Orthop(Belle Mead, NJ). 2011;40(11 suppl):13-16.

[8] Duffy GP. Maximizing surgeon and hospital total knee arthroplasty volume using customized patient instrumentation and swing operating rooms. Am J Orthop(Belle Mead, NJ). 2011;40(11 suppl):5-8.

[9] Tibesku CO, Hofer P, Portegies W, Ruys CJ, Fennema P. Benefits of using customized instrumentation in total knee arthroplasty: results from an activity-based costing model. *Arch Orthop Trauma Surg.* 2013;133(3):405-411.

[10] Fang DM, Ritter MA, Davis KE. Coronal alignment in total knee arthroplasty: just how important is it? *J Arthroplasty.* 2009;24(6 suppl):39-43.

第10章 初次全膝关节置换术中应用计算机导航的原则

Arun B. Mullaji, Gautam M. Shetty

适应证

计算机导航被引入到全膝关节置换术（TKA）中，旨在提高准确度和精准度。作者认为，计算机导航仅仅是一种工具，并不能替代TKA的基本原理和技术。外科医师不需要因应用计算机导航而大幅改变其TKA技术。作为一种引导工具，计算机导航在TKA术中有利于股骨和胫骨的精确定位以及恢复下肢的力线。文献中有很多的报道证实了导航的精确度，并且与传统技术相比，它能降低TKA术中的偏移率。最近的一些证据显示，当将计算机导航用于TKA时可提高临床预后效果及提高假体的使用寿命。在澳大利亚骨科协会国家关节置换注册中心对10年（2003—2012年）数据进行的分析中，De Steiger等研究了应用计算机导航TKA和非计算机导航TKA的翻修率。他们的报道称："计算机导航降低了65岁以下患者TKA术后的整体翻修率以及TKA术后松动/溶解的翻修率。"

虽然计算机导航可以用于大多数接受TKA的患者，但在某些特定情况下它可能是最有价值的（表10–1）。骨折畸形愈合或股骨干过度弯曲引起的关节外畸形对此提出了以下挑战。股骨干过度弯曲可能导致股骨远端外翻矫正角（VCA）显著增加。使用常规导向器可能无法让股骨假体与过大的VCA相匹配（图10–1）。此外，股骨干的过度弯曲或股骨远端骨折的畸形愈合使得股骨髓内定位导杆的使用变得困难（因为髓腔变形），并且增加了股骨假体安放力线不正确的风险。相类似的是股骨远端骨折的畸形愈合或使用钢板或髓内钉固定的骨折可能会阻碍常规TKA术中髓内定位导杆的使用（图

表10–1 在全膝关节置换术中应用计算机导航的适应证及禁忌证
适应证
关节外畸形
连接不全性骨折
过度弯曲
股骨远端存在内植入物
髓内钉
垫片及螺钉
严重肥胖
禁忌证
髋关节僵硬
髋关节融合
严重的骨质疏松

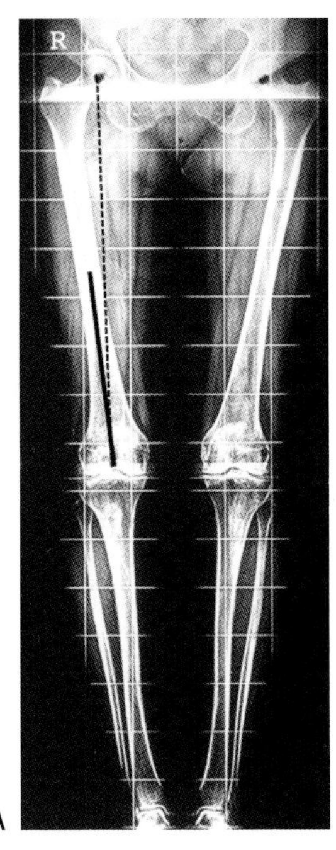
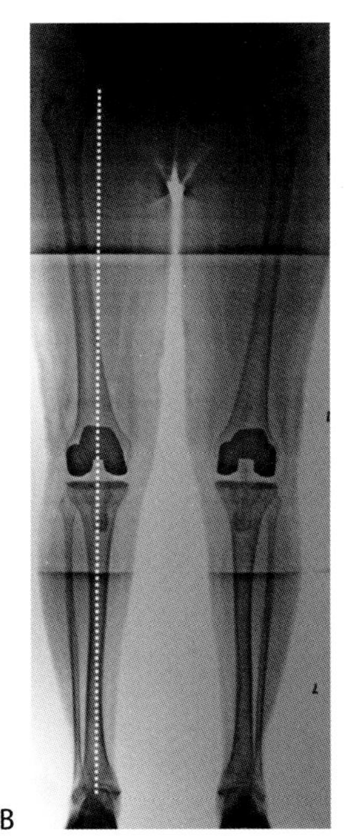
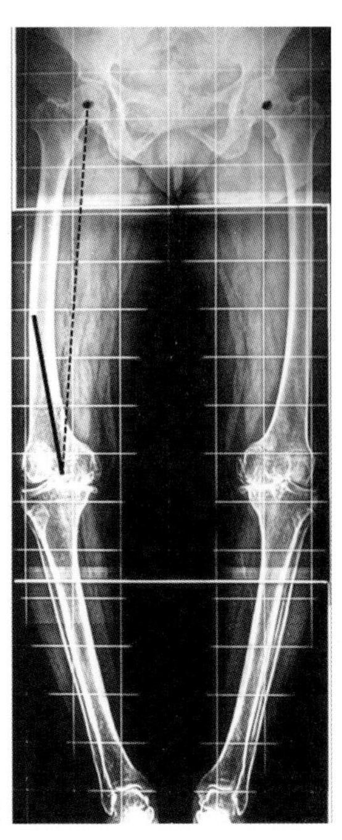
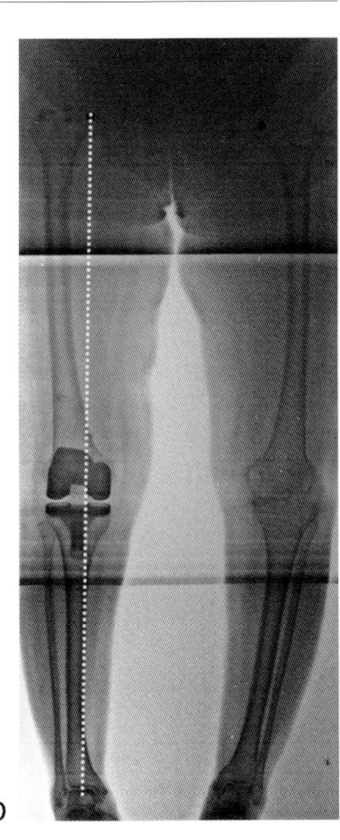

图 10–1　股骨干显著弯曲。A　术前不伴有股骨过度弯曲的膝关节炎下肢全长 X 线片。外翻矫正角大约为 5°，此角度可允许应用髓内定位导杆对股骨远端进行截骨。B　同一患者 (A) 术后站立位全长 X 线片显示全膝关节置换术后肢体机械轴完全恢复。C　术前站立位全长 X 线片，伴有明显的股骨弯曲。这里的 VCA > 10°。这将导致髓内定位导杆 (实线) 的错位，并导致股骨远端切口的错误。D　同一患者术后全长髋关节至踝关节 X 线片（C），显示经 TKA 导航后肢体机械轴完全恢复。在全膝关节置换术期间使用计算机导航时，股骨轴的过度弯曲不会影响准确性

10–2）。计算机导航可让外科医师绕过髓外畸形或骨折畸形愈合部位和金属硬物并准确地调整股骨假体的位置并与股骨机械轴线相一致。

据报道，肥胖与常规 TKA 后出现力线偏移的风险有正相关性。在肥胖患者中已经证实应用计算机导航可获得理想的下肢力线和假体的完美对齐以及降低偏移率，其结

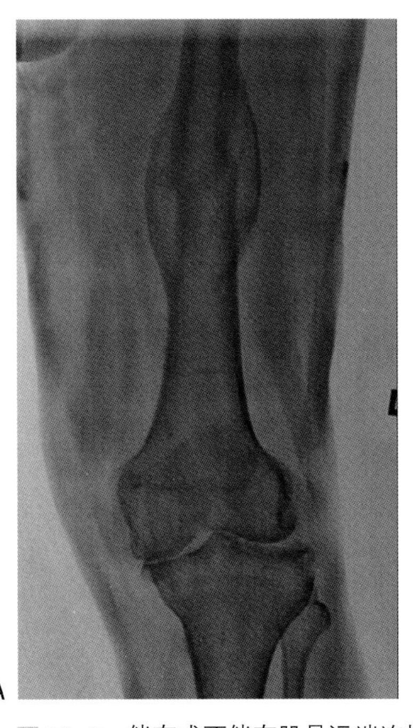
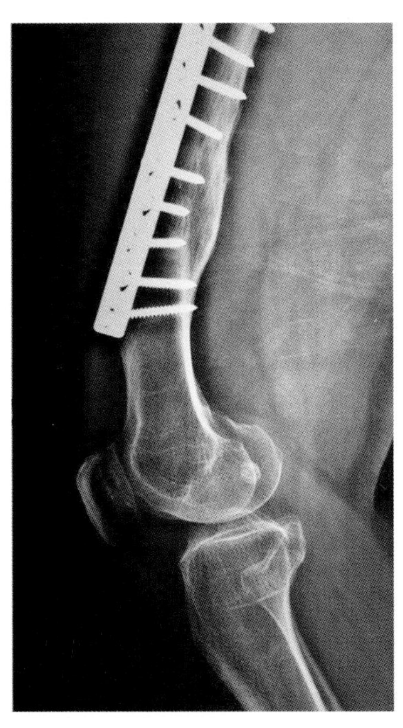
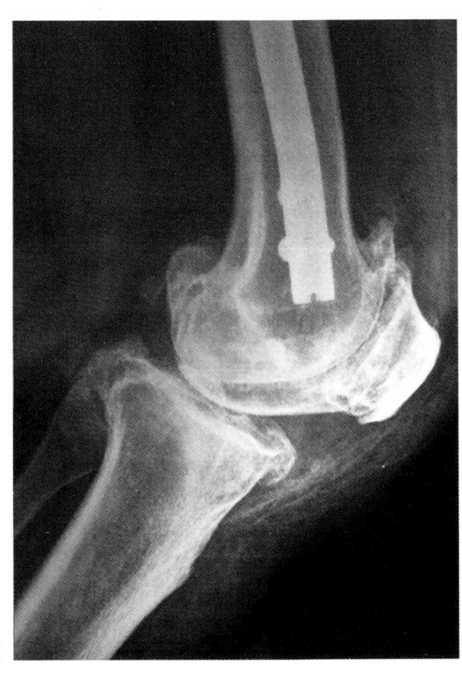

图 10–2　伴有或不伴有股骨远端连接不全性骨折，阻碍了传统 TKA 术中髓内定位导杆的使用。A　术前膝关节正位 X 线片显示股骨远端骨干连接不全性骨折，阻碍了髓内导向器的使用。B　术前膝关节侧位片显示股骨远端连接不全性骨折用钢板和螺钉固定。术前膝关节侧位 X 线片显示锁定髓内钉用于股骨干骨折的固定

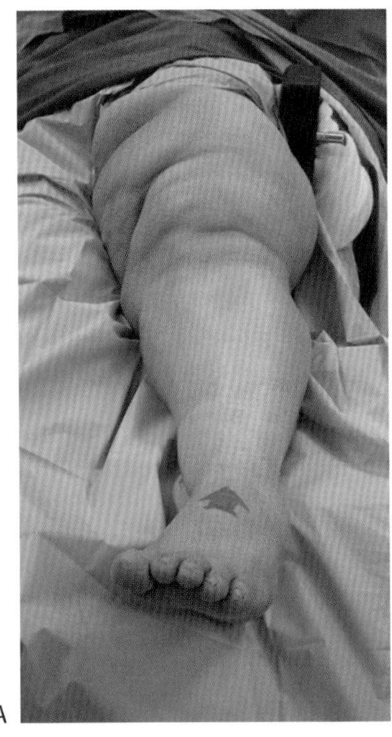
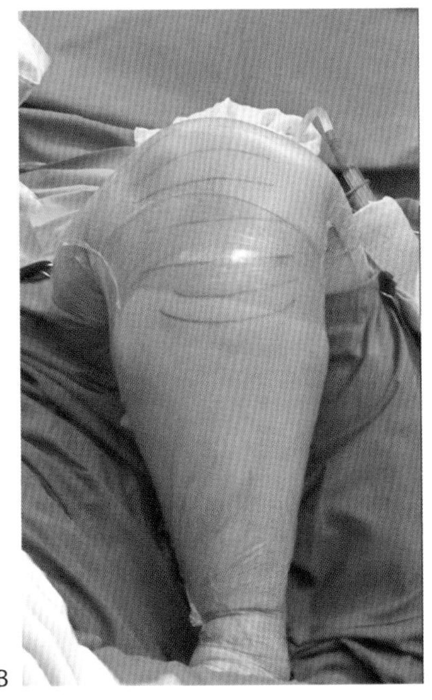
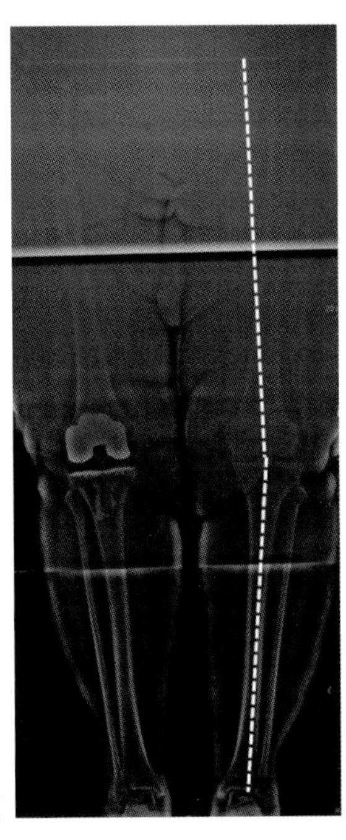

图 10-3 在肥胖者中难以确定对齐。A、B 接受全膝关节置换术的肥胖患者的肢体的术中照片。C 术前同一患者的全长髋关节至踝关节 X 线片（A），显示膝关节畸形的程度（虚线）

果可与非肥胖患者相一致（图 10-3）。因此，计算机导航可用于高体重指数（BMI）的患者，尤其是病态肥胖症患者，对于此类患者，常规技术可能无法获得较为一致的准确性。

禁忌证

在计算机导航的 TKA 操作期间，髋部中心的配准设定涉及将髋臼中的髋关节始终置于形成的圆锥体底部的圆中；软件计算股骨头的旋转中心位于该圆锥体的顶点。要做到这一点，髋关节应该有一个相对自由的运动范围。因此，在 TKA 期间使用计算机导航的绝对禁忌证是活动严重受限的髋关节，例如关节炎、创伤、感染或僵硬髋。然而，陈旧性髋部骨折或髋关节假体所改变的髋关节中心异常已证明不会影响计算机导航 TKA 的整体精准度。

使用计算机导航的 TKA 的相对禁忌证是严重的骨质疏松患者。非常差的骨量可以导致标定导针在对股骨及胫骨示踪时产生非常差的位相获取。当在这些患者中选择计算机导航时，所使用的 Schanz 钉应具有足够的直径，并要求实现双皮质位相获取。一些导航系统可以在较为严重的骨质疏松患者中选择应用第 3 根标定导针。如果外科医师怀疑标定导针可能已松动，可以预先用无菌记号笔标记通髁线或 Whiteside 线，可以在手术期间快速验证定位。坚持使用传统测量和导杆的做法是必要的，以防止计算机导航无法正常使用。

术前准备

详细的病史询问、体格检查和下肢负重全长 X 线片检查是术前要做的，特别要注意的是干扰计算机导航配准的髋关节疾病以及是否存在关节外畸形。手术开始前，手术室中正确体位和设置计算机导航单元是至关重要的。在 TKA 术中，大腿的侧支撑应该是可调节的，以便在髋部中心配准时支撑物可以松开以利于腿部的自由旋转（图 10-4）。计算机导航屏幕在 TKA 术中应保持视野清晰可见。导航摄像机应定位屏幕中心在

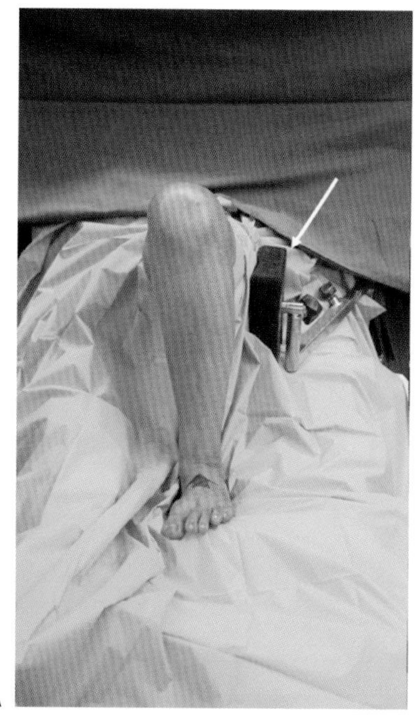

A

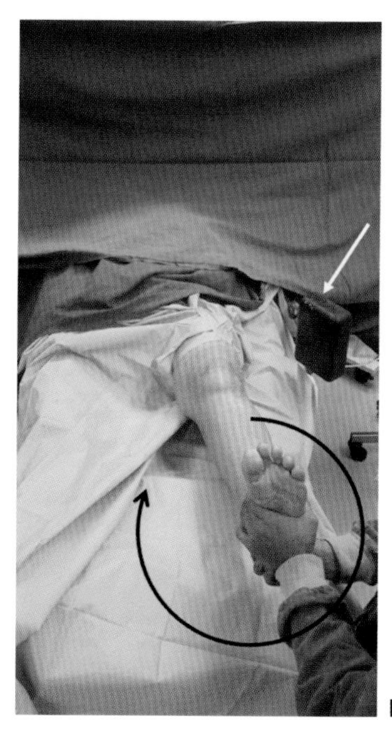

B

图 10–4 计算机导航全膝关节置换术中髋关节中心配准方法。A 术中照片显示手术期间用于保持肢体位置的侧支撑物（箭头）的常用位置。B 对于髋关节的配准，侧支撑（箭头）被松开并移出固定位置，以便于髋关节的自由移动

可跟踪膝关节运动范围的股骨和胫骨的整个排列轨迹上。我们倾向于将计算机导航单元放置在术侧肢体的对侧，以便于手术的顺利进行及更容易可视（图 10–5）。

技术

通过前中线皮肤切口和内侧髌旁关节切开术进入膝关节。使用止血带。作者的所有患者均采用了骨水泥、交叉韧带替代方案设计。目的是最终实现偏离中线 3° 以内的下肢机械轴对线，从全膝伸展到膝关节屈曲 90° 之间的内、外侧间隙差＜ 1mm，屈伸

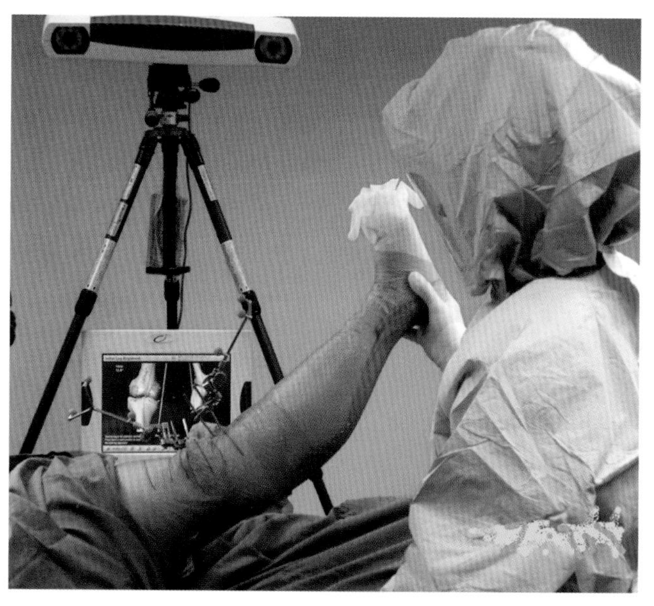

图 10–5 全膝关节置换术期间计算机导航单元的位置。导航系统（红外摄像头和显示器一体化）放置在被操作的肢体的对面。外科医师可以清楚地看到监视器，而红外摄像机可以在整个膝关节运动范围内跟踪两个阵列

间隙差＜ 2mm。所有患者都使用间隙平衡技术。该技术可调整胫骨和股骨远端截骨量，允许逐步进行软组织松解，并根据软组织张力来调整股骨假体的大小和位置。避免侧副韧带松解，以最大限度地减少不稳定的发生或限制型假体的使用。常规截骨导板需在导航下定位，所用病例首先进行胫骨截骨。专用截骨导板也可以根据外科医师的偏好来使用。

作者使用的是无图像、基于红外线波束的 Ci 导航系统（BrainLab，Munich，Germany）及其软件（版本 3.1，Kolibri）。大多数系统的功能都类似，差异较小。该软件允许外科医师测量下肢力线和假体的匹配程度、截骨的平面和厚度、股骨假体的大小和旋转、内外侧间隙的平衡，以及膝关节运动的轨迹。特别是在模拟股骨组件大小、位置（前或后、屈曲或伸展）和股骨远端切除厚度对屈曲间隙相比于伸直间隙的影响时非常有用。软件设定可供外科医师在 TKA 期间使用测量法进行截骨操作。此外，外科医师可以选择交叉韧带保留型或交叉韧带替代型，固定或移动性平台，决定是否首先进行胫骨或股骨截骨，或决定是否首先进行伸直间隙或屈曲间隙截骨，这些都取决于医师常用的技术，并在手术开始时选择适当的操作软件；如果许多外科医师使用同一台机器，则可以将每个医师的操作设置进行保存。计算机导航硬件包含一组阵列，分别用于股骨和胫骨，其中每个阵列由 3 个反射球管组成，尖端的记录单元用于记录膝关节周围的骨性标志、线和平面，平面验证单元用于确定平面和截骨的厚度（图 10–6）。Ci 导航系统是基于红外线光束的，并使用反射球管记录股骨和胫骨的阵列，应用摆锯及洗涤时需要覆盖这些阵列。被骨头碎片、血液或流体遮蔽的阵列在视频采集装置上是不可见的，所以必须进行清理。

计算机导航系统是验证外科医师在 TKA 施行期间各种手术步骤的工具：个体化精准截骨，下肢力线和假体的匹配，以及软组织松解对力线及平衡的影响。计算机导航有助于可视化假体和下肢的旋转力线以及在整个运动范围内的内、外侧间隙的平衡。由于下肢机械轴而导致的膝关节形变，也可称为髋关节 – 膝关节 – 踝关节（HKA）角度，可以由计算机软件计算，是从股骨头中心到膝关节中心绘制的股骨机械轴和从膝关节中心到踝关节中心绘制的胫骨机械轴所形成的角度。计算机导航软件可精确反映冠状面（内翻或外翻）和矢状面（屈曲或过度伸展）的膝关节畸形情况，以及膝关节畸形的最大矫正程度和相对应内、外侧软组织的松弛程度的变化（图 10–7）。

在 TKA 期间使用计算机导航还涉及一些额外的操作步骤。根据资深专家的经验，完成配准过程的平均时间不到 5min。第一步涉及标定记录各种标记，以便软件能够创建膝关节的 3D 模型，并在 TKA 期间跟踪角度并测量。股骨头的中心是通过髋臼中的

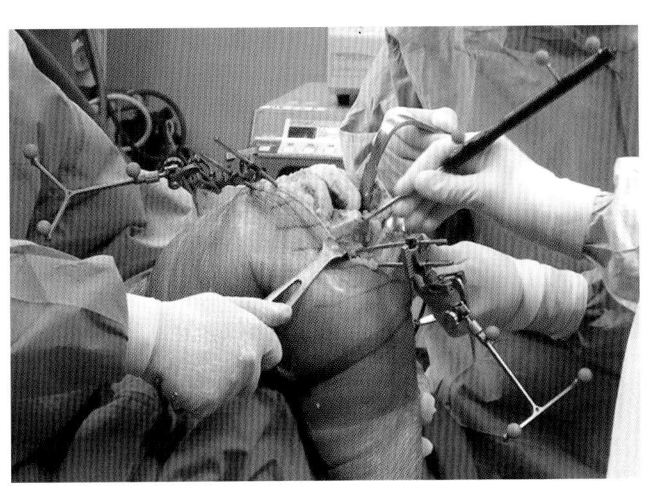

图 10–6　配准工具的术中照片，显示带有 3 个反射球的尖形配准工具，用于配准各种骨性和表面标记

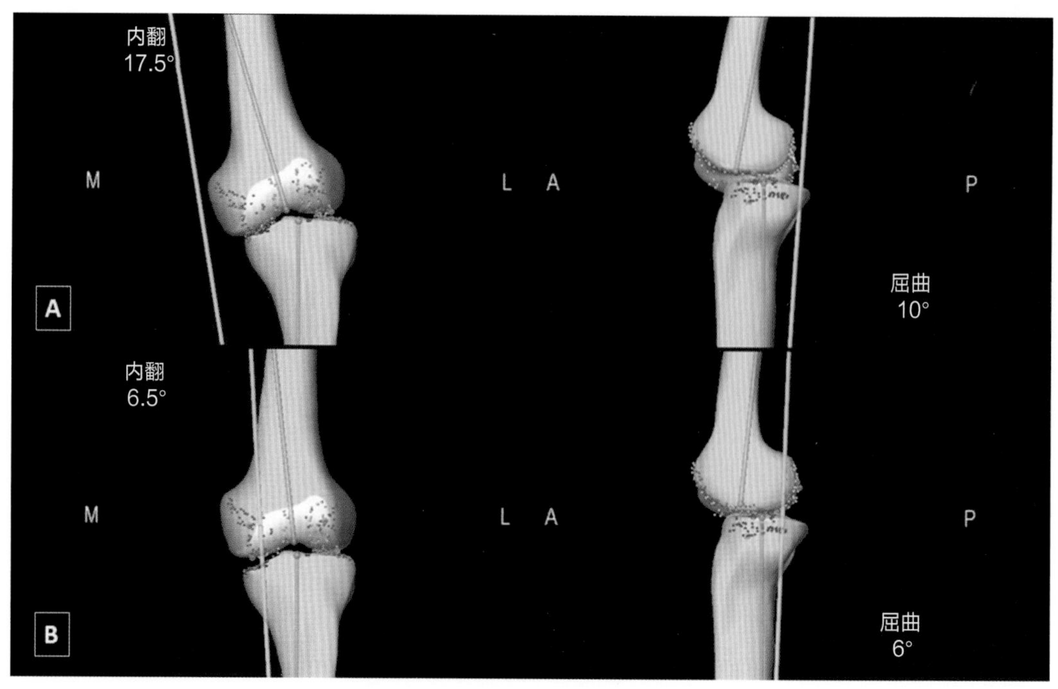

图 10-7 在全膝关节置换术期间使用计算机导航测量膝关节畸形和可矫正性。A 计算机屏幕截图显示计算机导航系统在手术期间测量的冠状面和矢状面的最大程度的膝关节畸形。B 计算机屏幕截图显示计算机导航系统在手术期间测量的冠状面和矢状面的膝关节畸形的最大可矫正性

髋关节旋转来标定的，其中骨盆稳定性用两侧髂前上棘下压来维持。完成对股骨远端、踝关节内外踝和胫骨近端的标定。交叉韧带和半月板切除后，股骨远端和胫骨近端的骨赘在进行任何松解之前会被清理。有时会进行初步的软组织（内翻膝关节的内侧结构，包括前内侧关节囊和深层内侧副韧带）松解，以允许胫骨前脱位。首先进行的是胫骨截骨，垂直于胫骨的机械轴，使用定位好的导航截骨模块（图 10-8）。使用验证工具测量胫骨截骨的平面和厚度，并对截骨过程中的任何偏差进行校正及翻修（图 10-9）。胫骨截骨的厚度根据膝关节畸形的类型和严重程度的不同而不同；在有明显的内外软组织松弛、严重的冠状面畸形和过伸畸形的情况下，胫骨截骨厚度会减小。偶尔，截骨厚度会增加 2mm，以利于在存在胫骨缺损的底部获取一个平坦的截面。

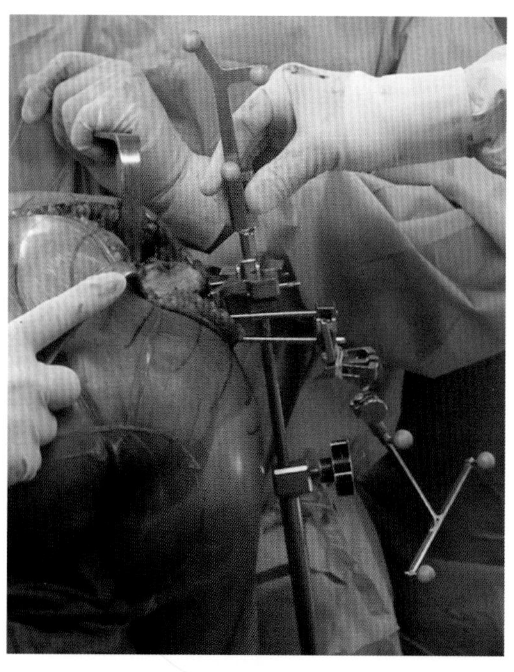

图 10-8 使用导航验证切割引导位置，术中照片显示在胫骨截骨之前证实髓外胫骨截骨引导位置

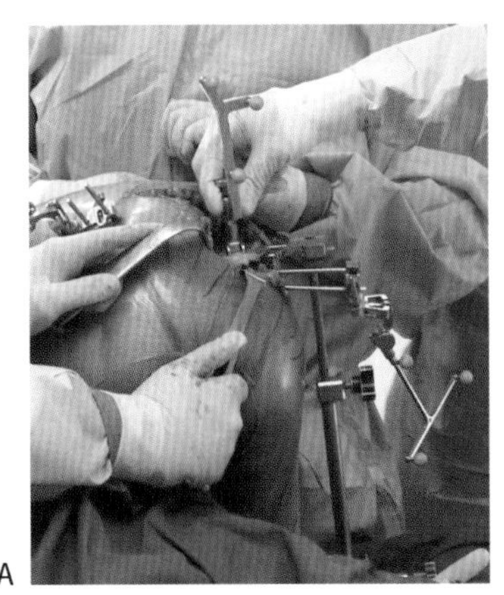

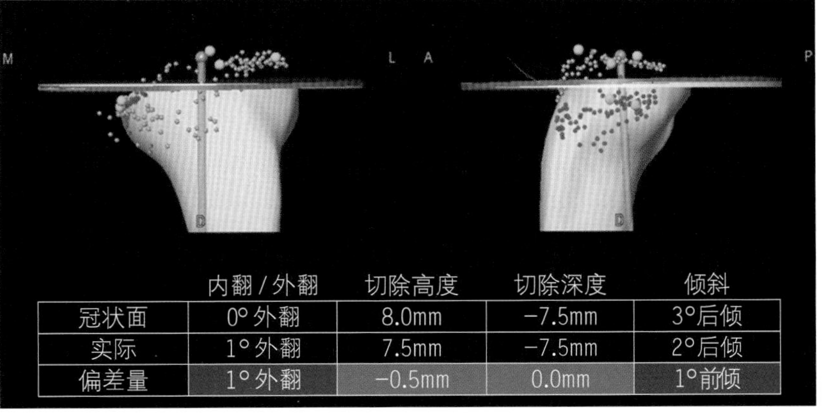

	内翻 / 外翻	切除高度	切除深度	倾斜
冠状面	0° 外翻	8.0mm	-7.5mm	3°后倾
实际	1° 外翻	7.5mm	-7.5mm	2°后倾
偏差量	1° 外翻	-0.5mm	0.0mm	1°前倾

A　B

图 10-9　使用导航验证胫骨切口。A　术中照片显示胫骨切开。B　胫骨截骨验证的计算机屏幕截图，显示初始截骨计划的厚度、坡度和冠状面，以及截骨后的偏差量

胫骨截骨后，使用软组织张力器拉紧内侧和外侧的软组织结构，这要在膝关节完全伸直下进行。医师通过手工测量，努力达到内、外侧间隙张力平衡，并使下肢力线与机械轴力线误差在 3° 范围内（图 10-10）。如果在此步骤中发现间隙张力不相等，则执行额外的内侧（对于内翻膝关节）或外侧（对于外翻膝关节）软组织松解以纠正不平衡。作者使用的软组织张力器是基于外科医师对软组织张力的手动牵张和主观评估，也可以使用间隙塞垫来代替。Ci 导航软件允许医师模拟股骨假体的大小和位置对伸直间隙和屈曲间隙变化的影响。因此，在对股骨进行任何切割之前，外科医师可以在导航屏幕上看到股骨远端截骨的厚度、植入股骨假体的大小、屈曲 / 伸展对股骨假体的前 / 后位置的影响（图 10-11）。然后进行远端切割，切割平面垂直于由导航确定的股骨机械轴（图 10-12）。在接受 TKA 手术的膝关节炎中，因股骨干的过度弯曲，决定股骨远端冠状面截骨的 VCA 可能会出现大幅的变化。在传统的 TKA 中需要考虑这一点，以避免发生股骨远端截骨的失误和股骨假体与相应的股骨机械轴线无法匹配的错误。由于计算机导航将股骨机械轴线从股骨头中心绘制到膝关节中心，并绕过股骨干的任何股骨弯曲，因此在 TKA 手术期间 VCA 的变化不会影响股骨远端截骨的位置。与胫骨截骨相似，股骨远端截骨的厚度需要根据膝关节畸形的类型和严重程度来定夺。截骨通常是前屈 2° ~3°，以匹配股骨自然地前弓，从而避免股骨前侧产生切迹。

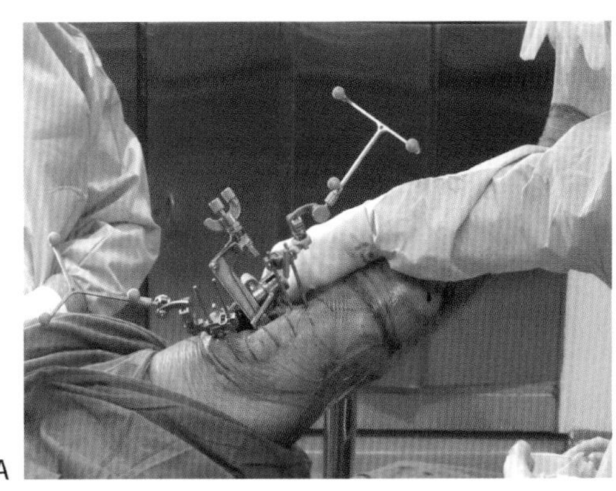

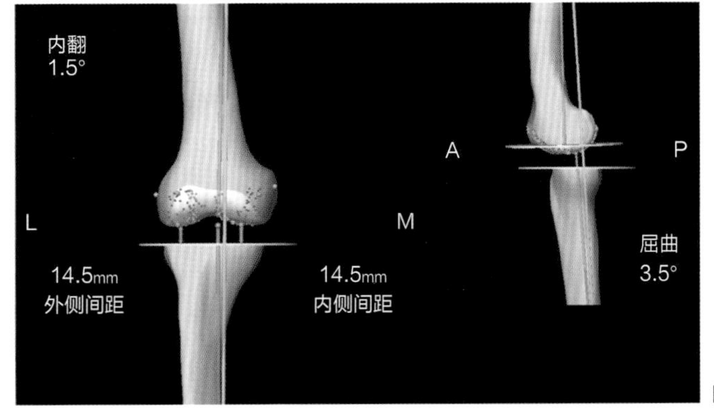

A　B

图 10-10　使用张力装置和计算机导航评估膝关节伸展中的软组织张力。A　术中照片，显示使用张力装置评估膝关节伸展中的内侧软组织张力。B　膝关节伸展中的软组织张力的计算机屏幕截图，显示外科医师所能接受的中外侧张力的机械对准程度

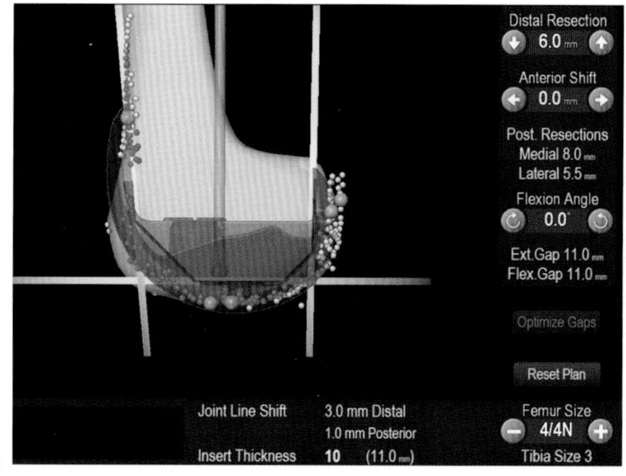

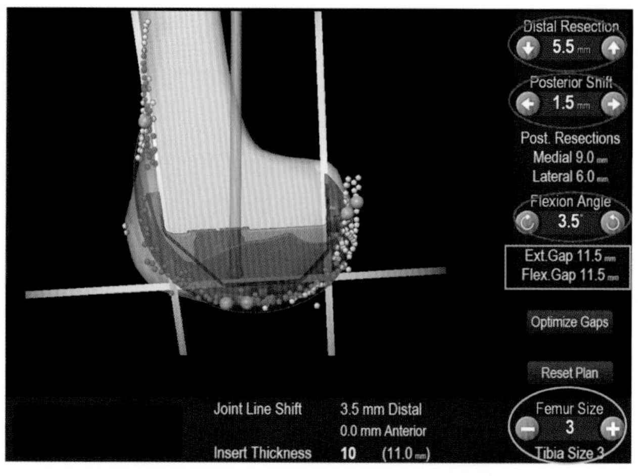

图 10–11 计算机导航软件的股骨规划功能。A 导航软件中股骨规划功能的计算机屏幕截图。在先前记录的伸直间隙和屈曲间隙的基础上，软件建议股骨部分特定的大小和位置。B 外科医师改变股骨大小（绿色圆圈）和股骨部分位置后股骨规划的计算机屏幕截图。增加屈曲角度，减小远端截骨厚度，并稍微向后移动股骨部分（红色圆圈）而使得屈曲间隙等于伸直间隙（蓝色矩形）

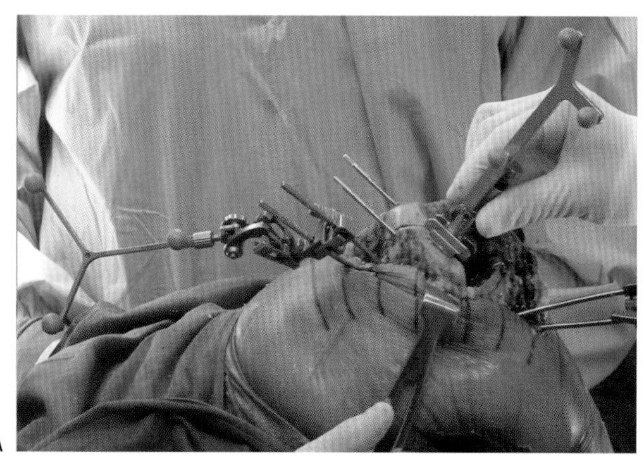
A

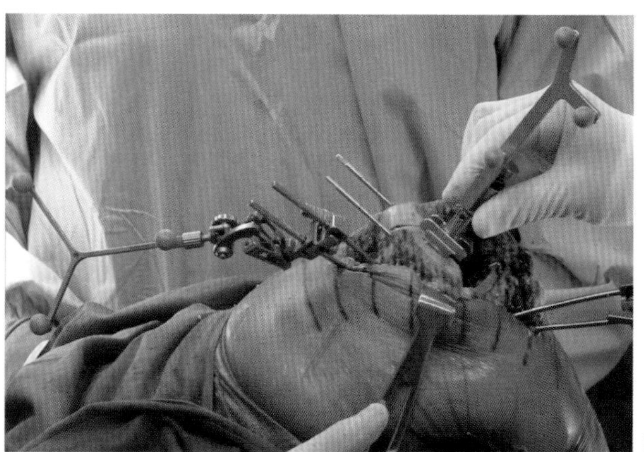
B

L A

D D

	内翻 / 外翻	切割	屈曲 / 伸直
冠状面	0° 外翻	9.0mm	2.5°屈曲
实际	0° 外翻	9.5mm	2°屈曲
偏差量	0° 外翻	+0.5mm	0.5°伸直

C

图 10–12 股骨远端切除。A 术中照片显示使用计算机导航对远端截骨块进行验证和固定。B 术中照片显示股骨远端切开。C 股骨远端截骨验证的计算机屏幕截图，显示初始截骨计划的厚度、斜率和冠状面以及截骨后的偏差量

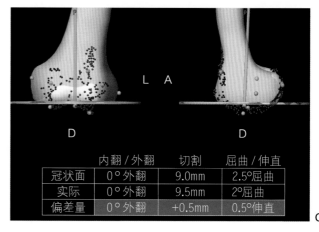

膝关节伸直，使用间隙垫片评估内、外侧间隙，同时做内外翻应力判断软组织松弛度。伸直间隙应该在内、外侧面相平衡；当应力移除后，膝关节应该相等地后退（图 10–13）。当存在内、外间隙不平衡时应进行进一步的软组织松解。软组织松解是基于畸形与软组织不平衡的类型和严重程度逐步进行的。对于膝内翻，行深层内侧副韧带、半膜肌和后内侧关节囊的胫骨附着点松解。使用或不使用小号胫骨假体的截骨

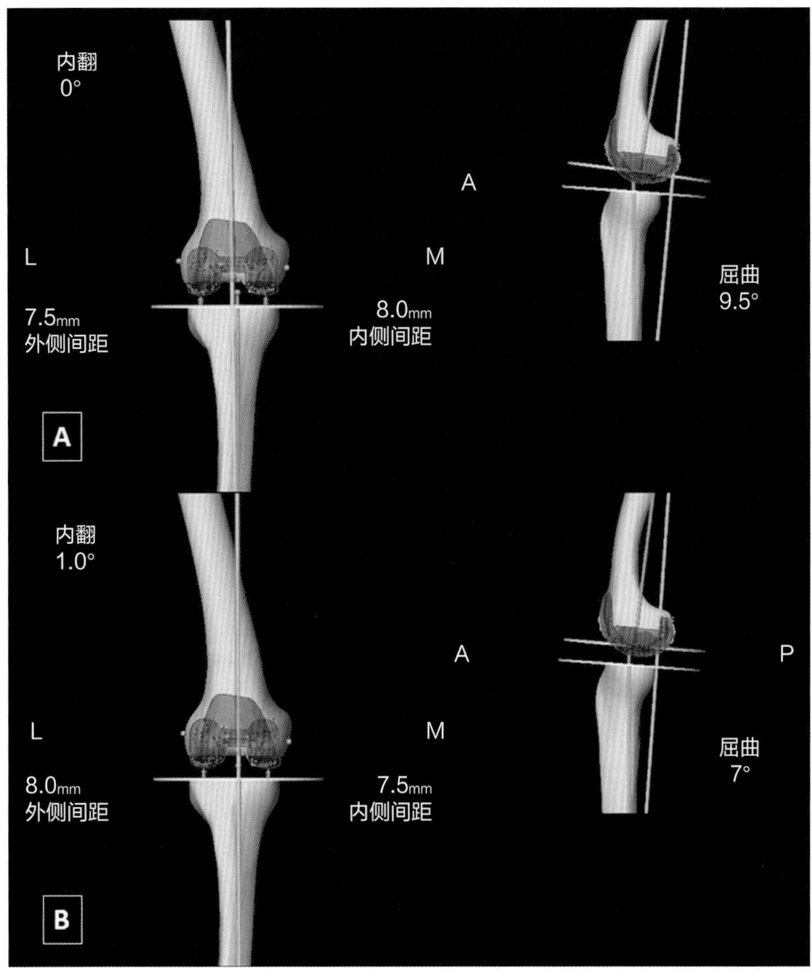

图 10–13　使用带计算机导航的间隔块评估延伸间隙。A　显示最大内侧松弛和外翻压力的计算机屏幕截图。B　计算机屏幕截图显示最大侧方松弛和内翻应力

矫形和后内侧关节囊切除术将有助于内翻畸形的进一步矫正。对于外翻畸形，依次进行髂胫束、后外侧角和腘腓韧带的松解。在屈曲畸形中，切除股骨后部骨赘和游离体，松解挛缩的后方关节囊将有助于实现屈曲畸形的矫正。在达到平衡的伸直间隙后，评估屈曲间隙，就是在膝关节屈曲 90° 时使用张力器，辅助支撑大腿，目的是实现相等的内侧和外侧间隙张力（图 10–14）。当外科医师感到内侧和外侧的张力相等时，在两侧股骨髁上暂时标记与胫骨表面平行的后方截骨面、用以指示前后位（AP）截骨量的后方极限。AP 截骨量使用“组合参考”技术定位，其包括基于软组织张力的暂时标记的后方截骨面、股骨远端的前后轴线（Whiteside 线）、通髁线，以及股骨远端的前表面（使用触针或“天使之翼”（angel wing）以确保没有产生开槽）（图 10–15）。在这一步中，计算机导航系统允许医师确认 AP 截骨模块的旋转位置，并消除股骨前皮质的切迹。然后利用前述参照标志用定位针固定截骨模板，并且在实际截骨之前使用间隔块评估屈曲间隙（图 10–15）。术者可以针对截骨块进行调整以微调其位置和形状。

最后使用假体试模评估整个运动范围内的力线和软组织平衡（在股骨前后位，斜相和排除切迹之后）。包含压力传感器的更复杂的选项也可用于客观地测量和量化软组织张力及压力。胫骨假体的最终旋转位置通过自由旋转的胫骨试模衬垫试验，在膝关节经过几次屈曲和伸直往复周期后，自行确定并标记的，同时记录髌骨轨迹以及踝关

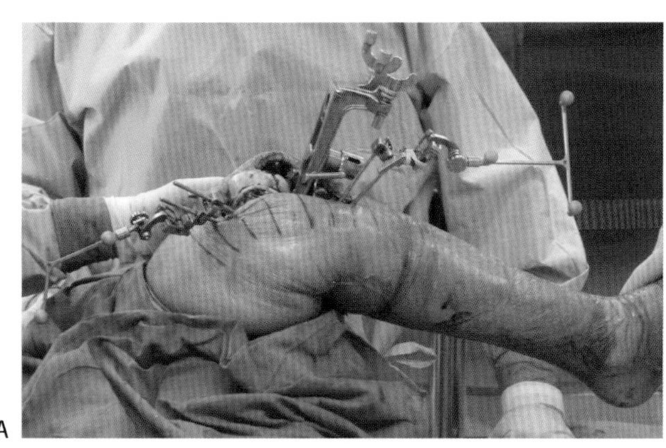

A

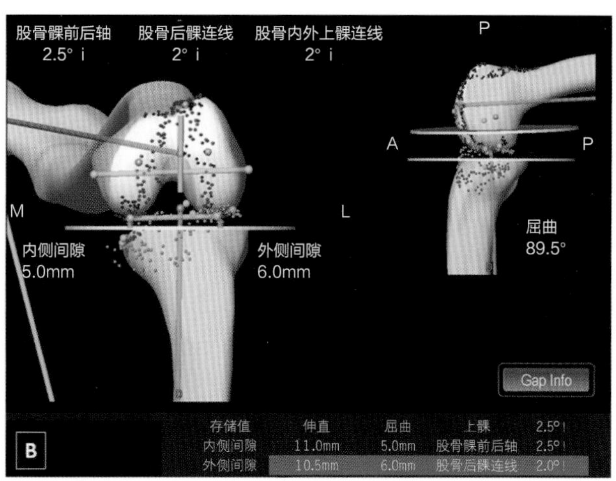

图 10-14 使用张力装置和计算机导航评估膝关节屈曲 90° 时的软组织张力。A 术中照片，显示使用张力装置评估膝关节屈曲 90° 时的内侧软组织张力。B 计算机屏幕截图显示内侧软组织间隙及 90° 屈膝时上髁线与 Whiteside 线的相对位置

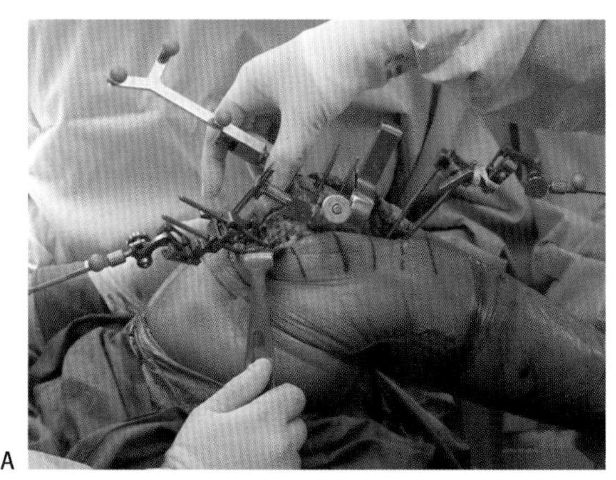

A

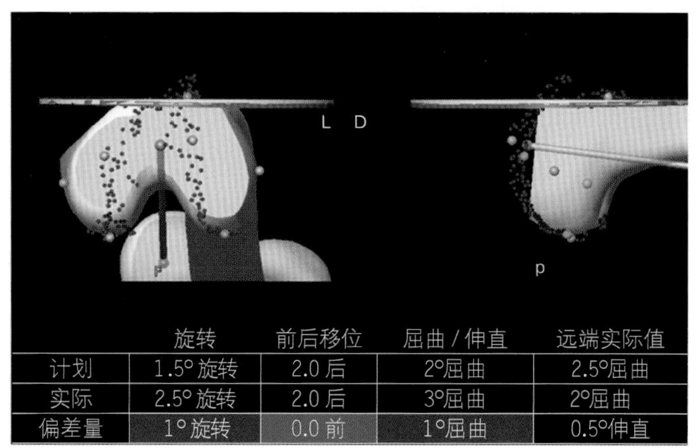

B

图 10-15 联合参考以确定股骨前后截骨块的位置。A 术中照片，显示前后截骨块暂时固定后屈曲间隙的评估，取决于组合参考技术。这包括屈曲间隙、Whiteside 线、上髁线和股骨远端的前表面。B 显示前后截骨块相对于股骨远端前皮质的相对位置的计算机屏幕截图

节和足的位置（以避免过度的胫骨内旋或外旋）。通过髌骨外侧支持带松解来纠正髌骨轨迹不良。如果需要，术者可以根据计算机导航评估的总体力线和稳定性对胫骨或股骨远端截骨进行细微的调整。在最终植入假体时，使用计算机导航维持和验证先前确认的下肢力线，直到用骨水泥完全固定。这避免了下肢力线和假体匹配中的疏忽错误，这些可以避免的错误可能是由于骨水泥涂抹的厚度不相等或受力不均，或者胫骨或股骨假体的安放位置不合适而引起的。

要点和陷阱

计算机导航有助于实现手术技术和 TKA 结果的精确性和一致性。外科医师可以使用计算机导航作为可靠的验证和测量工具，以便在 TKA 术中实时反馈和量化各个步骤的效果。当然，除了其优点外，计算机导航也有其局限性。外科医师需要意识到计算机导航系统可能具有误导性，并可能在 TKA 期间导致不准确和错误的情况发生。因此，外科医师必须采取措施，确保计算机导航将发挥其全部的作用，并在 TKA 术中最大限度地减少错误。

（1）精确配准标定是至关重要的。充分显露膝关节对于骨表面的正确配准是至关重要的，特别是股骨前皮质、股骨远端关节面以及胫骨内侧和外侧平台。骨赘应在配准前移除，尤其是胫骨平台内侧周围。将胫骨软骨关节面的中心作为标志，通过计算机导航软件确定胫骨的机械轴，并应与胫骨假体的暂定最终位置进行配准。在胫骨存在实质性内翻畸形或需要截骨矫形，胫骨假体需要外移的情况下，胫骨关节面的配准中心也需要向外移（图 10–16）。如果配准标定了较高的股骨外侧嵴，股骨前皮质的配准会导致计算机提示使用了过大的假体；对准太靠内侧可能会产生出现切迹的风险。为了准确地对准内髁和外髁，任何覆盖的软组织或滑膜都应该在配准前去除。这对于正确评估间隙距离、内侧软组织张力、股骨部的旋转以及整个膝关节运动范围内的运动轨迹都很重要。

（2）检查术中定位针是否松动。标配阵列的定位针在术中松动是出现错误的潜在原因。它可能导致计算机导航系统报告不准确的下肢力线或截骨参数。如果计算机导航显示测量中途突然出现明显的偏差，术者应始终检查定位针是否松动。此外，用于固定阵列的 Schanz 钉需要有足够的厚度，并且应该具有双皮质固定，特别是在预期固定钉会松动的患者（如严重骨质疏松、病态肥胖患者）的治疗中。

（3）在验证前适当地截骨。计算机导航对于评估截骨平面非常精确。术者在尝试使用计算机导航确认之前，应确保每次截骨的表面光滑平整。骨面的任何不平整、骨碎片和凸起都会导致计算机导航测量的截骨平面出现误差。

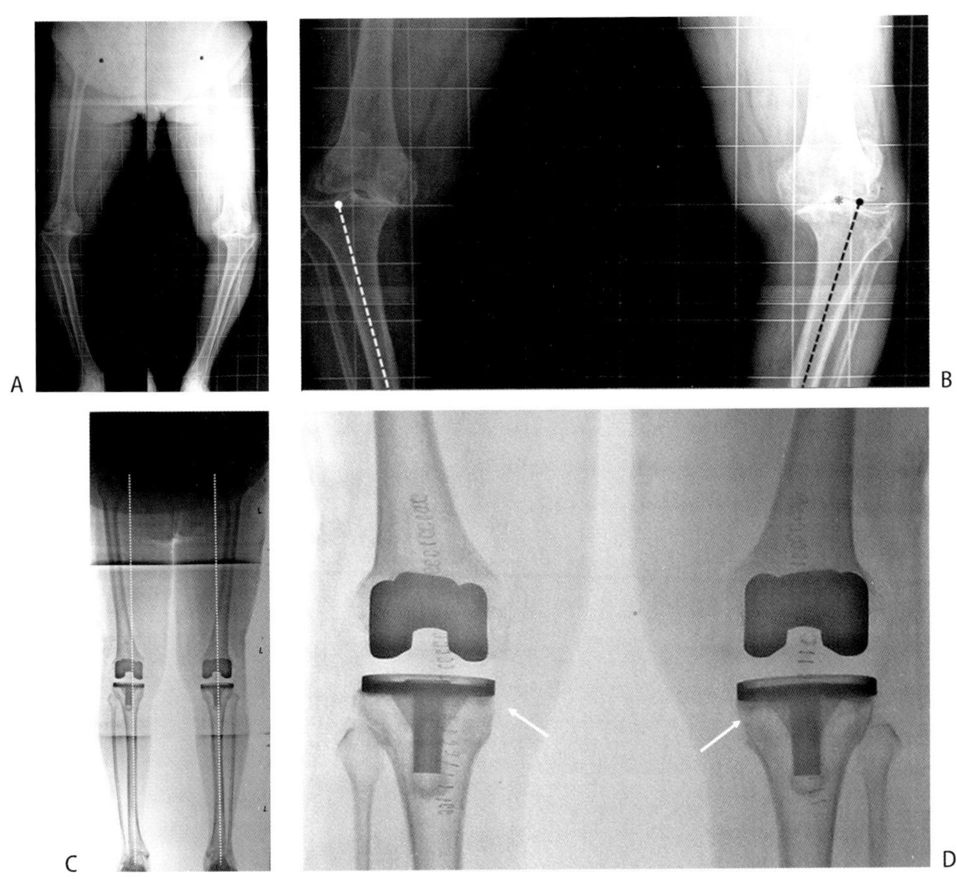

图 10–16　根据膝关节畸形改变胫骨关节面中心的配准。A　术前髋关节至踝关节全长 X 线片显示双侧内翻畸形严重，胫骨内侧关节面明显重塑。B　胫骨垫片的暂定中心（白点）将在两侧胫骨关节面的实际解剖中心（红色星号）的外侧，因此应在配准过程中使用。C　术后髋关节至踝关节全长 X 线片显示，计算机导航全膝关节置换术后肢体机械轴完全恢复。D　术后膝关节 X 线片显示，双侧截骨复位（箭头），已达到畸形矫正和平衡

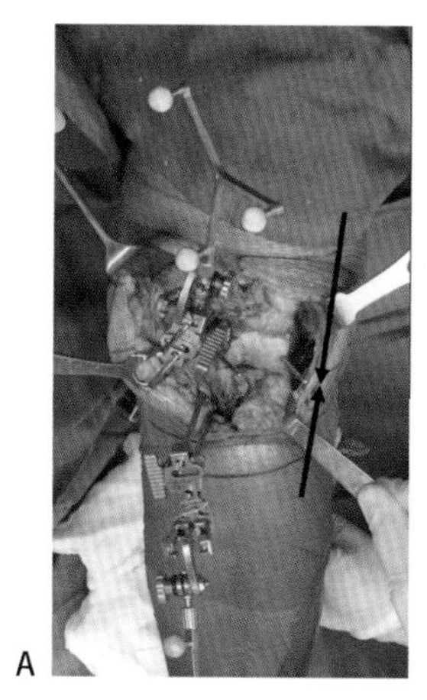

A

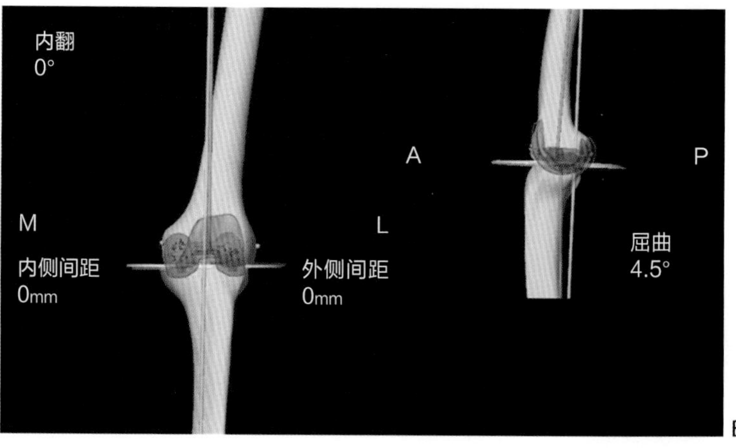

B

图 10-17　使用计算机导航排除胫骨和股骨远端截骨错误。A　术中照片，显示如何通过附加两个截骨面来排除可能的胫骨 / 股骨远端截骨错误。B　计算机屏幕截图显示在两个截骨面上的 0° 内翻的肢体对齐，表明胫骨或股骨远端切口没有错误

（4）检查截骨错误是否是导致下肢力线不良的原因。在植入假体试模期间，膝关节下肢力线不良可能是由于不准确的截骨或膝关节内侧软组织不平衡所致。计算机导航通过贴合两个截骨面，可以用来排除胫骨和股骨远端截骨的错误（图 10-17），且应该显示 0° 内翻 – 外翻匹配，并且屈曲度等于股骨远端截骨的屈曲度和胫骨近端截骨的后斜度之和。当胫骨和股骨远端截骨面贴合时，如果计算机导航没有显示任何力线异常，则最有可能是由于内外侧软组织不平衡所致。

（5）提防有手术史患者的解剖结构发生变异。在以前做过手术（如胫骨高位截骨或骨折固定）的患者中，骨性标记物和关节表面可能会扭曲变形。因此，由计算机导航软件创建的 3D 模型可能与实际解剖不一致。外科医师应该意识到这个缺点，并在配准过程中考虑到这一点。

（6）股骨假体的旋转力线应基于综合参数来确定。由于不正确的识别或扭曲的解剖结构在配准股骨髁过程中会产生错误，都可能导致股骨假体的旋转力线错误。此外，单一参数确定股骨旋转的可能并不总是 100% 准确或可靠的。术者应该使用“组合参数”，以便将股骨部分的旋转力线的确认失误率降到最低。

（7）计算机导航可高估胫骨截骨的厚度。过高估计胫骨截骨的厚度是较为常见的问题，是基于在配准过程中所选取的关节面上的标点所建立的。此外，在存在扭曲的关节面的情况下，如膝关节有明显的骨缺损或胫骨过度倾斜，计算机导航可能会错误地建议将骨切除的厚度增加。术者应确保内翻膝的外侧关节面的最高点和内侧关节面的最深点被标定记录（外翻膝关节反之）。术者同样应该根据膝关节畸形的类型和严重程度来个体化定制胫骨截骨厚度。因此，在有明显的内、外侧软组织松弛和过伸畸形的情况下，应该减小截骨厚度。该软件允许胫骨和股骨远端截骨的最大厚度为 12mm。谨慎的做法可能是在最初截除较少的骨骼，然后用卡尺测量切除的量，直到术者对计算机导航应用得更加熟练为止。

（8）间隙距离不等于间隙张力。虽然计算机导航可以量化屈曲或伸直时的内、外侧间隙距离，但软组织张力的评估仍然是主观的、是基于术者的经验和评估技巧的。重要的是要记住，计算机导航记录的间隙距离不会转化为间隙张力。即使是基于压力传感器的测量结果也会受到肢体体位、支撑和受力方式的影响。此外，虽然屈膝

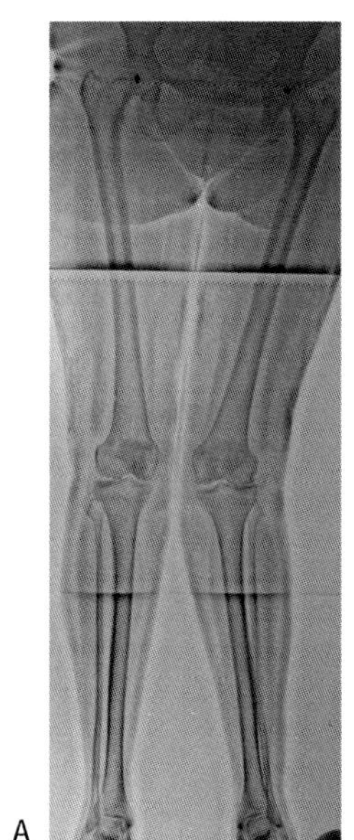
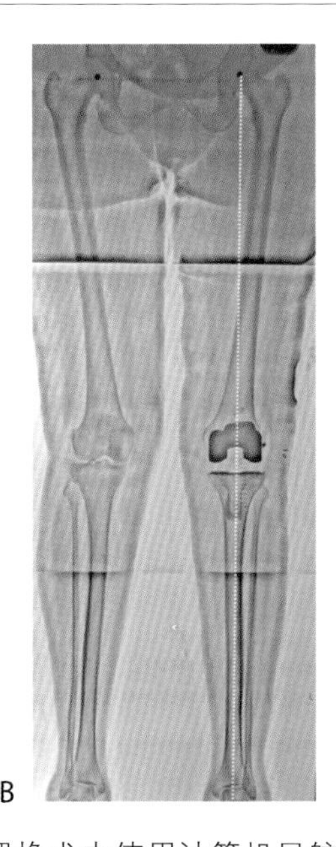
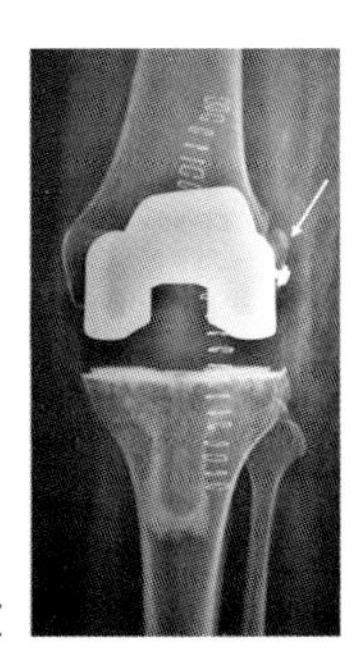
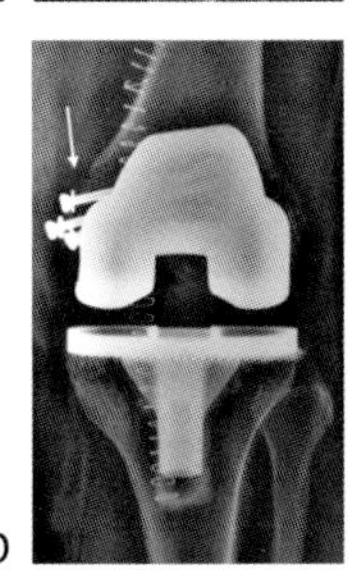
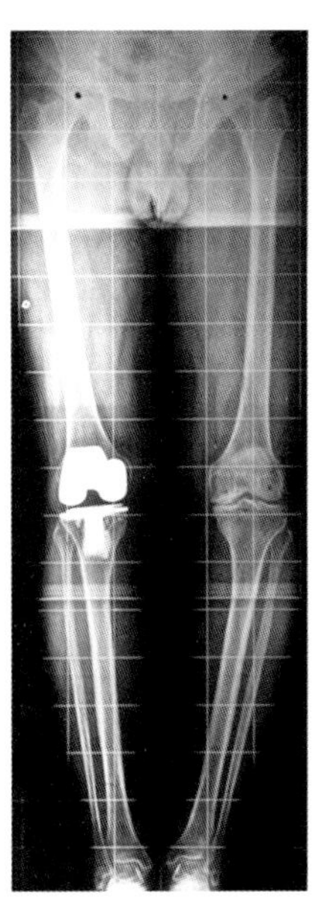
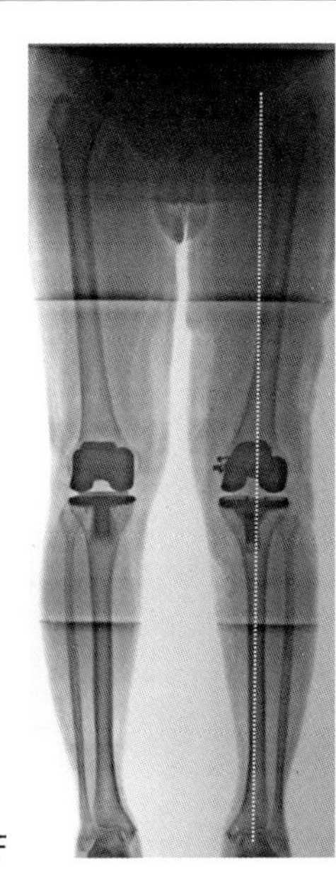

图 10–18　在全膝关节置换术中使用计算机导航进行外侧上髁和滑动内侧髁截骨。术前全长 X 线片显示，左膝外翻畸形。B　术后全长 X 线片显示，外侧上髁截骨术后肢体机械轴完全恢复。C　术后膝关节 X 线片显示，外上髁截骨（箭头），上髁骨块用松质螺钉固定。D　术后膝关节 X 线片显示，滑动内侧髁截骨（箭头），骨块用松质骨螺钉固定。E　术前全长 X 线片显示，左膝内翻畸形。F　术后全长 X 线片显示，经计算机导航后肢体机械轴完全恢复，同时行滑动内侧髁突截骨术

0° ~90° 可以达到间隙平衡，但膝关节屈曲超过 90°，后间隙平衡（尤其是末端屈曲时）的技术和原理尚不清楚并存在争议，这是因为深度屈曲时，外侧松弛度可变。

（9）实时测量每个步骤的结果。计算机导航将帮助术者客观地评估和测量 TKA 期间每个骨或软组织操作步骤的结果。可以实时看到膝关节周围不同软组织结构的顺序松解对力线和间隙平衡的影响。因此，术者可以发展一种基于计算机导航测算的软组织松解技巧，用于各种膝关节畸形，以防止无意中的过度松弛导致的不稳定。同样，计算机导航可以帮助评估严重内翻膝畸形矫正和平衡的程度，这些畸形包括胫骨高位截骨术伴有或不伴有胫骨损伤。

（10）利于其他手术的施行，例如股骨髁截骨。计算机导航可精确测量下肢力线以及内、外侧间隙的距离。如果术者想要进行其他的手术来纠正因僵硬畸形所致的内侧软组织失衡，这一功能是非常有益的。包括外翻畸形的外上髁截骨技术或内翻畸形的滑移内髁截骨技术（图 10–18）。此外，导航还可以用于伴有显著关节外畸形的膝关节的矫正截骨（图 10–19）。

（11）小心治疗病态肥胖的患者。计算机导航已经被证明在保障力线和内、外间隙距离方面是准确的，而不考虑患者的 BMI。然而，难以显露和接触到骨性标志物，如踝关节或股骨髁，可能会导致配准错误。此外，Schanz 钉（特别是股骨侧的）可能会因为在屈曲 – 伸展过程中受到较厚的皮下脂肪层的压力而松动。因此，在这种病态肥胖的患者的治疗中，应该使用单独的置钉切口（图 10–20）将定位钉放置在髁上区域的近端。

（12）在使用股骨或胫骨延长柄时定位针的放置。如果术者计划使用股骨或胫骨延长柄或进行矫正或髁上截骨，阵列定位钉的放置需要提前计划。必须小心地放置它们，以免阻碍胫骨柄所需的延长路径或干扰截骨手术的进行。在胫骨中，定位钉应放置在所选取的胫骨假体延长柄的末端以远处（图 10–21）。

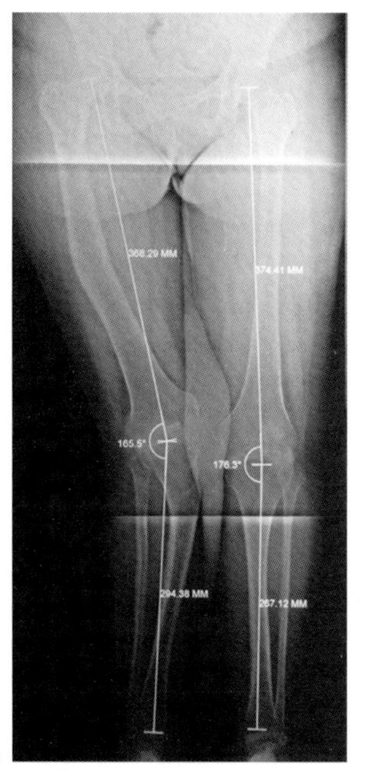

A

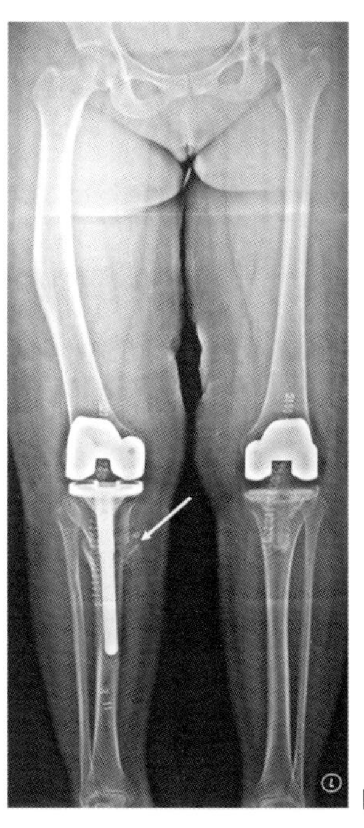
B

图 10-19　在全膝关节置换术中使用计算机导航矫正关节外畸形的截骨手术。A　术前全长 X 线片显示，右侧胫骨近端有明显的关节外畸形。B　术后全长 X 线片显示，在使用计算机导航进行矫正性截骨（箭头）后肢体机械轴完全恢复

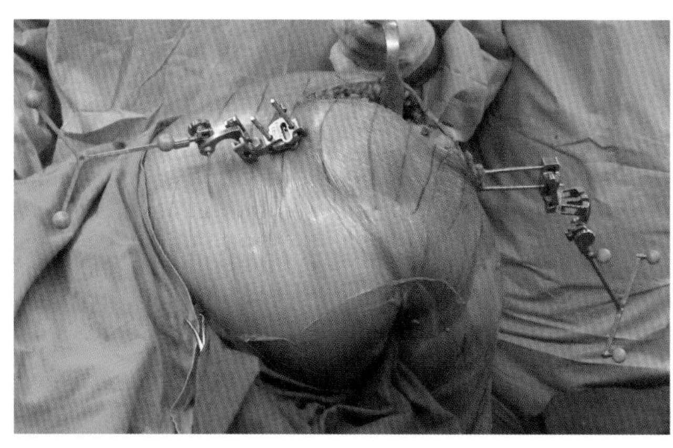

图 10-20　术中照片显示，在一名肥胖患者的治疗中使用 2 个单独的切口插入股骨阵列钉

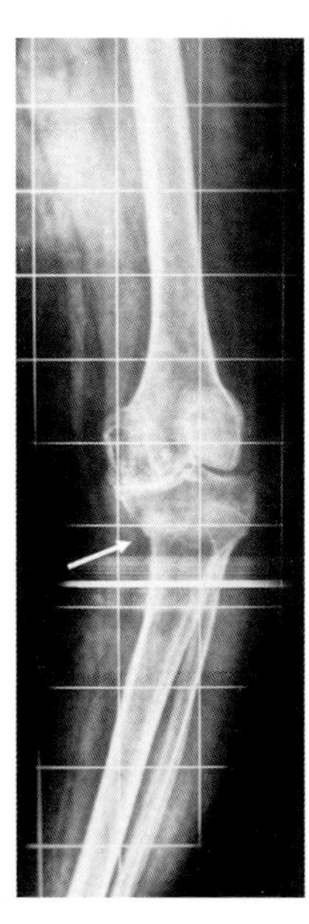
A

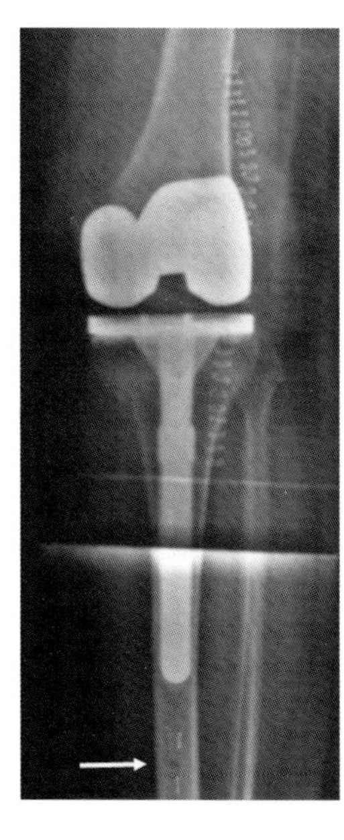
B

图 10-21　当胫骨干可能被使用时，规划阵列针的放置。A　术前膝关节 X 线片显示，由于不连续应力性骨折导致的胫骨近端关节外畸形（箭头）。B　术后下肢全长 X 线片显示，使用加长柄的胫骨假体部件为骨折部位提供稳定性。胫骨阵列远端固定于胫骨干远侧（箭头）

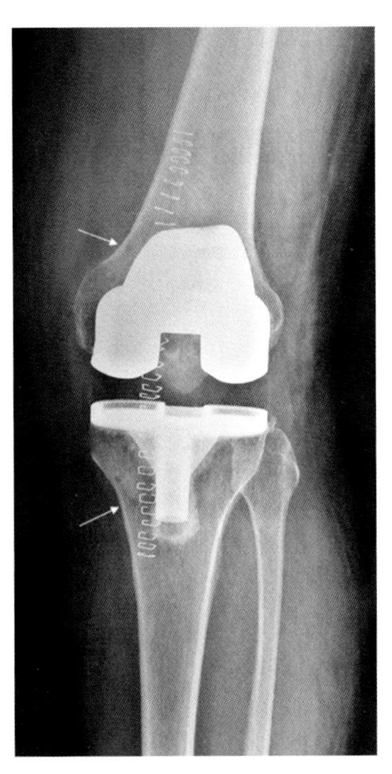

图 10–22　术后膝关节 X 线片显示，股骨和胫骨阵列针孔在植入区内的位置。通过减少针孔处的应力可有效地预防骨折的发生

并发症

在 TKA 过程中使用计算机导航直接导致的并发症是非常罕见的。与计算机导航相关的并发症通常是由于用于固定导航阵列的 Schanz 钉引起的。可能会发生骨折，特别是在骨质疏松症的患者中，钻孔起到了压力提升的作用。这可以通过不使用直径较大的 Schanz 钉来预防，如果骨质良好，则单侧钻孔，并确保钻孔不太靠近截骨面，特别是在股骨远端钻孔时。此外，将针孔放置在假体植入物内（而不是放置在距骨干更远的地方）也有助于防止骨折的发生，因为植入物本身将通过减少针孔处的应力有效地预防骨折的发生（图 10–22）。针孔也可以用松质骨填塞密封以预防骨折。

我们遇到的一个极其罕见的并发症是在股骨远端的一个陈旧性骨髓病变中钻孔后出现假体周围关节感染的情况，这导致了感染病灶的重新激活。因此，在放置定位针时最好避开这些区域。另一个罕见的并发症是当定位针钻入骨干区域（尤其是胫骨）时，局部软组织出现感染且皮肤切口出现延迟愈合。由于胫骨髓腔出血，胫骨骨干置钉部位可能出现持续浸泡；需要在钉部位用适当的加压敷料以尽量减少这种情况。我们更喜欢把股骨和胫骨标配定位钉都放在主要的手术切口内。

结果

笔者自 2006 年以来一直使用计算机导航来进行 TKA。在笔者所在的中心进行的一个早期前瞻性、随机、单一外科中心试验中，对一组 282 个无图像计算机导航的 TKA 与一组 185 个使用优化常规技术完成的 TKA 进行了比较。对于下肢机械轴匹配，导航组的异常率为 9.2%，而常规组的异常率为 21.6%。在假体匹配方面，90.8% 的计算机导航 TKA 胫骨和股骨假体都在其各自的机械轴 3° 内，而常规 TKA 的这一比例为 76.2%。

随后，2012 年由经验丰富的医师对第一批 1500 例计算机导航 TKA 进行了回顾性分析，纳入了所有因原发性或继发性骨关节炎、类风湿性关节炎或创伤引起的关节炎而进行 TKA 的患者，并排除了影像学记录不完整的患者进行分析。站立位全长 X 线片（髋关节至踝关节）用于测量 HKA 角，以确定术前和术后膝关节畸形的程度。术后股骨和胫骨假体的冠状面匹配程度是通过在各自全长 X 线片上的机械轴进行测量的。术后下肢力线的异常值定义为从中线匹配到常规 ±3° 外的 HKA 角。类似地，相对于其机械轴 90° 的中线对准，在常规 ±3° 外的胫骨或股骨假体被认为是假体匹配异常。表 10–2 总结了回顾性研究的患者数据。

表 10–2　患者基线资料

参数	数值
TKA 手术例数 / 患者	1500/1196
年龄（岁）	67（39~94）
BMI	30（15~54）
性别（男 / 女）	245/951
诊断（*n*）	
骨关节炎	1460
风湿性关节炎	38
创伤性关节炎	2
手术方式	
单侧置换	892
一期 / 分期双侧置换	304
畸形	
内翻 / 外翻	1383/117
畸形严重程度（*n*）	
内翻＜ 10°	519（37.5%）
内翻 10° ~20°	712（51.5%）
内翻＞ 20°	150（11%）
外翻＜ 10°	76（64%）
外翻＞ 10°	43（36%）

BMI：体重指数（Body Mass Index）；TKA：全膝关节置换术（Total Knee Arthroplasties）

术后下肢机械力线或 HKA 角的异常率为 7%（109 例患者，112 例膝关节）。58% 的异常值见于过大的内翻力线，而 42% 的异常值见于过大的外翻力线。术前内翻畸形（60%）和外翻畸形（75%）的下肢异常值大部分显示术后矫正不足。冠状面中假体匹配的异常率股骨为 7%，胫骨为 8%（这两部分大多数都处于过度外翻中）。在术后下肢机械轴的异常值中，57% 的患者存在假体匹配不良。多因素分析显示，术前内翻畸形＞ 20° 和股骨弯曲＞ 5° 与术后机械轴线不良的风险增加呈正相关。

术后下肢机械轴的异常率为 7%，股骨假体匹配的异常率为 7%，胫骨假体匹配的异常率为 8%。这项对 1500 例计算机导航引导下 TKA 的回顾性研究表明，在 TKA 期间，计算机导航实现了下肢机械轴及股骨和胫骨假体匹配的精确恢复。大多数力线不良主要由于假体匹配不当，而且是在两边假体都正确放置的情况下，可能是由于内外侧软组织不平衡所致。尽管通过计算机导航准确地放置了截骨模块并在术中验证了截骨面，但在最终植入假体的过程中，由于假体的不正确黏合或嵌顿，可能会发生错误。同样，软组织平衡技术较为复杂，并且更基于术者的自身经验，因此可能导致下肢机械力线的失调。对数据的进一步分析表明，术前严重内翻畸形（> 20°）和术前在冠状面上明显的股骨弯曲度（> 5°）增加了接受 TKA 的膝关节发生力线不良的风险。

最近，有研究表明，在成年人群中存在“原发性”或天生的内翻肢体力线。因此，一些外科医师主张恢复力线，但不是恢复到中线（HKA 角 180° ± 3°），而是恢复到患者的自然力线，同时恢复关节线倾角（“运动轨迹力线”）。对运动力线感兴趣的外科医师，使用计算机导航可以确保胫骨处于较少内翻程度，股骨处于较少外翻程度，并且整体的力线不会变得难以接受。

参考文献

[1] Chua KH, Chen Y, Lingaraj K. Navigated total knee arthroplasty: is it error-free? *Knee Surg Sports Traumatol Arthrosc.* 2014;22:643-649.

[2] Daines BK, Dennis DA. Gap balancing vs. measured resection technique in total knee arthroplasty. *Clin Orthop Surg.* 2014;6:1-8. de Steiger RN, Liu YL, Graves SE. Computer navigation for total knee arthroplasty reduces revision rate for patients less than sixty-five years of age. *J Bone Joint Surg Am.* 2015;97:635-642.

[3] Fu Y, Wang M, Liu Y, Fu Q. Alignment outcomes in navigated total knee arthroplasty: a meta-analysis. *Knee Surg Sports Traumatol Arthrosc.* 2012;20:1075-1082.

[4] Hetaimish BM, Khan MM, Simunovic N, Al-Harbi HH, Bhandari M, Zalzal PK. Meta-analysis of navigation vs conventional total knee arthroplasty. *J Arthroplasty.* 2012;27:1177-1182.

[5] Howell SM, Papadopoulos S, Kuznik KT, Hull ML. Accurate alignment and high function after kinematically aligned TKA performed with generic instruments. *Knee Surg Sports Traumatol Arthrosc.* 2013;21:2271-2280.

[6] Hunt NC, Ghosh KM, Athwal KK, Longstaff LM, Amis AA, Deehan DJ. Lack of evidence to support present medial release methods in total knee arthroplasty. *Knee Surg Sports Traumatol Arthrosc.* 2014;22:3100-3112.

[7] Lachiewicz PF, Soileau ES. Ten-year survival and clinical results of constrained components in primary total knee arthroplasty. *J Arthroplasty.* 2006;21:803-808.

[8] Lombardi AV Jr, Berend KR, Leith JR, Mangino GP, Adams JB. Posterior-stabilized constrained total knee arthroplasty for complex primary cases. *J Bone Joint Surg Am.* 2007;89(suppl 3):90-102.

[9] Mihalko WM, Saleh KJ, Krackow KA, Whiteside LA. Soft-tissue balancing during total knee arthroplasty in the varus knee. *J Am Acad Orthop Surg.* 2009;17:766-774.

[10] Mihalko WM, Whiteside LA, Krackow KA. Comparison of ligament-balancing techniques during total knee arthroplasty. *J Bone Joint Surg [Am].* 2003;85-A suppl 4:132-135.

[11] Morgan H, Battista V, Leopold SS. Constraint in primary total knee arthroplasty. *J Am Acad Orthop Surg.* 2005;13:515-524.

[12] Mullaji A, Kanna R, Marawar S, Kohli S, Sharma A. Comparison of limb and component alignment using computer-assisted navigation versus image intensifier-guided conventional total knee arthroplasty: a prospective, randomized, single-surgeon study of 467 knees. *J Arthroplasty.* 2007;22:953-959.

[13] Mullaji A, Lingaraju AP, Shetty GM. Computer-assisted total knee replacement in patients with arthritis and a recurvatum deformity. *J Bone Joint Surg [Br].* 2012;94-B:642-647.

[14] Mullaji A, Sharma A, Marawar S, Kanna R. Quantification of effect of sequential posteromedial release on flexion and extension gaps: a computer-assisted study in cadaveric knees. *J Arthroplasty.* 2009;24:795-805.

[15] Mullaji A, Shetty GM. Computer-assisted total knee arthroplasty for arthritis with extra-articular deformity. *J Arthroplasty.* 2009;24:1164-1169.

[16] Mullaji AB, Lingaraju AP, Shetty GM. Alignment of computer-assisted total knee arthroplasty in patients with altered hip center. *J Arthroplasty.* 2011;26:1072-1077.

[17] Mullaji AB, Marawar SV, Mittal V. A comparison of coronal plane axial femoral relationships in Asian patients with varus osteoarthritic knees and healthy knees. *J Arthroplasty.* 2009;24:861-867.

[18] Mullaji AB, Padmanabhan V, Jindal G. Total knee arthroplasty for profound varus deformity: technique and radiological results in 173 knees with varus of more than 20 degrees. *J Arthroplasty.* 2005;20:550-561.

[19] Mullaji AB, Shetty GM. Basic Technique of total knee arthroplasty. In Mullaji AB, Shetty GM, eds. *Deformity Correction in Total Knee Arthroplasty*. New York, NY: Springer; 2014:23-41.

[20] Mullaji AB, Shetty GM. Correcting deformity in total knee arthroplasty: techniques to avoid the release of collateral ligaments in severely deformed knees. *Bone Joint J.* 2016;98-B(1 suppl A):101-104.

[21] Mullaji AB, Shetty GM. Correction of varus deformity during TKA with reduction osteotomy. *Clin Orthop Relat Res.* 2014;472:126-132.

[22] Mullaji AB, Shetty GM. Flexion Deformity. In Mullaji AB, Shetty GM, eds. *Deformity Correction in Total Knee Arthroplasty*. New York, NY: Springer, 2014:75-83.

[23] Mullaji AB, Shetty GM. Lateral epicondylar osteotomy using computer navigation in total knee arthroplasty for rigid valgus deformities. *J Arthroplasty.* 2010;25:166-169.

[24] Mullaji AB, Shetty GM. Preoperative planning. In Mullaji AB, Shetty GM, eds. *Deformity Correction in Total Knee Arthroplasty*. New York, NY: Springer; 2014:3-21.

[25] Mullaji AB, Shetty GM. Surgical technique: computer-assisted sliding medial condylar osteotomy to achieve gap balance in varus knees during TKA. *Clin Orthop Relat Res.* 2013;471:1484-1491.

[26] Mullaji AB, Shetty GM, Kanna R, Vadapalli RC. The influence of preoperative deformity on valgus correction angle: an analysis of 503 total knee arthroplasties. *J Arthroplasty.* 2013;28:20-27.

[27] Mullaji AB, Shetty GM, Lingaraju AP, Bhayde S. Which factors increase risk of malalignment of the hip–knee–ankle axis in TKA? *Clin Orthop Relat Res.* 2013;471:134-141.

[28] Parratte S, Pagnano MW. Instability after total knee arthroplasty. *J Bone Joint Surg [Am].* 2008;90-A:184-194.

[29] Peters CL, Jimenez C, Erickson J, Anderson MB, Pelt CE. Lessons learned from selective soft-tissue release for gap balancing in primary total knee arthroplasty: an analysis of 1216 consecutive total knee arthroplasties: AAOS exhibit selection. *J Bone Joint Surg [Am].* 2013;95-A:e152.

[30] Shetty GM, Mullaji A, Bhayde S, Nha KW, Oh HK. Factors contributing to inherent varus alignment of lower limb in normal Asian adults: role of tibial plateau inclination. *Knee.* 2014;21:544-548.

[31] Shetty GM, Mullaji A, Lingaraju AP, Bhayde S. How accurate are orthopaedic surgeons in visually estimating lower limb alignment? *Acta Orthop Belg.* 2011;77:638-643.

[32] Shetty GM, Mullaji AB, Bhayde S, Lingaraju AP. No effect of obesity on limb and component alignment after computer-assisted total knee arthroplasty. *Knee.* 2014;21:862-865.

[33] Skytta ET, Haapama¨ki V, Koivikko M, Huhtala H, Remes V. Reliability of the hip-to-ankle radiograph in determining the knee and implant alignment after total knee arthroplasty. *Acta Orthop Belg.* 2011;77:329-335.

[34] Verdonk PC, Pernin J, Pinaroli A, Ait Si Selmi T, Neyret P. Soft tissue balancing in varus total knee arthroplasty: an algorithmic approach. *Knee Surg Sports Traumatol Arthrosc.* 2009;17:660-666.

[35] Yau WP, Chiu KY, Tang WM, Ng TP. Coronal bowing of the femur and tibia in Chinese: its incidence and effects on total knee arthroplasty planning. *J Orthop Surg (Hong Kong).* 2007;15:32-36.

第11章 后交叉韧带保留型全膝关节置换术的要点和技巧

Michael E. Berend, Wesley G. Lackey, Joshua L. Carter

前言

后交叉韧带保留型全膝关节置换术（CR TKA）适用于广泛的膝关节畸形治疗。本章概述了其适应证、禁忌证、优势、风险、手术技巧，以及 CR TKA 的长期结果。

保留和平衡后交叉韧带（PCL）或去除后交叉韧带（PCL）并以假体界面代替，是全膝关节置换术中一个重要且颇有争议的选择。无论哪种选择，术者都必须平衡膝关节的矢状面运动轨迹，并确保膝关节在完成 TKA 时的屈曲稳定性。尽管在如何处理 PCL 方面存在争议，但 CR TKA 几乎没有明确的禁忌证。

运动轨迹的目标是使韧带、膝关节的肌肉力矩和额外的关节囊组织直接运动。CR TKA 中的运动轨迹不是由假体直接引导，而是由膝关节的韧带和膝关节动态应力引导的。非模块设计中无菌松动的低发生率和聚乙烯衬垫的有限磨损，都有利于膝关节置换假体的长期存活。我们认为，在几乎所有的 TKA 中都可以保留 PCL，这在很大程度上取决于通过外科技术来充分“平衡”膝关节运动。本章介绍了 CR TKA 背后的原理。适当的 PCL 和矢状平面运动平衡可防止高屈曲后方聚合物的磨损。

适应证和禁忌证

CR TKA 几乎适用于所有初次 TKA，包括骨关节炎和类风湿性关节炎的治疗。若膝关节在机动车事故中受到“仪表板”型损伤且致 PCL 功能不全，则需要一个后稳定型假体植入物才能在前后位（AP）平面上实现稳定，但这种情况是非常罕见的。以前膝关节髌骨切除术和固定性胫骨半后脱位被许多人认为是 CR TKA 的禁忌证。我们通过最新的“矢状槽”假体植入物或所谓的前部稳定型（AS）设计（图 11–1）获得了满意的结果。

以前的观点认为，患有先天性关节疾病（如类风湿性关节炎或银屑病关节炎）的患者不考虑用交叉韧带保留型（CR）植入物。但我们对这类人群的治疗经验表明，CR TKA 具有良好的长期优势。也有人推测认为，存在严重内翻或外翻畸形的年轻患者可能是 CR TKA 的禁忌证。针对该类患者，我们同样也获得了令人满意的长期随访结果。即使是膝关节后交叉韧带松弛，同样也可以用 CR TKA 来平衡，并且可能需要 AS 轴承以提高稳定性。此外，只要软组织平衡精准，并在操作中严格评估稳定性，术者就可以使用 CR 假体来进行 TKA 翻修。许多翻修术中需要大幅度的紧缩处理，这是针对松弛的韧带和胫骨与股骨的缺损而言。很显然，针对这类患者，CR TKA 不是很好的选择。

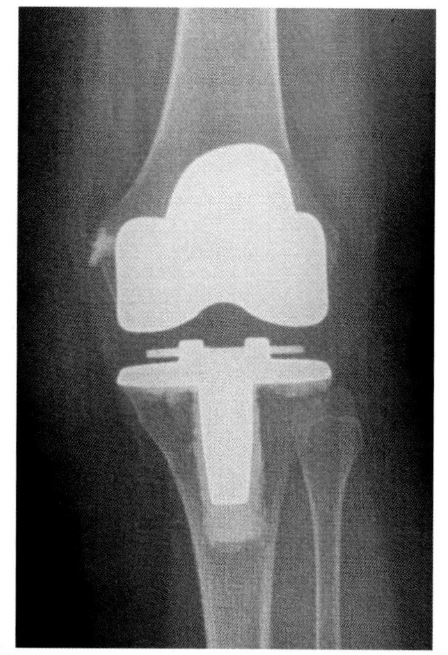

A

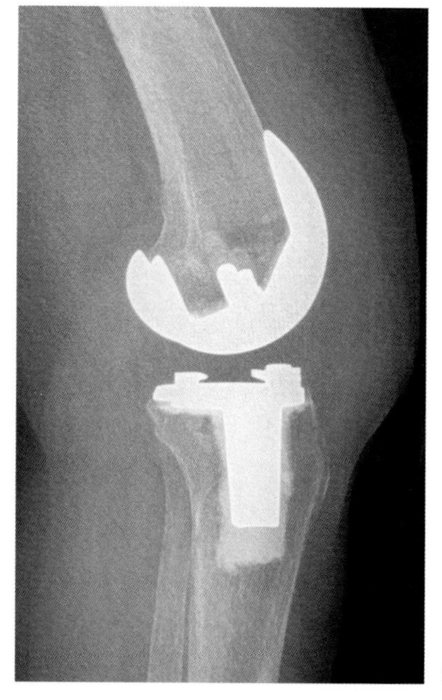

B

图 11–1 髌骨切除术后患者前稳定型全膝关节置换术后的前后位 X 线片和侧位 X 线片

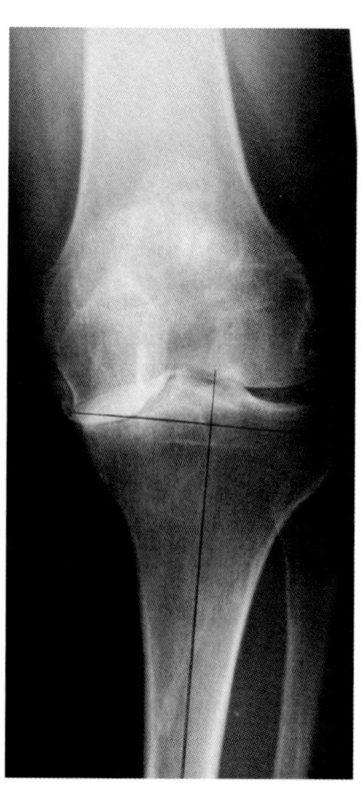

图 11–2 基于正位 X 片影像模板的胫骨截骨计划

术前准备

术前应详细评估膝关节的运动范围、屈曲挛缩和韧带平衡。手术计划开始于胫骨的截骨位置，就是截骨平面垂直于膝关节的前后位（AP）解剖轴（图 11–2）。解剖轴相对于胫骨嵴的位置成为髓外胫骨截骨导板的近端标志（图 11–3）。这有助于防止内翻位胫骨截骨，就是已经证明可以导致体重指数（BMI）> 33 的患者的假体生存率下降，另外可以使较小胫骨平台过度负荷。胫骨术前 X 线片有助于术者评估是否需要垫块、螺钉和骨水泥或在严重胫骨缺损的情况下进行骨移植。虽然我们无法像术中一样通过使用骨性标志和术中截骨尺寸模板以及卡尺来评估准确度，但调整模板尺寸的大小在术前同样可以在 X 线片上完成。

对于明显冠状位和矢状位畸形的膝关节，通常需要对凹侧的韧带进行松解。这包括内侧或外侧以及后侧结构的联合松解，甚至包括 PCL 的松解或“平衡”。做好这类患者的术前准备，可以帮助术者在术中更好地解决问题。固定型冠状位畸形内翻或外

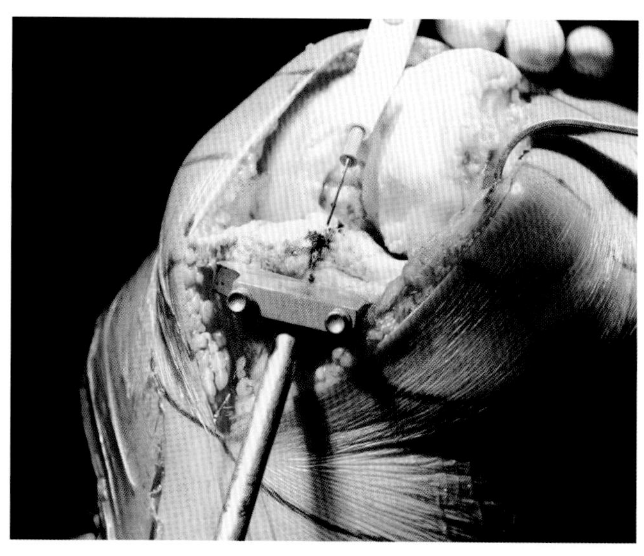

图 11–3 胫骨近端参考胫骨力线髓外定位

翻畸形合并不完全屈曲挛缩，往往需要一定的 PCL 平衡技术来恢复矢状位的动态平衡。

除设计外，精细的外科技术是影响 TKA 的短期和长期表现的重要因素。在本章中，笔者将进一步阐述显露、畸形矫正、截骨准备、侧副韧带平衡、移植物定位、PCL 平衡强化屈曲运动以及移植等技术的原理。

技术

术野的充分显露，是有效地畸形矫正、可视化的截骨准备及确定合适的假体位置的第一步。可用传统和已验证的方法行 CR TKA 入路，如内侧髌旁沿不同长度的股四头肌肌腱纤维排列方向的离断、关节囊切开入路，或所谓微创技术，如股四头肌肌腱中段（Midvastus）或股四头肌肌腱下段（Subvastus）显露。在所有膝关节中保留 PCL 可充分实现可视化，包括特定的翻修术如单纯胫骨假体翻修术。

膝关节置换术时的内侧剥离应沿骨膜进行，包括绝大多数膝关节内侧副韧带（MCL）的深层纤维下。细致操作可以保护内侧副韧带的浅层纤维和在膝关节轻度畸形下进入关节腔的滑囊。切除髌下脂肪垫有利于显露。长期随访发现，髌下脂肪垫的切除对膝关节的功能几乎无影响。前交叉韧带（ACL）和外侧半月板前角切除分开后，膝关节屈曲约 100°，以利于髌骨向外侧脱位。在过去的几年里，随着设备的更新，我们使用的切口越来越小，现在多用髌骨半脱位，而不是髌骨外翻位显露。这对 TKA 结果的影响非常小。

大多数的膝关节置换术，首先使用髓外定位导板准备胫骨，参照踝关节中心确定胫骨截骨（图 11–4）。特别是对于 BMI 较高的患者，胫骨力线正确是 TKA 胫骨假体长期存活的重要因素。术前畸形程度判断有助于确定内侧和外侧胫骨平台的截骨水平。这与膝关节内翻和外翻的退行性改变和胫骨磨损深度不同有关。90° 截骨模板截骨水平确定不仅可以帮助定位截骨导板的中心部分，还可以帮助确定胫骨的旋转。一般而言，相对于 PCL 替代系统，大多数 CR TKA 植入系统功能更好，胫骨斜率（7° ： 3° ）略大。这将确保屈曲间隙不会太紧。我们偶尔会使用手持导航系统来辅助在相对困难的情况下进行胫骨准备，例如病理性肥胖、低位髌骨和预先行高位胫骨截骨术（HTO），因为目视下进行操作仍具有一定的挑战性。许多导航系统可以用来增加胫骨假体定位的准确度。

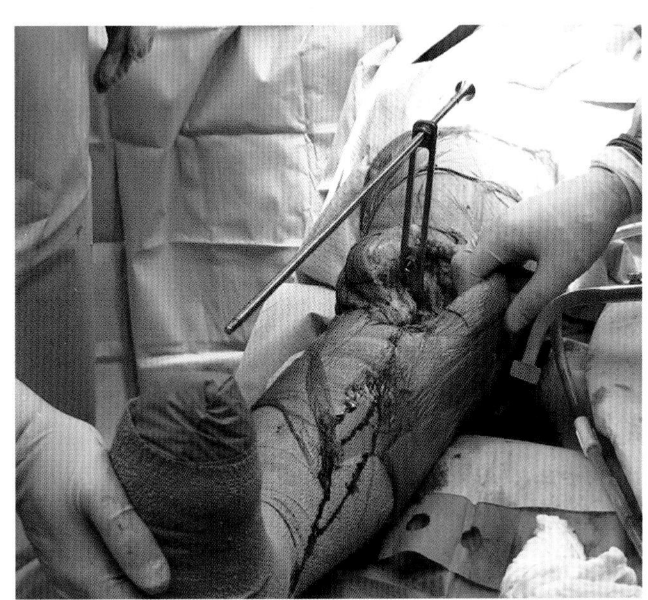

图 11–4　胫骨近端参考胫骨力线髓外定位

股骨髓内定位截骨导板可用于股骨远端骨切除。对于有存留金属硬物或显著的股骨远端畸形，优选髓外定位截骨导板和软组织张力平衡装置或导航系统。在过去10年里，人们已经开发了许多较小的股骨远端截骨导板，其促进了微创手术的发展。大多数膝关节置换术中，我们使用的测量导向技术将股骨外翻角设定为4°。远端截骨量与假体远端厚度有关。在膝关节明显屈曲挛缩和反弓的情况下，操作要谨慎。如Bengs和Scott所描述的，在膝关节具有明显屈曲挛缩时应注意，在明显的屈曲挛缩的情况下，增加2mm截骨可以恢复9°的挛缩，最多增加到4mm。另外，在股骨后方，使用骨膜剥离器或Cobb型剥离器松解后关节囊。对于术前有膝关节反弓畸形者，应仔细检查足踝关节，评估平足和马蹄足，这两种畸形已被证实对于严重患者的长期膝关节功能和假体存活率有影响。

胫骨和远端股骨截骨完成后，膝关节可以尝试伸直，并使用间隙块或带髓外棒胫骨托检查下肢的机械力线。在评估屈曲间隙与伸直间隙之前，因为大的骨赘可能导致侧韧带紧缩，所以股骨和胫骨上的内、外侧骨赘应予以凿除或用咬骨钳咬除。在膝关节伸直时放置间隙撑开器用于评估伸直间隙的平衡。根据实际情况进行间隙平衡和软组织松解，以实现内、外侧间隙相等和软组织平衡（图11–5）。

股骨假体的旋转定位可基于多个骨性标志参照，包括胫骨截骨后的屈曲间隙平面、后踝线、通髁线及前后轴线（Whiteside线）。使用股骨通髁线作为标记可减少出现髌骨轨迹异常的问题及外侧支持带松解的必要。在每一个病例中，我们都标记通髁线和前后轴线。所有股骨假体旋转定位参考的目标是在内侧间室和外侧间室建立对称的屈曲间隙，等同于在伸直位的间隙。股骨假体的精确旋转定位确保了适宜的髌股关节运动轨迹并避免了半脱位，以及辅助屈曲畸形的矫正。在严重的膝内翻或外翻畸形中，使用股骨后髁参照进行位置旋转确定和评估后髁偏心距时，评估后外侧髁的侵蚀破坏程度是非常重要的。例如，如果外翻膝的股骨假体定位旋转时使用后髁参照，则会导致股骨假体相对内旋。在初次置换时，检查膝关节屈曲轴的一个方法是将髌骨复位于滑车内，膝关节屈曲90°，并在股骨后髁截骨前评估屈曲间隙的大小。在同样情况下，牵引胫骨以增加软组织张力，胫骨的截骨平面平行于通髁线或垂直于Whiteside线。

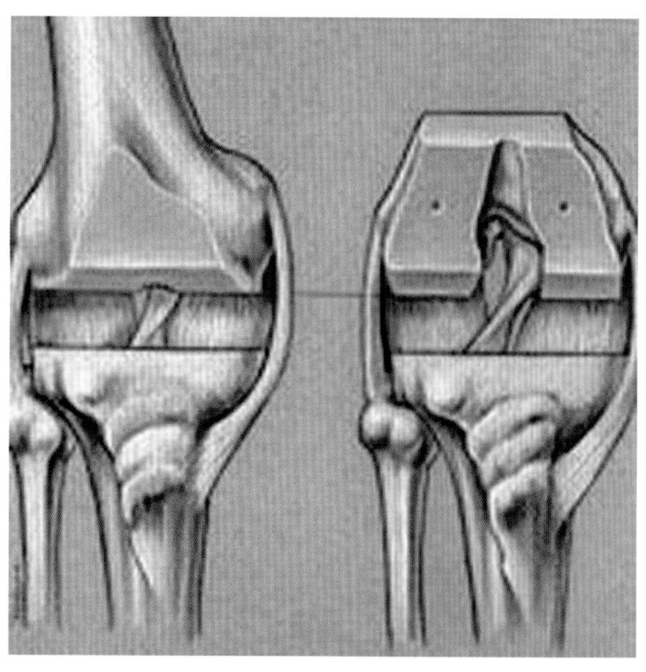

图11–5 屈曲间隙和伸直间隙平衡评估与撑开器（图片经关节植入物外科医疗公司许可复制）

大多数膝关节截骨系统中，股骨假体的大小是参照股骨后髁和股骨前皮质的前后位股骨大小决定的。一旦选择了尺寸及截骨量（通常指四合一截骨），接着对股骨进行剩余截骨，截除 8mm 的后髁，以及前角和后斜角。

在保留 PCL 的膝关节置换术中，要避免抬高关节线，因为这会严重改变膝关节屈伸过程中 PCL 的运动轨迹。其中，一个重要的原则是，在使用 CR 假体和测量截骨技术后，股骨内侧髁的后方截骨量应与股骨内侧远端截骨量相等，使关节线恢复到合适的位置。此外，在此位置，进行股骨假体的旋转定位，对于重建正常的膝关节屈伸轴非常重要。

胫骨假体的旋转定位对膝关节屈伸运动和髌骨轨迹都非常重要。膝关节屈曲轴的旋转定位应该与先前在骨准备时胫骨旋转定位的标记一致。胫骨表面的“关节置换术前磨损情况”以及胫骨嵴相对于膝关节屈曲轴的位置，有助于确定合适的旋转模板的定位，使得新截骨表面的斜率与 AP 中的原斜率相匹配。在胫骨截骨过程中，可以通过 PCL 与胫骨后部之间的骨凿或双叉式 PCL 拉钩来保护 PCL。

PCL 的平衡、屈曲运动评估及平衡

屈曲运动的评估是 CR TKA 的一个关键步骤，因为这一步有助于极大改善术后功能、维持膝关节性能长期良好及减少聚乙烯的磨损和失效。恰当的 PCL 平衡同样是 CR TKA 长期成功的标志。Richard Scott 推广的拉出 – 抬离（POLO）试验介绍了 PCL 在屈曲时所处的松弛或紧张状态。我们通常检查在屈曲 60° ~110° 时，胫骨平台在股骨后髁下方的位置。目的是当膝关节位于 80° ~120° 的较高屈曲角度时，使后髁处在胫骨平台的中心位置。这种所谓的屈伸运动学评估通常是在髌骨位于滑车中心的情况下进行的，与自然膝关节屈曲一样，足和踝关节同样也有轻微的内旋。

如果在屈曲 90° ~100° 的后抽屉试验中，胫骨相对于股骨在屈曲时倾向于下垂或向后移位，则 PCL 过于松弛。这一位移可通过增加聚乙烯垫的厚度来矫正，以达到膝关节屈曲时膝关节前、后抽屉试验的稳定性。更常见的是，PCL 过紧，尤其是伴有 ACL 缺损和畸形严重的膝关节，则需松解。过紧的 PCL 将导致股骨假体滚动到聚乙烯垫的后部。这在目视下似乎是胫骨聚乙烯垫从胫骨假体上抬离。当膝关节屈曲时，平衡良好的 PCL 使股骨髁滑动和滚动的接触点仍保持在聚乙烯衬垫的中心（图 11–6）。

在对假体进行调试时可以使用多种技术来平衡过紧的 PCL，所有测试都可以实现有效的平衡（图 11–7）。

（1）后抽屉或“仪表板”技术：术者向胫骨近端施加向后的力，同时膝关节弯曲 90° 以轻柔地拉伸 PCL，使力量集中于 PCL 的胫骨附着处。

（2）胫骨附着点松解技术：膝关节屈曲并且向前牵拉胫骨，用电刀于从胫骨后部松解 PCL 的前纤维束。

（3）股骨附着点松解技术：膝关节弯曲后，用电刀从股骨远端烧灼松解 PCL 的前纤维束。

（4）“V”形胫骨楔形截骨术：使膝关节弯曲，胫骨前移，用 0.5in（1.27cm）骨刀做“V”形胫骨楔形截骨，就是 PCL 在胫骨平台后侧的附着处。

当膝关节屈曲时，如果 PCL 太紧，可以使用这些技术中的任何一种，直视下安装试模后观察屈曲膝关节的动力学。我们通常使用股骨附着点松解技术，必要时进行胫骨附着点松解技术。即使完全松解胫骨侧 PCL，在使用 CR–TKA 假体的初次膝关节置换术中，仍可获得良好的屈曲平衡。这已被证明对早期假体存活和膝关节功能没有影响。

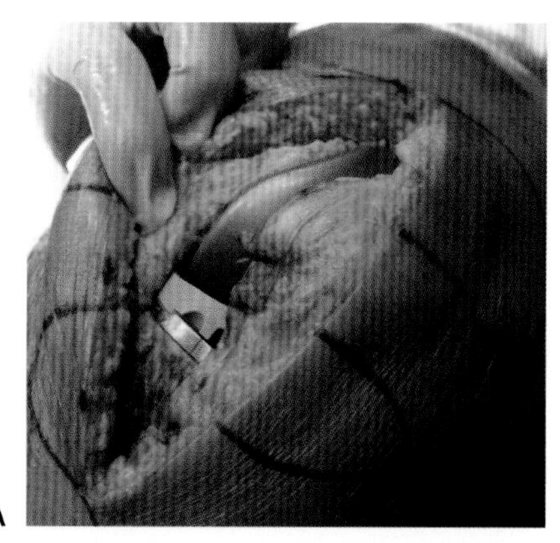
A

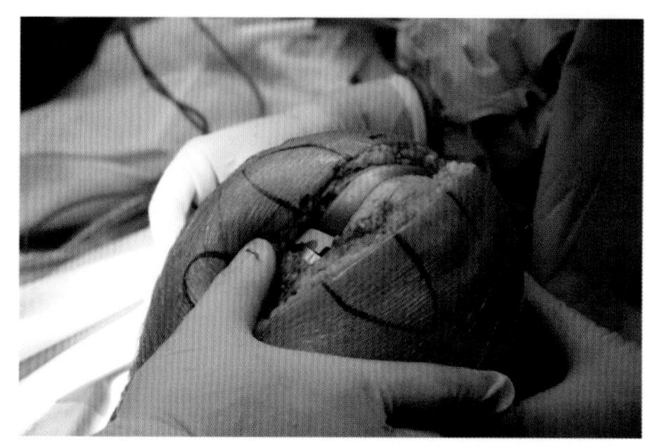
B

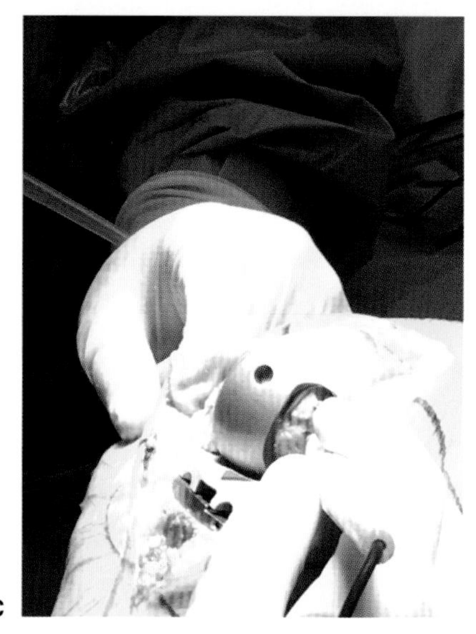
C

图 11-6 膝关节屈曲位，术中后交叉韧带（PCL）平衡图像与 PCL 电刀松解

模块化和 CR 膝关节置换术

我们发现，在使用 CR TKA 进行初次膝关节置换术时，非模块（单块聚乙烯 / 金属垫或全聚乙烯）胫骨假体的显露和插入可以一次性完成。非模块组件的优点包括通过压缩成型技术减少磨损，消除模块化膝关节置换术中与磨损和溶解相关的锁定机制问题。

在胫骨充分半脱位的前提下清除后外侧股骨髁的骨赘，非模块假体可以通过一些损伤较小的技术植入。假体的植入遵循标准的骨水泥固定原则，包括通过脉冲灌洗并干燥骨质、骨水泥加压以及恰当的骨水泥去除以防止人为造成的磨损。

经验和教训

在 CR 膝关节置换术中，避免胫骨假体内翻是至关重要的。另外，如果出现孤立的胫骨假体松动，则用第 2 个 CR 假体固定翻修胫骨侧，同时保留股骨侧假体，这种方法在笔者所在机构被证明是持续有效的。足外翻畸形通常与术前和术后膝关节外翻有关，是手术失败的征兆。一旦出现严重的足外翻畸形，可以采用一种更为有效的方式来解决后期后外侧旋转不稳定的问题，就是已经被观察到的 CR 假体的面对面接触处不稳定（AGC；Zimmer-Biomet，Warsaw，IN）。当韧带平衡和屈伸间隙平衡尚未达到或 PCL 在关节置换术结束时仍然过紧时，应避免植入 CR 假体。

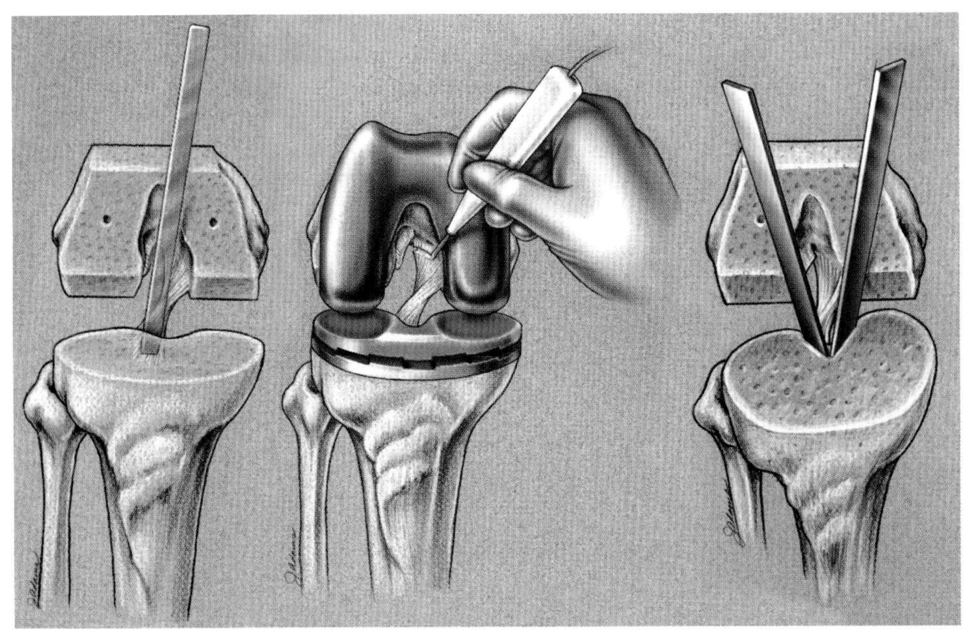

图 11-7　后交叉韧带平衡技术（图片经关节植入物外科医疗公司许可复制）

术后管理

所有的膝关节置换术均采用标准康复训练，包括早期康复、疼痛控制、预防深静脉血栓的形成和应用抗生素的治疗方案。我们目前约 60% 的 TKA 患者可当日出院。多模式疼痛控制和减少失血策略促进了这一点。术后患者可被容许部分负重，并在出院后 4~6 周逐步增加负重至去除任何辅助装置。采用围术期疼痛方案大大缩短患者平均住院时间，在笔者所在机构，现在平均住院时间少于 2 天。

并发症

我们发现了在一些 CR TKA 中出现了早期松动，这些因素包括冠状位面对面接触的几何构形、全聚乙烯胫骨托和金属面的髌骨假体的使用。外侧松解是一个最好的避免方法，这是因为此松动与髌骨假体通过适当的股骨和胫骨假体旋转出现并发症，胫股关节面软组织平衡和髌骨假体的内移有关。CR TKA 后 PCL 的断裂很少见，通常是机动车事故或跌倒时“仪表板”型损伤的结果，常累及侧副韧带，造成膝关节多平面不稳定（图 11-8）。在这种情况下，通常需要使用具有更大程度稳定度的假体进行翻修。

结果

CR 膝关节假体的长期存活率在 20~25 年的随访中表现优异且持久。手术技术的进一步完善、假体设计、聚乙烯衬垫的制造和适宜患者的选择将进一步提高生存率。

在患有骨关节炎和类风湿性关节炎的患者中，10~15 年的植入物存活率仍高于 98%。一些研究者提出，在严重畸形或炎症性关节病患者中，应使用替代 PCL 的植入物假体，采用后稳定设计。笔者所在的机构的生存率数据表明，CR 植入物假体生存结果优良，甚至在严重畸形和无法准确诊断的患者中的结果也优良。

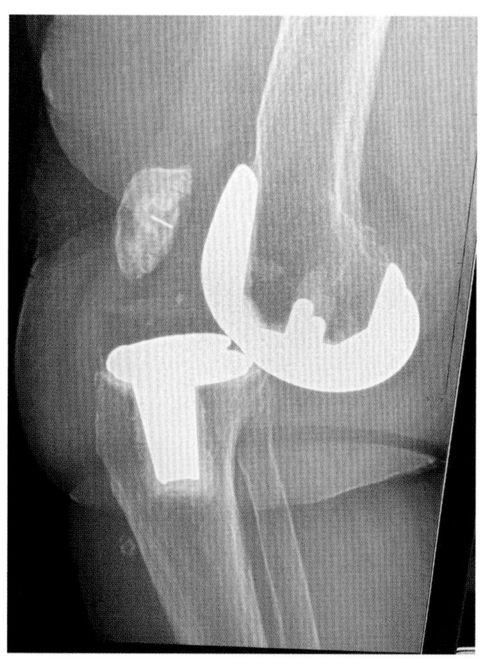

图 11-8 晚期（术后 10 年以上）韧带不稳，后交叉韧带保留面对面接触设计

结论

CR TKA 假体可用于绝大多数 TKA，即使在严重畸形的情况下也是如此。与其长期性能相关的关键要素包括假体、下肢力线、适当的运动平衡，尤其是矢状面的屈曲运动，以及使用经过验证的耐用聚乙烯衬垫等。

参考文献

[1] Ritter MA, Davis KE, Meding JB, Farris A. The role of the posterior cruciate ligament in total knee replacement. *Bone Joint Res*. 2012;1(4):64-70.

[2] Ritter MA, Davis KE, Farris A, Keating EM, Faris PM. The surgeon's role in relative success of PCL-retaining and PCL-substituting total knee arthroplasty. *HSS J*. 2014;10(2):107-115.

[3] Rand JA, Trousdale RT, Ilstrup DM, Harmsen WS. Factors affecting the durability of primary total knee prostheses. *J Bone Joint Surg Am*. 2003;85-A(2):259-265.

[4] Ritter MA, Herbst SA, Keating EM, Faris PM, Meding JB. Long-term survival analysis of a posterior cruciate-retaining total condylar total knee arthroplasty. *Clin Orthop Relat Res*. 1994;309:136-145.

[5] Ritter MA, Berend ME, Meding JB, Keating EM, Faris PM, Crites BM. Long-term follow-up of anatomic graduated components posterior cruciate-retaining total knee replacement. *Clin Orthop Relat Res*. 2001;388:51-57.

[6] Laskin RS, O'Flynn HM. The Insall Award. Total knee replacement with posterior cruciate ligament retention in rheumatoid arthritis. Problems and complications. *Clin Orthop Relat Res*. 1997;345:24-28.

[7] Meding JB, Keating EM, Ritter MA, Faris PM, Berend ME. Long-term follow-up of posterior cruciate-retaining TKR in patients with rheumatoid arthritis. *Clin Orthop Relat Res*. 2004;428:146-152.

[8] Ritter MA, Faris GW, Faris PM, Davis KE. Total knee arthroplasty in patients with angular varus or valgus deformities of > or = 20 degrees. *J Arthroplasty*. 2004;19(7):862-866.

[9] Meding JB, Meding LK, Ritter MA, Keating EM. Pain relief and functional improvement remain 20 years after knee arthroplasty. *Clin Orthop Relat Res*. 2012;470(1):144-149.

[10] Ritter MA, Davis KE, Meding JB, Pierson JL, Berend ME, Malinzak RA. The effect of alignment and BMI on failure of total knee replacement. *J Bone Joint Surg Am*. 2011;93(17):1588-1596.

[11] Ritter MA, Keating EM, Sueyoshi T, Davis KE, Barrington JW, Emerson RH. Twenty-five-years and greater, results after nonmodular cemented total knee arthroplasty. *J Arthroplasty*. 2016;31(10):2199-2202.

[12] Ritter MA. The Anatomical Graduated Component total knee replacement: a long-term evaluation with 20-year survival analysis. *J Bone Joint Surg Br*. 2009;91(6):745-749.

[13] Yamakado K, Worland RL, Jessup DE, Diaz-Borjon E, Pinilla R. Tight posterior cruciate ligament in posterior cruciate retaining total knee arthroplasty: a cause of posteromedial subluxation of the femur. *J Arthroplasty*. 2003;18(5):570-574.

[14] Schroer WC, Berend KR, Lombardi AV, et al. Why are total knees failing today? Etiology of total knee revision in 2010 and 2011. *J Arthroplasty*. 2013;28(8 suppl):116-119.

[15] Weber AB, Worland RL, Keenan J, Van Bowen J. A study of polyethylene and modularity issues in 1000 posterior cruciate-retaining knees at 5 to 11 years. *J Arthroplasty*. 2002;17(8):987-991.

[16] Berend ME, Ritter MA, Meding JB, et al. Tibial component failure mechanisms in total knee arthroplasty. *Clin Orthop*. 2004;(428):26-34.

[17] Ritter MA, Lutgring JD, Davis KE, Faris PM, Berend ME. Total knee arthroplasty effectiveness in patients 55 years old and younger: osteoarthritis vs. rheumatoid arthritis. *Knee*. 2007;14(1):9-11.
[18] Peters CL, Mulkey P, Erickson J, Anderson MB, Pelt CE. Comparison of total knee arthroplasty with highly congruent anterior-stabilized bearings versus a cruciate-retaining design. *Clin Orthop Relat Res*. 2014;472(1):175-180.
[19] Berend ME, Ritter MA, Meding JB, Faris PM, Keating EM, Pierce A. Clinical results of isolated tibial component revisions with femoral component retention. *J Arthroplasty*. 2008;23(1):61-64.
[20] Berend ME, Ritter MA, Hyldahl HC, Meding JB, Redelman R. Implant migration and failure in total knee arthroplasty is related to body mass index and tibial component size. *J Arthroplasty*. 2008;23(6 suppl 1):104-109.
[21] Schroer WC, Diesfeld PJ, LeMarr A, Reedy ME. Applicability of the mini-subvastus total knee arthroplasty technique: an analysis of 725 cases with mean 2-year follow-up. *J Surg Orthop Adv*. 2007;16(3):131-137.
[22] Meneghini RM, Pierson JL, Bagsby D, Berend ME, Ritter MA, Meding JB. The effect of retropatellar fat pad excision on patellar tendon contracture and functional outcomes after total knee arthroplasty. *J Arthroplasty*. 2007;22(6 suppl 2):47-50.
[23] Fang DM, Ritter MA, Davis KE. Coronal alignment in total knee arthroplasty: just how important is it? *J Arthroplasty*. 2009;24(6 suppl):39-43.
[24] Fang D, Ritter MA. Malalignment: forewarned is forearmed. *Orthopedics*. 2009;32(9):pii: orthosupersite.com/view.asp?rID=42850.
[25] Ritter MA, Fans PM, Keating EM. Postoperative alignment of total knee replacements. Its effect on survival. *Clin Orthop*. 1994;299:153-156.
[26] Lotke PA, Ecker ML. Influence of positioning of prosthesis in total knee replacement. *J Bone Joint Surg Am*. 1977;59A:77-79.
[27] Nam D, Cody EA, Nguyen JT, Figgie MP, Mayman DJ. Extramedullary guides versus portable, accelerometer-based navigation for tibial alignment in total knee arthroplasty: a randomized, controlled trial: winner of the 2013 HAP PAUL award. *J Arthroplasty*. 2014;29(2):288-294.
[28] Mayman D. Handheld navigation in total knee arthroplasty. *Orthop Clin North Am*. 2014;45(2):185-190.
[29] Meding JB, Berend ME, Ritter MA, Galley MR, Malinzak RA. Intramedullary vs extramedullary femoral alignment guides: a 15-year follow-up of survivorship. *J Arthroplasty*. 2011;26(4):591-595.
[30] Bengs BC, Scott RD. The effect of distal femoral resection on passive knee extension in posterior cruciate ligament-retaining total knee arthroplasty. *J Arthroplasty*. 2006;21(2):161-166.
[31] Meding JB, Keating EM, Ritter MA, Faris PM, Berend ME, Malinzak RA. The planovalgus foot: a harbinger of failure of posterior cruciate retaining total knee replacement. *J Bone Joint Surg Am*. 2005;87 (suppl 2):59-62.
[32] Newbern DG, Faris PM, Ritter MA, Keating EM, Meding JB, Berend ME. A clinical comparison of patellar tracking using the transepicondylar axis and the posterior condylar axis. *J Arthroplasty*. 2006;21(8):1141-1146.
[33] Faris PM, Ritter MA, Keating EM, et al. The AGC all-polyethylene tibial component: a ten-year clinical evaluation. *J Bone Joint Surg Am*. 2003;85-A(3):489-493.
[34] Berend ME, Ritter MA. The pros and cons of modularity in total knee replacements. *J Bone Joint Surg Am*. 2002;84-A(8):1480-1481.
[35] Crites BM, Berend ME. Metal-backed patellar components: a brief report on 10-year survival. *Clin Orthop*. 2001;(388):103-104.
[36] Berend ME, Ritter MA, Keating EM, et al. The failure of all-polyethylene patellar components in total knee arthroplasty. *Clin Orthop*. 2001;388:105-111.

第 12 章　后稳定型全膝关节置换术的要点和技巧

David C. Holst, Douglas A. Dennis

适应证

临床上存在许多使用后稳定型全膝关节置换术（PS TKA）的情况，人们已证实其可产生很好的效果。在类风湿性关节炎（RA）患者中，假设术前没有后侧不稳定，并且术中显露良好，一些人认同保留后交叉韧带（PCL）的 TKA 是可行的。也有其他人报道称，类风湿性关节炎患者行后交叉韧带保留型全膝关节置换术（CR TKA）后，其翻修率增加，包括复发性畸形和后方不稳定增加。具体来说，在类风湿性关节炎患者使用 CR TKA 后，后期会出现后方稳定结构的损伤或减弱，从而导致后方结构不稳定需要行 PS TKA 翻修术。

有些关注点在于髌骨切除术后的 CR TKA 的失败率，因此建议行 PS 假体 TKA。有研究数据显示，髌骨切除术后行 CR TKA 的患者，会出现较低的术后效果评分、较差的活动范围以及更大的前后位（AP）不稳定。体内 TKA 荧光透视研究显示，在许多 CR TKA 中，膝关节深度屈曲时常常出现异常的股骨前向移位。伸膝装置包括髌骨在内，起到限制反常运动的约束作用。在髌骨切除术后，伸膝装置的力量因力矩的减小而减小，而且前后位（AP）的应力增加，这样在后期后侧松弛的发展上起到主要作用，主要在那些使用 CR TKA 髌骨切除术后。

一些作者报道，假如是 PCL 导致的膝关节畸形和挛缩，那么使用 PCL 代替结构会很容易平衡 TKA，尤其是膝关节有明显的术前冠状面失稳或屈曲挛缩时。在这些病例中，PCL 可能有失效或短缩情况，并且移除 PCL 有利于软组织平衡。

在术前后方不稳定的病例中，PS TKA 优于 CR TKA，因为凸轮 – 中央柱（Cam-Post）装置的作用可以替代 PCL 的功能。有报道称，CR TKA 术后矢状面不稳定与术后 PCL 断裂有关，会降低手术的疗效，所以通常需要进行 PS TKA 翻修。幸运的是，这种现象并不常见，可以在技术上通过恰当的 PCL 切除而不是过度的松解来完成。

除此之外，由于 PCL 常常有缺陷，PS TKA 是 TKA 翻修术的首选手术方式。尽管使用传统的 PS TKA 假体足以应对多数 TKA 翻修术，但如果有侧副韧带损伤，则需要选择髁限制型 PS 假体。

最后，如前所述，许多体内荧光透视研究已经证明，在相当大比例的 CR TKA 中发生了异常的股骨前向移动。这种异常的运动轨迹与术后负重屈曲减少有关，与股四头肌力矩减小导致股四头肌效率降低有关，与聚乙烯材料上的剪切应力增加导致聚乙烯过早磨损均有关。

由于这些原因，作者们认为，PS TKA 由于具有更多样化的特征，与更广泛的适用有关，而且他们在几乎所有初次 TKA 中都使用 PS TKA。

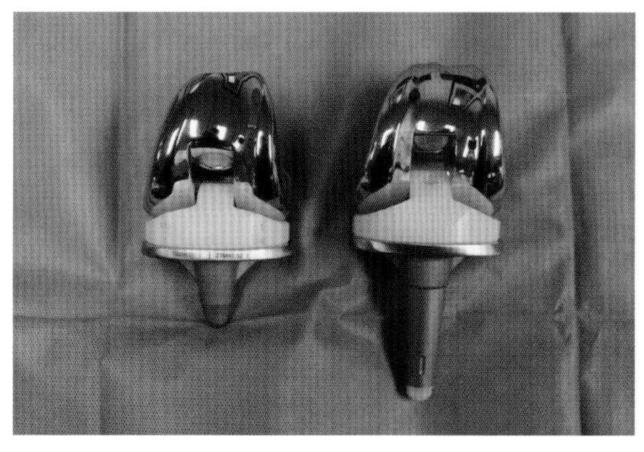

图 12–1 后稳定型模型（左）和髁限制型装置（右）的对比

禁忌证

用于初次 TKA 的典型 PS 假体，通过凸轮（Cam）和中央柱（Post）的接合提供后向稳定性。然而，它们不产生冠状面稳定性，其仍依赖于完整的侧副韧带。因此，在侧副韧带有缺陷的情况下，使用 PS 假体是禁忌的，因为这会导致假体出现内翻 – 外翻畸形（图 12–1）。在存在活动性感染、软组织覆盖不足、合并有严重并发症的情况下，TKA 是禁忌的。

术前准备

放射学评估包括膝关节站立前后位 X 线片、应力位 X 线片、侧位 X 线片和髌骨轴位 X 线片、双下肢站立位全长 X 线片用于评估力线、机械轴线的位置、远端的植入物或骨质畸形是否存在，以及测量所需的截骨角度（图 12–2）。植入在股骨髁间的金属物，例如前交叉韧带（ACL）重建螺钉（图 12–3）或来自先前髁间骨折固定或截骨手术的植入物，在 PS TKA 中会引起问题，主要在使用股骨接骨导向器时发生。

术前评估韧带的完整性十分重要。侧副韧带缺陷可以阻止常规的初次 PS TKA。为了制订手术计划和预测术后恢复的情况，需要评估屈曲挛缩和术前活动度。皮肤和软

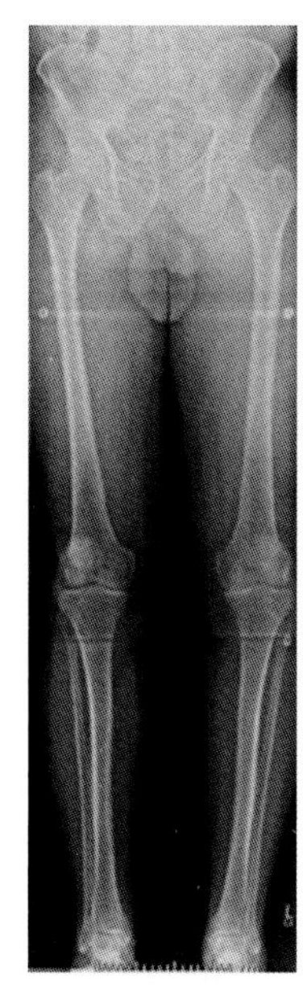

图 12–2 左全膝关节置换术，术前双腿站立位全长 X 线片

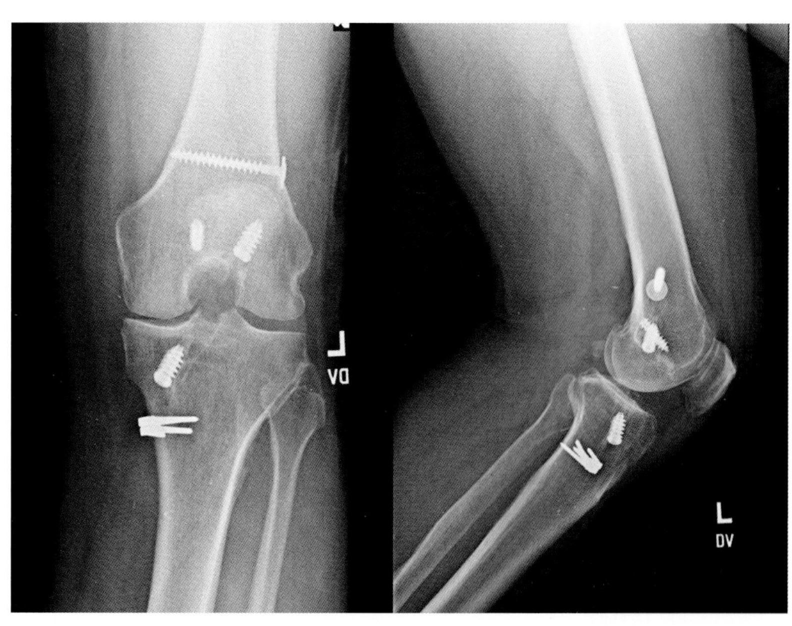

图 12–3 前后隧道和左膝侧位 X 线片，显示后稳定型全膝关节置换术中行髁间切除术时可能遇到的金属植入物

组织检查包括对以前的瘢痕或其他皮肤异常进行检查，以帮助减少软组织并发症，如皮肤坏死和切口破裂。如果怀疑有感染，建议行膝关节腔穿刺检查。

技术

作者赞成使用 PS TKA 的张力间隙平衡技术。PCL 切除产生的屈曲间隙增加，使这一技术尤其有意义。采用这种方法，屈曲间隙采用合页式撑开器或其他屈曲间隙张力装置进行撑开，要求使膝关节曲屈至约 90°，便于调整股骨截骨部位的 AP 位置，以提供屈曲间隙和伸直间隙的平衡（图 12-4）。

初始手术显露

行常规膝关节前入路，松解内侧副韧带深层直到胫骨的中间冠状面，以促进显露（图 12-5）。松解髌韧带近端的前外侧胫前组织，以利于胫骨导板的定位，并避免导板的内翻放置。切除脂肪垫，在髌腱上留下 1cm 的袖状附着部，以帮助肌腱滑动（图 12-6）。切除内侧和外侧半月板，并切断前、后十字韧带。

截骨

伸直间隙

在 PS TKA 中，可以使用任何方式的截骨顺序。有经验的术者倾向于采用“伸直间

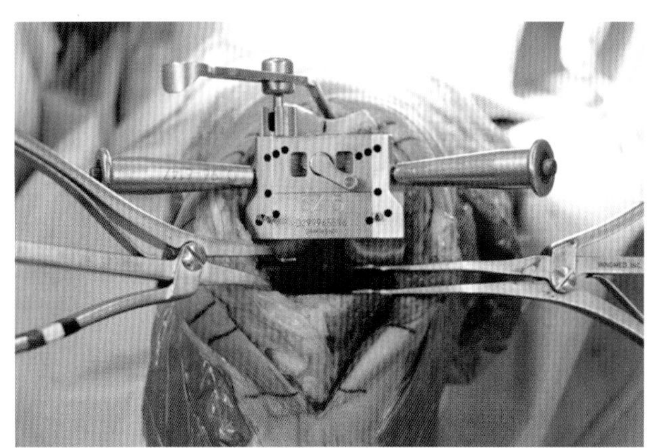

图 12-4 膝关节弯曲至 90° 的术中照片，在屈曲间隙中使用层状扩张器，用于同等程度拉紧两侧副韧带

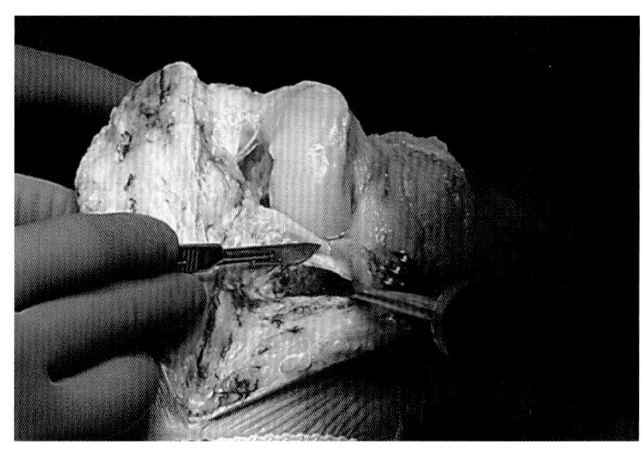

图 12-5 松解内侧副韧带深层到胫骨中间冠状面的术中照片

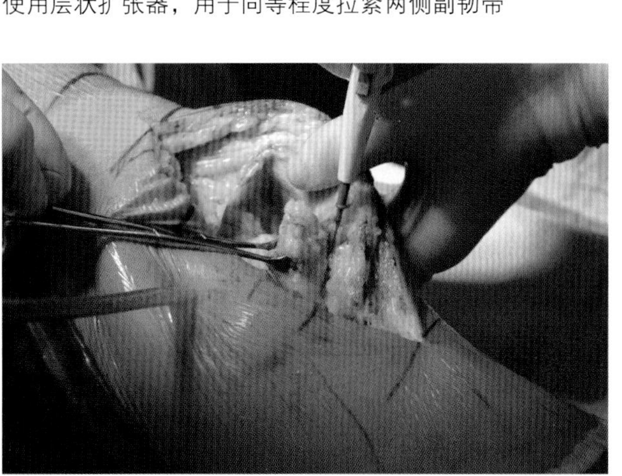

图 12-6 部分脂肪垫切除，留下一个脂肪袖口，以协助肌腱滑动的术中照片

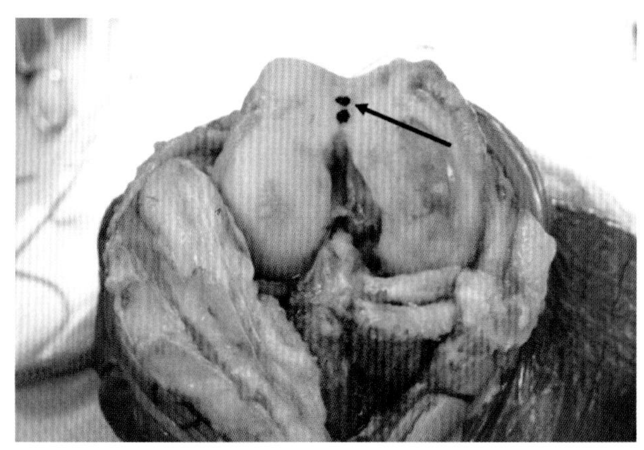

图 12-7 术中照片显示髓内远端股骨切除导向器的潜在进入部位。入口点（箭头）向前更好，以避免股骨假体屈曲

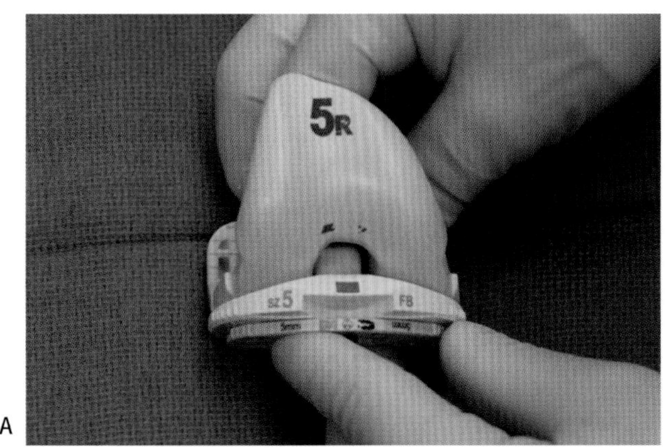

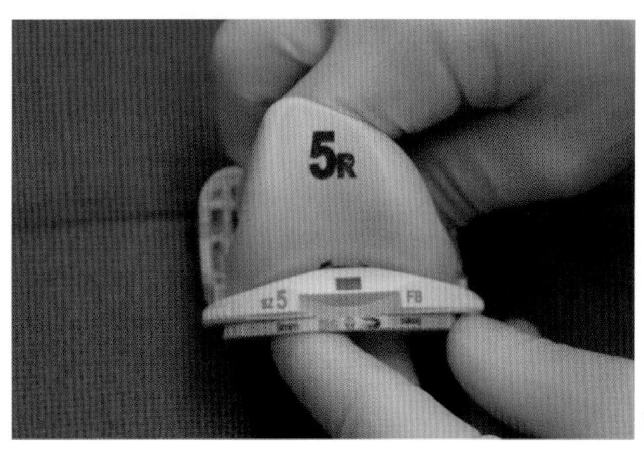

图 12-8 展示股骨假体放置在中立位置（A）和屈曲过大（B），导致髁间顶部与胫骨聚乙烯中央柱的前部发生撞击

隙优先”的间隙平衡方法。使用股骨髓内（IM）定位远端截骨导向器完成股骨远端截骨。IM 导向器的入口点对于避免股骨假体的屈曲是至关重要的。因为正常股骨向前弯曲，所以最好向前移动入髓点（图 12-7）以减轻股骨前弓对 IM 导向器的影响。股骨假体屈曲时，可能会有髁间窝顶部和固定的聚乙烯中央柱的前部发生撞击的风险，可导致中央柱磨损（图 12-8）。

与 CR TKA 假体植入相比，PS TKA 假体植入时，股骨远端截骨的宽度可能不同。在大多数 CR 假体中，股骨远端截骨与设计的股骨假体厚度相匹配。如前所述，松解 PCL 通常会增加屈曲间隙，这可能需要使用较厚的胫骨垫片来稳定该间隙。为了容纳更厚的垫片并避免屈曲挛缩，在插入 PS 假体时，股骨远端截骨的宽度比远端股骨假体厚度要增加 1~2mm。

然后完成胫骨近端截骨。不同的是，在 TKA 中，通常需要复制正常的胫骨后倾角（5° ~10° ），而在 PS TKA 中，胫骨截骨时，建议使后倾角不超过 2° 。减小胫骨后倾有 2 个优点。首先，减少了髁间窝与胫骨假体中央柱前部的撞击风险。大多数 PS 假体允许在此现象出现之前有 10° 的过伸。然而，如果外科医师将股骨侧假体屈曲 5° 安放，并以 5° 或更大的后倾角进行胫骨截骨，则在没有过伸的情况下可能发生撞击。其次，在 PS TKA 处于极度屈曲状态时，由于凸轮 – 中央柱（Cam – Post）装置的接合，

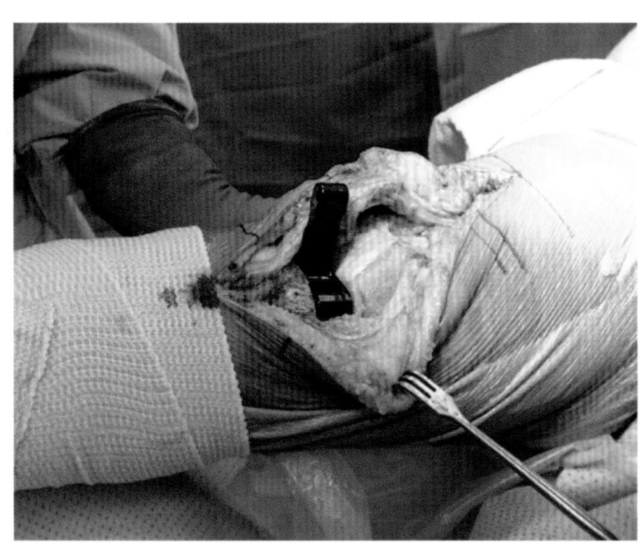

图 12-9 术中照片显示冠状面应力施加到伸直间隙以评估平衡性

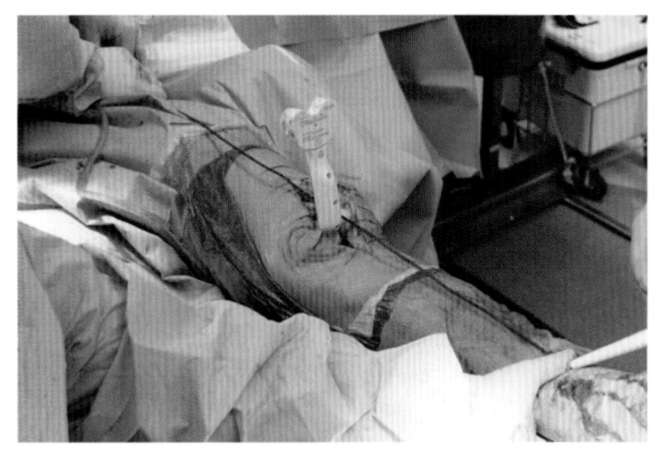

图 12-10 术中检查肢体对齐，从股骨头中心延伸到踝关节中心的力线

股骨－胫骨接触的位置是在后侧的。当胫骨后倾角过大时，切除的胫骨后方骨量增加，从而扩大了 PCL 切除所产生的屈曲间隙宽度。通过减小胫骨后倾角，可减小屈曲间隙的宽度。

然后将垫片插入到伸直间隙（图 12–9），以评估伸直间隙的宽度和平衡性，以及相对于机械轴的下肢力线（图 12–10）。如果间隙不对称或下肢力线有误，需进行额外的软组织松解，以确保矩形的伸直间隙和良好的下肢力线。

屈曲间隙

在 CR 假体的设计中，屈曲间隙的内侧通常比外侧窄，因为 PCL 附着于股骨内侧髁起到侧向约束效应，而由于 ACL 已切除，所以 ACL 附着于股骨外侧髁的侧向约束效应丧失。在 PS TKA 中，屈曲间隙通常更加对称，因为前、后交叉韧带都已被切除。这些因素在接下来确定屈曲间隙几何形状的步骤中非常重要。

在膝关节屈曲大约 90° 的情况下，将合页式撑开器或其他屈曲间隙撑开装置插入屈曲间隙中。作者赞成使用 2 个撑开器，因为这样在屈曲间隙的每一侧都有各自的张力。外侧撑开器通常比内侧撑开器略微撑紧，以代偿向外侧移位的伸膝装置，这通常会增加外侧屈曲间隙的撑开张力。小心地切除覆盖于股骨髁上的任何增厚的滑膜组织（图 12–11），以提高通髁线（TEA）的准确性。然后在股骨远端的截面上标记 TEA 和前后轴线，以用作 AP 股骨截骨旋转定位的二次检查。如果侧副韧带在伸直时精确地保持平衡，并且胫骨近端已垂直于其机械轴精确地截骨，则 TEA 通常垂直于前后轴线，并平行于近端胫骨的截骨面（图 12–12）。屈曲间隙的张力是手术的关键部分；在资深术者的经验中，不同的膝关节有不同的 PCL 张力。因此，切断 PCL 可对不同的膝关节屈曲间隙产生不同的影响。手动撑开撑开器，允许术者更多地根据自身实际情况确定 AP 股骨截骨模板的旋转定位。

将适当大小的 AP 股骨截骨导向器放置在胫骨截骨面上方垫块（与伸直间隙中使用相同的宽度）的顶部（图 12–13）。关键是要稍微调整膝关节屈曲角度，以确保 AP 股骨截骨导向器的后方截骨面与胫骨的截骨面共面。如果膝关节屈曲太多，将会出现屈曲间隙大于其真实尺寸的误差。相反，如果膝关节没有充分屈曲，则会产生错误的印象，即屈曲间隙比其真实宽度窄。这两个误差都会导致屈曲间隙宽度与先前创建的伸

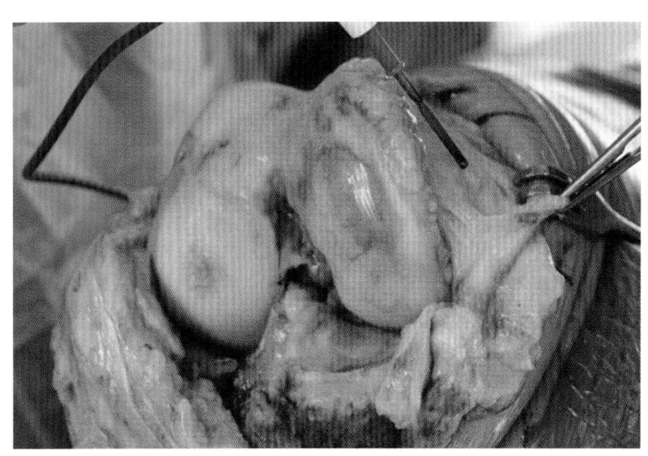

图 12–11　术中照片显示从股骨髁上移除增厚的滑膜组织以便触诊并估计经髁轴

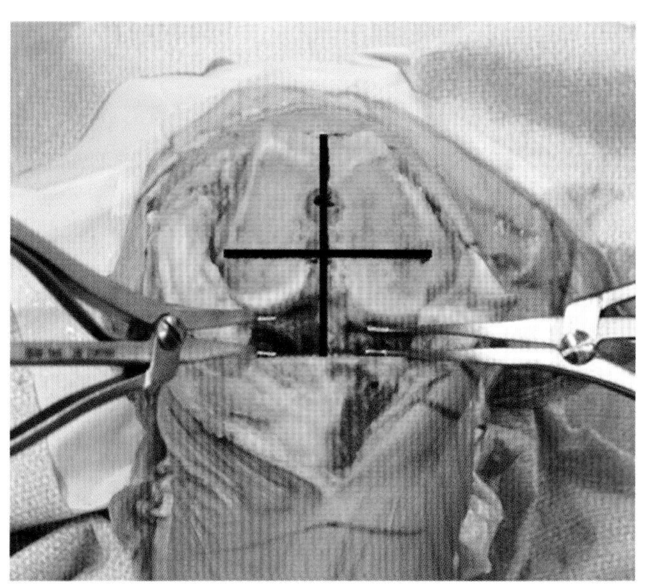

图 12–12　术中照片显示前后轴线、经髁轴和胫骨近端切面的理想关系，以提供平衡的屈曲间隙

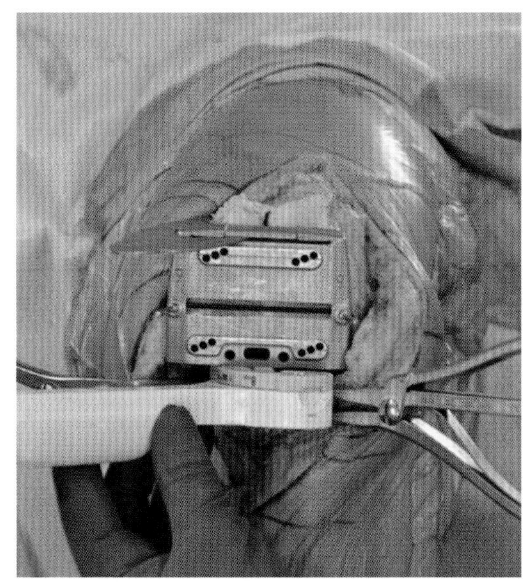

图 12-13 术中照片显示放置在胫骨切面上的垫片块。然后将前后股骨切割块定位在垫片块上，并固定以确保形成适当宽度的矩形屈曲间隙

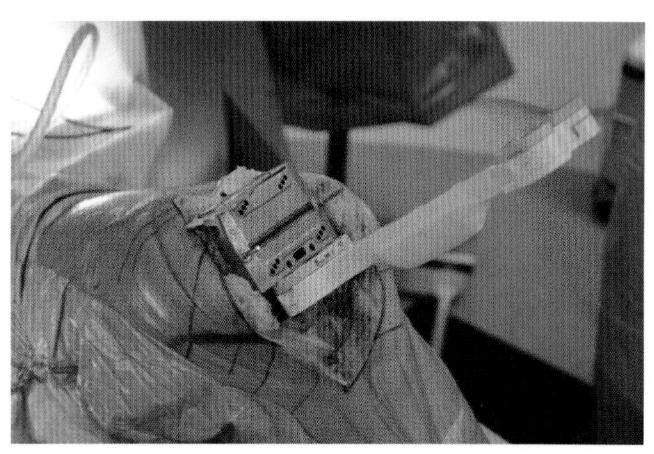

图 12-14 术中照片显示垫片块位于前后切块的后面与胫骨的切面之间

直间隙宽度不匹配。前股骨金属针用于确保所选择的股骨假体尺寸准确，以避免股骨前部皮质产生切迹。然后移除撑开器。同时，在股骨髁后方截骨面与胫骨近端截骨面间插入所选的垫片。对垫片施加牢固旋转扭矩（图 12-14）以确保在完成前侧和后侧股骨截骨之前，已形成适当宽度的矩形屈曲间隙。如果尚未完成，则调整 AP 股骨截骨导向器以完成此目标。

股骨髁间窝截骨

放置用于髁间窝盒状的截骨导向器，资深术者在使导向器居中放置时更喜欢触摸检查经髁轴。需要避免截骨模板出现内侧或外侧悬挂（图 12-15），这可能刺激侧副韧带，导致术后疼痛。在预测股骨髁宽度大于髁间截骨导向器的情况下，导向器可以向外侧移动 2~3mm 以容纳髌骨轨迹。如果髁间有植入物影响截骨，则移除植入物。如放

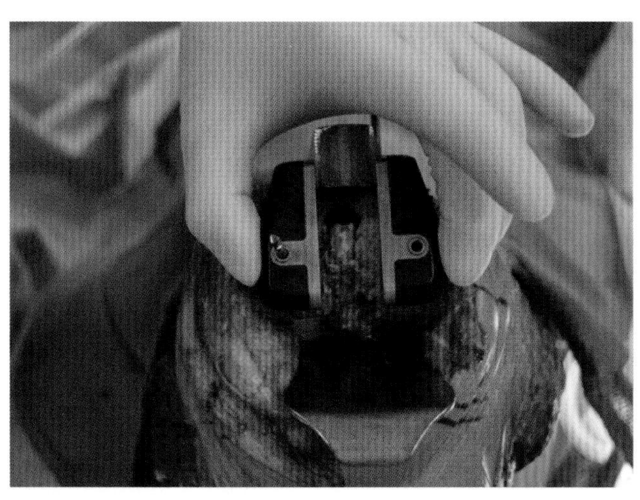

图 12-15 术中照片显示髁间槽骨质切除的正确定位，触诊经髁轴使导向器居中放置

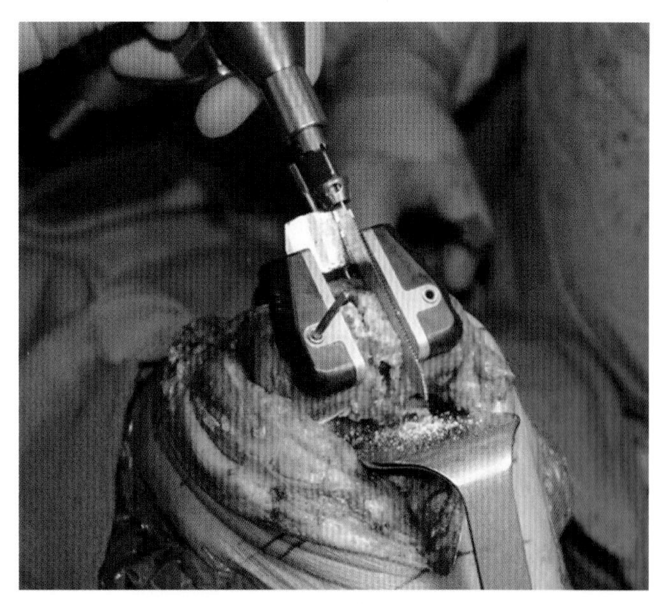

图 12-16 术中照片显示股骨髁间截骨

置困难，则用碳化的重金锉移除突出的硬物。不用过度截骨髁间窝的情况下完成髁间窝截骨成形（图 12–16），这是因为过度截骨可以导致术中或术后股骨髁骨折。髁间窝成形截除后，在试模试配和最终假体植入过程中必须小心，以免股骨髁骨折，骨折通常发生于股骨内侧髁。这归因于股骨远端的解剖结构，在试模截骨顶部骨质和内侧股骨皮质之间的骨质宽度方面，内侧股骨髁宽度小于外侧股骨髁宽度。

余下的步骤

TKA 的其余步骤包括胫骨柄准备、髌骨截骨和评估轨迹、永久性假体的固定、切口闭合及术后康复，与非 PS 设计的假体植入相似。登记数据显示，倾向于初级 TKA 中的常规髌骨表面置换，因为在髌骨非表面置换中有较高的翻修率。如果髌骨未进行表面置换，就像简易登记系统证实的那样，固定性 PS TKA 中更容易发生早期失败和翻修。因此，作者赞成常规行髌骨表面置换。

并发症

如前所述，使用 PS 假体，由于进行髁间截骨，股骨髁骨折的发生率较高。使用现代 PS TKA 假体，这种并发症的发生率会降低，因为只需要切除较少股骨髁间窝骨量。通过适当的技术避免股骨假体过度屈曲和胫骨过度后倾截骨，可以很大程度上避免胫骨假体中央柱和股骨髁间窝发生撞击的风险。胫骨假体中央柱磨损也与技术误差（力线不良、旋转不良和关节线改变）以及假体设计有关。在极端的胫骨假体中央柱磨损的情况下，可能会看到胫骨假体中央柱的破损。TKA 旋转平台的设计可减少胫骨假体中央柱的磨损。人们已经注意到的是，活动平台具有"自我对准"的运动力线的特性，可通过轴向旋转到其更适宜的旋转角度，从而使它们更能耐受旋转不良。所谓的跳跃的胫骨假体中央柱是 PS TKA 中另一个受关注的问题，即胫骨假体中央柱从股骨髁间窝脱出。这主要是由于未能建立矩形的和平衡的屈曲间隙（屈曲间隙宽度过大），因此，这也是由于术中技术错误导致的。

PS 假体的 TKA 理论上存在的缺点是由于切除 PCL 而导致的本体感觉丧失。然而，PS 假体和 CR 假体的本体感觉之间的差异是很小的。Swanik 等的一项随机试验表明，与术前相比，CR 假体和 PS 假体手术组的本体感觉均有改善，但两种手术之间没有任何差异。作者认为，PCL 中正常受体的丧失发生在关节炎的早期，因此保留 PCL 不太可能改善本体感觉。

虽然由于 PCL 的平衡性不足导致 CR 假体的 TKA 受到主要关注，与 PS 假体的 TKA 相比，关注点仍然为可能导致屈曲间隙不稳定。此外，在没有 PCL 正常限制的情况下，存在提高 PS 假体 TKA 关节线的可能性。然而，对关节线改变的影像学评价的随机对照试验（RCT）未显示出这些改变。

在一些注册数据中，较早的 PS TKA 显示出较差的假体长期存活率。最后，在 PS 假体受试者中，由于软组织陷入股骨髁间窝，可以引起所谓的髌骨碰撞声或髌骨摩擦音的发生率增加。最近的研究表明，这种并发症的发生率受到假体髁间窝设计的显著影响。Fukunaga 等将髁间窝高度与股骨假体 AP 高度的比作为髁间窝比率（图 12–17）。他们观察到当比率＜ 0.7 时，髌骨摩擦音减少。Martin 等比较了植入 PS 设计假体的两个队列患者，分别为髁间窝高比率组（0.85~0.87；PFC Sigma，Depuy–Synthes，

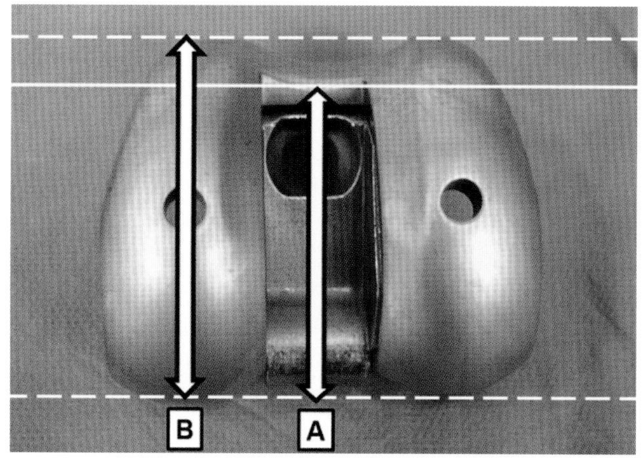

图 12-17 照片显示髁间窝比率，通过计算髁间窝高度（A）与股骨假体高度（B）得出

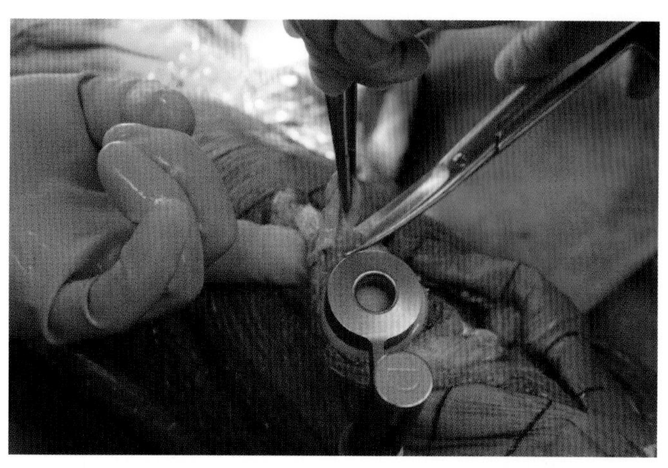

图 12-18 术中照片显示从股四头肌肌腱后面切除髌上组织，以减少术后髌骨摩擦的风险

Warsaw，IN）和低比率组（ < 0.70；Attune，Depuy-Synthes，Warsaw，IN）的髁间窝比率。在术后 2 年，高比率组的总髌骨摩擦音发生率为 9.4%，而低比率组中仅为 0.83%（$P < 0.001$）。在切口闭合前，清理存在于股四头肌肌腱后面增生的纤维滑膜，可减轻这种并发症的严重程度（图 12-18）。

结果

TKA 是一种非常成功的膝关节炎治疗方法，具有良好的长期生存率和临床效果。PS 假体和其他 TKA 设计之间有相关的文献对比。对现有文献进行比较的 Cochrane 回顾性分析显示有利于 PS 假体的 2 个临床参数：TKA 改进的 ROM 和改善的 HSS（特殊外科医院膝关节评分）。Clark 等的一项比较 CR TKA 假体与 PS TKA 假体手术结果的 RCT 试验，未能证明两组之间有差异。然而，该试验中某些膝关节异常被排除在外（内翻畸形> 20°，外翻畸形> 15°，屈曲< 90°，屈曲挛缩> 15°，以及曾经做过髌骨切除术），而其他人已经证明满足这些排除标准的患者，在 PS 假体植入后，能够有更好的效果。另一项 RCT 采用双侧 TKA 模型，一侧膝关节植入 CR 假体，另一侧植入 PS TKA 模型，结果显示两组之间的术后疗效相似。两组之间唯一有意义的差异是 PS TKA 能够提高膝关节的 ROM，有统计学上的意义（$P < 0.05$）。其他的研究结果一致，即 PS TKA 假体相对于 CR TKA 假体的 ROM 有一定的改善，特别是在屈曲方面。支持 CR 假体的优点之一是改善了股四头肌的康复，并且在术后步行锻炼期间，肌肉活动更有效。然而，一项 PS 假体和 CR 假体组之间的比较研究证实，通过测力器评估，术后两组有相等的股四头肌力量。

最后，运动学分析表明，因为凸轮 - 中央柱（Cam - Post）的咬合，PS TKA 假体和 CR TKA 假体相比，其股骨后移位更为一致。CR 假体和 PS 假体都表现出类似的股骨髁偏心发生率，特别是在极度屈曲时。CR TKA 假体的股骨髁偏心更常见于外侧，可能是由于保留的 PCL 附着于股骨内侧髁，起到侧向约束效应，而外侧由于缺乏 ACL 导致侧向约束效应丧失。这种不对称性可能与聚乙烯磨损有关。PS TKA 假体的偏心情况更加对称，可能是由于前、后交叉韧带的缺失，导致内侧与外侧股骨偏心的发生率相似。

要点和陷阱

- 考虑在感染性关节炎、术前行髌骨切除术、术前有严重的畸形、术前后向不稳定和 TKA 翻修等情况下使用 PS TKA 假体。
- 来自骨折固定、截骨术或韧带重建术的股骨髁间植入物可能影响髁间窝常规截骨，并且需要移除。
- 初次 PS TKA 假体提供后向稳定性，但需要有完整的侧副韧带。
- 切除 PCL 通常导致屈曲间隙增加。这可能需要使用较厚的聚乙烯垫片来稳定屈曲间隙，并且随后需要将股骨远端截骨增加 1~2mm，以免产生屈曲挛缩。
- 避免股骨远端髓内截骨导向器向后放置，否则会增加股骨假体屈曲放置的风险以及随后髁间窝顶部撞击到 PS 胫骨假体中央柱前面的风险。此外，应避免增加胫骨后倾，这同样会增加撞击的可能性。
- 使用“伸直间隙优先”和兼顾屈曲间隙平衡的间隙平衡法已经在作者的患者中产生了良好的效果。
- 在髁间窝截骨后，在植入试模假体和最终植入假体时必须小心，以避免发生股骨髁骨折。
- 在植入固定平台的 PS TKA 假体时，注册数据倾向于进行髌骨表面置换。

参考文献

[1] Archibeck MJ, Berger RA, Barden RM, et al. Posterior cruciate ligament-retaining total knee arthroplasty in patients with rheumatoid arthritis. *J Bone Joint Surg Am*. 2001;83-A(8):1231-1236.

[2] Miller MD, Brown NM, Valle Della CJ, Rosenberg AG, Galante JO. Posterior cruciate ligament-retaining total knee arthroplasty in patients with rheumatoid arthritis: a concise follow-up of a previous report. *J Bone Joint Surg Am*. 2011;93(22):e130(1-6). doi:10.2106/JBJS.J.01695.

[3] Laskin RS, O'Flynn HM. The Insall Award. Total knee replacement with posterior cruciate ligament retention in rheumatoid arthritis. Problems and complications. *Clin Orthop Relat Res*. 1997;(345):24-28.

[4] Bayne O, Cameron HU. Total knee arthroplasty following patellectomy. *Clin Orthop Relat Res*. 1984;(186):112-114.

[5] Larson KR, Cracchiolo A, Dorey FJ, Finerman GA. Total knee arthroplasty in patients after patellectomy. *Clin Orthop Relat Res*. 1991;(264):243-254.

[6] Paletta GA, Laskin RS. Total knee arthroplasty after a previous patellectomy. *J Bone Joint Surg Am*. 1995;77(11):1708-1712.

[7] Dennis DA, Komistek RD, Colwell CE, et al. In vivo anteroposterior femorotibial translation of total knee arthroplasty: a multicenter analysis. *Clin Orthop Relat Res*. 1998;(356):47-57.

[8] Dennis DA, Komistek RD, Mahfouz MR, Haas BD, Stiehl JB. Multicenter determination of in vivo kinematics after total knee arthroplasty. *Clin Orthop Relat Res*. 2003;416(416):37-57. doi:10.1097/01.blo.0000092986.12414.b5.

[9] Günal I, Karatosun V. Patellectomy: an overview with reconstructive procedures. *Clin Orthop Relat Res*. 2001;(389):74-78.

[10] Laskin RS. The Insall Award. Total knee replacement with posterior cruciate ligament retention in patients with a fixed varus deformity. *Clin Orthop Relat Res*. 1996;(331):29-34.

[11] Waslewski GL, Marson BM, Benjamin JB. Early, incapacitating instability of posterior cruciate ligament-retaining total knee arthroplasty. *J Arthroplasty*. 1998;13(7):763-767.

[12] Laskin RS, Ohnsorge J. The use of standard posterior stabilized implants in revision total knee arthroplasty. *Clin Orthop Relat Res*. 2005;440:122-125.

[13] Stiehl JB, Komistek RD, Cloutier JM, Dennis DA. The cruciate ligaments in total knee arthroplasty: a kinematic analysis of 2 total knee arthroplasties. *J Arthroplasty*. 2000;15(5):545-550. doi:10.1054/arth.2000.4638.

[14] Dennis DA, Komistek RD, Stiehl JB, Walker SA, Dennis KN. Range of motion after total knee arthroplasty: the effect of implant design and weight-bearing conditions. *J Arthroplasty*. 1998;13(7):748-752.

[15] Blunn GW, Walker PS, Joshi A, Hardinge K. The dominance of cyclic sliding in producing wear in total knee replacements. *Clin Orthop Relat Res*. 1991;(273):253-260.

[16] Merchant AC, Mercer RL, Jacobsen RH, Cool CR. Roentgenographic analysis of patellofemoral congruence. *J Bone Joint Surg Am*. 1974;56(7):1391-1396.

[17] Daines BK, Dennis DA. Gap balancing vs. measured resection technique in total knee arthroplasty. *Clin Orthop Surg*. 2014;6(1):1-8. doi:10.4055/cios.2014.6.1.1.

[18] Mihalko WM, Krackow KA. Posterior cruciate ligament effects on the flexion space in total knee arthroplasty. *Clin Orthop Relat Res*. 1999;(360):243-250.

[19] Callaghan JJ, O'Rourke MR, Goetz DD, Schmalzried TP, Campbell PA, Johnston RC. Tibial post impingement in posterior-stabilized total knee arthroplasty. *Clin Orthop Relat Res*. 2002;(404):83-88. doi:10.1097/01.blo.0000036530.46246.5e.

[20] Lombardi AV, Mallory TH, Waterman RA, Eberle RW. Intercondylar distal femoral fracture. An unreported complication of posterior-stabilized total knee arthroplasty. *J Arthroplasty*. 1995;10(5):643-650.

[21] Clements WJ, Miller L, Whitehouse SL, Graves SE, Ryan P, Crawford RW. Early outcomes of patella resurfacing in total knee arthroplasty. *Acta Orthop*. 2010;81(1):108-113. doi:10.3109/17453670903413145.

[22] Comfort T, Baste V, Froufe MA, et al. International comparative evaluation of fixed-bearing non-posterior-stabilized and posterior-stabilized total knee replacements. *J Bone Joint Surg Am*. 2014;96 Suppl 1(Suppl 1):65-72. doi:10.2106/ JBJS.N.00462.

[23] Pang H-N, Jamieson P, Teeter MG, McCalden RW, Naudie DD, MacDonald SJ. Retrieval analysis of posterior stabilized polyethylene tibial inserts and its clinical relevance. *J Arthroplasty*. 2014;29(2):365-368. doi:10.1016/j.arth.2013.05.029.

[24] Dolan MM, Kelly NH, Nguyen JT, Wright TM, Haas SB. Implant design influences tibial post wear damage in posterior-stabilized knees. *Clin Orthop Relat Res*. 2011;469(1):160-167. doi:10.1007/s11999-010-1515-1.

[25] Clarke HD, Math KR, Scuderi GR. Polyethylene post failure in posterior stabilized total knee arthroplasty. *J Arthroplasty*. 2004;19(5):652-657. doi:10.1016/j.arth.2004.02.026.

[26] Hendel D, Garti A, Weisbort M. Fracture of the central polyethylene tibial spine in posterior stabilized total knee arthroplasty. *J Arthroplasty*. 2003;18(5):672-674. doi:10.1016/S0883-5403(03)00192-X.

[27] Okamoto N, Nakamura E, Nishioka H, Karasugi T, Okada T, Mizuta H. In vivo kinematic comparison between mobile-bearing and fixed-bearing total knee arthroplasty during step-up activity. *J Arthroplasty*. 2014;29(12):2393-2396. doi:10.1016/j. arth.2014.02.022.

[28] Gidwani S, Langkamer VG. Recurrent dislocation of a posterior-stabilized prosthesis: a series of three cases. *Knee*. 2001;8(4):317-320.

[29] Clarke HD, Scuderi GR. Flexion instability in primary total knee replacement. *J Knee Surg*. 2003;16(2):123-128.

[30] Vandekerckhove P-JTK, Parys R, Tampere T, Linden P, Van den Daelen L, Verdonk PC. Does cruciate retention primary total knee arthroplasty affect proprioception, strength and clinical outcome? *Knee Surg Sports Traumatol Arthrosc*. 2015;23(6):1644-1652. doi:10.1007/s00167-014-3384-8.

[31] Swanik CB, Lephart SM, Rubash HE. Proprioception, kinesthesia, and balance after total knee arthroplasty with cruciate-retaining and posterior stabilized prostheses. *J Bone Joint Surg Am*. 2004;86-A(2):328-334.

[32] Pagnano MW, Hanssen AD, Lewallen DG, Stuart MJ. Flexion instability after primary posterior cruciate retaining total knee arthroplasty. *Clin Orthop Relat Res*. 1998;(356):39-46.

[33] Ochsner JL, Kostman WC, Dodson M. Posterior dislocation of a posterior-stabilized total knee arthroplasty. A report of two cases. *Am J Orthop*. 1996;25(4):310-312.

[34] Deshmane PP, Rathod PA, Deshmukh AJ, Rodriguez JA, Scuderi GR. Symptomatic flexion instability in posterior stabilized primary total knee arthroplasty. *Orthopedics*. 2014;37(9):e768-e774. doi:10.3928/01477447-20140825-52.

[35] Schwab JH, Haidukewych GJ, Hanssen AD, Jacofsky DJ, Pagnano MW. Flexion instability without dislocation after posterior stabilized total knees. *Clin Orthop Relat Res*. 2005;440:96-100.

[36] Maruyama S, Yoshiya S, Matsui N, Kuroda R, Kurosaka M. Functional comparison of posterior cruciate-retaining versus posterior stabilized total knee arthroplasty. *J Arthroplasty*. 2004;19(3):349-353. doi:10.1016/j.arth.2003.09.010.

[37] Kim Y-H, Choi Y, Kwon O-R, Kim JS. Functional outcome and range of motion of high-flexion posterior cruciate-retaining and high-flexion posterior cruciate-substituting total knee prostheses. A prospective, randomized study. *J Bone Joint Surg Am*. 2009;91(4):753-760. doi:10.2106/JBJS.H.00805.

[38] Rand JA, Trousdale RT, Ilstrup DM, Harmsen WS. Factors affecting the durability of primary total knee prostheses. *J Bone Joint Surg Am*. 2003;85-A(2):259-265.

[39] Beight JL, Yao B, Hozack WJ, Hearn SL, Booth RE Jr. The patellar "clunk" syndrome after posterior stabilized total knee arthroplasty. *Clin Orthop Relat Res*. 1994;(299):139-142.

[40] Hozack WJ, Rothman RH, Booth RE Jr, Balderston RA. The patellar clunk syndrome. A complication of posterior stabilized total knee arthroplasty. *Clin Orthop Relat Res*. 1989;(241):203-208.

[41] Fukunaga K, Kobayashi A, Minoda Y, et al. The incidence of the patellar clunk syndrome in a recently designed mobile-bearing posteriorly stabilised total knee replacement. *J Bone Joint Surg Br*. 2009;91(4):463-468. doi:10.1302/0301-620X.91B4.21494.

[42] Martin JR, Jennings JM, Watters TS, et al. Femoral implant design modification decreases the incidence of patellar crepitus in total knee arthroplasty. *J Arthroplasty*. 2017;32(4):1310-1313. doi:10.1016/j.arth.2016.11.025.

[43] Jacobs WCH, Clement DJ, Wymenga AB. Retention versus sacrifice of the posterior cruciate ligament in total knee replacement for treatment of osteoarthritis and rheumatoid arthritis. *Cochrane Database Syst Rev*. 2005;19(4):CD004803-CD004840. doi:10.1002/14651858.CD004803.pub2.

[44] Clark CR, Rorabeck CH, MacDonald S, MacDonald D, Swafford J, Cleland D. Posterior-stabilized and cruciate-retaining total knee replacement: a randomized study. *Clin Orthop Relat Res*. 2001;(392):208-212.

[45] Dennis DA, Komistek RD, Walker SA, Cheal EJ, Stiehl JB. Femoral condylar lift-off in vivo in total knee arthroplasty. *J Bone Joint Surg Br*. 2001;83(1):33-39.

[46] Dorr LD, Ochsner JL, Gronley J, Perry J. Functional comparison of posterior cruciate-retained versus cruciate-sacrificed total knee arthroplasty. *Clin Orthop Relat Res*. 1988;(236):36-43.

[47] Cho K-Y, Kim K-I, Song SJ, Bae DK. Does cruciate-retaining total knee arthroplasty show better quadriceps recovery than posterior-stabilized total knee arthroplasty?-objective measurement with a dynamometer in 102 knees. *Clin Orthop Surg*. 2016;8(4):379-385. doi:10.4055/cios.2016.8.4.379.

[48] Victor J, Banks S, Bellemans J. Kinematics of posterior cruciate ligament-retaining and-substituting total knee arthroplasty: a prospective randomised outcome study. *J Bone Joint Surg Br*. 2005;87(5):646-655. doi:10.1302/0301-620X.87B5.15602.

第三部分
初次全膝关节置换术中的复杂问题

第 13 章　内翻畸形和外翻畸形

William J. Long, Giles R. Scuderi

适应证和禁忌证

在全膝关节置换术（TKA）中，膝关节成角畸形的治疗中需要特别考虑的是恢复膝关节的正常力线。在固定成角畸形中，一侧韧带缩短或挛缩，另一侧韧带通常是拉长的。尤其是内翻畸形时，常伴有后关节囊受累的屈曲挛缩。交叉韧带位于膝关节中心，通常保持正常长度；然而，如果不松解交叉韧带，延长挛缩的一侧通常比较困难。理想的术后下肢力线与术前原始解剖形态无关，也不应与对侧的“正常膝关节”比较，因为对侧也非常有可能存在成角畸形。通过软组织平衡和正确地放置假体，可获得解剖外翻 5° ~9° 的理想力线。胫骨假体应当放置在冠状面，与胫骨机械轴成 90° 的位置，胫骨后倾角取决于不同的假体设计。理想的股骨侧假体位置应为冠状面外翻角 5° ~7°，矢状面屈曲 0° ~5°。当力线未得到充分矫正时，假体会出现受力不均匀或过载受力，最终会导致假体松动。手术中，需要重新评估组织松解的每一步，从而避免过度矫正，造成假体松动。使用交叉韧带保留型假体或后稳定型假体时，完整的侧副韧带和假体共同为膝关节的稳定提供了支持。

内翻畸形通常是由于胫骨内侧骨缺损合并内侧韧带挛缩、后内侧囊、鹅足和半膜肌挛缩所致（图 13–1）。股骨内侧缺损较少见，后期可能出现外侧副韧带的延长，韧带断裂很少发生。

外翻畸形是由髂胫束和股二头肌、外侧副韧带（LCL）、腘绳肌和后外侧关节囊挛缩所致（图 13–2）。后期会出现继发性内侧副韧带（MCL）的延长。类风湿性关节炎及外翻畸形的膝关节通常因为髂胫束挛缩导致胫骨外旋。因为股骨外侧髁与胫骨后方构成关节，所以外翻畸形通常胫骨后外侧缺损，前侧完整。外翻畸形中，通常是发育不良的股骨外侧髁出现磨损，这是由于胫骨和侧向移动的髌骨所致。

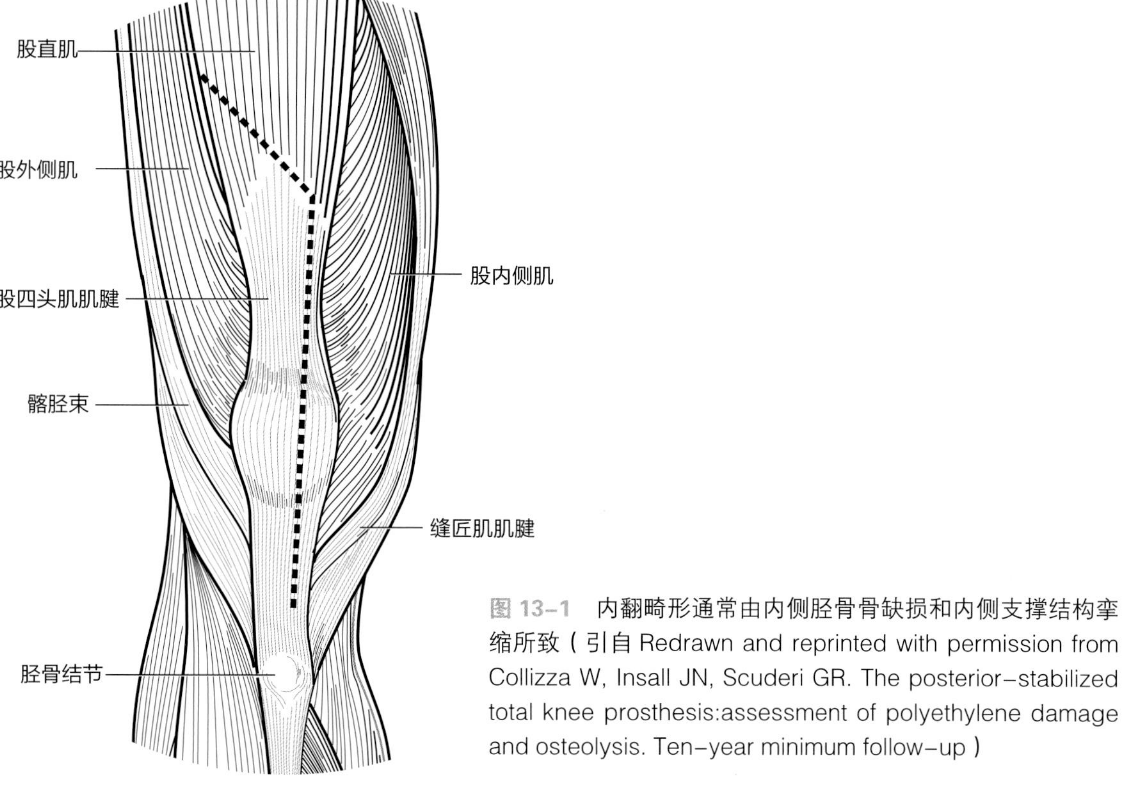

图 13-1　内翻畸形通常由内侧胫骨骨缺损和内侧支撑结构挛缩所致（引自 Redrawn and reprinted with permission from Collizza W, Insall JN, Scuderi GR. The posterior-stabilized total knee prosthesis:assessment of polyethylene damage and osteolysis. Ten-year minimum follow-up）

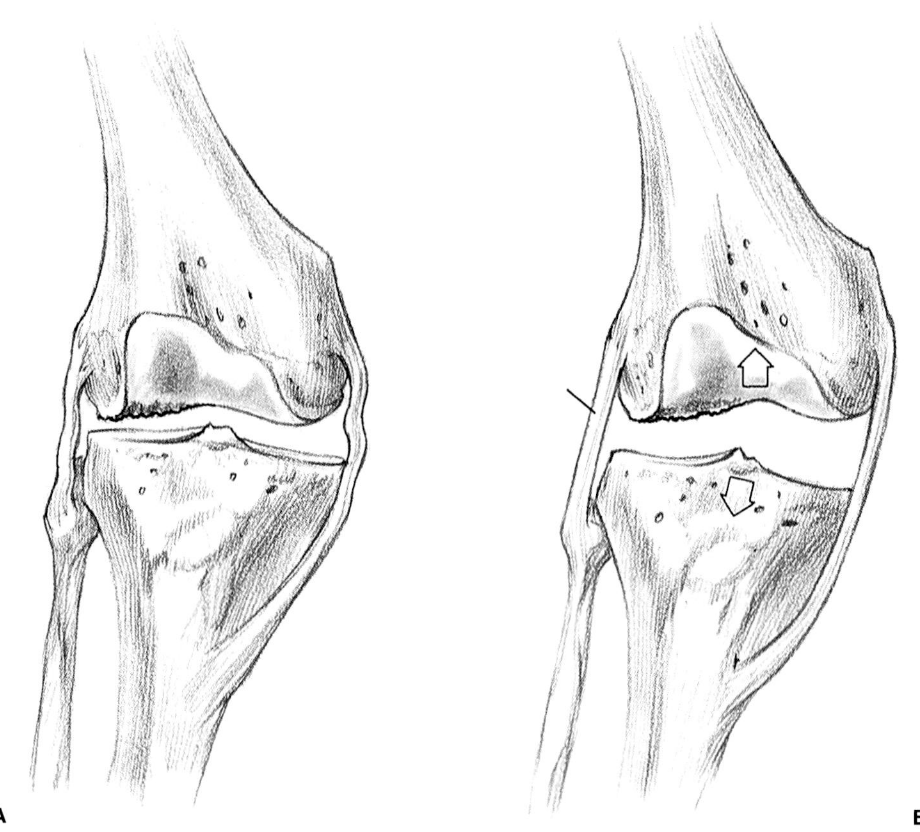

图 13-2　外翻畸形通常是由外侧股骨骨缺损和外侧支撑结构挛缩所致（引自 Reprinted with permission from Collizza W, Insall JN, Scuderi GR. The posterior-stabilized total knee prosthesis:assessment of polyethylene damage and osteolysis. Ten-year minimum follow-up）

术前准备

术前进行详细的体格检查，从而判定畸形的程度、是否可以矫正、膝关节活动范围、肌力和膝关节周围软组织覆盖状况。在退行性膝关节病伴有固定成角畸形病变中，韧带不稳定一般影响较小。特别是在较为年轻的骨性关节炎患者中，前交叉韧带通常功能不佳或退变，这在 TKA 手术中不会有明显影响。但是后交叉韧带（PCL）的完整性是选择假体的关键因素，如果 PCL 功能不佳，则需要松解或切除来矫正畸形，此时应该使用 PCL 保留型假体。当软组织挛缩严重需要广泛地松解软组织，而很难平衡软组织时，应该使用髁限制型假体。

尽管有限制的膝关节负重 X 线片可以为轻度畸形（< 15°）提供足够的模板测量，但对于畸形更为严重或复杂畸形的病例，仍需要使用站立位全长正位 X 线片，包括髋关节、膝关节和踝关节 X 线片。矫正固定成角度畸形的目的是恢复下肢机械轴到 0°。机械轴是一条自股骨头中心经过膝关节中心至踝关节中心的直线。术前影像学还需显示可能在术中需要植骨的骨缺损，髌骨轴位 X 线片可以用来判断髌骨力线及磨损情况。

技术

手术显露

前正中入路可以充分显露股骨远端和胫骨近端。此入路可根据需要向近端或远端延伸，此入路也可显露内侧及外侧支持结构。

切开皮肤后，有限直切口行髌旁内侧 1/3 切开，延伸至胫骨结节内侧边界（图 13–3）。通过锐性分离，将股四头肌从髌骨前表面剥离，直到髌骨的内侧边缘显露出来（图 13–4）。分离滑膜，沿关节囊切口切开脂肪垫，髌骨向外侧脱位。为了避免髌韧带的撕脱，骨膜下分离可至胫骨粗隆，在膝关节屈曲位调整张力。这种方法最为常用，可以充分显露膝关节，向近侧延伸可行股四头肌切断术，或向远端行胫骨结节截骨术。

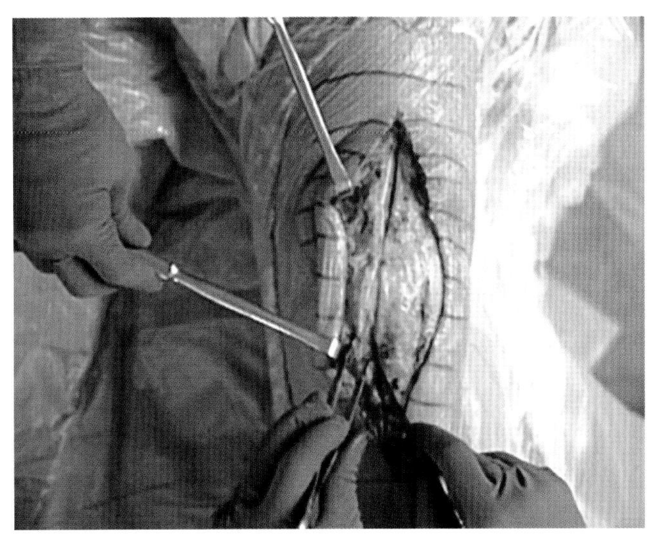

图 13–3　内侧髌旁切开，沿股四头肌肌腱延伸，经髌骨内侧的 1/3 至胫骨结节内侧

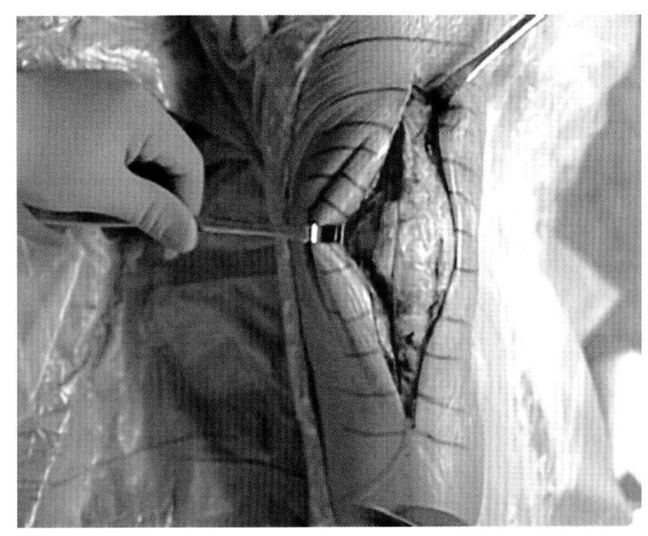

图 13–4　从髌骨内侧缘锐性分离股四头肌

内翻畸形

矫正固定的内翻畸形，应逐步松解紧张的内侧结构，直到匹配外侧支持结构的长度。膝关节伸直状态下切除胫骨前内侧软组织，做连续内侧骨膜下剥离（图 13-5）。使用骨膜剥离器在内侧关节线远端 3~4cm 清理出一个平面（图 13-6）。在松解过程中，

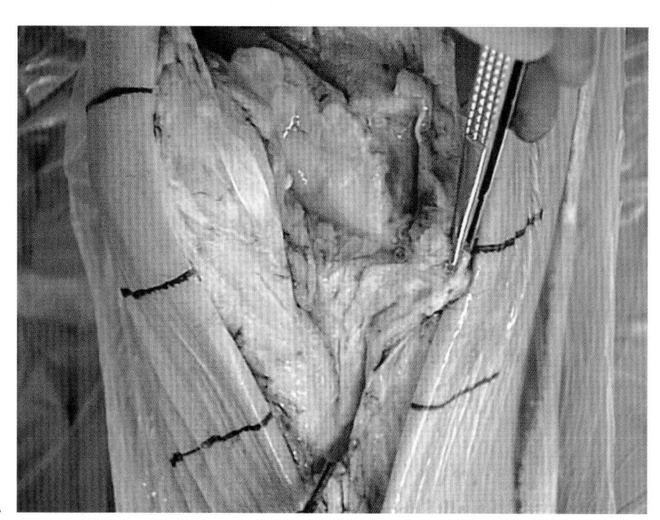

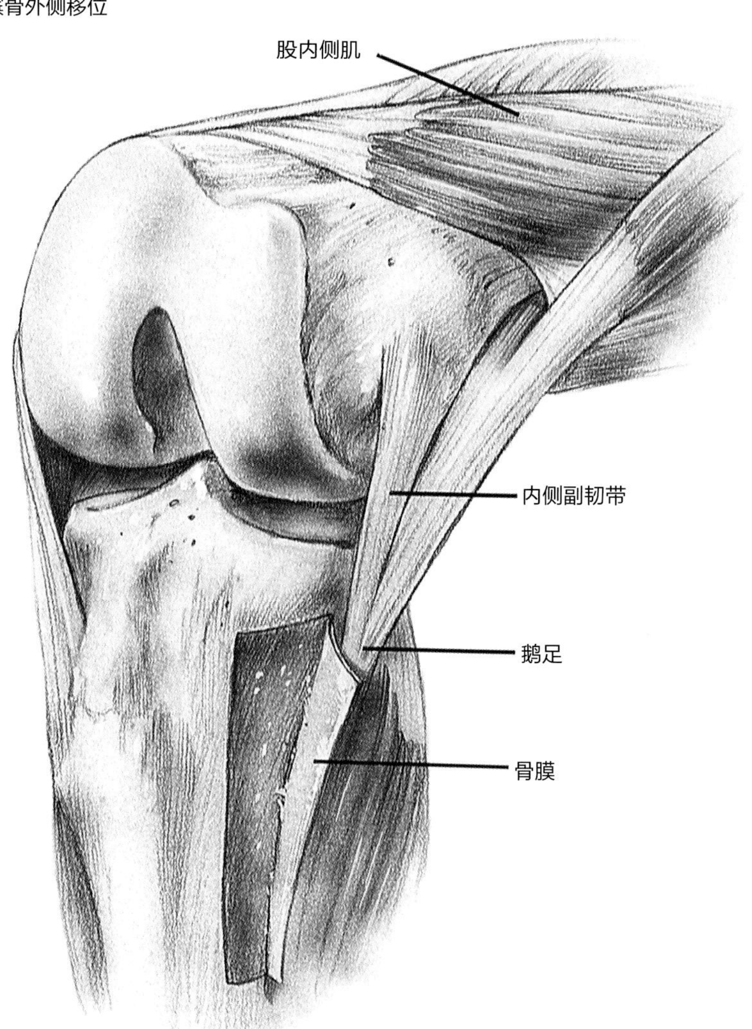

图 13-5　A　骨膜下锐性剥离内侧副韧带浅层及深层，同时松解鹅足。B　内翻膝松解示意图（引自 Collizza W, Insall JN, Scuderi GR. The posterior-stabilized total knee prosthesis:assessment of polyethylene damage and osteolysis. Ten-year minimum follow-up）

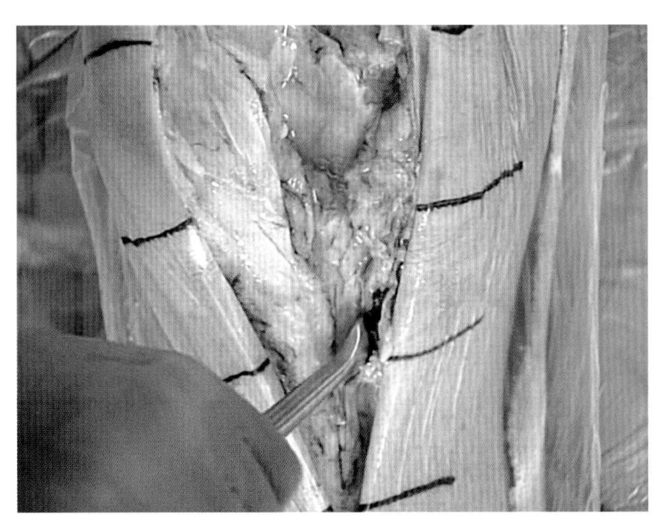

图 13-6　用骨膜剥离器继续向后方行骨膜下剥离，进一步松解

为了更好地显露术野，需要使用 1 个锐利的、弯曲的 Hohamann 拉钩牵开周围组织（图 13-7）。Hohamann 拉钩可牵开内侧软组织，方便对关节线远端，后内侧骨膜下进行剥离。

如交叉韧带阻碍矫形，可予以切除。在严重内翻畸形的情况下，保留后交叉韧带（PCL）通常会导致无法纠正畸形。虽然可以选择逐步松解 PCL 或从胫骨嵴上切除 PCL，但我们更倾向于切除 PCL，植入 PCL 替代型假体。紧张的 PCL 会限制膝关节活动，使得膝关节张口，阻止内翻畸形的矫正，阻止膝关节在屈曲时发生正常的滚动和滑动。

屈曲膝关节，外旋胫骨，在胫骨后内侧松解半膜肌附着点（图 13-8），清除后方及内侧骨赘。切除股骨和胫骨内侧的骨赘有助于松解，因为骨赘遮挡了内侧关节囊和韧带，并且去除骨赘可减少内侧副韧带浅层的张力，使得松解软组织之前，可以获得较小的矫形。胫骨近端截骨，使用胫骨假体试模后，可进一步修剪后内侧的骨赘。

每一步松解后，移除拉钩评估力线和间隙是否平衡，伸直膝关节并外翻，在关节间隙内、外侧置入撑开器判断力线。

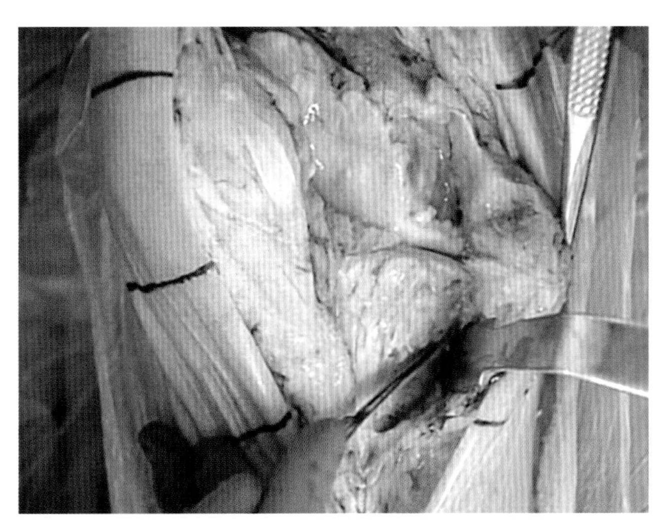

图 13-7　将 Hohmann 拉钩放置于骨膜下，显露更为清楚

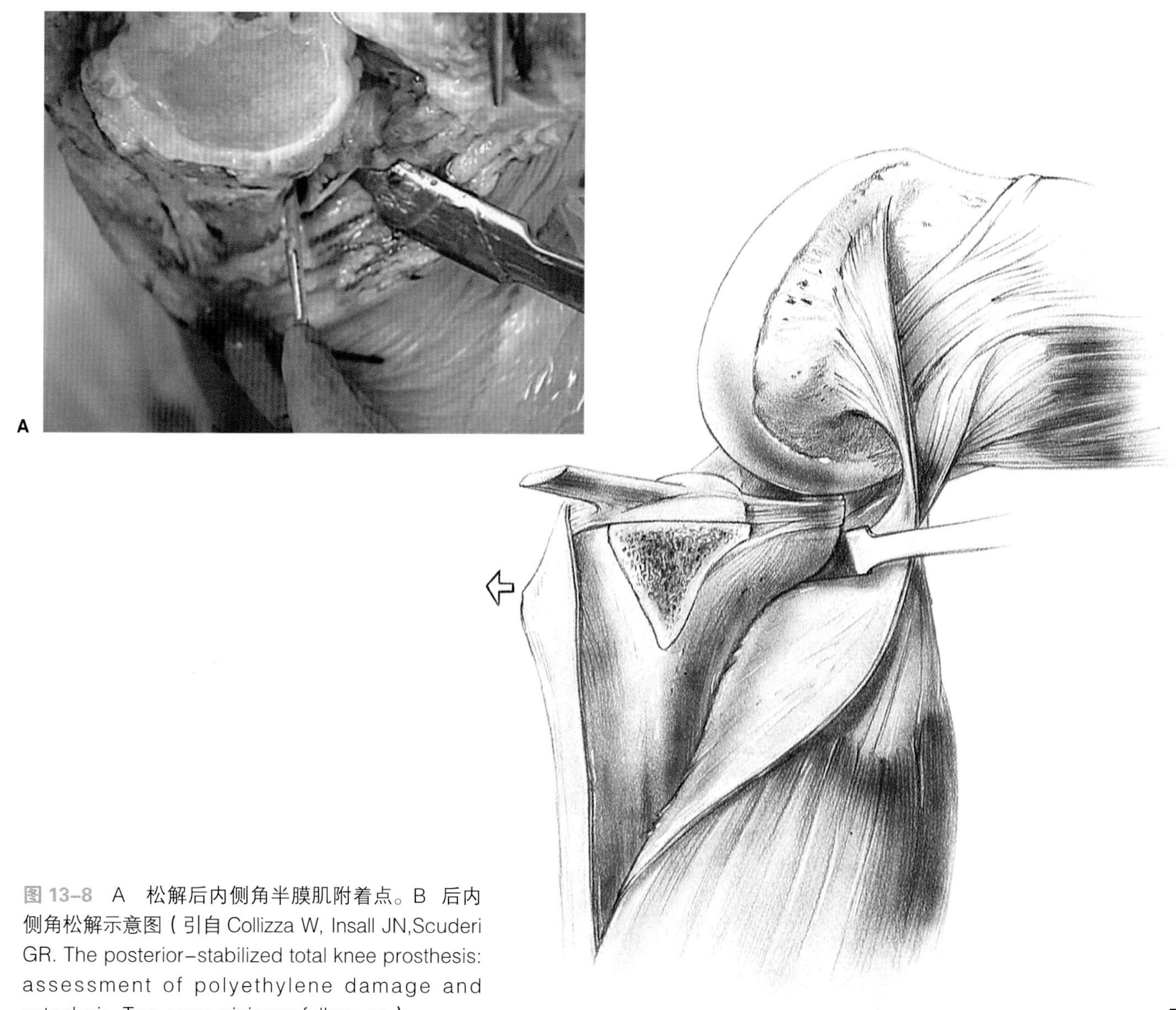

图 13-8 A 松解后内侧角半膜肌附着点。B 后内侧角松解示意图（引自 Collizza W, Insall JN,Scuderi GR. The posterior-stabilized total knee prosthesis: assessment of polyethylene damage and osteolysis. Ten-year minimum follow-up）

使用 Hohmann 拉钩，在膝关节伸直状态下松解内侧。从胫骨近端至远端用 1.91cm 的骨刀逐渐松解内侧软组织，包括浅层 MCL、鹅足附着点。如果鹅足肌腱仍旧紧张，此时常伴有旋转内翻畸形，则可以用 10 号刀头进行松解。对紧张结构进行触诊有助于准确进行松解，完全松解的范围应可达到内侧关节线远端 15cm 处。

在明显的固定内翻畸形中，对内侧结构应继续向后方和远端进行骨膜下剥离，内侧结构包括比目鱼肌深层，但同时要保持内侧软组织的连续性（图 13-9）。当存在屈曲挛缩时，需要切除股骨后方及胫骨后方的骨赘，胫骨截骨后，可进一步从股骨或胫骨处松解后关节囊。在伴有广泛骨膜下分离的严重病例中，胫骨内侧近端会出现骨化（图 13-10）。有作者建议使用 18 号针头对 MCL 进行“拉花”技术，我们认为骨膜下松解是矫正膝内翻畸形的一种通用办法，所以仍倾向于使用这种方法。

完成内侧松解、截骨，恢复力线。胫骨截骨较为恒定，截骨量略保守，截骨平面垂直于胫骨长轴。在内翻畸形的膝关节中，胫骨截骨外侧截骨量多于内侧截骨量，胫

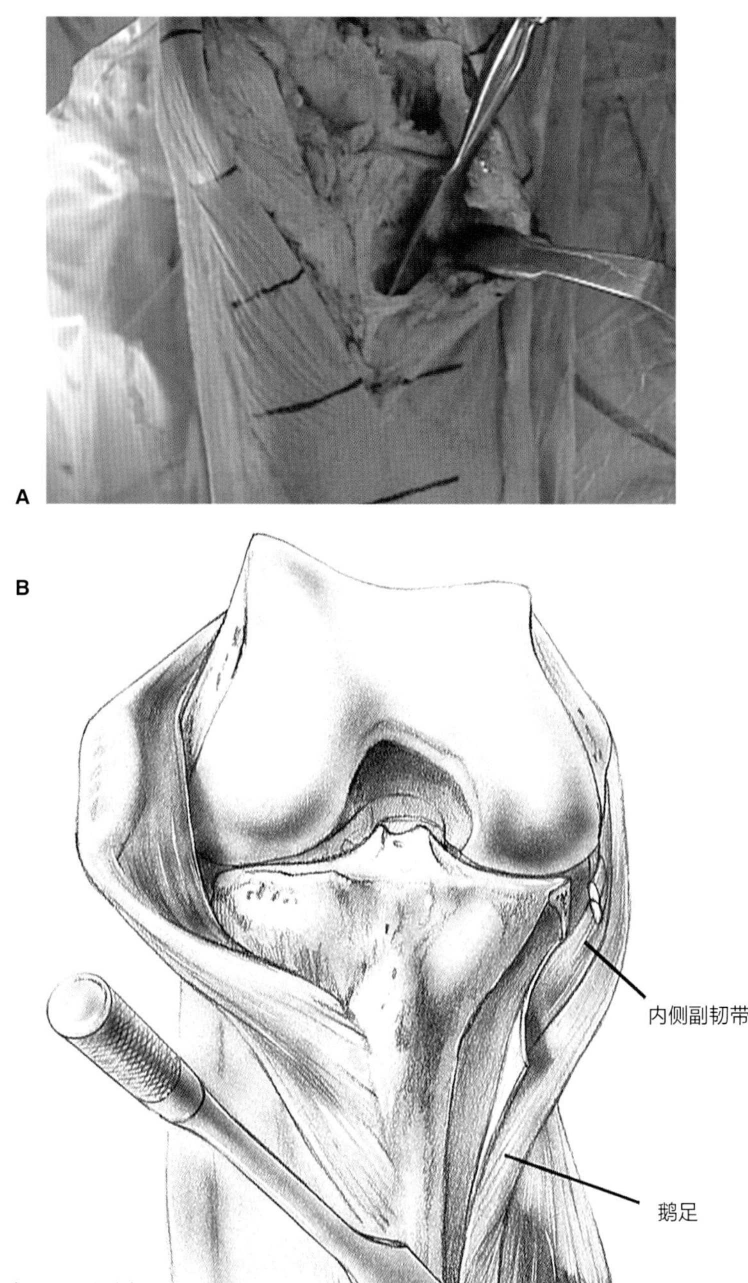

图 13-9　A　在严重的内翻畸形中，于内侧骨膜下向后方和远端继续分离，保持内侧结构的连续性。B　向内侧及远端松解示意图（引自 Collizza W, Insall JN,Scuderi GR. The posterior-stabilized total knee prosthesis: assessment of polyethylene damage and osteolysis. Ten-year minimum follow up）

骨截骨完成后可以行股骨截骨。屈曲间隙应为矩形而不是梯形（图 13-11）。股骨部件应沿通髁线旋转来获得矩形间隙，这也就使得股骨后内髁侧截骨量多于股骨后外髁截骨量。

如果胫骨截骨后出现较大胫骨骨缺损，有多种方法可解决，在本书相应章节均有叙述。

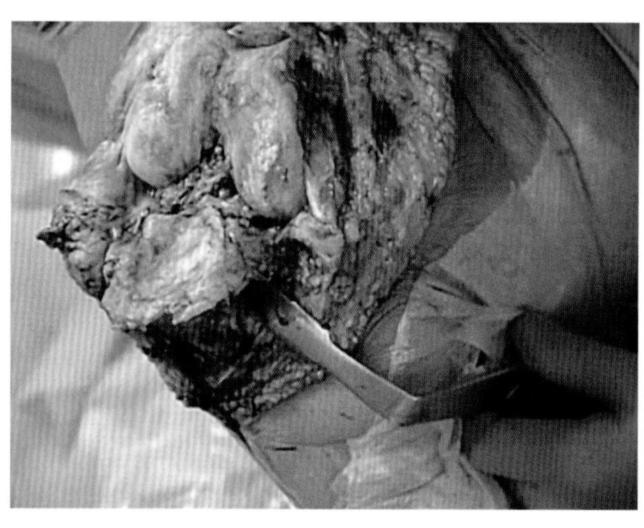

图 13-10 重度内翻畸形伴广泛骨膜下分离的，胫骨内侧近端出现骨化

外翻畸形

外翻畸形的手术入路与内翻畸形的手术入路十分相似。然而对于外翻畸形的膝关节来说，在松解韧带便于显露之前，应先进行截骨。与内翻畸形松解相比，外翻畸形松解是延伸挛缩的外侧结构使之与内侧结构的长度相等。尽管存在外侧骨赘且应当去除，但是因为 LCL 附着于腓骨头，远离胫骨边缘，所以外侧骨赘对外侧副韧带的影响不同于内侧骨赘对内侧副韧带的影响。

膝关节伸直，用撑开器撑开（图 13-12、图 13-13），然后用 15 号刀片在关节线处切断弓状韧带和后外侧囊，并对髂胫束、外侧支持带和 LCL 以“拉花”技术进行松解（图 13-14），必须要注意软组织穿透深度不得超过 1cm，尤其是在后外侧角，因为此处腓总神经距离骨边缘平均为 1.49cm。再用第 2 个撑开器逐步撑开外侧，继续使用“拉花”技术进行松解，直到取得间隙平衡。这项技术可以在延长外侧组织的同时保留软组织的连续性，获得矩形伸直间隙。置入间隔器后确认屈曲、伸直软组织达到平衡。

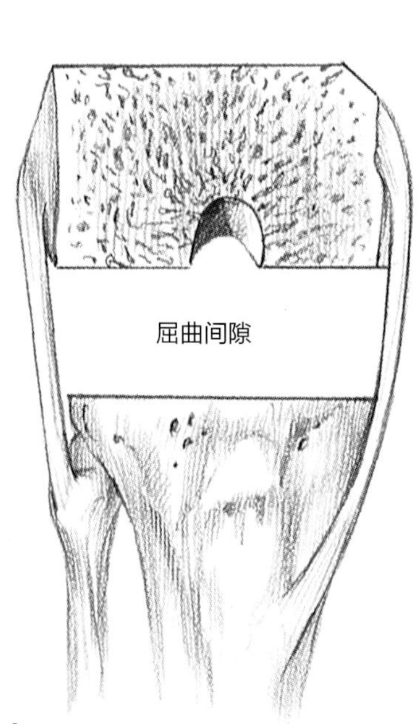

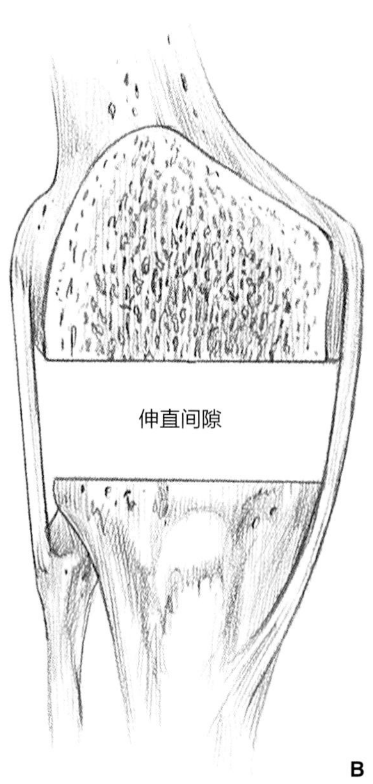

图 13-11 屈曲间隙和伸直间隙应相等，形状为矩形（引自 Collizza W, Insall JN, Scuderi GR. The posterior-stabilized total knee prosthesis: assessment of polyethylene damage and osteolysis. Ten-year minimum follow-up）

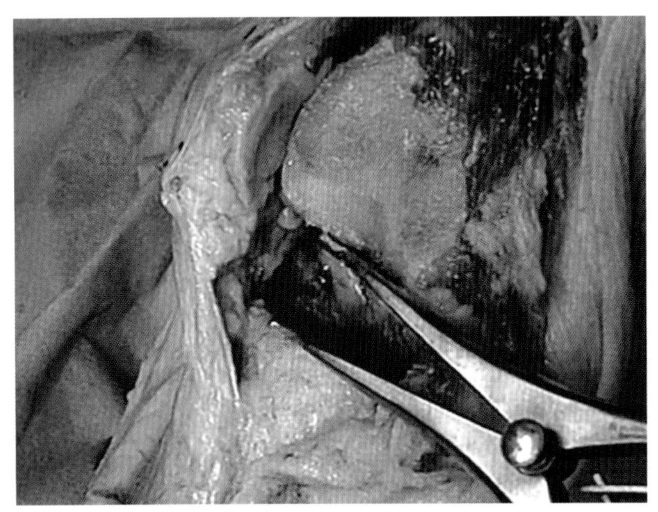

图 13-12　膝关节伸直，用撑开器撑开间隙

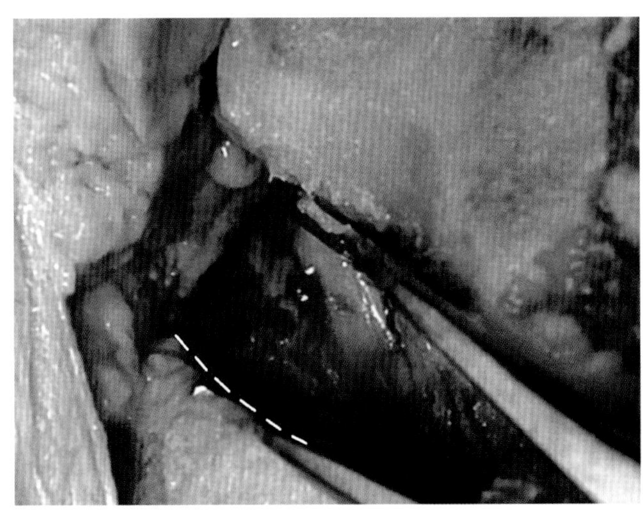

图 13-13　膝关节伸直，在关节线（虚线）处横向切断后外侧关节囊和弓状韧带，保留腘肌

对于严重的外翻固定畸形，需要对外侧支持结构进行充分的松解，包括 LCL、外侧关节囊、弓状复合体和腘肌肌腱。可以从股骨外上髁锐性分离腘肌肌腱、LCL、后外侧关节囊（图 13-15）。在这些病例中，对股骨外上髁截骨是我们首选的办法（图 13-16）。轻敲附着软组织的骨板行骨膜下松解，不予固定，可允许漂浮。进一步松解股骨后外侧，少数情况下也需要分离腓肠肌的外侧头（图 13-17），很少需要分离股二头肌。我们通常不推荐重建 MCL，但在一些特殊的情况下，如存在难治性内侧副韧带松弛时，尽管进行了适当的松解，仍需重建 MCL。

当出现更明显的外翻畸形时，需要决定是使用"拉花"技术松解还是使用外上髁截骨技术松懈。开始松解前需要做出选择，避免两种技术都应用。在大多数情况下，> 20° 的外翻畸形需要行截骨术。膝关节僵硬合并屈曲挛缩需要行较小的截骨术。膝关节过伸合并完全屈伸活动，但存在明显外翻畸形的患者，通常使用"拉花"技术松解。

对外翻畸形进行松解后，股骨和胫骨之间的间隙大于 MCL 正常紧张时的间隙，因此通常需要应用更厚的胫骨假体。少数情况下，外侧的过度松解会导致屈曲不稳，特别是当腘肌松解之后。如果发生这种情况，应使用限制型假体。一个发育不良或有缺

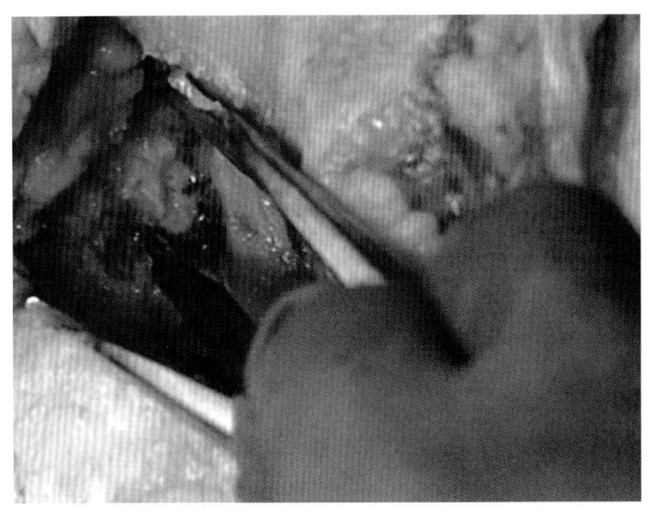

图 13-14　用 15 号刀片行"拉花"技术松解髂胫束和外侧支持带

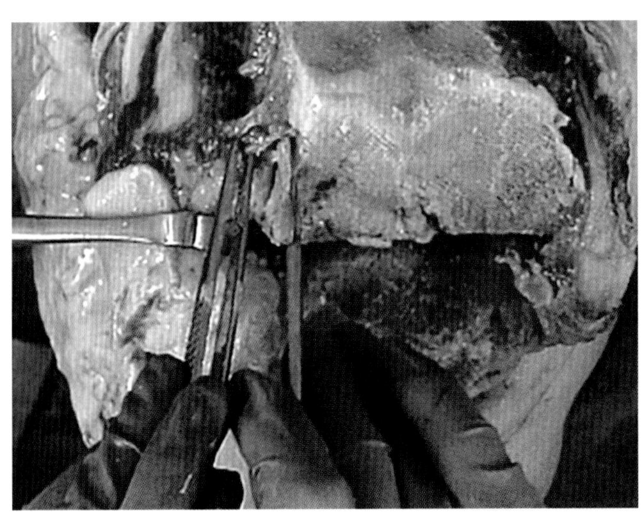

图 13-15　对于严重畸形，从外侧髁锐性分离外侧副韧带、腘肌肌腱和后外侧关节囊

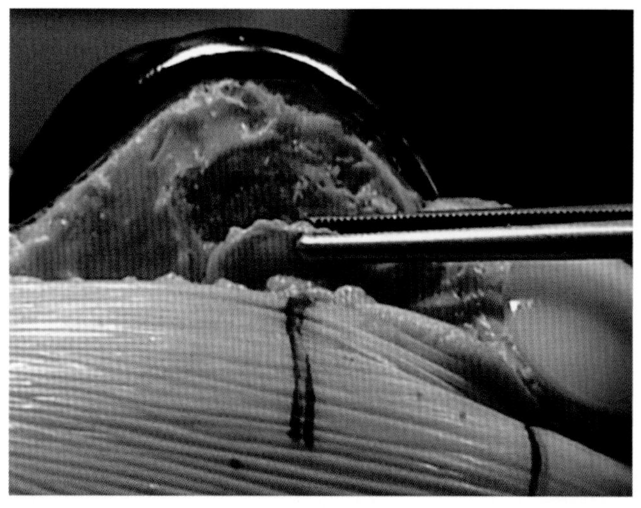

图 13-16 自外上髁连骨质一并切除外侧副韧带和腘肌肌腱

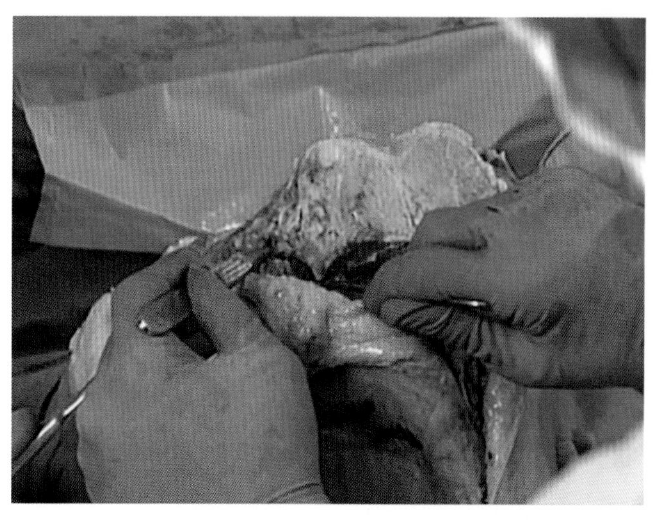

图 13-17 自外上髁连骨质一并切除外侧副韧带和腘肌肌腱

陷的股骨外侧髁可能需要应用股骨侧模块化金属加强块。在这些病例中，我们使用股骨通髁线来评估股骨假体旋转角度是否合适，因为标准后髁参考系统会导致股骨侧假体内旋。

此外，还应特别注意髌骨的力线，因为外翻畸形患者在术前通常存在髌骨半脱位。需要松解外侧支持带恢复髌骨的正常力线和轨迹。在距离髌骨 1cm 处，可沿纤维走行方向切开外侧支持带，应分阶段进行，必要时扩大切口。如有可能，应保留膝上血管，避免髌骨发生坏死。如果外侧松解术后髌骨运动轨迹偏外，则可在闭合切口过程中重建髌骨近端力线。TKA 术后复发的髌骨半脱位或脱位通常是由于手术技术错误所致。

要点和陷阱

一般情况

- 清楚地显露是精确实现膝关节平衡的关键，股四头肌切断术可使伸膝装置张力较低，有利于显露。
- 在获得恰当的软组织平衡之前，避免过多截骨，尤其在胫骨侧，经常通过软组织松解达到平衡，所以胫骨侧截骨应保守。
- 可考虑使用限制型假体获得膝关节稳定性，如矫正不完全，可导致局部应力增加和早期失败率增加。

内翻畸形

- 仔细地松解内侧组织，每一步松解后都需要触诊内侧软组织，评估张力、评估间隙，以避免过度松解。
- 术前存在胫骨向外侧移位表明外侧结构有明显松弛。在这种情况下，保守性截骨可防止产生过度的屈曲 / 伸直间隙。

外翻畸形

- 去除部分髌骨后脂肪垫和松解外侧髌股韧带有助于显露外侧结构。
- 在截骨时注意保护 MCL 和腘肌。
- 对于股骨外侧髁发育不良的病例，必须特别注意假体旋转及截骨。

- 外翻 4° ~5° 股骨远端截骨，减少功能不全 MCL 的张力。
- 过度的内侧软组织松解会损害功能已经不全的内侧结构。
- 外侧软组织包含髂胫束、外侧副韧带、腘肌肌腱和后外侧关节囊，过度松解外侧软组织会导致旋转不稳定，致使膝关节在过屈时易发生脱位。在这种罕见的情况下，有必要使用限制型内翻 / 外翻型假体获得稳定的膝关节，例如 LCCK（髁限制型人工膝）。

术后管理

完成韧带平衡及间隙平衡后，可安放膝关节假体。放松止血带，电凝可见止血点，止血带重新加压，常规冲洗、关闭切口。

矫正畸形松解韧带 TKA 手术，术后护理常规与常规 TKA 术后患者相似，用敷料轻度加压包扎。部分患者不愿积极进行术后功能锻炼，屈膝 90° 困难。还要进行运动功能、疼痛程度评估。在某些情况下，积极的治疗是不够的，需要在麻醉下进行早期功能恢复活动。

采用复杂多模式镇痛方案，方案需贯穿术前及术后整个住院期间。在恢复室，理疗师指导患者站立和负重行走。患者住院直至用拐杖可以独立行走、爬楼梯、屈曲可达到 90° 。这些活动可在术后 1~3 天做到。

结果

成功的 TKA 手术包括膝关节内侧结构松解、平衡侧副韧带和恢复力线。生存分析和临床研究的结果支持我们选择的治疗内翻畸形的技术，该技术通用，且结果可预测。在我们的一系列的全膝关节置换手术中，63 例是内翻畸形，包括 23 例固定畸形角度＞10° 。随访 10~12 年显示，患者膝关节稳定，88% 置换后的膝关节继续保持着良好的临床结果。在 1 例患者中，没有能很好地平衡软组织，内翻不稳定复发。尽管最初结果评价良好，但是因为渐进性的不稳定，导致疗效不佳，最终需在初次 TKA 术后 8.5 年行翻修术。

尽管我们认为完全切除交叉韧带，使用交叉韧带替代型假体有助于矫正内翻畸形。但是，Tenney 等认为，没有必要常规切除 PCL，并推荐使用交叉韧带保留型假体，结果显示即使 PCL 功能不佳，膝关节仍然稳定。

一篇关于从股骨侧松解外侧副韧带的外翻畸形 TKA 结果的早期研究文献显示，术后临床结果与膝关节畸形较小患者行 TKA 的术后临床结果都令人满意。一项纳入 168 例外翻畸形病例的研究显示，术后平均 4.5 年随访显示结果良好，优良率 91%，6% 结果中等，失败率 3%。没有因为复发性不稳定行翻修手术，且股骨侧平均外翻角度 7° 。虽然外翻畸形患者在术中取得平衡非常具有挑战，但结果表明 TKA 是一种可靠和值得使用的手术方法。

最近我们对使用外侧“拉花”技术松解治疗外翻畸形患者的结果进行了回顾性研究，显示出了很好的临床结果。24 例采用上述方法并使用骨水泥后稳定型假体的患者，随访 54 个月时显示平均 KSS 评分为 97，活动度为 121° ，无并发症出现，未行翻修术。

在选定的老年、活动需求低伴有明显的外翻畸形（平均 17.6° ）的患者中，初次使用限制型假体，无须进行外侧松解。37 例患者，44 例膝关节使用此方案行初次 TKA 手术，平均 7.8 年随访的结果显示，解剖轴与机械轴夹角平均为 5.3°，无影像学上可见的松动、假体值入失败、腓总神经麻痹或屈曲不稳定等情况发生。

并发症

固定成角畸形的矫正可能产生多种并发症，以下将逐项讨论。

膝关节不稳定

膝关节伸直时的不稳定可能是对称性的，也可能是非对称性的。当伸直间隙不能被假体部分完全填充，伸直时侧副韧带残留松弛时，就会发生对称性伸直不稳定。这个问题可能是由于计算失误，使得股骨远端截骨过多，或由于软组织平衡不当所致。插入更厚的胫骨假体有时可以解决这个问题，当屈曲间隙狭窄，无法容纳较厚的假体时，就需要多截除一些股骨远端，使用模块化金属块来解决。另一种选择是选择小一号的股骨假体，使用更厚的胫骨假体。

当屈曲间隙大于伸直间隙时，就会出现对称性屈曲不稳定。松解挛缩的后关节囊和（或）移除后方骨赘失败，会使得膝关节残留屈曲挛缩。这种情况也可能是由于减小股骨假体时过多地切除了后髁，需要用带有股骨后方模块化金属块的大一号假体补救时产生。不匹配的原因包括股骨远端切除不足，在这种情况下，需要进一步切除股骨远端，植入较厚的胫骨假体，使膝关节达到平衡适合。

当挛缩韧带未完全松解时，可能会发生非对称性不稳定。在膝关节伸展时，未完全松解挛缩的韧带可导致术前存在畸形的复发。因此，需要进行适当的韧带松解以及平衡侧副韧带来纠正非对称性不稳定。

如果股骨假体旋转位置不正确，即使膝关节在伸直位时取得平衡，屈曲时仍可发生非对称性不稳定。推荐的确定股骨假体旋转的方法是参考通髁线，也可同时参考前后轴、胫骨解剖轴以及平衡的软组织。矫正轴线畸形，尤其是外翻膝畸形时，过度松解可导致在松解侧出现非对称性张口。这会导致屈曲不稳定。如果屈曲不稳定非常明显，则需要使用限制型假体。

旋转不稳定可能是由于屈曲不稳定造成的，但更多的是胫骨假体位置不正确所致，这会导致股骨、胫骨关节面不匹配。当腘肌过度紧张，屈膝导致胫骨内旋时，可见到胫骨假体旋转位置不正确。这个问题的简单解决办法是将分离的腘肌恢复对位。

除了MCL劈开的特殊情况外，即使在类风湿关节炎或创伤后导致侧副韧带缺失的情况也非常少见。尽管在膝关节置换术中前侧副韧带功能不佳，但实际上侧副韧带是被拉长的。有时，通过副韧带的拉伸来获得良好的匹配是不可能的，因为下肢延长的程度需要与拉伸的韧带相平衡。在这种情况下，需要使用髁限制型假体。

髌骨不稳定

韧带松解术矫正固定畸形后会出现髌骨半脱位或脱位复发，尤其是矫正固定外翻畸形，这是由于手术操作错误引起的。膝关节屈曲时，胫骨内旋，导致胫骨结节的侧向移位。这一移位增加了外翻矢量和髌骨横向外侧半脱位的可能性。确定胫骨假体正确旋转定位的最好方法是将胫骨组件的髁间隆起和胫骨嵴对齐。股骨假体的外旋角度有利于恢复髌骨轨迹。髌骨不稳定的其他原因包括紧张的外侧支持带和伸膝装置异常排列。在这种情况下，松解外侧支持带是恢复髌骨轨迹的必备条件。如有可能，应尽量保留膝上血管，维持髌骨和外侧皮肤的血液循环。但有时也可能无法保留膝上血管，因为血管和软组织持续牵拉髌骨且使得髌骨向外侧移位，在这种情况下，就不需要保留血管。如果髌骨在外侧支持带松解后仍向外侧移位，外科医师应在闭合时进行髌骨力线重排。

髌韧带撕脱

髌韧带会在膝关节固定成角畸形伴强直手术显露过程中发生撕脱。当髌骨侧方半脱位时，胫骨粗隆处的髌骨韧带会受到相当大的牵引力。髌韧带和骨膜横向撕裂的治疗比较困难，避免这种术中并发症的最好方法是在显露膝关节时细致操作。采用内侧髌旁切口切开关节，延伸至胫骨粗隆内侧。可以行骨膜下剥离至胫骨结节的胫骨嵴髌韧带附着处。膝关节屈曲，髌骨向外侧半脱位，骨膜下剥离的组织离开胫骨结节，髌韧带此时类似于香蕉皮。这种技术使得远端软组织保持连续性，防止横向撕裂。如果判断有髌韧带撕裂的可能，就需要行股四头肌切断术。这种技术可提供更好的显露，可以外翻髌骨（图 13–18）。

腓总神经损伤

在外翻膝松解和外侧延长的操作中，需要延长下肢，加之腓总神经绕腓骨颈，会无意中或不可避免地损伤腓总神经。腓总神经损伤在外翻膝中尤其需要重视，术后发生率为 3%。腓总神经损伤会因外翻畸形矫正不足或过度矫正而发生。软组织松解不充分时需要人为进行矫正，过度地矫正会产生“弓弦”效应，导致腓总神经受到牵拉伤。腓总神经损伤成为关注热点，然而，只要细心地使用“拉花”技术松解，腓总神经依然会得到较好的保护。腓神经缺血性损伤也可发生，可能是因为患者存在动脉硬化性疾病。为了避免损伤腓总神经，之前有学者提出将腓总神经显露出来，将腓总神经从腓骨头后方筋膜鞘中释放出来。然而，我们不建议常规探查腓总神经。

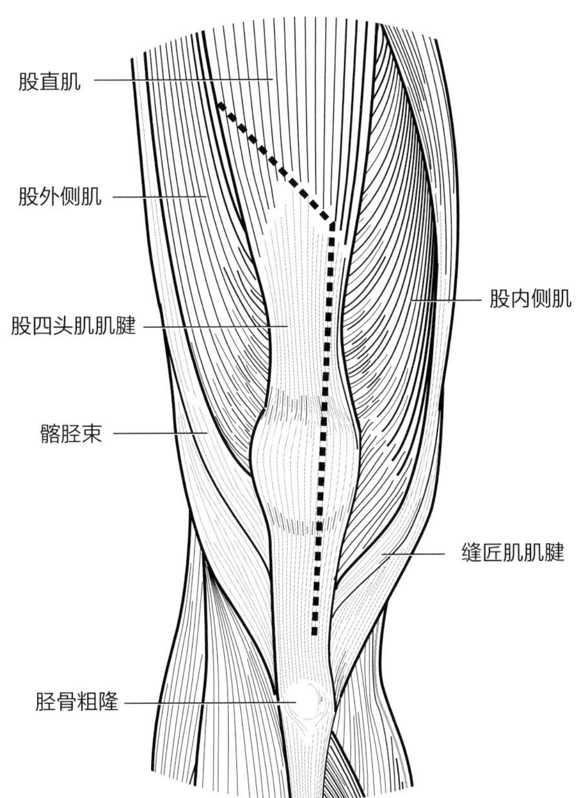

图 13–18　剪断股四头肌

进行侧方松解后，在恢复室使膝关节保持在屈曲位，以减少对腓总神经的牵拉。为了避免在严重畸形中的横向过度牵拉，我们建议使用限制型假体，厚度略小于能撑开内侧间隙的聚乙烯衬垫，限制型假体可提供良好的稳定性，并用于初次置换术。

出血

由于平衡膝关节时，所需软组织剥离量增加，因此术后关节内及肌肉内出血的风险会增加。对于所有患者，在手术室内止血带充气前使用 1g 氨甲环酸，在恢复室再用 1g 氨甲环酸。如果担心静脉使用氨甲环酸有风险，可将 3g 氨甲环酸溶于 100mL 生理盐水中，在骨水泥凝固后，放置于膝关节中。置入引流管，松开止血带，要在切口关闭前处理好出血问题。术后预防血栓发生，措施包括使用足踝泵、防血栓栓塞弹力袜、早期活动，使用乙酰水杨酸或 Xa 因子抗凝血剂。

参考文献

[1] Scuderi GR, Insall JN. The posterior stabilized knee prosthesis. *Orthop Clin North Am.* 1989;20:71-78.

[2] Windsor RE, Scuderi GR, Moran MC, Insall JN. Mechanism of failure of the femoral and tibial components in total knee arthroplasty. *Clin Orthop.* 1989;(248):15-20.

[3] Insall JN. Total knee replacement. In Insall JN, ed. *Surgery of the Knee*. New York, NY: Churchill Livingstone; 1984:587-696.

[4] Cushner FD, La Rosa DF, Vigorita VJ, Scuderi GR, Scott WN, Insall JN. A quantitative histologic comparison: ACL degeneration in the osteoarthritic knee. *J Arthroplasty.* 2003;18:687-692.

[5] McGrory JE, Trousdale RT, Pagnano MW, Nigbur M. Preoperative hip to ankle radiographs in total knee arthroplasty. *Clin Orthop Relat Res.* 2002;(404):196-202.

[6] Tenholder M, Clarke HD, Scuderi GR. Minimal-incision total knee arthroplasty: the early clinical experience. *Clin Orthop Relat Res.* 2005;440:67-76.

[7] Collizza W, Insall JN, Scuderi GR. The posterior stabilized total knee prosthesis: assessment of polyethylene damage and osteolysis. Ten year minimum follow-up. *J Bone Joint Surg.* 1995;77A:1713-1720.

[8] Baldini A, Scuderi GR, Aglietti P, Chalnick D, Insall JN. Flexion-extension gap changes during total knee arthroplasty: effect of posterior cruciate ligament and posterior osteophytes removal. *J Knee Surg.* 2004;17:69-72.

[9] Kim MW, Koh IJ, Kim JH, Jung JJ, In Y. Efficacy and safety of a novel three-step medial release technique in varus total knee arthroplasty. *J Arthroplasty*. 2015;30(9):1542-1547.

[10] Scuderi GR, Insall JN. Cement technique in primary total knee arthroplasty. *Techniques Orthop.* 1991;6:39-43.

[11] Clarke HD, Fuchs R, Scuderi GR, Scott WN, Insall JN. Clinical results in valgus total knee arthroplasty with the "pie crust" technique of lateral soft tissue releases. *J Arthroplasty.* 2005;20:1010-1014.

[12] Clarke HD, Scuderi GR. Correction of valgus deformity in total knee arthroplasty with the pie-crust technique of lateral soft-tissue releases. *J Knee Surg.* 2004;17:157-161.

[13] Clarke HD, Schwartz JB, Math KR, Scuderi GR. Anatomic risk of peroneal nerve injury with the "pie crust" technique for valgus release in total knee arthroplasty. *J Arthroplasty.* 2004;19:40-44.

[14] Krackow K. Medial and lateral ligament advancement. In Scuderi GR, Tria AJ Jr, eds. *Surgical Techniques in Total Knee Arthroplasty*. New York, NY: Springer-Verlag; 2002:205-209.

[15] Easley ME, Insall JN, Scuderi GR, Bullek DD. Primary constrained condylar knee arthroplasty for the arthritic valgus knee. *Clin Orthop.* 2000;380:58-64.

[16] Griffin FM, Insall JN, Scuderi GR. The posterior condylar angle in osteoarthritic knees. *J Arthroplasty.* 1998;13:812-815.

[17] Merkow RL, Soudry M, Insall JN. Patella dislocation following total knee replacement. *J Bone Joint Surg.* 1985;67A:1321-1327.

[18] Keating EM, Ritter MA, Harty LD, et al. Manipulation after total knee arthroplasty. *J Bone Joint Surg Am.* 2007;89:282-286.

[19] Scuderi GR, Insall JN, Windsor RE, Moran MC. Survivorship of cemented knee replacements. *J Bone Joint Surg* 1989;71B:798-803.

[20] Fuchs R, Mills EL, Clarke HD, Scuderi GR, Scott WN, Insall JN. A third-generation, posterior-stabilized knee prosthesis: early results after follow-up of 2 to 6 years. *J Arthroplast.* 2006;21:821-825.

[21] Insall JN, Hood RW, Flawn LB, Sullivan DJ. The total condylar knee prosthesis in gonarthrosis. *J Bone Joint Surg.* 1983;65A:619-628.

[22] Laskin RS. Soft tissue techniques in total knee replacement. In Laskin RS, ed. *Total Knee Replacement*. New York, NY: Springer-Verlag; 1991:41-54.

[23] Scuderi GR, Insall JN. Total knee arthroplasty. Current clinical perspectives. *Clin Orthop.* 1992;276:26-32.

[24] Vince KG, Insall JN, Kelly MA. The total condylar prosthesis 10 to 12 year results of a cemented knee replacement. *J Bone Joint Surg.* 1989;71B:793-797.

[25] Long WJ, Bryce CD, Hollenbeak CS, Benner RW, Scott WN. Total knee replacement in young, active patients: long-term follow-up and functional outcome: a concise follow-up of a previous report. *J Bone Joint Surg Am.* 2014;96(18):e159.

[26] Tenney SM, Krackow KA, Hungerford DS, Jones M. Primary total knee arthroplasty in patients with severe varus deformity. *Clin Orthop Relat Res.* 1991;273:19-31.

[27] Griffin FM, Insall JN, Scuderi GR. Accuracy of soft tissue balancing in total knee arthroplasty. *J Arthroplasty.* 2000;15:970-973.

[28] Stern SH, Moeckel BH, Insall JN. Total knee arthroplasty in valgus knees. *Clin Orthop.* 1991;273:5-8.

第 14 章　全膝关节置换术中的膝反屈畸形

Marcus C. Ford, William M. Mihalko

适应证

虽然对于膝关节反屈畸形的患者施行全膝关节置换术（TKA）非常具有挑战性，但是如果能做到精心挑选患者，是可以获得成功的。在施行 TKA 的患者中，仅有 0.5%~1% 存在过伸畸形＞ 5°，这导致了关于此主题的研究文献非常缺乏。神经肌肉紊乱和股四头肌功能不佳的患者常伴有膝反屈畸形，因此，对于膝反屈畸形患者能否进行 TKA，有必要评估股四头肌的功能。在行走时，如果股四头肌功能不佳，不能将膝关节伸直时锁定，那么 TKA 能否成功不可预知。此外，患有神经肌肉疾病的患者会使得膝反屈复发。一些学者建议，对于股四头肌功能不佳患者使用旋转铰链膝关节假体，但是旋转铰链膝关节假体的使用寿命仍然是一个被关注的问题。

固定外翻畸形和膝关节反屈畸形可能与髂胫束挛缩有关（图 14–1）。炎症性关节炎患者可出现明显的韧带松弛和过伸畸形，创伤后胫骨平台畸形也可引起膝反屈。只要患者股四头肌功能正常，以上问题都可以通过 TKA 来处理。

禁忌证

在患有神经肌肉疾病（例如小儿麻痹症）的人中，膝反屈畸形较为常见。这类患者因为存在畸形、骨质不佳、股四头肌萎缩等并发症，行 TKA 的结果不可预知。在这些患者中，TKA 是相对禁忌的，术后过伸畸形和膝关节不稳定的复发率很高。

股四头肌的麻痹或显著的无力使得膝关节锁定在过伸位以便行走。如果通过膝关节置换阻止了膝关节锁定，患者可完全丧失行走能力。另一个重要因素是足及踝关节的位置。踝跖屈挛缩和背屈无力会使膝关节易于发生过伸，尤其是足跟着地时，这些应在 TKA 术前进行矫正。

术前准备

所有患者应行术前站立位影像学检查，以评估关节间隙和畸形。双下肢全长 X 线片和非负重侧位 X 线片用于制订术前计划。充分的体格检查非常必要，包括评估过伸畸形、韧带完整性、膝关节活动范围和股四头肌力量。还要仔细检查足、踝部是否存在跖屈畸形和背屈无力，这会阻碍患者膝关节无过伸时的正常行走。也应仔细评估步态。

为患有神经肌肉疾病的患者选择 TKA 植入物时，应仔细考虑假体限制程度。不同角度的限制性假体已被建议用于预防该类患者麻痹性反屈的高复发。对于更为严重的病例，可考虑行膝关节融合术。然而在任何需要过伸膝关节来行走的患者中，所有限

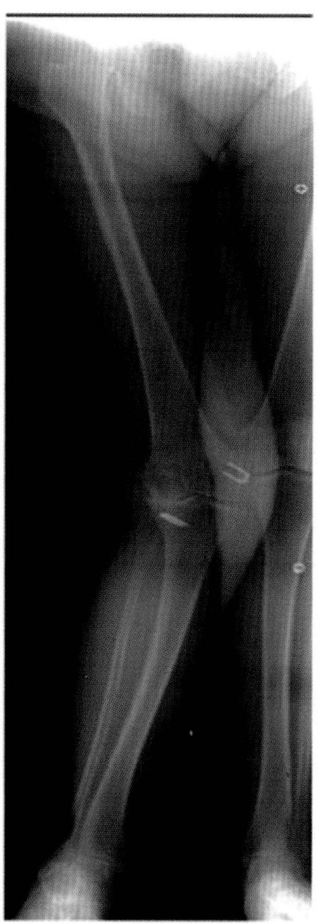

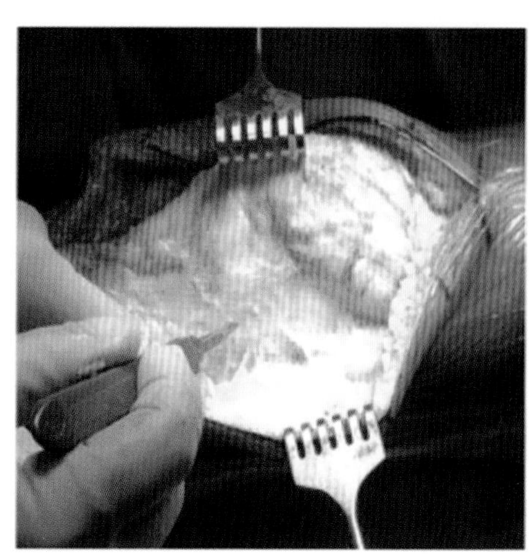

图 14–1　严重的外翻畸形常合并矢状反屈畸形。如果髂胫束在伸直时张力很大，可以采用由外向内或由内向外“拉花”技术进行松解

制型假体都会担负较大的压力，可导致疼痛、假体松动和磨损。膝关节融合术可考虑用于保守治疗效果不佳、医师或患者不能接受较高手术风险的情况。

在没有神经肌肉病变的患者的反屈畸形中，除非存在明显的韧带松弛，否则不建议使用限制型假体。此时假体应根据手术是否能通过韧带平衡来纠正膝关节的不稳定性来选择。

技术

如何在 TKA 手术时矫正反屈畸形的诸多技术已有文献进行了描述。基本原则是扩大伸直间隙纠正矢状位平衡、预防反屈复发。切除较少的股骨远端是获得相等较大伸直间隙的第一步。许多厂家的股骨远端截骨器械可调整截骨量（图 14–2）。截除小于匹配假体厚度 2~3mm 有助于平衡屈曲间隙及伸直间隙。平衡屈曲间隙和伸直间隙的第二步是确定股骨部件的前、后径。如果使用前参照系统提示植入假体在两个号之间，则应选择小号的假体。这将增加有效的屈曲间隙，并允许使用较大的胫骨聚乙烯衬垫，从而相应地填充伸直间隙（图 14–3）。需要牢记，关节线降低 4mm 或更多可能会导致中度屈曲时紧张，所以 4mm 应该是极限。其他的因素包括合并膝关节反屈和外翻畸形，如果存在股骨外侧髁发育不良，带有支撑杆和股骨外侧垫块的股骨翻修假体可能是必要的。其他的间隙平衡技术也可以用来有效地平衡较大的伸直间隙。对于关节炎膝反屈患者，推荐进行先截胫骨获得屈曲、伸直间隙的技术。通过最小量的胫骨截除，外科医师可以在屈曲 90° 时测量股骨远端截骨量和股骨前、后径来平衡间隙。

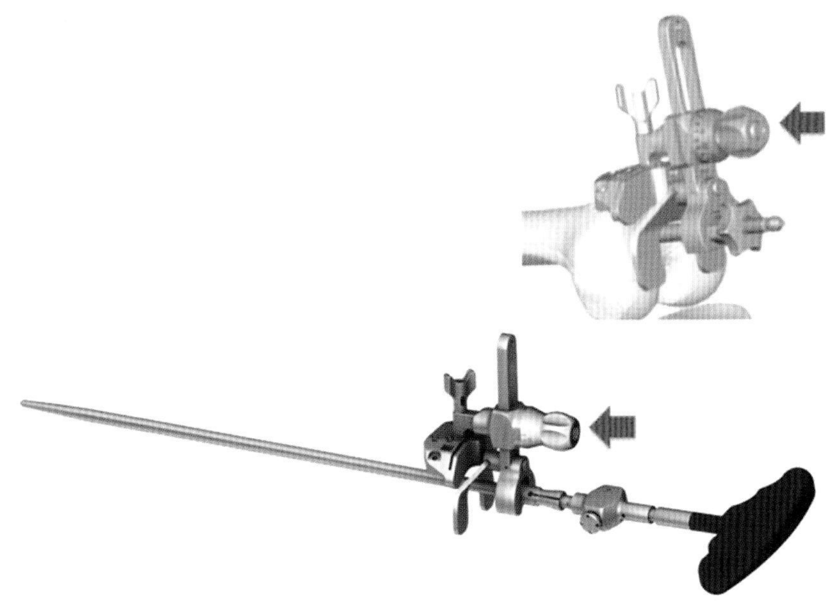

图 14-2 多数厂商提供的器械，通过刻度盘在内的部件调整股骨远端截骨量。对反屈膝关节提供比实际植入假体厚度更少的截骨量，有助于解决膝反屈问题（Aesculap Inc. IQ instruments Vega Total Knee System, Tuttlingen Germany）

更新的技术例如有计算机辅助手术、机器人手术和术前利用三维成像技术进行术前规划，可更好地实现伸直间隙与屈曲间隙相等，以矫正膝反屈矢状位畸形。如果不能通过截骨来矫正畸形，还可以通过一些方法来紧缩后关节囊达到畸形矫正的目的，这些方法包括后关节囊折叠缝合、侧副韧带向近端、后方移位，这样在膝关节伸直时侧副韧带有较好的张力。这项技术使用的前提条件是侧副韧带完整且平衡，才能够获得膝关节稳定性，预防膝关节过伸的复发。如果没有较满意的软组织覆盖以及内、外侧软组织平衡，外科医师应选择一种限制型假体来获得关节稳定性。外翻畸形的膝反

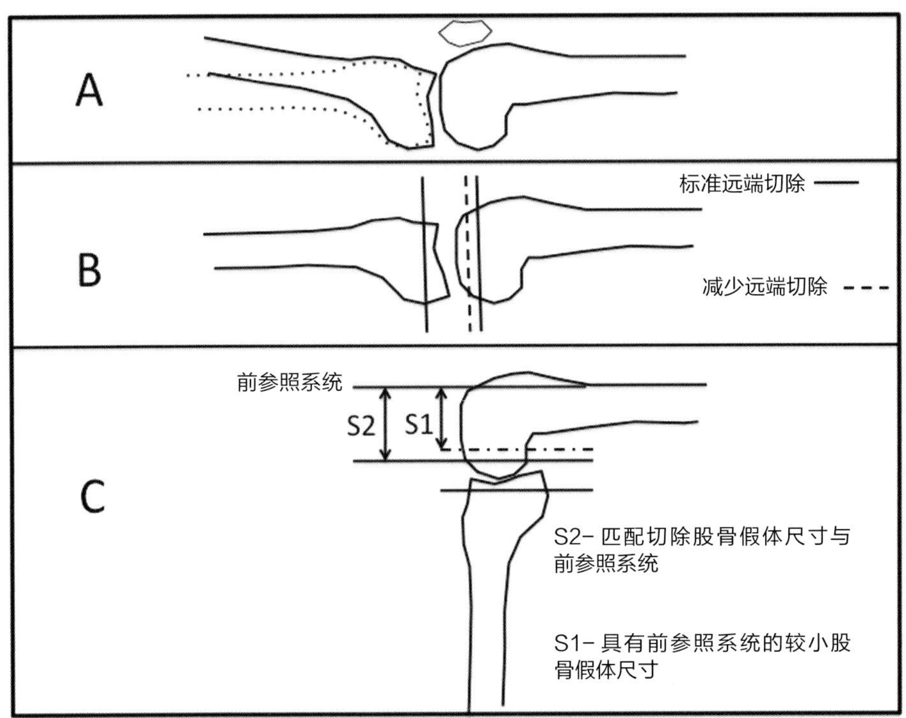

图 14-3 A 首先获得较大的伸直间隙。B 减少股骨远端截骨量有助于减小伸直间隙。C 如果间隙仍然不相等，在使用前参照系统的情况下选择小号假体来增加屈曲间隙

屈患者，后交叉韧带力量不足，因此需要使用后交叉韧带替代型（PS）假体。但是如果不能充分平衡内、外侧软组织，可考虑使用髁限制型膝关节假体。对于非神经肌肉疾病的患者，这种软组织问题通常是不需要考虑的。

可采用标准的内侧髌旁切口，切除后交叉韧可以增加屈曲间隙，这有助于平衡已经增大的伸直间隙，所以我们更倾向于使用后交叉韧带替代型假体。首先对股骨进行截骨，通常截除 3~4mm 或更少的股骨远端，同时根据需要可使用软组织平衡技术。

膝反屈畸形通常与固定外翻畸形有关，手术时对外侧关节囊复合体按次序进行松解或使用“拉花”技术（推荐使用）来达到膝关节平衡。一旦确定好屈曲、伸直时的内侧间隙来纠正膝反屈，就使用“拉花”技术对屈伸时紧张的外侧间隙进行松解。每松解一处就及时评估膝关节平衡程度和整个软组织包裹的完整性。如果需要更多的畸形矫正（始于股骨远端，沿股骨外侧掀起近端组织）或膝关节外侧仍紧张，可以将外侧副韧带从股骨髁附着点做骨膜下剥离。如果对于外侧松解步骤完成后，仍然存在外侧间隙紧张，就需要处理内侧副韧带来获得间隙的平衡。

要点和陷阱

- 与神经肌肉疾病相关的膝反屈畸形是 TKA 的相对禁忌证。
- 需要患者达到足背屈至中立位。
- 非神经肌肉疾病的膝反屈畸形处理步骤与其他 TKA 相似，确保屈曲间隙和伸直间隙平衡；限制型假体可以使用。
- 尽量避免遗留任何的不稳定侧副韧带，如果不稳定依然存在，可使用髁限制型假体。
- 要矫正反屈畸形，切记不能过多地截除股骨远端、胫骨近端，并且使用略厚的假体部件。

术后管理

术后康复和随访与无膝反屈畸形 TKA 患者相同。术后第 1 天全负重行走，术后第 2 天进行关节屈伸活动。术后增厚的关节囊可允许逐步练习膝关节活动范围及力量。只要术前充分评估并筛选非神经肌肉病变、非肌无力患者，术后膝关节可保持稳定，膝关节反屈不太可能再次出现。随访过程与行标准 TKA 的患者相同。

并发症

除了 TKA 相关的常见并发症外，膝反屈畸形复发是术前存在膝关节过伸患者的特有风险。对于非神经肌肉疾病的患者，如果术中不存在膝关节不稳定，治疗效果比较满意而且不会出现术后膝关节过伸的情况。

术后并发症更多地发生在患有神经肌肉病变的膝反屈畸形患者中，更有可能出现复发性膝关节不稳定，导致功能进一步减退，疼痛不能缓解。如果患者股四头肌力量不足，不能支撑下肢，即使通过 TKA 矫正了过伸，仍然不能行走。Mayo 诊所的一项研究显示，16 例脊髓灰质炎患者中有 4 例术后再次出现了膝关节不稳定，疼痛缓解程度与股四头肌力量直接相关。研究结论为所有脊髓灰质炎都会不同程度地影响膝关节功能活动。

结论

非神经肌肉疾病膝反屈畸形患者在 TKA 术后取得良好的治疗效果，膝反屈畸形的复发率低。Meding 等回顾性报道了 57 例非神经肌肉性膝反屈畸形患者，他们采用标准技术完成了 TKA 并且没有缩小伸直间隙，术后仅有 2 个（3.5%）膝关节出现过伸畸形（各 10°）。作者注意到，这些膝关节在手术时即存在膝关节内侧不稳定性，因此更为强调了避免冠状面不稳定性的重要性。最终结果为，术后 4.5 年时，美国膝关节协会评分、功能评分以及疼痛评分分别提高到了 40 分、37 分以及 30 分，无 1 例需要进行翻修手术。

Whiteside 和 Mihalko 报道了 542 例 TKA 患者的结果，其中 10 例术前有膝反屈畸形。使用之前提到的技术如截除尽可能少的股骨远端，使用较小号的股骨假体，所有患者未发生反屈畸形残留及反屈畸形复发。

对于非神经肌肉疾病、存在反屈畸形的患者，TKA 是可以取得成功的。计算好股骨远端的截骨量则有助于矫正并平衡伸直间隙，从而避免术后反屈畸形的复发。掌握好软组织技术可处理遗留的间隙不平衡，但是这些技术仅仅使用在合并严重冠状位和矢状位畸形的情况下。

参考文献

[1] Krackow KA. *The Technique of Total Knee Arthroplasty*. St. Louis, MO: CV Mosby; 1990.

[2] Krackow KA, Weiss A. Recurvatum deformity complicating performance of total knee arthroplasty: a brief note. *J Bone Joint Surg Am*. 1990;72-A:268-271.

[3] Insall JN. Surgical techniques and instrumentation in total knee arthroplasty. In Insall JN, Windsor RE, Scott WN, et al, eds. *Surgery of the Knee*. New York, NY: Churchill Livingstone; 1993:739-804.

[4] Insall JN, Haas SB. Complications of total knee arthroplasty. In Insall JN, Windsor RE, Scott WN, et al, eds. *Surgery of the Knee*. New York, NY: Churchill Livingstone; 1993:891-934.

[5] Meding JB, Keating EM, Ritter MA, Faris PM, Berend ME. Total knee replacement in patients with genu recurvatum. *Clin Orthop Relat Res*. 2001;393:244-249.

[6] Tew M, Forster IW. Effect of knee replacement on flexion deformity. *J Bone Joint Surg Br*. 1987;69-B:395-399.

[7] Whiteside LA, Mihalko WM. Surgical procedure for flexion contracture and recurvatum in total knee arthroplasty. *Clin Orthop Relat Res*. 2002;404:189-195.

[8] Koo K, Silva A, Chong HC, et al. Genu recurvatum versus fixed flexion after total knee arthroplasty. *Clin Orthop Surg*. 2016;8:249-253.

[9] Tigani D, Fosco M, Amendola FL, Boriani L. Total knee arthroplasty in patients with poliomyelitis. *Knee*. 2009;16:501-506.

[10] Nishitani K, Nakagawa Y, Suzuki T, Koike K, Nakamura T. Rotating-hinge total knee arthroplasty in a patient with genu recurvatum after osteomyelitis of the distal femur. *J Arthroplasty*. 2007;22:630-633.

[11] Laskin RS, O'Flynn HM. The Insall award. Total knee replacement with posterior cruciate ligament retention in rheumatoid arthritis. Problems and complications. *Clin Orthop Relat Res*. 1997;345:24-28.

[12] Giori NJ, Lewallen DG. Total knee arthroplasty in limbs affected by poliomyelitis. *J Bone Joint Surg Am*. 2002;84:1157-1161.

[13] Jordan I, Kingman M, Sculco TP. Total knee arthroplasty in patients with poliomyelitis. *J Arthroplasty*. 2007;22:543-548.

[14] Mihalko WM. Arthroplasty of the knee. In Canale ST, Beaty JH, eds. *Campbell's Operative Orthopaedics*, 13th ed. Philadelphia, PA: Elsevier; 2017.

[15] Ramappa M. Midflexion instability in primary total knee replacement: a review. *SICOT J*. 2015;1:24.

[16] Stephens BF, Hakki S, Saleh KJ, Mihalko WM. Clinical alignment variations in total knee arthroplasty with different navigation methods. *Knee*. 2014;21:971-974.

[17] Yang HY, Seon JK, Shin YJ, Lim HA, Song EK. Robotic total knee arthroplasty with a cruciate-retaining implant: a 10-year follow-up study. *Clin Orthop Surg*. 2017;9:169-176.

[18] Mihalko WM, Krackow KA. Posterior cruciate ligament effects on the flexion space in total knee arthroplasty. *Clin Orthop Relat Res*. 1999;360:243-250.

[19] Meftah M, Blum YC, Raja D, Ranawat AS, Ranawat CS. Correcting fixed varus deformity with flexion contracture during total knee arthroplasty: the "inside-out" technique: AAOS exhibit selection. *J Bone Joint Surg Am*. 2012;9410:e66.

第 15 章 全膝关节置换术中屈曲挛缩的处理

Adolph V. Lombardi Jr, Keith R. Berend, Bradley S. Ellison

适应证

全膝关节置换术（TKA）的成功已经得到广泛认可。临床意义上的成功取决于是否通过手术矫正畸形，获得较好的机械力线，并进行了仔细的软组织平衡。膝关节屈曲挛缩是膝关节严重退变发生的一种病理生理改变，创伤、晚期骨性关节炎或炎性关节炎均可导致屈曲挛缩。一般情况下，屈曲挛缩导致膝关节不能完全伸直，继发于滑膜炎、关节积液、明显的股骨后髁骨赘、后关节囊粘连、后关节囊挛缩、交叉韧带及腘绳肌挛缩。固定屈曲挛缩畸形可影响不同的步态周期，包括初始接触，站立中期以及站立末期。为了补偿步态周期中膝关节屈曲姿势，需要股四头肌增加力量，这是一种异常、额外的能量消耗。这种由于膝关节屈曲挛缩发生的病理性步态模式导致运动效率低，疲劳加速，并影响 TKA 术后的临床效果。

为了确保最佳的术后膝关节活动范围和临床效果，手术时应完全矫正所有的屈曲挛缩。具体的手术方式取决于屈曲挛缩的程度。可依据屈曲挛缩的严重程度进行分级：15° 及以下为轻度屈曲挛缩——Ⅰ级（图 15-1）；15° ~30° 为中度屈曲挛缩——Ⅱ级；30° 以上为重度屈曲挛缩——Ⅲ级。每种级别需要略微不同的手术方法，准确评估屈曲挛缩的程度有助于外科医师处理屈曲挛缩时顺利松解软组织及进行截骨。

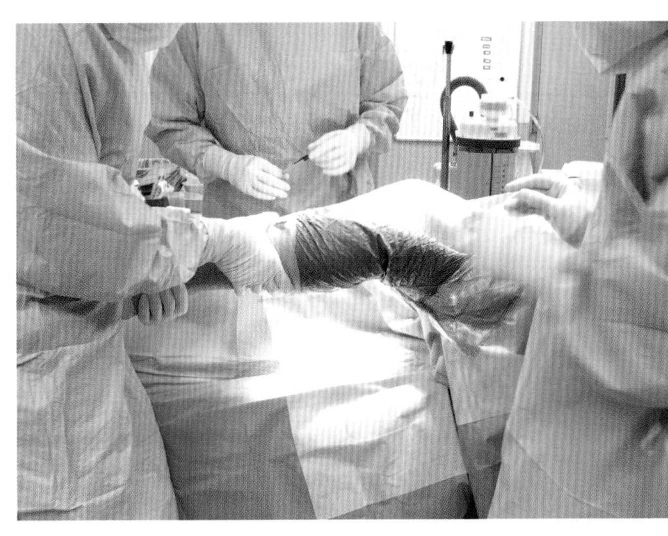

图 15-1 Ⅰ级屈曲畸形为 15° 及以下的膝关节轻度屈曲挛缩畸形，是行初次全膝关节置换术中最常见的类型。注意松解后方关节囊及切除后髁骨赘

禁忌证

尽管 TKA 中处理固定屈曲挛缩的手术技术具有挑战性且并发症的发生率高，但该技术依然比较可靠，通过手术患者可获得功能改善、关节活动范围改善及减轻疼痛。在处理严重屈曲挛缩，特别是合并膝外翻畸形的患者时，腓总神经麻痹是潜在并发症之一。然而，只要患者没有行 TKA 手术的其他禁忌证，无论固定屈曲挛缩的严重程度如何，都可行 TKA 手术。

术前准备

选择好患者后，需要详细评估冠状位和矢状位畸形、屈曲挛缩程度、伸肌迟滞情况和术前关节活动范围。准确测量这些指标使得外科医师可对每一位患者施行的手术技术、临床预期结果以及相关的风险和并发症做出个体化讨论。屈曲挛缩严重程度可以用量角器测量，I 级为轻度屈曲挛缩，角度为 15° 及以下；Ⅱ级为中度挛缩，角度为 15° ~30° ；Ⅲ级为重度屈曲挛缩，角度为 30° 以上。屈曲挛缩等级增加，处理畸形的复杂性也随之增加。

确定好屈曲挛缩程度，下一步需要依据临床检查和标准的术前影像学来确定导致屈曲畸形出现的结构。标准的影像学检查会提示解剖学上的异常，包括后髁骨赘、后髁的缺损以及冠状位或矢状位异常力线。当使用测量截骨技术或后参照系统时，应注意可能影响股骨假体外旋角度的后髁骨性缺损。大的骨缺损可使用垫块和同种异体骨植骨。此外，不同的软组织结构异常可导致屈曲挛缩，包括粘连的后关节囊、挛缩的后交叉韧带（PCL）、挛缩的侧副韧带和（或）挛缩的腘绳肌。作者认为，应在手术时完全矫正屈曲挛缩，手术也是矫正屈曲挛缩畸形的最佳方法。手术中对于所有影响屈曲挛缩的因素都应进行处理，并根据屈曲挛缩的级别进行不同程度的软组织松解、骨切除以及选择不同的假体类型。

随着屈曲挛缩严重程度的增加，需要相应地增加软组织松解程度及切除的骨量。为了补偿相应的骨缺损及软组织，外科医师可选择不同的假体类型。随着屈曲挛缩严重程度的增加，假体的限制性也随之增加。根据屈曲挛缩的等级，作者确定了一种基于病理学标准来帮助确定使用不同假体类型的方法（见“技术”部分），假体类型包括：后交叉韧带保留型假体（PCR 假体）、后交叉韧带替代型假体（PS 假体）、后稳定型 - 限制型假体（PSC 假体）或是铰链型膝关节假体。充分进行术前评估，准备好手术时必要的假体。

技术

屈曲挛缩的处理方法

确定手术，制订术前计划，准备好术中植入材料，将患者接往手术室。将气囊止血带放置于股部近端，切开皮肤前启动气囊止血带。局部麻醉辅以轻度镇静，做好患肢消毒准备。以标准方式准备进行手术的患肢。采用前方纵向中线皮肤切口，近端距髌上极 4~6cm，远端延伸至胫骨结节内侧缘，在内侧髌旁切开，外翻髌骨，充分显露内侧髁及外侧髁。显露清楚后可适当地切除骨赘、松解软组织来进行初步的冠状位畸形矫正。

处理屈曲挛缩的关键是通过软组织松解及骨切除来恢复冠状位及矢状位的稳定性。术中要尽可能完全矫正屈曲畸形，同时要运用软组织平衡技术维持足够的膝关节稳定性和活动范围。在 TKA 手术中，有几种不同方法来进行软组织平衡。第一种方法是经典的 Insall 技术，充分地松解软组织，切除部分后髁，改变旋转轴，获得平衡的屈曲间隙。通过模具垫块或紧张装置获得相匹配的伸直间隙将相应的伸直间隙通过拉紧装置或间隔块与屈曲间隙相匹配。第二种方法被称为测量切除技术，股骨和胫骨上去除的骨量与被置换的关节假体的尺寸相同。截骨后需要及时松解韧带来纠正力线。第三种方法称为杂合技术，首先松解韧带，然后对股骨远端、胫骨近端需要截除的骨量进行测量，再用紧张装置平衡屈曲间隙，确定股骨旋转角度。

无论使用哪种技术进行软组织平衡，都需要关注膝关节后关节囊髁后隐窝。所以几乎在所有屈曲挛缩患者行初次 TKA 时，都需要对后关节囊进行松解，来增加术后关节活动范围。如果没有松解关节囊，未切除后髁骨赘，为了获得较好的膝关节伸直间隙和屈伸间隙平衡，会出现股骨远端加截的情况，这会导致关节线上移，半屈曲不稳定，会影响后交叉韧带的功能，进而改变膝关节的运动力学和髌股关节的接触点。

新的假体设计可通过使用厚的间隔垫，使股骨后髁与被切除胫骨之间达到匹配而不发生撞击，这样可增加屈曲度。这样的假体设计通常需要增加股骨后髁截骨量，使得清除后方结构更为容易，有助于固定屈曲畸形矫正。此外股骨侧假体后髁在高屈曲时不会出现较多负载，优化了接触面积。优化设计的 PS 假体可防止在高屈曲时发生脱位的倾向。“高屈曲”假体改善膝关节运动并且有助于矫正固定屈曲挛缩。然而，即使使用“高屈曲”假体，仍必须进行细致的软组织平衡和骨切除。更重要的是需要清除后关节囊髁后隐窝骨赘，后关节囊应在骨膜下进行松解剥离，从而增加膝关节活动度。

I 级屈曲挛缩

对于 15° 及以下的屈曲挛缩，PCR 假体或 PS 假体的选择取决于能否正确矫正畸形、外科医师的偏好以及 PCL 的功能。利用等量截骨法原则，截除股骨远端和胫骨近端来获得冠状位及矢状位上合适的力线。使用合适的标志来确定股骨和胫骨的旋转力线。股骨旋转力线标志有股骨前后轴线、股骨前髁线、股骨后髁线。胫骨旋转力线标志有胫骨结节和后交叉韧带在胫骨侧的止点位置，也可配合术中膝关节活动来检查旋转力线。

要完全矫正屈曲挛缩畸形，一定要去除股骨后髁的骨赘（图 15–2）。髓内定位导杆可以用来抬高股骨，紧张后关节囊，可用骨膜剥离器或 1.27cm（0.5in）的骨刀来获得膝关节髁后隐窝。也可以使用专用撑开器撑开髁与胫骨，紧张后关节囊，从而便于后关节囊的彻底清理（图 15–3）。可使用 PCR 假体试模来验证 MCL、LCL、PCL 的紧张程度以及屈曲间隙、伸直间隙的平衡性。如果伸直间隙小于屈曲间隙，需要进一步松解后关节囊。也可再截除股骨远端 2mm 的骨量，这也是 PCL 能耐受的极限（图 15–4、图 15–5）。再次用 PCR 假体试模检查，如果伸直间隙大于屈曲间隙，PCL 维持紧张状态下，试复位时，胫骨假体可能向前移位，股骨假体后滚位置不正确或者股骨假体随胫骨假体发生向前移位。如果出现这种情况，应确保胫骨后倾角度为 5° ~8°。略微增加胫骨后倾，可以在维持 PCL 和侧副韧带张力的情况下获得良好的屈曲间隙和伸直间隙（图 15–6）。

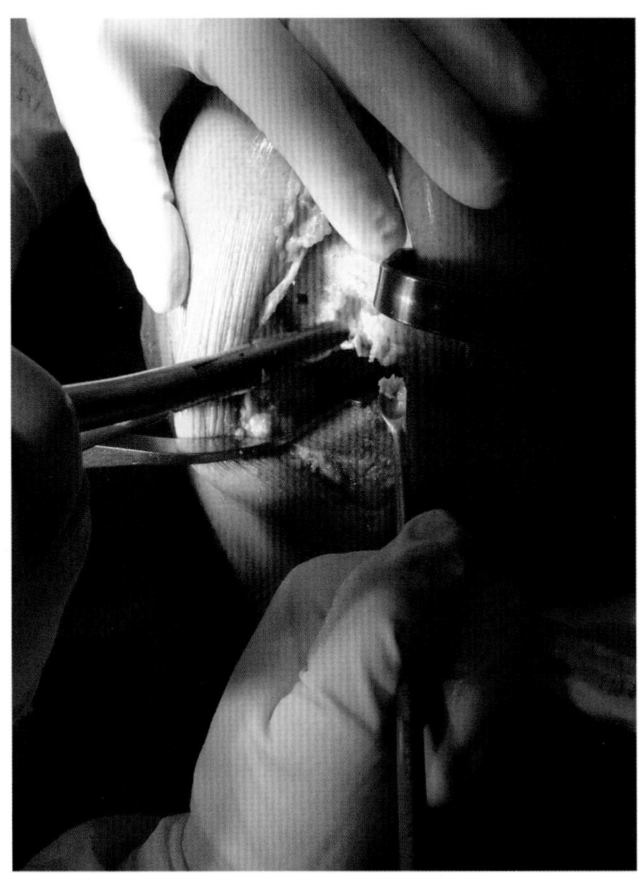

图 15-2 适当的骨切除，细致地去除骨赘，重建后髁隐窝可矫正大部分 Grade Ⅰ度屈曲挛缩。屈膝状态下，可使用咬骨钳及刮匙去除后方骨赘

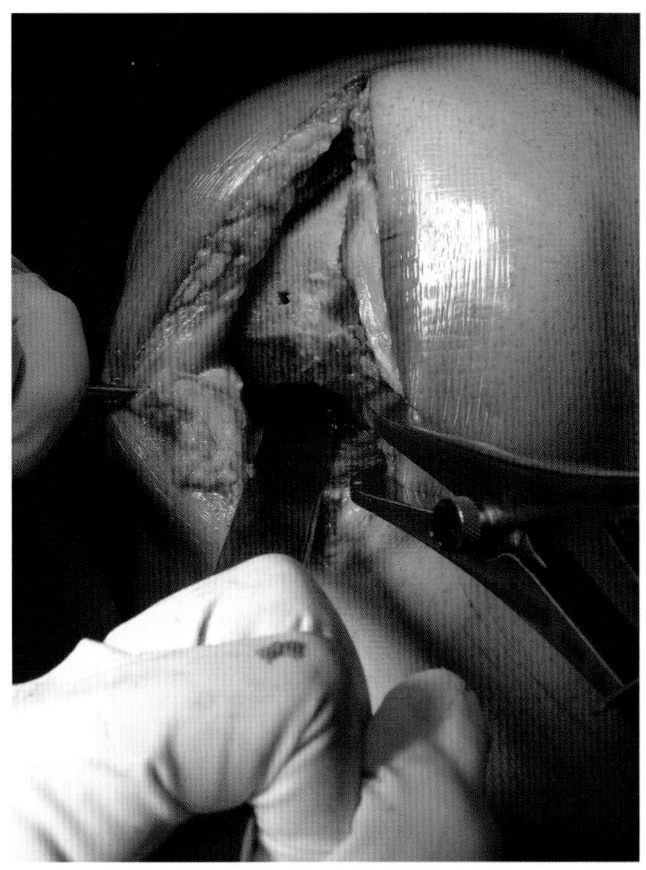

图 15-3 用专用撑开器撑开股骨髁及胫骨，紧张后关节囊，便于清理后关节囊。撑开外侧清理内侧，撑开内侧清理外侧。可以使用带角度骨刀在骨膜下剥离粘连的后关节囊，可以重建髁后隐窝

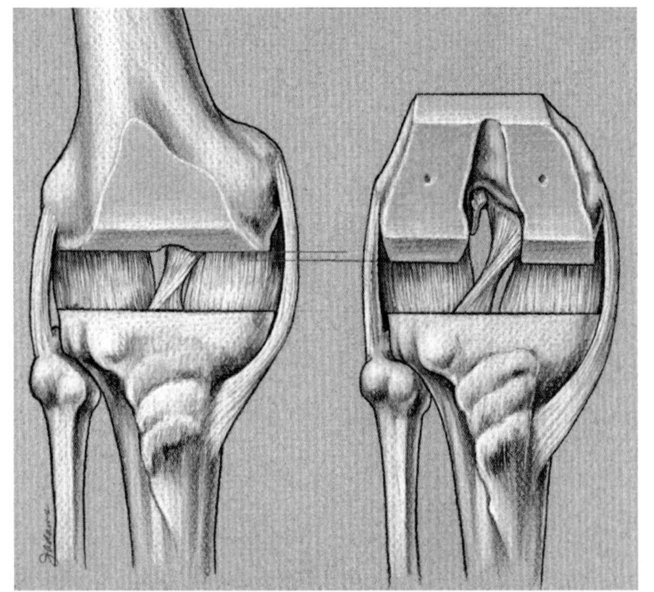

图 15-4 有时尽管仔细地去除后方骨赘并松解后关节囊后，伸直间隙仍然小于屈曲间隙（图片经 Joint Implant Surgeons 公司许可使用）

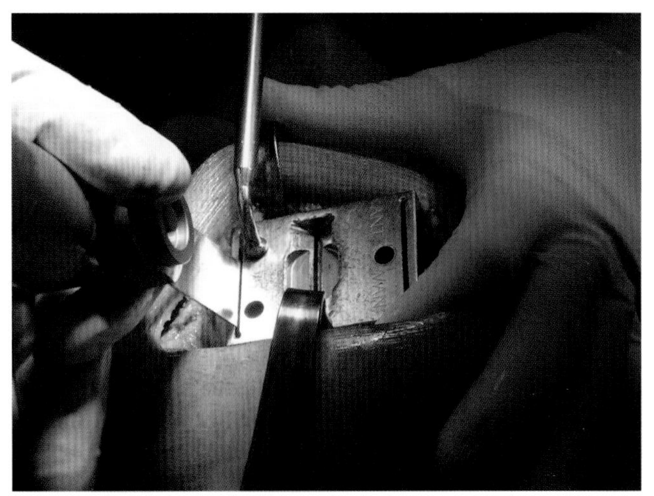

图 15-5 在不改变后交叉韧带运动学功能的情况下，可从股骨远端进行额外 2mm 的截骨

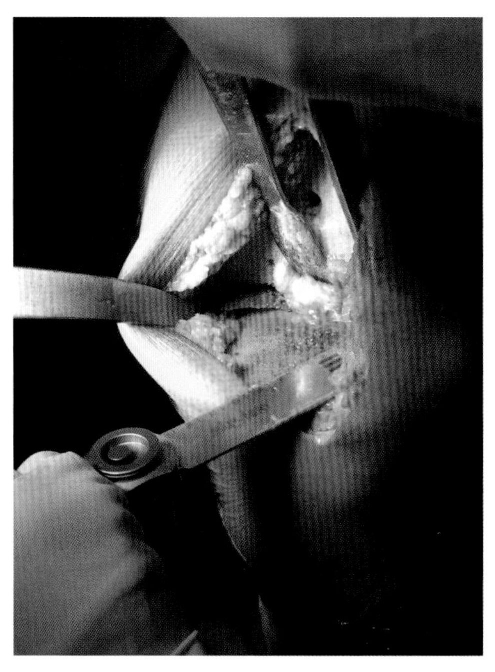

图 15-6　保留后交叉韧带，胫骨截骨面应后倾斜 5°~8°。这有助于平衡屈曲间隙和伸直间隙

如果 PCL 张力过大，可以行部分松解。有 3 种方法可以进行 PCL 松解。第 1 种是从胫骨近端后方进行松解（图 15-7）。PCL 止点位于胫骨关节面远端 2cm 处。因为胫骨截骨 1cm 厚度，后交叉韧带在胫骨处附着点还留有 1cm，松解时需仔细。第 2 种方

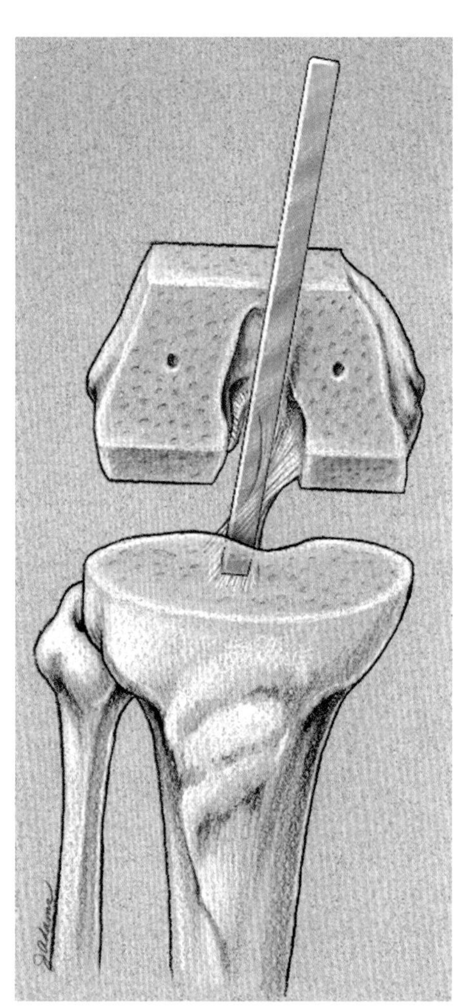

图 15-7　后交叉韧带的胫骨附着点位于胫骨关节面远端 2cm。胫骨截除 8~10mm 厚度，留下后交叉韧带附着处约 1cm。因此在 PCL 紧张的情况下，从胫骨截骨就可以达到部分松解后交叉韧带的目的（图片经 Joint Implant Surgeons 公司许可使用）

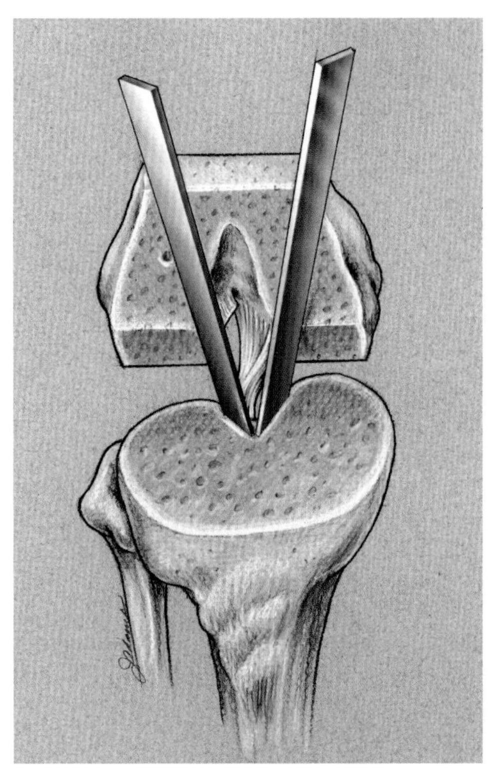

图 15-8 胫骨后方行“V”形截骨松解 PCL，并允许 PCL 在骨膜袖套上滑动（图片经 Joint Implant Surgeons 公司许可使用）

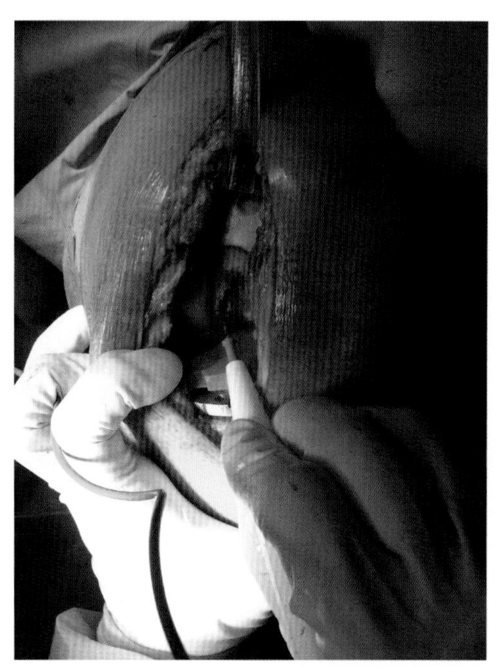

图 15-9 PCL 张力使得股骨髁相对于胫骨后滚增加，可用电刀对股骨髁内侧 PCL 附着点部分纤维进行松解

法是行胫骨后方 PCL 附着处“V”形截骨，这种方法可以保留完整的骨膜，有利于获得较佳的平衡（图 15-8）。第 3 种方法在股骨髁内侧 PCL 附着处行部分纤维松解（图 15-9）。

PCL 松解后，再次用 PCR 假体试模尝试复位。如果屈伸间隙平衡，可植入假体。如果 PCL 屈曲间隙和伸直间隙之间平衡，则准备植入假体。如果 PCL 过度紧张或无功能，应该改变植入假体类型为 PS 假体。如果不能完全伸直，伸直间隙小于屈曲间隙，应对股骨远端行 2mm 加截来获得平衡的屈伸间隙，此时 PS 假体更为适合。

Ⅱ级屈曲挛缩

在大多数情况下，治疗Ⅰ级和Ⅱ级屈曲挛缩之间的关键区别为是保留还是切除 PCL。近来一些研究显示在矫正超过 20° 的屈曲畸形时，应用 CR 假体取得了令人满意的结果，但选择 CR 假体还是 PS 假体有时取决于外科医师的偏好。这些病例中通过松解畸形挛缩侧软组织矫正内翻畸形和外翻畸形，矫正屈曲挛缩Ⅱ级屈曲挛缩存在 PCL 及侧副韧带损伤，植入 CR 假体或 PS 假体取决于患者的实际情况，设计的决定需要在基于患者的基础上进行权衡，因为Ⅱ级屈曲挛缩的矫正可能会导致 PCL 或侧支软组织结构受损，一般来说需要 PS 假体。

胫骨近端垂直于长轴截骨 8~10mm，用于恢复关节线。股骨远端可加截 2mm。

然后行前方、后方、斜面及髁间截骨。清除股骨后髁突出的骨赘和 PCL 的残余部分。使用带角度的骨刀在股骨远端后方关节囊内获得髁后隐窝。尝试复位评估屈伸间隙，如果还存在屈曲挛缩，应继续松解后关节囊。在一些病例中，需要股骨远端加截 2mm 获得完全伸直。获得屈伸平衡后就可植入 PS 假体。

Ⅲ级屈曲挛缩

患有严重炎性关节炎或慢性神经肌肉疾病的患者，可出现 30° 及以上的屈曲挛缩畸形。一般而言，晚期关节病和周围软组织挛缩的患者行走困难，虽然这使得平衡屈曲间隙、伸直间隙非常困难，但还是有方法的。因此如果矫正屈曲挛缩后仍然存在不稳定，则需要使用内外翻限制型假体或旋转铰链假体。

获得完全伸直的关键是充分松解后关节囊及进行股骨远端的切除。严重的屈曲挛缩，常伴有膝外翻及膝内翻、内侧及外侧软组织挛缩。因此首先应松解影响冠状位畸形一侧的软组织；其次，如果没有较多的骨缺损，可行胫骨平台截骨 2mm。如果缺损过多，在取得完整的胫骨平台的同时应控制胫骨平台截骨在 10mm 以内。股骨远端截骨多于植入股骨假体厚度 2mm。根据确定的股骨侧假体大小及旋转角度做前方、后方、斜面、髁间截骨。通过松解后关节囊获得较好的髁后隐窝。如果有必要，可松解腓肠肌股骨附着点，关节线近端 5~6cm，再次测量屈曲间隙，通过切除股骨远端后，再根据伸直间隙平衡屈曲间隙，最后用 PS 假体试复位。

韧带不稳定和屈伸间隙的不平等程度决定了手术所需的限制型假体。如果使用 PS 假体后仍存在不稳定或膝中等程度弯曲不稳定导致伸膝装置功能障碍从而发生脱位，则需要使用后稳定型 - 限制型假体（PSC 假体）（图 15-10）。如果屈曲间隙与伸直间隙差距较大或韧带不稳定情况严重且持续存在，可考虑使用旋转铰链假体。在这些严重的病例中，存在伸膝迟滞情况，可将股内斜肌向外侧远端移位（图 15-11）。

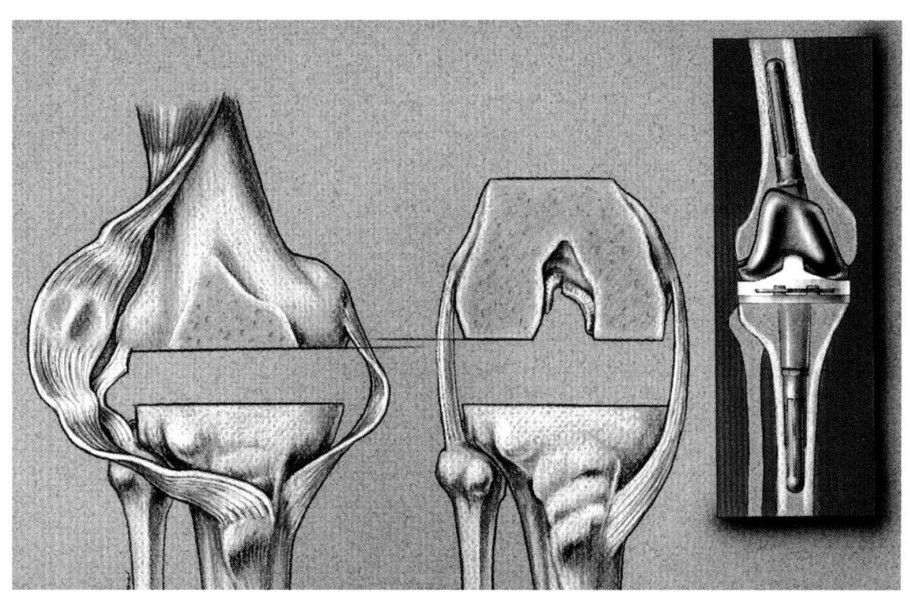

图 15-10　Ⅲ级挛缩矫正中需要充分仔细地松解后关节囊及去除后方骨赘。此外，截除股骨远端足够骨量，使得前中冠状面所有结构相对松弛，使用 PSC 假体为最佳选择（图片经 Joint Implant Surgeons 公司许可使用）

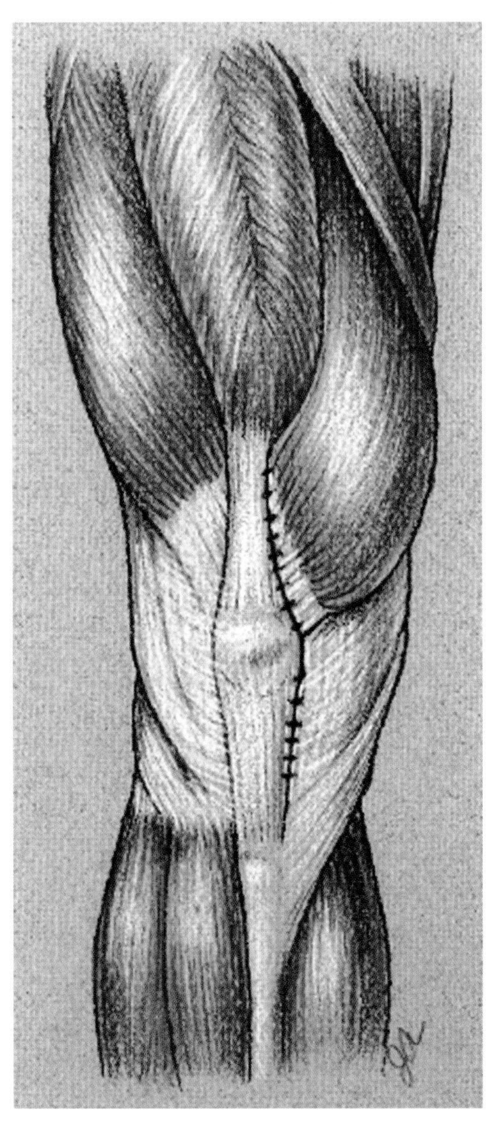

图 15-11 使用限制型假体解决韧带松弛问题，伸膝装置远端外侧的移位可以增加稳定性（图片经 Joint Implant Surgeons 公司许可使用）

Ⅰ级、Ⅱ级、Ⅲ级屈曲挛缩的手术方法

步骤 1：从内侧显露、去除骨赘，松解后关节囊。

步骤 2：使用测量截骨技术进行股骨远端截骨，可考虑加截股骨远端 2mm。用 CR 假体试复位并评估韧带平衡。

步骤 3：如果没有完成屈曲挛缩的矫正，可松解 PCL，用 PS 假体试复位。

步骤 4：如果仍存在屈曲挛缩，则加截股骨远端 2mm，用 PS 假体试复位。

步骤 5：如果还存在屈曲挛缩，则松解冠状位畸形挛缩侧的软组织，直至完全伸直。如果导致韧带不稳定，需要使用 PSC 假体。

步骤 6：如果获得完全伸直后依然存在膝关节不稳定，则需要使用旋转铰链假体（图 15-12）。

要点和陷阱

- 术前评估仔细评估，并对屈曲挛缩畸形进行分级（Ⅰ级、Ⅱ级、Ⅲ级）。
- 屈曲挛缩畸形分级直接影响限制型假体的选择，使用假体获得较好的膝关节运动及稳定性。

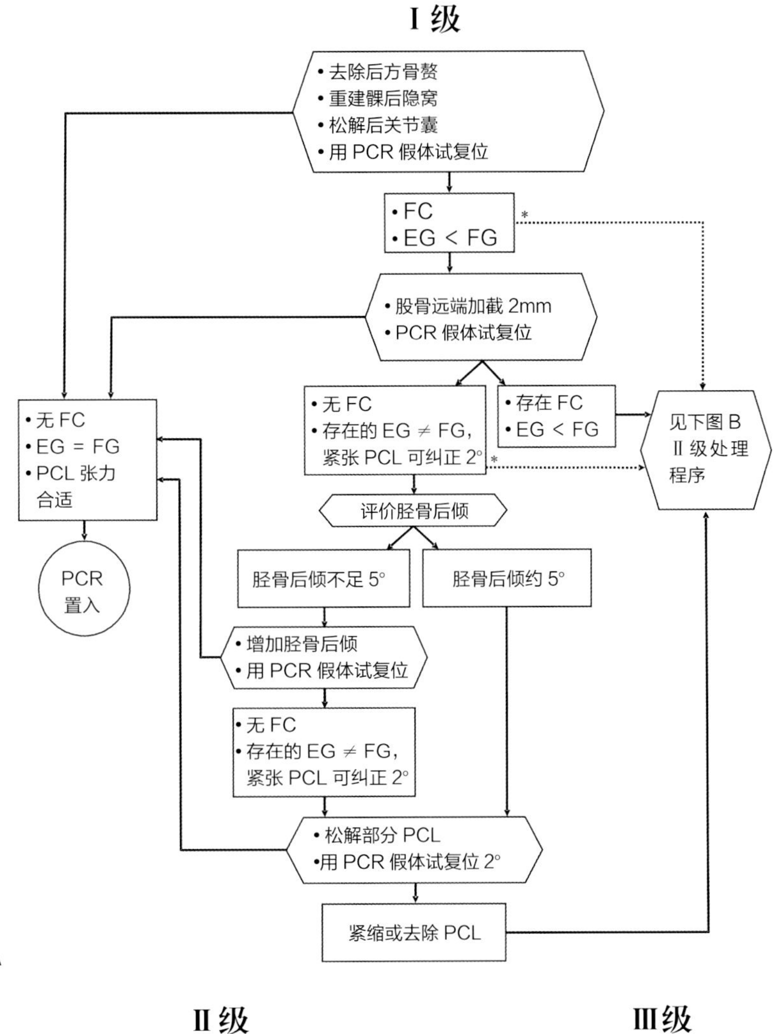

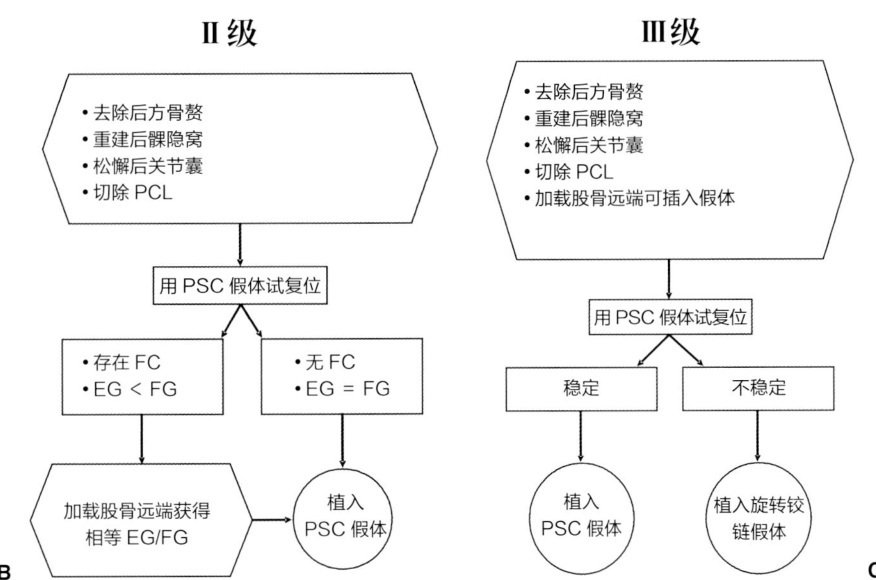

图 15-12　治疗方法。A　Ⅰ 级。B　Ⅱ 级。C　Ⅲ 级。EG，伸直间隙；FC，屈曲挛缩；FG，屈曲间隙；PCL，后交叉韧带；PCR 假体，后交叉韧带保留型假体；PS 假体，后交叉韧带替代型假体；PSC 假体，后稳定型 - 限制型假体（图 12A 引自 Lombard AV Jr, Berend KR. Soft tissue balancing of the knee-Flexion contractures. Techniques in Knee Surgery. 2005;4(3):193-206。图 B、C 引自 Lombardi AV Jr. Soft tissue balancing of the knee- Flexion. In Callaghan JJ, Rosenberg AG, Rubash HE, Simonian PT, Wickiewicz TL, eds. The Adult Knee. Philadelphia, PA: Lippincott Williams & Wilkins; 2003:1223-1232）

- 去除股骨后髁骨赘非常重要。
- 在切除远端股骨远端之前，应该仔细建立后髁隐窝。
- 如果选择 PCR 假体，为避免影响 PCL 功能，股骨远端加截不超过 2mm，如果超过 2mm，则使用 PS 假体。
- Ⅱ 级屈曲挛缩处理中使用 PS 假体。

- Ⅲ级屈曲挛缩处理中需要使用旋转铰链假体。
- 术后康复计划应强调伸直锻炼，并考虑放置伸直位夜间夹板6周。

术后管理

对于Ⅰ级屈曲挛缩的患者，可以采用常规术后康复治疗。对于在出院时膝关节不能完全伸直的患者，可以在晚上佩戴夹板或制动器。尤其对于肥胖患者，应考虑使用夜间夹板，因为这些患者往往采用髋关节、肢体外旋、膝关节屈曲的睡眠姿势。因为连续被动关节运动机器（CPM）常常会给予膝关节完全伸直的假象，因此作者并不建议使用。应鼓励早期进行股四头肌舒张、收缩、主动训练。

对于术前评估屈曲畸形较严重的患者（Ⅰ级和Ⅱ级），建议对常规术后康复计划进行调整。通常情况下，尽管在术中获得了膝关节完全伸直，但在术后维持膝关节完全伸直仍存在问题。术后康复计划必须积极鼓励患者进行膝关节完全伸直训练。建议每天进行3~4次伸直运动，许多患者习惯于将膝关节保持在屈曲位置，因此给患者及家属强调这一点非常重要。此外，屈曲运动练习可鼓励患者将枕头放在膝关节后方或坐在躺椅上，这样会使膝关节处于屈曲位。由于患者多采取胎儿式膝关节屈曲姿势睡眠，所以，夜间夹板至少使用至术后6周。

在术后期间，应密切随访屈曲畸形术后的患者，以便早期发现平台活动或畸形复发。如果恢复情况尚可，应在术后6周、3个月和1年时复查。如果患者恢复进展缓慢或运动范围受限，则可能需要更频繁地进行术后评估，对于这些患者而言，有必要进行麻醉下的功能锻炼。在麻醉操作下，屈曲比伸直更容易做到，但是有时因为力量过大，活动时有可能发生股骨远端骨折，因此需要小心锻炼。

并发症

屈曲挛缩复发

在大多数情况下，如果术中完全矫正屈曲挛缩，术后1年内不会出现屈曲畸形复发。然而，15%的Ⅰ级和Ⅱ级屈曲挛缩患者仍有可能在1年时复发。对于Ⅲ级挛缩，尽管在手术时完全矫正，25% ~30%的患者也可能会残留有Ⅰ级屈曲挛缩。

关节活动范围丧失

作者主张在手术时完全矫正屈曲畸形。然而，术后活动范围的主要决定因素是术前活动范围。此外，Ⅱ / Ⅲ级屈曲挛缩患者已适应这些畸形，虽然术中可以完全矫正，但术后畸形可能会加重。应该避免在膝关节后放置枕头以及放置在躺椅上这样的动作。一些积极的物理治疗的目的是获得和保持充分伸直，并辅以夜间伸展夹板，这些应当纳入标准的术后康复方案。

屈伸不平衡

按上述的步骤施行手术，仍有可能出现屈伸不平衡，这种情下况则需要考虑使用限制型假体、外翻 / 内翻限制型假体及旋转铰链假体。

腓总神经损伤

通常，屈曲挛缩伴有外翻畸形。当外翻畸形、屈曲畸形被矫正，下肢有效地相对延长，此时腓总神经损伤的风险随之增加。此外，MCL 功能会降低，需要使用限制型假体来补偿冠状位不稳定。

在有些情况下，可采用 CPM 使膝关节保持屈曲姿势，以避免牵拉腓总神经，减少神经损伤的发生率。

结果

在本章中，我们介绍了一种 TKA 术中矫正屈曲挛缩畸形的方法。

成功治疗屈曲挛缩的关键是首先确定畸形的严重程度，可指导具体的方式来进行矫正，同时需要配合进行软组织松解、骨切除及限制型假体的使用。在我们的实践中，我们在 3 年内观察了 732 例 TKA 手术患者，根据屈曲挛缩的严重程度对患者进行分级。在 627 例Ⅰ级屈曲挛缩患者中，539 例（86%）获得了完全伸直，88 例膝关节（14%）残余屈曲＜15°。无一例Ⅰ级屈曲挛缩加重。在 52 例Ⅱ级屈曲挛缩的患者中，有 42 例（81%）获得了完全伸直。其余 10 例（19%）屈曲挛缩得到明显改善，但仍有＜10° 的残留屈曲。在最近的一份报告中，我们对 52 例术前评估严重屈曲挛缩＞20°（Ⅱ级和Ⅲ级）的患者应用了我们的处理方法。最终结果为，33 例膝关节（67%）获得了完全伸直，13 例膝关节（27%）残余屈曲＜10°。31 例膝关节（60%）使用了 CR 假体，14 例（27%）使用了 PS 假体。5 例膝关节（10%）使用了 PSC 假体，仅 2 例膝关节（4%）使用了旋转铰链假体。

随着 TKA 技术的不断发展，人们对屈曲挛缩的病理认识也更深一层。在一项早期研究中，Laskin 等观察到使用 CR 假体治疗屈曲挛缩的总体疗效不佳，对于严重屈曲挛缩的膝关节，使用 PCR 假体平均残余屈曲为 11°。许多专家从这些早期结果中得出结论，需要切除 PCL 才能成功治疗屈曲挛缩。然而，我们最近的研究发现，当畸形在手术中得到矫正且没有造成矢状位或冠状位不稳定时，97% 使用 CR 假体治疗的膝关节屈曲挛缩畸形患者获得满意的临床结果。如果不满意初步行屈曲畸形矫正的结果，则可以选择 PS 假体，93%的患者临床效果满意。

其他作者也建议在 TKA 期间采取类似的步骤来解决屈曲挛缩问题。Bellemans 等回顾了膝关节从轻度屈曲挛缩至重度屈曲挛缩的 924 例患者，结论为 98.6%的病例可以通过切除所有骨赘和加截股骨远端 2mm 以及充分地进行内、外侧软组织平衡和建立后髁隐窝得到满意的临床结果。很明显，屈曲挛缩通常伴随着内外侧结构的挛缩，屈曲挛缩的严重程度与合并的内翻畸形或外翻畸形程度之间存在着明确的相关性。在回顾性研究中，552 例膝关节屈曲挛缩患者进行了 TKA，Whiteside 和 Mihalko 证实，能够通过适当的骨切除和内、外侧软组织平衡来获得完全屈曲挛缩矫正。在 98%的病例中，冠状位畸形的矫正与屈曲挛缩的矫正有关，从而避免了切除 PCL 和加截股骨远端的需要。

参考文献

[1] Freeman MAR. *Arthritis of the Knee: Clinical Features and Surgical Management*. Berlin: Springer-Verlag;1980:31-56.
[2] Perry J. Pathologic gait. *Instr Course Lect.* 1990;39:325-331.
[3] Tew M, Forster IW. Effect of knee replacement on flexion deformity. *J Bone Joint Surg Br.* 1987;69-B(3):395-399.
[4] Insall JN. Technique of total knee replacement. *Instr Course Lect.* 1981;30:324-341.

[5] Insall JN. Choices and compromises in total knee arthroplasty. *Clin Orthop Relat Res.* 1988;226:43-48.
[6] Insall JN, Easley ME. Surgical techniques and instrumentation in total knee arthroplasty. In: Insall JN, Scott WN, eds. *Surgery of the Knee*. 3rd ed. Philadelphia, PA: Churchill Livingstone; 2001:1553-1620.
[7] Hungerford DS, Krackow KA. Total joint arthroplasty of the knee. *Clin Orthop Relat Res.* 1985;192:23-33.
[8] Martin JW, Whiteside LA. The influence of joint line position on knee stability after condylar knee arthroplasty. *Clin Orthop Relat Res.* 1990;259:146-156.
[9] Ritter MA, Harty LD, Davis KE, Meding JB, Berend ME. Predicting range of motion after total knee arthroplasty. *J Bone Joint Surg Am.* 2003;85-A(7):1278-1285.
[10] Li G, Most E, Sultan PG, et al. Knee kinematics with a high-flexion posterior stabilized total knee prosthesis: an in vitro robotic experimental investigation. *J Bone Joint Surg Am.* 2004;86-A(8):1721-1729.
[11] Bellemans J, Vandenneuker H, Victor J, Vanlauwe J. Flexion contracture in total knee arthroplasty. *Clin Orthop Relat Res.* 2006;452:78-82.
[12] Berend KR, Lombardi AV, Adams JB. Total knee arthroplasty in patients with greater than 20 degree flexion contracture. *Clin Orthop Relat Res.* 2006;452:83-87.
[13] Harvey IA, Barry K, Kirby SPJ, Johnson R, Elloy MA. Factors affecting range of movement of total knee arthroplasty. *J Bone Joint Surg Br.* 1993;75-B:950-955.
[14] Lizaur A, Marco L, Cebrian R. Preoperative factors influencing the range of movement after total knee arthroplasty for severe osteoarthritis. *J Bone Joint Surg Br.* 1997;79-B:626-629.
[15] Ritter MA, Stringer EA. Predictive range of motion after total knee replacement. *Clin Orthop Relat Res.* 1979;143:115-119.
[16] Lombardi AV, Berend KR. Soft tissue balancing of the knee – flexion contractures. *Tech Knee Surg.* 2005;4(3):193-206.
[17] Laskin RS, Rieger M, Schob C, Turen C. The posterior-stabilized total knee prosthesis in the knee with severe fixed deformity. *Am J Knee Surg.* 1988;1(4):199-203.
[18] Whiteside LA, Mihalko WM. Surgical procedure for flexion contracture and recurvatum in total knee arthroplasty. *Clin Orthop Relat Res.* 2002;404:189-195.
[19] Mihalko WM, Whiteside LA. Bone resection and ligament treatment for flexion contracture in knee arthroplasty. *Clin Orthop Relat Res.* 2003;406:141-147.

第16章　应用全膝关节置换术治疗膝关节强直及膝关节僵硬

James L. Howard

适应证

膝关节僵硬患者的临床表现形式有很大差异。通常，膝关节僵硬定义为活动度< 50°。从膝关节强直到运动范围（ROM）0°~50°的患者临床表现不同，膝关节僵硬的患者在日常生活中出现无力感，无法完全伸直膝关节，使得行走能力及行走速度都受到影响。摆动期正常步行需要膝关节屈曲 70°，下楼梯需要屈曲 90°，从低凳子上站起需要屈曲 105°。

膝关节僵硬患者存在不同程度的关节运动障碍。屈曲僵硬及屈曲不足的患者，膝关节不能做到完全被动屈曲。屈曲挛缩及伸直不足的患者，膝关节不能做到完全被动伸直。有些患者同时存在上述两种情况。

导致膝关节僵硬有多种原因（表 16-1）。原因可以是获得性的、创伤性的或先天性的，并且表现为不同程度的骨性和软组织相关的病理改变。对膝关节僵硬患者计划进行的全膝关节置换术类似于计划施行一次膝关节翻修术。手术的成功取决于对骨畸形和异常力线（关节内和关节外）、关节囊挛缩以及肌肉、韧带紧张或功能不全的理解及处理。

表 16-1　膝关节僵硬的原因

- 关节炎
  - 骨性关节炎
  - 炎性关节炎（例如类风湿关节炎、银屑病关节炎）
- 感染
- 创伤
  - 关节内骨折
  - 膝关节脱位
  - 伸膝装置损伤
- 既往手术史（例如胫骨高位截骨 / 股骨远端截骨）
- 脑瘫
- 神经性疾病
- 卒中
- 肿瘤
- 反射性交感神经营养不良
- 先天性疾病（例如肌肉营养不良、关节挛缩）

引自 Kacker S, Marya K. Total knee arthroplasty in stiff knees. In Marya S, Rastogi S, eds. Complex Primary Total Knee Arthroplasty.Noida, India: Thieme Medical and Scientific Publishers; 2017:91-97.

禁忌证

膝关节僵硬的原因对全膝关节置换术的结果有很大的影响。首先，对于有膝关节感染病史的患者，需要仔细评估发生低毒性感染的可能性，这种感染会影响膝关节置换术的结果。其次，还有些造成患者膝关节僵硬的原因（例如卒中、神经肌肉疾病）无法纠正。因此，须告之这些患者膝关节置换术后膝关节功能预后的结果。最后，在进行手术之前，应仔细考量患者是否合并导致膝关节疼痛的其他疾病，例如反射性交感神经营养不良（RSD）。对这些患者进行复杂的膝关节置换术可能会加重 RSD 症状，并影响全膝关节置换术（TKA）的结果。

术前准备

对膝关节僵硬的患者应进行全面的病史询问和物理检查。明确膝关节僵硬的原因，并注意骨及软组织成分对僵硬的相应影响。评估患者当前的功能水平以及膝关节对生活质量的影响。最后，也应考虑患者的术前状况和可能出现的并发症。

应检查肢体是否有挛缩、瘢痕或成角畸形。术前 ROM 必须记录被动运动和主动运动，并特别注意膝关节在屈曲或伸直时是否存在紧张。应评估肢体运动功能和感觉功能的神经系统检查。应当特别注意股四头肌的功能。也应评估肢体血管和循环情况，如果发现与此疾病相关，应咨询血管外科医师。

影像学检查有助于外科医师评估下肢力线、骨缺损及骨质。影像学检查至少应包括前后位（AP）X 线片（负重）、侧位 X 线片和髌骨轴位 X 线片（图 16-1）。下肢全长 X 线片有助于评估下肢力线，判断关节内或关节外的畸形。应找出任何之前的内植入物，以便将取出的内植入物纳入术前计划中。应根据具体情况，进行其他相应检查，例如计算机断层扫描、骨扫描和磁共振成像。

基于之前的评估结果，外科医师需要选择膝关节假体。大多数情况下都可以使用常规假体，少数存在下肢畸形的情况，需要使用定制假体。大多数情况下，后交叉韧带病变严重、缺失，有时需要对后交叉韧带进行松解。因此，后交叉韧带替代型假体与后交叉韧带保留型假体相对更受青睐。此外，在手术过程中，侧副韧带功能不佳需要松解，此时可能需要使用限制型假体（内翻 / 外翻限制型假体或旋转铰链假体）。总之，使用最低级别限制型假体来获得稳定的膝关节。

最后，对膝关节明显僵硬的患者进行术前评估的一个关键环节是评估患者对手术的期望值。手术的目的是改善膝关节功能活动和患者的整体功能。但是，患者也需要正确面对术后可获得的膝关节活动度的现实，并且理解手术可能出现的并发症。一个成功的 TKA 手术不代表可以获得一个“正常”的膝关节。

技术

对于这些复杂的全膝关节置换术，建议关注麻醉方式。局部麻醉技术（连续硬膜外麻醉或术后周围神经阻滞）可缓解术后早期疼痛，使患者可早期进行功能活动。

如手术区域无手术瘢痕，首选中线直切口。如果之前存在一个瘢痕，应尝试利用此瘢痕来完成手术。如果存在多个瘢痕，应利用最外侧的瘢痕行手术切口，并注意避免相邻瘢痕形成狭窄的粘连。之后在麻醉状态下再次评估膝关节活动度及稳定性。

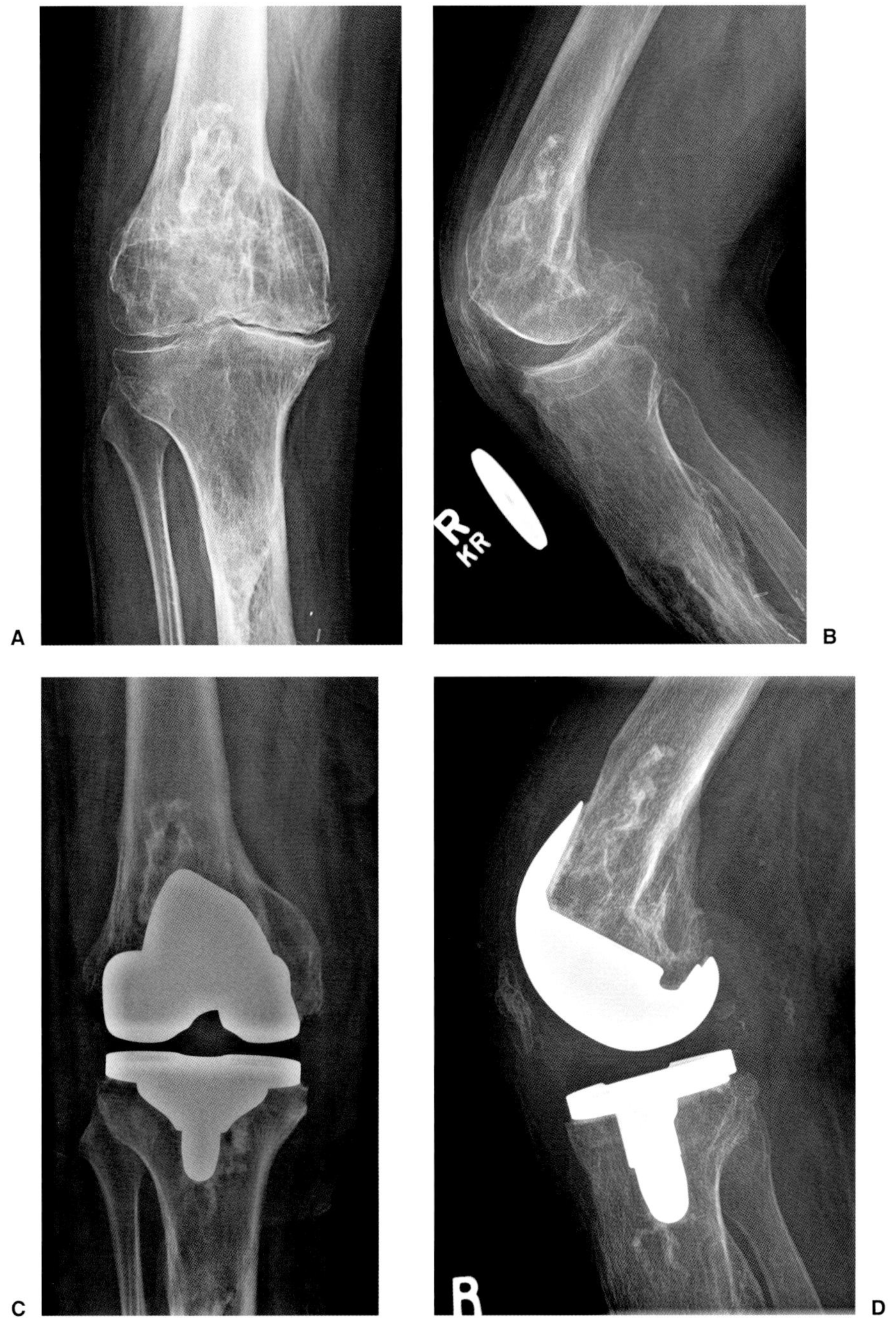

图 16-1　A、B　术前影像：多发创伤患者，股骨、胫骨骨折已愈合，髌骨已切除。患者膝关节僵硬，活动范围（ROM）为 20°~50°。C、D　全膝关节置换术后的图像。随访时 ROM 为 5°~110°

切开皮肤后，形成内侧、外侧全层皮瓣，采用内侧髌旁入路进入膝关节，近端从股直肌和股内侧肌之间进入，向远处延伸，至髌骨周围，止于内侧胫骨结节。在胫骨近端内侧进行骨膜下剥离，向后方及内侧延伸，松解髌上囊、内侧间室、外侧间室和髌韧带后方的粘连，从股骨处松解股四头肌。第 1 个目标是使膝关节充分屈曲以方便开始截骨。在僵硬的膝关节中，当膝关节屈曲、外翻髌骨时必须非常小心，因为这有可能使得伸膝装置过分紧张而发生髌韧带从胫骨结节上撕脱。因此，在许多情况下，屈曲膝关节使髌骨半脱位，以最大限度地减小伸膝装置的张力。为了增加显露范围，可能继续进行胫骨骨膜下剥离，并在膝关节屈曲时外旋胫骨。

在强直性膝关节中，需要在关节线处临时截骨来获得膝关节屈曲。

如果无法获得足够的屈曲度，则可能需要采用其他方法来充分显露手术部位。包括股四头肌切断术、胫骨结节截骨术（TTO）或股四头肌 V–Y 成形术。

股四头肌切断术

股四头肌切断术是内侧髌旁关节切开术的近端延伸。方向是近端向外侧 30°～45°，与股外侧肌肉方向一致剪开股四头肌（图 16–2）。必须在肌腱内剪断，以允许手术后进行端端吻合。股四头肌切断术在技术上容易，并且术后无须对患者的康复做出调整。与行标准内侧髌旁关节切开术的患者相比，接受股四头肌切断术的患者具有相同的功能结局评分、患者满意度和 ROM，在中期随访时无不良影响。

胫骨结节截骨术（TTO）

TTO 是僵硬膝关节进行 TKA 的另一种显露方式，当股四头肌切断术显露不足时，可以使用 TTO。截骨术允许伸膝装置向远侧移动。首先，使用摆锯完成从内侧到外侧的切割。然后用摆锯完成远端横向截骨。截骨的总长度为 7~10cm，以产生较大的面积，有助于固定及后期愈合。近端保留的骨桥可以防止术后向近端移位。截取的骨量应在近端约 1cm 厚，在远端逐渐缩小至 5mm。然后使用大骨刀从内侧向外侧进行截骨，以确保外侧软组织不受影响。手术完成后，可以用多根钢丝穿过碎片并从胫骨近端伸出，或者是沿前后方向用螺钉直接穿过碎片闭合并固定截骨。

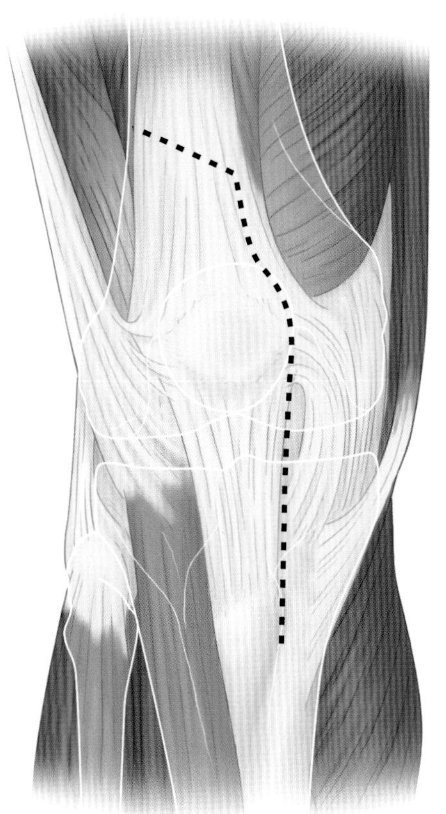

图 16–2　股四头肌切断术：在内侧髌旁关节切开，向近端延伸，方向是近端向外侧 30°～45° 剪开

TTO 的潜在并发症包括骨不连和固定失效。此外，调整伸膝装置的最终张力可能具有挑战性，对胫骨结节位置的任何改变都可能导致伸膝装置运动轨迹改变。

股四头肌 V–Y 成形术

僵直膝患者进行 TKA 手术时，股四头肌 V–Y 成形术是最后一个选择。该方法显露充分，但是因为有可能损害髌骨的血供，导致伸膝装置坏死，所以此方法应该谨慎使用。使用股四头肌 V–Y 成形术的潜在适应证包括需要延长伸膝装置的病例，或者胫骨骨质不佳，行 TTO 显露不佳。该方法可结合标准内侧髌旁入路和外侧松解术一同进行。从内侧髌骨旁入路的顶部开始，切口 45° 向远端延伸，缝合时将股四头肌瓣的外侧缝至外侧支持带（图 16–3）。屈曲 30° 关闭切口，股四头肌 V–Y 成形术的潜在并发症包括股四头肌无力、伸肌迟滞和髌骨坏死。实际上，应尽可能避免使用这种技术。

一旦获得足够的显露，将髓内定位导杆置入股骨进行股骨远端截骨，通常股骨外翻 5° ~7° 截骨，在股骨存在畸形的情况下（例如创伤后），可以使用导航技术或特殊截骨导向器来进行其余股骨部分切除及指导放置假体位置。在有屈曲挛缩的病例中，股骨切除厚度略大于植入假体厚度 2~4mm，有助于打开伸直间隙获得完全伸直。

接下来测量股骨尺寸，确定股骨旋转角度。通常，将外旋转角度设置为相对于后髁线 3°，这个角度也可以根据术中其他关节内标志来进行调整，如前后轴线（Whiteside 线）或上髁线。然后在股骨上完成前方、后方、斜面截骨，并移除多余的骨质。

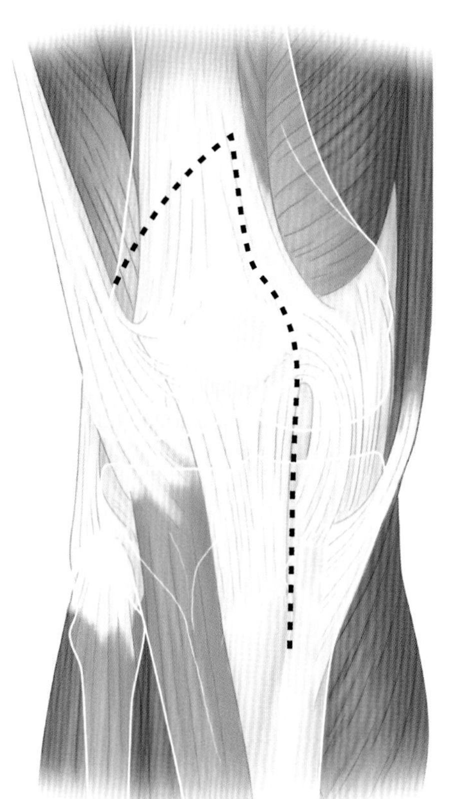

图 16–3 股四头肌 V–Y 成形术：从内侧髌旁入路的顶部开始，45° 向远端延伸，缝合时将股四头肌瓣的外侧缝至外侧支持带

随后将近端胫骨向前半脱位，放置拉钩，切割胫骨。通常使用髓外定位系统，内翻 / 外翻为 0°、胫骨后倾为 3°~5°（视选择的器械而定）。也可使用髓内定位、导航和个体化截骨器进行胫骨截骨。胫骨截骨的厚度与选择植入胫骨假体和聚乙烯衬垫厚度相匹配，同时要考虑到胫骨缺损。

胫骨截骨完成后，再去除内侧和外侧半月板以及前、后交叉韧带，截除股骨后方骨赘。松解后关节囊有助于获得完全伸直。使用垫块平衡内翻、外翻及屈曲伸直间隙。依据平衡结果决定是否对胫骨、股骨后方、股骨远端进一步加截。对于复杂的内翻膝，需要逐步地进行内侧松解，包括去除胫骨内侧和股骨处的骨赘，在胫骨后内侧角松解深层内侧副韧带（MCL），松解后关节囊、半膜肌起始部，最后松解远端浅层 MCL。在外翻膝中，去除骨赘后，在直视下松解关节线处后外侧关节囊，应用辅助撑开器"拉花"技术松解紧张的外侧结构（外侧关节囊、髂胫束、外侧副韧带）。如果屈曲时外侧仍感紧张，可将腘肌肌腱从股骨侧进行松解。

取得临时平衡后，就可以完成股骨侧截骨，安装试模进行试复位。胫骨假体旋转时应对准胫骨结节的内中侧 1/3。先使用后稳定型假体评估膝关节平衡，某些情况下，可能需要使用内翻 / 外翻限制型假体。应仔细评估屈伸间隙、内翻 / 外翻稳定性、ROM 和髌骨轨迹。

试模安装好，可评估髌骨情况。外科手术医师根据偏好采用嵌入式或镶嵌式髌骨表面重修技术。之后应再次重新评估膝关节平衡和髌骨轨迹。髌骨轨迹评估可使用无拇指技术。

冲洗股骨、胫骨和髌骨表面。股骨和胫骨假体用骨水泥固定，髌骨骨水泥固定后还需要用夹钳固定，放置聚乙烯衬垫试模，完全伸直膝关节，去除多余的骨水泥，骨水泥凝固后，最后一次评估膝关节平衡及髌骨轨迹。放置聚乙烯衬垫假体，安装到位，确保锁定机制中无任何软组织。彻底冲洗切口，逐层关闭切口。

术后管理

术后影像学评估假体位置。术后 24h 内使用抗生素，并按照 CHEST 指南预防深静脉血栓的发生。在理疗师的指导下做可耐受的膝关节活动，负重。在某些情况下，使用连续硬膜外麻醉或留置周围神经阻滞导管，以促进早期功能锻炼。如果术前患者存在严重屈曲挛缩，应在夜间佩戴膝关节固定器以帮助膝关节保持伸直位。行股四头肌切断术的患者，术后康复方案无须进行调整。行 TTO 或股四头肌 V-Y 成形术的患者，术后应佩戴铰链式支具。支具应锁定在伸直位，术后前 6 周屈曲限制为 90°。允许主动屈曲，避免主动伸直和直腿抬高运动。

要点和陷阱

- 对于既往有多处瘢痕的患者，应利用最外侧的瘢痕行手术切口，并注意避免相邻瘢痕形成狭窄的皮桥。
- 在僵硬的膝关节中，外翻髌骨时必须非常小心，因为这有可能使得伸膝装置过分紧张而发生髌韧带从胫骨结节上撕脱。
- 如果不能获得良好的屈曲活动度，可选择进行截骨、股四头肌切断术、TTO 和股四头肌 V-Y 成形术来获得更好的显露。

- 当强制性屈曲膝关节时，膝关节患者存在术中骨折的风险，特别是患有骨质疏松症或之前的植入物使得压力增加的患者。
- 辅助进行局部麻醉技术（术后进行连续硬膜外麻醉或周围神经阻滞）有助于缓解术后早期疼痛，使患者可以早期进行功能活动。
- 外科医师应使用最小程度的限制型假体来获得膝关节的稳定性。

并发症

骨折

术中骨折是僵硬或强直性膝关节患者行 TKA 的潜在并发症。当强制性屈曲膝关节时，任何僵硬的膝关节都存在骨折的风险，特别是在患有骨质疏松症或先前安装过植入物造成压力升高的患者中。膝关节僵硬患者需要在胫股关节线截骨以促进活动时，也有发生骨折的风险。骨折也可能发生在术后早期正在康复的患者中（图 16–4）。

胫骨结节 / 髌韧带撕脱

如前所述，在手术过程中应注意避免伸膝装置过度紧张。在手术过程中，对髌骨可以进行半脱位而不进行外翻，以减少髌韧带和胫骨结节所承受的张力。另外，当膝关节屈曲时，应确保胫骨外旋。

切口愈合问题

有既往手术史、膝关节处有多个切口的患者存在切口愈合问题。为减少此类问题的发生，外科医师应当识别出有可能出现切口愈合问题的患者。对于术前有多个切口

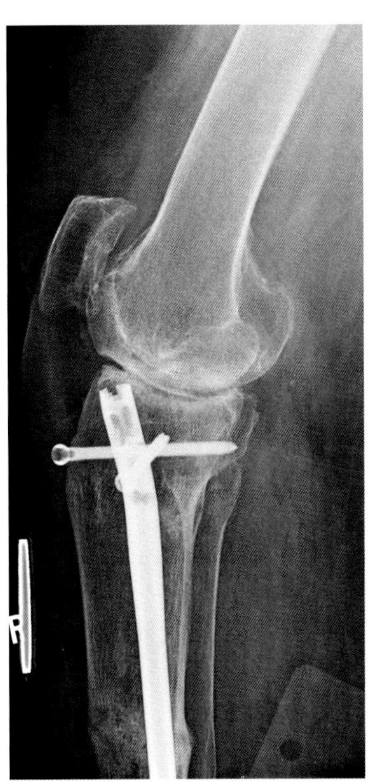

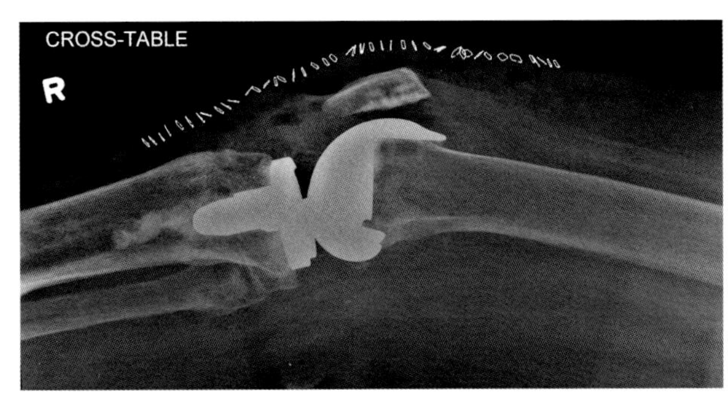

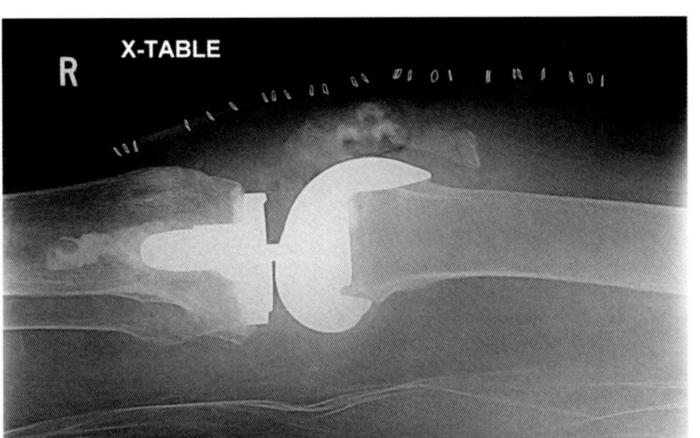

图 16–4　应用全膝关节置换术治疗僵硬膝的患者。A　术前。B　在恢复室。C　术后 3 周的影像。该患者在术后早期跌倒，发生髌骨骨折

的患者，应咨询整形科医师。在某些情况下，可在术前使用软组织扩张器。扩张器有助于在闭合切口时有足够的软组织进行缝合。术中，外科医师应仔细处理皮瓣，并尽可能避免在相邻皮肤切口之间形成小的皮桥。术后，患者可能会出现浅表或全层皮肤破裂。全层皮肤缺损通常需要整形外科医师来协助进行皮瓣重建。

ROM 丢失

为确保术后活动和 ROM 的进展，应特别注意疼痛管理。在术后早期，可将连续硬膜外麻醉或留置周围神经阻滞导管作为辅助手段，有助于帮助患者早期进行活动。理疗师应定期检查患者，加强运动管理。在术后前几个月内，如果患者的 ROM 与术中相比有进展，需要在麻醉下进行功能活动。

结果

先前的文献已经评估了术前 ROM 受限的患者接受 TKA 后的结果。McAuley 等对 21 例患者施行的 27 例 TKA 手术进行了评估，术前 ROM $<$ 50°，平均随访 6 年时间，并发症的发生率为 41%，翻修率为 18%。3 例因为非骨水泥固定而松动行翻修手术。另外 2 例患者，由于广泛的骨溶解、进行性僵硬和疼痛而行翻修术。Montgomery 等报道了 82 例术前 ROM $<$ 50° 行 TKA 患者的结果，平均随访 5.3 年，平均 ROM 为 93°（35° ~130°）。有 2 例患者出现腓总神经麻痹，后期恢复。2 例患者出现了膝关节僵硬复发。Rajgopal 等回顾了 84 例术前有骨关节炎（OA）和严重僵硬［平均 ROM 为 14°（0° ~20°）］的病例，平均随访 9 年。55 例使用股四头肌切断术，26 例使用 V-Y 股四头肌肌腱延长进行显露，最后一次随访，术后平均活动度为 75°，平均增加了 61°（P=0.01）。平均伸肌滞后为 6°。4 例膝关节残留屈曲挛缩在 5° 以下。

研究者对膝关节僵硬与膝关节强直的结果也进行了比较。Bhan 等的一项队列研究比较了 64 例僵硬膝关节（术前$<$ 50°）和 26 例强直性膝关节的 TKA 结果，僵硬膝关节美国膝关节协会评分（KSS）评分从 34.6 分提高到了 89.5 分，强直膝的得分从 47 分提高到了 75 分。强直性膝关节的平均运动改善程度更高（74° ： 58.5°，$P < 0.01$），但最终僵硬膝关节的总体活动度更高。64 例僵硬的膝关节中 2 例（3%）出现了严重并发症，而强直性膝关节的 26 例中有 4 例（15%）存在严重并发症。同样，Aglietti 等评估了 20 例僵硬膝关节和 6 例强直膝关节的 TKA 结果，这项队列研究表明，总体活动度从 32° 增加到了 78°。但是在强直膝关节总体活动度的改善方面不如僵硬膝关节组。总之，数据表明，虽然僵硬膝关节和强直膝关节患者的膝关节功能通过 TKA 都可以得到改善，但僵硬膝关节患者的 TKA 术后效果更佳。

还有学者比较了术前屈曲挛缩与术前屈曲不足的术后结果。Berend 等报道了 52 例术前$\geq$ 20° 的固定屈曲挛缩度患者的 TKA 术后结果，逐级松解矫正屈曲畸形，所有患者术中获得完全伸直，平均随访 37 个月，94%的 TKA 患者屈曲挛缩残留$<$ 10°。2 例患者，分别因为膝关节不稳定、感染行翻修术。Debette 等评估了 304 例术前僵硬行 TKA 的患者，并报道了平均随访 60 个月的 KSS 评分及 ROM 改善情况。根据患者是否具有术前屈曲挛缩（$>$ 20°）、术前屈曲不足（$<$ 90°）进行分组。屈曲不足组中 4% 的患者需要在麻醉下进行功能活动，并发症的发生率为 17%，屈曲挛缩组并发症的发生率为 6%。

总之，术前 ROM 受限的患者行 TKA 后可改善生活质量，但与接受标准 TKA 治疗的患者相比，并发症的出现及翻修术的可能性更高。僵硬膝关节和强直膝关节患者ROM 可得到改善。但是 ROM 改善程度低于 TKA 术前 ROM 正常的患者。

膝关节强直患者，术后膝关节活动度低于膝关节僵硬患者。尽管术中获得了较好的活动度，术后膝关节僵硬仍是潜在的并发症，与屈曲挛缩患者相比，屈曲不足的患者更容易发生术后僵硬。术前教育的一部分包括告知患者术后可能需要在麻醉下进行部分功能活动。让患者在术前建立合理的手术期望是手术成功的一个重要因素。

参考文献

[1] Perry J, Antonelli D, Ford W. Analysis of knee-joint forces during flexed-knee stance. *J Bone Joint Surg Am*. 1975;57:961-967.

[2] Bae DK, Yoon KH, Kim HS, Song SJ. Total knee arthroplasty in stiff knees after previous infection. *J Bone Joint Surg Br*. 2005;87:333-336.

[3] Abdel MP, Della Valle CJ. The surgical approach for revision total knee arthroplasty. *Bone Joint J*. 2016;98-B:113-115. doi:10.1302/0301-620X.98B1.36315.

[4] Garvin KL, Scuderi G, Insall JN. Evolution of the quadriceps snip. *Clin Orthop Relat Res*. 1995;(321):131-137.

[5] Meek RMD, Greidanus NV, McGraw RW, Masri BA. The extensile rectus snip exposure in revision of total knee arthroplasty. *J Bone Joint Surg Br*. 2003;85:1120-1122.

[6] Barrack RL, Smith P, Munn B, Engh G, Rorabeck C. The Ranawat Award. Comparison of surgical approaches in total knee arthroplasty. *Clin Orthop Relat Res*. 1998;(356):16-21.

[7] Whiteside LA. Exposure in difficult total knee arthroplasty using tibial tubercle osteotomy. *Clin Orthop Relat Res*. 1995;(321):32-35.

[8] Smith PN, Parker DA, Gelinas J, Rorabeck CH, Bourne RB. Radiographic changes in the patella following quadriceps turndown for revision total knee arthroplasty. *J Arthroplasty*. 2004;19:714-719.

[9] Falck-Ytter Y, Francis CW, Johanson NA, et al. Prevention of VTE in orthopedic surgery patients: antithrombotic therapy and prevention of thrombosis, 9th ed: American college of chest physicians evidence-based clinical practice guidelines. *Chest*. 2012;141:e278S-e325S. doi:10.1378/chest.11-2404.

[10] Bhan S, Malhotra R, Kiran EK. Comparison of total knee arthroplasty in stiff and ankylosed knees. *Clin Orthop Relat Res*. 2006;451:87-95. doi:10.1097/01.blo.0000229313.20760.13.

[11] Manifold SG, Cushner FD, Craig-Scott S, Scott WN. Long-term results of total knee arthroplasty after the use of soft tissue expanders. *Clin Orthop Relat Res*. 2000;(380):133-139.

[12] McAuley JP, Harrer MF, Ammeen D, Engh GA. Outcome of knee arthroplasty in patients with poor preoperative range of motion. *Clin Orthop Relat Res*. 2002;(404):203-207.

[13] Montgomery WH, Insall JN, Haas SB, Becker MS, Windsor RE. Primary total knee arthroplasty in stiff and ankylosed knees. *Am J Knee Surg*. 1998;11:20-23.

[14] Rajgopal A, Ahuja N, Dolai B. Total knee arthroplasty in stiff and ankylosed knees. *J Arthroplasty*. 2005;20:585-590. doi:10.1016/j.arth.2005.04.002.

[15] Aglietti P, Windsor RE, Buzzi R, Insall JN. Arthroplasty for the stiff or ankylosed knee. *J Arthroplasty*. 1989;4:1-5.

[16] Berend KR, Lombardi AV, Adams JB. Total knee arthroplasty in patients with greater than 20 degrees flexion contracture. *Clin Orthop Relat Res*. 2006;452:83-87. doi:10.1097/01.blo.0000238801.90090.59.

[17] Debette C, Lustig S, Servien E, et al. Total knee arthroplasty of the stiff knee: three hundred and four cases. *Int Orthop*. 2014;38:285-289. doi:10.1007/s00264-013-2252-3.

第17章 初次全膝关节置换术以及翻修术中对髌骨问题的处理

Daniel J. Berry, Steven J. MacDonald, Charles L. Nelson

前言

初次全膝关节置换术（TKA）和膝关节翻修术中髌骨的处理涉及一系列的挑战，包括髌骨轨迹、髌骨骨量、髌骨假体固定和髌骨骨折等问题。因为髌骨是一块小骨头，对它处理不当似乎是TKA的一个小而相对不重要的方面，但事实并非如此。髌骨虽小，但它与良好的伸膝功能密切相关，凸显了髌骨在TKA中的重要性。随着我们对股骨和胫骨假体设计、假体旋转、假体和肢体力线等因素之间相互影响有了更深刻的理解，以及手术技术的提高，我们预防和有效治疗TKA中髌骨问题的能力明显提高。本章分为两个主要部分：与初次TKA相关的髌骨问题和与翻修TKA相关的髌骨问题。

初次全膝关节置换术中的髌骨问题

得益于更好地了解了假体位置和旋转对髌股关节力学的影响，特别是辅助髌骨轨迹的股骨假体的改进，使得髌骨在初次膝关节置换术后出现的问题和并发症明显减少。然而，仍有几种严重的特殊病例，其髌骨和（或）伸膝装置对重建外科医师提出了特别的挑战。本章将重点讨论这些特殊问题。

现代股骨假体可以影响髌骨的活动。它们具有侧方特殊形状并且具有解剖学设计的滑车槽，其近端向外侧延伸，可以使伸膝时髌骨得以控制。凹槽远端向内侧延伸，当屈膝时引导髌骨位于内、外髁之间。现代股骨假体设计都能适应自体髌骨和髌骨假体的形态，无论髌骨假体是镶嵌式设计还是覆盖式设计。

软组织也影响髌腱的轨迹。髌骨能够按照生理轨迹运动取决于膝关节周围的软组织施加力量的平衡。因此，外科医师就可以通过调整这些力量来平衡髌骨。一些特殊情况例如高位髌骨、慢性髌骨脱位、髌骨软骨侵蚀、髌骨阙如等都会对这些力量产生复杂的影响，这些问题将在本章中详细讨论。

髌骨外侧脱位

适应证

患者在某种情况下表现为髌骨外侧半脱位或慢性髌骨脱位，这些情况可以是先天性的，也可以由继发性髌骨紊乱引起。先天性髌骨脱位可见于指甲－髌骨综合征的患者，其特点为小髌骨和高位髌骨。大部分的髌骨脱位是由于下肢的继发性力线结构改变（通常为严重的外翻畸形，图 17-1）以及髌骨软骨面侵蚀（更多见于进展期类风湿性关节炎，图 17-2）引起。解决这一问题首先是复位髌骨，然后使其在整个弧形运动轨迹中获得稳定。

术前准备

术前准备包括完整的病史询问、查体以及放射学检查。病史中应该寻找诱发和维持脱位的原因。对引起髌骨不稳定的一些症状，尤其是单腿负重以及患膝丧失功能等情况进行重点说明。

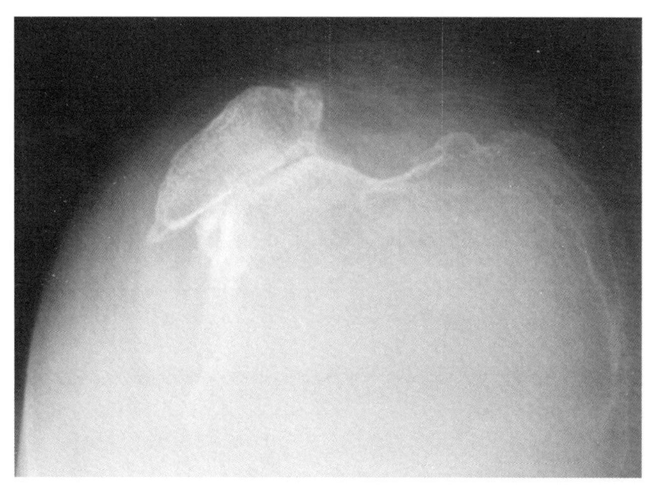

图 17-1 髌骨轴位 X 线片提示膝外翻畸形合并髌骨慢性半脱位

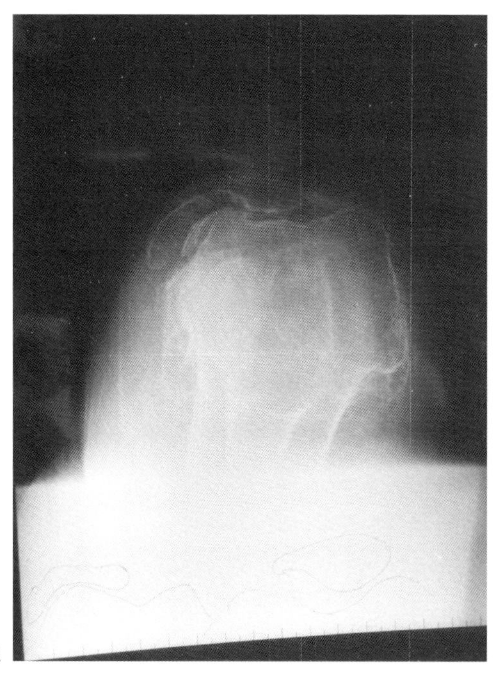

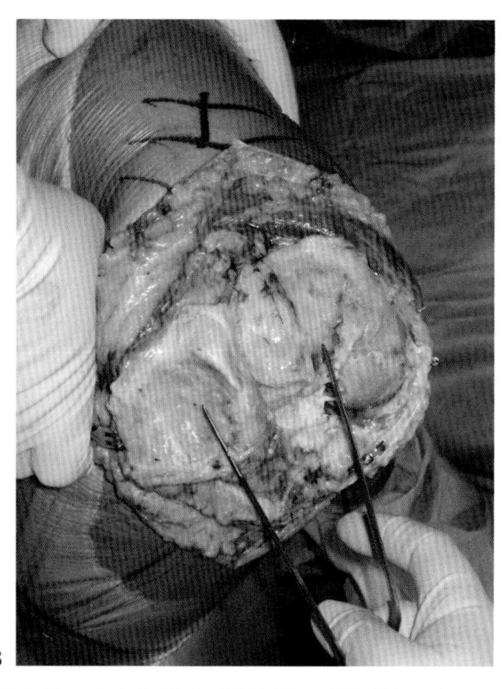

A B

图 17-2 术前切线位 X 线片提示髌骨外侧脱位且重度变薄。由于严重的髌骨侵蚀，实际测量髌骨厚度不超过 10mm。术中决定不进行髌骨成形术，那样会使髌骨极薄，容易导致骨折或骨坏死。去除髌骨周围骨赘并电凝髌骨周边进行“去神经化”处理。这样，尽管仍然存在髌股关节炎和软骨侵蚀，患者在膝关节置换术后髌股关节疼痛也会很轻微

体格检查应当明确膝关节在各种屈曲位置时髌骨所处的状态。髌骨是持续性脱位？还是仅在屈曲时脱位（提示外侧软组织结构紧张以及伸膝装置挛缩）？或者是在屈曲早期出现不稳过度屈曲后又自行复位（提示高位髌骨或滑车形态不良）？

X 线片应当包括站立位 0.9m（3ft）距离的前后位、侧位、髁间位影像。髌股关节的切线位影像也是必要的。在这些影像中应当确定解剖轴和机械轴。大多数髌骨脱位见于存在膝关节外翻畸形的病例。切线位影像中通常能够看到滑槽浅或穹顶样的滑车以及为匹配穹顶样滑车而被侵蚀的髌骨（17–2A）。尽管 MRI 或 CT 在术前有助于评估髌骨的侵蚀程度，但是如果医师能够预测到这种侵蚀性改变并能合理应对，通常没有必要做这些辅助检查。

技术

手术入路选择膝正中切口髌旁内侧切开关节囊。为了尽可能多地保留股四头肌肌腱在髌骨的附着部分，近端切开部分尽量少向外侧延伸，这将会有利于改善术后髌骨轨迹。内侧松解在开始时尽量少一些，以配合外翻膝关节的常规显露。然后尝试向外翻转髌骨，此时也许可以翻开，也许不能。如果能翻开，术者接下来进行胫骨和股骨假体植入的准备，要密切关注假体的力线和旋转（遵照相关说明）。如果无法成功翻起髌骨，需要确定一下显露是否充分以保证股骨和胫骨假体的正确位置。如果髌骨的半脱位或脱位状态已经能够显露足够的空间，则不需要进一步翻转，即可准备植入。如果显露不充分，则需要进一步翻转髌骨以增大显露空间。

行外侧支持带松解也有助于翻转髌骨。作者偏好从关节内向关节外进行松解。用一只手向前方扳起髌骨，用手术刀或电刀切开外侧支持带，先直接切开与髌骨相连的部分。尝试翻开髌骨，如果不能翻开，通过触摸探查髌骨上下方外侧支持带的紧张部分，进一步切开，直到能够翻开髌骨。

首先完成胫骨近端和股骨远端表面的准备，然后处理髌骨。用卡尺测量髌骨的厚度，如果髌骨厚度 <12mm，则术中准备或术后发生骨折的风险会增高，很多医师因此不做髌骨表面置换。通常情况下倾向于选择最大号的髌骨假体并将其置于髌骨的中心位，以利于容纳最大号的髌骨假体。如果髌骨的骨量足够，尽量使人工髌骨最大限度地接近中线以改进髌骨轨迹，但如果髌骨外侧面非常薄且存在骨折的危险，则应选择最小的髌骨假体以避免对其造成损害。然后进行髌骨磨锉或截骨，其深度达到预计能正好安放植入物即可。安装试模后，用摆锯去除多余的骨质，使得髌骨假体与髌骨之间的过渡面平滑。这样就在髌骨的中部用髌骨假体制造出一个穹顶形的结构。

然后，让膝关节带着试模组件进行关节活动度（ROM）检查。冠状面的软组织平衡对于保持髌骨的平衡往往是非常重要的，尤其是在手术入路中行外侧支持带松解者。如果此时髌骨没有复位且此前没有行外侧支持带松解的，即可以行松解术，止血带放松后，要再对髌骨轨迹进行评估（图 17–3）。术者行松解术时用手术刀或电刀从关节内切开，开始直接切开髌旁支持带，再根据需要逐渐向近端或远端延伸。可在筋膜内表面内侧至外侧（即股外侧下方）辨认并保留膝上外侧血管。膝关节在假体试件安装后要进行一个 ROM 检查来评估髌骨的稳定性。把髌骨容易外倾与髌骨半脱位或脱位区分开来是非常重要的。如果髌骨仅是容易外倾，用 1~2 把巾钳拢合内侧关节切口，再进行髌骨轨迹评估。大部分的临床病例通过此种方法可以解决外倾的问题。比较少见的是，个别病例的髌骨，在膝关节过曲时仍然保持脱位。这种情况可以先尝试紧缩内侧软组织，看是否能够平衡髌骨周围的力量（图 17–4）。

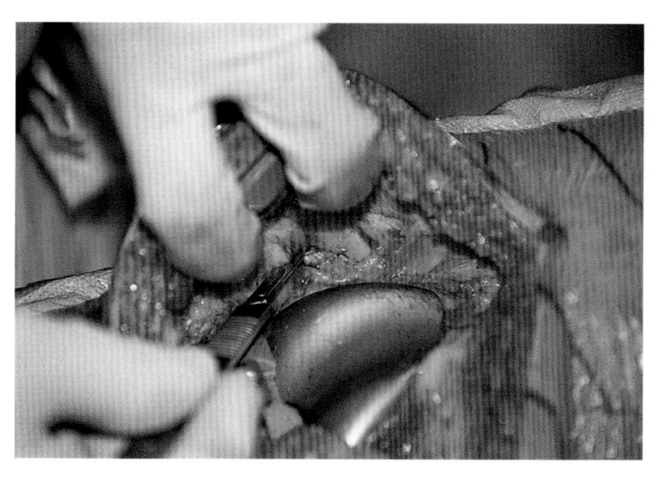

图 17-3 如果试模时髌骨半脱位，则从关节囊内松解外侧支持带，以保护膝外侧动脉

将股内侧肌向前推进后，用2把巾钳使其与髌骨的外侧缘扣住，然后对膝关节行ROM检查来检查平衡状态。通常情况下推进股内侧肌可以基本稳定髌骨。股内侧肌被推进至其余伸膝装置上面。还可以通过股薄肌自体移植或同种异体韧带移植重建内侧髌韧带进一步加强内侧结构，但作者从未需要用该方法来稳定脱位的髌骨。此外，尽管胫骨结节内移术也是常被提及的一种方法，但很少有必须采用此方法的病例，即便是非常严重的病例也不必要。

接下来完成最终的假体植入。在膝关节位于屈曲位时，按照髌骨的稳定情况向前推进股内侧肌，然后缝合关闭髌旁内侧切口。作者采用1号强生缝线间断缝合股四头肌肌腱与髌旁及上方的支持带。纠正慢性髌骨脱位后，ROM相比于术前可能会缩小。不主张通过延长伸膝装置来改善ROM，因为那样会导致伸展末期力量减弱以及伸膝迟滞。作者倾向于让患者在伸膝时具备充分的力量，虽然这有可能减少关节的屈曲度，但后者可以通过一段时间适当地主动锻炼得以改善。

术后管理

术后管理按照常规进行。如果行外侧松解，此区域会比通常看上去更加柔弱和肿胀。在能够忍受的情况下进行屈膝活动。详细记录术中能够获得的关节屈曲度，将会指导术者和患者预测膝关节最终可能达到的屈曲度。由于前面讨论过的原因，这些接受全膝关节置换术的患者的关节活动度往往比常规全膝关节置换术差。患者配合理疗师一边通过股四头肌等长收缩训练维持充分的伸膝力量，一边改善其屈曲度。

并发症

早期并发症见于行外侧支持带松解术的患者，是由于极少可能发生的外侧膝动脉出血而导致的血肿或者引流管留置延期。减少此种并发症的方法是术中行外侧松解后松开止血带，检查并电凝切断的血管。晚期并发症为髌骨的缺血性坏死，其表现初期为髌骨硬化，后期为髌骨碎裂。临床上可能有或无相关症状。如果髌骨碎裂、髌骨组件松动，重建的可能性很小。合并有临床症状的，松动的骨块需要切除，争取保留最大的骨块，此时由于伸膝装置已经获得平衡而无须对其进行表面重塑。

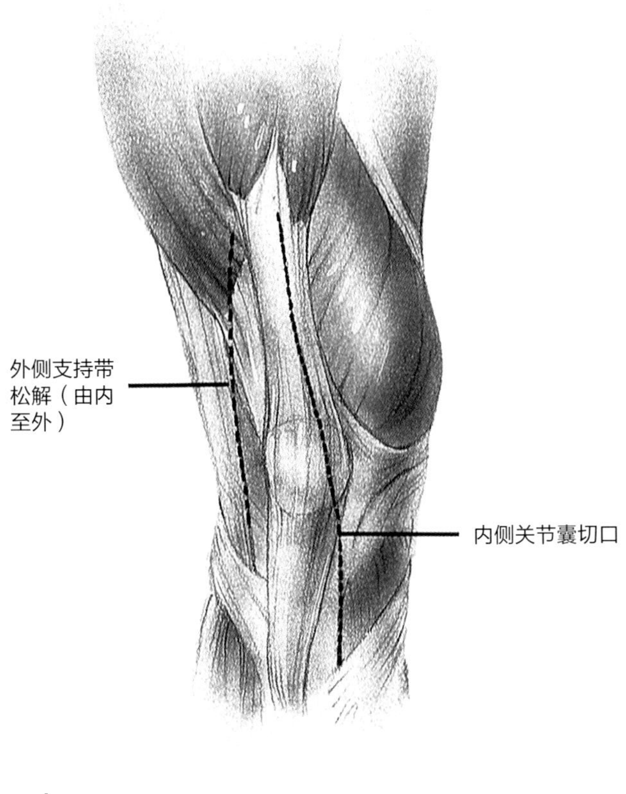

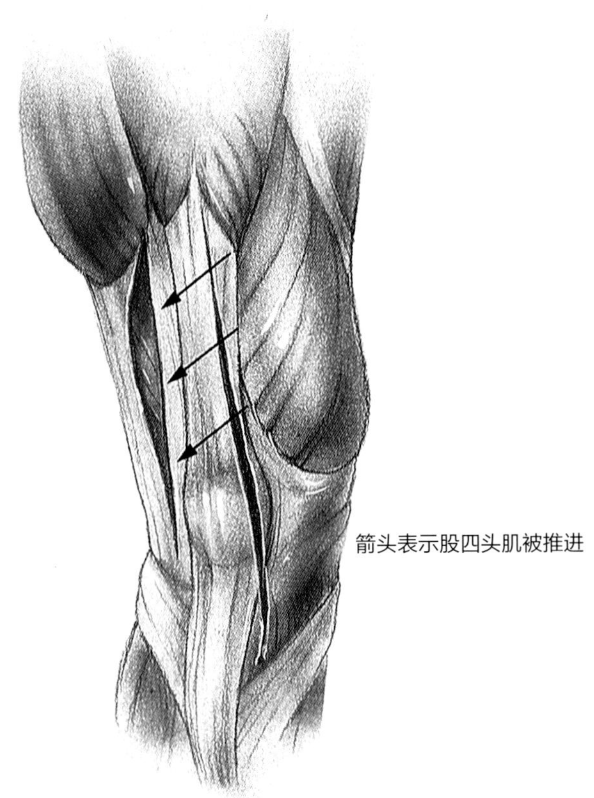

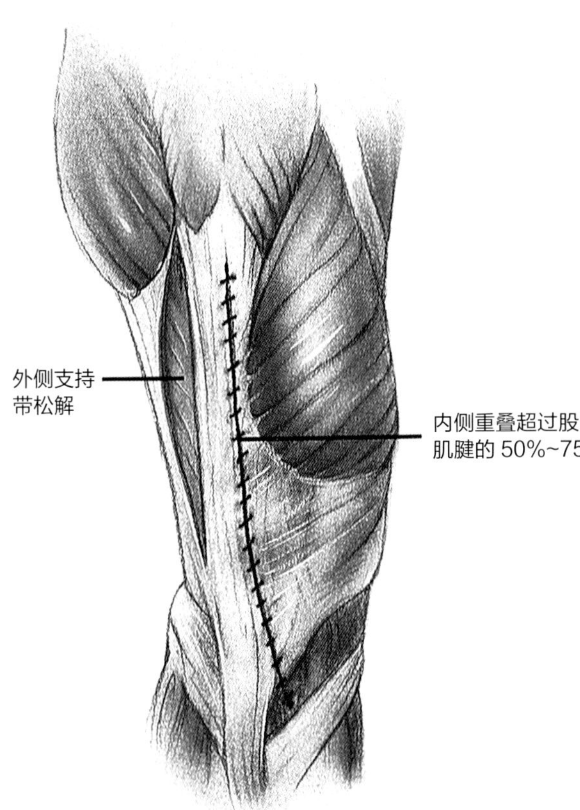

图 17-4　A　髌骨近端力线调整治疗髌骨轨迹不良。图中可见髌旁内侧关节切口以及由内向外松解外侧支持带的切口线（点状线所示）。B　行关节切开和外侧支持带松解。C　内侧支持带与股四头肌肌腱的紧缩缝合

低位髌骨

适应证

低位髌骨的定义为 Insall–Salvati 指数（髌韧带长度 / 髌骨长度）< 0.8。低位髌骨使得手术显露困难，但是 Insall–Salvati 指数既不能帮助术者决定手术策略，也不能预测手术最终是否成功。很多术者认同假体的位置会影响全膝关节置换术的长期效果，但是髌骨的绝对解剖位置对于结果不是非常重要，尽管它能影响到膝关节功能，尤其是最大屈曲度。

低位髌骨的病因可能预示其对手术的影响。低位髌骨可为先天性的或获得性的。经验表明，先天性的非常少见，由于其活动度好且没有以前手术形成的瘢痕粘连，因此不会对显露带来问题。大部分低位髌骨病例与术后改变有关，包括既往治疗髌骨关节不稳定或关节炎所行的胫骨高位截骨术（无论外侧楔形压合还是内侧楔形撑开）以及胫骨结节截骨术。此类病例存在一个特别的问题就是由于活动度减少导致髌韧带变短，且下方完全瘢痕化并与胫骨前方形成粘连，因此髌韧带在以前的长度基础上缩短，这样就会影响手术显露，尤其是影响髌骨的翻转。少数情况下，骶骨结节远移，但髌韧带长度不变（虽然此时髌骨比正常的解剖位置低），这些病例获得充分的手术显露则不像想象的那么困难。

技术

对于低位髌骨，一般采用与其他初次全膝置换术相同的手术入路。取膝正中切口和髌旁内侧切开关节。充分显露膝关节使得组件能正确安置。对于所有的病例都尝试翻转髌骨。术中常规锐性剥离髌韧带深面，以游离关节囊的附着部以及髌后囊使其离开胫骨前方直到胫骨结节。而对于低位髌骨的病例，采用同样的方法逐步松解瘢痕组织直到显露充分能够翻转髌骨。如果进行完以上软组织的松解仍不能翻转髌骨，则仅使其向外侧半脱位，然后进行股骨和胫骨的截骨。截骨结束后，整个膝关节周围软组织的张力会明显降低，此时应该可以翻转髌骨。如果术者此时仍觉困难，可以切断股四头肌以帮助显露，但是作者的经验是不需要这样做，除非一开始就要坚持翻转髌骨。

接下来的问题是怎么处理髌骨。如前所述，对于有足够骨量的髌骨都进行表面重塑，对于低位髌骨也不例外。如果髌骨仅仅是适度下移，则常规进行表面重塑即可。对于严重的低位髌骨，要专门选择较小的人工髌骨，植入较高的位置，然后用摆锯削去会撞击胫骨托的髌骨下部。此种方法仅适合选用嵌入式髌骨假体，因为可以让保留的骨和软骨远离假体。覆盖式假体则不适合，因为髌骨的切除必须达到股四头肌或髌韧带附着部的下方。虽然此种方法只能允许切除几毫米的骨质，却是在没有发生人工髌骨和胫骨假体碰撞情况下改善屈曲度的一种可重复性技术（图 17–5），操作过程中须小心不要损伤髌韧带与髌骨下极的附着部。

此外，一些生产商现在可以提供相关的高屈曲度聚乙烯假体，其前方有一小的凹陷区域，允许更大范围的屈曲（图 17–5）。尽管这些假体实际上不一定能改善屈曲度，但在低位髌骨病例中使用这些聚乙烯假体会得到更多的前方空隙，可以减少组件之间的碰撞。最后要说的是，即使应用前面提到的所有手术技术，具有很多次低位髌骨手术的经验，术者仍会发现一些病例的髌骨和胫骨假体在极度屈曲时发生碰撞。以作者的经验看，这种情况不会产生任何疼痛，不需要引起极大的临床关注。正因为如此，不推荐进行任何更广泛的手术，比如通过胫骨结节近移使得伸膝装置向近端移位等。

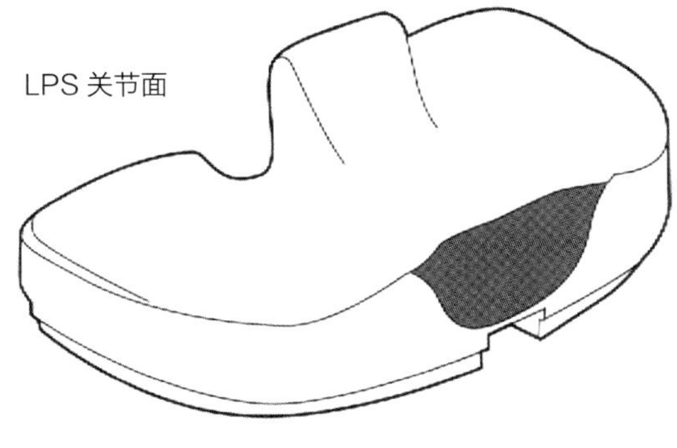

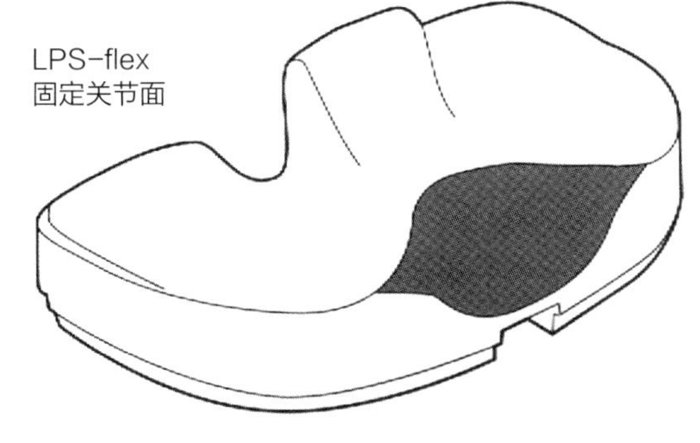

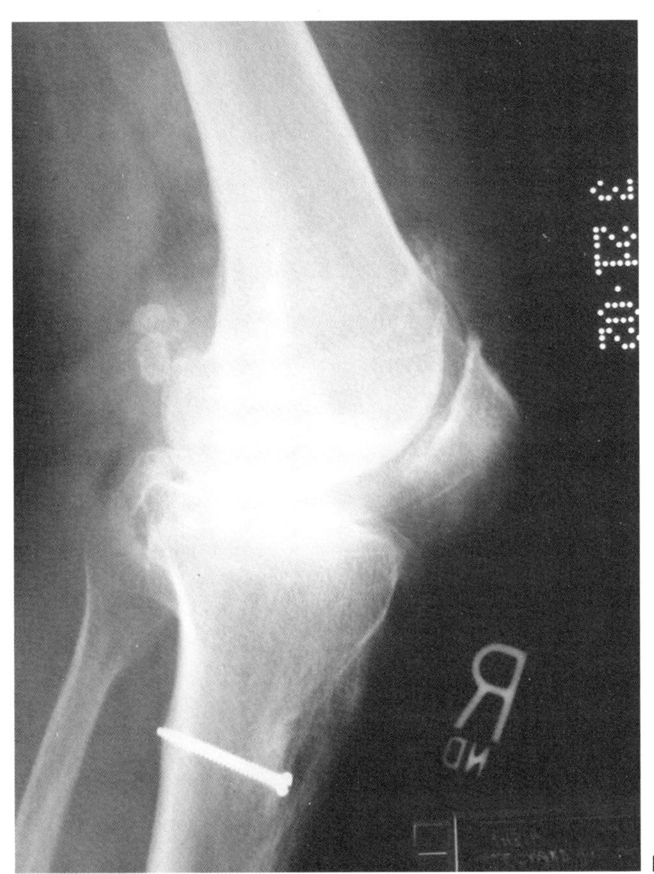

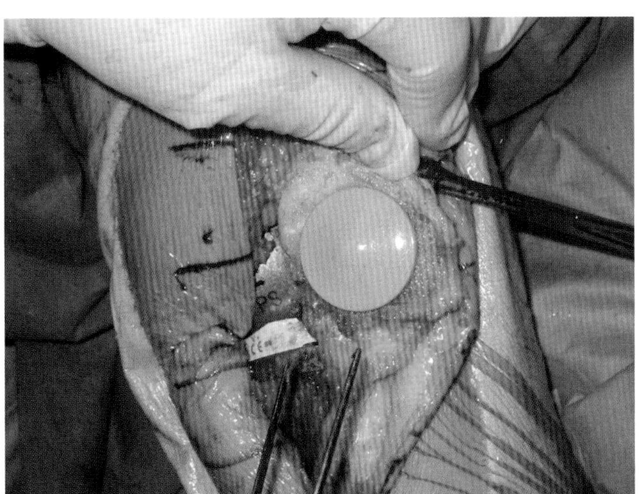

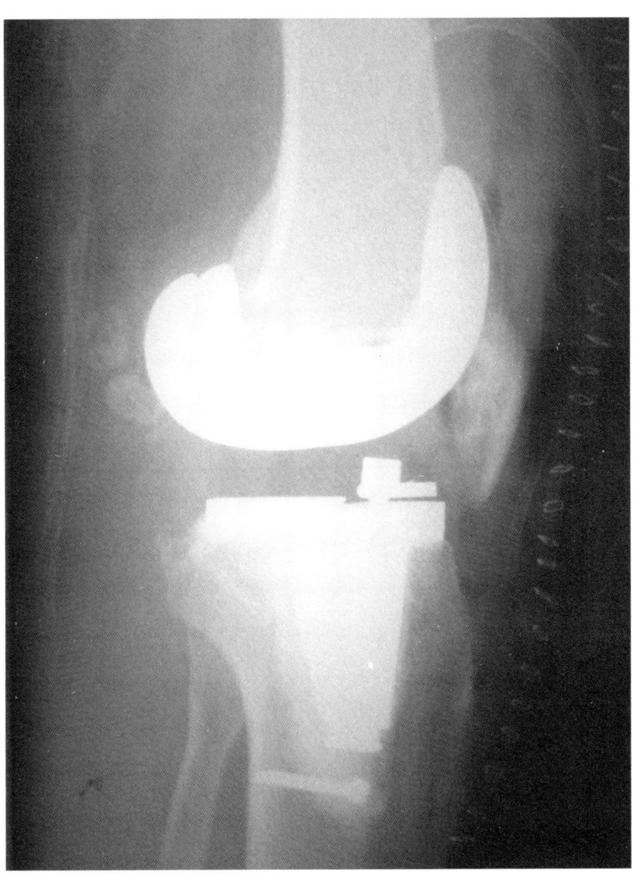

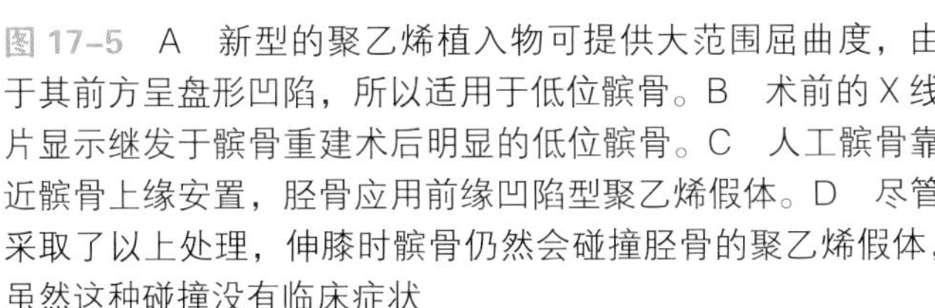

图 17-5　A　新型的聚乙烯植入物可提供大范围屈曲度，由于其前方呈盘形凹陷，所以适用于低位髌骨。B　术前的 X 线片显示继发于髌骨重建术后明显的低位髌骨。C　人工髌骨靠近髌骨上缘安置，胫骨应用前缘凹陷型聚乙烯假体。D　尽管采取了以上处理，伸膝时髌骨仍然会碰撞胫骨的聚乙烯假体，虽然这种碰撞没有临床症状

术后管理

除了再一次仔细记录术中能够达到的屈曲度并把它交待给医师和患者，低位髌骨患者的术后处理没有什么需要特别强调的。如果髌骨假体和胫骨假体的聚乙烯部分发生碰撞，建议患者应限制过度屈曲。

并发症

低位髌骨的患者并不比其他常规的全膝关节置换术患者有更高的手术并发症发生风险。手术显露过程中必须小心保护髌韧带于胫骨结节的附着部，因为后者在剥离时容易发生撕脱。

髌骨侵蚀

髌骨侵蚀多见于严重的慢性侵蚀性类风湿性关节炎患者中和慢性髌骨外侧半脱位或脱位患者中。X 线片中可见髌骨处于持续半脱位或脱位状态（图 17–2）。在长期重度类风湿性关节炎的病例中，由于外侧光滑的大骨赘和明显的半脱位，导致髌骨中部和侧方延长。髌骨的处理已在本章慢性的髌骨脱位内容中详细地介绍了。过度地处理会增加髌骨骨折的风险或者会损伤股四头肌或髌韧带的附着部。因此，如果髌骨的厚度 $<$ 12mm，通常选择仅去除骨赘，不行表面重塑处理。或者选择多孔的金属假体，将其植入磨锉过的髌骨体内，用粗线缝合四周以保护假体（图 17–6），这样，可以把聚乙烯假体用水泥黏合至多孔钽金属背壳上。这种方法早期的结果是令人鼓舞。

髌骨切除后的全膝关节置换术

髌骨切除后发展成胫股骨关节炎最终需要行 TKA 的患者并不少见。髌骨切除后的膝关节往往表现为不是固定性屈曲挛缩就是伸膝迟滞。注意这些术前的表现对于术中的治疗选择以及指导术后的恢复都是很重要的。

有人提出在髌骨切除后行 TKA 时重建髌骨的一些技巧。作者尚未这样做过，到目前为止，这些重建的技术仅有少量病例的短期随访结果。对于此类病例，作者治疗的最终目的与其他病例一样，就是进行一个恢复良好力线和良好平衡的关节置换术，而且术中密切观察伸膝装置的轨迹。

术前准备

对于所有的初次全膝关节置换术，作者均选择后交叉韧带替代型（PS）假体。有文献建议在髌骨切除术后的全膝关节置换术才使用 PS 假体。因而，如果平时常规选用后交叉韧带保留型（CR）假体进行初次全膝关节置换术，建议对髌骨切除的病例使用 PS 假体。由于髌骨切除后伸膝装置的功能受到影响，患者或许已经出现胫股关节不稳定的症状，PS 假体会对这种不稳定提供辅助性的限制作用。

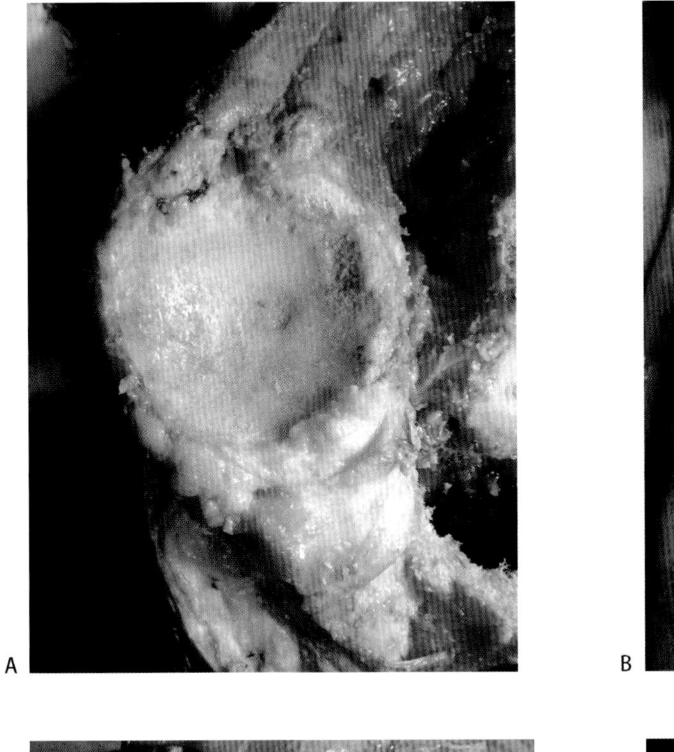
A

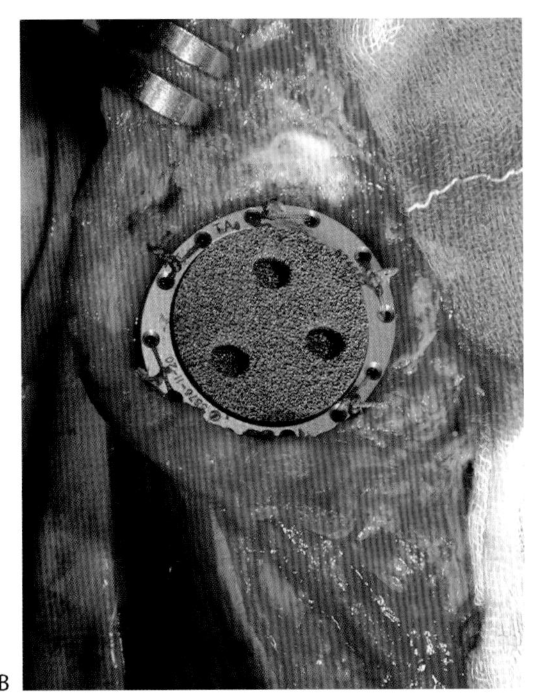
B

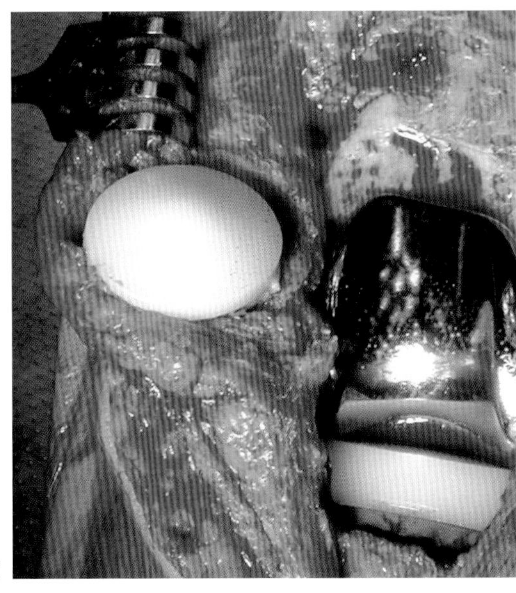
C

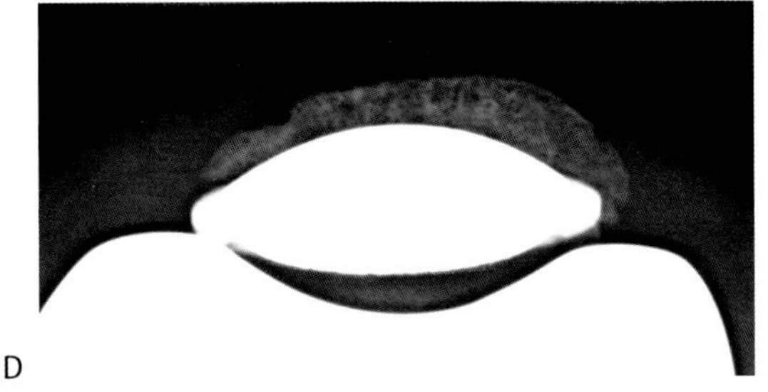
D

图 17–6　A　对于残缺不全的髌骨，用圆形骨锉将髌骨前方残存皮质骨锉成良好的皮质骨床。B　将多孔金属人工髌骨缝合植入骨床。C　把髌骨假体黏合于多孔金属假体上。D　术后多孔金属髌骨的位置良好，并在 1 年的随访中保持稳定。患者没有出现膝前疼痛症状且感觉良好

技术

手术切口取原有的髌骨切除术的纵向切口。如果当初为水平切口，则取普通的正中纵向切口横贯原切口的瘢痕切开。接下来行浅层剥离，把皮下脂肪和疏松结缔组织与伸膝装置分开并提起。如前所述，用无菌记号笔于 VMO 的远端做一横向的标记，有助于手术结束后的精确缝合。接下来行膝内侧关节切开，切口和方法如前所述，就像髌骨未切除一样。从近端开始，纵向切开股四头肌肌腱，内侧留出 0.5cm 的肌腱边以便缝合。在 VMO 的远端，切口弧形绕向内侧（凹面向外），就像髌骨仍在一样，这样股骨滑车前方就会保留完整的较宽的韧带区。切口弧形绕向内侧至髌韧带内侧缘再绕向胫骨结节。常规松解胫骨近端软组织。

如果不打算重建髌骨，则可以稍屈曲位安装或前移股骨组件以增加力臂，改善伸膝装置的效率（图 17–7）。股骨和胫骨准备好后，安装试模检查伸膝装置的轨迹。切开

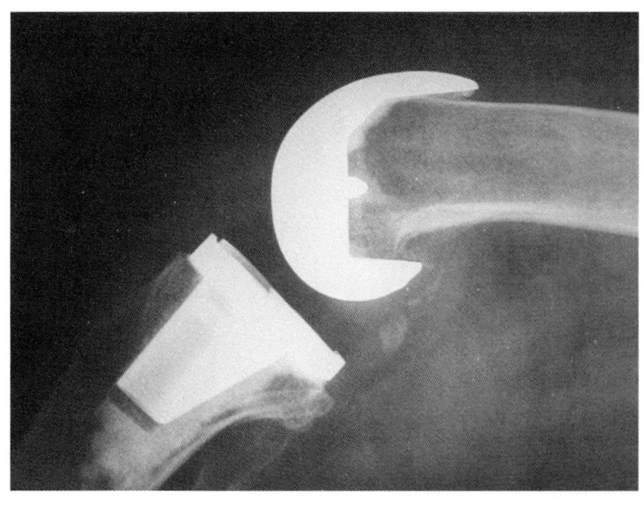

图 17-7 在髌骨切除术后行全膝关节置换术时，股骨假体可以稍屈曲安装以增加力臂，从而改善伸膝装置的效率

的伸膝装置可以用巾钳夹闭或用 1 号强生缝线做一个“8”字缝合来合拢。通过膝关节 ROM 来检查伸膝装置的轨迹。如果伸膝装置轨迹不良，可以采用 Compere 描述的伸膝装置管状化处理，方法是从关节内向外松解外侧支持带，然后将股四头肌肌腱外侧缘与内侧缘缝合形成管状结构，管状化的伸膝装置不仅在股骨滑车槽轨迹优化，而且强健的管状结构部分构建了髌骨外形。在管状伸膝装置的内侧是修复的股内侧肌，其他的部分按照常规闭合即可。

术后管理

术后应当建议理疗师让患者坚持完全的被动伸膝活动和主动伸膝活动。鼓励加强股四头肌锻炼。

并发症

髌骨切除后全膝关节置换术的并发症是由于股四头肌薄弱引起的伸膝迟滞和伸膝末期关节不稳。

结果

髌骨切除组与未切除组比较，全膝关节置换术后膝关节功能得分要低。但应该强调的是，此类患者的疼痛和功能得分相较于术前都有明显的提高。一些人对比了 PS 假体和 CR 假体，一致认为 PS 假体比 CR 假体有更好的预期结果。髌骨切除后的年数也是一个能肯定预期结果的因素，髌骨切除后时间越长则预期结果越好。

全膝关节翻修术中的髌骨问题

髌骨轨迹不良

全膝关节翻修术中髌骨轨迹不良最常见的是髌骨外侧轨迹不良，其可能是髌骨倾斜或单纯髌骨外侧不稳定，或术中髌骨倾斜、侧向移位或侧方不稳定。

当术前已知问题存在，最要紧的是仔细评估病因。理解髌骨轨迹不良的鉴别诊断并尝试确定原因。鉴别诊断包括：肢体力线异常（通常为外翻）；股骨或胫骨假体位置错误（最常见的是股骨和（或）胫骨组件的内旋）；股骨假体大小（通常是股骨假体过大或前倾）；髌骨假体位置错误，瘢痕化或不适宜的髌骨切除术。

如果已知术前存在这些问题中的一个或几个，在翻修术中需要根据本书其他章节描述的方法来预期解决这些问题。如果在优化肢体力线，假体大小、位置和旋转后仍未解决问题，则可能需要进一步优化髌骨轨迹。使用以下方法逐步解决该问题。首先，进行外侧支持带松解，如本章前面所述，可能的话，要保留外侧支持带上方的血管。如果这一步还不够，还需使用本章前面介绍的方法进行 VMO 推进。在绝大多数情况下，应用这些组合干预措施将得到令人满意的髌骨轨迹。如果还不满意，那么可以考虑使用长胫骨结节截骨术对胫骨结节进行内移，这应该是最后一步的干预措施。

当在 TKA 翻修期间发现髌骨轨迹问题时，应采用与前述相同的方法进行鉴别诊断和治疗。

髌骨组件翻修

髌骨组件翻修的主要挑战包括移除固定良好的失败植入物和处理髌骨骨缺损。

假体移除

TKA 翻修术中髌股关节无异常时可以保留大多数固定良好的髌骨组件。例外情况包括严重错位的髌骨假体或原有髌骨假体甚至无法与新股骨假体的滑车槽基本匹配。

滑车和髌骨之间的轮廓轻微的不匹配通常可以忽略，因为聚乙烯关节表面设计相对宽松，而且通常在髌骨假体周围大部分会形成软组织盘。

通过良好的显露，然后用锯切割骨水泥 - 聚乙烯界面来去除固定良好的全聚乙烯髌骨组件。用高速磨钻除去剩余的骨水泥和聚乙烯柱。去除固定良好的非骨水泥植入物更具挑战性，但现在已经能很好地解决了。金属 - 骨界面和固定钉由高速金属切割金刚石砂轮分开。剩余的固定栓可以留在原位或用细尖磨钻切割周围的骨头来移除，尽可能少地去除骨头。

髌骨植入物的固定

当髌骨骨量充足时，可以使用标准技术将具有固定栓的全聚乙烯的标准髌骨组件用骨水泥固定到位。当骨量轻度缺乏时，特别是当中心性骨缺损时，可以使用所谓的插入式或双凸式植入物。对于这些植入物，通常用适当居中的锉准备骨床，边缘的骨床有助于容纳植入物。在显著骨缺损的病例中，髌骨骨床磨锉准备后将钽背衬植入，用坚固的缝线在髌骨床周边缝合固定。然后将聚乙烯圆顶黏合到钽背衬上。这种方法已经有成功的报道。

严重的髌骨骨缺损

当髌骨存在非常严重的骨缺损，并且对于前述方法而言剩余的髌骨骨质严重不足时，可以采用替代策略处理髌骨。

一种策略是髌骨部件切除关节成形术，其允许剩余的髌骨直接与股骨假体的滑车槽进行关节运动。该策略的主要优点是简单。缺点是因为没有圆顶引导沿着滑车槽的运动，髌骨在屈曲期间倾向于在股骨的外侧髁上横向移位。有些患者会出现一些疼痛或功能障碍，尤其是上下楼梯时。有时髌骨可以重塑，将会改善在这些情况下的轨迹。当新组件没有放置在髌骨上时，改进轨迹的另一种策略是所谓的“鸥翼”截骨术。该方法从关节内进行髌骨的垂直中线截骨术，使四头肌机构保持完整，并将髌骨铰接成“鸥翼”形状以改善轨迹。据报道，成功的案例相对较少。

处理严重髌骨骨缺损的另一种策略是髌骨的嵌入式植骨。使用在髌骨周围局部旋转切取的坚韧纤维组织或同种异体移植的软组织在髌骨显露的后表面上制成软组织夹套。将软组织牢固地缝合在剩余髌骨的周围，然后将同种异体移植的骨碎片紧紧地装入如此制成的软组织口袋中。最后，用缝线紧紧关闭口袋的剩余入口。目标是轻微的过度填充以创建圆顶形表面，该表面将在滑车槽中引导轨迹。在研究者的短期和中期随访中报道了该技术的成功。

在非常严重骨缺损病例中可以考虑行髌骨切除术。如本章前面所述，由 Compere 描述的管状伸膝装置技术可以在大部分病例中创建体积大、有力、轨迹良好的伸膝结构。

全膝关节置换术后髌骨骨折

TKA术后髌骨骨折与创伤性髌骨骨折有很大不同。非膝关节置换术后患者的创伤性髌骨骨折经过内固定容易得到良好的疗效，而TKA患者往往年龄较大，在之前至少接受过一次膝关节手术，至少破坏了髌骨的部分血液供应，如果他们进行了髌骨表面置换，髌骨骨量较少，内固定面积和愈合表面积较小。另外，由于膝周血流的破坏以及聚合聚甲基丙烯酸甲酯（PMMA）水泥的产热反应引起的热坏死，很可能存在髌骨骨坏死。此外，TKA即使在最佳情况下，也改变了正常的膝关节运动学和本体感觉。在旋转不良或力线不良的情况下，TKA可能进一步改变运动学和关节力量，易发生髌骨骨折及髌骨脱位或半脱位。如果在膝关节置换术后髌骨骨折的外科手术治疗期间没有纠正TKA后的力线不良和旋转不良，这些异常的力量可能导致修复或重建手术失败。

适应证

髌骨骨折通常在TKA后偶然发现。对于术后拍片偶然发现的无相关症状的髌骨骨折，无须进行手术，保守治疗效果满意。对于急性髌骨骨折伴有假体横向轻度移位（通常移位＜5mm）但伸膝装置完好、髌骨假体未松动者，最好用锁定支具或石膏固定。急性骨折时，建议在伸膝位固定约6周。对于偶然发现的无症状骨折，如果伸膝装置完好且髌骨假体稳定，仅需要随诊观察即可（图17-8）。

尽管许多髌骨骨折非手术治疗的效果良好，但有些患者只能采用手术治疗。TKA术后髌骨假体周围骨折手术治疗的适应证包括：移位骨折伴伸膝装置断裂（通常表现为移位＞5~10mm、伸膝迟滞＞20°或完全无法伸展腿）；伴髌骨组件松动的有症状骨折。不幸的是，对于需要对TKA术后髌骨骨折进行手术治疗的患者，手术效果往往很差。

禁忌证

以下骨折不适合进行手术干预：

- 无论有无症状的假体周围髌骨应力性骨折。
- 偶然在 X 线片上发现的无症状骨折。
- 无移位骨折。

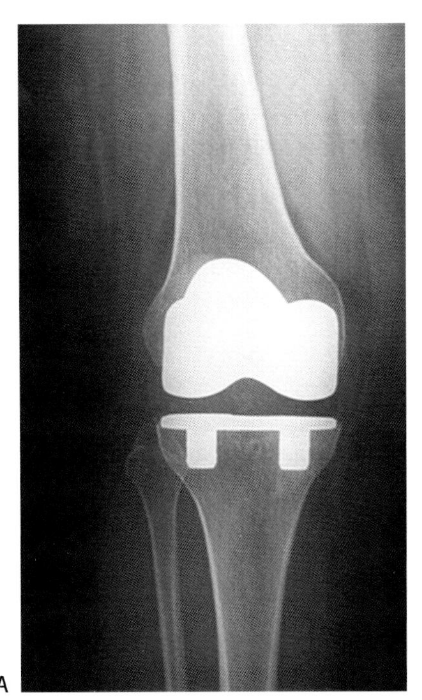
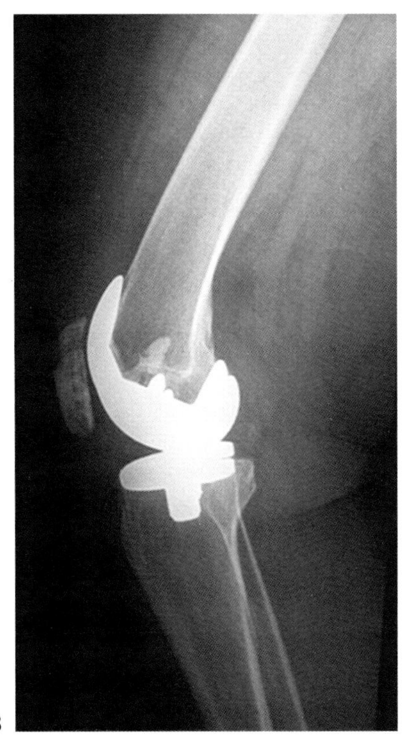
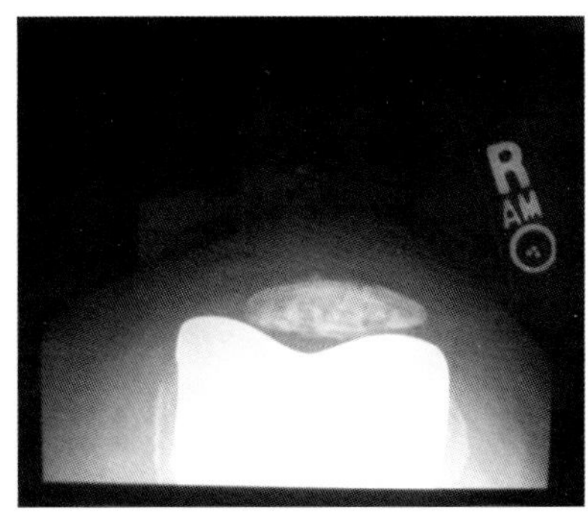

A　B　C

图 17-8　47 岁女性患者在常规随访期间被偶然发现髌骨骨折。患者无症状，膝前不痛，并且她能主动完全伸膝，无伸膝迟滞，肌力良好。假体无松动迹象，髌骨轨迹良好。建议随诊观察

- 移位的横向骨折、纵向骨折和粉碎性骨折，具有完整的伸膝装置，固定良好的髌骨假体，功能良好，无疼痛或疼痛轻微。
- 大多数垂直骨折。
- 即使在髌骨组件松动的情况下，如果患者没有症状或症状很轻，伸肌机构完好无损，通常不建议进行外科手术，尽管这种情况少见，建议于骨折愈合后检查髌骨组件的情况。

术前准备

对于 TKA 术后髌骨骨折具备手术适应证的患者，术前评估应包括股骨、胫骨以及髌骨假体的评估，临床及影像学评估的目的在于排除感染、假体松动、不稳定、僵硬、神经性疼痛和牵涉痛。需要格外注意股骨和胫骨假体的力线及旋转，很多 TKA 术后髌骨骨折的患者存在假体力线不良、位置不正、旋转不良以及髌股间室填塞过度的情况。为确保假体周围骨折的手术成功，必须纠正上述问题。

长条胶卷或 1m 胶片拍摄的正、侧位 X 线片对于评估假体力线很有帮助。髌骨轴位 X 线片可以用来评估髌骨轨迹并提供股骨及胫骨旋转的信息。髌骨侧位 X 线片和轴位 X 线片还有助于判断是否存在髌股关节过度填塞，尤其在与术前 X 线片或对侧膝关节 X 线片进行比较评估时。CT 对于判断股骨和胫骨假体的旋转位置很有价值。

Ortiguera 和 Berry 提出的分类方法对于 TKA 术后髌骨骨折的治疗很有帮助（表 17-1）。根据这种分类方法，人们已经建立起一套治疗标准。Ⅰ型骨折，建议进行非手术治疗，随诊观察或伸直位制动。Ⅱ型骨折，建议修复伸肌结构，部分或完全髌骨切除或切开复位内固定。Ⅲ型骨折，如果症状明显，建议行手术治疗。Ⅲa 型骨折，建议行髌骨假体翻修或髌骨切除的髌骨成形术。Ⅲb 型骨折，建议取出髌骨假体，行髌骨成形术

表 17-1 TKA 术后髌骨骨折的分型

TKA 术后	
Ⅰ型骨折	髌骨假体稳定，伸膝装置完好
Ⅱ型骨折	伸膝装置断裂
Ⅲ a 型骨折	髌骨假体松动，髌骨骨存量充足
Ⅲ b 型骨折	髌骨假体松动，髌骨骨存量不足

引自 Ortiguera C, Berry DJ. Patellar fractures after total knee arthroplasty. *J Bone Joint Surg Am.*2002;84-A:535-540.

或全髌骨切除术。伸膝装置的同种异体移植可早期用于Ⅲ型骨折，或晚期用于其他方法治疗失败后的骨折。

假体周围髌骨骨折的手术方法可选择切开复位内固定、部分或完全髌骨切除 + 伸肌结构修复或重建，以及取出髌骨假体、表面重建或不重建。术前准备时术者应准备好基本工具、假体，以及应对意外情况使用的同种异体组织（需要时）。如果需要进行股骨或胫骨假体翻修，还要备好股骨和胫骨假体以及相应工具箱。

技术

由于 TKA 术后髌骨假体周围骨折的发病机制不同，没有任何一种手术技术适用于所有临床病例。下文介绍作者在 5 种不同手术方法中偏爱的操作技术。当需要解决力线不良、位置不正、旋转不良和假体松动时，还必须同时进行股骨或胫骨假体的翻修。关节翻修相关的细节不在本章范畴之内。

虽然骨折的治疗方法不一，但手术入路大同小异。肢体消毒铺巾后，经初次 TKA 手术瘢痕切开膝关节。皮瓣应最小化。尽管内、外侧支持带断裂时需要翻开较大的皮瓣，也应沿筋膜下分离，以减少皮肤的失血量。关节应通过骨折端和支持带裂口显露，一般需避免垂直切开关节。血肿要清除，关节要冲洗。髌骨假体和骨水泥如有松动应予以取出，否则可予以保留。

切开复位内固定

虽然一般并不主张通过切开复位内固定来治疗 TKA 术后的髌骨骨折，但是只要有足够的骨量存在，其在处理移位的髌骨横向骨折伴明显伸膝迟滞时却是合理的。采用张力带钢丝技术，通常选择 2 根 0.625mm 克氏针，如果保留髌骨有足够厚度，还可以考虑应用 2 枚 4.0mm 空心螺钉。TKA 术后髌骨骨折时，保留的髌骨比正常髌骨要薄些。为确保克氏针的准确定位，可先将克氏针由骨折端向近端逆行钻入，再返经骨折端钻出。骨折复位后，用 2 枚 0.625mm 克氏针成直角纵向穿过骨折端。钢针位于髌骨假体和骨水泥的前方，髌骨前皮质的后方。如果髌骨过薄或无血运，可考虑其他修复技术，如部分髌骨切除。用不锈钢丝或粗的不可吸收缝线（5 号 Tycron 缝线）穿过克氏针尾端，再呈“8”字形绕过髌骨前面，拧紧张力带（图 17-9）。将克氏针的近远端向后折弯，以避免突出表皮和引起皮肤激惹。常规缝合切口。是否放置引流管可依术者偏好决定，通常不需放置。如果存在粉碎性骨块或很小的骨块难以稳定内固定，则应考虑部分髌骨切除 + 伸肌结构修复或重建，因为此时行切口复位内固定的失败率较高。

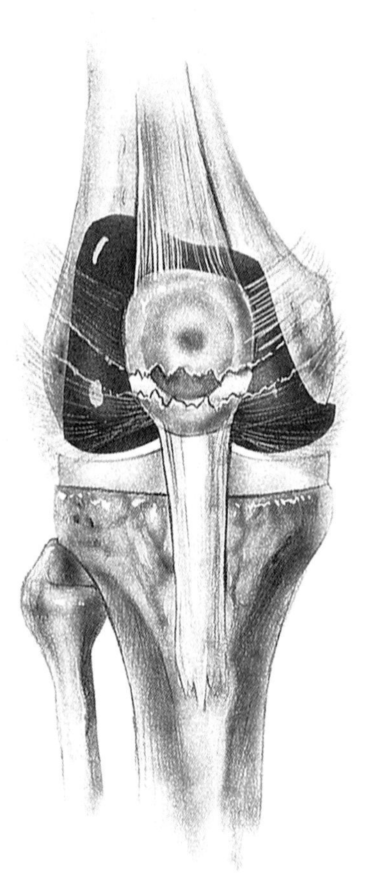

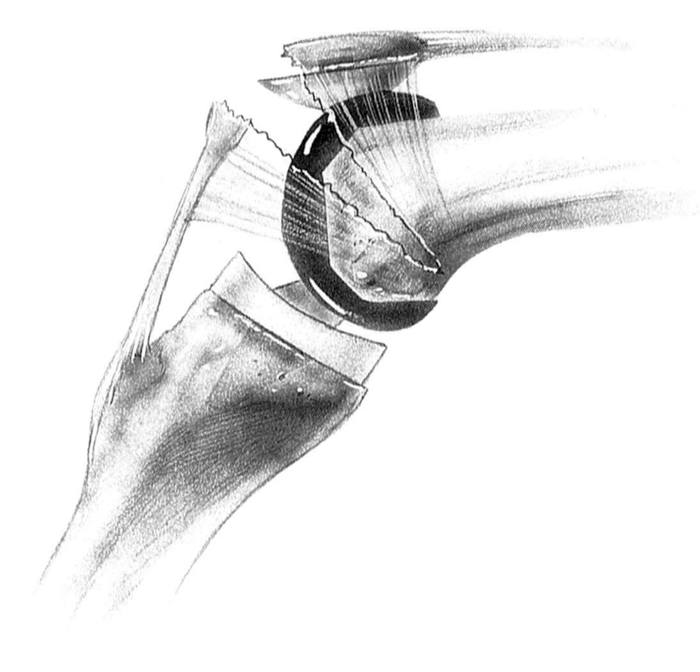

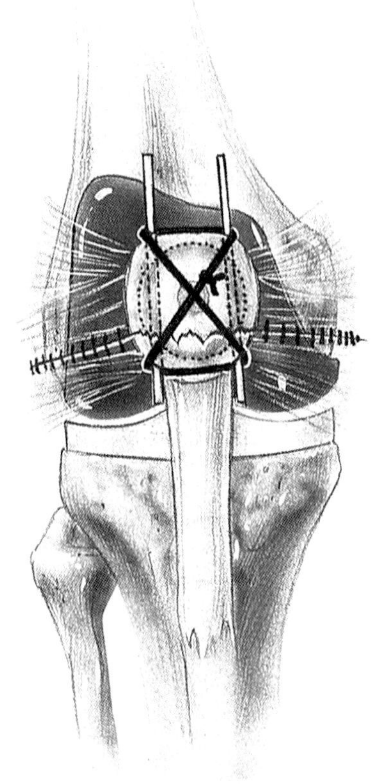

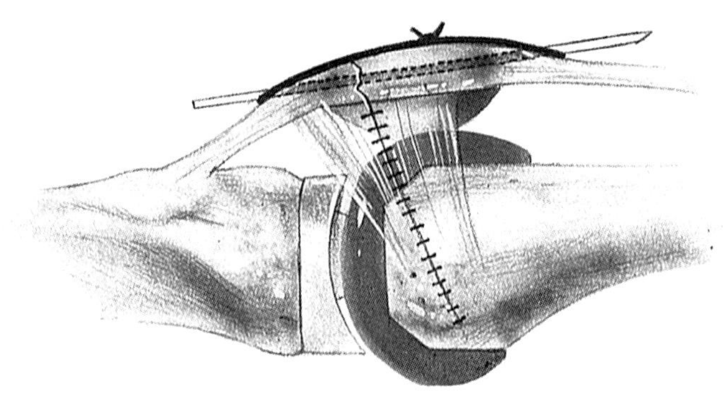

图17-9　A　TKA术后髌骨移位横向骨折的前面观。B　移位髌骨骨折的侧面观（骨-骨水泥界面完好）。C　髌骨骨折和支持带修复后的左膝正面观，采用克氏针固定，切断和折弯克氏针前拧紧张力带。D　髌骨骨折和支持带修复后的左膝侧面观

部分或完全髌骨切除＋伸膝结构修复

粉碎性髌骨骨折且难以修复重建，或者近远端骨折块很小时，可选择部分或全部髌骨切除＋伸膝结构修复（图17-10）。对于较大的、更靠近中心部位的髌骨骨折块以及附着的伸肌结构，应尽力保留。关节可通过骨折端和支持带裂口来显露。为充分显露，可纵向切开支持带。较大的骨块应予保留。这通常是近端骨块，且附带髌骨假体。

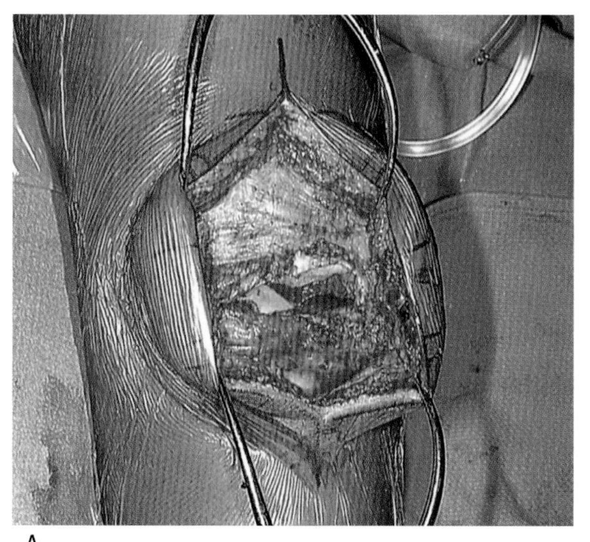
A

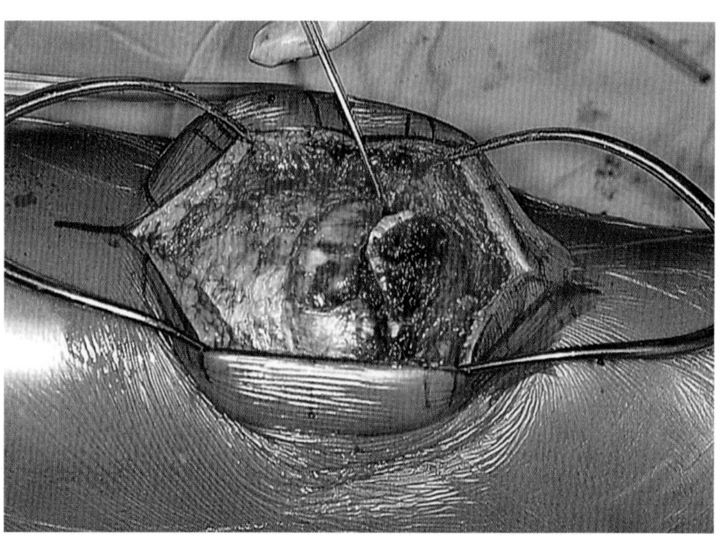
B

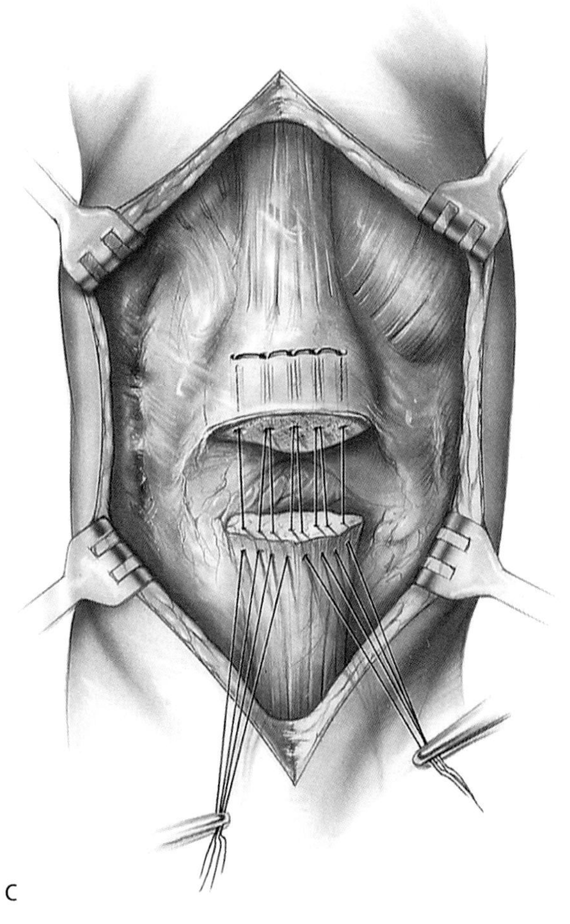
C

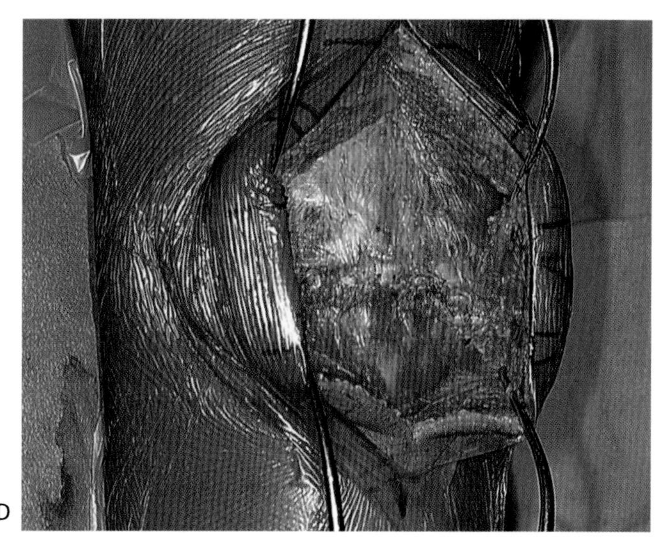
D

图17-10 A 通过骨折端和支持带裂口显露关节。为充分显露可纵向切开支持带。B 较大的骨块应予以保留。这通常是近端骨块，且附带髌骨假体。髌骨假体如稳定，则可以保留。锐性分离后摘除很小的骨块。C、D 于髌骨假体/骨水泥界面与髌骨前皮质之间，经髌骨逆向纵向钻孔。用粗的不可吸收缝线（5号Tycron缝线）穿过髌骨钻孔并缝合于髌腱，通常采用Krackow连续编织法

髌骨假体如稳定，可以保留。锐性分离后摘除很小的骨折块。于髌骨假体 / 骨水泥界面与髌骨前皮质之间，经髌骨逆向纵向钻孔。用粗的不可吸收缝线（5 号 Tycron 缝线）穿过髌骨钻孔，采用 Krackow 连续编织法缝合（远端骨块较大时，则与股四头肌肌腱缝合）。如果缺乏用以坚固修复的组织，可采用自体组织或异体组织移植进行修复。自体组织移植可选择半腱肌、股薄肌或髂胫束。异体跟腱也是一种选择，但作者未使用过。

完全髌骨切除 + 伸膝结构重建

完全髌骨切除 + 伸膝结构重建只偶尔用于一期修复困难的急性骨折固定，或者假体周围髌骨骨折治疗失败后晚期处理时。手术具体详见伸膝结构重建章节（第 35 章）。

髌骨假体取出 + 髌股关节面翻修

一般来讲，髌骨翻修适用于Ⅲa 型骨折、剩余髌骨骨量较多者，而髌骨假体取出 + 髌骨成形或髌骨切除适用于Ⅲb 型骨折、剩余髌骨骨量不足者。根据作者的经验，无论Ⅲa 型骨折或Ⅲb 型骨折在髌骨假体取出后均可行髌股关节面重建或翻修。如果髌骨骨块较大、厚度至少有 10mm，使用全聚乙烯骨水泥的小纽扣样假体即可使这些病例获得稳定的关节面重建。对于更加粉碎的Ⅲb 型骨折，使用多孔钽金属外壳进行髌股关节面重建（图 17–11），也观察到了良好的疗效。

手术技巧方面，作者倾向于放松止血带在髌骨假体外壳上钻孔，以评估髌骨的血运。钳夹适合尺寸的多孔钽金属髌骨外壳，在理想位置上与髌骨骨折块和软组织缝合。为使不可吸收的粗编织缝线（2 号或 5 号缝线）顺利穿过髌骨假体外壳，可辅助使用 1.6mm 或 2.0mm 钻头和克氏针。将多孔钽金属髌骨外壳良好固定于骨折髌骨后（图

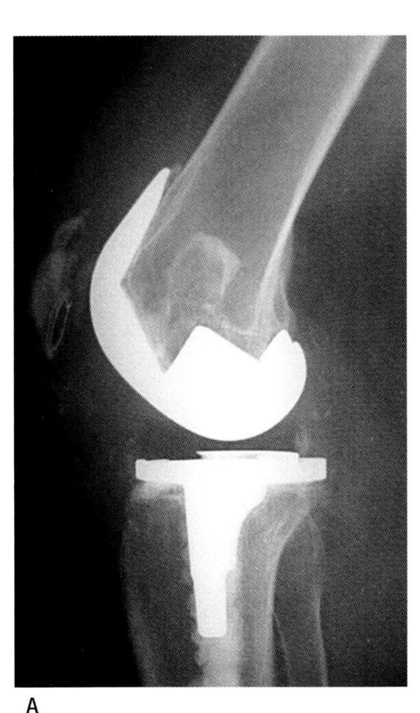
A

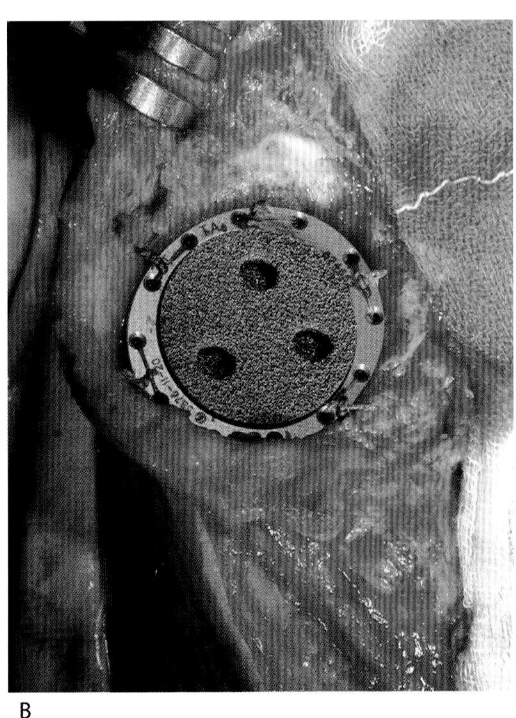
B

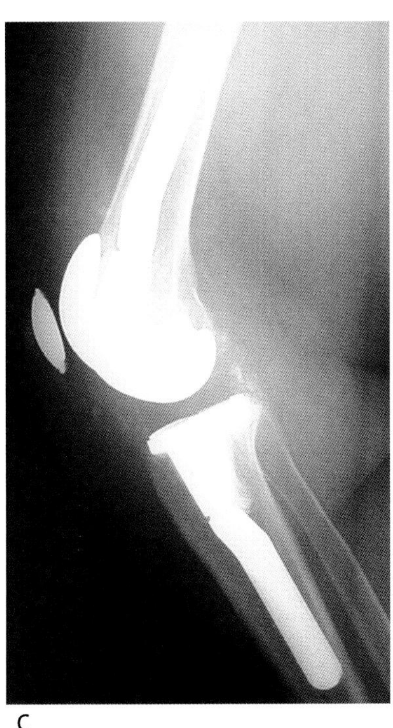
C

图 17–11　A　侧位 X 线片显示全膝关节置换术后髌骨粉碎性骨折伴髌骨假体松动、伸膝结构完好。B　将金属小梁外壳缝合于髌骨骨折深面准备好的髌骨床的术中照片。C　股骨胫骨假体及多孔钽金属外壳骨假体翻修术后的侧位 X 线片

17–11B），即可将全聚乙烯髌骨假体与多孔金属外壳黏合（图 17–11B、C）。

髌骨假体取出 + 髌骨切除成形

髌骨假体取出 + 髌骨切除成形适用于Ⅲ b 型骨折因骨量不足或骨坏死无法行髌骨表面重建 / 翻修者。为保留更多的有活力的髌骨，可只切除部分髌骨。髌骨部分切除术前文已有详述，见图 17–10 。

要点和陷阱

- TKA 术后髌骨骨折，假体固定良好且伸膝结构完好时，强烈建议进行非手术治疗。
- 必须进行手术治疗才能获得满意疗效时，内固定要求绝对稳定，否则会导致失败。
- 如果骨折内固定不能获得良好的稳定性，建议部分髌骨切除 + 伸膝结构修复或重建。
- 尽管 TKA 术后髌骨骨折时应尽量避免进行手术，必须进行手术治疗时良好的疗效取决于膝关节假体力线和旋转的最优化。

术后管理

术后管理取决于所进行的手术操作。因伸肌结构断裂而手术者，术后负重期间建议伸直位制动至少 6 周。是否修复后即伸直位制动，术者需根据修复强度慎重决定。考虑到手术失败率较高，建议长时间制动。以伸肌结构愈合为目标，不惜关节活动度丢失的代价。

并发症

- 不愈合：有文献报道，假体周围髌骨骨折切开复位内固定后的不愈合率高达 92%，以致作者对所有假体周围髌骨骨折患者均不建议进行切开复位内固定。
- 髌骨脱位：即使非常稳定的髌骨内固定或伸膝结构重建，一旦发生髌骨脱位，也会导致失败。髌骨脱位的发生提示医师，股骨假体或胫骨假体可能存在旋转不良。
- 感染：任何手术均会增加感染的风险，尤其在关节翻修置换、伸膝结构血运受影响或应用异体组织移植时。假体周围髌骨骨折治疗后感染，必须积极清创。如果伸膝结构因感染而损失，很多患者最终将不得不进行关节融合。
- 骨坏死：组织学已证实假体周围髌骨骨折后可发生骨坏死。骨坏死的诱因包括内侧髌股关节切开后的外侧支持带松解、髌下脂肪垫切除（膝内下血管和膝外下血管的吻合支走行于脂肪垫内）以及 PMMA 骨水泥产热反应导致的热坏死。

结果

移位的假体周围髌骨骨折伴伸膝结构撕裂，切开复位内固定的疗效一般较差。部分髌骨切除 + 伸膝结构修复有望获得较好的疗效。

由于 TKA 术后髌骨骨折并不多见，需手术治疗者更少，疗效分析较为困难。在一项较大样本的回顾中，Ortiguera 和 Berry 发现，12 464 例全膝关节置换术患者中有 78 例术后发生髌骨骨折，发生率为 0.68%，38 例 I 型骨折患者中，37 例只随诊观察或用支具、石膏固定。本组中 74% 患者无症状，1 例因骨折不愈合需行手术切除，1 例进行性膝关节纤维化，1 例髌骨假体最终松动。另 1 例Ⅰ型骨折接受了早期手术治疗。12 例Ⅱ型骨折患者中，11 例行伸膝结构修复 + 部分髌骨骨折切除或切开复位内固定。1 例行支具制动，5 年随访时虽有 5° 膝伸直受限却仍无症状。6 例接受骨折切开复位内固定 + 伸膝结构修复的患者中，有 5 例治疗失败。另 5 例骨折患者行部分髌骨切除 + 伸膝结构修复治疗，疗效未指出。Ⅱ型骨折治疗的并发症发生率达 50%，11 例患者中 5 例需要再次行翻修手术。12 例Ⅱ型骨折患者中 6 例行手术治疗，末次随访时有膝关节不稳定、疼痛或无力症状。24 例患者发生Ⅲ型骨折（伴髌骨假体松动），对有症状患者行手术治疗。手术方式的选择依据保留骨的质量状况决定。12 例Ⅲa 型骨折（假体松动，保留骨量较充足）行假体取出 + 髌骨成形或假体翻修，12 例Ⅲb 型骨折（假体松动，保留骨量不足）行部分或全部髌骨切除。13 例Ⅲ型骨折患者治疗后出现并发症，包括固定失效、伸直受限 > 15°、不愈合、感染、不稳定及关节纤维化。其中 3 例进行了翻修术。

尽管数量有限，但一项对 3 例Ⅲb 型髌骨骨折患者应用多孔钽金属髌骨外壳行髌股关节面重建或翻修的研究还是显示了满意的疗效。此术式治疗Ⅲb 型假体周围髌骨骨折的疗效，尚需技术、工艺方面的进一步随访观察。

参考文献

[1] Burnett RS, Bourne RB. Indications for patellar resurfacing in total knee arthroplasty. *Instr Course Lect.* 2004;53:167-186.

[2] Benjamin J, Chilvers M. Correcting lateral patellar tilt at the time of total knee arthroplasty can result in overuse of lateral release. *J Arthroplasty.* 2006;21:121-126.

[3] Bullek DD, Scuderi GR, Insall JN. Management of the chronic irreducible patellar dislocation in total knee arthroplasty. *J Arthroplasty.* 1996;11:339-345.

[4] Hanssen A, Rand J. Management of the chronically dislocated patella during total knee arthroplasty. *Techniques Orthop.* 1988;3:49-56.

[5] Hudson J, Reddy VR, Krikler SJ. Total knee arthroplasty for neglected permanent post-traumatic patellar dislocation—case report. *Knee.* 2003;10:207-212.

[6] Meneghini RM, Ritter MA, Pierson JL, et al. The effect of the Insall-Salvati ratio on outcome after total knee arthroplasty. *J Arthroplasty.* 2006;21:116-120.

[7] Nelson CL, Lonner JH, Lahiji A, et al. Use of trabecular metal patella for marked patella bone loss during revision total knee arthroplasty. *J Arthrop.* 2003;7(suppl):37-41.

[8] Busfield BT, Ries MD. Whole patellar allograft for total knee arthroplasty after previous patellectomy. *Clin Orthop Relat Res.* 2006;450:145-149.

[9] Compere CL, Hill JA, Lewinnek GE, et al. A new method of patellectomy for patellofemoral arthritis. *J Bone Joint Surg Am.* 1979;61:714-718.

[10] Joshi AB, Lee CM, Markovic L, et al. Total knee arthroplasty after patellectomy. *J Bone Joint Surg Br.* 1994;76:926-929.

[11] Martin SD, Haas SB, Insall JN. Primary total knee arthroplasty after patellectomy. *J Bone Joint Surg Am.* 1995;77:1323-1330.

[12] Paletta GA, Laskin RS. Total knee arthroplasty after a previous patellectomy. *J Bone Joint Surg Am.* 1995;77:1708-1721.

[13] Chan JY, Giori NJ. Uncemented metal-backed tantalum patellar components in total knee arthroplasty have a high fracture rate at midterm follow-up. *J Arthroplasty.* 2017;32:2427-2430.

[14] Ries MD, Cabalo A, Bozic KJ, et al. Porous tantalum patellar augmentation: the importance of residual bone stock. *Clin Orthop.* 2006;452:166-170.

[15] Parvizi J, Seel MJ, Hanssen AD, Berry DJ, Morrey BF. Patellar component resection arthroplasty for the severely compromised patella. *Clin Orthop.* 2002;397:356-361.

[16] Gililland JM, Swann P, Pelt CE, Erickson J, Hamad N, Peters CL. What is the role for patelloplasty with Gullwing osteotomy in revision TKA? *Clin Orthop Relat Res.* 2016;47(4):101-106.

[17] Klein GR, Levine HB, Ambrose JF, Lamothe HC, Hartzband MA. Gull-wing osteotomy for the treatment of the deficient patella in revision total knee arthroplasty. *J Arthroplasty.* 2010;25:249-253.

[18] Vince K, Blackburn D, Ortaaslan S, Thadani P. "Gull-wing" osteotomy of the patella in total knee arthroplasty. *J Arthroplasty.* 1999;254.

[19] Hanssen AD. Bone-grafting for severe patellar bone loss during revision knee arthroplasty. *J Bone Joint Surg Am.* 2001;83:171-176.

[20] Ortiguera C, Berry DJ. Patellar fractures after total knee arthroplasty. *J Bone Joint Surg Am.* 2002;84-A:535-540.

[21] Keating EM, Haas G, Meding JB. Patella fracture after post total knee arthroplasty. *Clin Orthop Relat Res.* 2003:93-97.

[22] Parvizi J, Kim K, Oliashirazi A, et al. Periprosthetic patellar fractures. *Clin Orthop Relat Res.* 2006;446:161-166.

[23] Hozack WJ, Goll SR, Lotke PA, et al. The treatment of patellar fractures after total knee arthroplasty. *Clin Orthop Relat Res.* 1988;236:123-127.

[24] Windsor RE, Scuderi GR, Insall JN. Patellar fractures in total knee arthroplasty. *J Arthroplasty.* 1989;4(suppl):S63-S67.

[25] Figgie HE III, Goldberg VM, Figgie MP, et al. The effect of alignment of the implant on fractures of the patella after condylar

total knee arthroplasty. *J Bone Joint Surg Am.* 1989;71-A:1031-1039.

[26] Sheth NP, Pedowitz DI, Lonner JH. Current concepts review: periprosthetic patellar fractures. *J Bone Joint Surg Am.* 2007;89:2285-2296.

[27] Szyszkowitz R, Allgöwer M, Burch HP, et al. Patella and tibia. In: Müller M, Allgöwer M, Schneider R, Willenegger H, eds. *Manual of Internal Fixation*. New York, NY: Springer-Verlag; 1991.

[28] Crossett LS, Sinha RK, Sechriest VF, Rubash HE. Reconstruction of a ruptured patellar tendon with Achilles tendon allograft following total knee arthroplasty. *J Bone Joint Surg Am.* 2002;84:1354-1361.

[29] Nelson C, Lonner J, Lahiji A, et al. Use of a porous metal shell for management of marked bone loss during revision total knee arthroplasty. *J Arthroplasty.* 2003;18(suppl):37-41.

[30] Scapinelli R. Blood supply of the human patella. Its relation to ischaemic necrosis after fracture. *J Bone Joint Surg Br.* 1967;49-B:563-570.

第18章　内外翻限制型假体在初次全膝关节置换术中的应用

Michael J. Taunton

前言

一期全膝关节置换术（TKA）中后关节不稳定虽然少见，但是对其的预防和管理非常重要。关节不稳定是一期TKA失败的常见机制，需要进行翻修术。最近一项来自同一个医疗机构的对5000多例后稳定型（PS）初次TKA患者进行的回顾性研究的结果显示，36%的翻修原因是术后不稳定。并且前期的相关研究也显示了类似的不稳定发生率，这表明TKA不稳定问题一直存在。在一组440例行翻修术的系列研究中，63%在5年内失败，27%的患者因为不稳定而失败。在另一组212例行翻修术的研究中，21%的病例是因为不稳定而失败。其中，不稳定可被分为伸直内翻－外翻不稳定、中屈不稳定、屈曲不稳定以及整体不稳定。屈曲不稳定可由后交叉韧带（PCL）保留型假体PCL变薄、断裂或过度松解引起。除此之外，后交叉韧带替代型假体（PS假体）也可能引起屈曲不稳定，但最常见的原因是屈曲时间隙平衡不当、股骨假体尺寸不足、胫骨后倾斜度过大以及股骨远端截骨不足。

适应证

在一期TKA中应用内外翻限制型（非铰链式）假体有很多适应证。无论是对于患者而言，还是对于外科医师而言，术前知晓上述问题均非常重要，因为这些并发症的出现常常需要通过一些不常用的翻修假体来进行处理。术前最为明显，同时也是最为常见的适应证就是严重外翻膝。偶尔会出现内侧副韧带（MCL；图18–1）的变薄或功能缺失。这些膝关节通常有20°或更大的外翻畸形（图18–2）。对于术前存在外翻畸形的患者而言，手术的主要目标是在中立到轻微外翻对线的情况下保留平衡且稳定的膝关节。评估畸形是固定还是可矫正的，将有助于外科医师制订详细的术前计划。与固定畸形相比，可活动畸形通常更容易矫正，并且韧带平衡或凹形结构松解的程度更低。作者通常首先在初次TKA中进行股骨远端和胫骨近端截骨，然后使用占位器检查中立对线，然后检查内外翻限制型假体的稳定性。如果对线情况比较满意，那么则需进行适当的韧带松解以实现最终平衡。对于患有外翻畸形的病例而言，需要对向外侧伸展时绷紧的膝关节的关节线上进行后外侧松解术来进行缓解。如果无法实现完全矫正，则可能需要对髂胫束（ITB）进行“拉花”技术松解。尽管进行侧方松解，但作者仅在MCL不能保持必要张力的情况下才使用内外翻限制型假体。作者没有在初次TKA中进行MCL推进或移植的经验。如果中间结构无法起到限制作用，则使用铰链型假体。屈

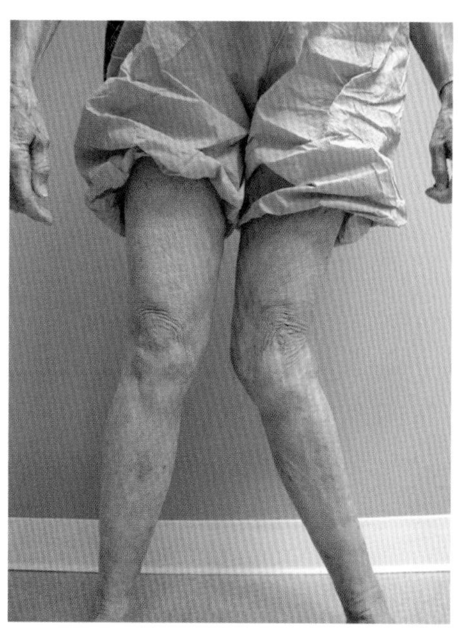

图 18-1 一位 86 岁左膝不稳定女性患者的术前照片

曲间隙经常需要进一步的松解，特别是在固定型外翻畸形之中。由于在股骨外髁发育不良的情况下，后参考导向器常导致股骨假体旋转，因此需要对股骨假体的旋转进行仔细观察。在这种情况下，应用间隙平衡技术可能会过度向外旋转假体，因此应使用其他解剖学标志来进行适当的调整，如通髁线和 Whiteside 线。尽管股骨假体可适当旋转，但如果后外侧间隙太紧，则可以通过松解腘肌肌腱来缓解。

同样的屈伸平衡技术也用来治疗膝内翻。作者通常将后内侧角松解到关节线下方 1cm 处，以松解固定型内翻畸形。松解须小心完成，因为如果过度松解，韧带可能会像行医源性横切术后一样松弛。在初次 TKA 之中偶尔会发生医源性的 MCL 或外侧副韧带横断，在胫骨近端或股骨后髁截骨时特别容易伤及侧副韧带。据研究报道，在保留 PCL 的情况下，一期修复 MCL 可以成功。然而，作者临床中在这种情况下使用内外翻限制型假体，因为缝合修复侧副韧带不可靠。

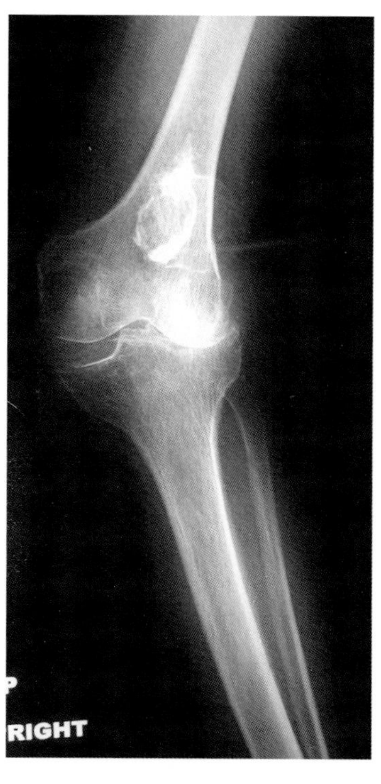

图 18-2 据术前 X 线片测量膝关节的外翻角度为 34°，内侧关节间隙张开，说明内侧副韧带松弛

表 18-1 内外翻限制型假体的可能适应证
• 严重的外翻畸形（侧副韧带功能不全）
• 创伤后关节炎
• 进展期类风湿关节炎
• 内侧副韧带的医源性损伤
• 夏科关节病和假性夏科关节病（图 18-3）
• 佩吉病（图 18-4）
• 脊髓灰质炎
• 血友病性关节炎

表 18-1 列举了可能需要植入内外翻限制型假体的其他疾病和诊断（图 18-3、图 18-4）。遇到这些临床情况，只要有可能，作者一开始会尝试使用后交叉韧带替换型假体。如果一侧或双侧副韧带出现无力即会选择内外翻限制型假体，而不是延长术后制动或使用支具。

禁忌证

如果内外侧副韧带完整，并且膝关节能够通过 PS 假体实现屈伸间隙平衡，则应避免使用内外翻限制型假体。为了处理股骨远端的骨质丢失，许多假体系统会利用髁限制型股骨假体进行翻修或“复杂的初次置换”。然而，需要注意的是，如果实现韧带平衡，那么标准 PS 胫骨聚乙烯衬垫仍然可以与这些股骨假体一起使用。使用髁限制型假体的主要禁忌证是任意一侧副韧带功能缺失或股骨内上髁、股骨内髁骨缺损，以至于即使用髁限制性假体也不能提供稳定性。在这种情况下，可能需要使用旋转铰链型假体。但是，这种情况在初次 TKA 中十分罕见。

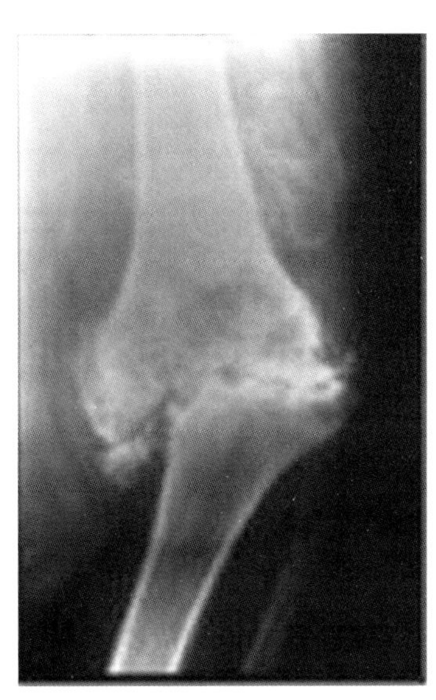

图 18-3 夏科关节病患者膝关节存在严重骨缺损和多维度不稳定

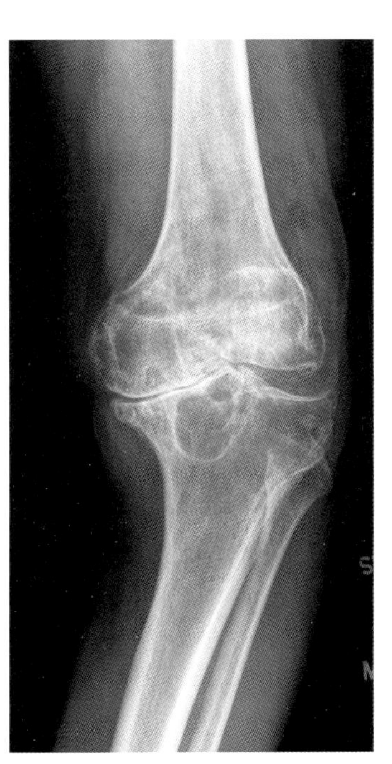

图 18-4 佩吉病伴严重内翻畸形、胫骨内侧囊肿、内侧副韧带功能不全的患者

技术

韧带功能不全以及膝关节畸形需要行内外翻限制型 TKA 的患者通常不适用小切口入路。常规使用大腿止血带，不需抬高肢体。作者使用 1 个 15~18cm 的正中切口和一个内侧髌旁关节囊切口。

显露膝关节并去除周围的骨赘，术者使用骨钻打通股骨远端的髓腔。根据术前站立位全长 X 线片确定股骨远端截骨角度。重要的是，要知道骨水泥型假体柄安放在髁限制型股骨假体上的角度。骨水泥型假体柄允许在股骨远端截骨角度和假体柄上的角度之间存在偏差，但也有限度。需要牢记的是，如果存在屈曲挛缩，则需要增加股骨远端截骨，对于 10° ~15° 的挛缩，通常需要额外切除 2~4mm 的骨组织。使用长股骨髓内杆，股骨远端截骨板具垂直于 Whiteside 线（股骨的前后轴从滑车槽的低点到髁间窝的高点）或平行于通髁线（从内上髁沟到外上髁的直线；图 18–5），完成初始远端截骨。然后使用髓外截骨板垂直于胫骨长轴，行胫骨近端截骨（图 18–6）。再使用间隙测块检查中胫骨假体的对线情况，然后检查内外翻限制型假体的稳定性（图 18–7）。如果对线满意，则进行适当的韧带松解。对于外翻畸形，由于膝关节在向外侧伸展时会处于紧张状态，因此作者在膝关节的关节线上进行后外侧松解术。如果不能完全矫正，则需要进行“拉花”技术松解髂胫束。即使进行了外侧松解，作者也只有在内侧副韧带张力不适时植入内外翻限制型假体。同样的屈伸平衡技术也用来治疗膝内翻。笔者通常将后内侧角松解到关节线下方 1cm 处，以松解固定型内翻畸形。这个松解术应该小心完成，如果松解过度，韧带可能会像行医源性横切术后一样松弛。

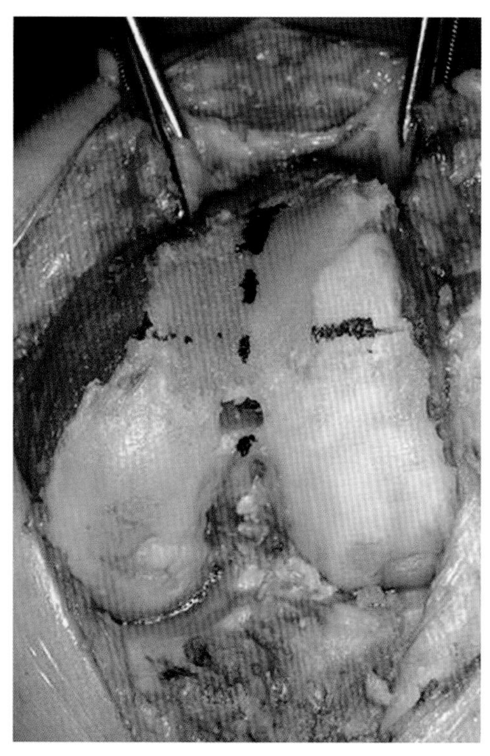

图 18–5　图中所标的线代表 Whiteside 线，是前后轴的标志。股骨远端的上髁线也已标出，以此进行最初的股骨前方截骨

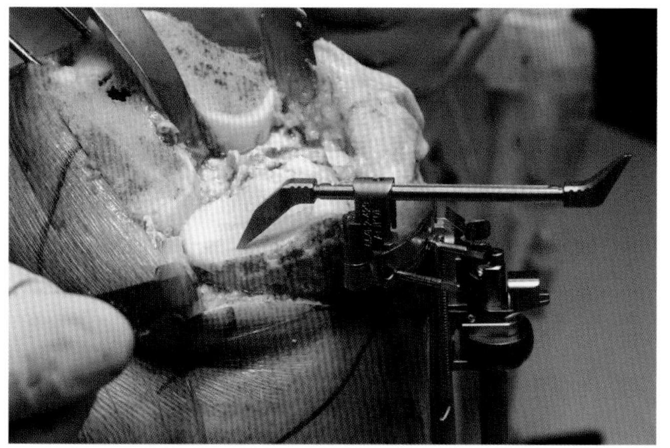

图 18–6　在髓外导向下进行胫骨近端截骨。内侧骨缺损区域尽量少截骨。有时，需参照未受累及侧截骨，会减少胫骨截骨，但需要使用胫骨垫块

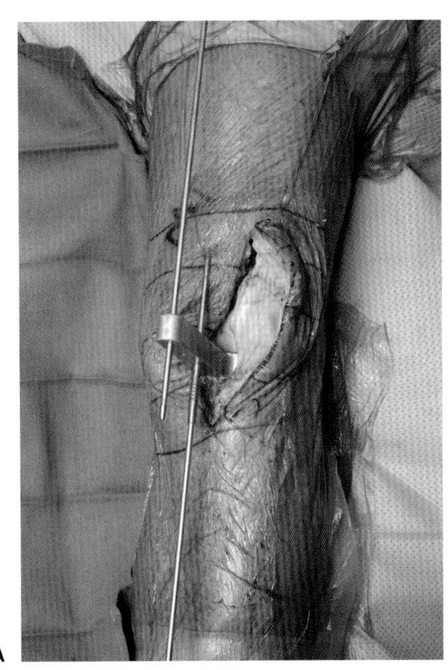

A

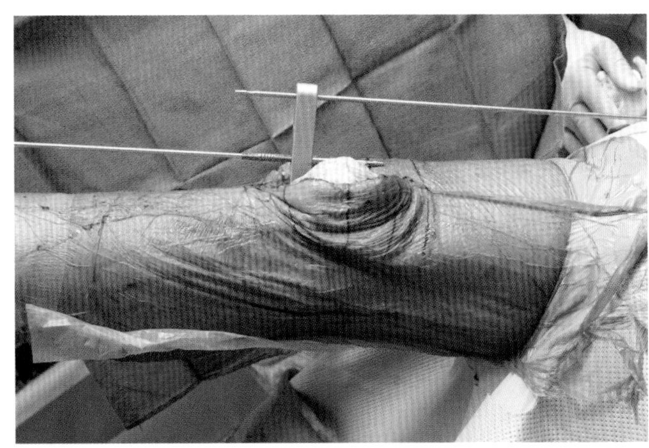

B

图 18-7　用间隔块和长力线杆检查力线。A　前后面。B　侧面

优化伸直间隙之后，就可以实现适当的屈伸间隙。不过，在韧带无法发挥其正常作用的情况下，就不能仅仅依靠间隙平衡技术来确定股骨假体的旋转。在这种情况下，解剖标志成为有用的辅助物。可以使用譬如 Whiteside 线、上髁线和后髁线的 3° 外旋，并用亚甲蓝标记股骨假体（上髁）的正确旋转对位（图 18-8）。使用测量模板测量股骨远端从前到后的大小，医师将根据上述信息选择尺寸最为接近的假体（图 18-9）。随后安放股骨截骨板，并进行后面、前面和斜面截骨（图 18-10）。膝关节在屈曲 90° 和完全伸展时的平衡是通过使用间隔器来辅助的。一般来说，这些有严重外翻畸形和韧带功能不全的膝关节存在紧密的外侧结构。有时，可能需要从股骨外侧髁额外松解腘肌肌腱和外侧副韧带（图 18-11；见第 9 章）。

如果不能实现 MCL 或侧方结构的张力适当，作者将继续使用股骨髁限制型假体。股骨准备阶段，作者首先完成 PS 股骨的正常槽形截骨，然后放置额外的导向器以加深髁限制型假体的凹槽。用 13mm 铰刀准备 50mm 长的骨水泥型假体柄通道。然后，将 19mm 的铰刀放置在股骨髓腔中，以便为髁限制型股骨假体的“外壳”留出空间。作者通常放置带柄的股骨假体试模，并放置带有聚乙烯衬垫的胫骨托盘试模。根据占位

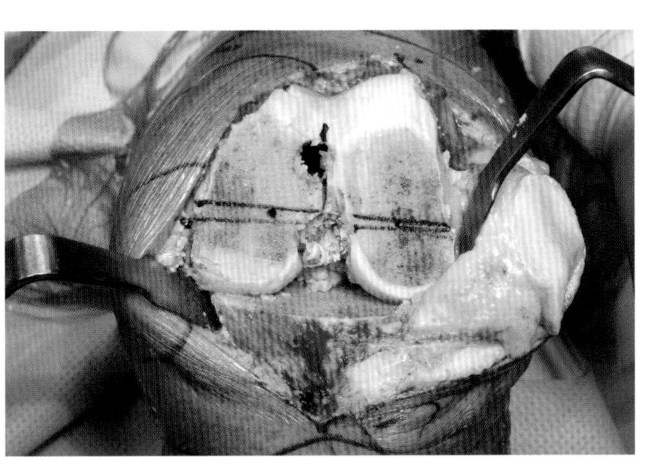

图 18-8　利用髁突轴线，一条相对于后髁线外旋 3° 的线，以及经滑车线（Whiteside 线）来确定股骨部件正确的旋转对位

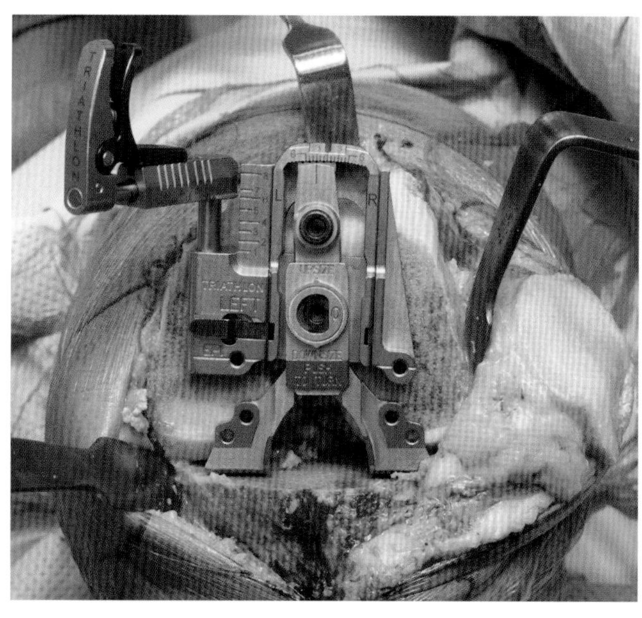

图 18-9　一旦确定了股骨部件适当的前后和旋转对位，就可以用导向器来测量股骨的大小，钉孔是准确截骨的导向

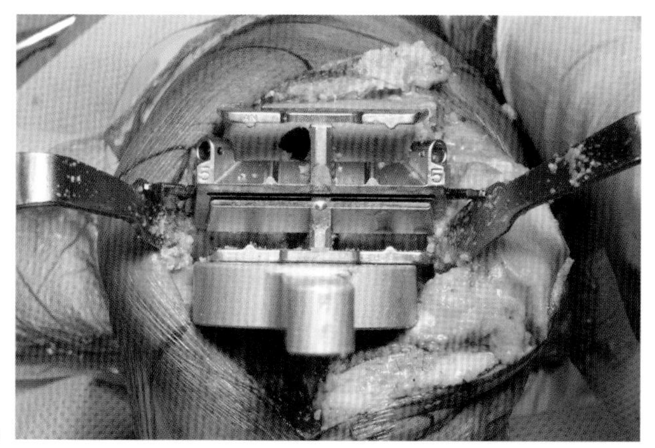

A

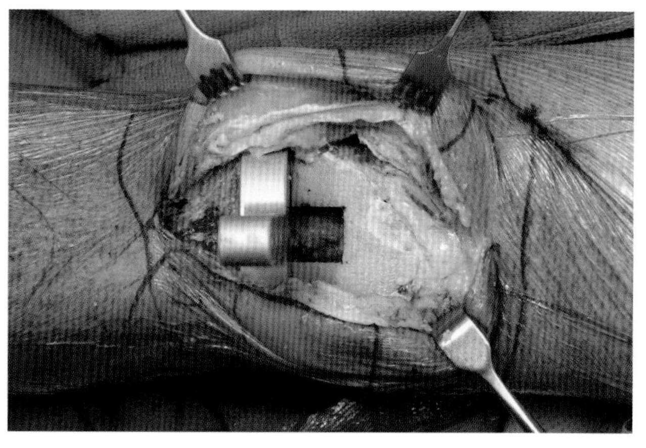

B

图 18-10　用股骨截骨导向器进行前面、后面和斜面截骨。A　在截骨前可放置占位器，以确保屈曲间隙松紧合适。B　待所有的截骨完成后，放置占位器后施加内翻、外翻应力重新检查伸直间隙

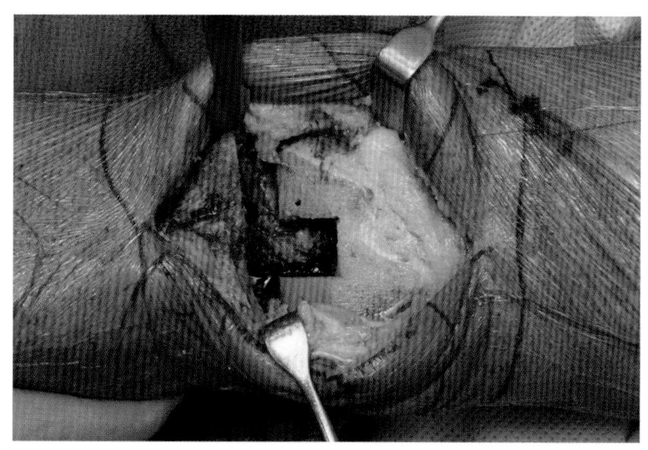

图 18-11　如果发现外翻膝仍残余外侧结构紧张，则需要进一步的松解

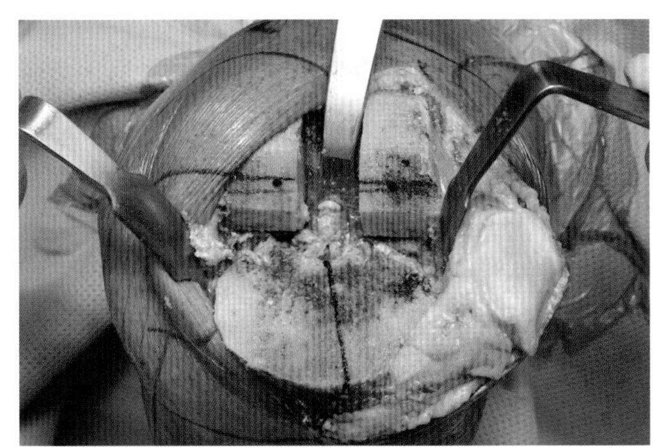

图 18-12 为了旋转对线合适，允许胫骨托盘“自由浮动”。也可以根据胫骨结节中内侧 1/3 与后交叉韧带止点连线来定位旋转。

器的厚度，使用适当厚度的胫骨聚乙烯衬垫尝试复位。允许胫骨托盘试模在整个运动范围内自由旋转，标记或固定旋转定位。通常与胫骨结节内侧 1/3 的轴线对齐（图 18-12）。胫骨近端面用电钻开槽。用 13mm 铰刀在胫骨扩髓准备 50mm 长骨水泥型髓腔杆通道。置入带 50mm 长柄的胫骨试模。

膝关节应完全伸展并弯曲到至少 120°，其伸膝装置处于半松解状态（图 18-13）。膝关节的屈曲间隙和伸直间隙应相等。然后使用标准技术进行髌骨假体的准备和髌股关节轨迹试验。

换干净的手套组装带 50mm 延长杆的胫骨假体和带 50mm 延长杆的股骨假体，并放在后台上。用脉冲枪冲洗进行标准骨准备后，首先将胫骨假体使用骨水泥进行黏合，然后黏合髌骨假体和股骨假体。待骨水泥聚合后，将胫骨聚乙烯插入托盘中，用插入稳定销固定，复位膝关节（图 18-14）。通常不放置引流管。用可吸收单丝自锁紧式缝线连续缝合和可吸收编织缝线间断缝合关闭关节囊。

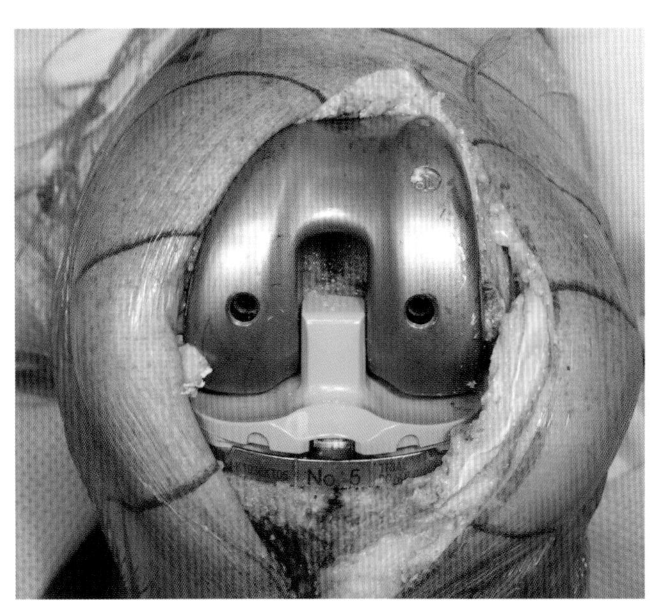

图 8-13 安装试模，复位关节。注意髁限制型衬垫以及股骨部件与衬垫的旋转匹配合适

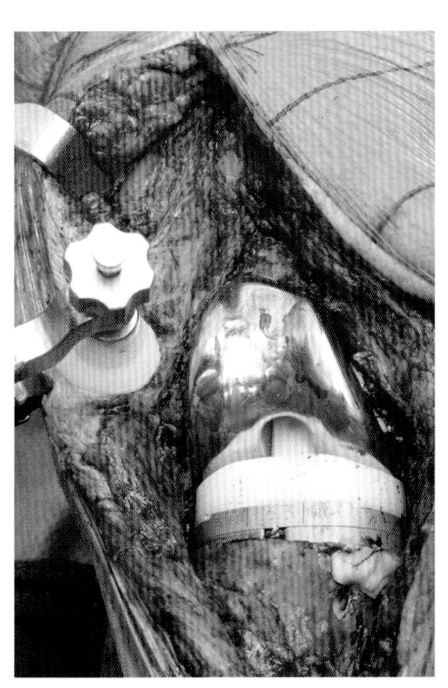

图 18-14 最终植入假体。伸膝检查假体旋转匹配关系，再次检查整个活动范围内关节稳定情况

术后管理

患膝切口周围用无菌敷料加压包扎。除非伸膝装置受到严重损伤，否则通常不使用铰链式膝关节支具或膝关节固定器。理疗师协助患者逐渐从早期活动过渡到加强运动以及自主行走。患者在术后第 2 天出院前需更换敷料。患者使用步行器或拐杖直到术后 4 周使用手杖来辅助行走。

并发症

胫骨桩柱的破坏和磨损

内外翻限制型假体能够提供 ±2° 的内翻 / 外翻限制，并仅允许在膝关节做屈曲 – 伸展运动时内 – 外旋转最多 20°（图 18–15）。正因为如此，当使用内外翻限制型假体时，实现股骨假体和胫骨假体的正确旋转对线是至关重要的一个步骤。作者成功地使用了后部参考导向器、通髁线和 Whiteside 线用于股骨假体的旋转对位。对于使用固定的解剖结构进行胫骨假体的旋转对线存在一些争议；然而，它可以与“自由漂浮”技术结合使用，这种技术已经被发现更可靠。对膝关节试行复位后，小腿和足部不应有过度的内外旋转畸形，髌骨假体应无倾斜或半脱位。如果存在这两种情况之一，则应重新检查假体的旋转对齐情况。如果没问题，则可以松解侧方支持带以使髌骨靠近中心。

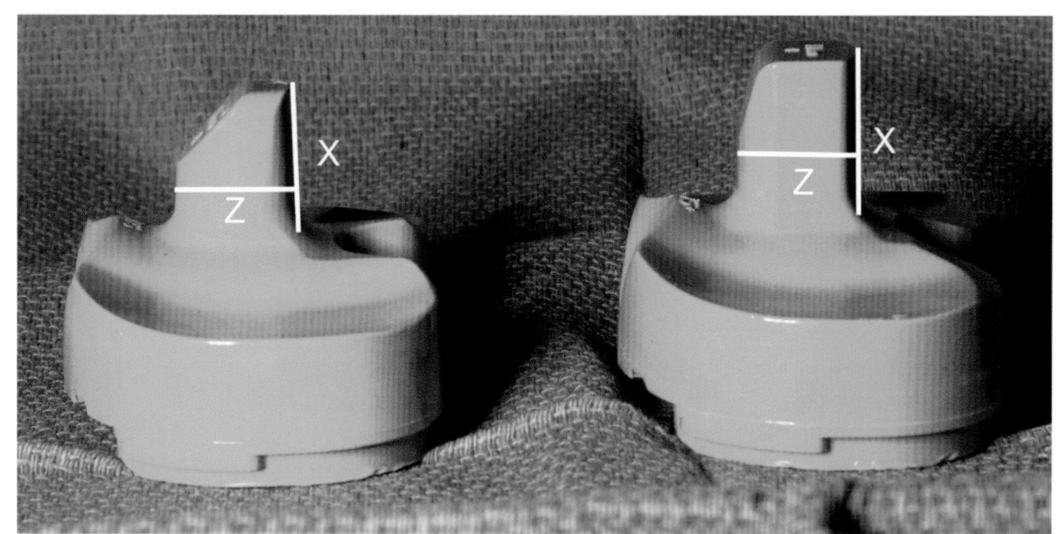

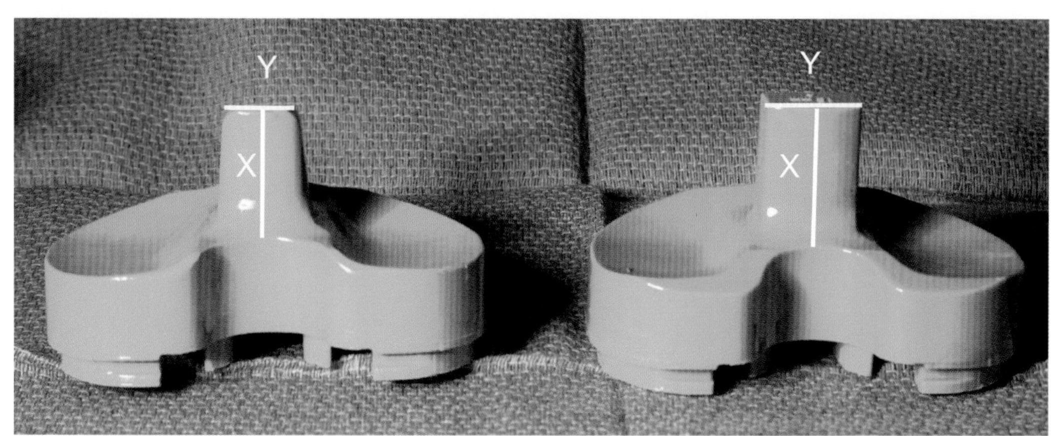

图 18–15　后稳定型和半限制型胫骨衬垫的尺寸比较。A　在侧面注意桩柱的轮廓 Z 和高度 X 的差异。B　在正面注意两个桩柱宽度 Y 的差异

内外翻限制型假体胫骨桩柱断裂的报道很少。多发生在翻修病例中而不是行一期关节置换术的病例中。胫骨桩柱的破坏更多见于没有完全平衡的膝关节或者伸展应力试验不稳的膝关节。有观点认为，TKA 后骨溶解可能由胫骨桩柱的磨损片引起，但是更主要的原因可能是与胫骨盘的设计和聚乙烯衬垫的锁定机制有关。

脱位

如果膝关节不平衡（屈曲过度松弛），内外翻限制型假体理论上可能会在过度屈曲 – 外翻时发生脱位。应该通过在屈曲 90° 时适当的韧带平衡来避免脱位的发生。如果术中稳定性不足，应使用铰链型假体。

髌骨问题

由于内外翻限制型假体在膝关节屈伸过程中只能少量旋转，因此髌股关节和髌骨比限制性较小的假体承受更大的剪切力。由于外侧韧带的过度松解，理论上髌骨可能会因血供阻断而发生骨折或骨坏死，后期导致髌骨碎裂。PS 假体和内外翻限制型假体植入后均会出现髌骨半脱位、骨或软组织异响或残留的髌骨疼痛。这些并发症的发生可能与股骨假体设计或残存未切除的髌骨周围软组织有关。在试复位过程中，观察和触诊髌股关节对于预防这种并发症很有效。

无菌性松动

除了先前提到的由旋转限制引起的内外翻限制型假体的并发症外，无菌性松动也是一个令人担忧的问题。如果有骨丢失，或骨量不足，强烈建议进行干骺端增强术。在作者的实践中，这种非骨水泥多孔型骨长入材料和骨水泥柄构件的“混合”技术是非常成功的。

结果

最近很少有关于在一期 TKA 中为矫正严重外翻畸形进行 MCL 一期修复或内侧重建结果的报道。作者所在机构的最新一次系列回顾性研究报道了使用内外翻限制型假体治疗 427 例患膝的术后 10 年和 20 年的结果，然后将其与相同随访期间的常规初次 TKA（27 994 例患者）的结果进行了比较。本研究结果显示，对于接受限制型假体 TKA 治疗的患者而言，Kaplan–Meier 存活曲线显示，假体保存率在 10 年时为 90%，在 20 年时为 73%。这与常规初次 TKA 的假体保存率分别为 94% 和 85% 形成较为明显的对比，这导致矫正危险比为 1.65（$P=0.007$）。最常见的翻修原因是切口并发症（AHR=2.88）、骨溶解和磨损（AHR=1.52）、关节僵硬（AHR=2.35）、感染（AHR=2.48）和骨折（AHR=1.37）。

在一组 600 例行一期全膝关节置换术的单中心研究中，有 16 例术中损伤 MCL 者进行了一期修复。12 例行保留 PCL 假体置换术，4 例行后稳定型假体置换术。所有病例术后佩戴铰链式护膝 6 周。平均随访 45 个月，没有 1 例翻修，所有膝关节恢复了正常的稳定性。一组 8 例术前膝关节外翻平均 22°（15° ~30°）的患者，应用保留后交叉韧带假体植入并以骨嵌入式缝合技术推进 MCL 进行治疗。当时针对这种情况还没有可用的内外翻限制型假体。对这些患者平均随访 6 年（4~9 年），所有膝关节表现稳定，没有翻修案例。但对于这种重建，术后必须佩戴至少 6 周的长腿支具。现在这种技术

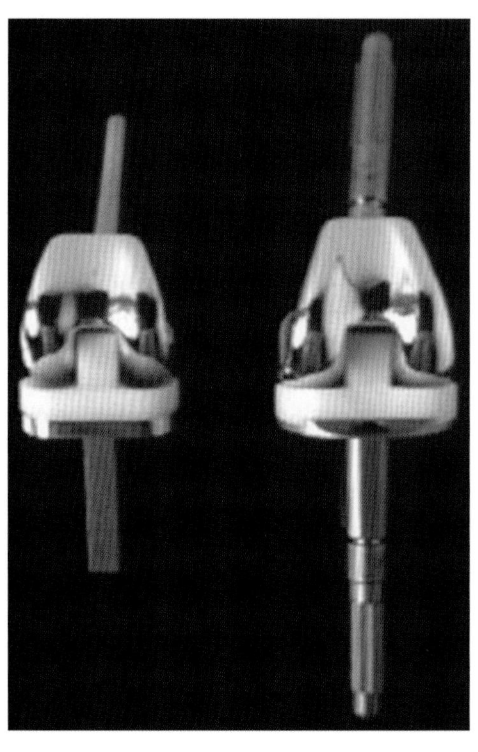

图 18-16　左为非模块化的 TCP Ⅲ假体，右为模块化 Insall-Burstein Ⅱ CCK 假体

仅适用于严重外翻畸形的“年轻的、活动量大的患者”。据悉，至今尚没有应用此种技术治疗同等数量患者的报道。

目前内外翻限制型假体有非常多的设计类型。至少有 12 家公司生产了至少 22 种不同类型的内外翻限制型（非铰链型）全膝关节置换假体。不过我们要认识到，这些假体在初次 TKA 中的短期和长期结果会因特定的设计而存在一定的差异。大多数关于这些假体发表的系列研究报告显示了非模块化的 Total Condylar Ⅲ假体（TCP Ⅲ）或模块化 Insall-Burstein Ⅱ髁限制型膝关节假体（CCK；Zimmer，Warsaw，IN；图 18-16）的结果。不过，需要注意的是，这些研究很难进行分析，因为许多研究既包括初次置换术也包括翻修术，而且随访时间短，患者数量相对较少。在一组初次 TKA 由于多平面不稳定或严重骨缺损接受了 TCP Ⅲ或 CCK 假体治疗的 17 例患者中，在平均 5 年的随访时间内无 1 例翻修。另一项研究报道了连续的初次 CCK 假体置换术治疗 44 例严重膝外翻畸形的老年患者中，研究结果显示，28 例患膝在平均为期 7.8 年的随访中无 1 例出现失败。最后，研究者报道了 54 个连续初次 TKA 中的 TC Ⅲ和 CCK 假体的 10 年生存率，在将失败定义为因组件松动而须进行翻修后，10 年生存率为 96%（CI：90.6%~100%）。除此之外，研究还发现，62 岁以上患者 37 例患膝与年轻患者 17 例患膝的临床或影像学结果无差异。在平均随访 9 年（5~16 年）后，未出现 1 例膝关节胫骨桩柱骨折，仅有 1 例膝关节发生骨溶解。

内外翻限制型假体中无论是股骨假体还是胫骨假体，应用骨水泥或非骨水泥型延长杆没有哪个有明显的优势。作者通常在胫骨侧使用 50mm 的骨水泥型延长杆，在股骨侧使用 50mm 的骨水泥型延长杆（图 18-17）。然而，最终的选择应该基于关节周围骨量和髁部骨缺损的情况来定。

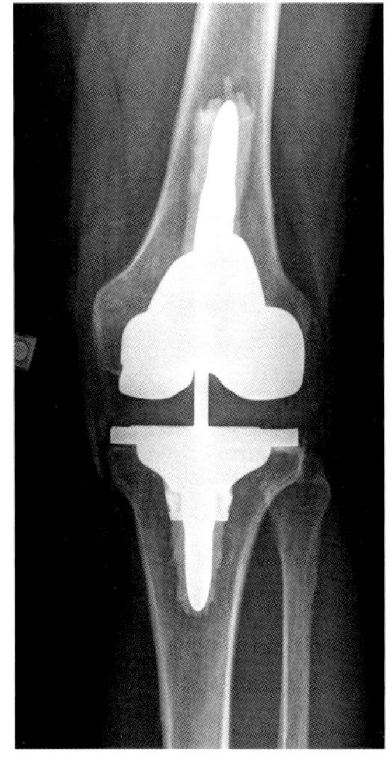
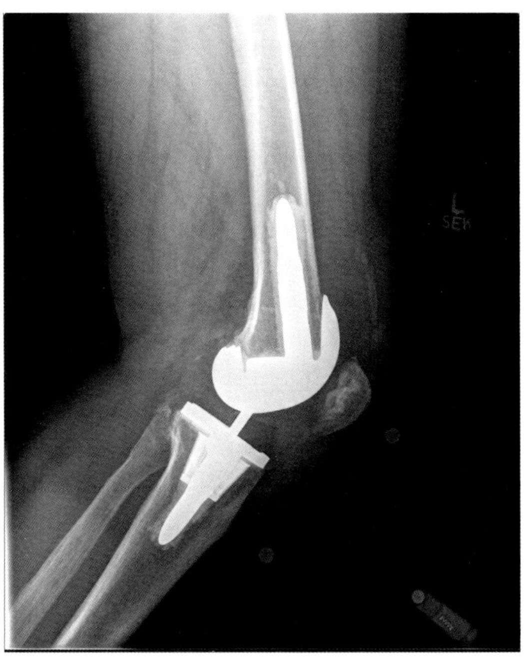

A　B

图 18–17　A　术后正位 X 线片上测得 6° 的内翻。B　侧位 X 线片显示重建了合适的股骨后偏移和适度的胫骨倾斜

参考文献

[1] Abdel MP, Ledford CK, Kobic A, Taunton MJ, Hanssen AD. Contemporary failure aetiologies of the primary, posterior-stabilised total knee arthroplasty. *Bone Joint J.* 2017;99B(5):647-652.

[2] Fehring TK, Odum S, Griffin WL, Mason JB, Nadaud M. Early failures in total knee arthroplasty. *Clin Orthop.* 2001;392:315-318.

[3] Sharkey PF, Hozack WJ, Rothman RH, Shastri S, Jacoby SM. Why are total knee arthroplasties failing today? *Clin Orthop.* 2002;404:7-13.

[4] Waslewski GL, Marson BM, Benjamin JB. Early, incapacitating instability of posterior cruciate ligament-retaining total knee arthroplasty. *J Arthroplasty.* 1998;13:763-767.

[5] Abdel MP, Pulido L, Severson EP, Hanssen AD. Stepwise surgical correction of instability in flexion after total knee replacement. *Bone Joint J.* 2014;96-B:1644-1648.

[6] Pagnano MW, Hanssen AD, Lewallen DG, Stuart MJ. Flexion instability after primary posterior cruciate retaining total knee arthroplasty. *Clin Orthop.* 1998;356:39-46.

[7] Lachiewicz PF, Soileau ES. Ten-year survival and clinical results of constrained components in primary total knee arthroplasty. *J Arthroplasty.* 2006;21:803-808.

[8] Mihalko WM, Krackow KA. Anatomic and biomechanical aspects of pie crusting posterolateral structures for valgus deformity correction in total knee arthroplasty: a cadaveric study. *Am J Orthop.* 2000;15:347-353.

[9] Healy WL, Iorio R, Lemos DW. Medial reconstruction during total knee arthroplasty for severe valgus deformity. *Clin Orthop.* 1998;356:161-169.

[10] Krackow KA, Madanagopal SG. Managing ligament loss. In Lotke PA, Lonner JH, eds. *Knee Arthroplasty*. 2nd ed. Philadelphia, PA: Lippincott Williams & Wilkins; 2003:167-193.

[11] Leopold SS, McStay C, Klafeta K, Jacobs JJ, Berger RA, Rosenberg AG. Primary repair of intraoperative disruption of the medial collateral ligament during total knee arthroplasty. *J Bone Joint Surg.* 2001;83A:86-91.

[12] Pour AE, Parvizi J, Slenker N, Purtill JJ, Sharkey PF. Rotating hinged total knee replacement: use with caution. *J Bone Joint Surg Am.* 2007;89:1735-1741.

[13] Westrich GH, Mollano AV, Sculco TP, Buly RL, Laskin RS, Windsor R. Rotating hinge total knee arthroplasty in severely affected knees. *Clin Orthop.* 2000;379:195-207.

[14] Cottino U, Abdel MP, Perry KI, Mara KC, Lewallen DG, Hanssen AD. Long-term results after total knee arthroplasty with contemporary rotating-hinge prostheses. *J Bone Joint Surg.* 2017;99(4):324-330.

[15] Arima J, Whiteside LA, McCarthy DS, White SE. Femoral rotational alignment, based on the anteroposterior axis, in total knee arthroplasty in a valgus knee. *J Bone Joint Surg.* 1995;77-A:1331-1334.

[16] Naudie DD, Rorabeck CH. Managing instability in total knee arthroplasty with constrained and linked implants. *Inst Course Lect.* 2004;53:207-215.

[17] Amanatullah DF, Pallante GD, Ollivier MP, Hooke AW, Abdel MP, Taunton MJ. Experience influences the agreement and reliability of tibial component positioning in total knee arthroplasty. *J Arthroplasty.* 2018;33(4):1231-1234.

[18] McPherson EJ, Vince KG. Breakage of a total condylar III knee prosthesis. A case report. *J Arthroplasty.* 1993;8:561-563.

[19] Chalmers BP, Desy NM, Pagnano MW, Trousdale RT, Taunton MJ. Survivorship of metaphyseal sleeves in revision total knee arthroplasty. *J Arthroplasty*. 2017;32(5):1565-1570.

[20] Potter GD, Abdel MP, Lewallen DG, Hanssen AD. Midterm results of porous tantalum femoral cones in revision total knee arthroplasty. *J Bone Joint Surg*. 2016;98(15):1286-1291.

[21] Martin JR, Beahrs TR, Stuhlman CR, Trousdale RT. Complex primary total knee arthroplasty: long-term outcomes. *J Bone Joint Surg*. 2016;98(17):1459-1470.

[22] Chotivichit AL, Cracchiolo A III, Chow GH, Dorey F. Total knee arthroplasty using the total condylar III knee prosthesis. *J Arthroplasty*. 1991;6:341-350.

[23] Donaldson WF III, Sculco TP, Insall JN, Ranawat CS. Total condylar III knee prosthesis. Long-term follow-up study. *Clin Orthop*. 1988;226:21-28.

[24] Hartford JM, Goodman SB, Schurman DJ, Knoblick G. Complex primary and revision total knee arthroplasty using the condylar constrained prosthesis: an average 5-year follow-up. *J Arthroplasty*. 1998;13:380-387.

[25] Lachiewicz PF, Falatyn SP. Clinical and radiographic results of the total condylar III and constrained condylar total knee arthroplasty. *J Arthroplasty*. 1996;11:916-922.

[26] Sculco TP. Total condylar III prosthesis in ligament instability. *Orthop Clin North Am*. 1989;20:221-226.

[27] Easley MD, Insall JN, Scuderi GR, Bullek DD. Primary constrained condylar knee arthroplasty for the arthritic valgus knee. *Clin Orthop Relat Res*. 2000;380:58-64.

第四部分

全膝关节置换翻修术

第19章　固定良好的全膝关节假体的移除

R. Michael Meneghini, Daniel J. Berry

前言

全膝关节置换翻修术中很多情况下需要移除固定良好的假体，微创技术移除假体是保护关键韧带结构、尽可能避免骨质损失，以利于接下来的翻修术的基础。此外，尽快地去除假体也为翻修术争取了时间。当然，取出假体的操作如能避免并发症的发生也会改善翻修术的结果。假体移除技术已经有了30年的发展历程。众多技术中，仅有一部分为绝大多数医师所认可。也出现了一些新工具，使假体移除变得简单、骨质破坏较少。

适应证和禁忌证

只要是有利于翻修术结果的，那么各种需要移除假体的情况均是适应证。随着假体移除技术的发展，外科医师更愿意移除假体以改善翻修术的结果。也就是说，外科医师已经不再像以前那样非常担心移除固定良好的植入物所带来的负面效应，他们已经认识到从新的植入物开始的价值是不会影响后续重建的选择。

假体移除的适应证如下：

（1）计划治疗慢性感染的一期或二期翻修术。

（2）假体位置不良包括旋转不良。

（3）假体型号不适配。

（4）关节不稳定。

（5）特定病例衬垫翻修以及发生骨溶解不宜保留假体。

（6）假体周围骨折，无法固定假体。

（7）假体部分失败，需要重新安装新设计的假体，则其余部分虽固定良好也需移除。

（8）假体固定良好但发生断裂。

如果保留假体不会影响翻修的结果，假体的移除为相对禁忌证。一些固定及位置良好的胫骨平台假体可与现有股骨假体相匹配，应当保留。特殊情况下，固定良好的股骨假体也可保留；然而，保留固定良好的股骨假体会限制外科医师对关节线的调整，从而影响屈伸间隙平衡。股骨假体保留的可能性显著少于胫骨假体。

即使股骨假体和胫骨假体均需翻修，固定良好的髌骨假体也可保留。此时，髌骨假体不应有严重的聚乙烯磨损，而且应与新股骨假体的滑车沟相匹配。绝大多数穹顶状的髌骨假体与绝大多数股骨假体的滑车沟均匹配良好。

当外科医师考虑移除假体时，必须认真地权衡利弊，仔细斟酌以下问题：移除假体对随后的重建而言有多重要？假体移除过程中骨质会丢失多少？如能预测骨质的丢失量，那么这些骨质损失对随后的翻修结果影响有多大？骨质丢失量大于预期则结果如何？如果出现例如主要支撑骨骨折的灾难性结果怎么办？对重建影响有多大？假体的移除需要多长时间？额外的手术时间对患者会有怎样的风险？移除假体有何益处？利远大于弊吗？

术前准备

术前准备应包括正确的诊断、处理特殊情况的应对措施。术前应计划好该移除哪些假体、需要使用哪些特殊工具。术前应尽可能熟悉要移除和安装的假体的设计和装卸方法。如果事先准备的专用取出工具适配当前假体，则假体移除较为容易，因此应当尽可能提前准备好可能用到的工具。

工具包括骨刀、骨凿、摆锯、偏心打拔器、股骨及胫骨通用打拔器等，也有特殊设计的高速金属切割工具和移除骨水泥超声机。如果需要去除髓腔骨水泥栓，则需要准备髓内水泥栓取出器。

作为术前计划之一，应考虑假体移除的顺序、移除失败和移除假体过程中骨质丢失过多时的备用计划。

技术

工欲善其事，必先利其器。要想高效率取出假体必须要有专用工具，出现例如主要支撑骨骨折的灾难性结果后该怎么办？

手动工具

骨凿

骨凿能很有效地分离骨水泥型假体与骨水泥的界面，以及非骨水泥型假体与骨的界面。薄而柔韧的骨凿是最有用的工具。当将假体抬离骨面时叠放的骨凿作用就如楔子一般，操作时需要格外小心，因为骨凿可能使胫骨平台骨质压缩塌陷，尤其在骨质较差的病例中。

骨凿的缺点包括它们可能会偏离假体-骨界面并导致骨破坏。如前所述，当将骨凿用作杠杆装置（撬起）时，骨凿很可能挤压骨质，特别是当骨质疏松时。

顶棒

适宜的顶棒可产生轴向的力量以移除假体。其应在假体界面已松动后使用。适宜的顶棒能够有助于去除固定良好的髓腔杆以及假体髁部分。一种叫做偏心打击器的特殊顶棒可以绕过软组织，尤其适用于软组织套肥厚的肥胖患者。

线锯

线锯可用来把内植物移离骨质，到达其他锯难以到达的部位。但它的主要缺点是容易偏离界面进入骨质良好部位，导致骨质丢失，所以近来应用很少。

动力设备

电锯

电锯既能有效切割假体-骨界面，又能够有效切割假体-骨水泥界面。一些锯片，尤其是窄的和短的锯片对手术特别有帮助。将锯片尽可能贴近假体，是安全而有效的方法，必须牢记锯片可能偏离界面，从假体的多个侧面以相对短的通道使用锯片降低了锯片远离植入物漂移的风险。锯片变钝时应及时更换。锯片摆动幅度过大会损伤软组织。

超声设备

超声可软化和切割骨水泥。因此，它能够有效地分离假体与骨水泥、骨水泥与骨质两个界面。超声设备也可用于去除髓腔内骨水泥。缺点是使用时产热，烧灼骨质，尤其在使用止血带时，因此要与冲洗装置联合使用。超声设备比手动工具昂贵，在有些情况下并不比使用手动工具快。

金属切割工具

金属切割工具在一些特殊的病例中是必备的工具，以便除去假体到达别的界面，尤其在分离非骨水泥固定良好的金属髌骨假体基板桩脚，以及胫骨、股骨髁假体表面部分，以显露其下的延长杆时均很有用。

假体的移除

假体的移除步骤

良好的显露应贯穿于翻修术全程。显露不好会增加软组织损伤、过量骨质丢失的风险。因此，假体移除前设计好显露方式是很重要的，此外，医师应知道当假体移除后空间会增加，同时显露更加充分。

在特定的部分翻修病例中，假体取出顺序由要翻修的假体决定。大部分情况下全膝关节翻修术按以下顺序进行最为有效。

在显露后，首先移除胫骨平台聚乙烯衬垫，这样会增加显露空间。然后除去股骨假体，则胫骨假体显露更充分。去除胫骨假体，除去股骨及胫骨髓腔内的骨水泥。必要的话，除去髌骨假体，这通常是最后一步。这样有利于保护已经变薄、易于在上述的步骤中遭受拉钩损伤的髌骨。

聚乙烯衬垫的移除

对于绝大多数病例，去除模块化聚乙烯衬垫较简单。之前先了解一下锁定机制，是用螺钉、栓钉，还是插销等其他东西。首先解除这些锁定装置，然后再取出衬垫，通过前后向使用骨凿或其他的特殊器械，可从胫骨金属托上撬下衬垫。一些衬垫锁定装置在边缘，显露好的情况下可将其从胫骨内侧拔出。

有时候衬垫很难取出，这往往因为是非组配假体或难以装卸的组配假体，可用骨凿或锯把衬垫切成碎块取下来。

固定良好的股骨假体的移除

首先显露好股骨假体，然后分离假体-骨水泥界面，对于非骨水泥型假体则是分离假体–骨界面。此界面的识别对于避免骨质丢失很重要。可以用小咬骨钳去除界面周围软组织以充分显露。使用摆锯、骨凿或薄的超声刀分离假体–骨水泥界面（图19–1A、B）。双面往复锯也是分离利器，使用时需要用宽拉钩保护好皮肤以免往复锯损伤皮肤和软组织（图19–1C）。对于绝大多数病例，先从前、前斜、远端开始分离界面，后斜和后髁以窄骨凿小心分离，角度骨凿更有帮助，因为这些部位难以接近。然而，在大多数股骨部件中不必破坏后髁界面，因为在手动拔出假体时，这些部位很容易被分开，并且骨损失少。

在分离过程中，注意内外侧交替进行以免工具偏移目标界面。一旦界面完全分离，就可以冲击假体前方或使用特殊的轴向打拔器取下假体（图19–2）。偏心打拔器此时有用，尤其适用于肥胖患者（图19–2B）。要避免用力过猛导致骨丢失，需要强力打拔时，说明有部分界面尚固定良好未被分离。如果强行取下假体，必将导致大量骨丢失。

取下假体后，用手动工具或高速磨钻去除骨水泥。如果有任何感染的迹象，尽力去除所有骨水泥，尤其应该认真寻找初次手术时所钻的骨洞内进入的骨水泥。

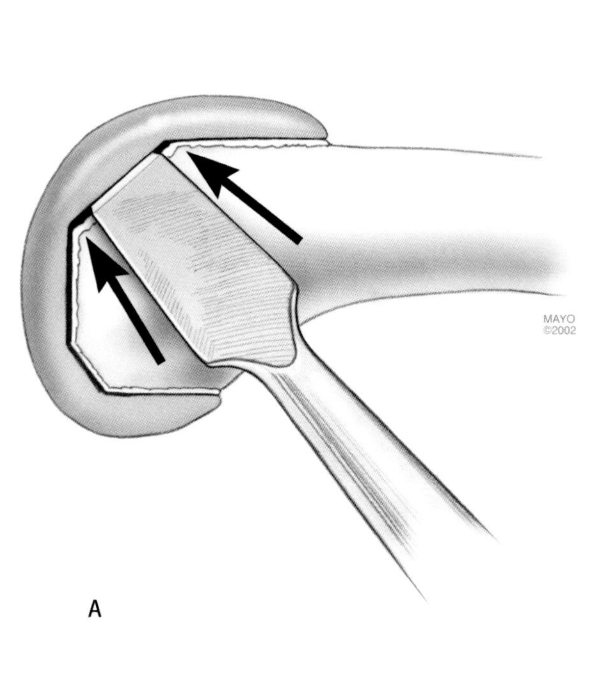

A

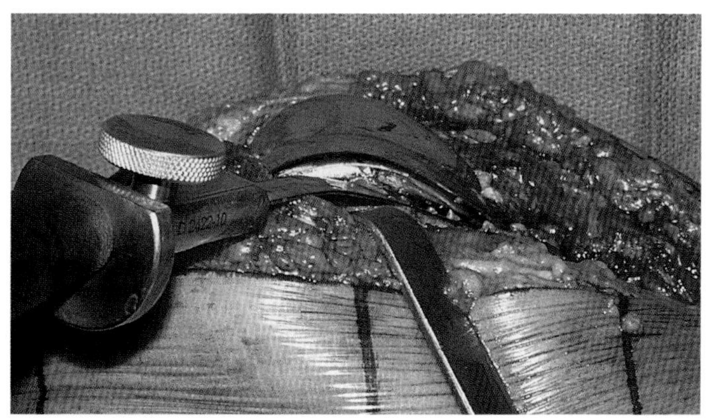

B

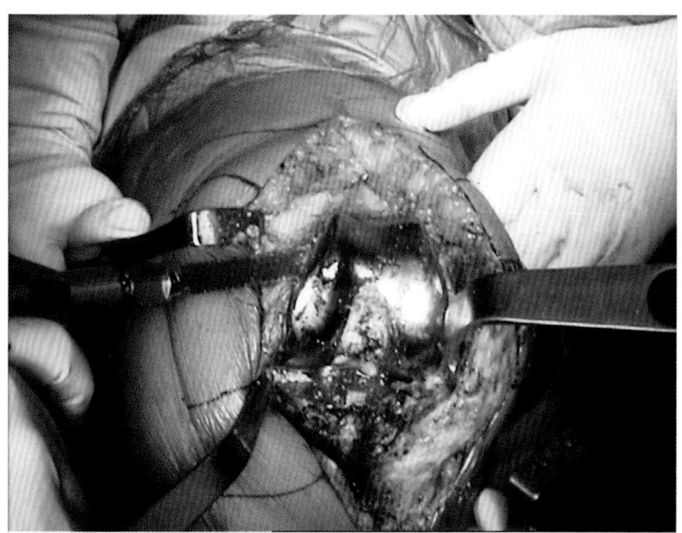

C

图 19–1 A、B 用骨凿分离或破坏固定良好的股骨部件的假体 – 骨水泥界面。C 可以使用双面锯来分离界面，确保皮肤和软组织免受锯片损伤

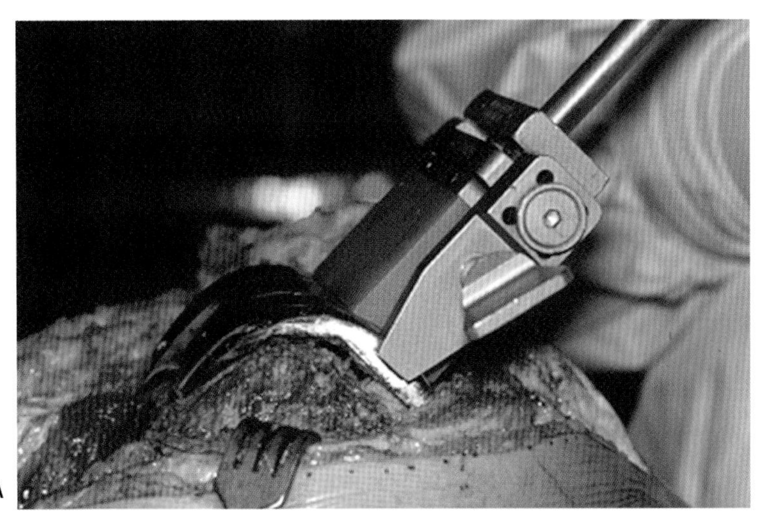
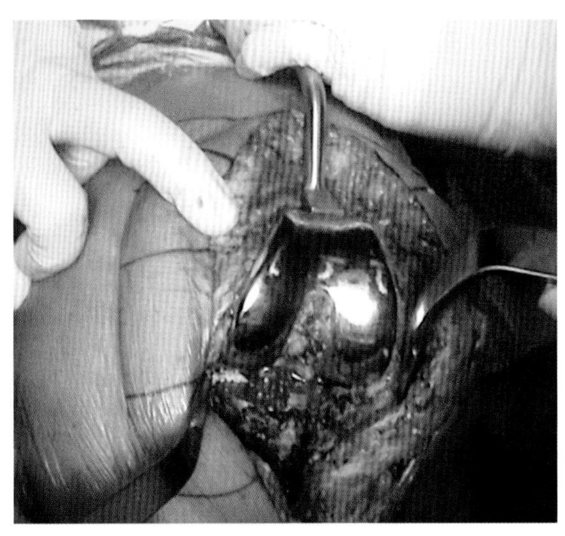

图 19-2　A　假体 - 骨界面分离后打拔取出股骨假体。B　偏心打拔器可以绕过肥胖患者的前部软组织，撞击假体前缘，移除股骨假体

股骨后稳定假体具有封闭的中间凹槽时，应该知道难以到达中间部分骨水泥界面。在绝大多数病例中，一旦将中间部位的界面分离，则凹槽部位将会与水泥分离且不会引起过多骨丢失。保证假体轴向取出，以避免成角度取下假体凹槽部位撞击导致的股骨髁骨折的风险。

固定良好的非骨水泥股骨假体的移除

去除方式及原则与多数非骨水泥与骨水泥固定的假体一致。非骨水泥型假体-骨界面较容易用摆锯分离（图19-3）。不易达到的界面可用骨凿解决。必须牢记取下假体前确认所有假体-骨界面已分离，尤其对于有骨长入的非骨水泥与骨界面，以免大量骨丢失。

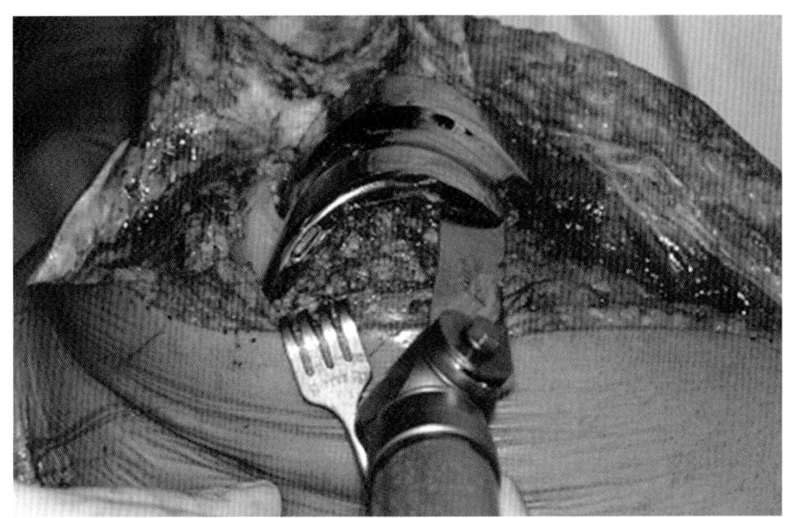

图 19-3　用锯分离假体 - 骨界面

骨水泥固定的胫骨假体的移除

去除骨水泥固定的胫骨假体前首先应显露好假体的前方和内侧面。应把重点放到后内侧面上，可通过充分松解该区域软组织（例如后内侧关节囊和半膜肌肌腱）并外旋胫骨达到目的。同股骨假体的取出一样，良好显露假体–骨水泥界面是基本要求。使用摆锯和骨凿分离界面。在大多数情况下，假体的延长柄或桩在某种程度上限制了器械前后向的插入。因此，一旦前方分离完毕，则转向后内侧分离界面的其余部分。但是要注意勿损伤重要的后方软组织。胫骨后外侧有一小部分无论从内向外，还是从前向后，器械均不易触及。不过，即使有这一小块骨水泥界面仍未分离，对于绝大部分病例还是能够通过轴向打拔安全地取下假体。有一技巧是利用单面往复锯背靠髌腱能分离大部分胫骨假体的后外侧骨水泥界面（图19–4）。一旦胫骨托自骨水泥分离，通常就能成功地拔出植入物。这意味着植入物将沿着胫骨柄或桩柱从假体–骨水泥界面脱离。在一些病例中，假体表面粗糙或微孔化，与水泥粘连紧密，很难成功地分离，对于这些病例，可以考虑应用其他技术（详见下文）。

有不同的方法能够施加轴向力取下胫骨假体，包括特殊或通用的打拔器。叠加的骨凿像楔子一样撬起假体（图19–5A、B）。使用宽骨凿可以避免损伤骨质。另外，顶棒可用于取出胫骨假体，用顶棒推顶胫骨假体托的前方及内侧面（图19–5C）。如果假体边缘不容易接触，在胫骨结节的内侧或外侧开小骨洞可使顶棒直接推、顶胫骨托

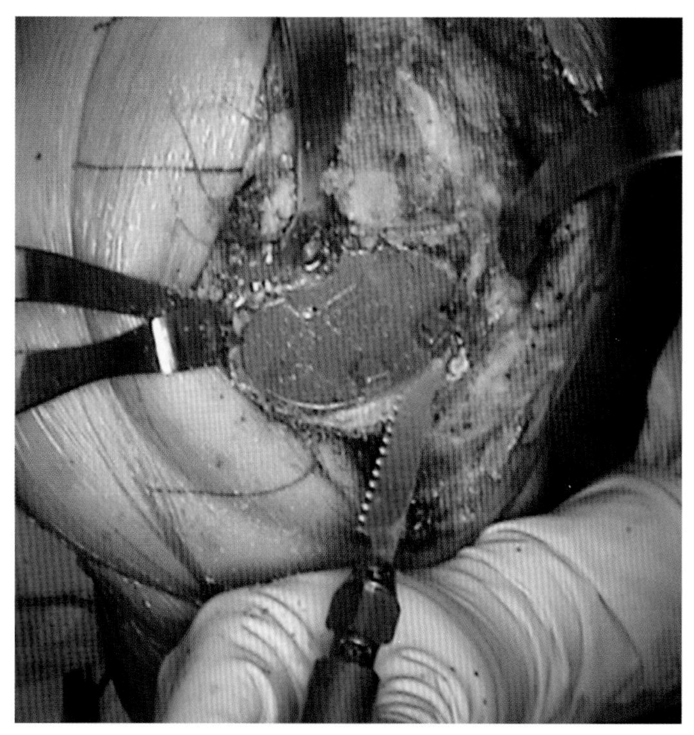

图 19–4　利用单面往复锯，将锯齿背靠髌腱，可在胫骨后外侧角进行假体 – 骨界面的切割

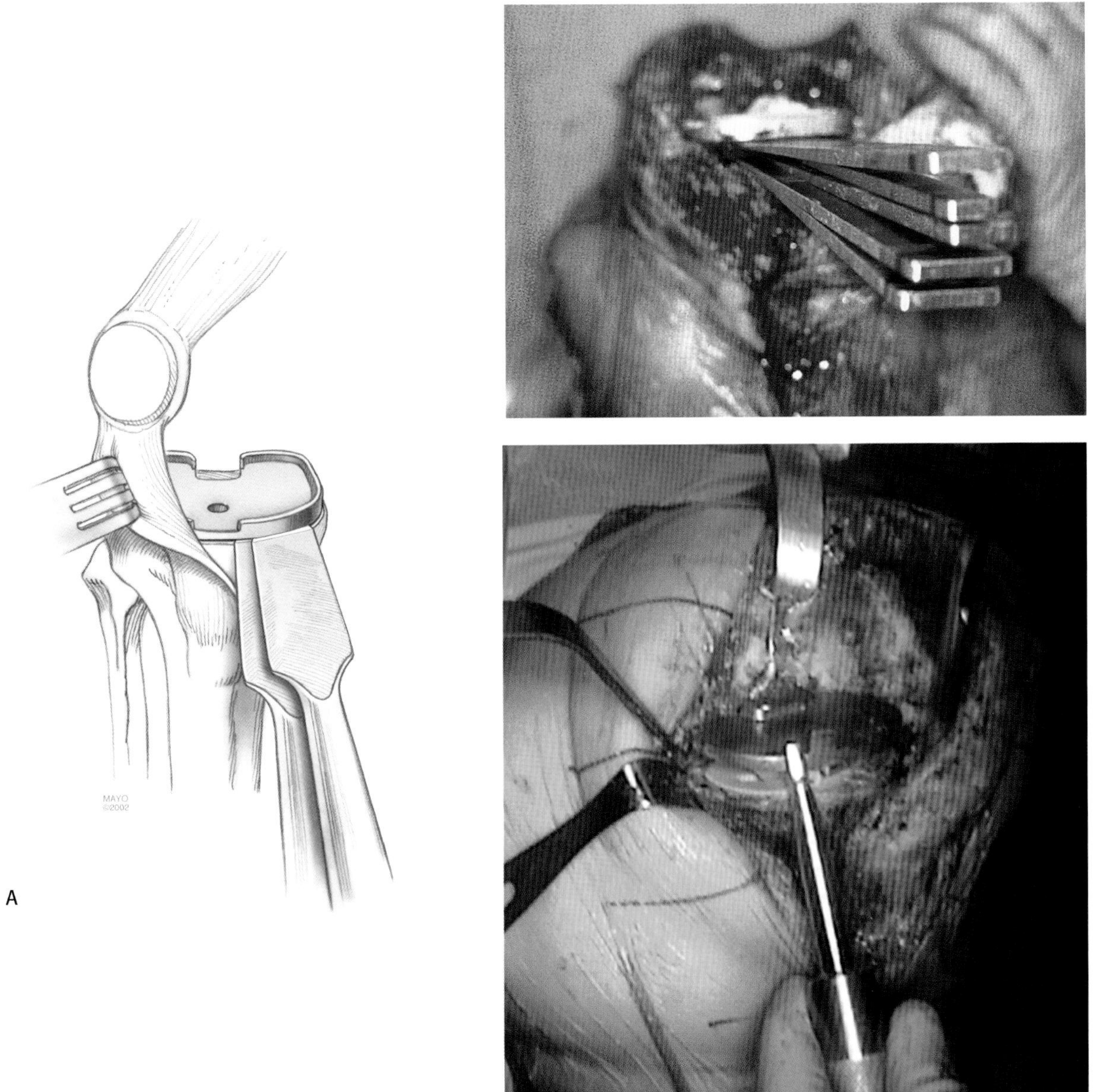

图 19-5　A、B　堆叠骨凿可用于将胫骨假体抬离骨骼。最接近骨骼使用最宽的骨凿，以避免挤压胫骨。C　用顶棒冲击胫骨假体前内侧，以去除胫骨假体，注意过屈膝和胫骨向前半脱位避免损伤股骨外侧髁

（图19-6）。在此过程中应过屈患膝以便胫骨假体的移除不被股骨髁妨碍，应小心避免伤及股骨外侧髁骨质。在这一阶段极度屈膝以便胫骨假体拔出的轨迹移动到股骨前面，从而保护股骨髁。留下的骨水泥越多越好，这意味着骨水泥下的骨质保护良好。假体取出后，清除骨水泥则变得既简单又安全。

固定良好的非骨水泥胫骨假体的移除

非骨水泥胫骨假体的去除与骨水泥假体的去除原则一致，如同股骨假体的去除，非水泥胫骨假体骨界面最有效的分离方法是使用摆锯，难以触及的区域可以用骨凿处理。应该意识到微孔柄部位在打拔作用下会带下较多骨质。不过绝大多数病例的假体柄坐落于松质骨，仅中央部位会有不多的松质骨丢失。如果假体柄部与骨皮质相贴并有很好的骨长入，必须注意在分离所有的界面之前，施以大力打拔会导致大块节段性的胫骨骨缺损。对于这些病例应首先分离柄-骨质界面，然后再移除假体柄（详见下文）。

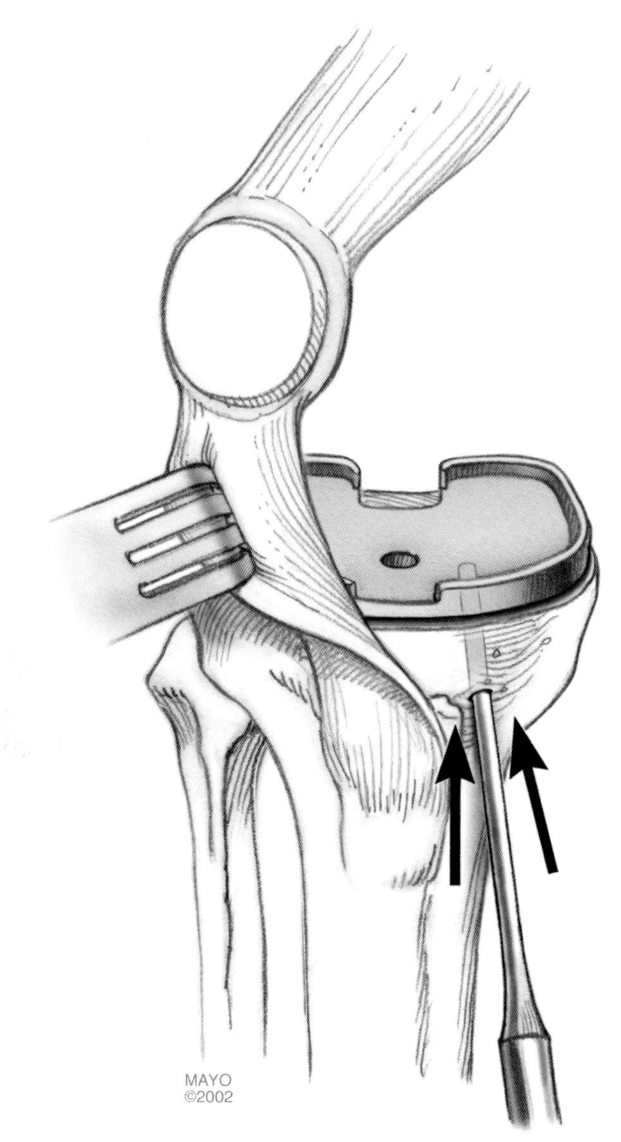

图 19-6 顶棒可以通过胫骨小钻孔，直接轴向冲击移除胫骨假体

有一类特殊的非骨水泥假体是多孔钽金属整体双柱假体，需要特殊的方法移除（图19-7A）。多孔钽金属整体双柱假体并不结实，但是一般情况下具有良好的骨长入及骨性结合，以至于用上方的打拔难以移除胫骨托。鉴于此，首先需要用摆锯和（或）骨凿分离胫骨底托底部和骨界面，须注意用无菌巾收集分离过程中产生的钽金属碎屑（图19-7B）。一旦底托-骨长入界面分离，可以用骨凿或锯片横断多孔金属桩柱，残留在胫骨中的桩柱用尺寸合适的环钻取出（图19-7D）。

髌骨假体的移除

髌骨很小，不能承受哪怕是很小的骨丢失。取出固定良好的全聚乙烯髌骨假体时直接翻转髌骨，用摆锯分离界面。然后用手动工具或高速磨钻去除骨水泥。当假体为金属基底，尤其非骨水泥固定时，避免用撬拔的方式去除假体。宁可用一高速金刚石切割轮将假体切离骨质及固定桩，这是最安全的方法（图19-8）。一旦假体移除，固定桩可留在原位（如果不会影响随后的重建），或用很小的高速磨钻直接分离桩-骨界面，移除固定桩（图19-9）。

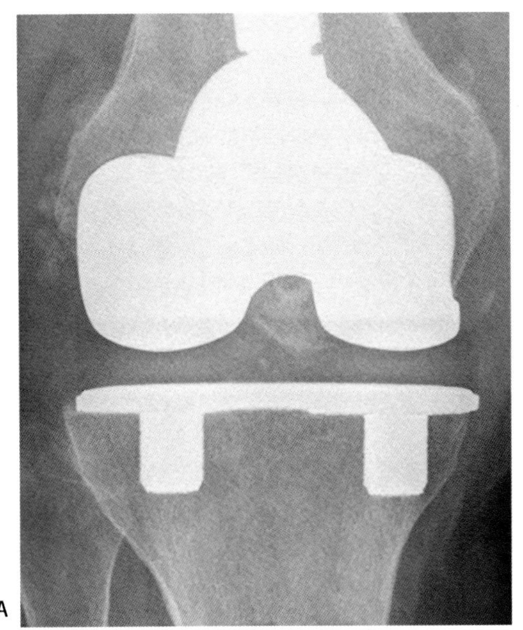

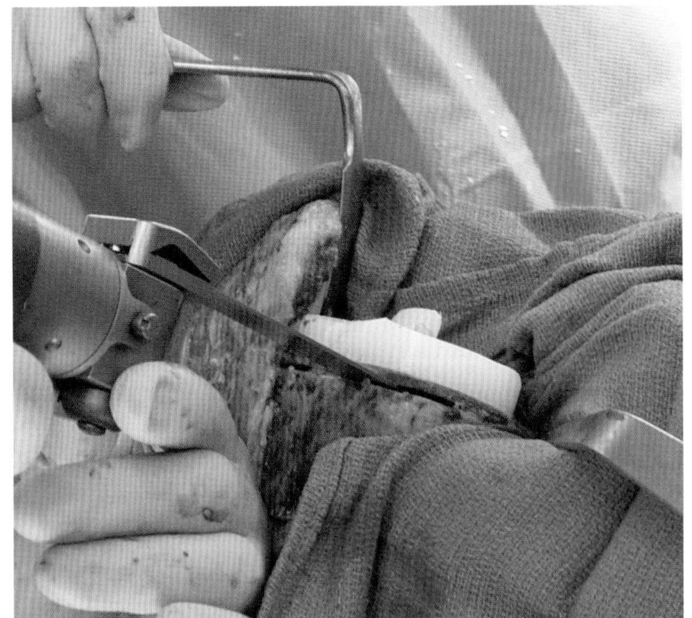

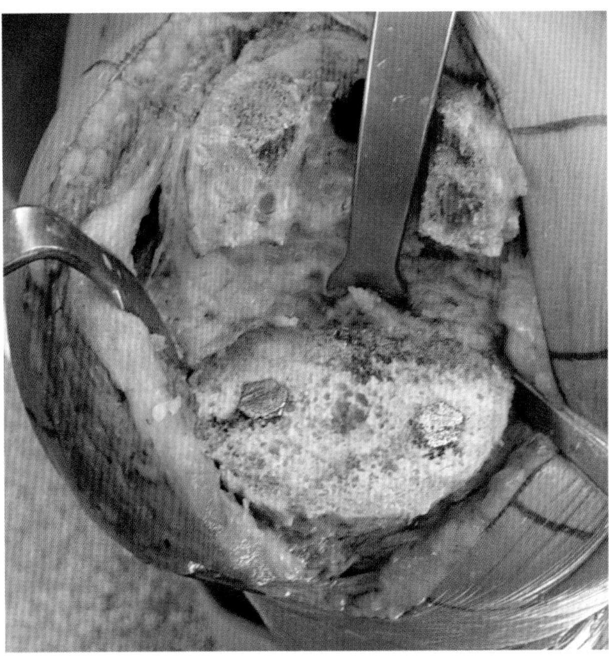

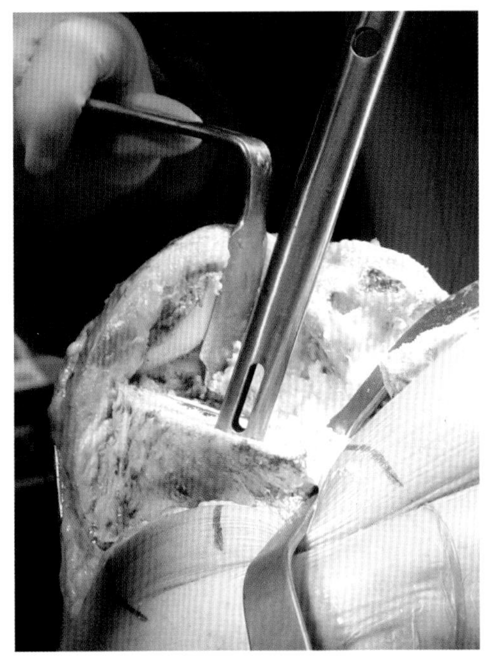

图 19-7　A　多孔钽金属整体双柱假体。B　用摆锯分离胫骨底托底部和骨界面，切断多孔钽柱，用无菌巾收集钽金属碎屑。C　残留在胫骨近端的钽柱。D　可用适当大小的环钻去掉

固定良好的假体柄和髓内骨水泥的清除

固定良好的股骨和胫骨假体柄的去除在所有假体中最具挑战性。一些柄被设计成既不与骨水泥固定也不与骨固定，能以直截了当的方式拉出。在这些病例中，假体的髁部分被分离，然后用顶棒或特殊打拔器取出股骨假体或胫骨假体，柄随假体一并取出。

然而，在其他一些情况下，柄的表面非常粗糙，或者存在扭转、凹槽或膨胀等几何特征，从而无法很容易地从骨水泥中移除。也有微孔或者粗糙面以便骨长入固定。对于这些情况，应准备备选方案以免大力打拔引起股骨、胫骨骨折。通常，最好的策

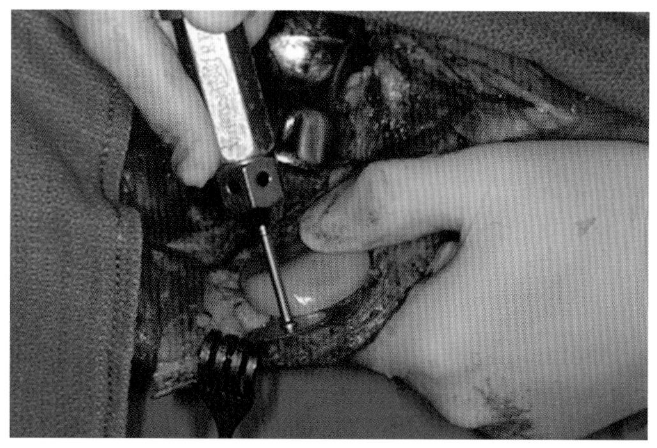

图 19-8　金刚石砂轮可用于分割骨 – 假体界面和金属髌骨假体的固定桩

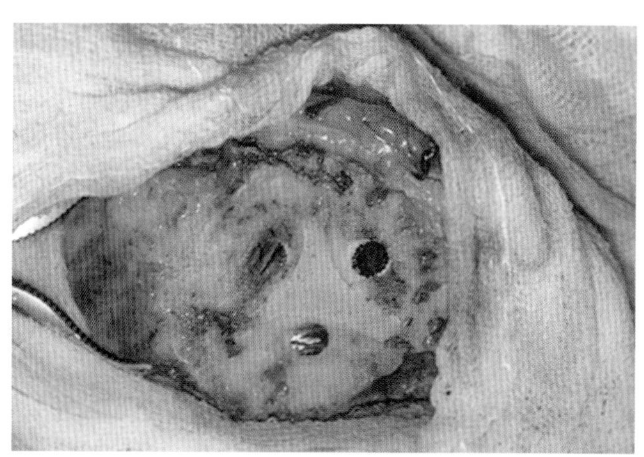

图 19-9　使用金刚石砂轮将金属假体从髌骨切除后，剩余的金属桩柱可以用小号磨钻去除

略是先移除假体的髁部分，然后直接处理柄。如果有特殊的拔除器械，取出过程可能很顺利。如果假体的髁部分不能被拆除，可考虑用高速金属切割工具分离其与柄的连接（图19-10、图19-11）。

取下假体髁部分后，可用高速切割工具、超声设备以及手动工具分离柄的界面。一旦柄的大部分界面被分离，则柄能被取出。柄与底座的连接螺丝或锁定装置非常有助于施加轴向的打拔力。像特殊的金属切割工具和丝锥一样，老虎钳也可以用来抓取柄。

少见的情况是固定良好的髁部无法移除，使假体柄部分显露不佳。此时替代的方法是可通过截骨到达柄的界面。延长的胫骨结节截骨可提供良好的显露，但是在截骨之前应该考虑此方法的利与弊。固定良好的股骨假体可通过在股骨远端前方开骨窗的方法显露，不过很少需要应用这种技术。

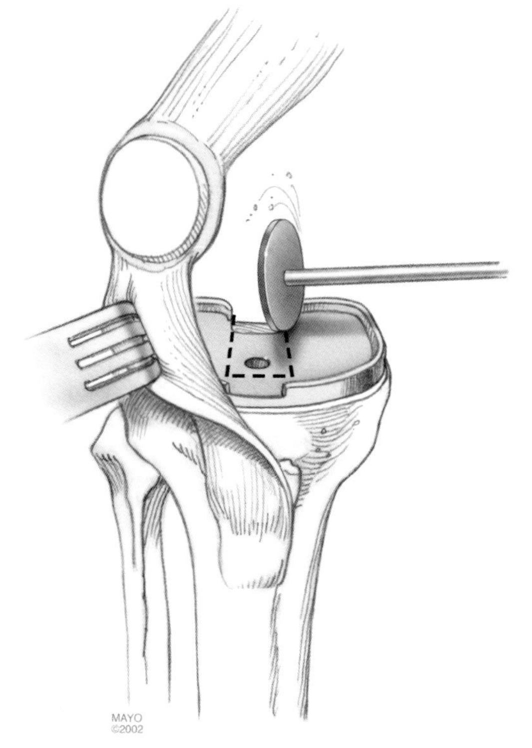

图 19-10　通过切开托盘与柄的连接部位显露柄界面

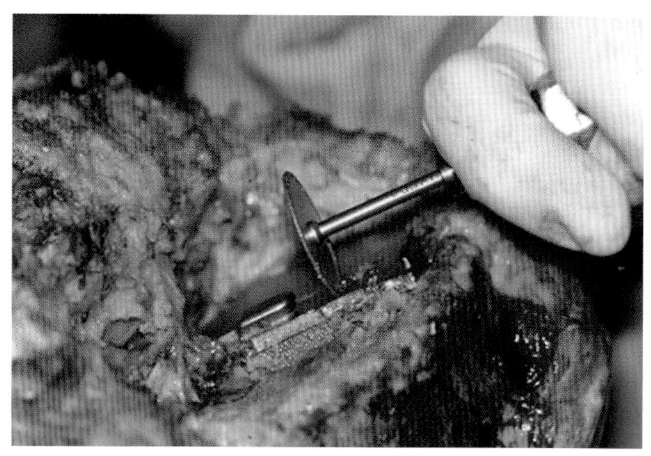

图 19-11　用金刚石砂轮切除胫骨假体托，以便直接显露固定良好的柄

柄被移除后，需要移除髓内骨水泥。可以借鉴髋翻修的技术。建立良好的胫骨或股骨髓腔手术视野，步骤程序化，相对关节由近及远进行处理。手动工具及水泥丝锥非常有效。超声工具能够纵向切割以利于骨水泥条块的取出。也可使用高速磨钻，但是避免盲目使用以防磨穿股骨及胫骨骨质。超声设备（栓取出器）和丝锥在取骨水泥栓时很有用。术中影像会有所帮助，但绝大部分病例的治疗中并不需要。最后用手动工具铲除骨水泥及纤维膜以便膝关节重建。

并发症

移除良好固定的膝关节假体的相关并发症可能是由于显露不充分或仓促拔除假体造成的。在行膝关节翻修术时，很容易发生髌韧带撕裂或内侧副韧带损伤，应当使用第1章和第4章中介绍的一些技术来避免。此外，如果不注意分离假体-骨水泥界面或假体-骨界面，移除假体时可能发生骨折或大块髁部骨丢失。

参考文献

[1] Berry DJ. Component removal during revision total knee arthroplasty. In Lotke PA, Garino JP, eds. *Revision Total Knee Arthroplasty*. Philadelphia, PA: Lippincott-Raven Publishers; 1999:187-196.

[2] Mason JB, Fehring TK. Removing well-fixed total knee arthroplasty implants. *Clin Orthop Relat Res.* 2006;446:76-82.

[3] Masri BA, Mitchell PA, Duncan CP. Removal of solidly fixed implants during revision hip and knee arthroplasty. *J Am Acad Orthop Surg.* 2005;13:18-27.

[4] Lonner JH, Mont MA, Sharkey P, Siliski JM, Rajadhyaksha AD, Lotke PA. Fate of the unrevised all-polyethylene patellar component in revision total knee arthroplasty. *J Bone Joint Surg Am.* 2003;85A:56-59.

[5] Klapper RC, Caillouette JT. The use of ultrasonic tools in revision arthroplasty procedures. *Contemp Orthop.* 1990;20:273-278.

[6] Klapper RC, Caillouette JT, Callaghan JJ, Hozack WJ. Ultrasonic technology in revision joint arthroplasty. *Clin Orthop Relat Res.* 1992;285:147-154.

[7] Caillouette JT, Gorab RS, Klapper RC, Anzel SH. Revision arthroplasty facilitated by ultrasonic tool cement removal. *Orthop Rev.* 1991;20:353-440.

[8] Brooks AT, Nelson CL, Stewart CL, Skinner RA, Siems ML. Effect of an ultrasonic device on temperatures generated in bone and on bone-cement structure. *J Arthroplasty.* 1993;8:413-418.

[9] Firestone TP, Krackow KA. Removal of femoral components during revision knee arthroplasty. *J Bone Joint Surg Am.* 1991;73B(3):514.

[10] Alpert SW, Stuchin SA, Lubliner JA. Technique for removal of femoral components with intercondylar articulation in total knee arthroplasty. *Bull Hosp Jt Dis.* 1995;53:48-49.

[11] Dennis DA. Removal of well-fixed cementless metal-backed patellar components. *J Arthroplasty.* 1992;7:217-220.

[12] Harris WH, White RE Jr, Mitchell S, Barber F. Removal of broken stems of total joint components by a new method: drilling, undercutting and extracting without damage to bone. In Salvati EA, ed. *The Hip*. St. Louis, MO: C. V. Mosby; 1981:37.

第20章　全膝关节置换翻修术的原则与技巧

Kelly G. Vince

前言

虽然目前有大量关于全膝关节置换翻修术的文献，但关于术中如何植入新假体的文献却很少。在临床实践中有许多植入新假体相关的技术，有的实用有的不实用，这些技术主要包括：①独立准备胫骨和股骨端。②恢复关节线的位置。③（三步法）优先处理胫骨端。第 3 项技术的具体内容将在下一章中介绍。

翻修使用的假体及其配套工具通常决定了手术的难易程度。许多情况下没有连续步骤的膝关节翻修具有“独立准备胫骨和股骨端”的特点。此类翻修技术类似于全髋关节翻修术中需要分别准备髋臼窝和股骨端，然后使用股骨头试模平衡肌肉和组织张力，全膝关节置换翻修术中先准备胫骨端还是先准备股骨端都可以。行全膝关节置换翻修术的术者可能是先接触到全髋关节翻修术，然后再学习全膝关节置换翻修术，TKA 区别于髋关节置换术的独特之处在于需要平衡屈曲间隙和伸直间隙。

其他因素，尤其是使用大多数初次 TKA 中“恢复膝关节正常解剖”的方法，可能会使术者独立准备胫骨和股骨端。这种独立处理胫骨及股骨端的方法不太适用于因力线问题导致关节置换失败而需要翻修来纠正力线、骨性标志缺失导致翻修复杂以及关节置换失败后出现软组织问题的患者。

独立准备胫骨和股骨端主要体现在将假体分别固定到胫骨与股骨上，然后进行一系列调整直到整体效果满意的过程。经验丰富的骨科医师可以胜任上述操作，但整个过程效率低下，很难向他人传授，别人学习也存在困难。除了假体固定之外，还有很多因素也会导致 TKA 失败。

独立准备胫骨和股骨端的关节稳定性通常依赖于假体的机械限制而非恢复软组织的正常功能来提供。将多孔金属填充块及假体结合起来有助于假体的固定。将金属填充块和组配式假体作为一个整体植入骨床，因此难以区分固定点（金属填充块与骨接触的点）和关节表面（区分固定与活动的面；图 20–1）。

当多孔金属填充块可以单独植入时，填充块就像是患者骨骼的延伸，假体最终将固定在金属填充块上。以这种方式进行假体植入时，多孔金属填充块的位置并不能标识假体的位置。骨缺损重建及假体的固定与软组织平衡分属不同的任务。

另一种技术试图恢复关节线的位置（通常指股骨远端的位置）。这种技术看似合理，支持这一结论的研究认为关节线高度的偏差与不良结果密切相关。此类研究仅仅研究了代表原始关节线位置的解剖点或者通过计算股骨远端填充块的厚度（近似于术后 X 线片上股骨和胫骨关节面接触的位置）来研究关节线位置。大多数涉及关节线和关节翻修的临床研究都忽略了这样一个事实，即更严重的失败通常与更多的骨量及软组织丢失相关。失败的严重程度不可避免地与更糟的临床结果及更困难的关节线重

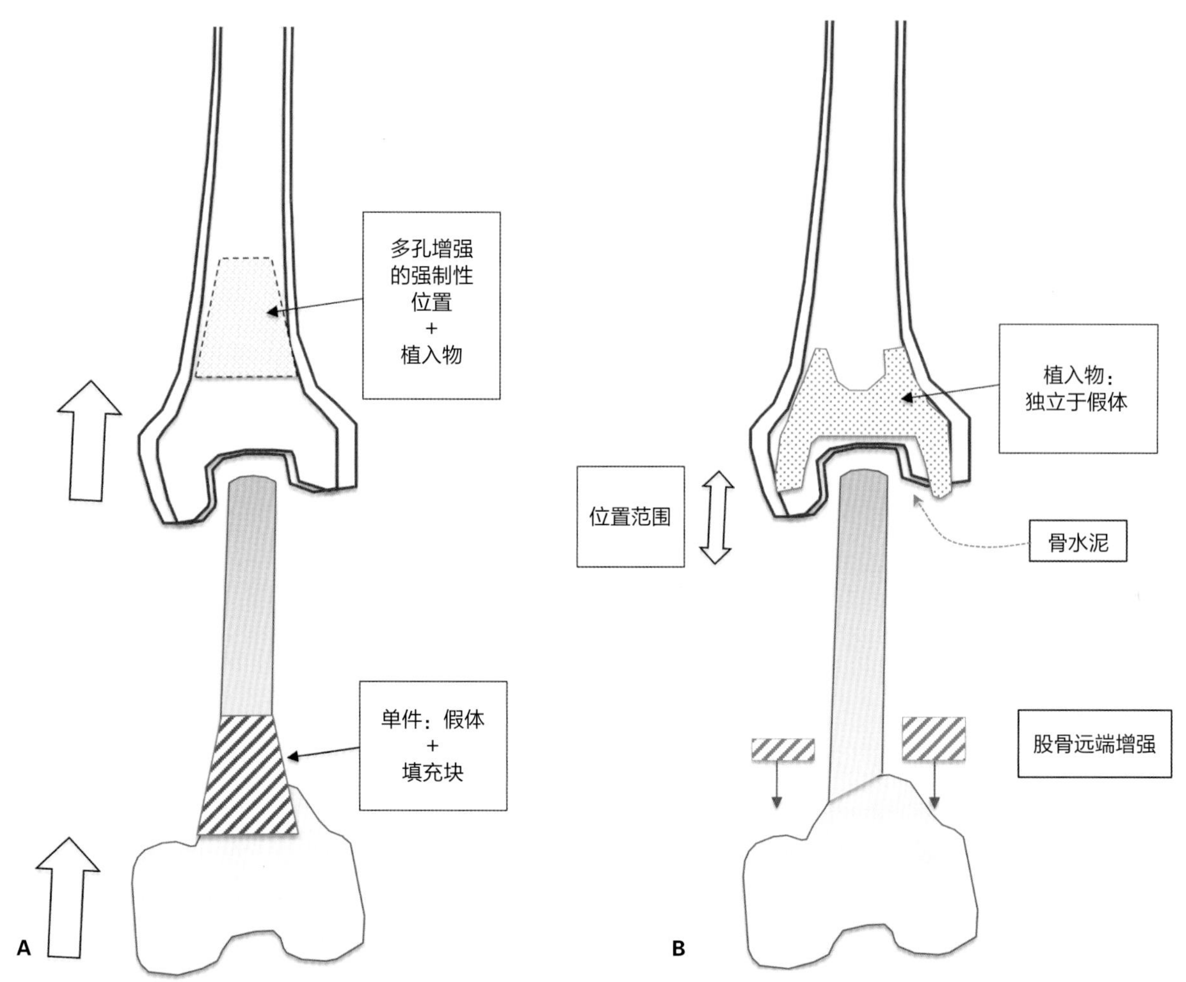

图 20–1 A 上图：红色区域表示需要翻修的股骨。多孔金属填充块的最终位置由虚线构成的四边形表示，此位置是由髓腔的几何形状决定的。上方大空心箭头表示股骨假体植入后最远端应该达到的位置。股骨的解剖结构和填充块的位置决定了假体的最终位置和相应的外科技术。下图：股骨翻修假体，多孔金属填充块通常通过 Morse 锥形连接的方法牢固固定在假体上。下部大空心箭头表示固定在假体上的多孔金属填充块底部的位置。当假体与填充块是一个整体时，从填充块在骨中固定位置到假体关节面的距离很难把控。B 上图：红色区域表示要翻修的股骨。多孔金属充填块用虚线表示，它已经被植入而不依赖于假体。填充块被植入最匹配的骨缺损位置，无法决定假体的位置。假体位置将通过垫块和骨水泥进行调整。下图：股骨翻修假体与金属填充块分开植入。双头白箭头表示使用股骨远端垫块（斜条纹方块）和骨水泥调整下股骨远端假体一系列可能的位置

建相关。关节线的位置与其说是一个指导原则，不如说是一个混杂的变量。

对于翻修术后的关节线也很难进行有意义的测量。关节线位置的微小变化对临床来说并不重要，关于关节线的位置对于髌股关节运动轨迹或侧副韧带的功能是否有重要作用也没有生物力学方面的解释。如果韧带功能受损，使用限制型假体时，关节线还重要吗？关节置换术失败后，关节周围软组织的力学特性往往发生显著变化。置换失败后韧带和关节囊通常会发生挛缩而出现关节僵硬，而在其他情况下韧带和关节囊通常会松弛和废用。在大量软组织发生改变的状况下，原始或解剖的关节线位置与关节功能未必相关。

涉及关节线位置和全膝关节置换翻修术的研究中只有少量研究采用了比完全伸直正位 X 线片显示的关节线位置更多的位置来研究关节线。如果关节线很重要，它应该同时影响屈曲和伸直。即使是同样关注屈曲状态和伸直状态下关节线位置的术者也承认，在行翻修术时，屈曲间隙通常变得更加松弛。为了解决这个问题，需在屈曲状态时稳定关节，他们的技术将不可避免地导致有功能但“异常的关节线”。尽管存在

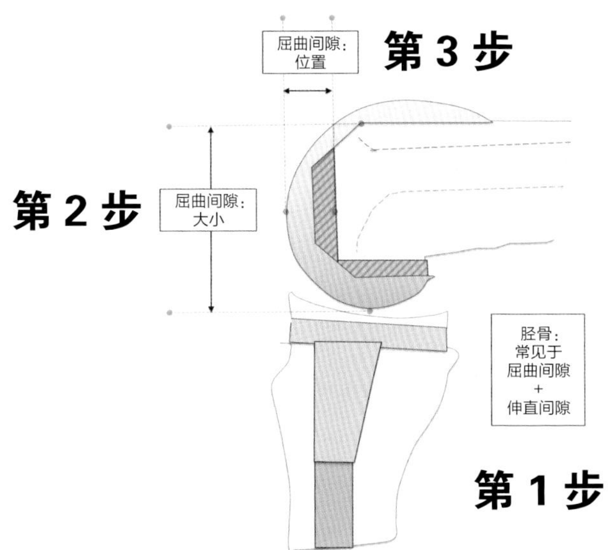

图 20-2　TKA 翻修术的关键。第 1 步：胫骨假体关节面的位置不能用来平衡屈曲间隙和伸直间隙，因为胫骨关节面同时参与伸直间隙和屈曲间隙的组成。胫骨假体关节面的调整会同时影响两个间隙。因此要调整软组织及屈曲间隙平衡的话，必须对股骨假体进行调整。第 2 步：因为股骨假体的前后位置在很大程度上取决于髓内柄的前后位置，所以股骨假体的大小主要影响屈曲间隙。第 3 步：用股骨假体远近端的位置调整伸直间隙

这些顾虑，一些解剖学标志无疑优于前面提到的“独立胫骨 – 股骨技术”。

本章所提出的翻修技术适用于大多数假体系统和所有关节置换失败的情况。自 1989 年首次设计，并于 1993 年发表以来，这项技术一直不断地实践和完善。这项技术是务实的，它基于 Freeman、Insall 和 Walker 发明的屈伸间隙平衡的经典原则并且承认翻修患者膝关节周围软组织状态可能已经发生了改变。

虽然我们的重点是 TKA 假体的翻修技术，但必须掌握一些基本概念。首先，全膝关节置换翻修术与初次置换术有很大的不同。大多数试图将翻修术作为“初次”置换术的尝试，注定是失败的，因为关节置换术失败后，膝关节已经发生了太多的变化。

其次，膝关节翻修术的要点是（图 20-2）：

（1）股骨端假体决定了软组织平衡，因为不同股骨假体对屈伸间隙的影响不同。如果不翻修股骨端假体，则无法调整屈伸间隙的相对大小。胫骨假体位置的改变对于屈伸间隙的影响是一样的，因此不能用来调控软组织的平衡。

（2）屈曲间隙主要受股骨端假体大小的影响，受假体旋转和位置的影响较小。

（3）伸直间隙是由股骨假体远、近端位置共同决定的。

患者选择

全膝关节置换翻修术的适应证是“由于疼痛、‘打软腿’或僵硬而导致关节功能受损，在确定了问题及其原因后，患者值得冒手术的风险来解决这些问题”。

应将症状与诊断区分开来。因此，“疼痛”不是一种诊断，“不稳定”是一种不完整的诊断。以“不稳定”为例：

（1）患者描述的“交锁和不稳”是否是由于伸膝装置脱位所致？

（2）膝关节逐渐外翻是否因为力线和韧带功能不佳所致？

（3）胫骨在屈曲时是否出现后方半脱位？

在上述 3 种情况中，“不稳定”都是一种临床症状，而不是一种诊断。每种情况

都需要在翻修时解决不同的问题。涵盖上述每种临床失败的模式是：

（1）除其他技术问题外，髌股关节脱位或“轨迹不良”最有可能是由于假体内旋引起。

（2）外翻不稳定最有可能由力线外翻和侧副韧带的断裂引起。

（3）屈曲不稳定最有可能由屈曲间隙大于伸直间隙引起。

一般来说，全膝关节置换翻修术的禁忌证包括：①没有充足证据来解释疼痛或无法作出诊断。②手术成功的概率很低。③医院损伤和不可接受的手术风险。相对禁忌证包括：①伸膝装置瘫痪或无法重建。②活动性感染。无法伸膝的关节置换术后有进行性的反屈不稳定和结构失效的风险。然而，一些伸膝结构不能恢复到防止自发屈曲状态的患者，仍然可以选择在关节翻修术后佩戴锁定支具下地活动。活动性假体周围感染（PJI）的治疗方法是先根除感染（取出假体），然后再次植入假体。几十年来，一些术者一直建议对感染的关节置换术进行一期翻修。针对发生感染的关节置换术的一期治疗需要采取特殊的手术技术，通常依赖于相配套的限制型假体，而不应该仅仅被理解为更换一次假体。

只有在了解了患者的症状，找出手术失败的原因，并制订出完善的手术计划来纠正手术失败的原因后，才可以进行翻修术。在行全膝关节置换翻修术之前，必须明确脊柱和同侧髋关节的具体情况（参考患者病历记录），充分考虑胫骨和（或）股骨假体内旋对手术的影响。在对感染的诊断进行充分研究之前禁忌进行手术，其中包括遵照执行 PJI 的定义和诊断指南评估患者的情况。

对感染的关节进行翻修时需要谨慎，对于因感染而导致的一次或两次翻修失败后的持续性或复发性感染，必须给予高度警惕。在治疗 PJI 时，还须考虑手术技术以外的诸多因素。Cierny 将慢性骨髓炎治疗的重要原则应用于 PJI，强调病原体的重要性、患者的全身状况（如糖尿病和营养状况）以及局部组织的状况（如瘢痕、软组织缺损）。一期或二期手术失败后的翻修有时是可行的，但治疗可能并不理想。

失败后可能的结果是：①关节翻修术。②永久去除关节假体。③行关节融合术。④截肢。手术知情同意中必须讨论 PJI 初始治疗失败或确实发生了 PJI 时可能发生的结果。

与持续性感染相比，失败的关节置换术所存在的机械问题似乎不重要。尽管如此，伸膝装置断裂、假体周围骨折、软组织或骨缺损等问题合并感染通常预示着灾难性的结果。尽管应用大量结构性异体移植物（包括伸膝装置）在感染的治疗过程中取得了一些效果，但不能忽视无血管组织易感染微生物，特别是存在金属假体时。用于重建骨结构和增强固定的新型多孔金属材料可能会抵抗细菌的定植，究其原因，这可能是由于其复杂的表面几何结构所致（表 20–1）。

无论是发生在早期还是晚期，大多数无菌性失败都是由于技术缺陷所造成的，这些缺陷可以在翻修时加以改进。特别是假体松动（通常与磨损相关）、3 种不稳定模

表 20–1　全膝关节置换翻修术相对禁忌证

感染	合并	二期植入翻修术失败
感染	合并	全身状况不佳
感染	合并	大量骨缺损
感染	合并	伸肌结构断裂

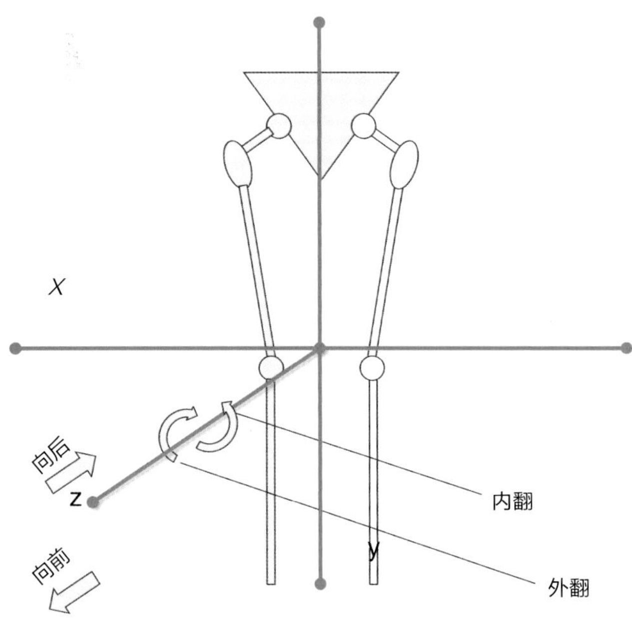

图 20–3　可以在 X、Y 和 Z 3 个轴上进行 TKA 翻修术假体的定位，即从中线位置偏离、平移或旋转。这里，内外翻被视为绕“Z”轴旋转，前后位置变化被视为沿“Z”轴平移

式、关节僵直、髌骨轨迹异常，通常由植入假体的大小和位置不良引起，必须在翻修时予以纠正。翻修技术主要依赖于改变植入假体的大小和位置，然后确保新的假体可以持久地固定在骨上。与初次 TKA 软组织的松解相反，经典的松解术只有在初次手术中本应松解但没有进行的情况下才可在翻修手术中采用。此外，除了由于机械问题导致的膝关节僵直（或者正好相反）时软组织会广泛瘢痕化和僵硬外，一般膝关节翻修时软组织均比较薄弱。

工程师依据物理学的 3 个维度以及物体移动的两种方式来描述运动和位置：旋转和平移。前者用角度来量化，后者用距离单位来量化。“平移”描述位置的改变但平面的方向相同，而“旋转”是指位置相同但平面方向发生改变。膝关节假体位置可以描述为偏离“X”、“Y”和“Z”轴上的“中立位置”（图 20–3）。

因此，围绕“X”轴（大致对应于膝关节屈曲）的旋转可以部分地描述股骨和胫骨假体的位置。在临床常用术语中，胫骨组件绕“X”轴的旋转被描述为“倾斜”，股骨组件绕“X”轴的旋转被描述为“屈曲”或“伸直”。“X”轴上的平移包括内侧位移或外侧位移。每个术语涵盖一个运动范围（表 20–2）。

表 20–2　位置

	旋转			平移		
	胫骨	股骨	髌骨	胫骨	股骨	髌骨
X	后倾	伸直	上方厚	内移	内移	内移
	前倾	屈曲	下方厚	外移	外移	外移
Y	内旋	内旋	外侧薄	近端	近端	近端
	外旋	外旋	内侧薄	远端	远端	远端
Z	内翻	内翻	内侧高	前移	前移	前移
	外翻	外翻	外侧高	后移	后移	后移

	Diagnosis	Patient:		Implant type:					Note	Y/N
1	Prosthetic joint infection	Clinical Suspicion: Y / N Erythema: Swelling: Drainage: **SINUS TRACT:***		***ESR ( )*** ***CRP ( )***	***Asp. WBC(<2500)*** ***Asp. Diff (<50%)*** % PMN	**Culture1:** **Culture2:** subcult.		at surgery: ***pus: Y / N*** ***wbc/hpf:***	MSIS Criteria ***Sinus Tract*** ***2 Pos Cultures***	
2	Loose	Subside	RadLuc.	BoneScan	Fluoro	Mech axis: o var/val Kennedy Zone:		CT RadLuc / Osteolysis Femur:	Tibia:	
3	Fracture	XR AP fem:	XR AP tib:	XR Lat fem:	XR Lat tib:	XR Lat Patella:	XR Merchant:	CT Fracture: Tib/Fem/Pat		
4	Prosthesis breakage	Grinding: Y / N		Instab: Y / N		X-Ray: : Y / N		CT Breakage: Tib/Fem/Pat		
5	Extensor insufficiency	Extensor lag:	PalpDefect:	InsallSalvati:	Avulsed from:	PatFract:	QuadsRupt:	CT Rotation Femur	Tibia	
6	Stiff	ext-flexion	ipsi-hip OK?			tibial slope: femoral size: fem flex/ext: pat thick:		o in/ex TOTAL (fem + tib IR)	o in/ex	
7	Patella & malrotation	Maltrack Y/N	Tilt degrees	Displacement	Pat. Comp					
8	Tibial-femoral instability	VarusValgus Instability arc: Full extension: ° Flexed 30 deg: ° End point: Y / N		Flexion Instability Drawer mm Piston @90 mm		Recurvatum var/val Kennedy Zone:				
9	Reoperation—No revision	Popliteus Impingement: Painful Snap: Y / N	Overhang: Y / N	Low Demand Patient Poly Wear:						
10	No diagnosis—No surgery	AP pelvis	LS-Spine	BoneScan	RSD	Pre TKA XR: K-L Grade OA:				

图 20-4 翻修前诊断表格描述了一个系统和全面评估 TKA 问题的流程。表格依次考虑了每种置换失败（或诊断）的模式。由于很重要，所以优先考虑感染。失败模式 2~4 为结构性而非动力性失败。模式 5~8 为动力性失败，处理股四头肌的力量及其传递到关节的过程、关节活动度及稳定性。胫骨及股骨假体的不稳定列在手术适应证的最后，因为上述任何一种失败模式都可能导致患者出现不稳定、关节屈曲或“打软腿”。任何来源的疼痛都可能导致为了回避疼痛而导致的关节屈曲。真正的胫骨股骨假体不稳定由于生理负荷下无法维持胫骨和股骨之间的功能关系所致。真正的假体不稳定可分为：内外翻不稳、屈曲不稳或反屈。综合性意味着即使只能确定一种诊断，对于每个患者需要考虑上述所有失败模式的可能性。失败的关节置换术可能有不止一个问题需要纠正

术前准备

骨科通常使用的病史采集和体格检查可能不足以解决膝关节翻修的问题。对一个令人不满意的全膝关节置换术的评估必须具有规范性、系统性和全面性，且又得是有效的。“系统性”是指对每个患者应用相同的数据收集系统，并分类汇总引起手术失败的原因。“全面性”是必须为每个患者考虑该系统中的所有诊断，即使在已经确立了一个诊断之后也应是如此。精简对提高效率至关重要。这 3 个目标可以通过术前工作表来实现，该工作表用作诊断和数据收集（图 20-4）。

按顺序考虑此工作表上的每一种失败模式。如果一个诊断适用，仍需评估其他诊断。与大多数疾病应用“奥卡姆剃刀”（更倾向于用最少的诊断来说明临床问题）原理不同，失败的 TKA 通常是由手术造成的，手术过程中存在许多陷阱，这些陷阱都需要注意。例如，髌骨脱位也可能有感染或僵硬，或松动的假体也会受到感染。翻修术需要有一份完整的问题清单。

病史

临床病史的记录通常从一个“开放式”的问题开始，这个问题允许患者表达自己的观点，这通常对医师具有启发意义。关于当下或既往感染的第二组问题很重要。切口延迟愈合、引流、长期住院和抗生素治疗都增加了感染的可能性。关于疼痛的经典问题［部位（Site）、开始（Onset）、特征（Character）、放射学特征（Radiation）、伴随症状（Association）、时间进程（Time course）、加重/缓解因素（Exacerbating/Relieving factors）、严重程度（Severity）——助记词："苏格拉底"（SOCRATES）］，有助于确定膝关节是否是疼痛的根源，或者症状是否起源于髋关节或脊柱。这些问题确定了引起疼痛的活动，这反过来又表明哪些结构可能有问题。明确先前良好的关节置换术是否已经发生了改变，或者如果初次手术是失败的，可以确定两个诊断组，尽管这些诊断有一些重叠（表 20-3）。

屈曲、“打软腿”或不可靠的主诉采信度低，不能急于得出机械不稳定的诊断。膝关节能在股四头肌的控制下弯曲，但不能过伸、左右摇摆，且不允许股骨在胫骨平台发生不可预测地滑动。

患者经常把肿胀描述为膝关节僵硬的感觉，虽不准确，但提示了关节置换术的客观问题。关节内的致病液体可以是血液、脓液或滑液。关节外水肿也可能是病因。每一种液体都表明了一种诊断。膝关节无力也是类似的非特异性但有用的信息，包括关于肌肉力量、伸肌功能，甚至膝关节以外的问题。

表 20-3 病史：10 个问题

1	主诉?	
2	感染	
		① 发热、发冷、原因
		② 术后恢复：引流、抗生素治疗
3	初步疗效	
		① 无效 ---- 疼痛无变化
		② 无效 ---- 产生新的疼痛
		③ 有效 ---- 新的疼痛和问题
4	疼痛性质	
		① 位置
		② 发病
		③ 特征
		④ 放射痛
		⑤ 并发症
		⑥ 病程
		⑦ 加重/减轻的因素
		⑧ 严重性
5	“打软腿”	
6	肿胀	
7	僵硬	
8	无力	
9	“只是始终感觉到不适”	
10	情绪与社会状况	

有的患者抱怨膝关节“只是始终感觉到不适”，却并没有提供具体的信息，但据作者个人观察，这通常描述的是因为假体没有装在理想的旋转位置。计算机断层扫描（CT）可明确这种可能性。

患者的社会和心理倾向是重要的。术者要理解患者在手术失败后的失望和沮丧，然后同情地询问这是如何影响患者的情绪，这样的方式可能是有益的。医师认为心理问题是患者主诉的原因很可能会引起患者的反感并适得其反。因为抑郁和艰难的环境会加剧任何真正的问题，也许会使一些小问题变得难以处理。抑郁症与术后的不满有关，患者的期望超过了关节置换术的技术范围。翻修术对患者可能有帮助，也可能没有帮助，但最终的患者满意度在很大程度上取决于患者对翻修术的理解和期望值。因此，患者必须清楚地表达出对手术的期望。

体格检查

坐位问诊

体格检查通常在正式问诊结束后进行，在问诊期间术者和患者通常都坐着。这是一个理想的时机，术者要求患者坐在椅子上，伸直膝关节。伸肌结构不连续、无力、麻痹或运动轨迹异常会表现得很明显。如果患者不能完全伸直膝关节，则应注意这一点，并立即或稍后区分屈曲挛缩和伸膝迟滞（表 20–4）。

问诊结束时从椅子上站起来

当患者从椅子上站起来走路时，伸膝力量、疼痛就更明易了。有假体松动的患者通常小心翼翼地站几秒钟，然后迈步行走，大概是为了让松动的假体“安置”到一个稳定的位置。

表 20–4　体格检查

	体位	焦点	详细信息
1	就座（询问病史）	膝关节：对抗重力的主动伸直	
2	站着走路	患者：从椅子站起来——力量	
3	来回走动一两次	步态：	
			（1）脊柱
			① 残疾
			（2）腿长度
			（3）髋部
			① 省时步态
			（4）膝关节
			① 协调一致
			② 稳定性
			③ 活动
4	仰卧在检查床上	髋部	屈曲—对称?
5		膝关节伸展和半屈	（1）望诊
6			（2）柔韧度
7			（3）活动范围
8			（4）稳定性（伸直以及 30° ~45° 屈曲）
9	坐在检查床边（屈膝 90°）	屈膝	
10	站立和行走	膝盖：对抗体重的主动伸膝	伸膝力量

步态

膝关节的查体可以从髋关节的检查开始。髋关节检查应从步态开始。要求患者远离检查者并返回，然后重复该动作，从正面及后面关注患者全身及膝关节的情况。当患者第一次离开并返回时，观察肩部、脊柱和骨盆都很重要。可以明显观察到脊柱侧弯和下肢长度的差异以及一般的疼痛保护姿态，如疼痛侧肢体的负重时间缩短或相反，肢体的疼痛耐受程度变化等，这些都是很重要的。

身体的重心一般会向患髋偏移，出现双肩不平、上半身摇摆。表明外展肌功能障碍和髋关节疾病的“Moment-Sparing”步态是膝关节瞬间外翻和牵涉痛的常见原因。脊柱侧弯通常是退行性的，对膝关节负荷和不稳定有影响。它通常表现为肩处于相对骨盆上方的非动态不对称位置。

步长和步速以及帕金森病的特殊步态或痉挛步态都很重要。胫后肌撕裂所致后足不稳定在膝关节外翻不稳定的情况中也很重要。

在患者第二次远离并返回的过程中，膝关节异常的步态特征包括力线异常和关节不稳定，这些因素在被行走刺激后将更明显地表现出来。肥胖者因大腿周径粗所以站立时双足距离较宽，膝关节外翻更大，所以对力线的影响变得复杂和难以判断。这是一种具有挑战性的不稳定模式，需要在翻修时加以纠正。

有疼痛、无力或伸膝装置障碍的患者，习惯双腿僵直行走，患膝不愿负重，以免发生疼痛和弯曲。这种“髌骨回避步态”在肥胖人群中很常见，它加剧了不稳定，并可能进展为外翻不稳。

足的旋转姿势可能提示髋关节的病理状态，髋关节骨性关节炎患者的足部旋转和胫骨假体的内部旋转可能是为了找到更舒适的姿势。创伤后下肢畸形可能很明显，患者没有辅助装置单靠旋转代偿能走路吗?

仰卧位髋部体格检查

患者回到检查床舒适地躺着。先检查髋部，因为髋部病变常常被忽视。协助患者屈膝至胸部。可立即发现髋关节屈曲的不对称，并可以发现患者可能不愿意接受该动作是由髋关节骨关节炎导致的以膝痛为特征的症状，特别是如果他们已经经历了失败的膝关节置换术。对于髋关节骨关节炎患者来说，托马斯试验是很舒服的。因此采用屈双髋最大限度抵消腰椎前凸是检查的关键。患者可以将未检查一侧的膝关节舒服地靠在胸前，而临床医师则在靠近桌子的位置支撑着检查腿。重要的是与患者沟通，并确定何时开始出现髋关节不适，因为这个位置可以提示髋关节病情的严重程度。

髋部运动特别是活动受限或屈髋内旋引起疼痛提示髋部有病变。在任何关节中，疾病最敏感的表现可能是两侧运动及活动范围不对称。

仰卧膝关节体格检查——视诊

任何时候都必须重新排查感染的可能性，包括皮肤和切口的检查。肿胀和红斑是术后几周切口正常愈合的典型症状，但应在 3 个月内消退。皮肤发红不应被误诊为“蜂窝织炎”而选择马上使用抗生素，在缺乏细菌培养和药敏的情况下使用抗生素是一种不良习惯。脓肿和 PJI 上的皮肤也是红色的。如前所述，渗出物可能是血液、脓液或滑液，通过穿刺抽吸可以鉴别。膝关节不稳定尤其是频繁发生的屈膝不稳定，以及聚乙烯衬垫磨损和异常活动，都会产生慢性渗液。

仰卧位膝关节体格检查——触诊

细心的术者会从膝关节的个别细节特征中发现问题。髌前压痛，特别是髌韧带与胫骨结节或髌骨下极相连的地方压痛更明显。浮髌试验阴性的髌骨外侧关节面下方通常有明显的压痛，当髌骨外移时可触及。侧副韧带及其附着点在多数不稳定 TKA 中易受到影响而出现压痛。

仰卧位膝关节体格检查——活动度

活动度检查必须用测角仪测量并记录在病历中：①伸直，包括不能完全伸直关节（挛缩）和反屈（检查者在患者膝关节仍然接触床的情况下可以抬高其足跟）。②屈曲，再次测量角度。③测量伸肌迟滞或主动、被动伸膝角度之间的差异。

仰卧位膝关节体格检查——稳定性

如果有严重内外翻不稳定，患者行走时会表现得很明显，内外翻不稳定通常与下肢力线异常有关。尽管可能很难评估韧带的具体松弛程度，在仰卧位对患者膝关节进行更详细的评估依旧具有很重要的临床意义。许多对关节置换术满意的老年患者的膝关节并不具备运动所需的关节稳定性。如果仅检查完全伸直时的人工关节，即使在侧副韧带没有功能的情况下，当后方结构可以带来稳定时，显著的不稳定也将被忽略。因此，内翻稳定性必须在伸膝和屈膝约 30° 时进行评估。“中度屈曲”不稳定的临床状态是有争议的，并且在很大程度上是理论层面上的观点。目前没有针对中度屈曲不稳定翻修术的临床研究，争议都存在于理论层面。如果 TKA 在“中度屈曲”位置不稳定，这可能是几十年前描述的“屈曲”不稳定的表现。

患者坐在检查床边上，双腿悬空

屈曲不稳定可能使膝关节丧失功能，却很难诊断。根本原因是屈曲间隙比伸直间隙更松弛或更大，以致当屈膝负荷时股骨“滑过”胫骨表面，受到侧副韧带的限制时突然收紧。这通常发生在下坡或下楼梯时，并产生慢性渗液和关节周围压痛等非特异性表现。适用于自然膝关节的经典抽屉试验在关节置换术后将不太适用，尤其是在使用后稳定型假体或类似后稳定型假体的情况下。

膝关节悬垂在检查床的一侧，便于牵开后抬高胫骨，使其表面与股骨后髁接触然后分开。此检查结果可轻松评估屈曲间隙，屈曲间隙是屈膝稳定的前提条件。这种间隙问题导致的失败在翻修术中通过平衡屈伸间隙很容易进行纠正（图 20–5）。

患者仍坐在检查床边，观察足部的姿势很重要，尤其行双侧对比。因为胫骨假体在关节内具有一定的顺应性，所以外旋足（排除胫骨畸形愈合）通常是胫骨假体内旋

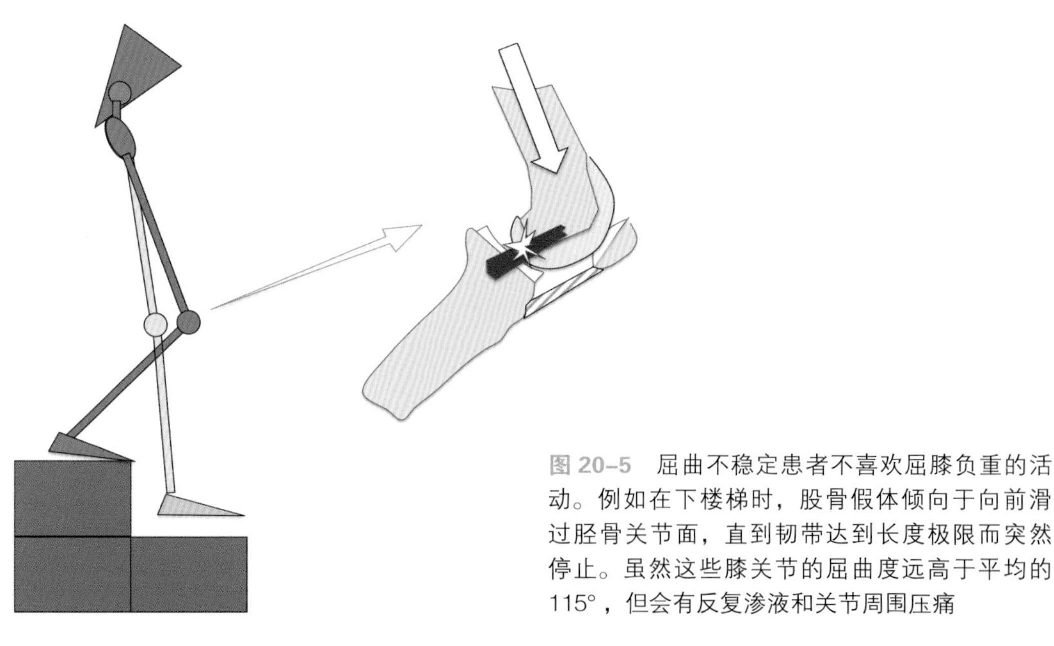

图 20–5　屈曲不稳定患者不喜欢屈膝负重的活动。例如在下楼梯时，股骨假体倾向于向前滑过胫骨关节面，直到韧带达到长度极限而突然停止。虽然这些膝关节的屈曲度远高于平均的 115°，但会有反复渗液和关节周围压痛

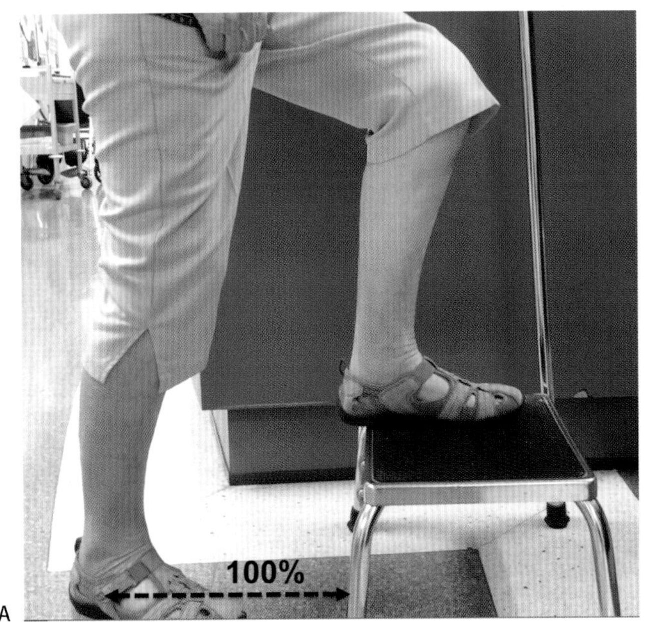

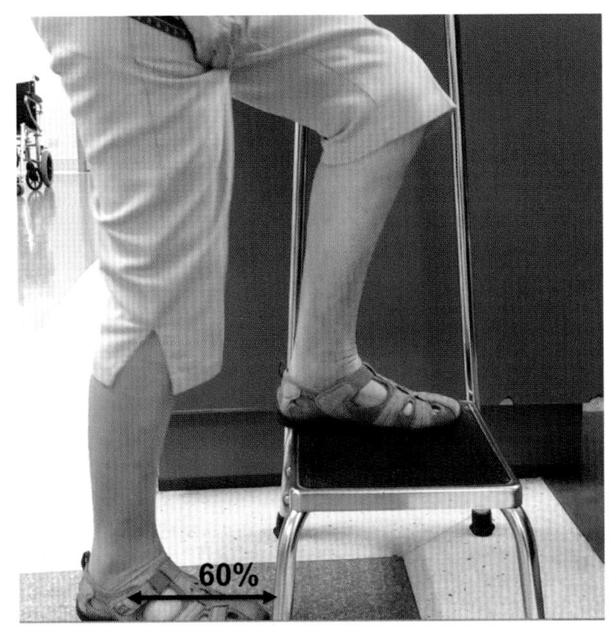

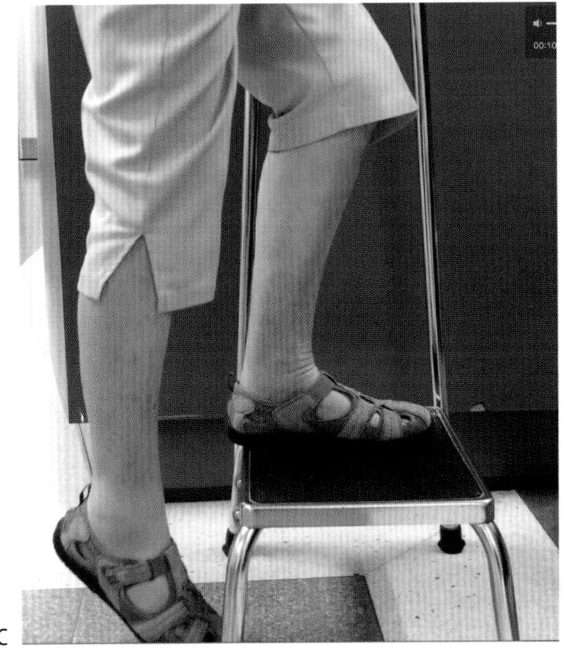

图 20–6　A　髌骨切除术后伸肌无力患者试图上台阶。她最初将足置于离台阶一个舒适的距离（100%）处，但是不能从这个位置站上去，此时她的重心离台阶很远。B　她反复跳着，直到她更接近台阶，将她的重心带到一个位置，使她低效的、切除了髌骨的左膝可以从这个位置伸直。C　然后，她就可以登上台阶了。对这一过程的观察比任何单一的体格检查更能发现问题

的表现。但当屈曲间隙极度松弛时胫骨假体失去顺应性在髌骨下自动居中，从而不表现为足姿势的变化。胫骨假体内旋与伸肌问题导致的髌股轨迹异常、不明原因的疼痛、关节不稳和关节僵硬有关。

上下台阶或楼梯

最后的功能评估通常是具有指导意义的：要求患者上下一层楼梯。这可以显示伸肌的整体功能，并且有助于在活动中定位疼痛位置。评估患者需要身体前倾以将重心置于膝关节与足之间很重要（图 20–6）。

实验室检查

在询问病史和体格检查之后，将确立可靠的鉴别诊断，这些鉴别诊断包括关节置换术后的疼痛和（或）一些无法归类也无法通过手术解决的问题（见图 20–4 中第 9

类）。PJI 如此重要，却容易被忽视，以至于美国骨科医师学会已经制定了 15 条建议（其中 2 条专门适用于全髋关节翻修术）来回答这个问题："这个关节置换感染了吗？"第 1 条建议是根据病史和体格检查来确定临床上怀疑 PJI 的情况。第 2 条建议是根据所有患者的外周血红细胞沉降率（ESR）和 C- 反应蛋白（CRP）的实验室检测结果来确定。第 3 条建议是在临床怀疑感染或炎症标志物升高的情况下，需要穿刺抽吸关节滑液。抽出的滑液可用于：①白细胞计数。②白细胞差异（各系白细胞的百分比）。③细菌培养及药敏实验。许多其他的实验室检查也被建议用于诊断感染，但没有统一的评估标准。这一领域正在迅速发展，更加完善的指南即将发表。

第 4 条建议和第 5 条建议适用于 THA。第 6 条建议是，如果临床上感染的可能性低，但患者的 ESR/CRP 升高，没有施行手术的计划，应在 3 周内重新评估。在这种情况下，不应给予抗生素治疗。根据第 8 条建议（在穿刺检查前 2 周停用抗生素）以避免培养结果呈假阴性。

如果由于临床怀疑或上述炎症标志物升高而进行穿刺，会产生模棱两可的结果（例如，白细胞计数处于边界但细菌培养及二次培养结果均为阴性），则需根据第 7 条建议再次进行穿刺。在这种情况下，许多术者可能会重复穿刺 3~4 次，特别是在同时进行抗生素治疗的情况下，需强调在手术前进行微生物学诊断的价值。

第 9 条建议，"不支持用同位素扫描来诊断感染"，建议"反对用 CT 和 MRI 来诊断 PJI"。第 11 条建议，"术中革兰染色不可靠"。尽管根据第 12 条建议，"如果脓毒症的诊断仍未解决"，在翻修手术期间可以要求进行冷冻切片检查，但它们会受到取样和报告水平的影响。诊断指南的主要目的是在翻修术前建立感染的诊断。

涵盖处理存在潜在感染关节置换全过程的指南支持这样一个经典原则，即在抽吸滑液之前不应使用抗生素（第 14 条建议），并且禁止在存在切口问题的情况下进行穿

表 20-5　AAOS 指南摘要

PJI 诊断的 AAOS 指南		
1	怀疑	病史
2	ESR/CRP	所有患者
3	TKA 穿刺液	临床疑诊或 ESR 或 CRP
4	TKA 穿刺液	临床疑诊与 ESR+CRP
5	重复 TKA 穿刺液	穿刺液正常，怀疑升高
6	随访 3 个月	ESR/CRP 升高，怀疑率低，无手术计划
7	重新抽液	高度怀疑，无结论的抽液
8	停用抗生素	穿刺前 2 周
9	核医学	除非是否定的，否则无价值
10	CT/MRI	CT：假体旋转以及骨溶解
11	革兰染色	不可靠
12	冻结切片	如果诊断不明确
13	多种培养物	如果评估而不是修改诊断
14	未应用抗生素处理切口问题	先穿刺抽液
15	无保留预防	翻修术前诊断

简称：AAOS，美国骨科医师学会；CRP，C- 反应蛋白；CT，计算机断层扫描；ESR，血红细胞沉降率；MRI，磁共振成像；TKA，全膝关节置换术

定义 PJI

1. 窦道（从关节内流出）

或

2. 人工关节 2 次培养结果阳性
   - ☐ 穿刺抽液日期：_______ / _______ / _______　微生物：_______　敏感性：_______
   - ☐ 穿刺抽液日期：_______ / _______ / _______　微生物：_______　敏感性：_______
   - ☐ 穿刺抽液日期：_______ / _______ / _______　微生物：_______　敏感性：_______

或

3. 满足以下 6 项中的 4 项
   - ☐ ESR+CRP 上升
   - ☐ 关节液白细胞计数上升
   - ☐ 中性多形核白细胞百分比上升
   - ☐ 关节内脓液
   - ☐ 单次关节液微生物培养阳性
   - ☐ 在放大 400 倍的组织中观察到 5 个视野中 > 5 个 WBC/HPF

图 20–7　肌肉骨骼感染协会定义的假体周围感染 (PJI) 检查表。前 2 项是主要诊断标准，据这 2 项就可以确定诊断。第 3 项列出了 6 个次要诊断标准，满足其中 4 项即可确诊为 PJI。其他专业机构也得出了类似的定义。这些诊断标准无疑会随着进一步的研究和新的诊断技术而改进

刺。最后建议在行翻修术前常规预防性使用抗生素。翻修患者发生 PJI 的风险更大，在切开后给予抗生素不会渗出血管外进入关节（血肿），效果也会更差。为了获得更可靠的术中培养标本而进行预防性抗生素治疗的做法曾经很普遍，现在已经废弃，同时必须注意细菌培养结果阴性的感染。二期翻修术中先移除原有假体，但多个穿刺结果为阴性时，继续预防性使用抗生素是合理的。毕竟除了含抗生素的假体外，没有再植入假体。在没有重新植入假体的情况下，重要目标是获取高质量的软组织标本。这再次强调了在翻修术之前尽早诊断感染的重要性（表 20–5）。

必须明确 PJI 的定义，这看起来似乎不必要，但感染可能难以辨别，并且一旦被忽视，就会带来严重的后果。肌肉骨骼协会的标准确定了 PJI 的主要诊断标准和次要诊断标准。毫无疑问，这些技术将不断发展，随着技术的发展将会为诊断提供更高的精确度。对于当前临床来说，诊断标准提供了诊断感染或排除感染所必须收集的数据（图 20–7）。

某些外周血检测对于一般外科手术计划和风险评估是有帮助的。血红蛋白是诊断贫血的最基本检测指标。淋巴细胞计数和白蛋白是评估营养状况及败血症风险的指标。γ – 谷氨酰转移酶提示酗酒，而 HbA1c 是评估糖尿病血糖控制的可靠指标，高血糖是 PJI 患者进行任何手术的显著高危因素。肾功能检查同样重要。在考虑对已确定感染患者进行翻修术时，Cierny 分类系统可评估手术成功的可能性。

影像学检查

膝关节正位（AP）X 线片、侧位 X 线片和轴位 X 线片是不良 TKA 所需的基本影像资料。如果患者患肢可独立负重，正位 X 线片会显示更多的信息，即所谓的单腿承重 X 线片。当屈曲挛缩和反屈曲畸形可以量化时，如果患者仅单腿站立，侧位 X 线片会更有指导意义。负重轴位 X 线片虽然不常用，但能提供更多的信息。

在翻修术前，很有必要拍摄包括髋关节、膝关节和踝关节的站立位全长 X 线片。这是因为做检查时患者是仰卧的，所以 CT 对重建肢体力线的价值不大。虽然对初次

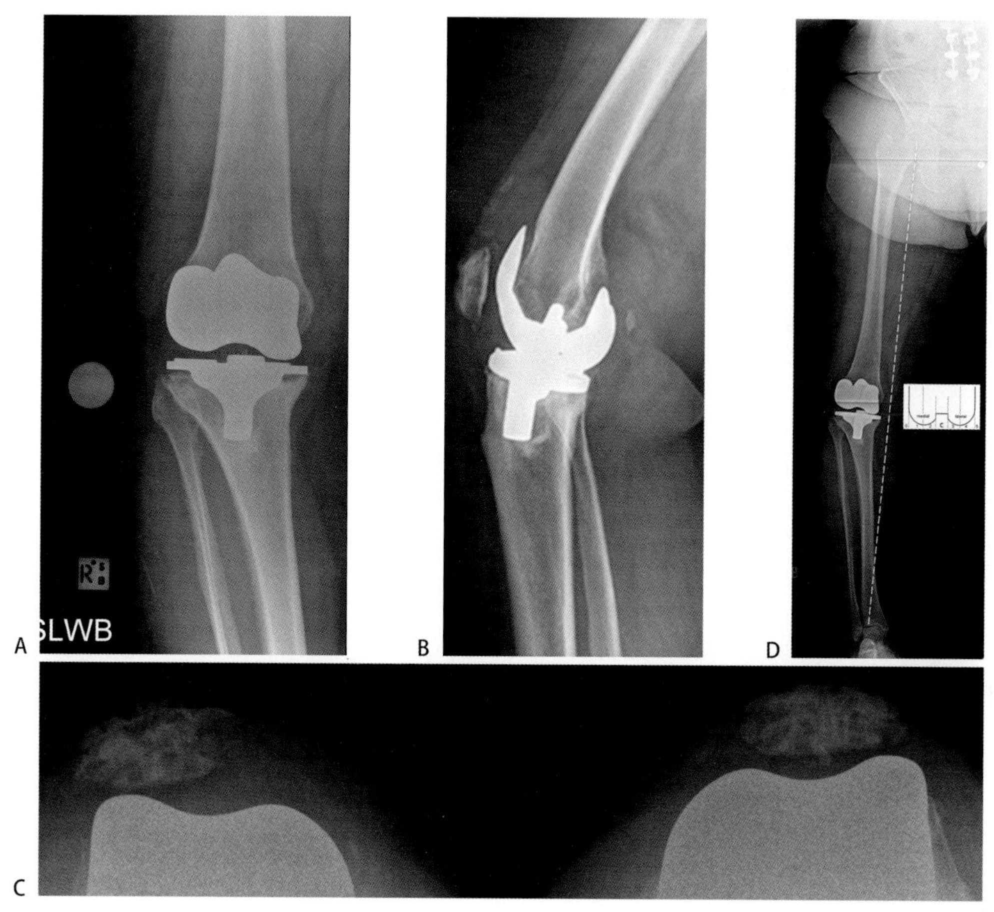

图 20–8 A 单腿负重前后位 X 线片显示生理负荷下最大畸形。在这种情况下，假体松动下沉、内翻不稳定和内侧聚乙烯衬垫磨损明显。B 侧位 X 线片，显示股骨远端严重的骨溶解，特别是在骨与假体后髁接触的位置。这是一个典型的部位，胫骨假体向后倒。C 髌股关节轴位 X 线片。双侧拍片有助于在髌骨置换后识别关节内外侧，从而显示髌骨轨迹异常。D 包括髋关节、膝关节和踝关节的下肢全长 X 线片。该检查可能会受到肢体旋转的影响，很难在明显疼痛、不稳定和畸形的情况下准确定位旋转。这些片子提供了重要的附带信息，比如这位患者接受了腰椎内固定手术。从髋关节中心到距骨中心的力线轴位于膝关节外。插图：Kennedy 网格模型显示机械轴完全位于膝关节之外：0 区。网格描绘了左膝，信息仍然适用

膝关节置换术的理想力线存在争议，但很难说大的内翻角度不会导致松动，或者外翻畸形不会导致外翻不稳定。用短的局部 X 线片很难确定关节置换术后肢体的真正力线，尤其是在合并髋关节置换术或关节外畸形的情况下。当怀疑同侧髋关节病变是膝关节翻修术的相对禁忌证时，需要拍摄骨盆前后位 X 线片。同时必须考虑到脊柱问题也是膝关节疼痛的可能来源（图 20–8）。

CT 可以用来评估股骨假体和胫骨假体的旋转位置（图 20–9）。胫骨假体旋转不良最有可能导致髌韧带及髌骨从股骨滑车沟脱位。虽然胫骨截骨面上没有足够的空间使胫骨假体平移到力线外部，但是胫骨假体内旋将会导致类似情况的对位不良。

CT 所展示的假体旋转细节看起来难以实际应用于手术中。胫骨结节相对于股骨滑车位置如果有任何偏差都可能导致髌骨轨迹不良、髌骨并发症、膝关节不稳定或僵硬。从胫骨结节到髌骨中心以及从髌骨中心到股四头肌起点的连线构成“Q 角”。伸膝装置的拉伸负荷倾向于使该角变直。如果拉伸后新的“线”与从胫骨结节到股骨滑车底部的线不共线，在几何学上就可以判断为轨迹不良，将明显影响关节翻修的效果（图 20–10）。

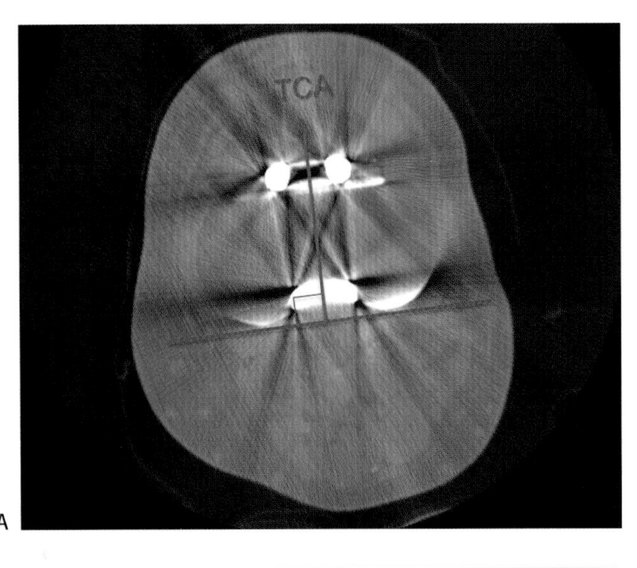

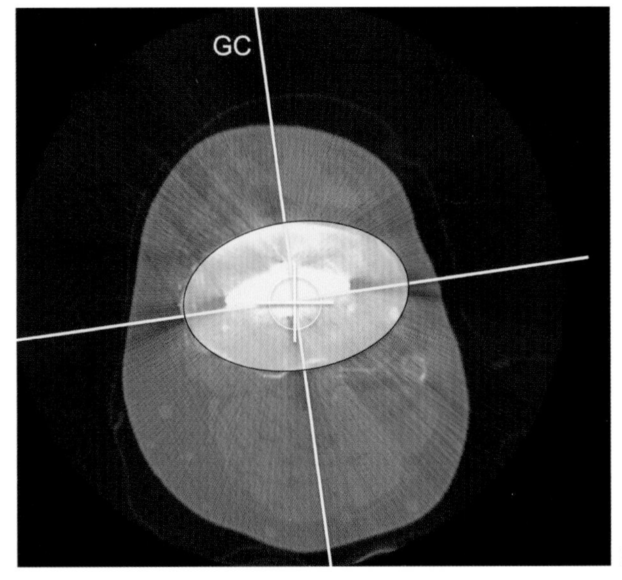

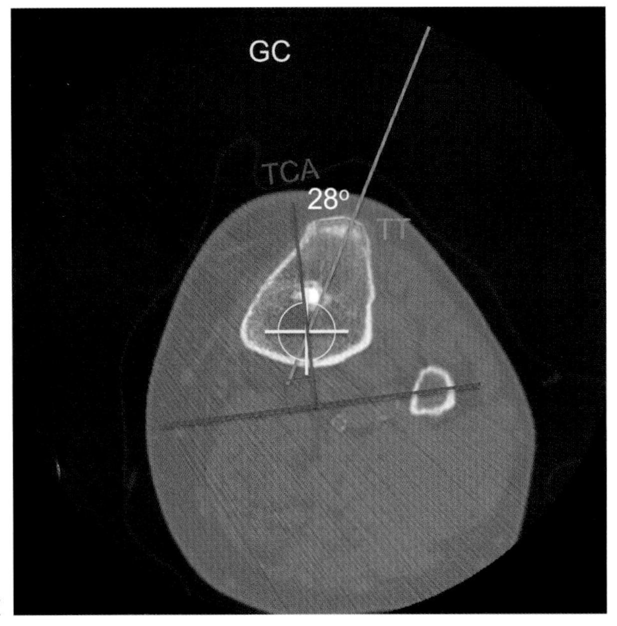

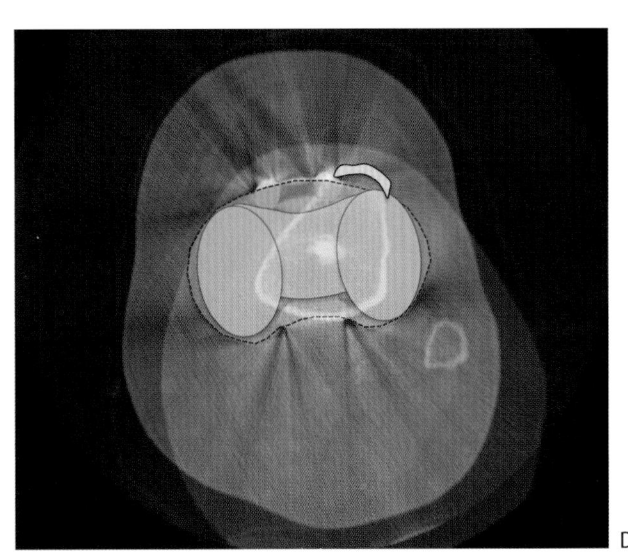

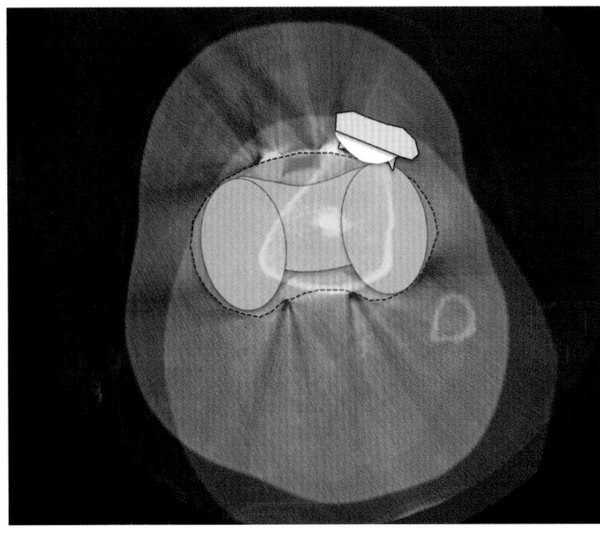

图 20-9　CT 上描述胫骨、股骨假体旋转的 Berger-Rubash 方案，主要取决于 1 个经过股骨远端通髁线的切面和 3 个胫骨近端切面图。A　CT 扫描胫骨假体金属托的切面，确定“胫骨组件旋转”(TCA)。B　随即在胫骨部件的正下方进行第二次胫骨扫描，以成像胫骨近端的几何中心 (GC)。C　胫骨第三层 CT 扫描显示胫骨结节 (TT)。在此图中，TCA、GC 和 TT 已经重叠置于同一张图上，因此可以测量 TCA 与从 GC 到 TT 的线之间的角度。该例测量值为 28°。相关原始论文基于胫骨自然解剖数据计算该角度约 18 °，该病例超过限值 10 °。患者表现为髌骨轨迹不良，导致假体松动。需要进行全面翻修。D　相同的信息可以转化为图案。胫骨金属托用淡蓝色表示。假设一个股骨假体组件覆盖在胫骨托上并与胫骨假体组件形成关节连接，我们可以设想到股骨滑车沟相对于胫骨结节的方位，由黄色新月表示。E　在胫骨结节的正上方标识出表面置换过的髌骨（黄色和白色结构），由于髌韧带的牵拉，出现轨迹异常

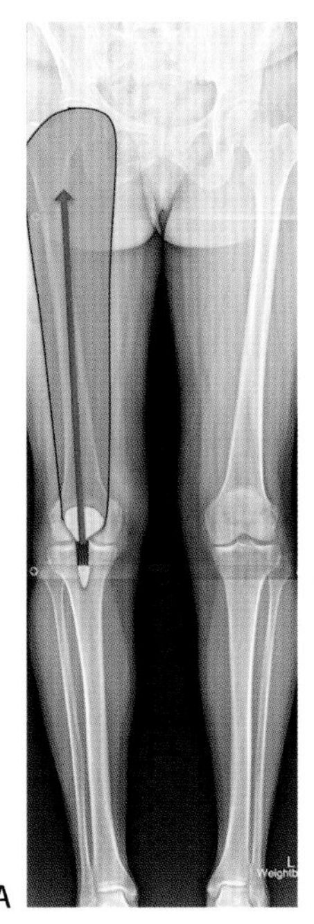

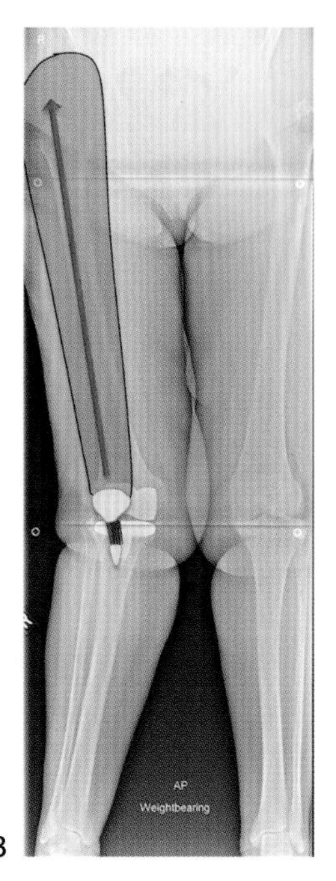

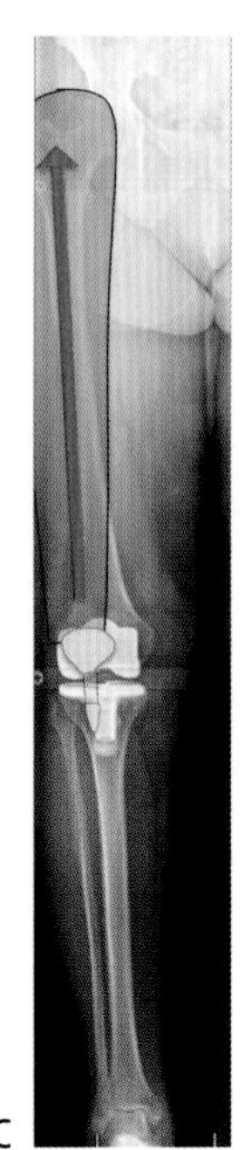

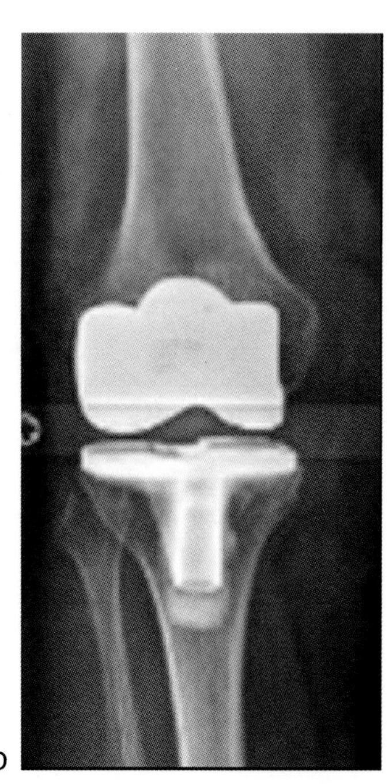

图 20-10 髌骨轨迹。A 股四头肌的牵拉使股四头肌起点与髌骨连线、髌骨与胫骨结节连线的夹角（Q 角）变直。股骨滑车的解剖结构限制成角，但如果牵拉力过大，髌骨就会倾向于从滑车内向外侧滑出。B 外翻畸形造成股四头肌到髌腱的方向与从结节到滑车沟的路径之间的差异。外侧滑车嵴很难将髌骨保持在滑车沟内。C 胫骨假体内旋导致胫骨结节偏外，因此，髌骨轨迹相对于滑车沟明显偏外。D （图 20-10C 中关节置换术的细节）如果为了拍摄完美显示假体前后位的 X 线片而将下肢外旋，需要注意胫骨结节外移了多少

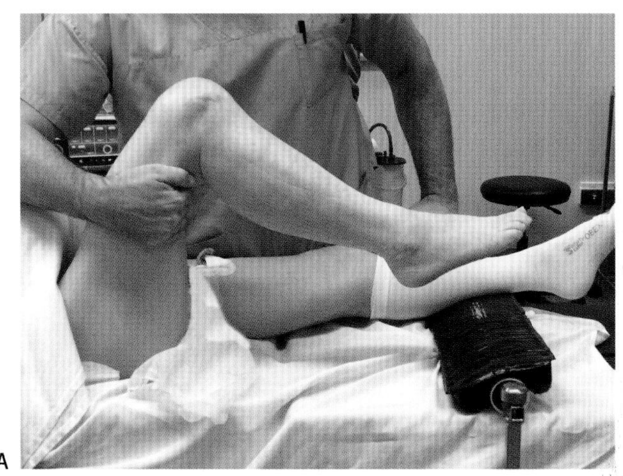

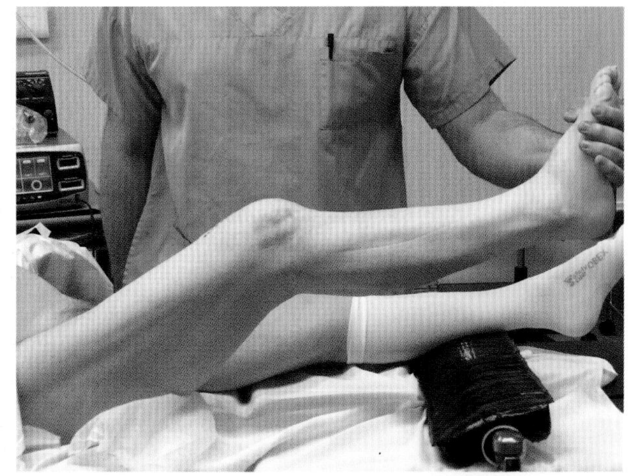

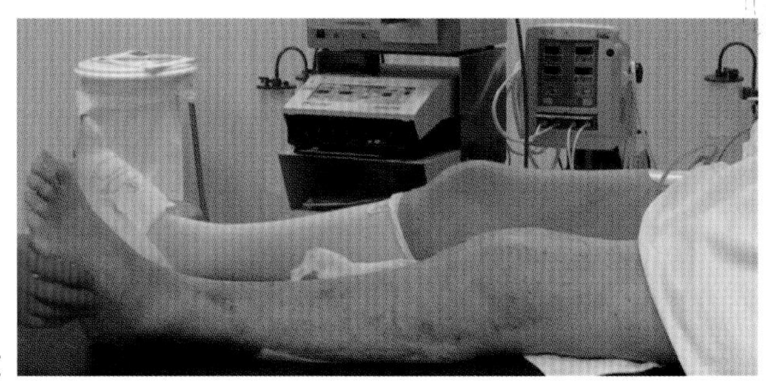

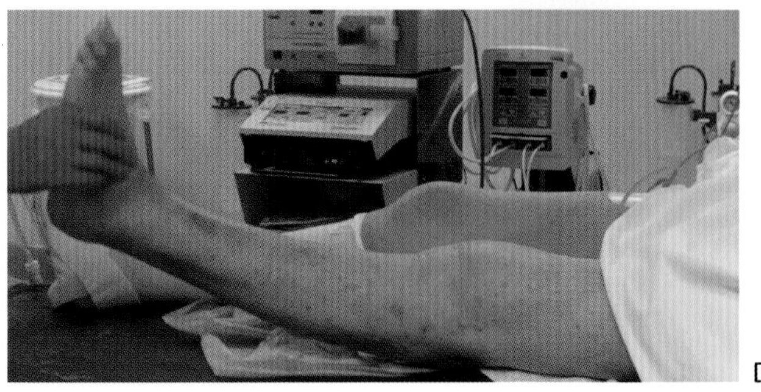

图 20-11 A 术前应监测麻醉状态下被动屈曲角度并记录，尤其是僵直膝翻修时。B 同样，应评估被动伸直角度。该患者呈 25° 固定屈曲挛缩。C 第二个患者麻醉状态下仰卧位时，膝反屈畸形不明显。D 当脚抬起时，膝关节过度伸直，腘窝仍与手术台接触

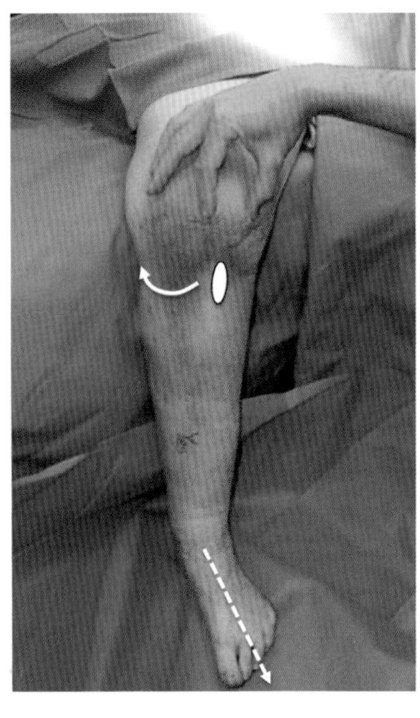

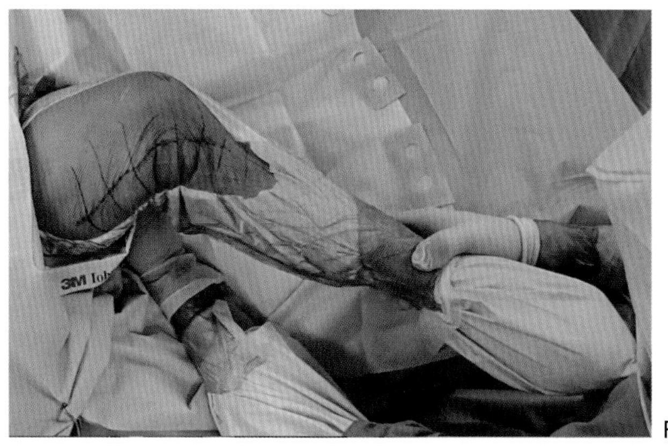

图 20-11（续）　E　胫骨假体内旋患者足外旋（虚线箭头）。内旋的胫骨假体（实心弧形箭头）位于股骨髁下方，而胫骨结节（实心椭圆形）位于外侧，将髌骨带出滑车沟。F　翻修术前从膝前上方观察。这种极度的外翻不稳定只有在麻醉状态下才能完全发现

CT 扫描比 X 线片更准确地显示骨溶解所致的骨量丢失，并且可用于术前规划。如果在全身检查呈阴性未发现问题的情况下，将放射性核素锝骨扫描作为术前评估是合适的，该检查项目应包括脊柱、骨盆和股骨全长。

关节切开前麻醉状态下的检查

虽然在安排翻修术之前医师已经对膝关节进行了详细检查，但是在患者麻醉后，行手术切开之前，还需要收集一些重要的信息。评估膝关节在麻醉无痛状态下的稳定性和被动活动情况。屈曲挛缩和反屈畸形对手术技术有特殊要求（图 20-11）。

与术前临床评估一样，如果没有做过髋关节置换术（须注意有髋关节脱位的可能），有必要对照检查双侧髋关节内旋活动度。应在麻醉状态下评估完全伸直和屈曲约 30° 下膝关节内外翻的对线及稳定性（代表绕“*Z*”轴或“*X*-*Y*”平面的旋转）。膝关节屈曲到 90° 时足的位置很重要，可以作为胫骨假体旋转的外在指标。当手术开始时，对这些问题的认识就像一份“超时的额外清单”：当术者专注于翻修术的这些具体问题时，才可能纠正失败的原因。

技术

切口

翻修时应使用现有的切口。如果有足够的柔软皮肤闭合切口，则可以将两把手术刀用无菌胶带并排粘贴在一起来有效切除先前的瘢痕。该技术美容效果好，体现了应使用原切口的原则，切除了位于两个切口之间的非常窄（毫米级）的血运不良的皮肤瘢痕（图 20-12）。如果有多个切口，优先选择最近用于初次置换术或翻修的切口。复杂切口覆盖问题本章另行描述。

关节切开和显露

大多数术者喜欢采用内侧切口，因为它常用、显露充分。从胫骨结节内侧底部延

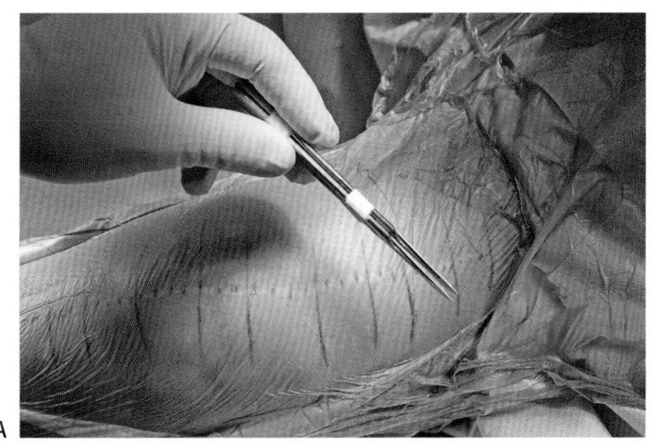

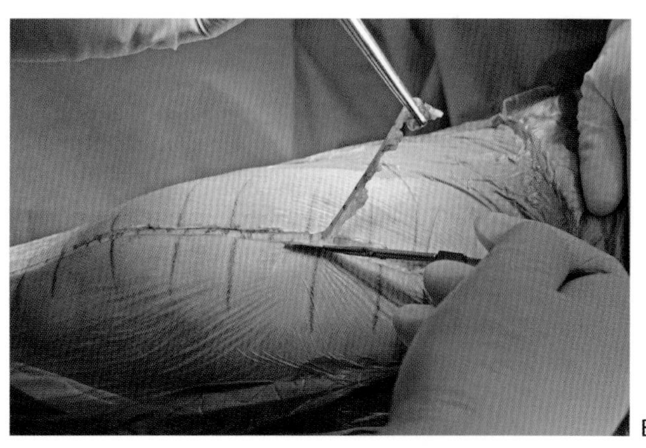

图 20–12 瘢痕切除。A 在有足够柔软的皮肤可供闭合切口的前提下，将两把手术刀用无菌胶带固定能够切除先前存在的瘢痕。B 该技术美容效果好，体现了应使用先前存在的切口的原则，切除了位于两个切口之间的非常窄（毫米级）的血运不良的皮肤条带

伸到股四头肌肌腱内侧边缘的直切口，与弯曲的内侧髌旁切口相比纵向纤维横断较少。如果切口从髌骨内缘的上方通过，应该切除髌骨前面＜ 1cm 的软组织（图 20–13）。采用直切口或是弧形切口是个人偏好的问题。内侧关节囊应从胫骨提起切开，小心保持完整的软组织以利于闭合关节囊（图 20–14）。

如果已有外侧切口，则可从外侧切开。通常在皮下组织较厚的患者中，对于某些外侧皮肤切口可在通过内侧皮瓣分离后行关节内侧切开。如果之前采用外侧皮肤切口进行关节手术，最好在行翻修术时再次使用。如果外侧显露受限，那么胫骨结节截骨可能是最佳选择。

术中检查

置换失败的原因和需要解决的问题需要在手术前确定。“探查”或诊断性手术的时代已经过去。寄希望于通过切开来发现存在的问题定会失望，更甚者会去编造一些对失败的解释。然而，这并不意味着一旦手术开始，就无法再发现前次置换存在的问题。

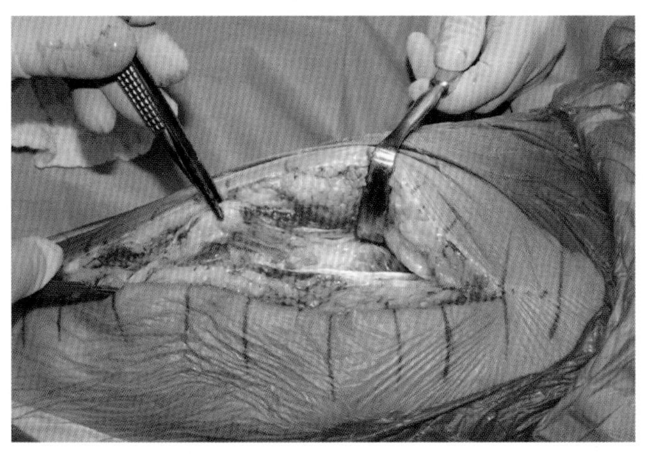

图 20–13 关节切开。从胫骨结节内侧基底部延伸到股四头肌肌腱内侧缘的直切口，与弯曲的内侧髌旁关节切开相比，纵向纤维横断较少，髌骨前方软组织切除＜ 1cm

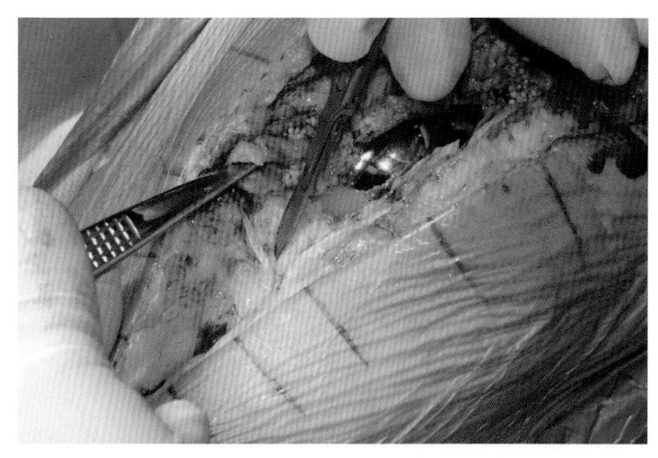

图 20–14 剥离内侧关节囊。首先用手术刀，然后用骨膜剥离器仔细地解剖，保持这一层组织完整。刀片纵向多次切割剥离，把整体组织切割成无用的条带，导致关节囊闭合困难且容易渗液

如果假体固定存在问题，须在取出时对其进行检查。在没有深入了解关节置换失败原因的情况下，打开关节来观察假体是否固定良好是错误的。在用锯或骨凿破坏固定界面之前，必须仔细检查。固定界面是否有骨溶解现象？当施加压力时，是否有液体从假体和骨界面之间渗出？测试膝关节内翻应力和外翻应力是检查假体界面情况的简单有效方法。

有必要在关节切开的情况下重复检查，但在进行任何特殊的不稳定动作之前，要对难以显露的部位进行稳定性检查（图 20–15）。关节切开后内外翻应力的不稳定性将更加明显，其中关节表面的分离（外翻应力下的内侧分离和内翻应力下的外侧分离）可以被量化。相比之下，术前的临床检查只能定性为有或没有“终末”的不稳定感觉，有“终末”的不稳定感觉，提示韧带完整但松弛。

一旦切开后，可通过用一只手握住踝关节，将另一只手放在大腿下抬起股骨撑开关节间隙，在直视下评估屈曲间隙的松弛程度。该操作与临床检查相同，有价值且一致性好。直接观察股骨后髁与胫骨关节面分离的距离证实“屈曲不稳定”。该试验在伸肌无力和脱位的情况下显示的意义与上述不同。该检查是关节置换术所特有的，它取代了正常膝关节的前后抽屉试验，特别是后稳定型假体会阻碍关节前后方向移动，无法体现出临床上存在显著的屈曲不稳定性。

即使膝关节正常伸直，胫骨与股骨的关系也可能是异常的。在膝关节伸直时，股骨假体和胫骨假体相对于彼此处于“过度伸展”的情况。这是由于股骨假体在“*X*”轴上屈曲而胫骨假体在“*X*”轴上伸直所致。这种错位意味着组件在负荷下不以设计预期的方式相接触，这通常会造成不良后果。例如，股骨组件的前缘可能撞击后稳定型胫骨假体立柱的基底部，导致立柱断裂。

显露困难

当切开后术野显露困难时，有几种有用的方法。胫骨结节截骨术是陈旧术式，不作为常规使用。同样，髌骨“翻转”术式也已过时。损伤较小的股四头肌切断术有用，但是简单地将股四头肌近端的纤维分离开作为扩展切口（股四头肌分开）通常同样有效。这些看似单调的细节是大多数 TKA 翻修术中安全显露的关键。

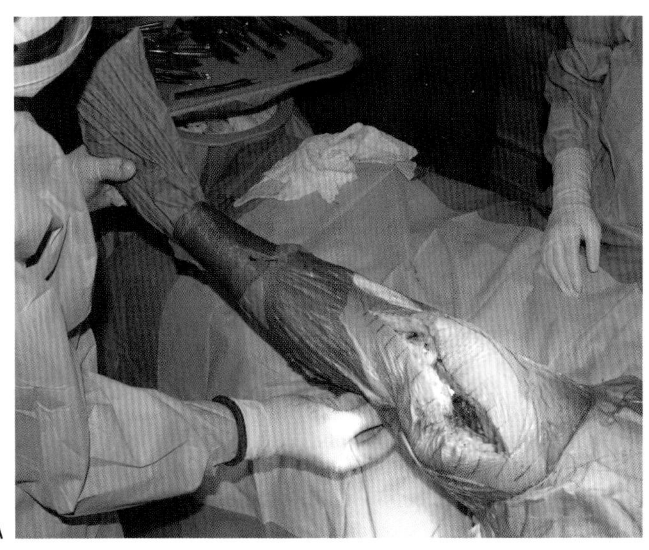

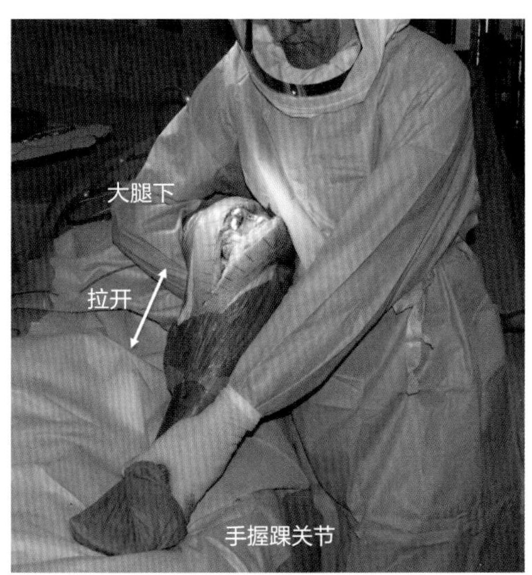

图 20–15　A　通过关节切开状态下的外翻应力测试能够观察到内侧关节间隙的分离。B　屈曲间隙的尺寸最好通过牵拉来量化，如图所示，医师一只手放在大腿下面，另一只手握住脚踝，就可以量化屈伸间隙之间的差距

基本操作包括：①内侧滑膜切除术，去除大量增生的滑膜组织（图 20–16）。②外侧滑膜切除术，去除较少的组织（图 20–17）。③重建股骨两旁关节囊（图 20–18）。④去除髌周瘢痕（图 20–19）。⑤去除髌韧带深面的厚瘢痕（图 20–20）。⑥将股四头肌从附着于股骨前方的瘢痕中松解出来（图 20–21）。⑦完成上述松解，在取出假体之前谨慎地被动屈膝，拉伸伸肌和关节周围软组织以辅助显露，一旦取出假体，就无法实施此操作。然后，去除聚乙烯衬垫，进一步接近固定界面。

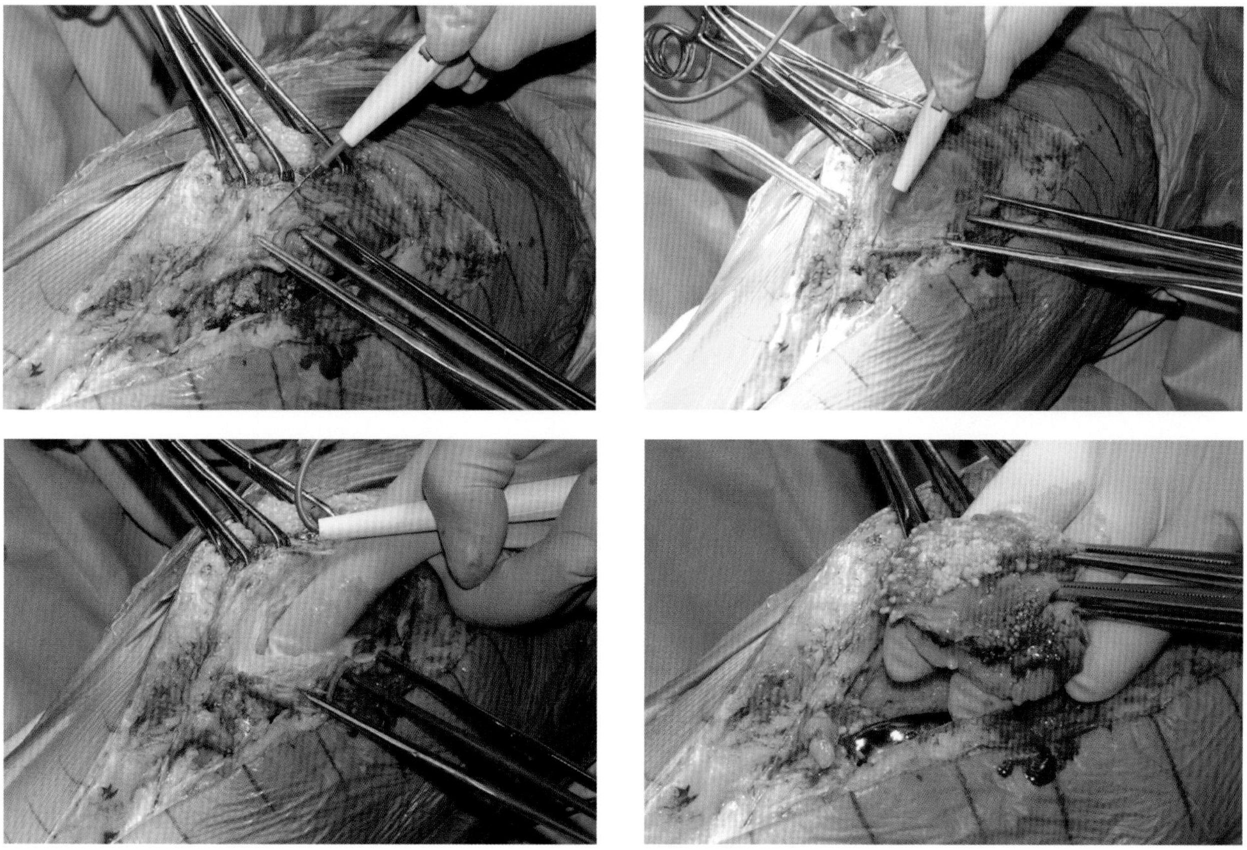

A　B　C　D

图 20–16　内侧滑膜切除术。A　翻修手术的滑膜层总是增厚，这个增厚的瘢痕层可以用几把 Kocher 钳夹住，不必担心损伤组织。相比之下，尖锐的钳夹对患者自身的组织的损伤较小。B　用电刀分离间隙较容易　C　靠里侧，增厚的滑膜层可以用示指分开。D　可以切除增厚组织。在有松动和骨溶解的情况下，去除的瘢痕包含大量聚乙烯磨损碎屑。去除这一层有助于显露，而不需要采取胫骨结节截骨或股四头肌切断术

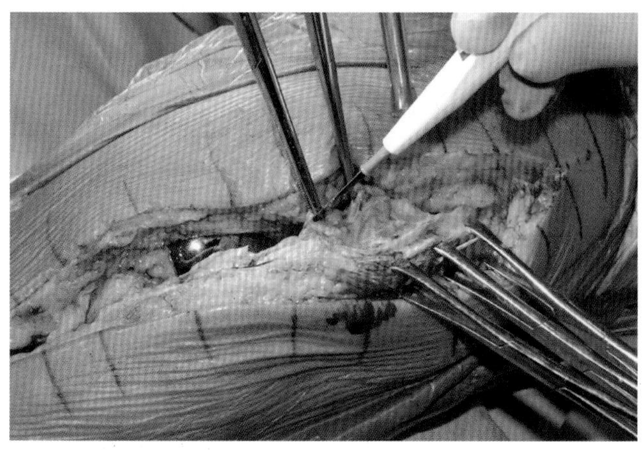

图 20–17　外侧滑膜切除术。行外侧滑膜切除较困难，需要用电刀，注意不要损伤股四头肌肌腱

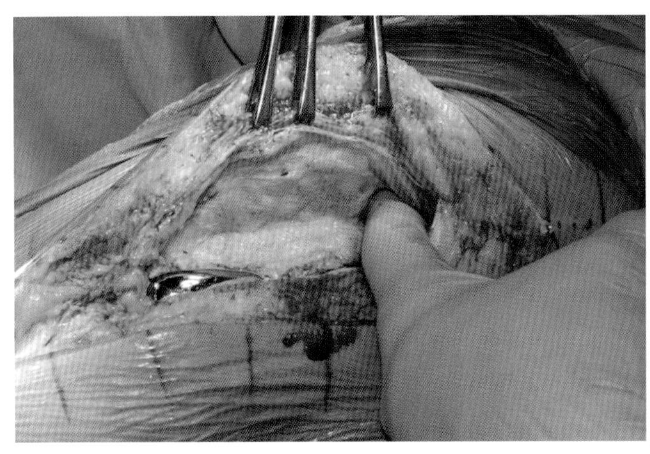
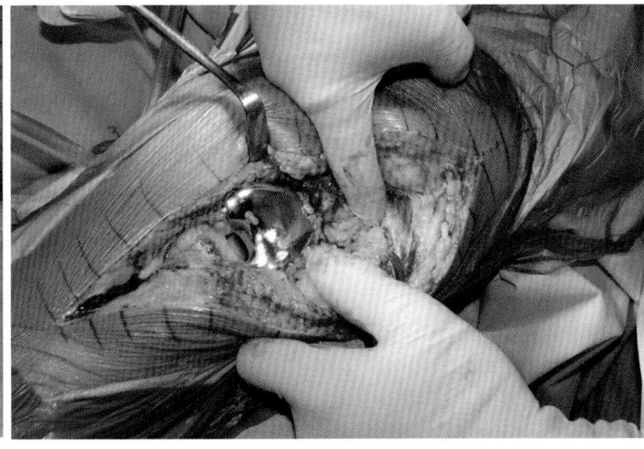

图 20-18　重建股骨前方内外侧关节囊。A、B　股骨的两侧与伸膝装置之间通常是瘢痕，烧灼和钝性分离恢复这一间隔，可便于显露，增加股四头肌滑动和膝关节屈曲

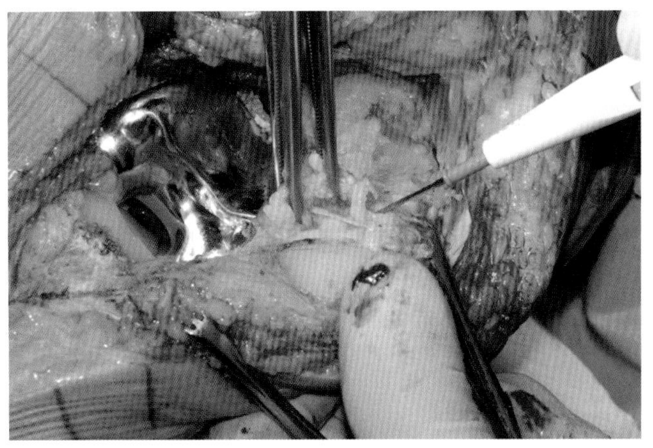

图 20-19　髌周瘢痕。髌骨周围的瘢痕应该清除。注意髌骨假体的磨损

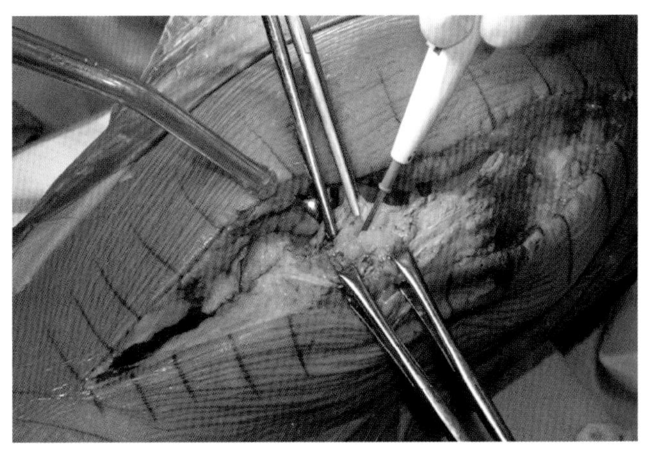

图 20-20　髌韧带深面的瘢痕。用尖锐的钳子夹住髌韧带，用 Kocher 钳夹住髌韧带深面的瘢痕。去除这层瘢痕可以恢复肌腱的扭转，有助于显露和屈膝，当然也能改善髌骨轨迹

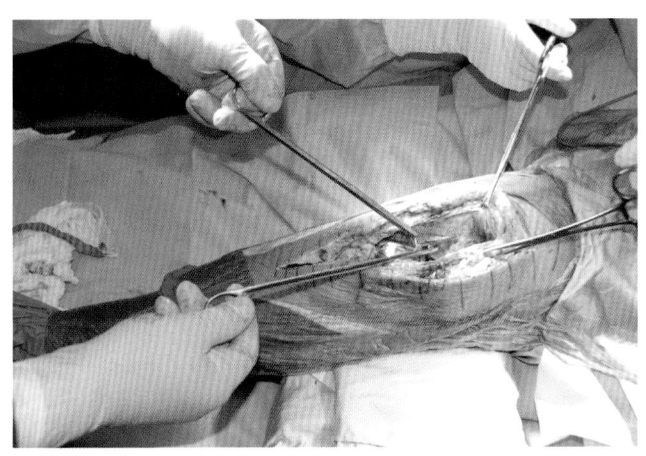

图 20-21　松解股四头肌。用长柄组织剪分离股骨前上方的瘢痕，以松解股四头肌肌腱。此步骤应在取出假体之前进行，对于僵硬膝的矫正尤其有帮助

检查完全显露的胫骨

在取出假体前，需认真评估胫骨假体和股骨假体围绕“Z”轴和“Y”轴的旋转位置。内翻 – 外翻的方向可以从假体块和柱的方向明显看出来。如果进行了 CT 检查，则可以将图像与术中旋转位置进行比较。通过直接俯视胫骨假体，术者可以了解胫骨假体前方与胫骨结节之间的关系。如果胫骨聚乙烯衬垫匹配股骨髁的曲线，则胫骨假体

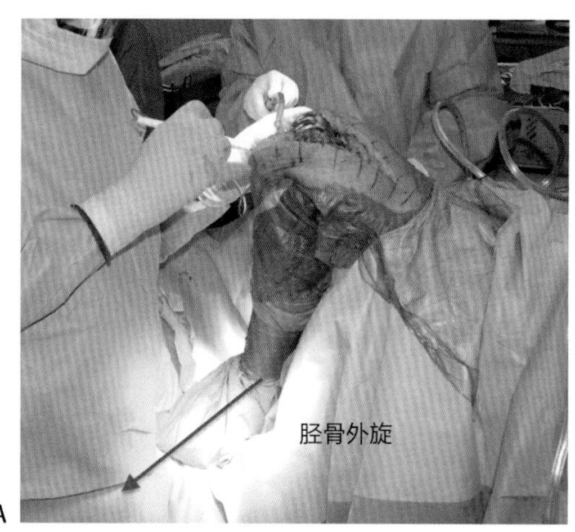

A

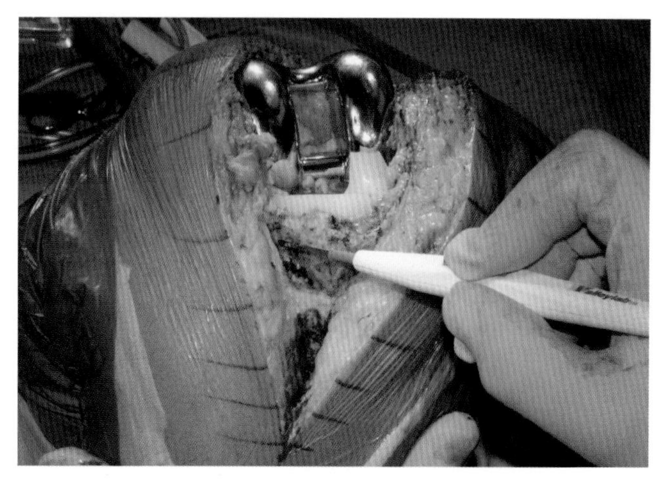

B

图 20–22 显露。从外部旋转胫骨。A 患足置于手术台边缘，医师用自己的大腿施加压力使患者被动屈膝并外旋胫骨。外旋使胫骨结节侧向移动，减小伸肌结构张力，最终将胫骨从股骨假体下方向前拉出。B 如果需要松解内侧，胫骨极度外旋，用电刀分离内侧关节囊以平衡膝关节。该步骤减少了行更具侵入性显露操作的必要

和股骨假体通常在伸直位“*Y*”轴上呈现类似的匹配。这意味着如果胫骨假体相对于胫骨结节内旋，则股骨假体及其滑车沟将位于肌腱连接部及髌骨的内侧。髌骨将倾向于在股骨滑车沟中心的外侧，如果它被软组织张力和滑车沟“强迫”进入沟中，则关节会被约束，屈膝会疼痛并且膝关节变得僵硬。

通髁线虽然在翻修术中模糊不清，但对定位很重要。在初次关节置换术中常规识别通髁线的医师更有能力在翻修时发现它。同样，翻修术前的 CT 扫描可以与术中所见进行比较。如果 CT 扫描发现失败的股骨假体平行于通髁线，则应标记该位置，并在翻修时恢复该位置。如果位置不佳，也应进行标记，以便重新定位。股骨假体内旋用后外侧垫块纠正。

极难显露

如果显露仍不充分，则用力外旋同侧足，直接从胫骨的后内侧广泛松解软组织将会充分显露膝关节，且不会损伤伸膝装置（图 20–22）。这种方法可以使胫骨结节向外侧移位，显露的术野能够充分满足截骨的要求。达到这样的显露需要安装非铰链的限制型假体，在显露困难的翻修术中经常需要应用该类假体以保证稳定性。内侧稳定结构易于用假体机械替代，但是伸膝装置断裂需要复杂的手术，通常要用同种异体移植物。后内侧广泛显露具有不需要任何其他耗材固定的优点。

假体取出

大多数初次 TKA 假体可以通过在骨水泥和骨之间锯切，然后堆叠锤入多个骨刀来取出。在本章其他地方描述了用于困难情况的更复杂的取出技术。取出股骨假体将便于显露和处理胫骨假体。应用小锯齿摆锯有效果，而且其形状更窄、更加适合，它很容易到达除后侧面外的所有部位，有时还到达部分后侧角。后侧面及后侧角可以用相对窄（大约 1.5cm 宽）的弯骨刀来分离。敲击股骨假体前凸缘将假体与骨分离，在股骨假体远端内外侧假体界面下用骨刀敲击可同时撬开和取下松动的假体。

除非治疗感染，否则应忽略固定在骨上的残留骨水泥（图 20–23）。过度去除这些残余骨水泥浪费时间，骨质丢失更甚。所有骨水泥将在重新植入假体过程中被锯切掉。

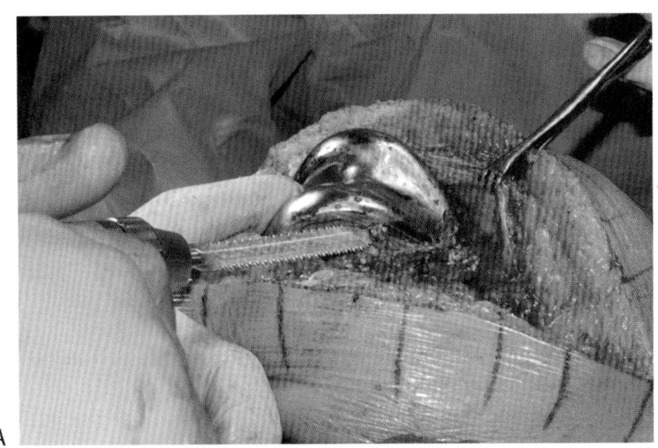

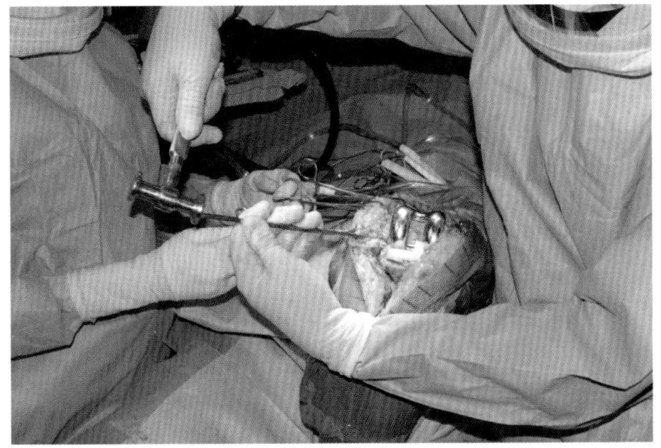

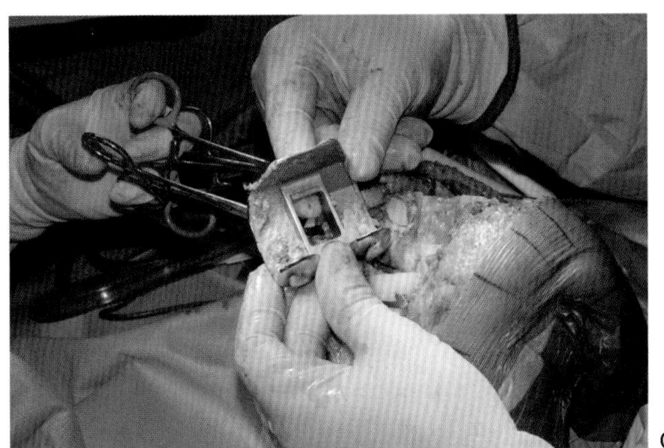

图 20-23　假体取出。A　如图所示，摆锯可容易地以 45°的角度插进骨水泥 - 骨界面，以防止锯片垂直进入时碰撞假体。B　后髁不容易被锯切，但可以用窄（0.25in）的弯骨刀处理。C　界面破坏后便可取出股骨假体并保留股骨髁骨质

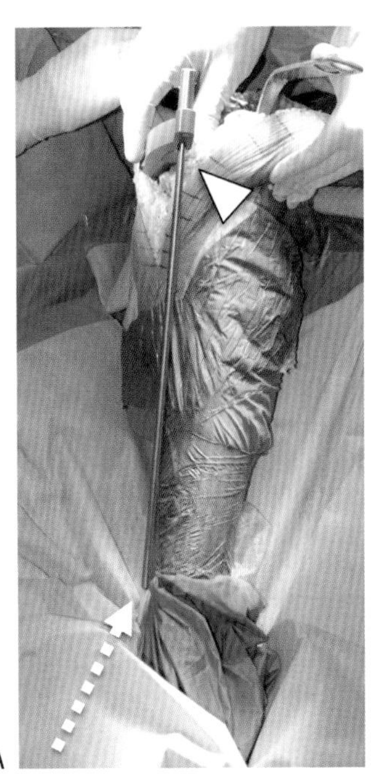

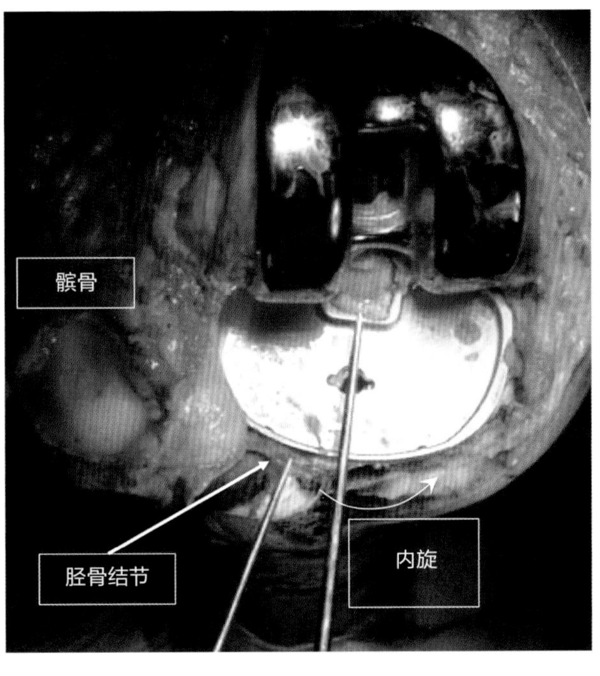

图 20-24　术中检查胫骨假体内旋。A　去除前检查胫骨假体。在胫骨假体边缘放置侧块和力线杆，然后旋转，使侧块的中心对准胫骨结节（白色三角形）。该病例胫骨假体外翻，力线杆通过内踝内侧（虚线箭头）。B　TKA 翻修术中的胫骨假体的植入常由于髌骨轨迹不良而失败。胫骨假体的中心位于胫骨结节内侧。这意味着结节和髌骨的力线将指向股骨外侧髁而不是髁间窝

胫骨的处理策略也是如此。在去除胫骨假体之前，应评估胫骨假体内外翻和旋转位置（图 20-24）。平台假体移除后可用摆锯徒手截骨获得近乎正常的力线，除非假体已经严重移位，该技术将牺牲部分正常骨质（图 20-25A）。除了后外侧角外，可以用

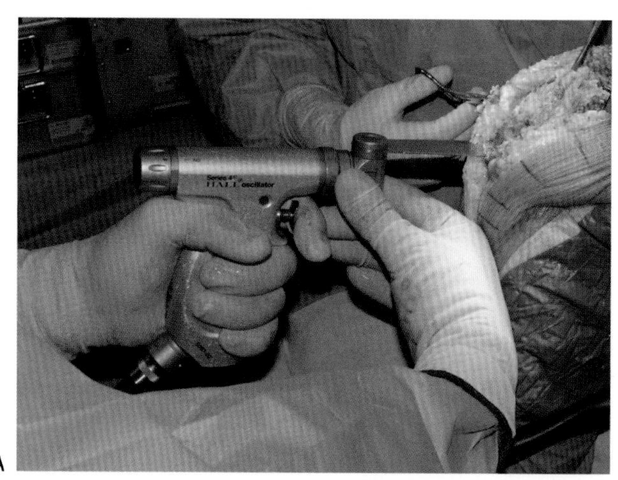
A

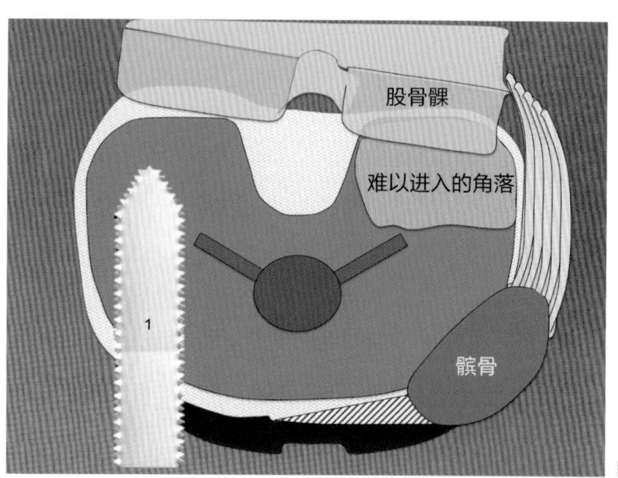

B

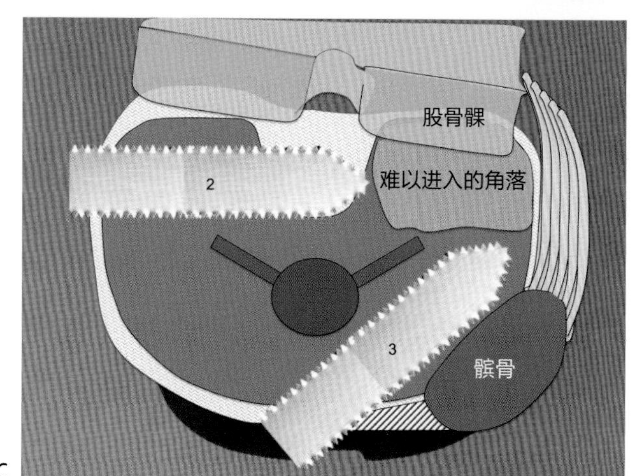

C

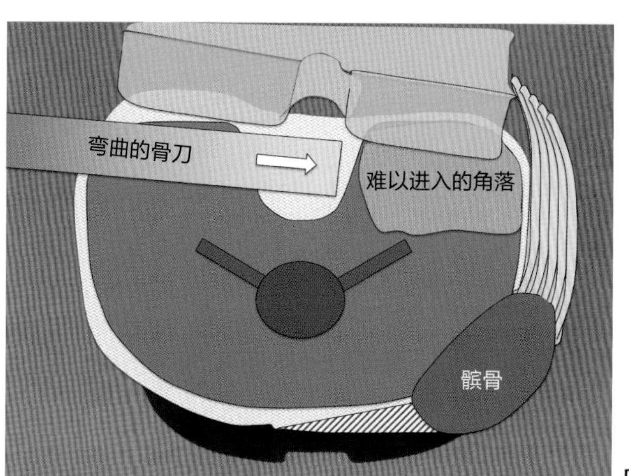

D

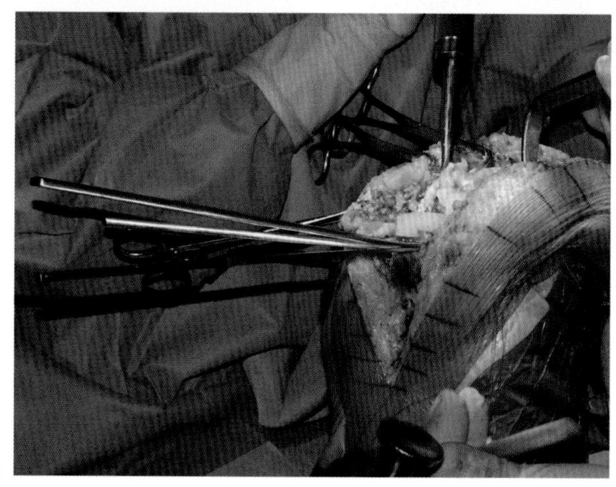
E

图 20-25　A　可以徒手或用器械来作胫骨截骨；但是，请记住，大多数为初次手术设计的器械在翻修的胫骨截骨上并不容易使用，而且大多数尝试使用初次手术的器械时会切除过多的骨头。此外，该假体组件的位置将由加长髓内柄与骨内膜的接合而不是与切口的接合来决定。B　广泛的后内侧松解后胫骨顶部的示意图。用摆锯最容易去除胫骨假体的固定，该锯可以进入骨水泥与骨之间约 75% 的界面。位置 1 为用锯破坏内侧固定。C　位置 2 是可能到达的，因为已松解了后内侧关节囊和半膜肌止点。外旋的胫骨从股骨内侧髁下露出。很少有锯片长到足以到达难以进入的胫骨后外侧。位置 3 需要注意，因为在此处有利于接近后外侧角的外旋位，也会横切髌韧带。D　弯曲的骨刀通常可以从后十字切口进入“难以进入的角落”。E　锯开胫骨界面后，使用数把骨刀撬离并拔出假体

摆锯切开胫骨固定界面（图 20–25B~D）。松解胫骨近端后内侧软组织提供了从内侧用摆锯直接进入后外侧角的途径，锯片边缘平行于胫骨后方骨皮质。在一些情况下，锯片有可能被胫骨假体下表面的突起所阻碍。在大多数假体设计中，通过用于后交叉韧带的常规后侧切口，可以用窄的弯骨刀到达胫骨部件的后外侧角。

一旦截骨面和假体的固定关系被破坏，用数把骨刀就可以将胫骨假体提起并从骨中取出（图 20–25E）。胫骨假体后外侧角在股骨假体外髁下方，其取出路径受阻，胫骨后侧软组织松解加上使用胫后杠杆撑开器通常会使胫骨向前移动。尽管行胫骨结节截骨术可使伸肌横向移动，但在将胫骨向前移动时，其效果不如后内侧松解术。

检查取出的假体

聚乙烯和金属的磨损方式是有意义的，不仅因为“磨损”是导致置换失败的主要原因（图片 20–26）。磨损方式也表明关节置换的功能来源于假体的合理位置。这也指导术者如何改善假体位置。聚乙烯衬垫的“背面”是可能引起骨溶解和松动的颗粒的

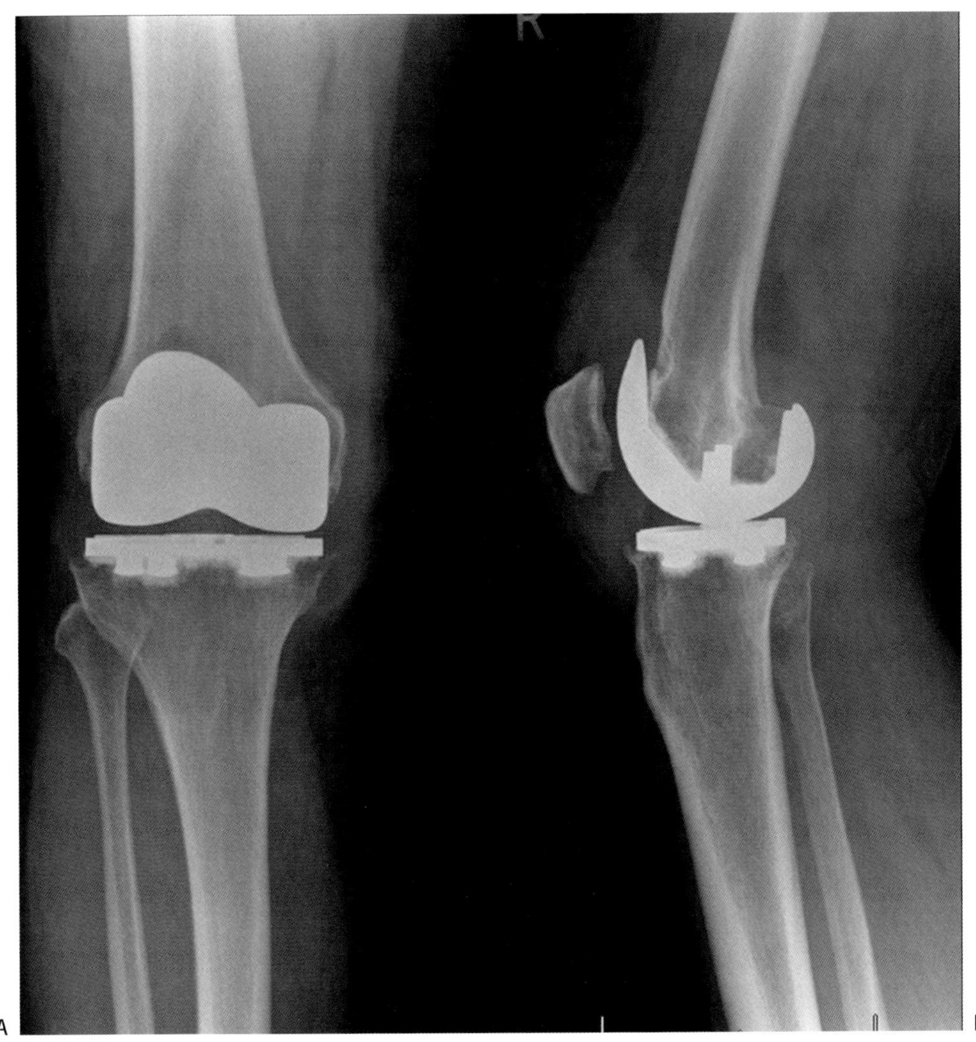

图 20–26　A~D　假体被移除后，花几分钟检查假体并拍摄 X 线片，就能制定出更好的手术计划。图中是一位 70 岁男性，初次全膝关节置换术（TKA）11 年后的 X 线片显示，在他开始因活动和大量的积液导致疼痛加剧之前的 10 年里，他的人工关节一直发挥着良好的作用。A　TKA 术后 11 年单腿负重正位（AP）X 线片显示，他的内侧间室聚乙烯衬垫变薄，内侧胫骨近端及股骨边缘上方有小的透亮，与骨溶解一致。假体感染可通过炎症标志物、滑膜液培养阴性和滑膜液白细胞计数低来排除。B　侧位 X 线片显示，未置换的髌骨和由于骨溶解而在股骨近端后缘出现中度的骨量丢失区域。毗邻股骨假体后缘的后髁部分很容易受到骨量丢失的影响，这与骨溶解相一致

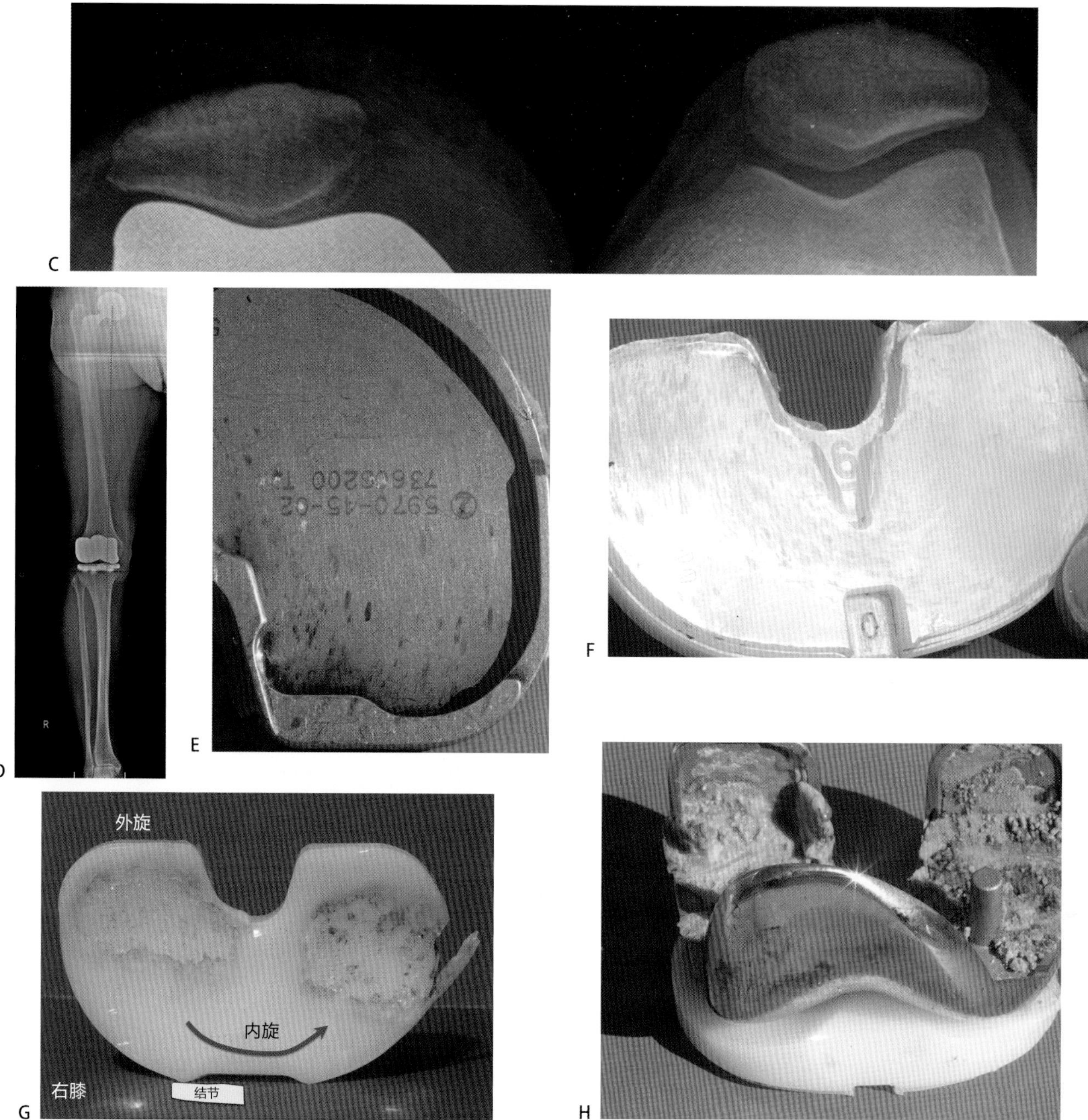

图 20–26（续） C　髌骨的轨迹情况令人满意，此病例中这种轨迹持续了 10 多年。尽管关节置换术中存在旋转问题，但髌骨仅略微倾斜，在胫骨聚乙烯的磨损中比较明显。胫骨旋转位置矫正后，拍相同位置下的 X 线片进行比较（见图 20–26K）。D　全长 X 线片显示，同侧全髋关节置换术无任何问题。机械轴从髋部到脚踝的中内侧。E　对失效假体组件的检查为翻修技术提供了有价值的信息。胫骨外侧金属托在与关节聚乙烯衬垫相接处出现了旋转磨损，表明在常规活动中会有相当大的旋转，并且有一个锁定机制允许聚乙烯组件在金属托内移动。F　旋转磨损模式与模块化聚乙烯衬垫的下表面相匹配。此外，底面已磨损得相当厚，除前部的两个小图标外，所有尺寸标记都已被“擦除”，其中旋转标记也被擦除。两个印记（“6”和“0”）仍然清晰可辨，但不是直接在表面上。外侧底面的磨损最严重，考虑到轻微内翻的机械对齐，虽令人惊讶，但与同侧髋关节置换术产生的保持步态的步态效果一致。G　胫骨聚乙烯的关节面呈相对平坦的几何形状。这使得股骨假体在外侧更靠后，与胫骨假体的内旋位置一致，这使得胫骨假体后外侧角更靠前。这将使股骨凸缘朝向胫骨结节、髌腱和髌骨。如果关节聚乙烯块更紧一些，这种旋转可能就不存在了，关节置换术后关节很可能会发生僵硬。聚乙烯衬垫内侧边缘已经磨损，提示边缘负荷，可能部分内翻 – 外翻不稳定，股骨假体与聚乙烯衬垫顶部存在剪切力。H　股骨假体与胫骨端假体区域的位置相对应。胫骨假体在胫骨上的内旋是指胫骨结节位于胫骨假体中心外侧。如果股骨假体位于通常的胫骨位置，那么胫骨结节、髌韧带和髌骨就会在股骨假体的外侧，而不是在滑车沟中。由于聚乙烯垫片相对平坦，当髌骨上的力迫使其进入滑车沟槽时，也会在内部驱动胫骨聚乙烯衬垫旋转，使结节与滑车沟槽排成一条直线。这说明了图中股骨假体的角度和图 20–26G 中磨损模式的方向

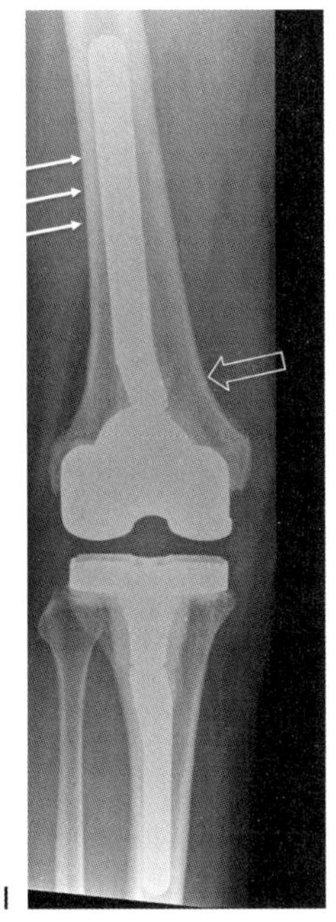

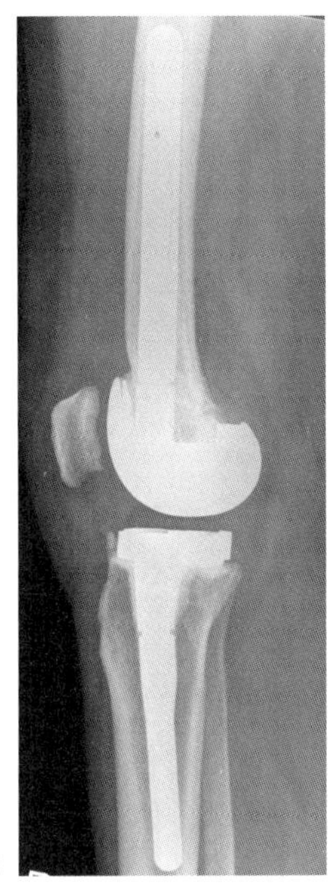

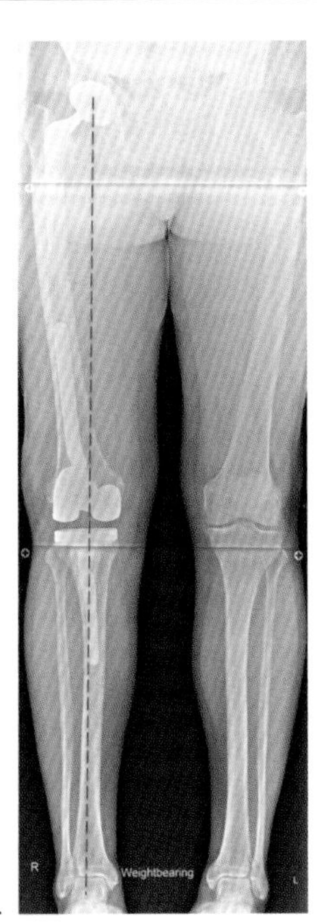

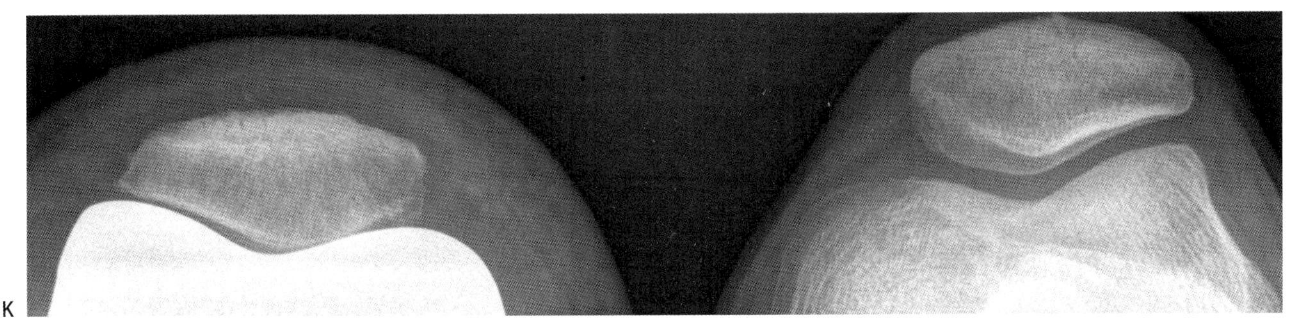

图 20-26（续）　I　术后 2 年的正位 X 线片。使用胫骨加长髓内压配柄以匹配其不对称的髓腔几何形状，股骨也使用类似偏心髓内柄以纠正冠状面力线。铰刀和加长股骨髓内柄拉向外侧骨内膜（多个实心箭头）。由于股骨髓内柄末端固定在髓腔中，导致外翻对齐稍微大一些（绕"*Z*"轴旋转）。如果柄是直的，股骨假体就会突出外侧皮质。偏心髓内柄被放置在股骨远端股骨假体的中心位置（空心箭头）。J　翻修术后 2 年的侧位 X 线片。增加了一个前侧垫块。因为固定到残余骨是可行的，这一区域的骨丢失经常被忽略。但是，这会导致股骨假体处在屈曲位置（绕"*X*"轴旋转），这意味着股骨髓内柄延伸不会平行于股骨。这通常限制了可以放置在股骨上的髓内柄的直径，因为弯曲的髓内柄末端会撞击股骨前皮质。这减少了髓内柄在固定和对齐方面的作用。在正位 X 线片上，较小的髓内柄不会填满髓腔。K　在轴位 X 线片上追踪未置换的髌骨。在骨和假体之间有极好的一致性。髌骨的轨迹很好，比翻修术前略向内，没有倾斜。翻修术前轨迹满意，在滑车沟内，但稍向侧面倾斜（对比图 20-26C）。L　翻修术后全长 X 线片。机械轴（髋关节到脚踝线）现在位于股骨髁之间，仍然在中心线的内侧。这种轻微的外翻增加是通过在股骨上的偏心扩髓技术和无意中在胫骨近端外翻髓内柄来实现的。偏心髓内柄被用来部分适应这种解剖结构，直的胫骨髓内柄会导致更大的胫骨外翻。一个更小的、完全黏合的柄本可以实现完美的中性机械对准，但代价是要用骨水泥填充髓腔。本例的目的是通过减少内翻来减少内侧负荷，并通过将胫骨翻修假体定向于胫骨结节来改善髌骨功能以及股骨对胫骨的旋转

最大来源。聚乙烯冲压字母消失和螺钉从螺钉孔中伸出表明磨损严重。如果磨损、骨溶解和假体松动导致了置换失败，翻修手术中应该做些什么来防止复发呢？

重新植入假体前的最后评估

在重新植入假体前有几件事是很重要的。确定假体胫骨翻修假体的准确大小和位置需要环形显露整个骨质（图 20-27）。关节囊后方的清理操作需要谨慎，但可以在后内外侧角增厚的关节囊上，用电刀垂直切口来确定瘢痕的深度。平行关节囊垂直切入，形成约 1cm 间隔的纵向条带，可以切除纵向条带以显露胫骨后方骨皮层。

将关节囊后方软组织从股骨后方向上剥离，通过抬高 Cobb 剥离器来改善屈曲挛缩（图 20–28）。与骨刀的锐利相比，Cobb 剥离器的圆角不太可能撕裂重要的结构。股骨后髁必须显露，所有的肌筋膜、肌骨膜必须从预定的固定界面移除（图 20–29）。可以从胫骨后表面去除关节囊和瘢痕，但当骨量丢失时，腘动脉的三叉样分支可能靠近胫骨的残端，因而有损伤腘动脉的风险。

假体植入

无论最初置换失败的原因是什么，每次翻修都可以按照以下 3 个步骤进行。

（1）重建胫骨平台。

（2）恢复屈膝时的稳定。

（3）增大假体以恢复伸膝稳定性。

在每个步骤中必须解决的具体问题将因置换失败的原因不同而有所不同。例如，如果髌骨已经脱位，那么在步骤 1 中需要纠正的主要问题将是胫骨假体旋转，而在步

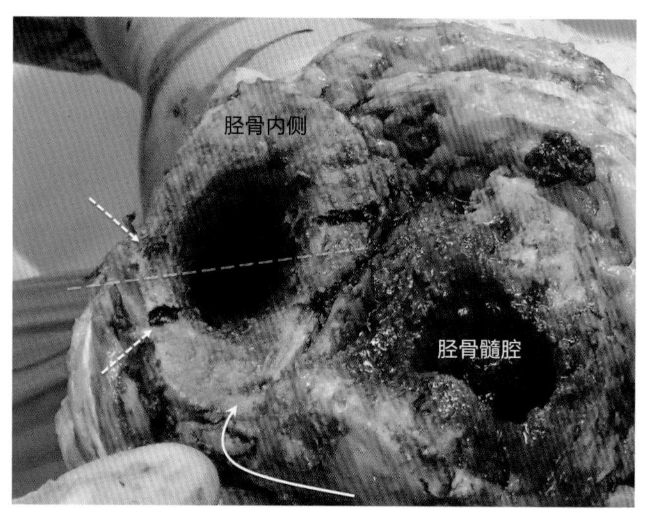

图 20–27　显露胫骨近端边缘的重要性。这不仅显示了可固定假体的骨面积大小和可固定位置，也显示了胫骨的旋转方向。成对的斜虚线箭头表示胫骨结节的内、外侧。弯箭头表示胫骨平台后外侧。长虚线轴对应于胫骨前后轴，以确定假体的方位。平台外侧发育不良，加上腓骨头水平以下有骨量丢失，才造成了这种不寻常的外观

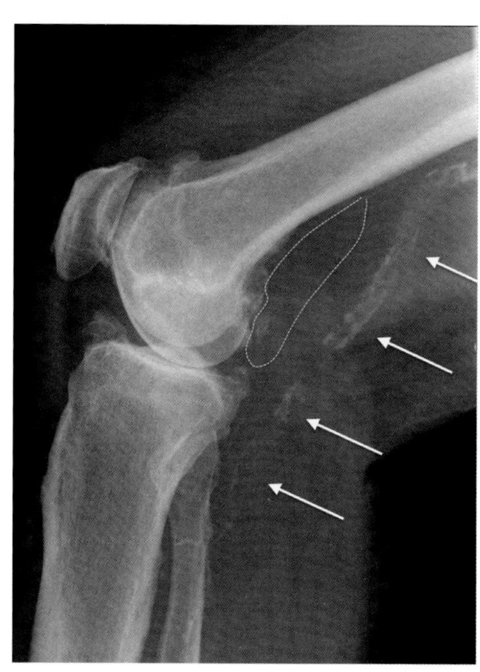

图 20–28　钙化性血管疾病行初次关节置换前。动脉的走行是明显的（箭头），表明在屈曲位置时，从股骨后侧小心抬高瘢痕和关节囊是可行的，这是纠正屈曲挛缩的必要条件，也是显露后髁以充分固定假体的必要条件

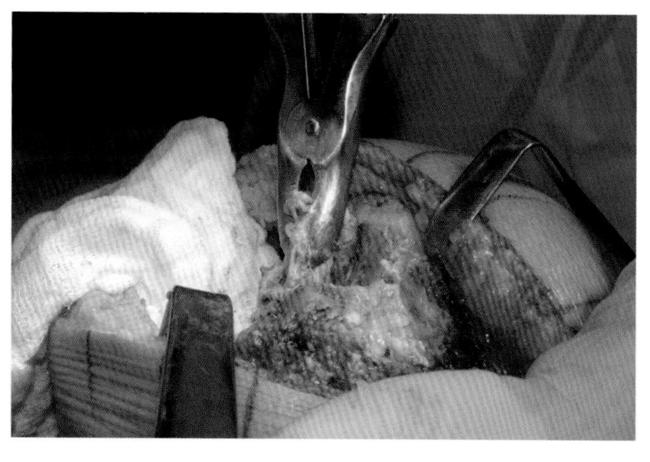

图 20–29　溶骨性滑膜增生。必须从磨损和松动的失败病例中移除大量的溶骨性滑膜增生，以显露健康的骨进行假体固定

骤 2 中需要纠正的主要问题是股骨假体旋转。相比之下，如果存在假体松动和骨溶解的问题，则需要在这 3 个步骤中重建骨缺损，可能还需要在放置胫骨假体和股骨假体时减少内翻以恢复力线和假体对位。

（三步法）优先处理胫骨的理由

这三步的基本逻辑是从短语“胫骨平台”开始的，它表示建立膝关节的基础。“平台”既不是关节线，也不是胫骨关节面。它是胫骨试模组件的顶部，由骨干长度的模块化髓内压配柄暂时固定在恰当的位置，最好偏心设计以适应胫骨髓腔的不对称。胫骨假体安放是第一步，因为它是同时构成伸直间隙和屈曲间隙的一部分，所以不能用来控制伸直间隙和屈曲间隙相对大小。因为屈曲的稳定性取决于股骨假体的大小，随后可以简单地通过沿着垂直的“*Y*”轴移动股骨假体来匹配伸直间隙。通过屈曲间隙来匹配伸直间隙较容易，反之则比较困难。

另外，由于伸直位和屈曲位都应考虑关节线，在确定股骨远端假体位置之前，尝试不同大小的股骨假体和胫骨厚度进行组合的方法可能会更容易确定股骨远端假体的位置。关节“线”实际上是一个复杂的三维平面，从股骨远端到后端关节线与股骨髁的形状相对应。因为当关节置换失败时，软组织会不可预测地松弛或瘢痕化，所以在手术时，接受软组织的状态并在其关节囊内重建膝关节是有利的，而不是指望韧带和关节囊来适应之前关节表面的解剖位置。

步骤 1：重建胫骨平台

重建胫骨平台，如果需要截骨，应以保持最小截骨量为原则（图 20–30）。在不对称的胫骨内，使用偏心柄坚强压配，并配合非对称性胫骨髓内柄，最终将增强假体固定。如果固定强度存疑，使用多孔金属填充块是合适的选择（图 20–31）。标准髓外初次 TKA 胫骨截骨导向器不适用于翻修胫骨，因为髓外截骨导向器必须放置在与结节相连的髌腱上方（图 20–32；尸体实验和截骨导向器），将截骨导板靠近残余骨量。原则上是从残余骨表面重建而不是破坏更多的骨头寻找一个类似初次置换的环境。需要一

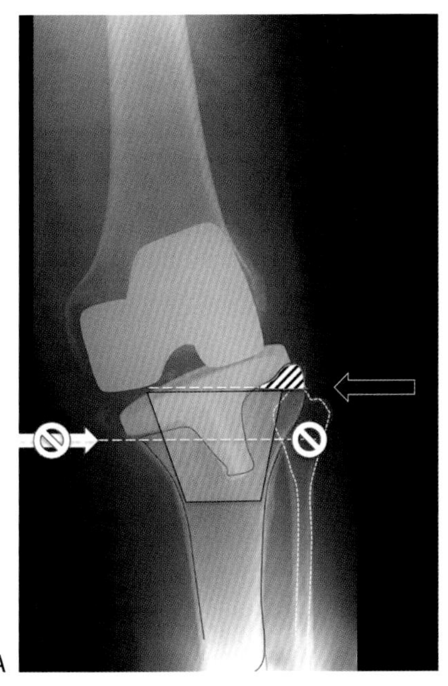

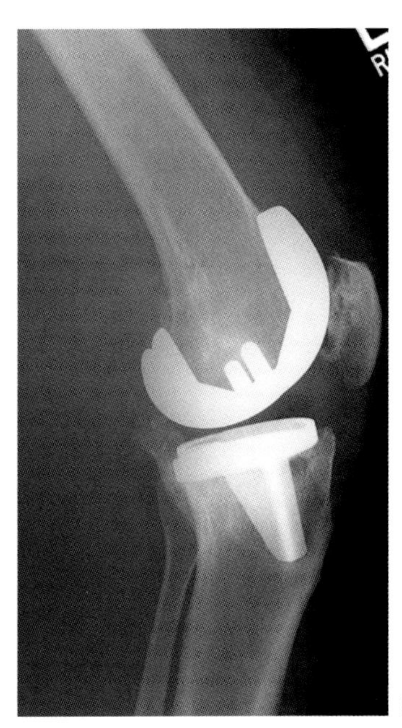

图 20–30　A　TKA 失败并严重内翻且内侧骨量丢失的正位示意图叠加 X 线片。残存的胫骨用红色标出。多孔金属填充块（黄色梯形）可以按照指示放置。这意味着胫骨近端外侧的少量截骨就足够啦（横纹区）。新的胫骨金属托将位于上方虚线和指向左侧的空心箭头所指示的水平。这将代表“胫骨平台”，而不是关节线。下方的虚线和实心箭头表示为胫骨假体奠定坚实基础所需的截骨水平，与初次关节置换术的思路一致。这将牺牲大量的正常骨，这是一种怪异的截骨策略。截骨不应该达到缺损的底部。过去曾使用同种异体骨移植或金属垫块重建此处所见的内侧缺损。现在首选多孔金属填充块。B　胫骨假体的极后方下沉。在多孔金属假体出现之前，这种类型的后部缺损很难修复

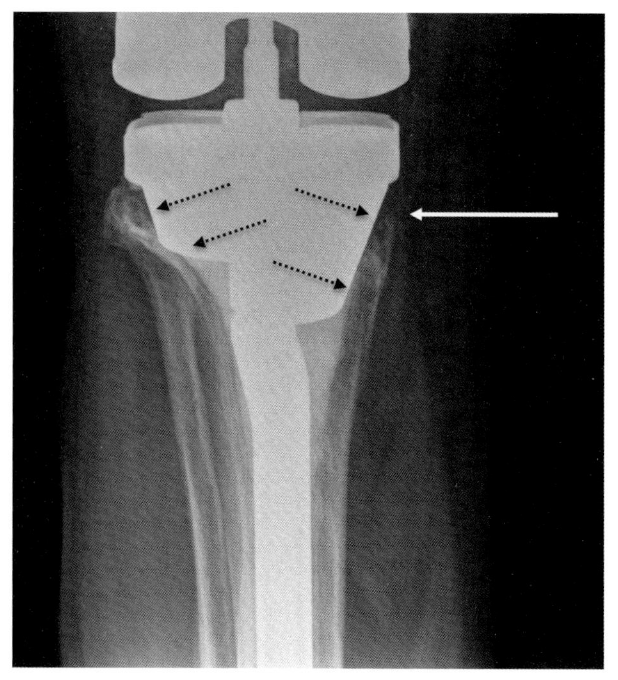

图 20–31 感染二期翻修后数年的正位 X 线片。多次手术的数次清创导致明显的胫骨近端骨量丢失。这个案例说明为了创造一个平坦的植入表面而试图切除额外的骨是徒劳的。同样的原则适用于更简单的初次翻修术。多孔金属填充块使假体能够支撑在“截骨面”或胫骨近端骨缺损的水平上。实心白色箭头：胫骨近端最内侧。黑色虚线箭头表示尚未固定到胫骨假体的不对称多孔金属锥体填充块的周缘。假肢已经黏合在多孔填充块中

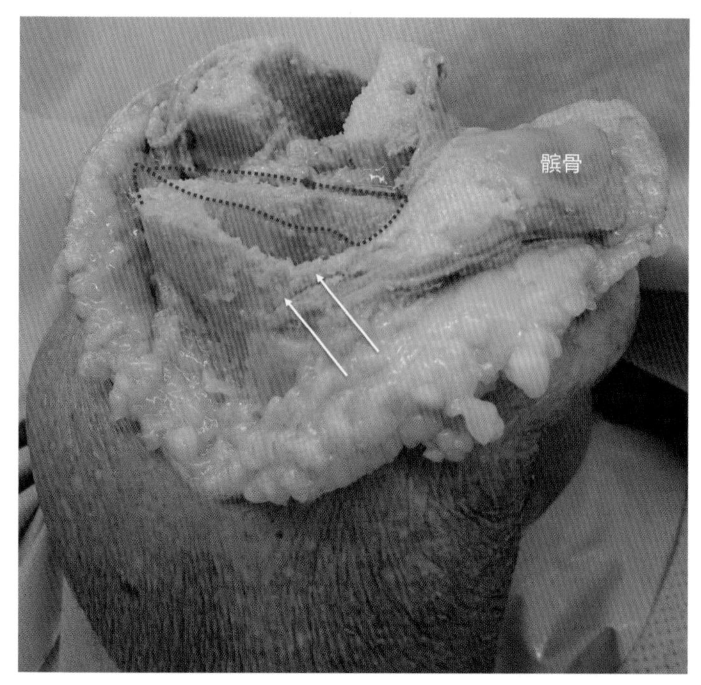

图 20–32 初次 TKA 假体移除后的尸体解剖。这两个箭头表示髌韧带的内侧缘，表明在胫骨近端插入一个标准的胫骨截骨导板，并期望将其放置到足够远的位置来进行截骨是不可行的。虚线表示标准的胫骨近端水平，该水平在初次置换术时已截骨，在翻修术时因移除假体而进一步受损。初次关节置换术的标准工具不太适合翻修术

些机械策略来引导非对称性髓腔假体植入。直的髓内压配杆不理想，会导致以下 3 种情况之一：

（1）髓内柄直径与髓腔匹配，胫骨假体位于外翻位，通常比术者预期的更外翻。对于翻修因内翻导致的置换失败（内翻超负荷导致内侧磨损、骨溶解和假体松动）来说问题不大，但在治疗外翻不稳定时，会导致翻修失败。

（2）髓内柄直径与髓腔匹配，并与机械轴平行，但胫骨假体不再以胫骨平台为中心（它更靠近胫骨内侧），因此必须缩小假体型号或允许假体向平台内侧伸出。

（3）髓内柄直径小于髓腔，与胫骨机械轴平行，紧贴外侧骨膜。然后出现髓内柄“摇摆”，不能在髓腔内固定（图 20–33）。

唯一的策略是：①胫骨假体金属托的大小与胫骨近端骨面大小相对适应，不出现假体悬突。②将胫骨假体放置在胫骨中央。③胫骨髓腔内植入长偏心髓内杆以增强假体固定。另一种选择是相对较短、较薄、完全用骨水泥黏合固定的柄，但在植入这种柄时在宽阔的骨水泥面上想实现精准中心植入比较困难。

与创伤手术类似，胫骨和股骨开髓点在 TKA 翻修中非常重要。铰刀应沿着（内侧 – 外侧）“*Y*”轴的方向进入胫骨平台，髓内柄的末端最终应留在髓腔的中央。开髓点取决于假体的设计，尤其是髓内柄连接到胫骨假体下表面的假体，开髓点通常位于平台前柱，胫骨结节的正后方（图 20–34）。

用 2cm 骨刀截除一个矩形骨骨块（开髓钻孔无法达到类似效果）的方式能确定假体预期的旋转位置。围绕“*Y*”轴旋转胫骨假体，并沿内 – 外侧“*X*”轴平移，使胫骨

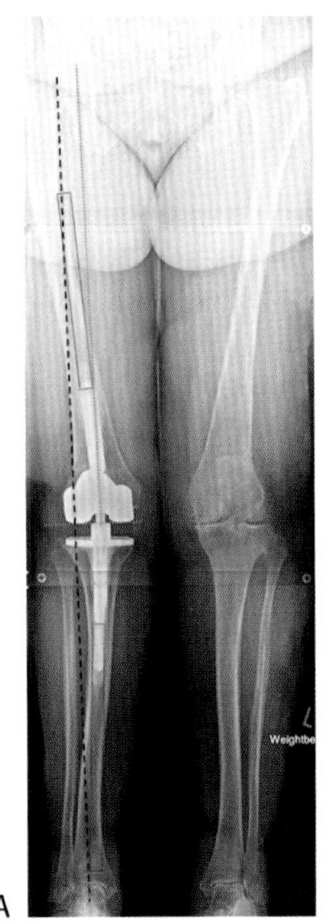
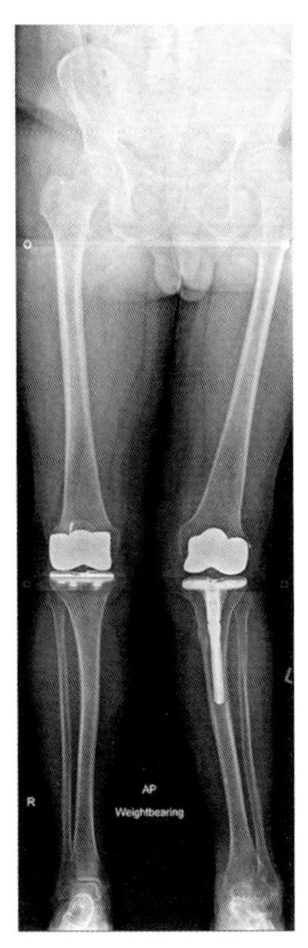

图 20–33　A　对外翻不稳定进行翻修的全长 X 线片，其中纠正力线外翻将是必须做到的目标。胫骨使用了干骺端长度的髓内压配柄，尽管有报道称这种柄在临床研究中表现不佳。它们既不能引导定位，也不能真正增强固定。黑虚线：机械轴（股骨头中心至距骨中心）通过假体外侧部件的中点。这并不能减少不稳定关节置换中的外翻力量。空心的红色矩形表示髓内柄延伸的位置，如果它继续在股骨近端或胫骨远端延伸的话。股骨直（尤其是干骺端长度的）髓内柄外翻的发生率比预期高。偏心的胫骨髓内没有放置在推荐的旋转位置：胫骨髓内柄偏内侧和胫骨假体偏外侧放置，以弥补胫骨解剖的不对称性。蓝虚线：股骨假体机械轴指向股骨头内侧，提示股骨假体外翻。患者手术已做得相当好，但影像学结果与预期的手术力线计划不一致。B　胫骨髓内直压配柄的例子虽然极端，但是很典型。由于胫骨不对称，直髓内柄容易出现外翻。这是在胫骨结节截骨术后很长时间进行的初次关节置换术，术者想要保护截骨术部位不受假体周围骨折的影响。本病例因外翻不稳定需要翻修

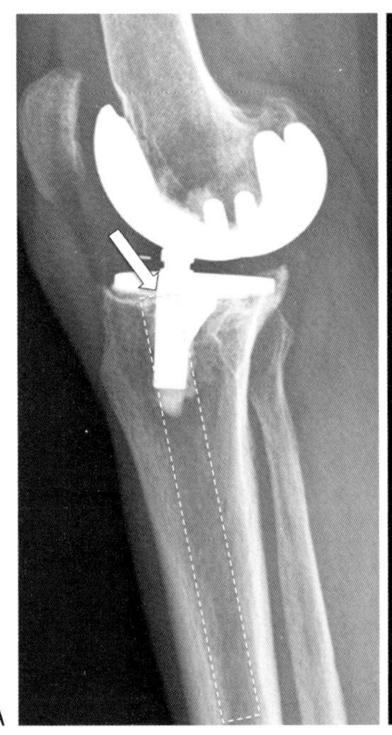
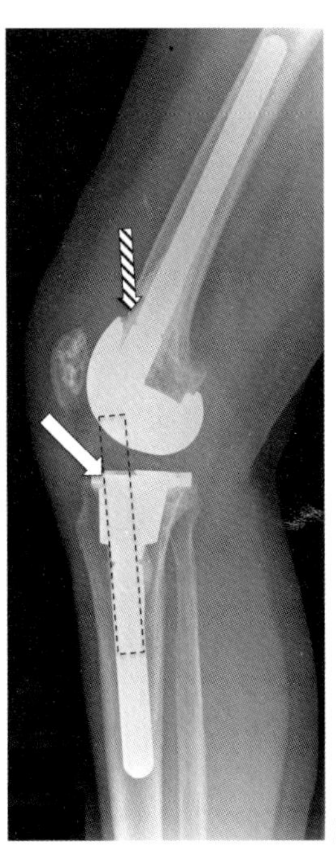

图 20–34　A　初次骨水泥型人工关节置换术因松动失败，说明开髓点的重要性。术前计划显示髓内加长压配髓内柄的预期位置（虚线矩形）。如果要牢固且与髓腔平行，该延长柄需要从前方位置（白色箭头）进入胫骨近端。B　翻修后侧位 X 线片显示假体向前进入（实心白色箭头），髓内柄与骨干中心吻合。股骨假体的一个类似的前方入口点使髓内延长柄与髓腔平行，在那里它牢固地匹配髓腔，并避免股骨假体的屈曲（在“X”轴上旋转）。股骨前侧垫块（黑白条带箭头）将股骨假体从屈曲位置抬起

假体的中心或多或少直接位于胫骨结节后方。这反过来将伸膝装置的力传递到胫骨假体的中心，然后传递到股骨假体的中心，也就是股骨滑车沟。与平移相比，依靠旋转改变胫骨位置有更大的自由度，因此旋转成为更关键的变量。胫骨嵴是确定胫骨假体旋转、内翻外翻力线、铰刀扩髓的方向和髓内柄远端延伸方向的可靠和容易触摸的标志。

与用于骨折固定的扩髓方式不同，术者倾向于从扩髓装置后方向下看，操作过程中与铰刀保持一臂的距离以保证手术视野内能看到整个下肢力线（图 20–35）。虽然被称为扩髓铰刀，但该工具（不论是动力的还是手动的）应该主要用来测量髓腔的直径，以此作为选择组配式柄的指导。铰刀的路径最终将成为髓内柄延伸的路径，进而成为假体对准的位置。

因为铰刀遵循胫骨髓腔的弯曲，随着胫骨髓腔铰刀型号逐渐增大，器械会在某一时刻“跳动”。与机械轴平行的最后一个直径铰刀（即仍然指向距骨中心）的尺寸应该是所选择髓内柄的尺寸。虽然在“骨干区域”需要牢固地压配，但用力过度会导致

对线不佳。胫骨假体大小可以通过在胫骨近端截骨面上下翻转假体试模进行快速调整，省去了使用尺寸调整导向器（图 20–36）。在翻修术中很少有足够坚固的骨质，可以用克氏针安全地将标准假体试模固定在适当的位置（图 20–37）。

如果在翻修术中使用这种标准试模，在很多情况下会牺牲大量的骨质来建立必要的平面。

考虑到胫骨近端的典型几何形状，骨干中心位于胫骨平台中心的内侧，髓内柄应该总是指向内侧，假体应该指向外侧（图 20–38）。理想的是“紧贴”髓腔的假体装配，这样就不能简单地徒手将假体从骨中取出。最后的位置应该用试模块和髓外导向器进

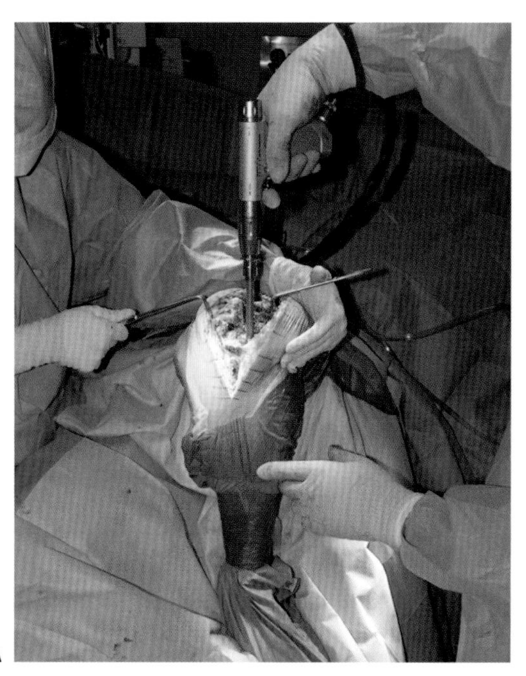

A

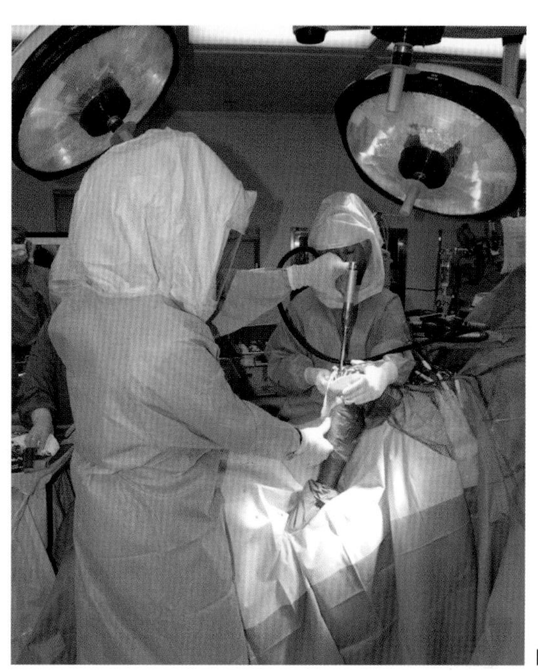

B

图 20–35　胫骨开髓。胫骨嵴作为骨干的指标，是一个可靠的靶点。与骨折扩髓不同的是，术者应该站在后方，看清铰刀的方向，因为这将是假体力线的方向。铰刀应该铰除很少量的骨

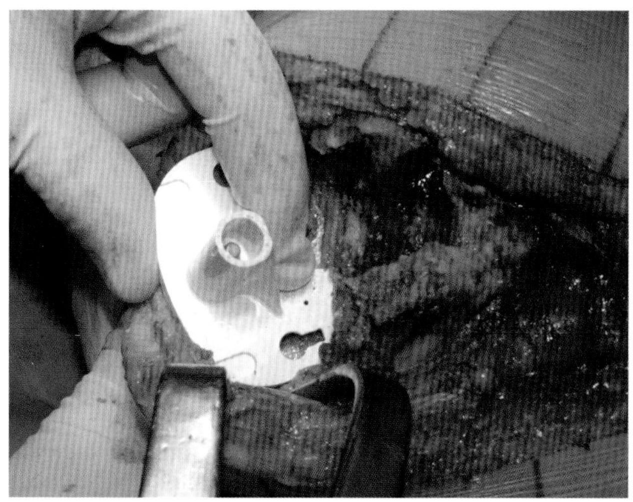

图 20–36　进行胫骨试模。快速确定胫骨试模大小的方法是先放一个试模，然后倒置试模来放置在胫骨截骨面上。这就省去了使用一套完整的试模

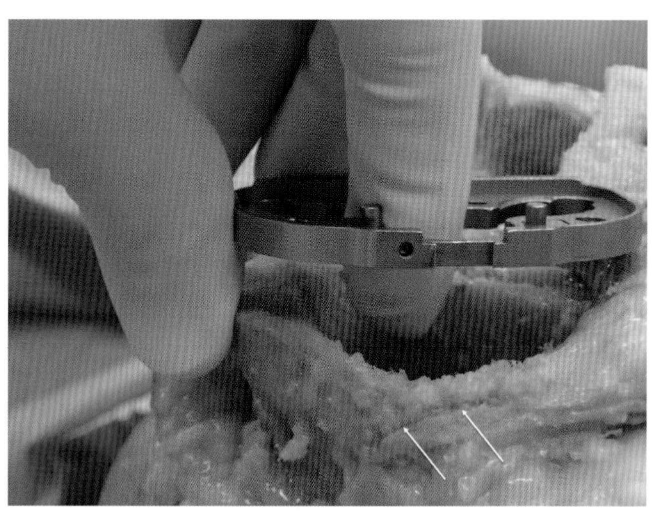

图 20–37　TKA 术后胫骨近端骨量少、质量差的患者翻修时的胫骨近端截骨面准备。不能期望许多在初次 TKA 的新鲜截骨面上工作良好的标准导向器和试模在翻修术的环境中可靠地发挥作用。残骨薄、软或硬化。钉子是撑不住的，仅仅为了建立人们在初次手术中看到的常用的截骨面而截除更多的骨是没有意义的

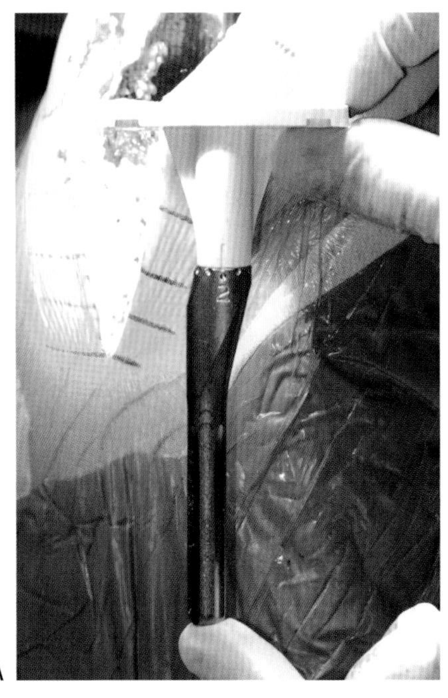
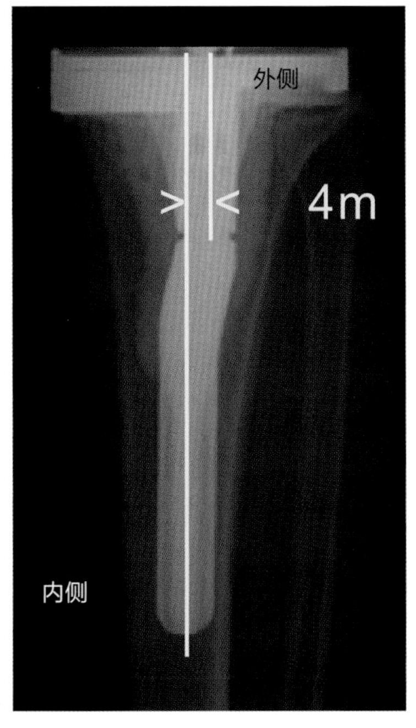

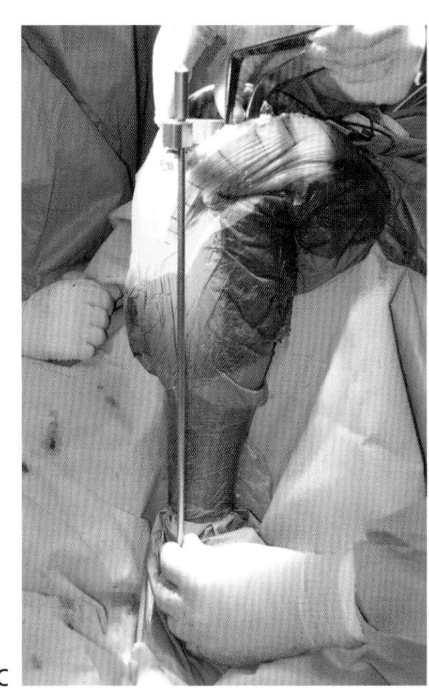

图 20-38　A　偏心髓内柄是专为处理胫骨的不对称性而设计的，最好在柄内侧和假体外侧的位置上安装。B　显示胫骨近端不对称的正位 X 线片。胫骨骨干的中心平均在胫骨近端中心的内侧约 4mm。如果需要在骨干处进行紧密的压配，这是一个解剖上的挑战，在这种情况下，完全覆盖胫骨近端的直杆在使用中会趋向于外翻对齐。髓内柄设计中某些类型的不对称将是有帮助的，或者，可以在胫骨近端的中心下方放置一个完全黏合的较小直径的加长髓内柄。C　使用试模块和髓外导向器来确认髓内压配柄没有改变胫骨假体的对齐方式。在这张照片中，试模块需要轻度向外旋转以使髓外导向器直接置于胫骨结节上。需要达到 3 个目标：①紧密的压配。②胫骨假体在胫骨顶部的中心位置。③合理的（通常是中立的）力线

行第三次评估（图 20-38C）。增强填充垫块并不像人们曾经认为的那样可靠。骨量丢失带来的根本问题是假体固定的问题，而不是使用简单的调整材料来填补骨缺损。楔形垫块基本上已经被废弃了。胫骨垫块仅用于使用最厚的聚乙烯衬垫高度依然不够的情况，并且垫块的作用与聚乙烯几乎相同。胫骨平台金属托的额外厚度将减小聚乙烯衬垫的工作范围（图 20-39）。

步骤 2：屈曲间隙

该步骤重建大部分功能解剖，并且包括 3 个任务：

A. 确定并致力于达到预期的股骨假体旋转。

B. 选择股骨假体的大小和相应的能在屈曲时稳定膝关节的胫骨聚乙烯衬垫。

C. 评估屈膝时关节线相对于髌骨的水平，考虑不同组合的股骨假体和胫骨聚乙烯衬垫。

步骤 2A 是确定股骨假体旋转位置，“*Y*”轴上最佳的标志是通髁线。在翻修时可能很难找到这一标志（图 20-40）。其他旋转定位导向，如滑车沟（Whiteside 线）和后关节面在翻修时不再存在。关节翻修时可通过辅助来旋转定位。

（1）视觉上参照术前 CT。

（2）从残存的后髁可以看出。

（3）功能上通过髌骨轨迹。

术前 CT 扫描是有帮助的。如果股骨假体在术前 CT 中内旋，可在术中取出假体前对其位置进行标记，并采用股骨后外侧垫块进行纠正。另外，术者也可触诊残余股骨后髁；股骨假体内旋转会在内侧留下更多的后髁骨量。最后，如果试模的髌骨没有向

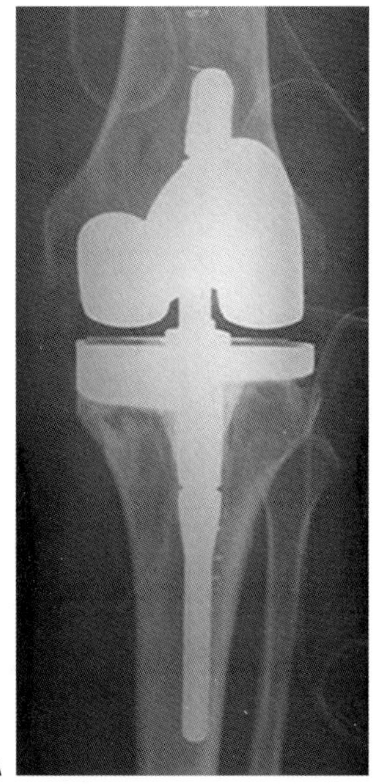
A

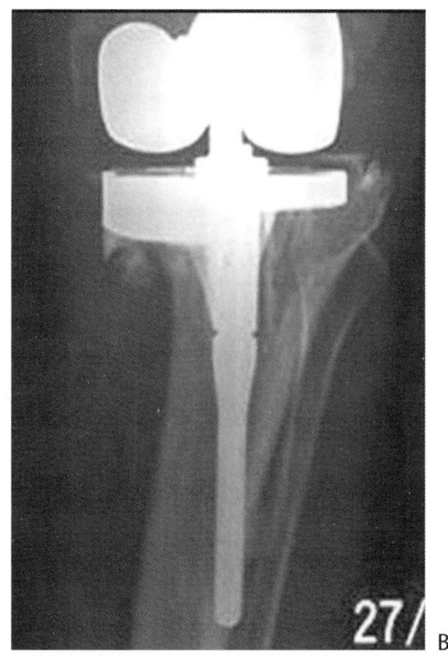

B

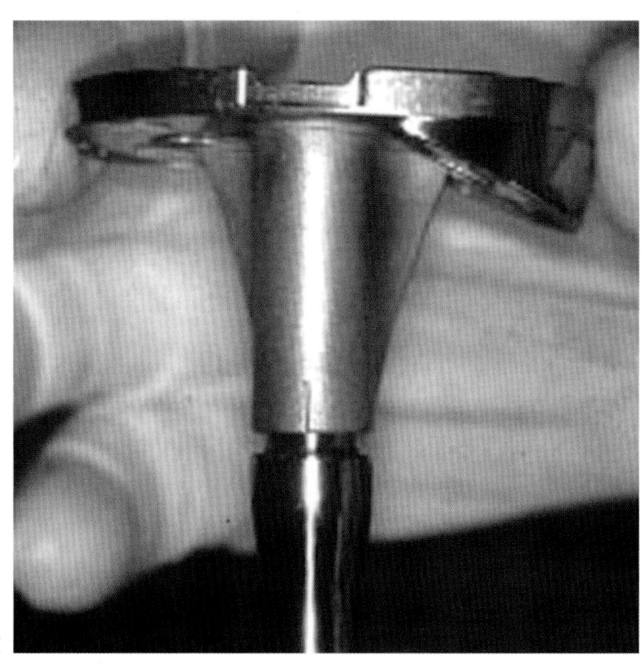
C

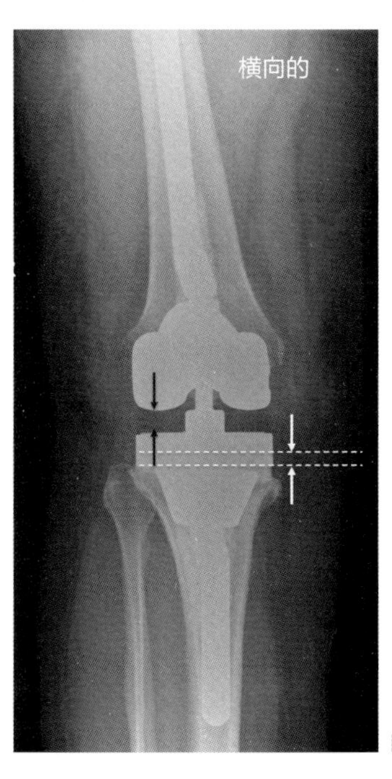

D

图 20-39　胫骨内侧骨缺损垫块失败 1 例。A　使用非铰链限制型假体和非常短的、非骨水泥的股骨髓内柄来进行翻修是不合适的。这个长度的髓内柄需要用骨水泥完全黏合固定。胫骨内侧骨缺损已用垫块填充，但对硬化骨的固定效果很差，有失败的可能。干骺端长度很短的非骨水泥型胫骨髓内柄加剧了松动失败的风险。在已发布的病例系列中，这些失败的发生率很高。B　在大约 1 年的时间里，胫骨假体已经下沉成内翻位。C　过去经常用于边缘骨缺损的楔形垫块已被方形垫块或多孔金属锥行填充块所取代。D　目前作用最可靠的是用胫骨假体下方形垫块来减少稳定关节置换术所需的聚乙烯厚度。在胫骨假体下（白色箭头和白色虚线）应用内侧和外侧方形增强垫块。这意味着需要用 5mm 厚的关节聚乙烯（黑色箭头）。如果所需的聚乙烯厚度可能超过产品最厚的厚度，那就特别有用

中心移动，则应考虑行额外的股骨假体和胫骨假体外旋。其他因素也会影响髌骨轨迹。对髌骨轨迹来说，胫骨假体旋转可能比股骨假体旋转更重要。因屈曲受限而需要翻修的膝关节，通常伸膝装置短而紧，可能会通过脱位从股四头肌起点到胫骨结节的“捷径”越过股骨外侧髁（图 20-41）。将股骨假体跨越通髁线过度外旋并不会改善髌骨轨迹。

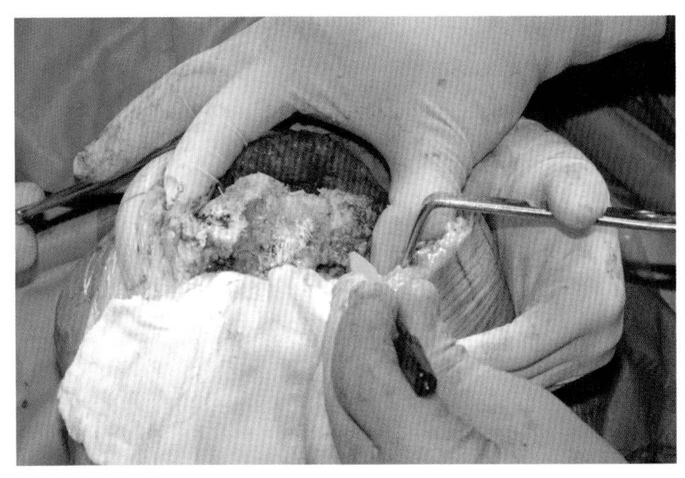

图 20-40　步骤 2A：股骨假体旋转。可通过股骨通髁线来识别和标记。内侧副韧带的深层和浅层的间沟是可靠的，外侧副韧带附着的单个骨性突起也是可靠的。在翻修中几乎没有其他的旋转标志

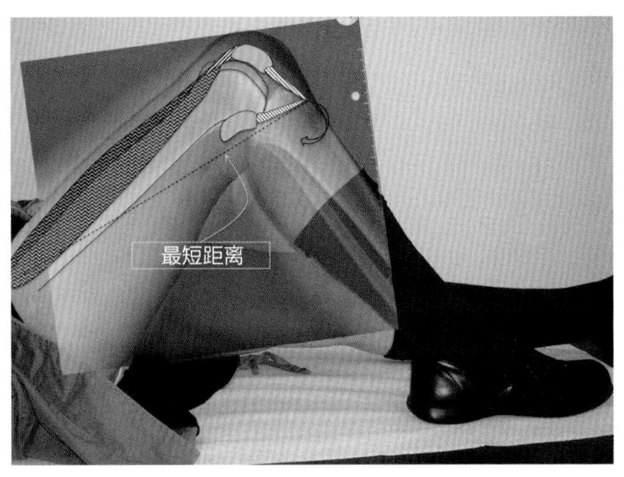

图 20-41　内旋的股骨假体使胫骨假体外翻和屈曲，使胫骨结节向外侧移位，增加"Q"角。这两个错误使得髌骨有可能脱离滑车沟，根据两点之间直线最短的原理，造成脱位。僵硬膝关节中短缩的伸膝装置很容易向外滑入脱位的"捷径"位置

一旦选定旋转位置，就可以通过徒手锯开髁间窝通过直视在躯体上建立假体位置（图 20-42）。这个切口的深度直到步骤 3 确定股骨假体的远、近端位置后才能确定。这也是一种进入股骨髓腔进行扩髓的实用方法，因为它节省了一小块可以用于植入的骨。

步骤 2B 应用 3 个"翻修手术关键技术"中的第二个：屈曲间隙主要由股骨假体的大小控制，其次由股骨假体的前后（在"Z"轴上的平移）位置控制。如果股骨假体的位置由髓内柄延伸方向决定，则股骨假体的大小会改变股骨后关节面的位置（在"Z"轴上平移）。因为关节屈曲到 90° 时，屈曲间隙的股骨侧关节面对屈曲功能很重要。

在关节翻修术中的每一步，都可能面临重要解剖标志消失的问题。在所有失败的关节置换术中，可靠存在的 3 种结构是胫骨和股骨干的髓腔和胫骨结节。由于前二者的存在，骨干长度的压配柄可以作为"植入式器械"，指导股骨和胫骨的假体位置。干

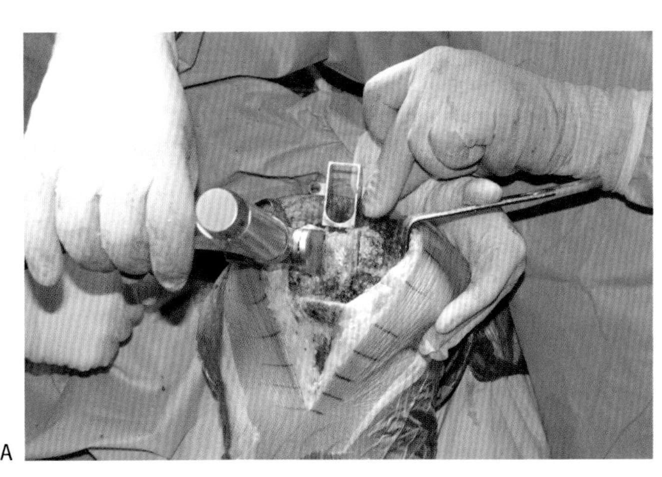

A

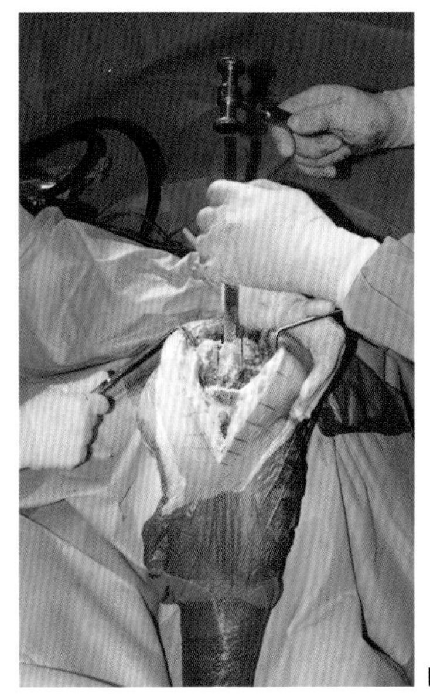

B

图 20-42　在这一点上进行髁间窝截骨可以对假体旋转位置进行体表定型。对于许多假体系统，截骨的尺寸可能非常相似。在这里，模块化的"盒子"被用来验证切割的宽度。或者，也可以用钻头打开髓腔，但这会破坏一块原本有用的骨块。直到第 3 步建立伸直间隙时，才能知道假体髁间窝的深度。在这个阶段，可以用骨刀截除相对较浅的骨质

骺端长度的短压配髓内柄与较高的置换失败率相关，并且不能可靠地引导假体位置，因为它们可能以不同角度安装在股骨远端圆锥形髓腔内（图 20-43A~C）。如果首选的是全骨水泥、短髓内柄的假体，则在该步骤的此阶段，使用较长较大的压配髓内柄试模有助于帮助确定维持该位置的假体大小、位置和垫块。按照以上步骤，即使髓内柄直径减小以适应骨水泥，这些独立的垫块也可确保假体的位置。

在步骤 2B 中股骨假体的选择和定位时，开髓技术会影响髓内柄的位置。由于股骨远端解剖特点，股骨的位置比胫骨更容易被操纵。相对来说，胫骨只有极少量的骨需要通过铰刀去除。有一种普遍的趋势，可能由于铰刀的重量和工作时手的姿势，术者会无意识中降低手持装置的位置，并为铰刀建立一个弯曲的轨迹。这会影响假体的最终位置。将手持装置向上抬置入铰刀，紧靠髓腔前侧骨内膜，从而为髓内柄植入后与髓腔平行提供良好条件。这可适应最大直径的加长髓内柄，从而提高假体位置准确性和固定度（图 20-44A）。

偏心的加长髓内柄可以影响假体内外翻。如果将铰刀拉向外侧骨内膜方向，可将髓内柄放置在更外翻的位置，以减少假体内侧负荷（增加了磨损和松动率）。如果使用直柄，假体将突出股骨外侧皮质外。偏心髓内导向器可以帮助将假体髓内柄置于外侧、假体关节面中立位或偏向内侧。相反，当铰刀和髓内柄近端固定不动，向骨内膜内侧扩髓可增加假体内翻角度，向外侧移动可使股骨远端假体的偏心髓内柄置中。这对于

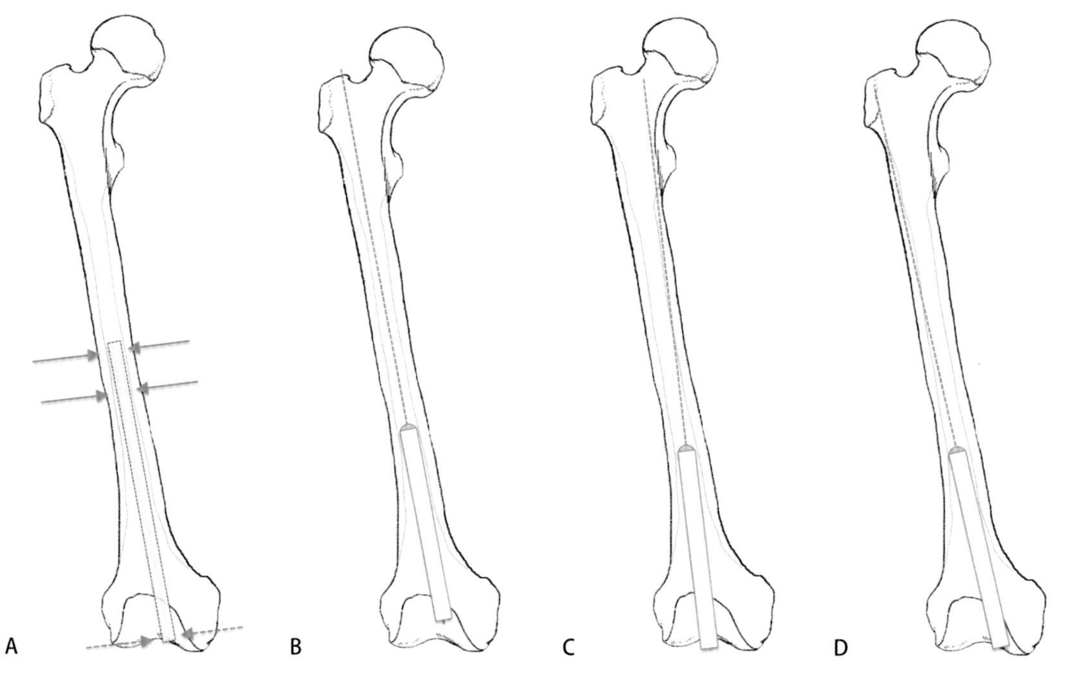

图 20-43 A 用红色虚线描出的灰色矩形表示的骨干长度髓内柄原理的示意图。TKA 翻修术髓内柄延长的两个可能的作用是：①引导力线。②改善固定。两者都需要髓腔内的紧密压配辅助，而且这种压配必须沿着相应的髓腔圆柱形（两对实心箭头）的一定比例来延伸。注意直柄位于骨干髓腔内，平行于髓腔，通常位于股骨远端中心的内侧（成对的虚线箭头）。这是第二个几何问题，可以通过偏心或不对称加长髓内柄来解决。B 不能依靠尺寸过小的加长髓内柄来实现这两个目标。这里，干骺端使用了一根更宽、更短的髓内柄。加长髓内柄的最大直径受股骨远端开髓孔大小的限制。在这种情况下，力线是令人满意的。注意，髓内柄的远端将假体定位在股骨远端的内侧。C 干骺端长度的直髓内柄方向通常外翻。请注意，蓝色虚线指向骨内膜外。需要更长的髓内柄来确保更好的方向。D 如图所示，短的干骺端长度非骨水泥型髓内柄，出现内翻是不常见的。虽然从几何角度看，髓内柄位于干骺端，假体悬突于内侧是可行的。大多数术者会将假体的内侧缘置于股骨远端骨面上，假体将不出现内翻

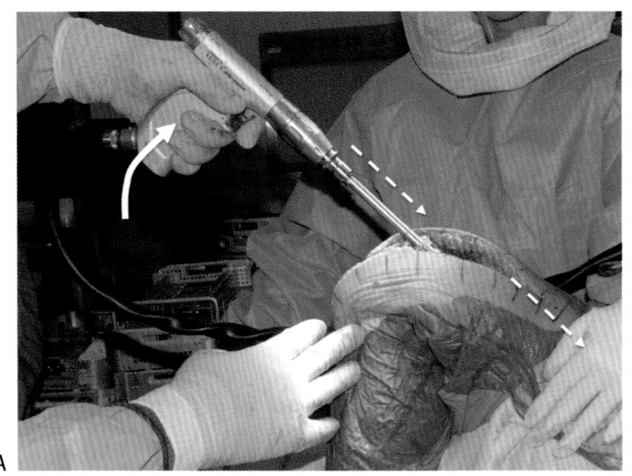

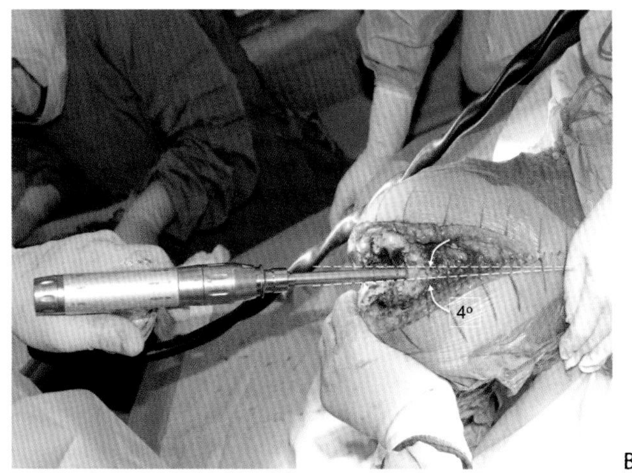

图 20-44　A　术者有一种自然的倾向，那就是握钻的手臂容易下垂，然后以弯曲的方向进钻。如果于股骨远端前后部的中点开髓，上述情况可能加剧，造成髓腔中心的不匹配。髓内柄和股骨假体沿着钻的路径移动。在屈曲位置的髓内柄将紧靠在前侧骨内膜上，从而限制髓内柄的直径。这个柄在正位 X 线片上看起来偏小，如果不合适，将不能可靠地引导内翻 – 外翻力线。如果手臂是"向上"的（实心白色弯曲箭头），则铰刀将采用所需的路径，与股骨前皮质平行（虚线）。股骨前弓最终限制了直的髓内柄与髓腔解剖相似的程度。B　从术野上方拍照，图像的底部是外侧。术中有意将铰刀拉向外侧，以增加 / 减少股骨柄的外翻 / 内翻位置（下虚线）。中心位置与内侧位置成 4° 左右的角度。最大增加内翻 / 减少外翻的全内侧偏心铰刀与最大外侧位置相差 8°。如果不加以控制，这种差异可能会在不经意间发生，并且违背术者的手术计划

矫正因外翻不稳定而失效的膝关节需要纠正外翻的情况非常有效（图 20-44B）。

髓内柄和假体的默认位置关系通常是柄在内侧和假体在外侧，对应于骨干中心在股骨远端的相对内侧位置。插入股骨远端中部的直髓内柄通常比术者预期的更外翻（图 20-33A）。

在软组织没有完全失去功能的情况下，股骨假体的大小决定了屈膝时软组织的张力（图 20-45）。简单地用假体复制正常骨的大小可能会导致下列问题：在治疗假体不稳定时太松，翻修膝关节僵硬时又太紧。如上所述，由于关节置换失败，软组织经常发生不可逆转的变化。对于初次置换可能非常完美的假体大小可能不适用于翻修。

步骤 2B 所做的工作是失败的关节置换术恢复功能的核心。例如，屈曲不稳定的翻修必须减小屈曲间隙的大小（较大的股骨假体）或增大伸直间隙的大小（切除更多的股骨远端骨并抬高关节线）。相比之下，膝关节僵硬通常需要一个相对较大的屈曲间隙而非伸直间隙。较小的股骨假体使屈曲间隙增大。或者可以选择增大股骨远端假体型号，大号假体减小了伸直间隙，使屈曲间隙相对增大。软组织的瘢痕和挛缩或拉伸和塑形共同决定了假体的大小。在术前，无论是通过体格检查还是影像学检查，都不能轻易确定具体的假体大小。在手术前确定特定的假体尺寸是不现实的。此外，当软组织完全失效时，使用限制型假体是必要的。

在选择翻修股骨假体时，应谨慎考虑已取出假体的大小、关节置换前 X 线片上的骨性尺寸或未手术侧的 X 线片。术中软组织的状况是确定假体大小和位置的最佳参照。在翻修的步骤 2B 中，作为股骨假体大小的大体及初步指标，可以通过将试模假体的关节面向上靠近股骨远端截骨面来选择假体的最大可行尺寸。不能使用悬垂于内外侧的假体，因此匹配股骨内外侧尺寸的假体是最合适的。对于关节不稳定的情况，这种最大的选择可能是理想化的。如果导致翻修的问题是屈曲受限，选择较小的假体以增加屈曲间隙大小和软组织松弛度可能更好。在侧副韧带及其部分包膜完整的情况下，股骨假体必须与胫骨聚乙烯衬垫匹配以稳定屈曲间隙。

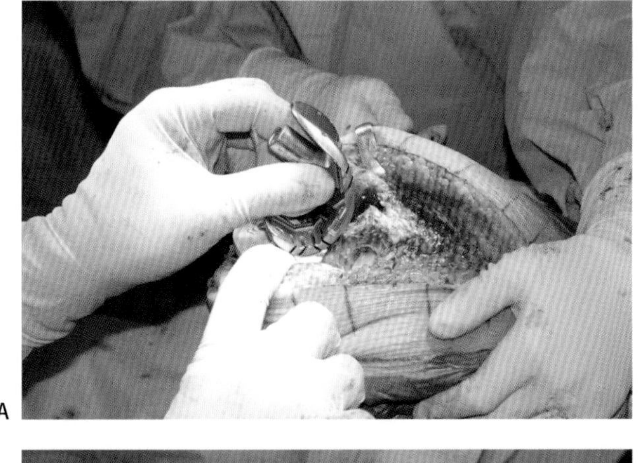
A

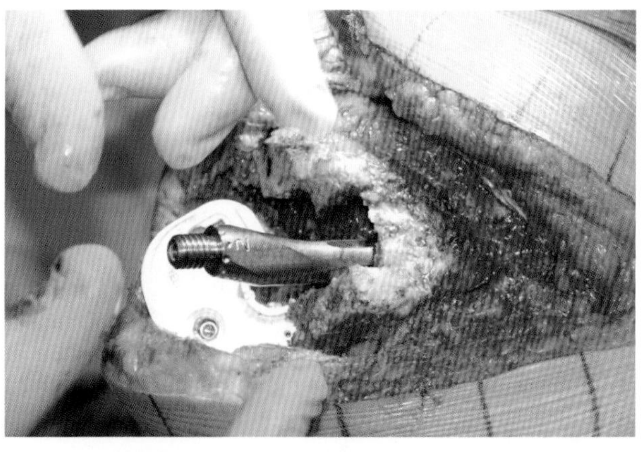
B

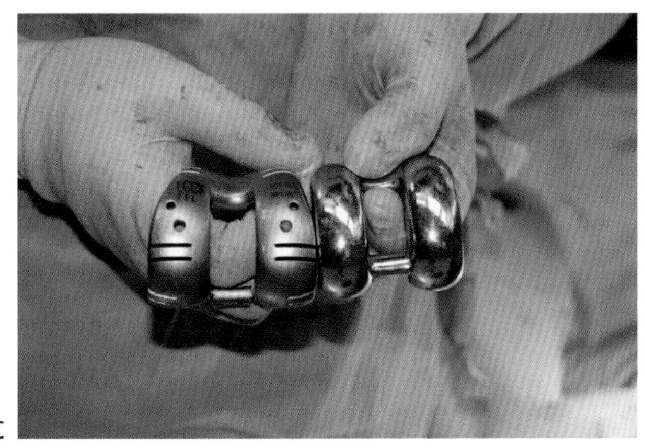
C

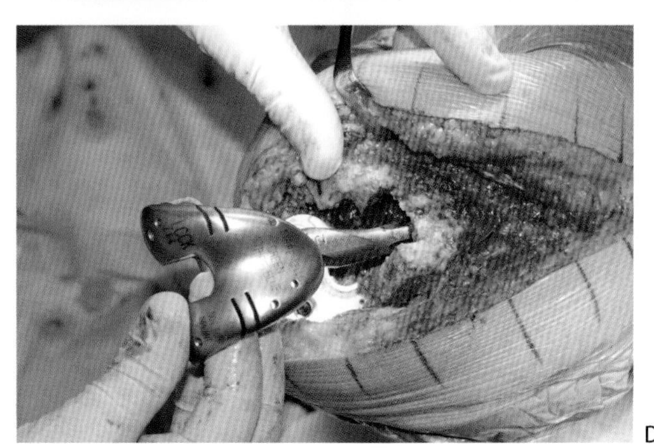
D

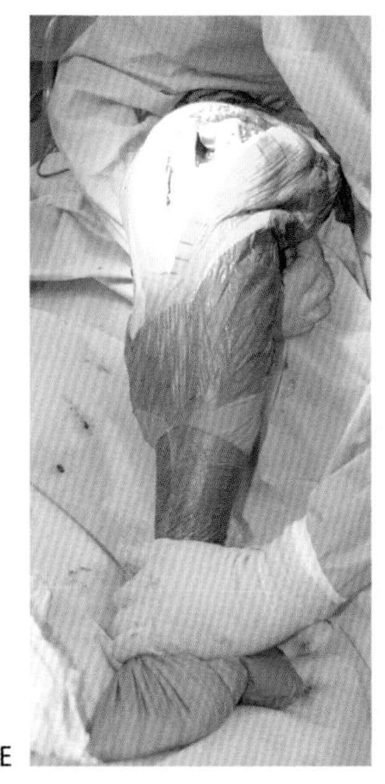
E

图 20–45 步骤 2B: 股骨假体大小及前后位置。A 确定可以使用的最大股骨假体的方法是将假体的关节面置于股骨远端。从内外侧骨皮质延伸的部分是上限，因为我们不想让假体的任何部分悬空。最适合重建的实际假体将是这个假体或更小的假体。如果我们对不稳定性进行纠正，实际采用的假体会更大；如果我们对僵直进行纠正，实际采用的假体会更小。B 额外的外翻来源于对外侧骨内膜外侧进行扩髓，假体的中心位置需要偏心髓内柄来实现。图示：外翻扩髓、内侧偏心髓内柄以使假体置中。C 在本例中，需要用一个大于已取出的股骨假体的假体来稳定屈曲间隙。D 实现了力线和置中。E 通过在屈曲 90° 时牵拉膝关节来测试屈曲间隙的稳定性

我们在翻修手术中发现，大部分股骨存在前端缺损，在股骨假体下使用前方垫块刚好可以弥补这一点。这样做的另一个好处是，可以将股骨假体如前面所述，从屈曲位置变成正常位置，以适应最大直径的股骨髓内加长柄。使用前方垫块有利于股骨假体在股骨远端的残余骨面紧密压配。

利用步骤 1 建立胫骨平台，并在适当位置进行可能的股骨假体和模块化胫骨试模组合，评估膝关节屈曲 90° 的关节线水平，这一点包含在步骤 2C 中（图 20–46）。虽

然人们已经提出了许多方法来评估关节线的水平，但在屈曲至髌骨下极时，股骨与胫骨关节咬合的位置是一个高度功能性且容易可视化的关系。假设髌韧带长度相对正常，髌骨下极应位于关节线上方 1.5~2.0cm 处。

可能存在多种股骨假体和胫骨聚乙烯衬垫的组合方式可以稳定屈曲间隙。较大的股骨假体需要较薄的聚乙烯衬垫，从而形成相对于髌骨较低的关节线。较小的股骨假体需要较厚的胫骨假体来实现屈曲稳定性，从而提高关节线。当存在髌韧带挛缩时，不应降低关节线来“匹配”病理性低位髌骨。进行延长瘢痕化髌韧带的手术有伸膝装置断裂的风险，这是膝关节置换术中较严重的并发症之一。

步骤 3：恢复伸膝稳定性

如果侧副韧带存在，经过第 2 步（步骤 2）的 3 个步骤之后，膝关节已实现屈曲稳定。股骨假体的大小和前后位置已经确定。选择了胫骨聚乙烯衬垫的厚度。未确定的变量是：①股骨假体的远近端（在垂直“*Y*”轴上的平移）。②随之而来的股骨远端假体增加的尺寸。③侧副韧带是否能在无机械限制的情况下提供稳定性。这是恢复伸膝稳定的第 3 步（步骤 3）（图 20–47）。

在这个步骤中，膝关节完全伸直，所有组件暂时由髓腔压配柄固定。股骨髓内柄的试模应很好地适应髓腔，但能向近端滑动。在屈曲时稳定膝关节的胫骨聚乙烯衬垫将在膝关节完全伸直时将股骨假体向上推，从而紧贴股骨。除了屈曲挛缩的情况外，股骨远端会有骨缺损，所以一旦膝关节完全伸直，股骨末端和股骨假体之间应该有一

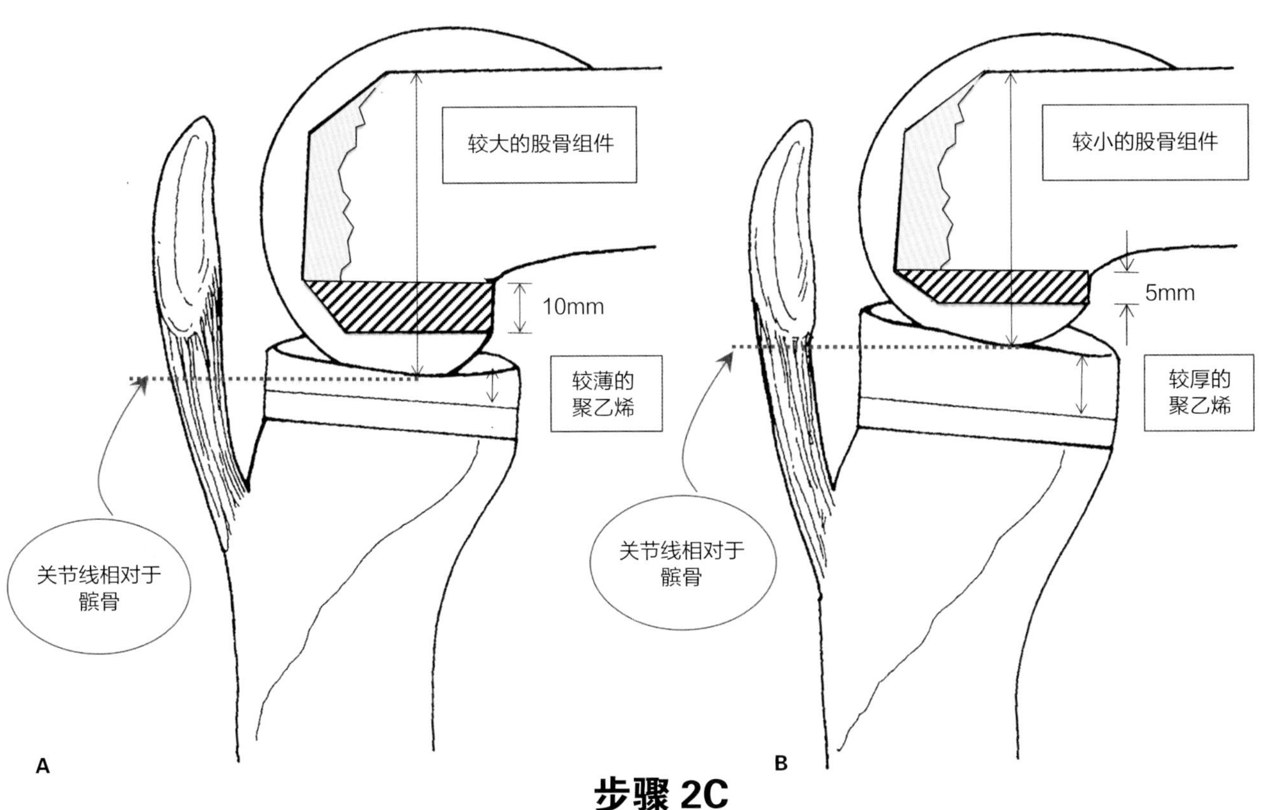

图 20–46　A　较大的股骨假体与较薄的胫骨聚乙烯衬垫和胫骨底板填充股骨后侧剩余骨到胫骨近端骨之间的空间。为了使股骨假体合适，需要在股骨后侧增加 10mm。同样，也需要使用更厚的股骨远端垫块，以稳定使用更薄的胫骨聚乙烯的伸直间隙。这将降低关节线。在屈曲中，如图所示，相对于髌骨的关节线是合理的，并且类似于正常的关节，假设髌韧带没有瘢痕和短缩（低位髌骨）。B　屈曲间隙用较小的股骨假体和较厚的聚乙烯来稳定。合并后的关节线较高，与髌韧带的关系不理想。首选“A”中的组合

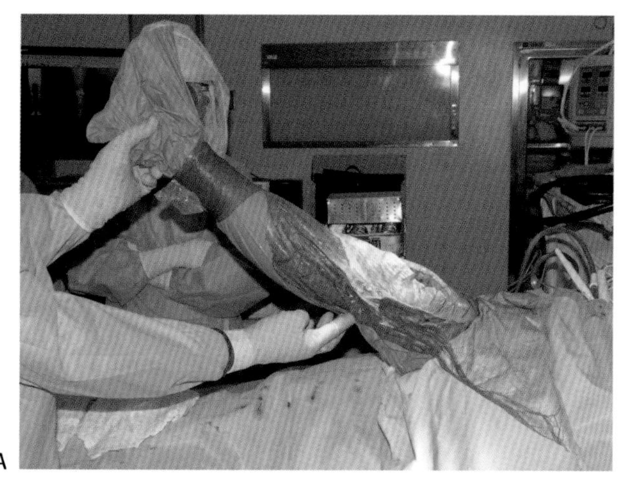
A

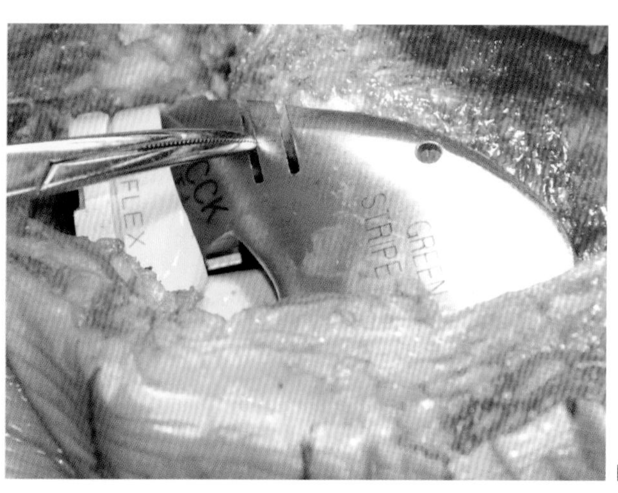

B

图 20–47 步骤 3: 伸直。所有假体部件就位，关节充分伸直，既不反屈，也不残留屈曲。这将迫使股骨假体进入所需的位置，以达到伸直间隙平衡。在几个假体试模上通过截骨槽截出印记，以引导术者精确地确定需要的截骨量来恢复力线

个间隙。这个间隙将用股骨远端垫块填充。大多数股骨假体系统的试模上都带有截骨槽来进行剩余骨量的截骨，这样就可以精确地植入垫块。

在第 3 步结束时，关节必须完全伸直但又不能过度伸直。如果假体系统允许，可以用针固定股骨假体试模的位置。这就确定了股骨远端假体尺寸增大的数量，并且必须通过大多数股骨试模组件的截骨槽切除股骨远端少量不规则骨以容纳垫块。股骨假体的远、近端位置已经确定，并确定了必要的髁间窝切口深度。为了确保假体的位置正确，应通过试复位来测试髁间窝的宽度和深度。

有限的适应证

在这些步骤中，有两个具体的有限适应证：

（1）屈曲间隙大于伸直间隙，即使是使用厚聚乙烯衬垫和最大号股骨假体也不能提供稳定性。

（2）侧副韧带损坏导致的伸直位内外翻不稳定（或足够的屈曲以松弛后方结构时内外翻不稳定）。

绝大多数可以通过非铰链的限制型假体来达到关节的稳定（图 20–48）。需要限制性铰链关节的特殊情况我们已经讨论过了。尽管条理清楚的相关个人偏好已发表，但

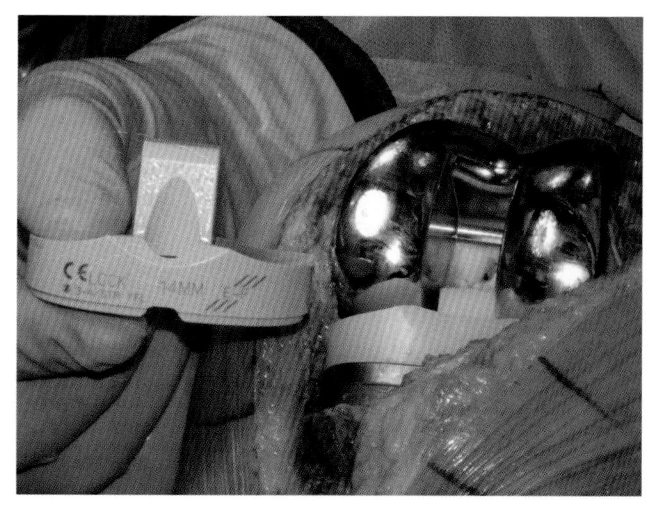

图 20–48 需要使用限制型假体。安装好最终的胫骨假体和股骨假体后，屈曲间隙和伸直间隙都可以通过后稳定的胫骨假体来稳定。因此，我们看到实际的（白色）聚乙烯衬垫。在这个阶段，选择非铰链限制型假体可以消除侧副韧带功能不足带来的关节不稳定

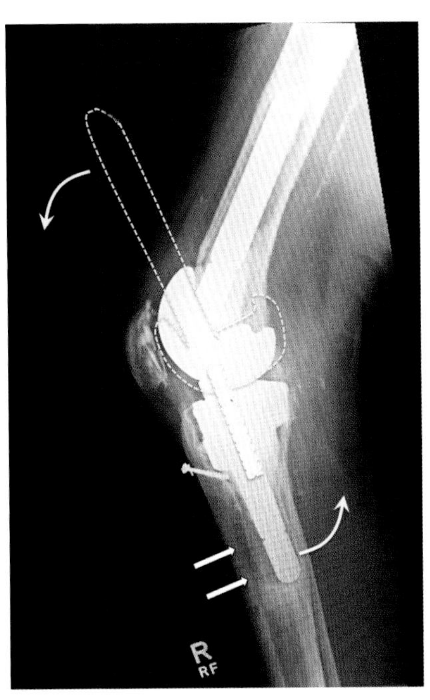

图 20-49　用于 TKA 翻修的铰链膝失败的侧位 X 线片。在许多情况下，铰链设计是合理的选择。然而，当它们松动或断裂时，限制过伸装置往往出了问题。X 线片显示一个严重松动、限制性的铰链型假体。黄色轮廓显示假肢完全伸直的位置。黄色虚线矩形描述了作为过伸限制装置部分的铰链的轮廓。当膝关节伸直（上方逆时针方向的白色箭头）或围绕"X"轴旋转时，最终会达到完全伸直的位置。在这个旋转方向任何过多的移动都将股骨假体锁定在胫骨假体上，并引导胫骨假体向同一方向旋转（下方弯曲的白色箭头）。在本例中，胫骨干的松动路径是从植入位置离开前侧皮质（成对的白色实心箭头），侵蚀到后侧皮质。如果在铰链膝植入关节后方软组织张力有限制关节伸直能力的患者，这种影响可能会减轻。在神经性膝反张的病例中，这往往是不可能的

由于脊髓灰质炎引起的伸肌麻痹，导致继发于后部软组织的废用性膝反张的关节的理想机械处理对策尚未建立。然而铰链无法代偿股四头肌无力的膝关节屈曲。如果翻修后仍遗留关节过伸，患者在站立阶段需要使用假体的过伸锁止装置来锁定关节，那么，假体上的负载将相当大，断裂和严重的松动就不可避免了（图 20-49）。

技巧与要点

使用股骨假体时的要点

从最早尝试翻修失败的膝关节置换术开始，术者就面临着重建骨量丢失的挑战。这种情况会因多次手术、骨溶解和清创治疗感染而加剧。模块化的金属垫块最初是为了填充骨缺损而开发的，但每个都有运动学效应。股骨的垫块改变了假体的位置并通过膝关节影响受力，影响假体固定以及稳定性和活动性之间的关系。例如，股骨远端垫块不仅仅是替换股骨远端的骨缺损。垫块在内侧增加假体外翻，在外侧增加假体内翻。当同时使用内外侧远端垫块时，股骨假体的位置会向远端延伸，降低关节线，缩小伸直间隙，并解决非神经性膝反张（表 20-6）。

股骨后侧垫块影响假体旋转。后外侧垫块可纠正与髌骨轨迹相关的假体内旋。后内侧垫块很少单独使用，与后外侧垫块联合使用，可使用大号股骨假体，减小屈曲间隙，纠正屈曲不稳定。前侧垫块还未被充分利用。股骨远端前侧总有骨缺损，但在其上安装股骨假体似乎很容易。这通常导致一个屈曲位的假体（在"X"轴上旋转），这样股骨髓内延长柄也被迫屈曲，其直径受到股骨柄尖端撞击股骨干前侧骨皮质的限制。前侧垫块有助于将股骨假体从屈曲的位置上拉出来，使股骨髓内柄平行于股骨髓腔，允许植入最大直径的加长髓内柄（图 20-50）。

使用股骨假体骨水泥的技巧

当首次引入模块生物柄时，骨水泥被限制在胫骨或股骨的切面，有假体松动的报道。目前的技术仍然建议将骨水泥固定在截骨面上，但是在将带假体的髓内柄植入髓

表 20-6　垫片效果				
假体	**位置**	**主要作用**	**次要作用**	**适应证**
股骨	前方	避免假体屈曲	增加延长柄的匹配	各型失败
	远端 - 外侧	增加内翻	减少外翻负荷	外翻不稳（常见）
	远端 - 内侧	增加外翻	减少内翻负荷	内侧磨损、骨溶解引起的松动
	后外侧	增加外旋	改善髌骨轨迹	旋转不良与髌骨并发症
	后内侧	增加内旋	很少需要	松动、骨溶解
	后内侧和后外侧	增大股骨假体	减小屈曲间隙	屈曲失稳
胫骨	内侧	增加外翻	减少内翻负荷	松解与骨溶解
	外侧	增加内翻	很少需要	既往胫骨高位截骨术（罕见）
	内侧和外侧	抬高假体及延长杆	增加偏心延长杆的压配 减小屈曲间隙	1. 术后骨丢失 2. 感染 3. 骨溶解 4. 多次修复 5. 不稳定

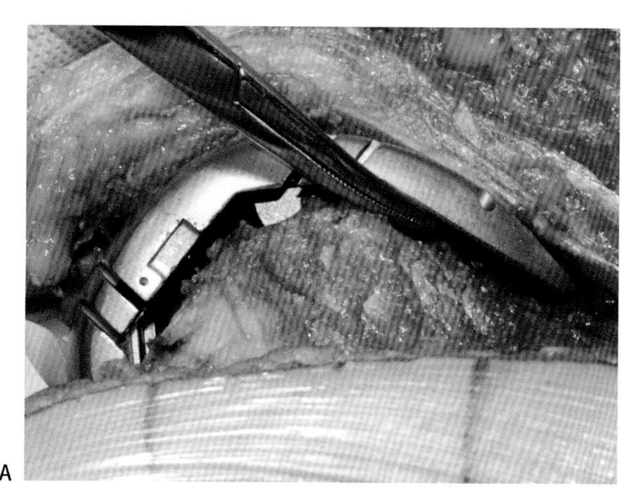
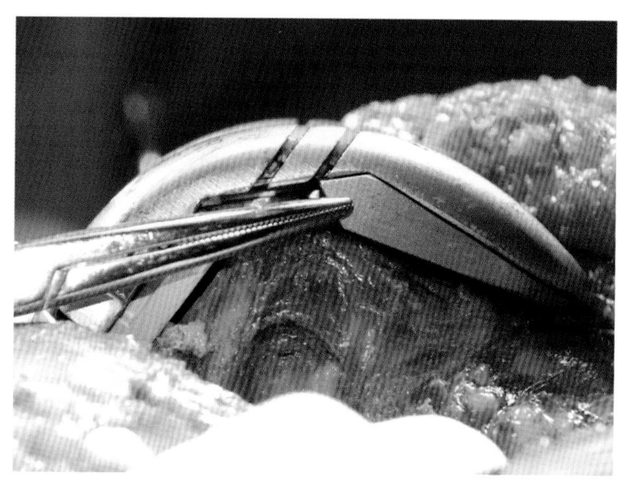

图 20-50　前方垫块。A　股骨前侧皮质缺损的内侧视角。通过在扩髓时将铰刀抬高，平行于髓腔，并使用骨干填充髓内柄来确定该缺损大小。B　前侧垫块已植入情况下的前侧外侧视角。这确保了髓内柄平行于髓腔

腔后（距固定位置约 10cm），用骨水泥枪向干骺端填充骨水泥即可。随着骨水泥的引入，假体逐渐就位。后髁一旦与骨面接触，假体的前方、远端、后侧和股骨近端组成一个封闭的空间。骨水泥可以注入这个空间来填补所有的缺损（图 20–51）。

使用多孔件数填充块的技巧

多孔金属锥形填充块不仅有利于填补骨缺损，而且可能更重要的是有助于固定。这些填充块由几种不同的材料制成，要么独立植入患者体内，要么与假体结合植入患者体内，如本章开头所讨论的那样。

股骨假体使用的一般指征是有足够的骨丢失，这样即使后髁垫块很大（10mm），也没有足够的后髁骨量来确保假体旋转稳定。

在骨量丢失造成胫骨近端明显缺损，或者骨质量非常差，可能因假体松动而导致翻修失败的情况（松动翻修或假体周围感染后再次植入假体）下，多孔金属填充块适用于胫骨。该技术如图 20–52 所示。

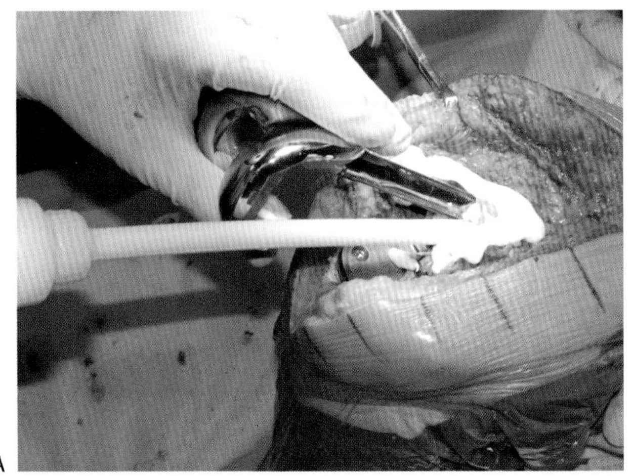

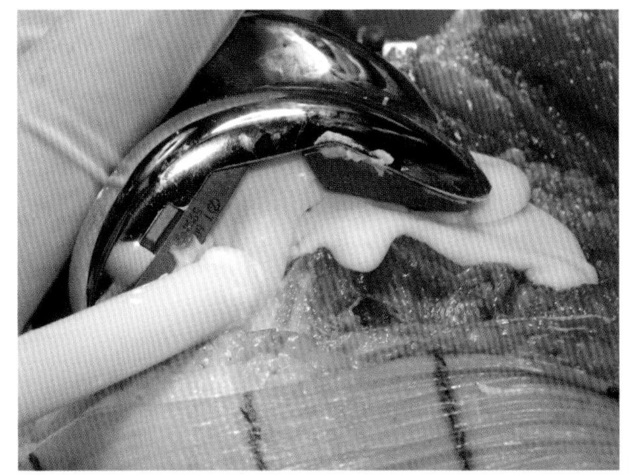

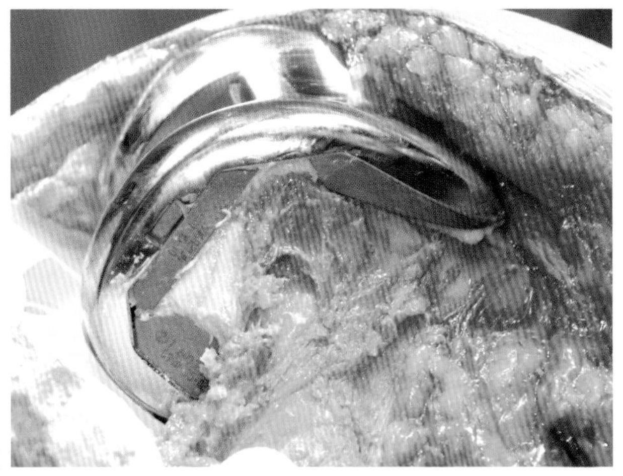

图 20-51 骨水泥固定股骨假体。A 当首次引入模块化非骨水泥柄时，骨水泥被限制在胫骨或股骨的截骨面。关节松动仍然是膝关节翻修术的复杂问题。因此，目前推荐的技术是将骨水泥放置在截骨面上，将非骨水泥柄插入股骨（或胫骨）到离固定位置约 10cm 的位置（以堵塞髓腔），并用骨水泥枪将骨水泥填满干骺端区域。B 随着骨水泥的填入，假体逐渐就位。一旦股骨假体后髁与骨接触，形成一个封闭的空间，可以填入额外的骨水泥以确保所有的缺损都被填补。C 实际的股骨假体已经植入。后外侧垫块允许足够大的股骨假体植入，以确保股骨假体的屈曲稳定性。在步骤 3 中，通过切割槽削除少量不规则的股骨远端来确定股骨远端的增大厚度，以确保所选择的用于在屈曲时稳定膝关节的聚乙烯胫骨假体衬垫也是用于在伸展时平衡膝关节的正确假体

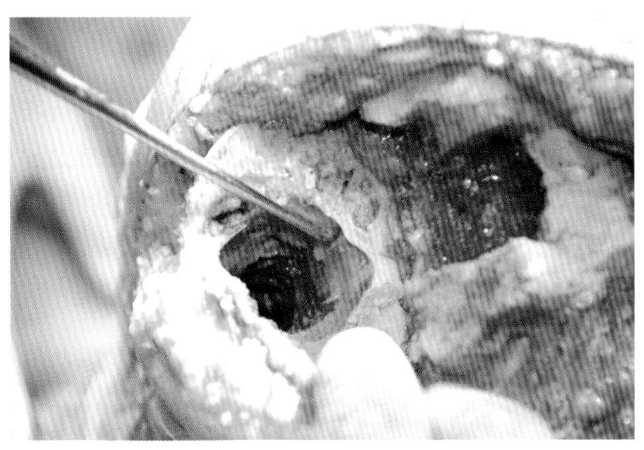

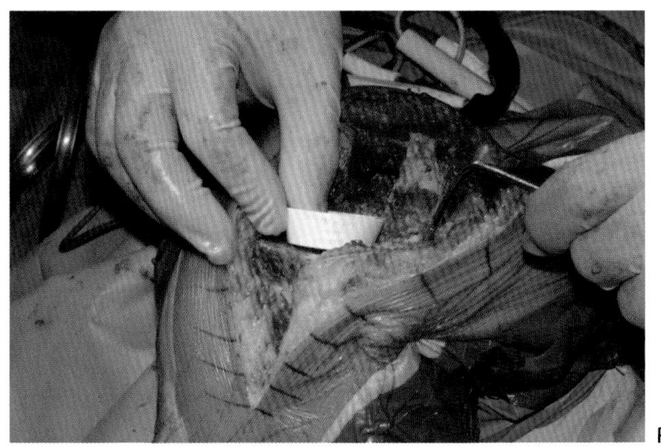

图 20-52 多孔金属填充块在胫骨缺损中的作用。A 由于磨损、骨溶解和松动导致的胫骨缺损。缺损不大时，可以用骨移植物或骨水泥填充。然而，对骨水泥固定来说，骨表面的质量较差。B 多孔金属填充块可用于加强固定效果。如果翻修骨生长到多孔金属中，然后假体组件被黏合到多孔金属中，可以创造一个可靠的固定界面。在图中，放置了一个试制的塑料锥形填充块

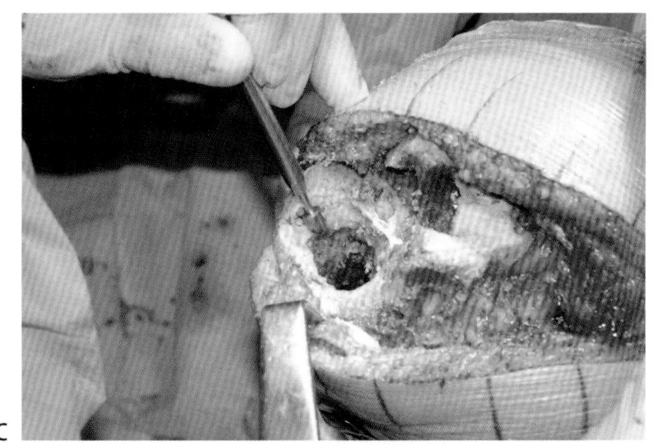
C

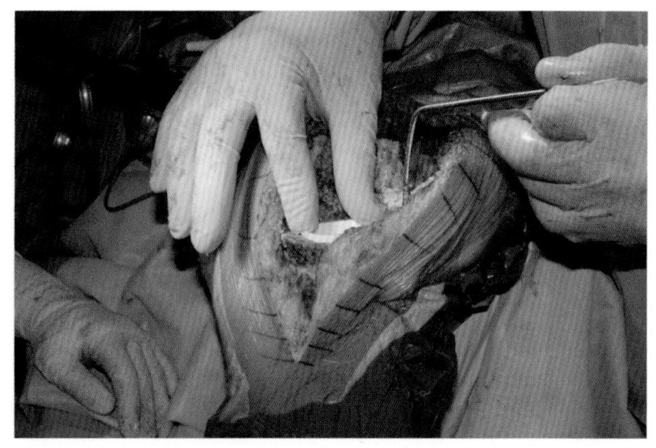
D

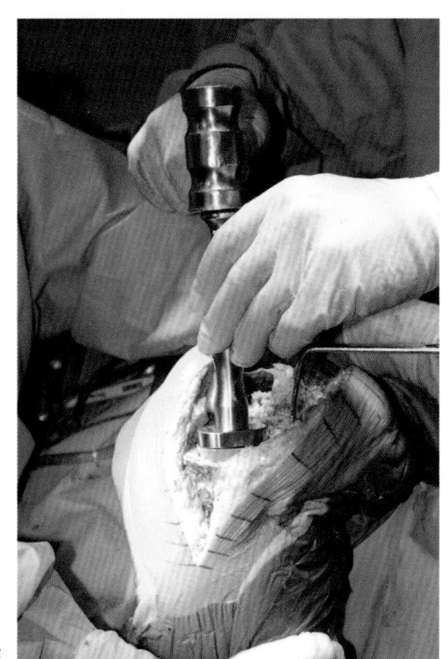
E

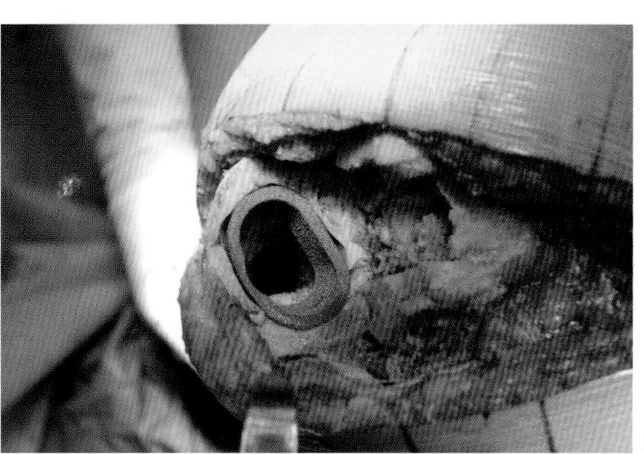
F

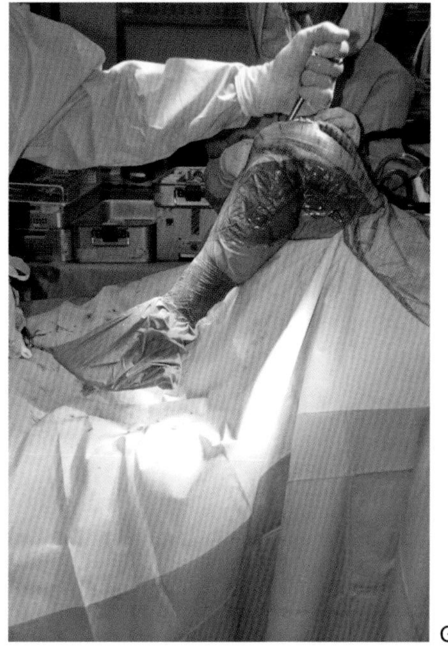
G

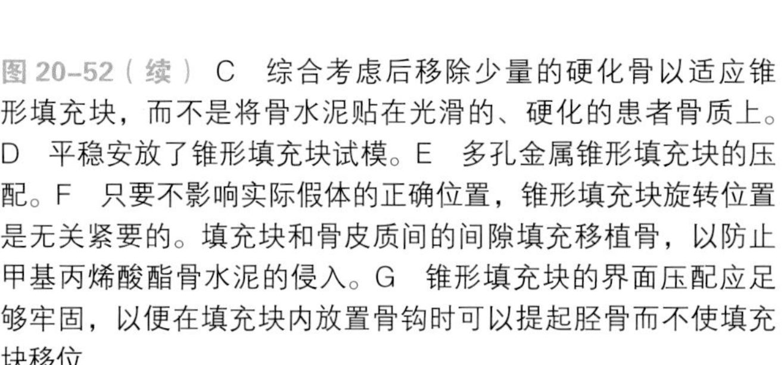
图 20-52（续） C 综合考虑后移除少量的硬化骨以适应锥形填充块，而不是将骨水泥贴在光滑的、硬化的患者骨质上。D 平稳安放了锥形填充块试模。E 多孔金属锥形填充块的压配。F 只要不影响实际假体的正确位置，锥形填充块旋转位置是无关紧要的。填充块和骨皮质间的间隙填充移植骨，以防止甲基丙烯酸酯骨水泥的侵入。G 锥形填充块的界面压配应足够牢固，以便在填充块内放置骨钩时可以提起胫骨而不使填充块移位

髌骨截骨的技巧

在关节翻修中，有许多治疗髌骨骨量丢失的办法。如果骨溶解或清创只留下了髌骨前侧皮质骨的舟状壳，它的形状可能会使髌骨“紧抱”在股骨外侧髁并导致髌骨轨迹发生外侧偏移，尽管所有其他因素都有利于髌骨处于滑车沟的中心位置。简单的从上到下截开髌骨，然后向前掰开内侧和外侧部分，就形成了一个“V”形。它适合股

骨髁间窝形状，并改善了髌骨轨迹。最终将内侧半部分和外侧半部分固定起来。然而，通过多孔金属髌骨假体植入物恢复伸肌的力臂可以产生更好的效果。这是一项更昂贵、更耗时的手术，并且软组织张力大时可能延迟切口愈合。

技巧

避免股骨和胫骨过度外翻的技巧

许多 TKA 翻修的结果是股骨（有时是胫骨）假体的外翻程度超过了术者的预期。虽然很无奈，但除非是外翻不稳定导致的翻修，否则一般不会有影响。很难确定为什么这种情况会发生在股骨上，除了大多数术者都是从关节的同侧进行手术，往往会把扩髓装置、试模和假体“拉”向自己，也就是外翻。股骨外侧髁一般较小，而且不如内侧牢固。在几乎没有解剖标志的翻修术中，很难意识到这一点。如果髓内压配柄直径大到足以贴合髓腔内膜，长到足以超过股骨远端的漏斗状髓腔，就可以避免这种外翻（图 20–43）。

此外，考虑到股骨远端解剖，其髓腔中心位于股骨远端内侧，使用偏心髓内柄对于恢复股骨远端形态是一个默认的操作，这种偏心髓内柄的特征是假体偏外放置、偏心髓内柄偏内放置。这种办法有助于减少翻修术中偶发的力线外翻。

避免胫骨内旋的技巧

在取出假体后，术者总是习惯复制假体的原位置，即使这种位置诱发了置换的失败。这强调了翻修手术作为矫正手术有别于重复手术的重要性。这个错误最好通过 CT 和术中严格确定的旋转来避免。尽管现有的方法是通过在胫骨表面画多条线来引导胫骨假体的旋转位置，但只要将假体的中心定位在胫骨结节和髌韧带的后方即可。

如果胫骨近端大量骨缺失，特别是骨缺失延伸到腓骨头尖端时，胫骨假体内旋会加重。一旦腓骨以上的胫骨骨量都丢失，用胫骨假体覆盖胫骨的唯一方法就是内旋假体，这样会对髌骨轨迹产生不良影响。

即使术者意识到内旋的风险，在软组织挛缩的膝关节中胫骨假体后外侧也可能被股骨外侧阻挡；或者如果做了部分翻修，也可能会被股骨假体阻挡。这迫使胫骨假体内旋。

避免清理性截骨的技巧

某些关节翻修术技术包括所谓的清理性截骨操作。除了通过创造一个类似初次关节置换的平坦骨表面来安抚紧张的术者外，没有任何意义。这样的截骨通常被推荐用于股骨远端，并按所需的角度截骨（在“*Z*”轴上旋转），但将在一个不必要的水平（在“*Y*”轴上平移）进行截除。大部分将不得不重新截骨，浪费时间和骨量。这里所描述的技术，通过确定髓内压配柄试模的角度和屈曲间隙、伸直间隙两个间隙的平衡，能够保证术者在正确的水平及角度上进行再次截骨。

术后管理

与初次关节置换术完全相同的是，膝关节翻修术还应该包括一套标准的康复流程。如果骨的质量较差，则需要用多孔金属填充块和加长髓内柄进行加固。如果韧带较差，建议使用限制型假体。大多数翻修术后都会有完整的侧副韧带，轻度到中度的骨缺损，平衡的屈伸间隙，就像常规的初次手术一样。

更严重的皮肤、骨和韧带的缺失会减慢康复的进程。在患者进行弃拐行走和关节屈曲练习之前，软组织、皮肤及韧带可能需要一段时间来愈合。虽然韧带功能可以用限制型假体代替，但软组织、皮肤不能被替代。只要切口干燥且愈合，手术后立即允许进行轻微的活动。避免膝关节的过度屈曲，并且通过等长收缩的方法来强化肌肉进行锻炼。物理治疗应侧重于关节翻修术后最初 4~6 周的步态训练和活动范围。股四头肌在伸膝装置愈合后可以开始加强训练。

大多数仍在进行胫骨结节截骨术的术者可能会限制关节活动范围、负重和锻炼，直至愈合。负重通常在手术后立即开始，但是需要更长时间的助行器或拐杖辅助。翻修时应该固定和加固所使用的同种异体骨，以便术后即刻负重。由于这些同种异体骨植骨为非活性骨，即使植骨间隙处可能改善，也不会随着时间增加强度。伸肌同种异体移植后患者的术后处理在本文其他地方讨论。复杂的翻修病例的康复过程必须与患者、物理治疗师和其他参与患者护理的人员讨论。

结论

（1）建立一个诊断：与医学的每一个领域一样，明确的诊断必须能够指导治疗。虽然有不同的诊断方法，但有充分的理由认为以下 8 种失败的原因包含了翻修的所有适应证：感染，伸肌功能不全，髌骨并发症和轨迹不良，假体松动、磨损和骨溶解，假体断裂，关节僵硬，胫骨 / 股骨假体旋转，运动不良和胫股关节不稳定。手术治疗不明原因的疼痛是不合理的。

（2）对失败的关节置换进行翻修：纠正导致失败的问题。不要简单地重复进行关节置换的步骤。例如，外翻不稳定应通过减少外翻对齐和恢复稳定性来纠正，可以采用韧带手术或限制型假体。髌骨轨迹问题方面，必须解决胫骨和股骨的旋转等问题。

（3）使用翻修假体系统：翻修术并不是初次关节置换，初次植入假体不能用于解决骨缺损的固定、填充骨缺损或韧带不稳定的限制等问题。翻修假体系统的结果则较好。

（4）做一个彻底的翻修：尽管坚持保留固定良好的假体可以理解，但通常会导致更糟糕的结果。这是有道理的，如果只是翻修胫骨假体，显露困难并且侧副韧带可能会被拉伸。屈曲间隙和伸直间隙很难保持平衡，因为，股骨假体控制着间隙的平衡。如果只对一个假体进行了翻修，固定良好且未进行翻修的胫骨假体或股骨假体的旋转不良（通常为内旋）可能会被忽略。最后，如果在常规失败的初次关节置换术翻修中仅对胫骨进行翻修，限制型假体不是一个好的选择。

（5）将胫骨与股骨作为整体考虑，准确判断软组织的状态：这是三步法翻修术的基础。致力于修复正常骨解剖的各个方面（例如，翻修中的关节线），而忽略软组织由于手术失败而发生了实质性和不可预测的改变，这一观念是不可取的。

参考文献

[1] Laskin RS. Joint line position restoration during revision total knee replacement. *Clin Orthop Relat Res*. 2002;(404):169-171.

[2] Partington PF, Sawhney J, Rorabeck CH, Barrack RL, Moore J. Joint line restoration after revision total knee arthroplasty. *Clin Orthop*. 1999;(367):165-171.

[3] Hofmann AA, Kurtin SM, Lyons S, Tanner AM, Bolognesi MP. Clinical and radiographic analysis of accurate restoration of

the joint line in revision total knee arthroplasty. *J Arthroplasty*. 2006;21(8):1154-1162.
[4] Mason M, Belisle A, Bonutti P, Kolisek FR, Malkani A, Masini M. An accurate and reproducible method for locating the joint line during a revision total knee arthroplasty. *J Arthroplasty*. 2006;21(8):1147-1153.
[5] Khan WS, Bhamra J, Williams R, Morgan-Jones R. "Meniscal" scar as a landmark for the joint line in revision total knee replacement. *World J Orthop*. 2017;8(1):57-61.
[6] Servien E, Viskontas D, Giuffre BM, Coolican MR, Parker DA. Reliability of bony landmarks for restoration of the joint line in revision knee arthroplasty. *Knee Surg Sports Traumatol Arthrosc*. 2008;16(3):263-269.
[7] Rajagopal TS, Nathwani D. Can interepicondylar distance predict joint line position in primary and revision knee arthroplasty? *Am J Orthop (Belle Mead NJ)*. 2011;40(4):175-178.
[8] Romero J, Seifert B, Reinhardt O, Ziegler O, Kessler O. A useful radiologic method for preoperative joint-line determination in revision total knee arthroplasty. *Clin Orthop Relat Res*. 2010;468(5):1279-1283.
[9] Maderbacher G, Keshmiri A, Schaumburger J, et al. Accuracy of bony landmarks for restoring the natural joint line in revision knee surgery: an MRI study. *Int Orthop*. 2014;38(6):1173-1181.
[10] Maderbacher G, Keshmiri A, Zeman F, Grifka J, Baier C. Assessing joint line positions by means of the contralateral knee: a new approach for planning knee revision surgery? *Knee Surg Sports Traumatol Arthrosc*. 2015;23(11):3244-3250.
[11] Iacono F, Raspugli GF, Filardo G, et al. The adductor tubercle: an important landmark to determine the joint line level in revision total knee arthroplasty. *Knee Surg Sports Traumatol Arthrosc*. 2016;24(10):3212-3217.
[12] Sadaka C, Kabalan Z, Hoyek F, Abi Fares G, Lahoud JC. Joint line restoration during revision total knee arthroplasty: an accurate and reliable method. *Springerplus*. 2015;4:736.
[13] Ozkurt B, Sen T, Cankaya D, Kendir S, Basarir K, Tabak Y. The medial and lateral epicondyle as a reliable landmark for intra-operative joint line determination in revision knee arthroplasty. *Bone Joint Res*. 2016;5(7):280-286.
[14] Porteous AJ, Hassaballa MA, Newman JH. Does the joint line matter in revision total knee replacement? *J Bone Joint Surg Br*. 2008;90(7):879-884.
[15] Hitt K, Bhowmik-Stoker M, Howard M, Mittal Y, Heekin RD, Jacofsky D. Joint line restoration in a contemporary revision knee system. *J Knee Surg*. 2015;28(1):75-82.
[16] Clave A, Le Henaff G, Roger T, Maisongrosse P, Mabit C, Dubrana F. Joint line level in revision total knee replacement: assessment and functional results with an average of seven years follow-up. *Int Orthop*. 2016;40(8):1655-1662.
[17] Kowalczewski JB, Labey L, Chevalier Y, Okon T, Innocenti B, Bellemans J. Does joint line elevation after revision knee arthroplasty affect tibio-femoral kinematics, contact pressure or collateral ligament lengths? An in vitro analysis. *Arch Med Sci*. 2015;11(2):311-318.
[18] Mahoney OM, Kinsey TL. Modular femoral offset stems facilitate joint line restoration in revision knee arthroplasty. *Clin Orthop Relat Res*. 2006;446:93-98.
[19] Innocenti M, Matassi F, Carulli C, Soderi S, Villano M, Civinini R. Joint line position in revision total knee arthroplasty: the role of posterior femoral off-set stems. *Knee*. 2013;20(6):447-450.
[20] Freeman MA, Insall JN, Besser W, Walker PS, Hallel T. Excision of the cruciate ligaments in total knee replacement. *Clin Orthop*. 1977(126):209-212.
[21] Vince K. Flexion instability: mind the gap. *Bone Joint J Orthop Proc Suppl*. 2014;96(suppl 12):63.
[22] Hozack WJ, Parvizi J. New definition for periprosthetic joint infection. *J Arthroplasty*. 2011;26(8):1135.
[23] Parvizi J. New definition for periprosthetic joint infection. *Am J Orthop (Belle Mead NJ)*. 2011;40(12):614-615.
[24] Parvizi J, Jacovides C, Zmistowski B, Jung KA. Definition of periprosthetic joint infection: is there a consensus? *Clin Orthop Relat Res*. 2011;469(11):3022-3030.
[25] Parvizi J, Zmistowski B, Berbari EF, et al. New definition for periprosthetic joint infection: from the Workgroup of the Musculoskeletal Infection Society. *Clin Orthop Relat Res*. 2011;469(11):2992-2994.
[26] Parvizi J, Della Valle CJ. AAOS Clinical Practice Guideline: diagnosis and treatment of periprosthetic joint infections of the hip and knee. *J Am Acad Orthop Surg*. 2010;18(12):771-772.
[27] Della Valle C, Parvizi J, Bauer TW, et al. American Academy of Orthopaedic Surgeons clinical practice guideline on: the diagnosis of periprosthetic joint infections of the hip and knee. *J Bone Joint Surg Am Vol*. 2011;93(14):1355-1357.
[28] Cierny G III, DiPasquale D. Periprosthetic total joint infections: staging, treatment, and outcomes. *Clin Orthop Relat Res*. 2002(403):23-28.
[29] Wu CH, Gray CF, Lee GC. Arthrodesis should be strongly considered after failed two-stage reimplantation TKA. *Clin Orthop Relat Res*. 2014;472(11):3295-3304.
[30] Kheir MM, Tan TL, Gomez MM, Chen AF, Parvizi J. Patients with failed prior two-stage exchange have poor outcomes after further surgical intervention. *J Arthroplasty*. 2017;32(4):1262-1265.
[31] Rodriguez-Merchan EC. Knee fusion or above-the-knee amputation after failed two-stage reimplantation total knee arthroplasty. *Arch Bone Joint Surg*. 2015;3(4):241-243.
[32] Khanna V, Tushinski DM, Soever LJ, Vincent AD, Backstein DJ. Above knee amputation following total knee arthroplasty: when enough is enough. *J Arthroplasty*. 2015;30(4):658-662.
[33] Fedorka CJ, Chen AF, McGarry WM, Parvizi J, Klatt BA. Functional ability after above-the-knee amputation for infected total knee arthroplasty. *Clin Orthop Relat Res*. 2011;469(4):1024-1032.
[34] Sierra RJ, Trousdale RT, Pagnano MW. Above-the-knee amputation after a total knee replacement: prevalence, etiology, and functional outcome. *J Bone Joint Surg Am*. 2003;85-A(6):1000-1004.
[35] Pring DJ, Marks L, Angel JC. Mobility after amputation for failed knee replacement. *J Bone Joint Surg Br*. 1988;70(5):770-771.
[36] Vince KG, Coup R, Morgan-Jones R. *The Knee Arthroplasty Endgame: Four Options in the Face of Calamity. The Unhappy Total Knee Replacement*. Heidelberg, Germany: Springer; 2015:771-795.
[37] Capozzi JD, Rhodes R, Chen D. Discussing treatment options. *J Bone Joint Surg Am*. 2009;91(3):740-742.
[38] Kuchinad RA, Garbedian S, Rogers BA, Backstein D, Safir O, Gross AE. The use of structural allograft in primary and revision knee arthroplasty with bone loss. *Adv Orthop*. 2011;2011:578952.
[39] Vince K. Extensor mechanism disruption after total knee arthroplasty. In Scott N, ed. *Insall and Scott: Surgery of the Knee*. 5th ed. Philadelphia, PA: Elsevier-Churchill Livingstone; 2011:1386-1410.
[40] Evans RP, Nelson CL, Harrison BH. The effect of wound environment on the incidence of acute osteomyelitis. *Clin Orthop*

Relat Res. 1993(286):289-297.

[41] Evans RP, Nelson CL, Harrison BH. THE CLASSIC: the effect of wound environment on the incidence of acute osteomyelitis. 1993. *Clin Orthop Relat Res*. 2005;439:4-9.

[42] Zimmerli W, Waldvogel FA, Vaudaux P, Nydegger UE. Pathogenesis of foreign body infection: description and characteristics of an animal model. *J Infect Dis*. 1982;146(4):487-497.

[43] Schildhauer TA, Robie B, Muhr G, Koller M. Bacterial adherence to tantalum versus commonly used orthopedic metallic implant materials. *J Orthop Trauma*. 2006;20(7):476-484.

[44] Vince KG. Diagnosis and management of patients with instability of the knee. *Instr Course Lect*. 2012;61:515-524.

[45] Vince KG. Mid-flexion Instability after TKA: woolly thinking or a real concern? *Bone Joint J*. 2016;98-B(1 suppl A):84-88.

[46] Bedard M, Vince KG, Redfern J, Collen SR. Internal rotation of the tibial component is frequent in stiff total knee arthroplasty. *Clin Orthop Relat Res*. 2011;469(8):2346-2355.

[47] Berger RA, Crossett LS, Jacobs JJ, Rubash HE. Malrotation causing patellofemoral complications after total knee arthroplasty. *Clin Orthop Relat Res*. 1998(356):144-153.

[48] Vince K. *Avoiding Patellar Maltracking in Total Knee Arthroplasty. Soft Tissue Balancing in Total Knee Arthroplasty*. Heidelberg, Germany: Springer; 2017.

[49] Wardrop D. Ockham's razor: sharpen or re-sheathe? *J R Soc Med*. 2008;101(2):50-51.

[50] Vince K, Malo M. Instability in total knee arthroplasty. In Berry P, Trousdale RT, Dennis DA, eds. *Revision Total Hip and Knee Arthroplasty*. Philadelphia, PA: Lippincott, Williams and Wilkins; 2006.

[51] Vince KG, Abdeen A, Sugimori T. The unstable total knee arthroplasty: causes and cures. *J Arthroplasty*. 2006;21(4 suppl 1):44-49.

[52] Vince K. The instabilities: you rock, it rolls. *Bone Joint J Orthop Proc Suppl*. 2013;95(suppl 22):95.

[53] Brull R, McCartney CJ, Chan VW. Do preoperative anxiety and depression affect quality of recovery and length of stay after hip or knee arthroplasty? *Can J Anaesth*. 2002;49(1):109.

[54] Brander V, Gondek S, Martin E, Stulberg SD. Pain and depression influence outcome 5 years after knee replacement surgery. *Clin Orthop Relat Res*. 2007;464:21-26.

[55] Perez-Prieto D, Gil-Gonzalez S, Pelfort X, Leal-Blanquet J, Puig-Verdie L, Hinarejos P. Influence of depression on total knee arthroplasty outcomes. *J Arthroplasty*. 2014;29(1):44-47.

[56] Noble PC, Conditt MA, Cook KF, Mathis KB. The John Insall Award: patient expectations affect satisfaction with total knee arthroplasty. *Clin Orthop Relat Res*. 2006;452:35-43.

[57] Bourne RB, Chesworth BM, Davis AM, Mahomed NN, Charron KD. Patient satisfaction after total knee arthroplasty: who is satisfied and who is not? *Clin Orthop Relat Res*. 2010;468(1):57-63.

[58] Jones A, Hopkinson N, Pattrick M, Berman P, Doherty M. Evaluation of a method for clinically assessing osteoarthritis of the knee. *Ann Rheum Dis*. 1992;51(2):243-245.

[59] Powers CM, Landel R, Perry J. Timing and intensity of vastus muscle activity during functional activities in subjects with and without patellofemoral pain. *Phys Ther*. 1996;76(9):946-955; discussion 56-67.

[60] Lim MR, Huang RC, Wu A, Girardi FP, Cammisa FP Jr. Evaluation of the elderly patient with an abnormal gait. *J Am Acad Orthop Surg*. 2007;15(2):107-117.

[61] Snijders AH, van de Warrenburg BP, Giladi N, Bloem BR. Neurological gait disorders in elderly people: clinical approach and classification. *Lancet Neurol*. 2007;6(1):63-74.

[62] Ozguclu E, Kilic E, Kaymak B. A knee osteoarthritis connected with hallux valgus-related pes planus. *J Biomech*. 2008;41(16):3523-3524.

[63] Ling C, Kelechi T, Mueller M, Brotherton S, Smith S. Gait and function in class III obesity. *J Obes*. 2012;2012:257468.

[64] Adelani MA, Johnson SR, Keeney JA, Nunley RM, Barrack RL. Clinical outcomes following re-admission for non-infectious wound complications after primary total knee replacement. *Bone Joint J*. 2014;96-B(5):619-621.

[65] Patel VP, Walsh M, Sehgal B, Preston C, DeWal H, Di Cesare PE. Factors associated with prolonged wound drainage after primary total hip and knee arthroplasty. *J Bone Joint Surg Am Vol*. 2007;89(1):33-38.

[66] Pagnano MW, Hanssen AD, Lewallen DG, Stuart MJ. Flexion instability after primary posterior cruciate retaining total knee arthroplasty. *Clin Orthop*. 1998(356):39-46.

[67] Schwab JH, Haidukewych GJ, Hanssen AD, Jacofsky DJ, Pagnano MW. Flexion instability without dislocation after posterior stabilized total knees. *Clin Orthop Relat Res*. 2005;440:96-100.

[68] Edwards E, Miller J, Chan KH. The effect of postoperative collateral ligament laxity in total knee arthroplasty. *Clin Orthop Relat Res*. 1988(236):44-51.

[69] Grood E, Noyes F, Butler D, Suntay W. Ligamentous and capsular restraints preventing straight medial and. *J Bone Joint Surg Am*. 1981;63:1257-1269.

[70] Vince K. Mid-flexion instability after total knee arthroplasty: woolly thinking or a real concern? *Bone Joint J*. 2016;98-B(1 suppl A):84-88.

[71] Kannan A, O'Connell RS, Kalore N, Curtin BM, Hull JR, Jiranek WA. Revision TKA for flexion instability improves patient reported outcomes. *J Arthroplasty*. 2015;30(5):818-821.

[72] Barrack RL, Schrader T, Bertot AJ, Wolfe MW, Myers L. Component rotation and anterior knee pain after total knee arthroplasty. *Clin Orthop Relat Res*. 2001(392):46-55.

[73] Berger RA, Rubash HE. Rotational instability and malrotation after total knee arthroplasty. *Orthop Clin North Am*. 2001;32(4):639-647, ix.

[74] Della Valle C, Parvizi J, Bauer TW, et al. Diagnosis of periprosthetic joint infections of the hip and knee. *J Am Acad Orthop Surg*. 2010;18(12):760-770.

[75] Kamath AF, Nelson CL, Elkassabany N, Guo Z, Liu J. Low albumin is a risk factor for complications after revision total knee arthroplasty. *J Knee Surg*. 2017;30(3):269-275.

[76] Greene KA, Wilde AH, Stulberg BN. Preoperative nutritional status of total joint patients. Relationship to postoperative wound complications. *J Arthroplasty*. 1991;6(4):321-325.

[77] Tarabichi M, Shohat N, Kheir MM, et al. Determining the threshold for HbA1c as a predictor for adverse outcomes after total joint arthroplasty: a multicenter, retrospective study. *J Arthroplasty*. 2017;32(9S):S263.e1-S267.e1.

[78] Yazdanpanah O, Mobarakeh MK, Nakhaei M, Baneshi MR. Comparison of double and single leg weight-bearing radiography

in determining knee alignment. *Arch Bone Joint Surg*. 2017;5(3):174-180.
[79] Baldini A, Anderson JA, Cerulli-Mariani P, Kalyvas J, Pavlov H, Sculco TP. Patellofemoral evaluation after total knee arthroplasty. Validation of a new weight-bearing axial radiographic view. *J Bone Joint Surg Am*. 2007;89(8):1810-1817.
[80] Ritter MA, Davis KE, Davis P, et al. Preoperative malalignment increases risk of failure after total knee arthroplasty. *J Bone Joint Surg Am*. 2013;95(2):126-131.
[81] Lucey SD, Scuderi GR, Kelly MA, Insall JN. A practical approach to dealing with bone loss in revision total knee arthroplasty. *Orthopedics*. 2000;23(10):1036-1041.
[82] Reish TG, Clarke HD, Scuderi GR, Math KR, Scott WN. Use of multi-detector computed tomography for the detection of periprosthetic osteolysis in total knee arthroplasty. *J Knee Surg*. 2006;19(4):259-264.
[83] Insall J. A midline approach to the knee. *J Bone Joint Surg Am*. 1971;53(8):1584-1586.
[84] Hirschmann MT, Hoffmann M, Krause R, Jenabzadeh RA, Arnold MP, Friederich NF. Anterolateral approach with tibial tubercle osteotomy versus standard medial approach for primary total knee arthroplasty: does it matter? *BMC Musculoskelet Disord*. 2010;11:167.
[85] Whiteside LA, Ohl MD. Tibial tubercle osteotomy for exposure of the difficult total knee arthroplasty. *Clin Orthop Relat Res*. 1990(260):6-9.
[86] Smith PN, Parker DA, Gelinas J, Rorabeck CH, Bourne RB. Radiographic changes in the patella following quadriceps turndown for revision total knee arthroplasty. *J Arthroplasty*. 2004;19(6):714-719.
[87] Barrack RL. Specialized surgical exposure for revision total knee: quadriceps snip and patellar turndown. *Instr Course Lect*. 1999;48:149-152.
[88] Sharkey PF, Homesley HD, Shastri S, Jacoby SM, Hozack WJ, Rothman RH. Results of revision total knee arthroplasty after exposure of the knee with extensor mechanism tenolysis. *J Arthroplasty*. 2004;19(6):751-756.
[89] Wasielewski RC, Galante JO, Leighty RM, Natarajan RN, Rosenberg AG. Wear patterns on retrieved polyethylene tibial inserts and their relationship to technical considerations during total knee arthroplasty. *Clin Orthop*. 1994(299):31-43.
[90] Pagnano MW, Scuderi GR, Insall JN. Tibial osteolysis associated with the modular tibial tray of a cemented posterior stabilized total knee replacement: a case report. *J Bone Joint Surg Am*. 2001;83-A(10):1545-1548.
[91] Li S, Scuderi G, Furman BD, Bhattacharyya S, Schmieg JJ, Insall JN. Assessment of backside wear from the analysis of 55 retrieved tibial inserts. *Clin Orthop*. 2002(404):75-82.
[92] Wasielewski RC. The causes of insert backside wear in total knee arthroplasty. *Clin Orthop*. 2002(404):232-246.
[93] Conditt MA, Ismaily SK, Alexander JW, Noble PC. Backside wear of modular ultra-high molecular weight polyethylene tibial inserts. *J Bone Joint Surg Am*. 2004;86-A(5):1031-1037.
[94] Conditt MA, Stein JA, Noble PC. Factors affecting the severity of backside wear of modular tibial inserts. *J Bone Joint Surg Am*. 2004;86-A(2):305-311.
[95] Engh GA, Ammeen DJ. Epidemiology of osteolysis: backside implant wear. *Instr Course Lect*. 2004;53:243-249.
[96] Vince KG. Revision knee arthroplasty technique. *Instr Course Lect*. 1993;42:325-339.
[97] Vince KG. A step-wise approach to revision TKA. *Orthopedics*. 2005;28(9):999-1001.
[98] Vince K. Revision total knee arthroplasty and arthrodesis. In Chapman M, ed. *Operative Orthopedics*. Philadelphia, PA: Lippincott; 2001:2897-2952.
[99] Vince KG, Droll KP, Chivas D. Your next revision total knee arthroplasty: why start in flexion? *Orthopedics*. 2007;30(9):791-792.
[100] Nakasone CK, Abdeen A, Khachatourians AG, Sugimori T, Vince KG. Component alignment in revision total knee arthroplasty using diaphyseal engaging modular offset press-fit stems. *J Arthroplasty*. 2008;23(8):1178-1181.
[101] Whiteside LA, Arima J. The anteroposterior axis for femoral rotational alignment in valgus total knee arthroplasty. *Clin Orthop*. 1995(321):168-172.
[102] Baldini A, Balato G, Franceschini V. The role of offset stems in revision knee arthroplasty. *Curr Rev Musculoskelet Med*. 2015;8(4):383-389.
[103] Vince KG, Long W. Revision knee arthroplasty. The limits of press fit medullary fixation. *Clin Orthop*. 1995(317):172-177.
[104] Vince KG, Abdeen A. Revision TKA: four cases that taught me new things. *Orthopedics*. 2006;29(9):853-855.
[105] Tigani D, Fosco M, Amendola L, Boriani L. Total knee arthroplasty in patients with poliomyelitis. *Knee*. 2009;16(6):501-506.
[106] Vince K, Roidis N, Blackburn D. Gull-wing sagittal patellar osteotomy in total knee arthroplasty. *Tech Knee Surg*. 2002;1(2):106-112.
[107] Klein GR, Levine HB, Ambrose JF, Lamothe HC, Hartzband MA. Gull-wing osteotomy for the treatment of the deficient patella in revision total knee arthroplasty. *J Arthroplasty*. 2010;25(2):249-253.
[108] Gililland J, Erickson J, Pelt C, Hamad N, Anderson M, Peters C. Patelloplasty with gull-wing osteotomy for patellar deficiency in the setting of revision total knee arthroplasty. Annual Meeting of the American Academy of Orthopedic Surgeons; Las Vegas; March 26, 2015.
[109] Tigani D, Trentani P, Trentani F, Andreoli I, Sabbioni G, Del Piccolo N. Trabecular metal patella in total knee arthroplasty with patella bone deficiency. *Knee*. 2009;16(1):46-49.
[110] Baldini A, Indelli PF, DE Luca L, Mariani PC, Marcucci M. Rotational alignment of the tibial component in total knee arthroplasty: the anterior tibial cortex is a reliable landmark. *Joints*. 2013;1(4):155-160.
[111] Cobb JP, Dixon H, Dandachli W, Iranpour F. The anatomical tibial axis: reliable rotational orientation in knee replacement. *J Bone Joint Surg Br*. 2008;90(8):1032-1038.
[112] Vince K. Modes of failure in total knee arthroplasty. In Lieberman JR, Berry DJ, Azar FM, eds. *Advanced Reconstruction of the Knee*. Rosemont, IL: American Academy of Orthopedic Surgeons; 2011:341-354.
[113] Jacobs MA, Hungerford DS, Krackow KA, Lennox DW. Revision total knee arthroplasty for aseptic failure. *Clin Orthop*. 1988(226):78-85.
[114] Malo M, Vince KG. The unstable patella after total knee arthroplasty: etiology, prevention, and management. *J Am Acad Orthop Surg*. 2003;11(5):364-371.
[115] Bugbee WD, Ammeen DJ, Engh GA. Does implant selection affect outcome of revision knee arthroplasty? *J Arthroplasty*. 2001;16(5):581-585.
[116] Meijer MF, Reininga IH, Boerboom AL, Stevens M, Bulstra SK. Poorer survival after a primary implant during revision total knee arthroplasty. *Int Orthop*. 2013;37(3):415-419.

[117] Babis GC, Trousdale RT, Pagnano MW, Morrey BF. Poor outcomes of isolated tibial insert exchange and arthrolysis for the management of stiffness following total knee arthroplasty. *J Bone Joint Surg Am*. 2001;83-A(10):1534-1536.
[118] Babis GC, Trousdale RT, Morrey BF. The effectiveness of isolated tibial insert exchange in revision total knee arthroplasty. *J Bone Joint Surg Am*. 2002;84-A(1):64-68.
[119] Fehring TK, Odum S, Griffin WL, Mason JB. Outcome comparison of partial and full component revision TKA. *Clin Orthop Relat Res*. 2005;440:131-134.
[120] Mackay DC, Siddique MS. The results of revision knee arthroplasty with and without retention of secure cemented femoral components. *J Bone Joint Surg Br*. 2003;85(4):517-520.
[121] Knutson K, Lewold S, Robertsson O, Lidgren L. The Swedish knee arthroplasty register. A nation-wide study of 30,003 knees 1976-1992. *Acta Orthop Scand*. 1994;65(4):375-386.

第21章　利用干骺端假体套筒处理骨缺损

Matthew P. Abdel, Henry D. Clarke, Arlen D. Hanssen

适应证

初次全膝关节置换术（TKA）已经被证明是安全可靠的技术，但也有一定的失败率。目前，失败的原因主要包括无菌性松动、深部假体周围感染（PJI）、假体不稳定以及磨损颗粒导致骨溶解等。上述各种病因都可以引起严重的骨缺损，在全膝关节置换翻修术中必须得到有效处理。

在全膝关节置换翻修术中，根据骨缺损的大小和类型，有很多种处理方案可供选择，包括以下几种：

- 聚甲基丙烯酸甲酯（PMMA）骨水泥 ± 螺钉。
- 颗粒性及结构性植骨。
- 金属垫块（套筒或袖套）。
- 同种异体骨 - 假体复合材料。
- 节段型假体置换。

外科医师在选择处理方案时，会受到诸多因素的影响，包括所需物品的可用性、医师的经验、手术时间、手术费用以及患者的年龄和活动水平。对于大多数外科医师而言，需要行全膝关节置换翻修术的骨缺损患者，首选的处理方法主要取决于骨缺损的大小。

人们之前就已经描述了许多分类系统，以帮助制订全膝关节置换翻修术的术前计划和术中处理骨缺损。安德森骨科研究所（AORI）分类法相对简单并且已经得到验证（表21-1）。

在AORI分类的基础上，人们已发表了实用指南，以协助外科医师处理在全膝关节置换翻修术中出现的骨缺损。随着更大标准的垫块、袖套、多孔钽套筒以及多孔钛套筒的引进，可处理的缺损范围已经扩大，这也引导我们在大多数情况下做出首要选择。根据骨缺损的类型，我们的首选方法如下：

表21-1　全膝关节置换翻修术中骨缺损的安德森骨科研究所分类法

类型Ⅰ	干骺端骨完整	良好的松质骨位于正常关节线上或在其附近
类型Ⅱ	干骺端骨受损	松质骨流失需要重建以恢复关节线
类型Ⅲ	干骺端骨缺损	骨量不足使股骨髁或平台的主要部分受损

股骨和胫骨缺损单独分类 A= 单股骨髁或单平台
B= 双股骨髁或双平台

改编自 Engh GA and Ammeen DJ. Classification and preoperative radiographic evaluation: knee. Orthop Clin North Am.1998;29(2):205-217.

- AORI Ⅰ型（图 21–1）股骨和胫骨缺损，包括深度≤ 5mm 的小型限制性骨缺损都可以用骨水泥（ ± 螺钉）或传统的金属垫块来处理。
- AORI Ⅱ型（图 21–2）骨缺损，无论是单股骨髁还是双股骨髁，包括深度达 20mm 的非限制性骨缺损，通常可以用多孔干骺端假体套筒（钽套筒或钛套筒）进行修补。一些Ⅰ型骨缺损和较小的ⅡA 型骨缺损可用金属袖套来处理。
- 之前，AORI Ⅲ型（图 21–3）骨缺损一直采用结构性同种异体骨、同种异体骨 – 假体复合材料（APCs）或节段型假体置换进行处理。然而，随着多孔钽套筒和钛套筒的引入，它可以和各种假体系统一起使用，在很大程度上取代了结构性同种异体骨。

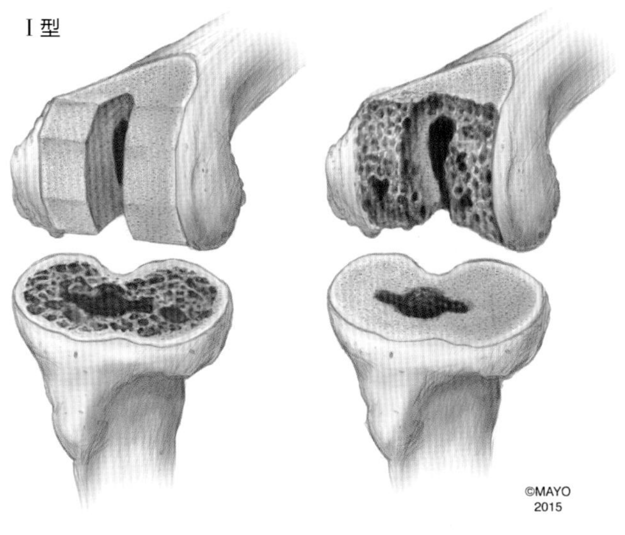

图 21–1　Ⅰ型骨缺损，干骺端骨完整，骨缺损≤ 5mm

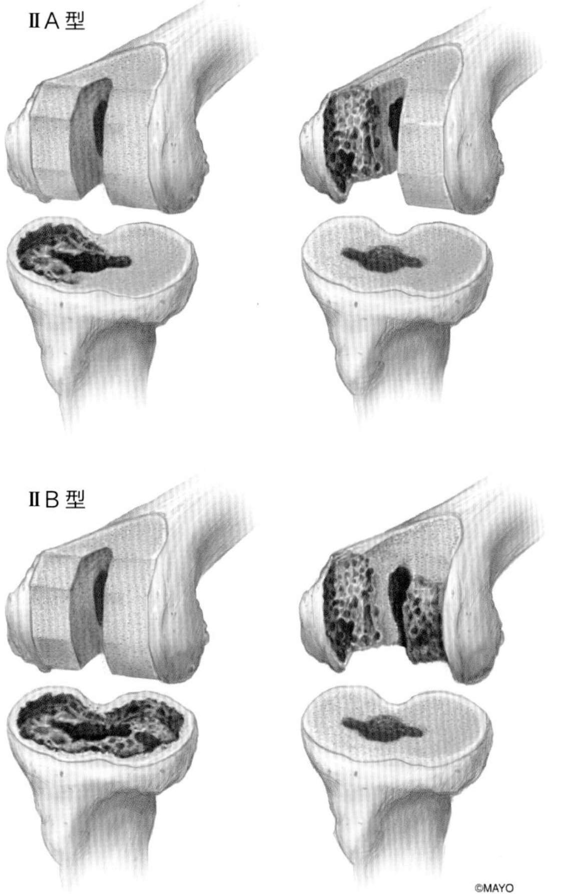

图 21–2　Ⅱ型骨缺损，干骺端骨受损，松质骨流失。ⅡA 型只涉及一个股骨髁或单侧平台，而ⅡB 型则涉及双侧股骨髁或双侧平台

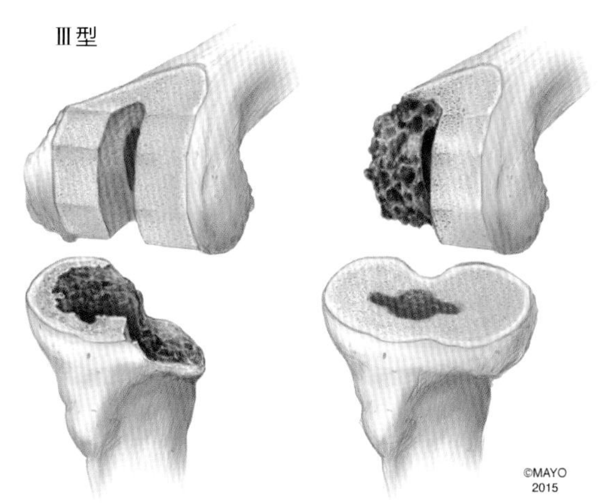

图 21-3　Ⅲ型骨缺损，干骺端骨缺损，致使股骨髁或平台的主要部分受损

标准的金属垫块，无论大小均可通过骨水泥、纽扣、压配或螺钉固定在假体上。它们主要由钛、钴铬或钽组成。这些垫块是系统化的和特定的，有多种大小和形状可供选择。股骨垫块，通常为 5~20mm 厚，附着在假体远端或后髁上（图 21-4）。胫骨垫块包括垫块以及附着在胫骨托盘下面的部分或全部楔块（图 21-5、图 21-6）。这些胫骨垫块可填补高达 15~20mm 的骨缺损。此外，在胫骨和股骨的某些系统中还可使用袖套（图 21-7）。这些袖套装在翻修组件的柄上，可以用来填补干骺端缺损。

多孔干骺端假体套筒并不附着于假体上，而是直接被打压入股骨或胫骨干骺端的骨缺损区域。当前可选的方法包括多孔干骺端钽套筒［骨小梁金属（TM）; Zimmer-Biomet; Warsaw，IN］（图 21-8）；还有多孔钛套筒，它既可以通过 3D 打印（三钛合金；Stryker）（图 21-9），也可以使用含有其他黏合剂的钛粉混合物通过加热工艺生产（Zimmer-Biomet）。这些套筒可在假体上提供一个稳定的基础，无论是否有额外的标准垫块，在此基础上假体都可以得到支撑。作为一种结构性骨移植的代替物，根据垫块不依赖于假体使用的能力，可以将多孔干骺端假体套筒和其他干骺端填充金属垫块区分开来。

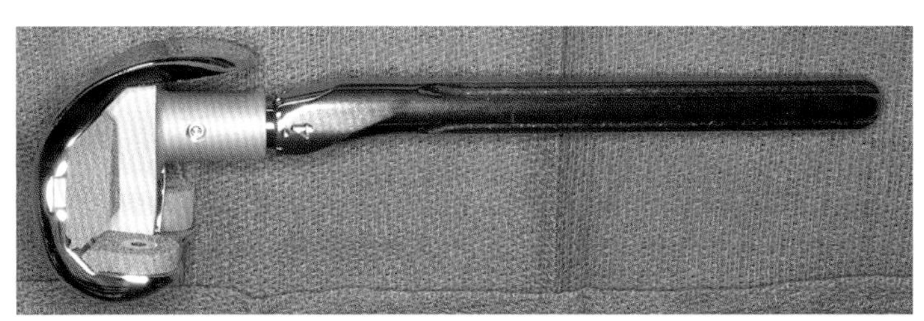

图 21-4　股骨翻修部分显示股骨远端和后部有金属垫块。股骨垫块由钽材料构成并经螺钉固定

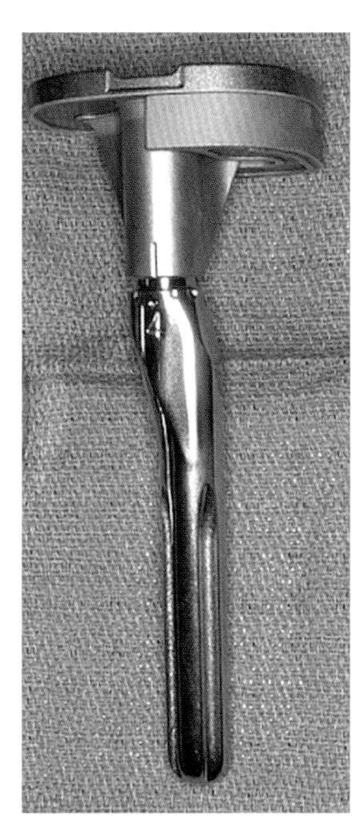

图 21-5　连接在托盘上的金属垫块

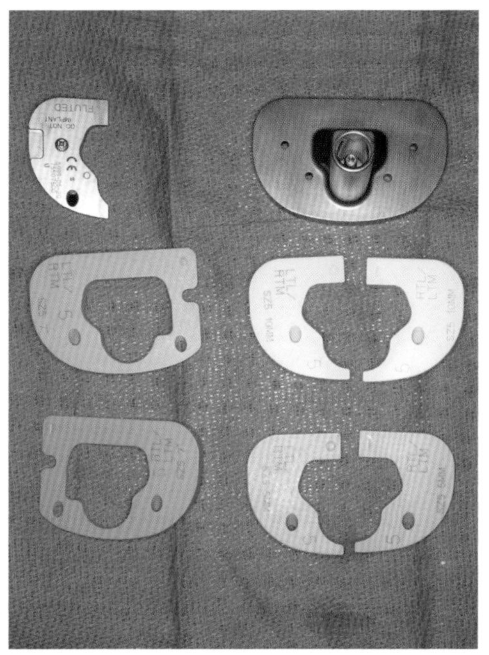

图 21-6 各种胫骨垫块试模，包括不同厚度的垫块和楔块

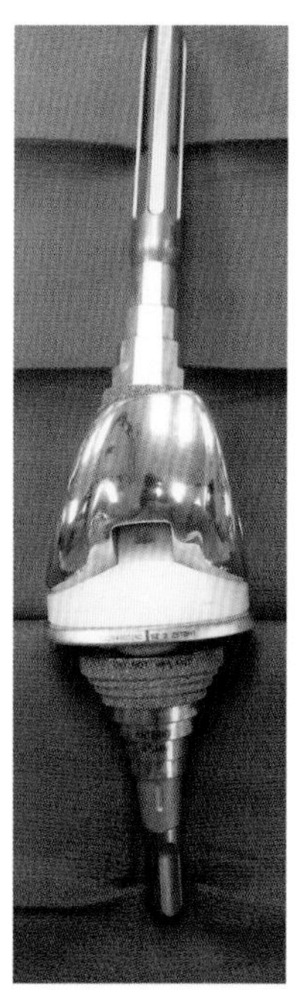

图 21-7 一些Ⅰ型和较小的ⅡA 型缺损可用特定系统的金属袖套处理

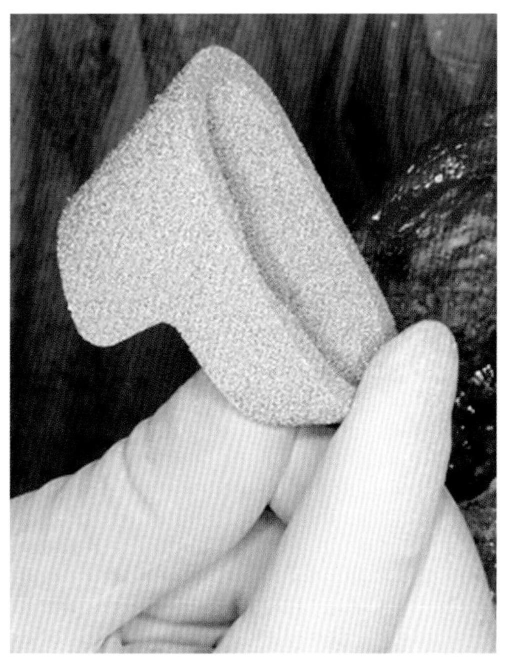

图 21-8 钽套筒不依赖于假体使用，可重建胫骨或股骨中的干骺端骨缺损。本图显示了植入前的一个阶梯状胫骨套筒

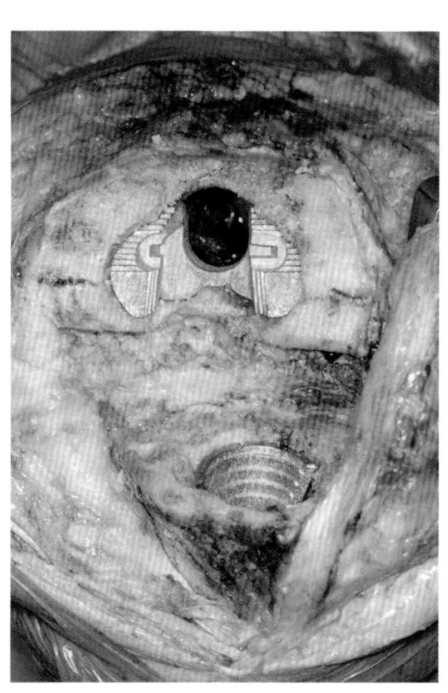

图 21-9 3D 打印钛套筒也可不依赖于假体使用。然而，最近发布的 3D 打印钛套筒基于髓内导向的削磨系统

把工业用途的纯钽制造成一个多孔的骨小梁几何体，近似于松质骨的结构。骨小梁金属（TM）的孔隙率是普通多孔金属涂层的 2~3 倍，这有助于最大限度地激发骨长入的潜力。此外，由于其固有的强度，骨小梁金属可在无普通金属支撑的条件下使用，以创建结构性垫块。随着钽金属在骨科重建的众多领域中的广泛使用，骨在钽基质中迅速生长的方式已经得到证明。

当前，多孔钛套筒系统可从两家制造商处购买，他们使用不同的技术进行生产。一种新发布的 3D 打印钛的套筒系统，利用其成本效益已然兑现了其早期承诺。该结构基于髓内导向的削磨系统，此系统可以在骨制备的过程中提高其精确性，从而实现良好的骨沉积。与钽套筒相似，该 3D 打印的套筒不连接在某个特定的假体上，并且有多种形状和尺寸。对称的胫骨形状和尺寸是为通常使用袖套的Ⅰ型和Ⅱ型轻度缺损设计的。另一方面，叶状假体套筒适用于ⅡB 型和Ⅲ型缺损。胫骨假体套筒本质上有 2 层，其目的是通过植入干骺端假体套筒来防止股骨纵向骨折。另一种制造多孔钛套筒的方法是将含有其他化合物的钛粉加热至高温，添加剂蒸发后留下高度多孔的钛结构。股骨和胫骨套筒都是用这种方法制造的。该系统通过使用高速磨钻和干骺端扩髓器来处理宿主骨。

与结构性骨移植相比，多孔钽套筒和钛套筒的潜在优势包括以下几点：

- 可提供多种预制形状和尺寸的垫块。
- 使用方便快捷。
- 具有较强的贴合能力，以获得合适的压配。
- 即刻负重。
- 骨长入迅速并长期稳固。

相对的，尽管有报道称，结构性骨移植和打压植骨技术在复杂的髋关节翻修和膝关节置换病例中取得了令人满意的结果，但疑惑仍然存在。大型骨移植的潜在问题包括以下几点：

- 供应有限。
- 有细菌性和病毒性疾病传播的风险。
- 增加术中时间。
- 延长负重限制直到出现骨移植融合。
- 5%~20% 的病例会出现骨吸收。

由于人们对结构性骨移植的持续关注，再加上可使用的钽套筒和 3D 打印钛套筒不断增加，以及全膝关节置换翻修术早期取得的良好效果，现在，在 AORI Ⅱ型和Ⅲ型骨缺损的治疗上增加了多孔干骺端假体套筒的使用，而之前通常采用的是骨移植材料。

禁忌证

使用多孔钽和钛干骺端假体套筒的绝对禁忌证包括标准的膝关节置换术的禁忌证，如深部假体周围感染。不论大小和成分，使用所有金属垫块的相对禁忌证都包括缺乏宿主骨支撑。在出现大量双髁骨丢失并伴有皮质骨缺损的病例中，应考虑采用同种异体骨 - 假体复合材料或节段型假体进行置换。

术前准备

为保证有适当的垫块或骨移植材料可用，准确的术前评估和骨缺损的分类是非常重要的。然而，由于在清除假体的过程中存在医源性骨缺损的可能，骨缺损的最终分类必须基于假体去除和清创后的术中发现。因此，在全膝关节置换翻修术中，外科医师必须做好应对一些意外情况的准备。

术前研究虽然不够确切，但可以提供一些术中可能遇到的缺损类型的有用信息。

- 虽然膝关节 X 线片的检查费用低，但可能无法用来准确评估病变的数量和大小，尤其是在发生骨溶解的情况下。
- CT 是一种比较敏感的检查工具。在一项对 X 线片和 CT 进行比较的研究中，X

线片只能用来识别 CT 扫描中所确认的 17% 的溶骨性病变。

- 金属伪影抑制（MARS）磁共振成像（MRI）也可以为评估骨溶解提供优于 X 线片的数据，然而，该技术并不是在所有医院都能常规使用。

因此，X 线片仍然是评估肢体在冠状面和失状面的力线和组件定位的重要检查工具，但对于评估骨缺损，尤其是怀疑有骨溶解情况发生时，还应考虑 CT、MRI 等影像学检查。

如果翻修术是在无法立即获得完整的多孔干骺端假体套筒和翻修的关节假体的医院进行的，那么使用 X 线片以及 CT 或 MRI 扫描进行术前评估便显得尤为重要。这使外科医师在术前要确定需要使用的假体和垫块。

技术

在本节中，我们将逐步阐述钽套筒和 3D 打印钛套筒在处理 AORI Ⅱ型及Ⅲ型骨缺损的使用。

评估骨缺损

- 充分显露术野，移除原有假体组件。
- 清除松动的骨水泥和骨质。
- 根据 AORI 分类法对股骨和胫骨缺损进行分类。
- 制订初步的重建方案。
- 用摆据修整胫骨表面，使其成为平面。
- 扩大股骨和胫骨髓腔，以确定柄延长的适当尺寸。

准备钽套筒

- 在某些病例中，只需要一个胫骨套筒或股骨套筒。然而，当股骨和胫骨的骨缺损面积较大时，应从胫骨重建开始。
- 各种各样的股骨钽套筒和胫骨钽套筒以及不对称的阶梯状胫骨设计均可利用。
- 用垫块试模来确定骨缺损大小。最终达到垫块试模与骨缺损一致并能与剩余宿主骨产生最佳外周接触的效果。
- 在大多数病例中，骨缺损和可用的垫块尺寸并不完全匹配。因此，可使用高速磨钻打磨宿主骨或垫块。现在也可以使用新型干骺端扩髓器，它能协助修整干骺端，特别是较小的限制性干骺端骨缺损。
- 当胫骨试模取得最大限度的外周接触并具有良好的压配时，就可以选择真正的假体套筒并将其固定在合适的位置。
- 同样，股骨也可以用类似的方法进行准备。

准备 3D 打印钛套筒

- 与钽套筒相似，我们也倾向于从胫骨开始重建。
- 人们设计了多种对称的叶状 3D 打印钛胫骨套筒，用于Ⅰ～Ⅲ型骨缺损。
- 对称套筒用于Ⅰ型和Ⅱ A 型骨缺损，而叶状套筒用于Ⅱ B 型和Ⅲ型骨缺损。
- 胫骨切口可用髓内定位法或徒手操作进行。
- 选择尺寸合适的胫骨组件，需要的话，也可选择延长柄和金属垫块。我们倾向

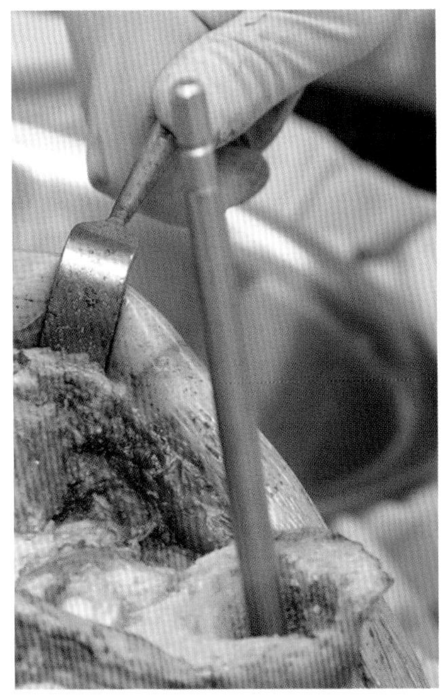

图 21-10　在制备中心对称套筒形扩髓器的过程中，将稳定在胫骨腔内的扩髓器压入髓内

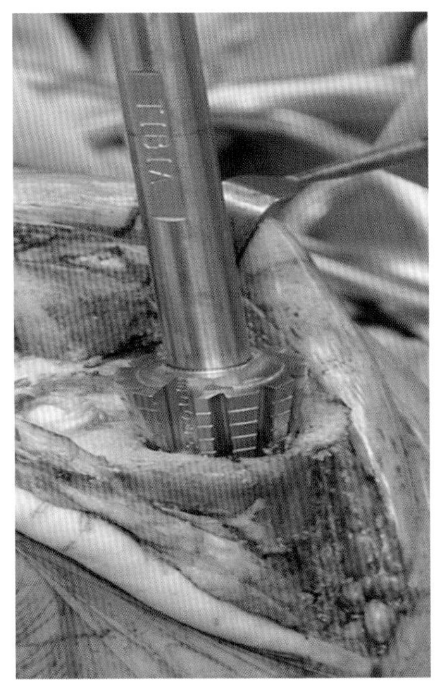

图 21-11　将中心对称套筒形扩髓器插入到和 3D 打印钛套筒尺寸相对应的特定深度

于使用中等长度的骨水泥延长柄。

- 胫骨组件的旋转应与胫骨嵴保持一致，准备相应的试模和胫骨延长柄。
- 扩大髓腔直径，直到扩髓器最终处于稳定状态，最后将扩髓器或延长柄试模（图 21-10）置于髓腔内。
- 将中心对称的扩髓器插入到与 3D 打印钛套筒尺寸相应的深度（图 21-11）。
- 把套筒试模（图 21-12A）和真实的 3D 打印钛胫骨套筒（图 21-12B）打压入髓腔中。使刻痕符号和胫骨嵴对齐。

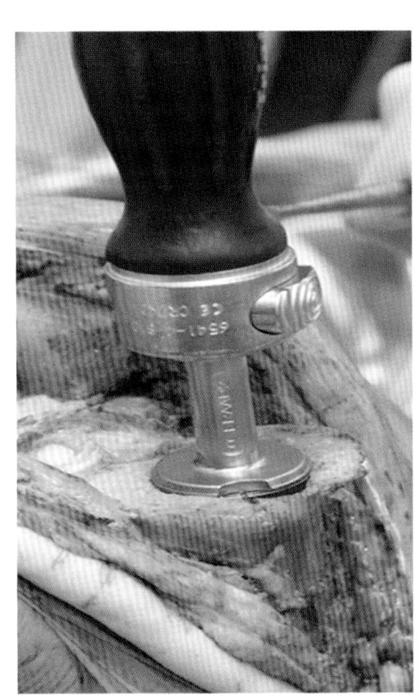

A

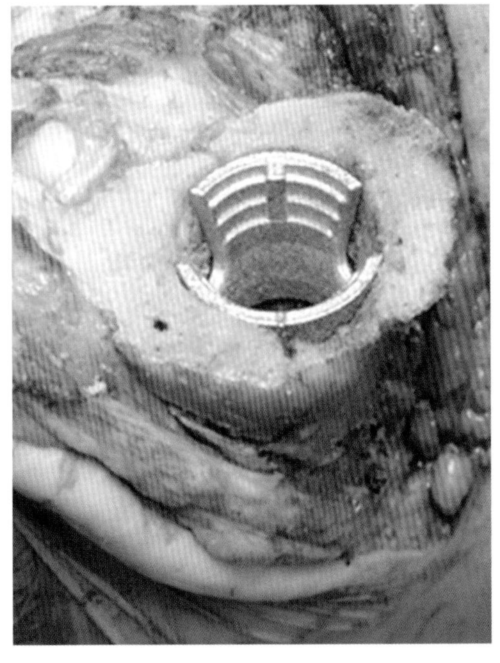

B

图 21-12　A　将套筒试模打压入打磨过的髓腔内，确保刻痕符号和胫骨嵴对齐旋转。B　用相似的方法打压入真正的 3D 打印钛胫骨套筒

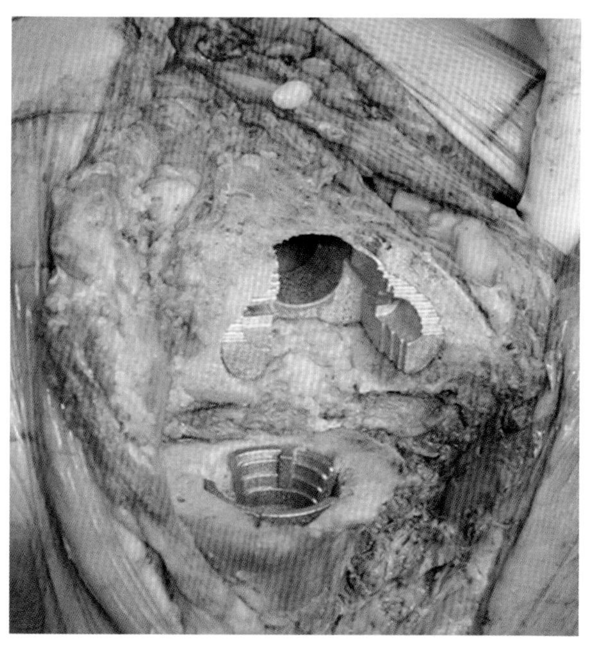

图 21-13　3D 打印钛股骨套筒在设计上呈双叶状，以确保它们不会无限制地深入，避免发生股骨纵向骨折

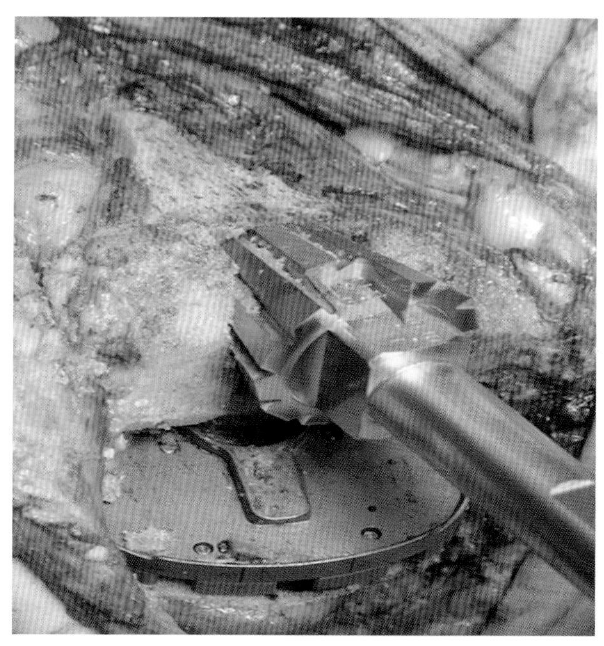

图 21-14　将中心对称的股骨扩髓器插入到与 3D 打印钛套筒尺寸相对应的特定深度

- 股骨套筒采用双叶状设计，可以防止在干骺端和骨干连接处进一步深入（图 21-13），这可以避免股骨纵向骨折。
- 胫骨套筒的制备包括一个可放置到一定深度的中心对称体，该深度与股骨套筒的大小相一致（图 21-14）。
- 接下来，在适当的外旋角度下，将髓内装置放置在与股骨相应深度的位置（图 21-15）。这使得较小的边形扩髓器可以在双叶状设计的套筒中削磨骨骼（图 21-16）。

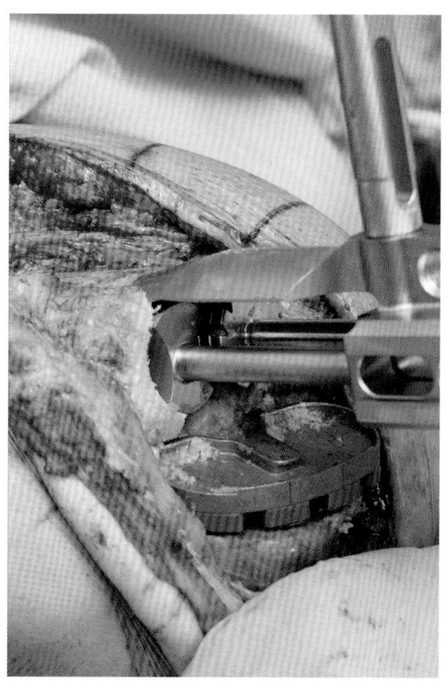

图 21-15　在适量外旋的情况下，将一个髓内装置放于股骨相应深度的位置，以便使用较小的边形扩髓器

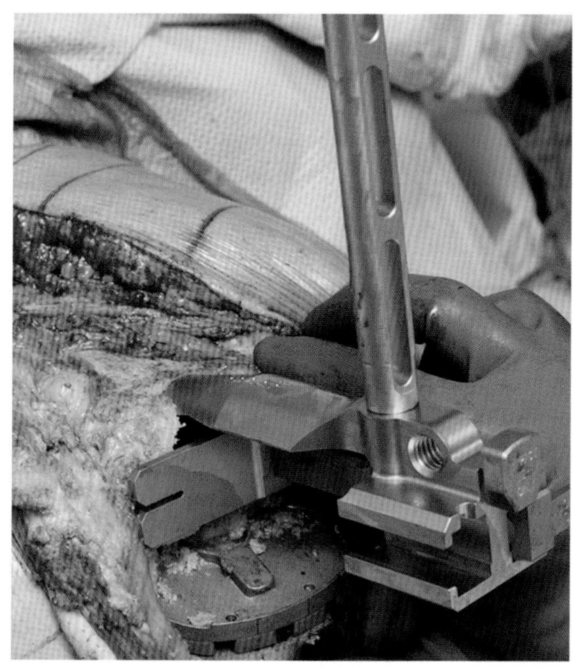

图 21-16　较小的边形扩髓器可在双叶状设计的股骨套筒中进行骨质的处理

恢复屈伸间隙

确定假体大小并将其置于合适的位置是为了保持正常的屈伸间隙。在此阶段，必须设置适当的组件旋转和力线，并选择组件尺寸、延长柄和垫块进行组装。在大多数使用干骺端假体套筒的病例中，还需要用标准的金属垫块来处理股骨远端或后部骨缺损，尤其是在只有一个股骨髁保留较好骨质的情况下。

选择假体

- 从胫骨一侧开始，选择尺寸合适的可充分覆盖近端表面的试模，并设置合适的旋转角度。
- 选择尺寸、直径合适的延长柄，并将其固定到试模上。
- 将直径和长度合适的延长柄通过干骺端假体套筒压入试模内（图 21–17）。
- 之后用力线杆确定轴线，并根据需要进行调整。
- 取得良好的力线后，评估剩余骨缺损的范围，并选择块状垫块或楔形垫块。移除试模，用垫块固定，然后重新压入并进行匹配性及力学的测试。
- 确定股骨通髁线（TEA），同时开始准备股骨的处理。
- 选择股骨组件和延长柄，与胫骨一样，首先采用符合股骨干构造的延长柄试模来调整力线。
- 把截骨板装在选定的延长柄上，沿股骨通髁线（TEA）旋转，将截骨板固定到位，然后进行切割。
- 将股骨的试模和远端垫块组装起来，使远端关节线基本位于距上髁远端 25~30mm 处。股骨试模通过插入髓腔中的真正股骨套筒完成压入，并对远端和后部骨间隙进行评估（图 21–18）。

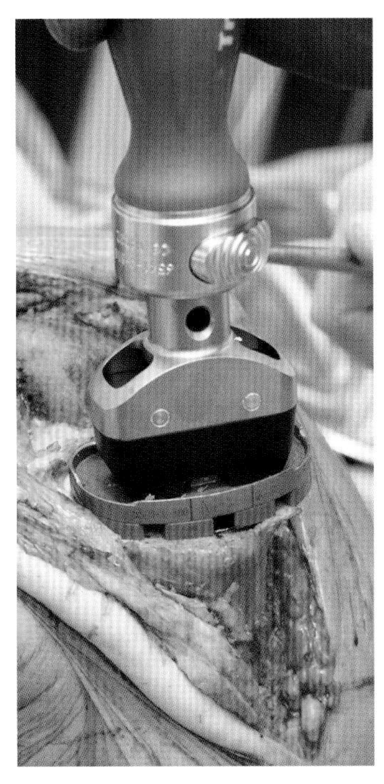

图 21–17　含有 5mm 内外侧垫块的胫骨试模和短的骨水泥延长柄试模穿过已放置的真实胫骨套筒

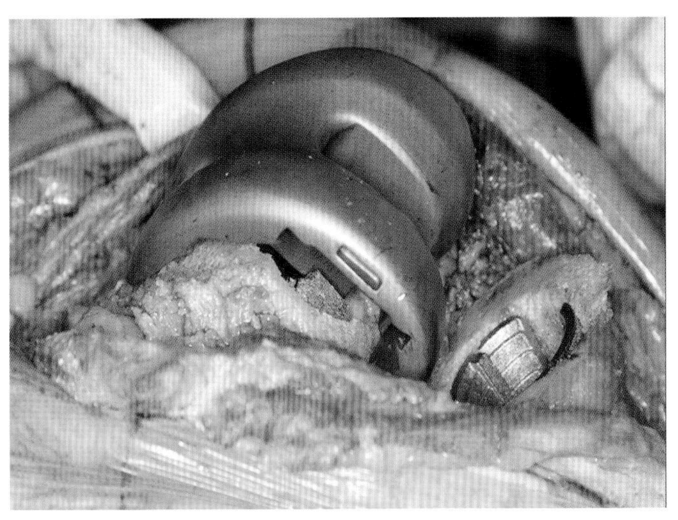

图 21–18　含有合适垫块的股骨试模和中等长度的骨水泥延长柄试模穿过已放置的真实股骨套筒

- 移除试模，并调整远端及后部的标准垫块。
- 然后插入胫骨聚乙烯试模。
- 伸直膝关节，评估伸直间隙。
- 如果膝关节屈曲时仍有轻微挛缩，则需减少远端垫块并使股骨组件向近端移动。如果另一个股骨假体能被股骨内外径容纳，那么也可以选择更大的股骨组件，以更好地填充屈曲间隙。但需要使用更薄的聚乙烯内衬。
- 如果膝关节过伸，则需要在股骨远端增加额外垫块，以更好地填充伸直间隙。
- 当内侧副韧带或外侧副韧带失去功能，或者在屈曲间隙和伸直间隙之间存在明显不匹配，并且通过调整股骨组件的位置和大小也无法处理这种情况时，必须使用更具限制性的股骨髁假体或铰链型假体。
- 移除试验组件，确定是使用骨水泥型还是非骨水泥型延长柄。再次插入含有最终延长柄的试模，以确保组件力线和位置不受影响。
- 在放置最终组件之前，可在术中用 X 线片评估组件尺寸和力线。

插入股骨和胫骨组件

- 真正的模块化组件是由合适的延长柄及标准金属垫块组装而成的。
- 以前，对于压入的钽套筒与宿主骨之间残留的小间隙，既可以用颗粒松质骨填充，也可以用脱矿骨基质骨泥填充。这可最大限度地阻止骨水泥渗入到垫块和宿主骨之间，而且还能促进整个钽套筒周围的骨增长。随着 3D 打印钛套筒的引入，可利用髓内削磨系统，不再需要骨移植来填补这些空隙。
- 最后，真实的假体组件通过干骺端假体套筒进行连接（图 21–19）。

要点和陷阱

- 当用高速磨钻把股骨或胫骨缺损打磨成套筒状，以便容纳钽套筒试模时，应避

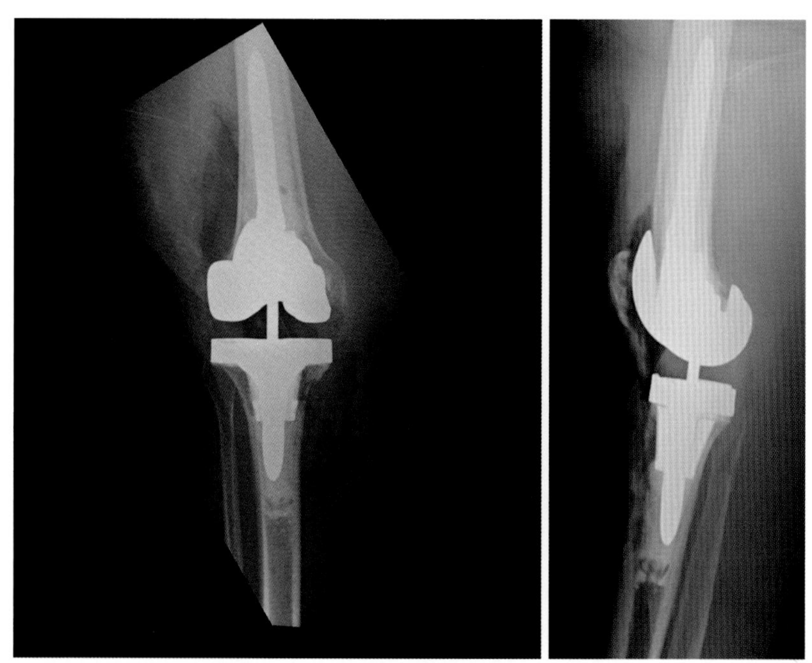

图 21–19 使用股骨和胫骨 3D 打印钛套筒进行全膝关节置换翻修术。A 术后正位 X 线片。B 侧位 X 线片

免不必要的骨切除。因为，即便是使用塑料试模，强硬的嵌塞也会导致骨裂。而且应经常使用试模来评估适合度。根据作者的经验，通过采用 3D 打印钛套筒的髓内扩孔和削磨系统，这种骨裂的风险已有所减轻。

- 在大多数病例中，由于垫块和骨水泥接触面存在剪切力，应避免使用完整楔块或部分楔块。我们建议将楔形缺损转变为阶梯状结构，以便使用块状垫块。该准备可以徒手操作，即用试模和垫块来标记必须被移除的骨头，也可使用髓内截骨板进行。
- 在全膝关节置换翻修术中，一直存在是使用骨水泥型延长柄还是非骨水泥型延长柄的争论，我们支持在大多数病例中使用干骺端假体套筒的情况下使用骨水泥型延长柄。通常情况下，组合长度为 80~100mm 的延长柄就足够了。除非术前 X 线片显示存在明显的关节畸形，较长的柄试模（组合长度为 180~220mm）通过接合骨干有助于改善力线。在大多数病例中，没有必要使用这种长度的延长杆；因此在打开真正的组件之前，应尽量选择一个更短、更宽的延长柄。
- 当股骨和胫骨都需要固定延长柄时，最好先固定胫骨延长柄。为了防止在固定过称中出现旋转不良，应等到胫骨骨水泥固化后，再固定股骨组件。使用管塞和水泥枪，并对胫骨和股骨增压，有助于获得最佳的骨水泥固定。为防止细菌性感染，对每个翻修病例都使用了抗生素骨水泥。

术后管理

当使用干骺端假体套筒建立稳定结构，骨水泥延长柄和主要的植入物结合牢固后，患者手术肢体就能在可耐受范围内负重。在近 3 周的时间内，大多数患者需要使用助行器或拐杖，之后可以使用手杖。目前，本文作者在任何全膝关节置换翻修术中都未让患者使用过被动辅助锻炼器械，但也确实允许大多数患者在物理治疗中进行一系列运动锻炼。如果进行了胫骨结节截骨术，则需要使用支架或膝关节固定器来行走。

并发症

在全膝关节置换翻修术中，干骺端假体套筒引发的并发症可能与疑难病例中常见的并发症有关。这些问题包括假体机械故障、不稳定、感染和无菌性松动。对于干骺端假体套筒特别需要关注的包括由于骨长入不足而导致的潜在失败，或者当将假体套筒应用于非限制性骨缺损时由于机械过载而造成的失败。因为此类骨缺损不能与周围宿主骨分担载荷。作者在中期随访中报道了深部假体周围感染率，约为 11%。

结果

据研究报道，在全膝关节置换翻修术中，针对 AORI Ⅱ型缺损使用常规块形垫块和楔形垫块取得了良好的中期效果。此外，随着钽套筒使用数量的增长，人们也已证明其具有稳定的、可靠的长期固定和快速的骨整合作用。

Meneghini 等在一份早期报告（随访 24~38 个月）中，对 15 个使用钽胫骨套筒治疗 AORI ⅡB 型或Ⅲ型骨缺损的病例进行了研究。他们发现所有的胫骨套筒均显示骨长入，未见松动或移位征象。

Kamath 等在平均时间为 70 个月的中期随访研究报告中发现，胫骨套筒组件的无须翻修生存率超过 95%。

Howard 等也发表了一份关于 24 个将钽股骨套筒用于ⅡB 或Ⅲ型骨缺损的早期报告，平均随访 33 个月，发现所有经过复查的股骨套筒均显示有骨整合。

2012 年，Lachiewicz 等在一项多中心研究中，回顾了 33 个使用钽干骺端假体套筒（9 个股骨套筒，24 个胫骨套筒）的病例，平均随访 40 个月，研究者发现 27 个假体套筒中有 26 个显示有骨整合。

鉴于 3D 打印钛套筒的应用较新，目前无法获得其相关数据。

参考文献

[1] Kelly MA, Clarke HD. Long-term results of posterior cruciate-substituting total knee arthroplasty. *Clin Orthop Relat Res*. 2002;(404):51-57.

[2] Sierra RJ, Cooney WP IV, Pagnano MW, Trousdale RT, Rand JA. Reoperations after 3200 revisionTKAs: rates, etiology,and lessons learned. *Clin Orthop Relat Res*. 2004;(425):200-206.

[3] Bozic KJ, Kurtz SM, Lau E, et al. The epidemiology of revision total knee arthroplasty in the United States. *Clin Orthop Relat Res*. 2010;468(1):45-51.

[4] Fehring TK, Odum S, Griffin WL, Mason JB, Nadaud M. Early failures in total knee arthroplasty. *Clin Orthop Relat Res*.2001;(392):315-318.

[5] Sharkey PF, Hozack WJ, Rothman RH, Shastri S, Jacoby SM. Insall Award paper. Why are total knee arthroplasties failing today? *Clin Orthop Relat Res*. 2002;(404):7-13.

[6] Abdel MP, Pulido L, Severson EP, Hanssen AD. Stepwise surgical correction of instability in flexion after total knee replacement. *Bone Joint J*. 2014;96-B(12):1644-1648.

[7] Parratte S, Abdel MP, Lunebourg A, et al. Revision total knee arthroplasty: the end of the allograft era? *Eur J Orthop Surg Traumatol*. 2015;25(4):621-622.

[8] Engh GA, Ammeen DJ. Classification and preoperative radiographic evaluation: knee. *Orthop Clin North Am*. 1998;29(2):205-217.

[9] Mulhall KJ, Ghomrawi HM, Engh GA, Clark CR, Lotke P, Saleh KJ. Radiographic prediction of intraoperative bone loss in knee arthroplasty revision. *Clin Orthop Relat Res*. 2006;446:51-58.

[10] Lucey SD, Scuderi GR, Kelly MA, Insall JN. A practical approach to dealing with bone loss in revision total knee arthroplasty. *Orthopedics*. 2000;23(10):1036-1041.

[11] Howard JL, Kudera J, Lewallen DG, Hanssen AD. Early results of the use of tantalum femoral cones for revision total knee arthroplasty. *J Bone Joint Surg Am*. 2011;93(5):478-484.

[12] Kamath AF, Lewallen DG, Hanssen AD. Porous tantalum metaphyseal cones for severe tibial bone loss in revision knee arthroplasty: a five to nine-year follow-up. *J Bone Joint Surg Am*. 2015;97(3):216-223.

[13] Meneghini RM, Lewallen DG, Hanssen AD. Use of porous tantalum metaphyseal cones for severe tibial bone loss during revision total knee replacement. *J Bone Joint Surg Am*. 2008;90(1):78-84.

[14] Bobyn JD, Poggie RA, Krygier JJ, et al. Clinical validation of a structural porous tantalum biomaterial for adult reconstruction. *J Bone Joint Surg Am*. 2004;86-A(suppl 2):123-129.

[15] Meneghini RM, Ford KS, McCollough CH, Hanssen AD, Lewallen DG. Bone remodeling around porous metal cementless acetabular components. *J Arthroplasty*. 2010;25(5):741-747.

[16] Radnay CS, Scuderi GR. Management of bone loss: augments, cones, offset stems. *Clin Orthop Relat Res*. 2006;446:83-92.

[17] Backstein D, Safir O, Gross A. Management of bone loss: structural grafts in revision total knee arthroplasty. *Clin Orthop Relat Res*. 2006;446:104-112.

[18] Engh GA, Herzwurm PJ, Parks NL. Treatment of major defects of bone with bulk allografts and stemmed components during total knee arthroplasty. *J Bone Joint Surg Am*. 1997;79(7):1030-1039.

[19] Haddad FS, Spangehl MJ, Masri BA, Garbuz DS, Duncan CP. Circumferential allograft replacement of the proximal femur. A critical analysis. *Clin Orthop Relat Res*. 2000(371):98-107.

[20] Reish TG, Clarke HD, Scuderi GR, Math KR, Scott WN. Use of multi-detector computed tomography for the detection of periprosthetic osteolysis in total knee arthroplasty. *J Knee Surg*. 2006;19(4):259-264.

[21] Vessely MB, Frick MA, Oakes D, Wenger DE, Berry DJ. Magnetic resonance imaging with metal suppression for evaluation of periprosthetic osteolysis after total knee arthroplasty. *J Arthroplasty*. 2006;21(6):826-831.

[22] Fehring TK, Odum S, Olekson C, Griffin WL, Mason JB, McCoy TH. Stem fixation in revision total knee arthroplasty: a comparative analysis. *Clin Orthop Relat Res*. 2003;(416):217-224.

[23] Haas SB, Insall JN, Montgomery W III, Windsor RE. Revision total knee arthroplasty with use of modular components with stems inserted without cement. *J Bone Joint Surg Am*. 1995;77(11):1700-1707.

[24] Shannon BD, Klassen JF, Rand JA, Berry DJ, Trousdale RT. Revision total knee arthroplasty with cemented components and uncemented intramedullary stems. *J Arthroplasty*. 2003;18(7 suppl 1):27-32.

[25] Pagnano MW, Trousdale RT, Rand JA. Tibial wedge augmentation for bone deficiency in total knee arthroplasty. A followup study. *Clin Orthop Relat Res*. 1995;(321):151-155.

[26] Patel JV, Masonis JL, Guerin J, Bourne RB, Rorabeck CH. The fate of augments to treat type-2 bone defects in revision knee arthroplasty. *J Bone Joint Surg Br*. 2004;86(2):195-199.

[27] Lachiewicz PF, Bolognesi MP, Henderson RA, Soileau ES, Vail TP. Can tantalum cones provide fixation in complex revision knee arthroplasty? *Clin Orthop Relat Res*. 2012;470(1):199-204.

第22章　同种异体骨在全膝关节置换翻修术骨丢失中的应用

Jesse Isaac Wolfstadt, David Backstein

适应证

骨丢失在全膝关节置换翻修术中经常发生，处理起来很有挑战性。骨丢失可能是由于碎屑产生的骨溶解、先前假体周围感染继发进行性骨破坏引起的，或者是随着时间的推移，假体出现松动、断裂和移位造成的（图 22–1）。多次翻修术也会造成骨丢失，为使假体获得满意的固定界面，每次手术都要截掉一些额外的骨质。在制订翻修术计划时，根据对骨缺损的术前 X 线片表现进行分类是很有用的（图 22–2）。根据安德森骨科研究所（AORI）的骨缺损分类，ⅢA 型骨缺损较大，无法支撑植入物。

结构性同种异体骨可用于修复各种形状和大小的Ⅲ型骨缺损。一般来说，金属垫块可用于股骨或胫骨，处理距离干骺端 10~15mm 的骨缺损。如果干骺端骨丢失的深度大于金属垫块所能有效处理的深度，可以选择使用结构性同种异体骨或多孔金属套筒。结构性同种异体骨的优点是骨量的恢复良好，假体的初始固定可靠，以及令人满意的 5 年和 10 年生存率。

对于干骺端有足够的皮质骨支撑，能容纳颗粒骨移植并提供额外的支持以防止植入物下沉的Ⅲ型骨缺损，打压式植入也是一种选择。一些非限制性的骨缺损可以用打压式植入联合金属网修复来进行处理。

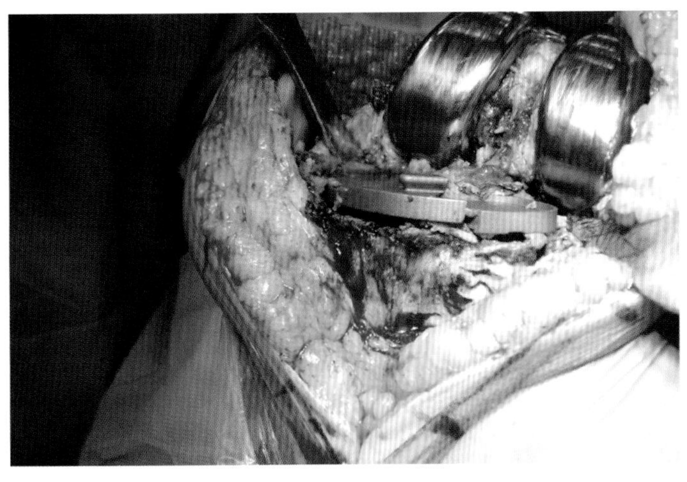

图 22–1　破损的胫骨钛板导致局部骨溶解

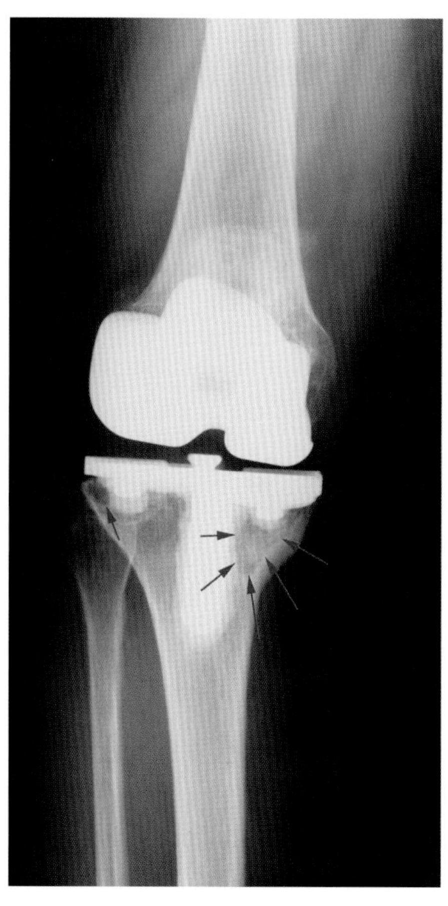

图 22-2　术前 X 线片显示胫骨平台内侧有一个较大的溶骨性病变（箭头）。平台外侧有一较小的病灶（箭头）

禁忌证

全膝关节置换翻修术使用结构性同种异体骨的禁忌证是活动性感染，另外，在极少数情况下也不能使用，如严重的骨丢失导致干骺端不足以固定同种异体骨。对于干骺端缺失的膝关节，结构性同种异体骨也可能是禁忌证。对于这种类型的广泛骨缺损，更合适的选择是使用节段型同种异体植入物复合材料联合肿瘤假体。

术前准备

对于有明显骨缺损的病例，在进行全膝关节置换术翻修术前，应进行详细的术前准备。应该评估软组织的状况，包括既往的瘢痕，如果担心瘢痕对切口愈合有影响，可以咨询整形外科医师。通过结合病史、体格检查、感染指标和穿刺抽液（如有必要）排除潜在感染。术前完整的 X 线片检查应包括正位（AP）X 线片、侧位 X 线片、skyline 位 X 线片和下肢站立位全长 X 线片检查。CT 可以提供更详细的骨缺损图像，但是否使用由外科医师自行决定。

同种异体骨可以从多个来源获得，同种异体骨可从美国红十字会或其他信誉良好的组织库获得。为了确保同种异体骨的安全性，美国组织库协会制定了相应的指南和要求。同种异体骨必须保存在 -70℃的骨冷库中，并接受 25 000Gy 的射线照射，或者使用干冰保持冷冻状态，在手术前一天移交。较大的结构性同种异体骨最主要的来源是在初次全髋关节置换术时从健康男性或绝经前的女性中获得的股骨头。有供源的话，从器官捐献者中获得的股骨远端或胫骨近端同种异体骨也是可以使用的。并且，同种异体骨与骨缺损的尺寸要相匹配。

“工欲善其事，必先利其器”。在同种异体骨的制备过程中，使用合适的器械也是非常重要的。骨固定架是制备同种异体股骨头的最佳器械（图 22–3）。外科医师应该时刻做好最坏的打算，以避免同种异体骨不足以填补骨缺损的情况发生。

最后，外科医师应该有一个全面的膝关节置换翻修系统，包括长柄、垫块和不同程度限制型假体。术前临床检查有助于确定膝关节在矢状位和冠状位的不稳定程度，并且预测是否需要植入合适的限制型假体。

同种异体骨 – 假体复合材料技术

（1）采用皮肤正中切口和髌旁内侧切口。

（2）另一个外科小组制备同种异体骨并制备同种异体骨 – 假体复合材料（APC）（图 22–4）。

（3）移除植入物，清除所有不能存活的宿主组织。用高速磨钻仔细地去除硬化骨和残留的骨水泥。

（4）清理完骨缺损之后，修整骨边缘，为植入物的固定提供稳定的基础（图 22–5）。

（5）根据胫骨平台的合适位置和关节对线的恢复情况，估计股骨和胫骨组件的大小和位置。

（6）选择大小合适的股骨组件并将其放置于合适的位置，以保持在膝关节屈曲 90° 时，关节间隙在正常范围内。选用合适厚度的聚乙烯衬垫，使膝关节能够完全伸直且无过伸或屈曲挛缩。

（7）把试模打压入柄试模暂时固定，可以测量骨缺损的程度。

（8）限制强度是根据膝关节在内翻或外翻和前后应力时的稳定性来确定的。

（9）在宿主骨上创建一个阶梯状结构。注意 APC 外旋角度的精确性，以确保正常的髌骨轨迹。

（10）在制作 APC 时一定要细心。

A. 股骨移植：

a. 切除同种异体骨的上髁，以便随后在宿主股骨上髁上附着（图 22–6）。

b. 使用标准截骨板处理股骨远端，用扩髓器将髓腔扩大到与柄尺寸相一致的大小（图 22–7）。

c. 使用较粗的、不可吸收的缝线穿过骨间钻孔连接侧副韧带（图 22–8）。

d. 屈曲间隙是通过调整胫骨高度和股骨组件大小来确定的。伸直间隙是通过逐渐缩短移植物的长度来确定的，直到膝关节完全伸直并能够保持稳定。

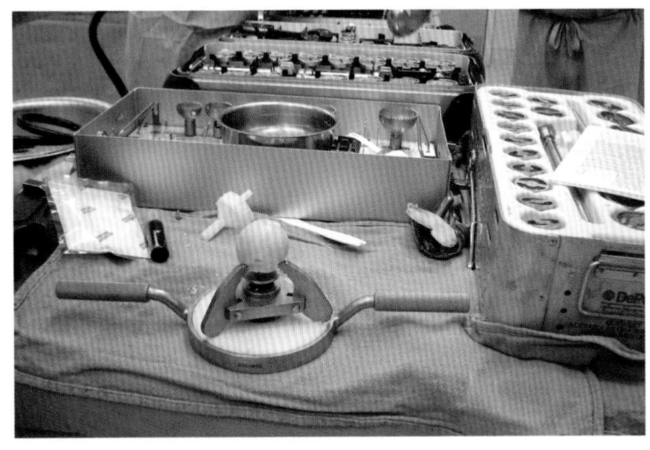

图 22–3　同种异体股骨头被安装在 Allogrip 装置上

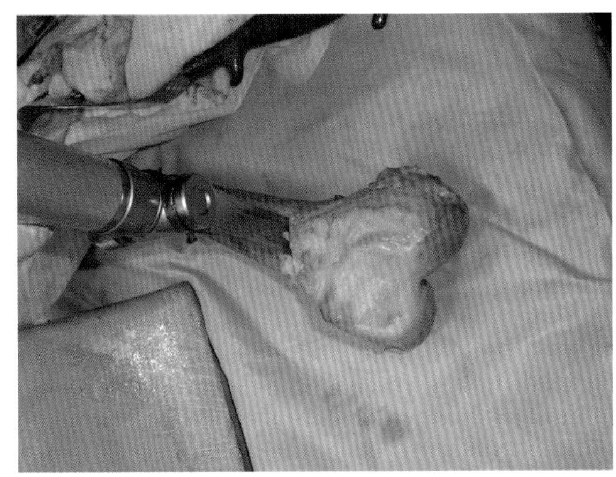

图 22–4　制备同种异体骨

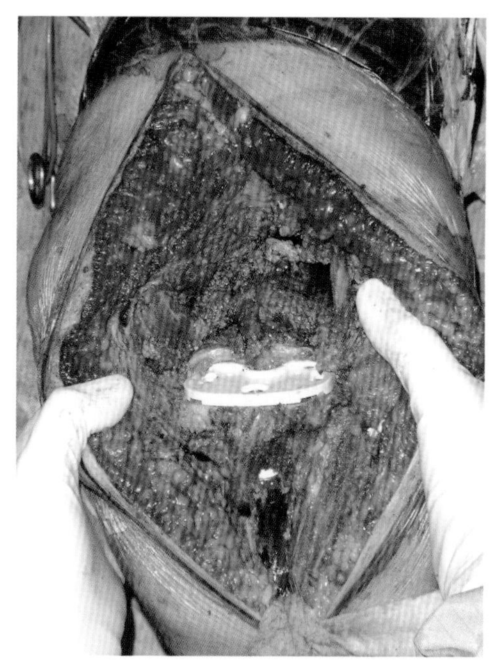

图 22-5　清理骨边缘，评估缺损程度

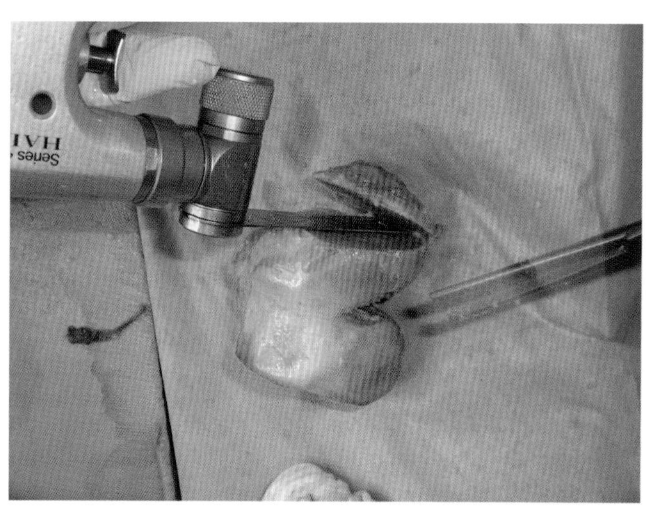

图 22-6　移除同种异体骨的上髁，使其在宿主股骨上髁上附着

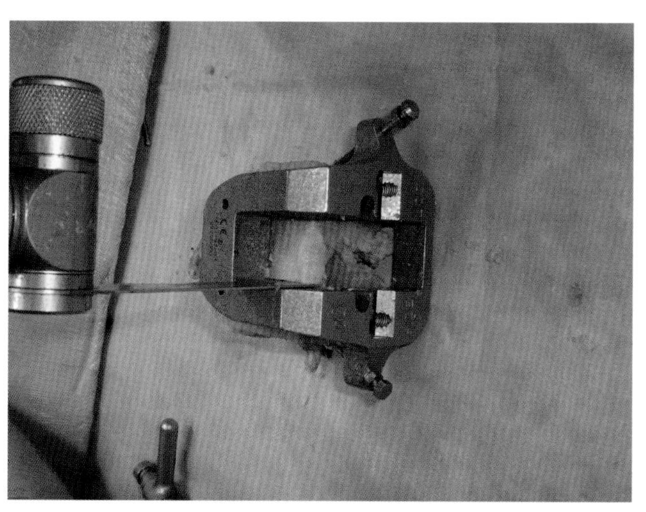

图 22-7　使用标准截骨板修整股骨远端

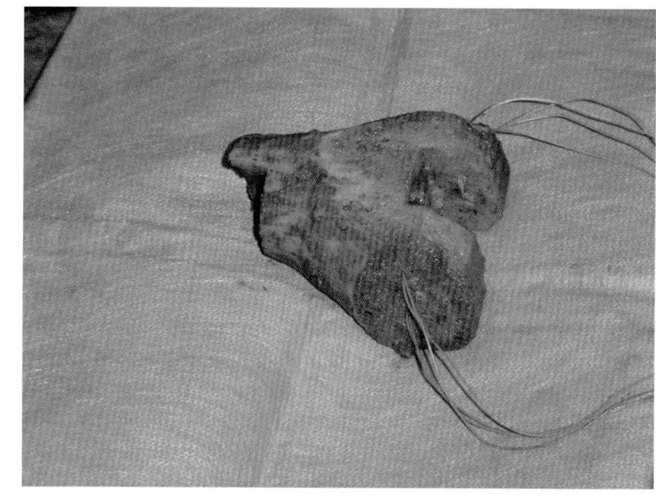

图 22-8　使用粗的、不可吸收的缝线穿过同种异体骨连接宿主侧副韧带或股骨上髁

B. 胫骨移植（图 22-9、图 22-10）:

a. 用标准截骨板处理胫骨近端，用扩髓器扩充胫骨髓腔。

b. 采用标准髁间嵴切割装置切割髁间嵴。

c. 使用粗的、不可吸收的缝线穿过骨间钻孔连接宿主的侧副韧带。

（11）同种异体骨成形后，进行冲洗并保持干燥。

（12）采用第四代固定技术将植入物固定到同种异体骨上（图 22-11、图 22-12）。

（13）使用非骨水泥柄将 APC 打压入宿主骨。

（14）在膝关节屈曲的状态下，用先前放置的粗的、不可吸收的缝线把宿主股骨上髁重新连接到同种异体骨上（图 22-13）。

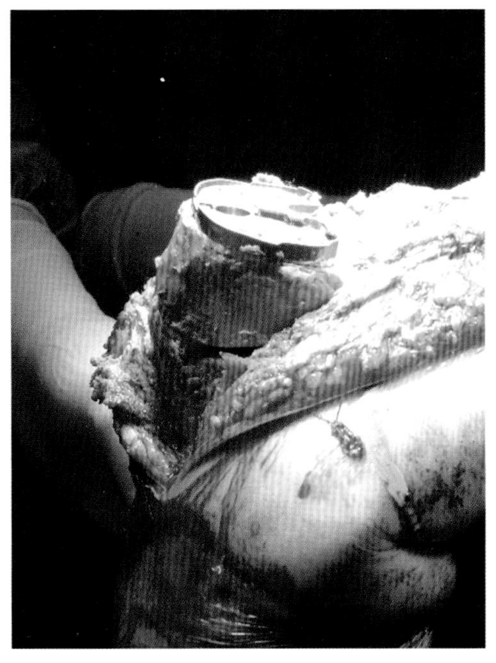

图 22-9　将胫骨同种异体骨 - 假体复合材料固定在缺损部位

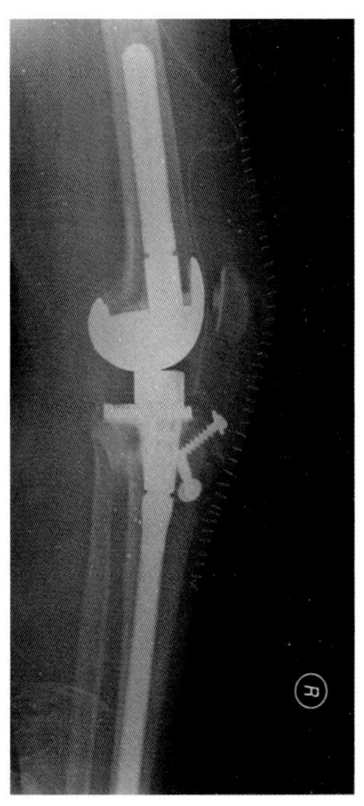

图 22-10　胫骨同种异体骨 - 假体复合材料的术后 X 线片

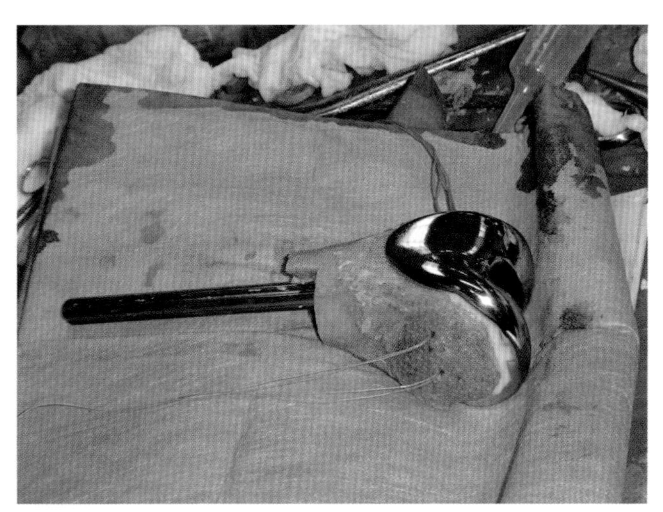

图 22-11　假体被固定到同种异体骨上

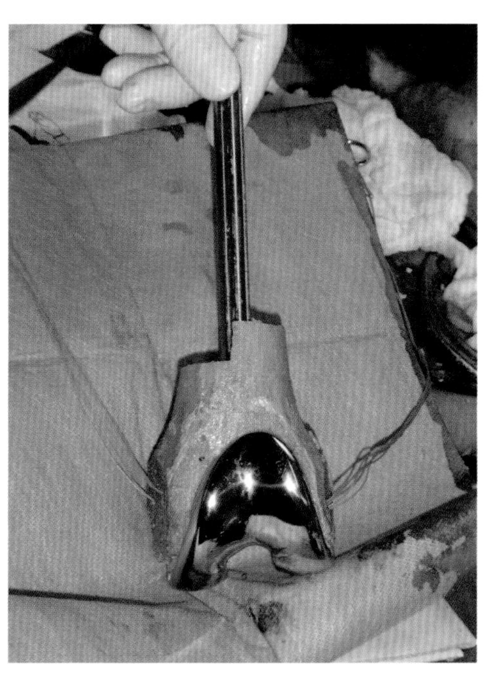

图 22-12　组装完成的同种异体骨 - 假体复合材料

（15）尽可能将剩余的同种异体骨填充在同种异体骨 - 宿主骨界面周围，以加强固定。

（16）可以将磨碎的自体骨和同种异体骨填充于宿主骨 - 植入物连接处。

（17）在适当的情况下，用环扎钢丝稳定整个结构（图 22-14、图 22-15）。

（18）精细止血，逐层缝合。

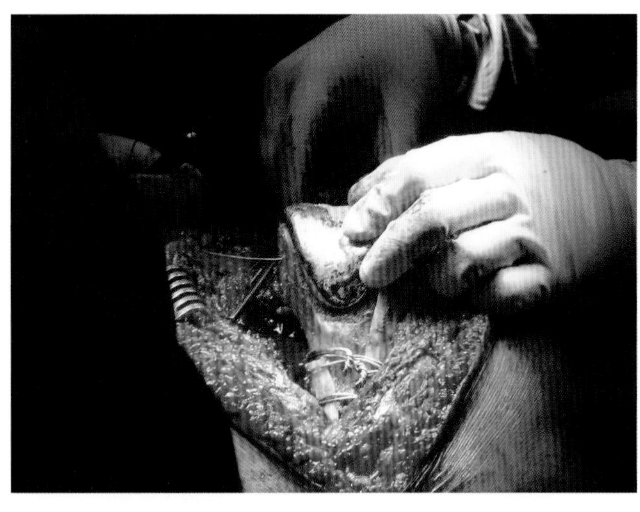

图 22-13 用先前放置的粗的、不可吸收的缝线把宿主股骨上髁重新连接到同种异体骨 – 假体复合材料上

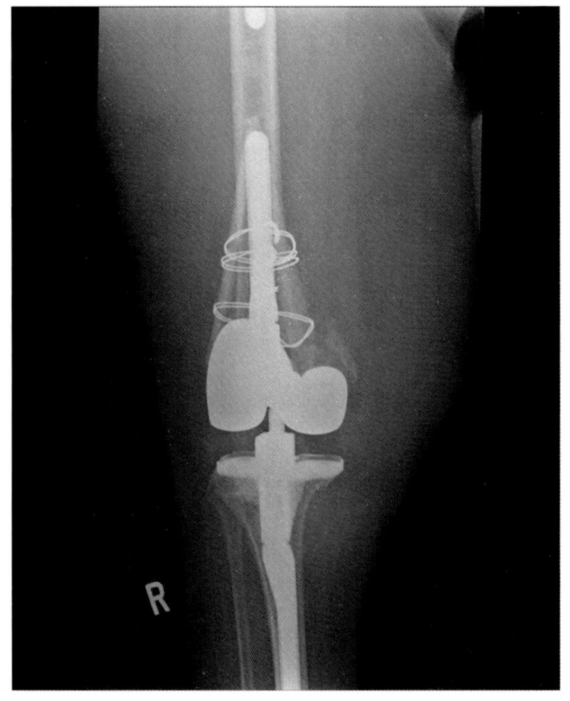

图 22-14 股骨同种异体骨 – 假体复合材料（正位 X 线片）

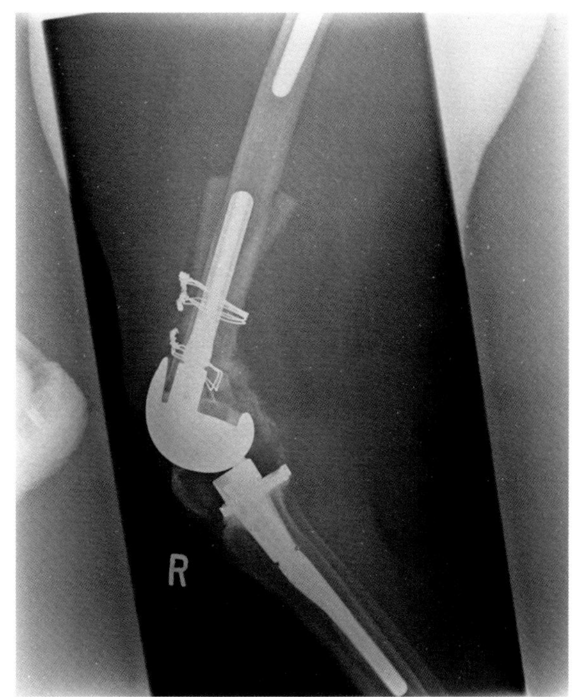

图 22-15 股骨同种异体骨 – 假体复合材料（侧位 X 线片）

结构性同种异体股骨头移植术

限制性和非限制性干骺端骨缺损都可以使用结构性同种异体股骨头移植，具体步骤如下：

（1）取出植入物（图 22-16），清除所有无活力的组织。

（2）使用高速磨钻（图 22-17）彻底清理无活力的硬化骨。

（3）用男式扩髓器将干骺端的缺损扩充成半球形（图 22-18）。扩充至有活力的松质骨露出而又不致于造成非限制性的骨缺损即可。

（4）在骨固定架上制备同种异体骨（图 22-3）。使用与制备宿主骨缺损时的男式扩髓器尺寸相同或大一倍的女式扩髓器（图 22-19）。去除表面的皮质骨后（图 22-20），进行彻底冲洗清理其骨髓成分。

（5）将植入物打压入缺损处（如果是完全限制性的），或者将植入物放置在缺损

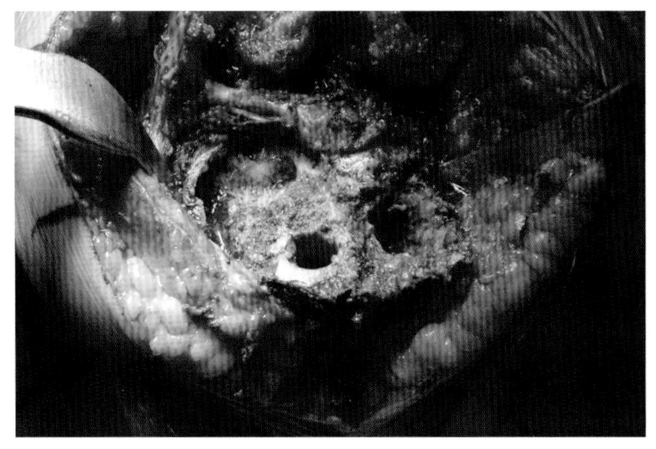

图 22-16　取下导致胫骨区域骨溶解的破损的胫骨钛板，此缺损为 AORI Ⅲ型胫骨缺损

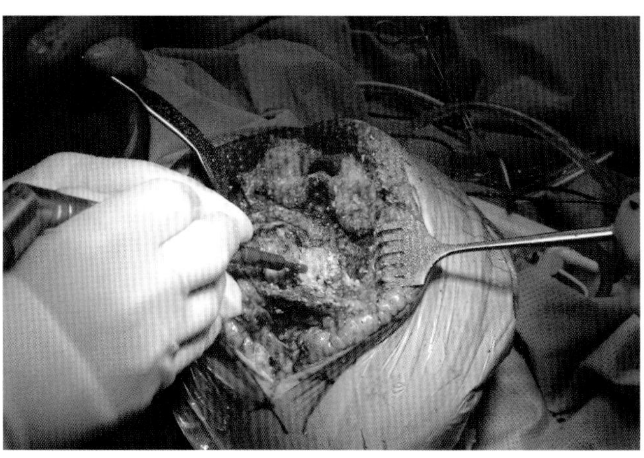

图 22-17　用高速磨钻去除骨缺损底部的硬化骨

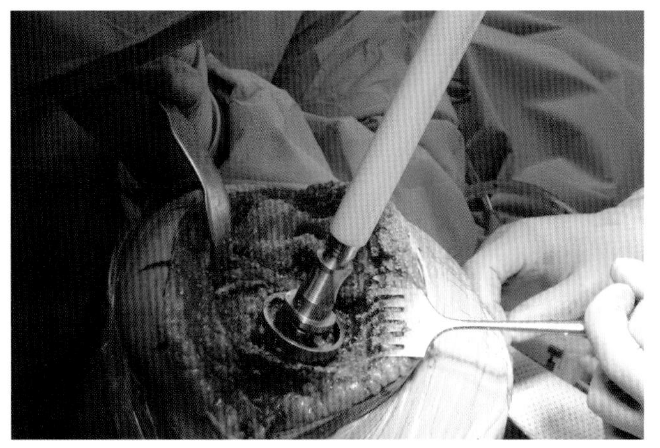

图 22-18　采用男式扩髓器扩充继发于骨溶解的胫骨骨缺损

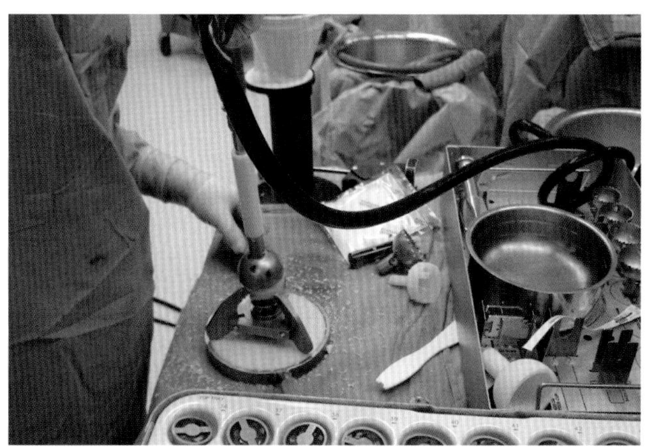

图 22-19　采用半球形女式扩髓器扩充同种异体股骨头，去除表面皮质骨

处，并用克氏针固定（对于半限制性的）。避免将克氏针放置在干扰柄的位置（图 22-21）。

（6）粗略地切除同种异体骨多余的部分（图 22-22）。

（7）使用高速磨钻和刚性扩髓器重建髓内管，以便柄的植入（图 22-23）。

（8）如果邻近区域存在骨缺损，则可以用单独的同种异体骨或垫块修复（图 22-24~ 图 22-26）。

（9）把柄试模放置于髓内管中，并将组件固定在同种异体骨表面。继续切除多余的骨，直到该组件完全固定在宿主骨和同种异体骨上。

（10）在所有的骨准备工作完成后，使用抗生素浸渍的骨水泥固定组件。

（11）骨水泥可以指状填充到同种异体骨和邻近任何有活力的宿主松质骨中。

（12）一旦骨水泥固化，立即拆除固定同种异体骨的克氏针。

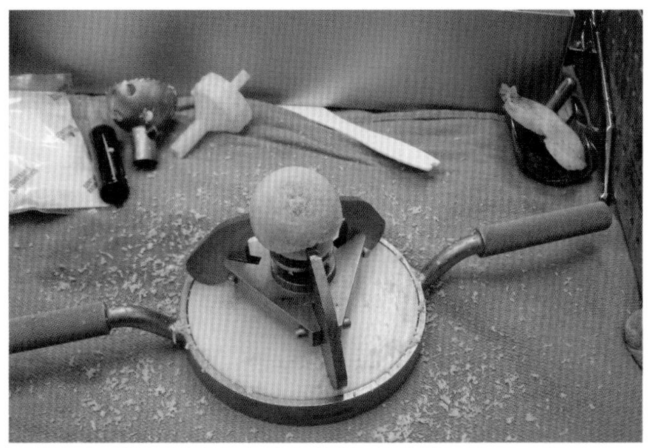

图 22-20 制备完成的同种异体骨，表面完全显露出松质骨

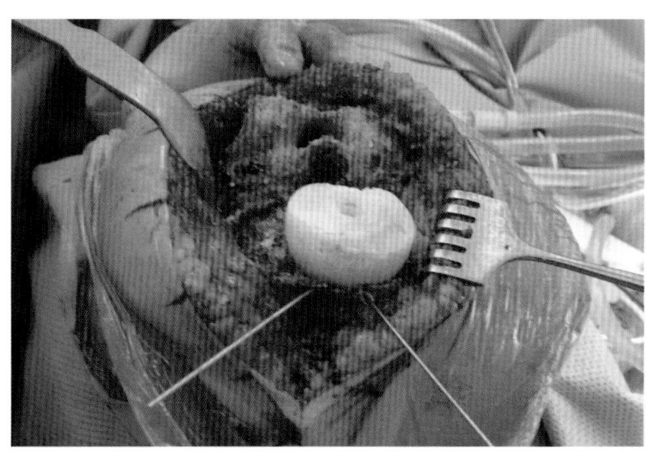

图 22-21 用克氏针固定同种异体骨

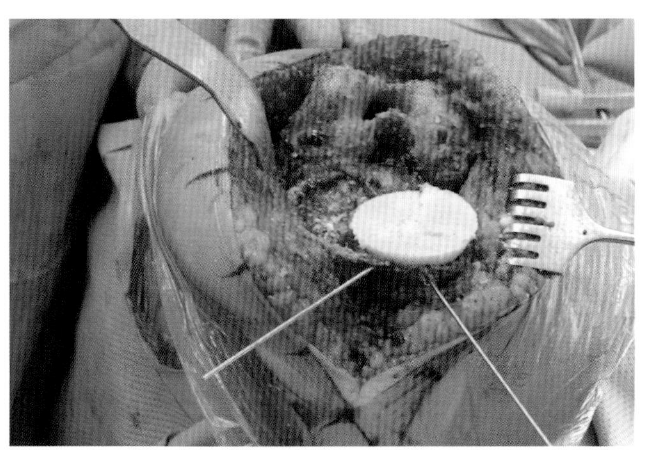

图 22-22 同种异体股骨头在修复胫骨内侧缺损时可以粗略地切除

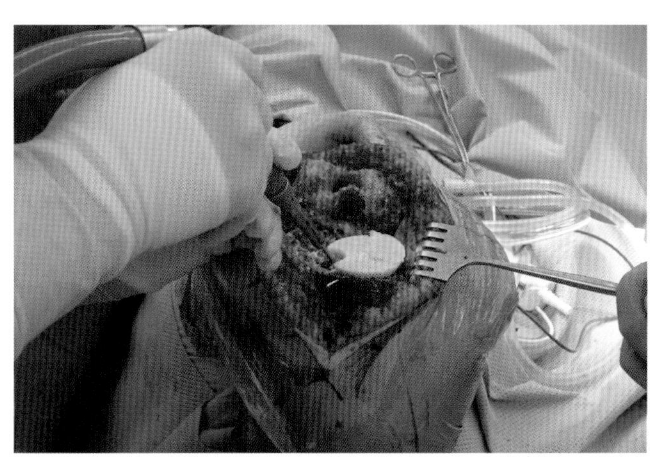

图 22-23 将同种异体股骨头放置于胫骨内侧缺损处后，用高速骨钻打开髓内管

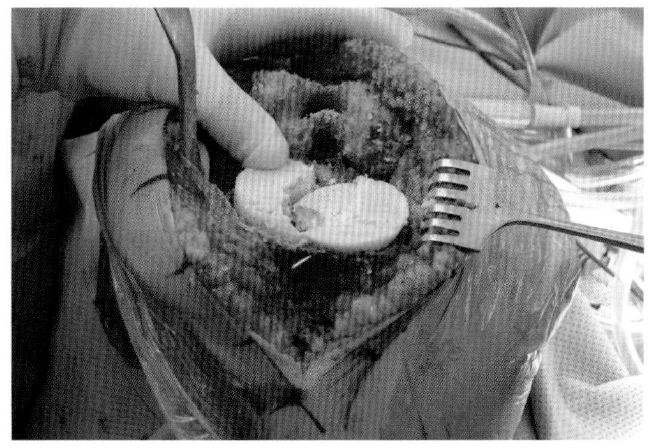

图 22-24 另一个同种异体股骨头的一部分被放置在胫骨外侧缺损处

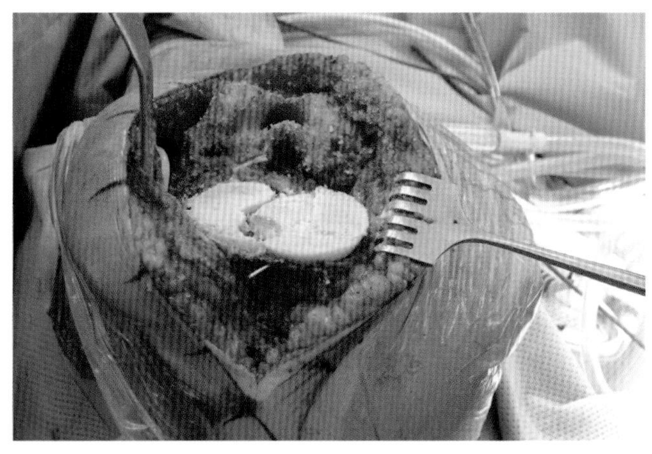

图 22-25 两个同种异体股骨头为翻修植入物提供支撑

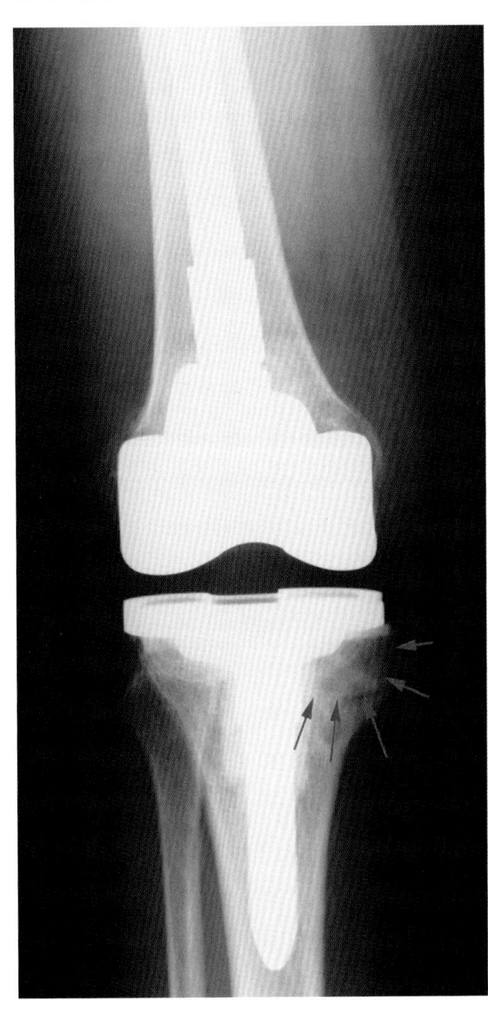

图 22-26　用同种异体股骨头（箭头）重建的胫骨平台内侧Ⅲ型缺损

要点和陷阱

（1）因为实际骨缺损的程度通常要大于术前通过影像学评估的程度，所以，在选择同种异体骨时，尽量选择较大的尺寸，这样能满足可能遇到的任何骨缺损的治疗要求。

（2）用高速磨钻处理骨缺损区域，直至骨床出现渗血，松质骨露出，为同种异体骨的植入创造更好的界面。必须彻底清除膜状组织，去除硬化和无活力的松质骨，直到缺损底部出现可迅速与同种异体骨结合的松质骨。

（3）避免不必要地切除有活力的松质骨，以免形成非限制性骨缺损。

（4）条件允许的话，可将自体松质骨放置在骨缺损的底部，加强固定。

（5）如果组件有鳍或钉，可以用摆锯、高速磨钻或骨钻处理同种异体骨和邻近的宿主骨，以避免在最后打压植入组件时造成医源性骨折。

（6）在制备同种异体骨的过程中，一定要非常小心，避免其受到污染。有条件的话，可以多准备一个同种异体骨，作为备份，以免同种异体骨在制备的过程中受到污染或损坏而不能使用。

（7）使用含抗生素的骨水泥可以降低细菌感染的发生风险。虽然通过现代技术的筛查，肝炎病毒和人类免疫缺陷病毒等病毒的传播已经减少，但为降低传播风险，应该从信誉良好的厂家购买假体。

（8）避免骨水泥渗透到宿主骨－植入物连接处。

（9）在同种异体骨－假体复合材料中使用非骨水泥柄，可以使轴向负荷穿过宿主骨－假体连接处，并通过同种异体骨传递应力，从而促进假体的固定。

术后管理

（1）对于大多数的限制性骨缺损，术后可以进行可耐受的负重（WBAT）。对于使用同种异体骨–假体复合材料的非限制性骨缺损，应避免在6~12周完全负重。

（2）鼓励患者尽早开始ROM和力量锻炼。

（3）应采用多模式的疼痛管理，确保患者可以通过理疗进行肢体活动。

（4）术后常规使用抗生素和预防下肢深静脉血栓形成。

（5）术后第3个月、第6个月、第12个月进行影像学检查，评估植入物的融合状况。

并发症

（1）感染。

（2）骨折不愈合。

（3）移植骨吸收或无菌性松动。

（4）假体周围骨折。

（5）韧带不稳定。

结果

支持在全膝关节置换翻修术中使用同种异体骨的证据仅限于几个病例系列（4级）。5年生存率为80.7%~93%，10年生存率为72%~75.9%。

Clatworthy等进行了一项前瞻性研究，随访了50例患者，这些患者接受了52次全膝关节置换翻修术，在3个机构进行了66次结构性移植。他们报道了同种异体骨的5年生存率和10年生存率分别是92%（95% CI，89%~95%）和72%（95% CI，69%~75%）。最后得出结论，39个膝关节（75%）取得良好的效果（没有翻修，在特种外科医院进行膝关节评分至少提高20分，没有不愈合的证据）。

Backstein等发表了一系列需要进行结构性同种异体骨移植的连续全膝关节置换翻修术病例，共61例，平均随访5.4年，无翻修生存率为85.2%。其中有13个膝关节（21.3%）发生了与同种异体骨相关的需要干预的并发症。

Engh和Ammeen在一项回顾性研究中，回顾了46例在全膝关节置换翻修术中采用结构性同种异体股骨头治疗严重胫骨骨丢失的病例。研究者报道了10年生存率为91%（95% CI，82%~100%）。2例失败是由于深部感染造成的，另外2例失败是由于股骨干溶解、不稳定或关节纤维化造成的。在对2例关节置换翻修术后5年内的病例进行尸检时，标本的组织学表现显示，宿主骨和同种异体骨发生了融合。

Richards等比较了使用和不使用结构性同种异体股骨头（FHSA）全膝关节置换翻修术的临床效果和生存率。使用FHSA组牛津膝关节评分（$P = 0.001$）、西安大略大学和麦克马斯特大学骨关节炎指数（WOMAC）功能评分（$P = 0.011$）、僵硬（$P = 0.002$）、疼痛（$P = 0.001$）和总体评分（$P = 0.004$）均显著高于不使用FHSA组。

最近，同一团队又比较了 FHSA 和骨小梁金属套筒在全膝关节置换翻修术中的作用。该研究发现，根据平均牛津膝关节评分［91（SD 10）］：91（SD 14），$P = 0.29$）和平均 WOMAC 评分［94（SD 10）：92（SD 14），$P = 0.52$］及平均 UCLA 评分［6（SD 1.2）：6（SD 1.5），$P = 0.49$］两者在疼痛和功能上没有差异。5 年生存率［93%（95% CI，77%~98%）：91%（95% CI，56%~98%），$P = 0.699$］和手术并发症（3%：7%，$P = 0.632$）无差异。

Bauman 等发表了他们在全膝关节置换翻修中使用同种异体骨的结果。他们回顾了 74 例患者的 79 个膝关节，5 年和 10 年无翻修生存率分别为 80.7%（95% CI，71.7%~90.8%）和 75.9%（95% CI，65.6%~87.8%）。

最后，Wang 等报道了他们在亚洲患者全膝关节置换翻修术时使用同种异体股骨头的经验，平均随访 6.3 年。它们的存活率为 100%，平均植入时间为 6.6 个月。

参考文献

[1] Daines BK, Dennis DA. Management of bone defects in revision total knee arthroplasty. *J Bone Joint Surg Am*. 2012;94(12):1131-1139.
[2] Sheth NP, Bonadio MB, Demange MK. Bone loss in revision total knee arthroplasty: evaluation and management. *J Am Acad Orthop Surg*. 2017;25(5):348-357.
[3] Sculco PK, Abdel MP, Hanssen AD, Lewallen DG. The management of bone loss in revision total knee arthroplasty: rebuild, reinforce, and augment. *Bone Joint J*. 2016;98-B(1 suppl A):120-124.
[4] Lonner JH, Lotke PA, Kim J, Nelson C. Impaction grafting and wire mesh for uncontained defects in revision knee arthroplasty. *Clin Orthop Relat Res*. 2002(404):145-151.
[5] Lotke PA, Carolan GF, Puri N. Impaction grafting for bone defects in revision total knee arthroplasty. *Clin Orthop Relat Res*. 2006;446:99-103.
[6] Clatworthy MG, Ballance J, Brick GW, Chandler HP, Gross AE. The use of structural allograft for uncontained defects in revision total knee arthroplasty. A minimum five-year review. *J Bone Joint Surg Am*. 2001;83-A(3):404-411.
[7] Backstein D, Safir O, Gross A. Management of bone loss: structural grafts in revision total knee arthroplasty. *Clin Orthop Relat Res*. 2006;446:104-112.
[8] Engh GA, Ammeen DJ. Use of structural allograft in revision total knee arthroplasty in knees with severe tibial bone loss. *J Bone Joint Surg Am*. 2007;89(12):2640-2647.
[9] Richards CJ, Garbuz DS, Pugh L, Masri BA. Revision total knee arthroplasty: clinical outcome comparison with and without the use of femoral head structural allograft. *J Arthroplasty*. 2011;26(8):1299-1304.
[10] Sandiford NA, Misur P, Garbuz DS, Greidanus NV, Masri BA. No difference between trabecular metal cones and femoral head allografts in revisionTKA: minimum 5-year followup. *Clin Orthop Relat Res*. 2017;475(1):118-124.
[11] Bauman RD, Lewallen DG, Hanssen AD. Limitations of structural allograft in revision total knee arthroplasty. *Clin Orthop Relat Res*. 2009;467(3):818-824.
[12] Wang JW, Hsu CH, Huang CC, Lin PC, Chen WS. Reconstruction using femoral head allograft in revision total knee replacement: an experience in Asian patients. *Bone Joint J*. 2013;95-B(5):643-648.

第23章 全膝关节置换翻修术对膝关节僵硬的治疗

Jeffrey J. Barry, Bryan D. Springer

前言

众所周知，全膝关节置换术（TKA）能够提高患者的生活质量及活动功能。不过，这并不意味着其就不存在任何并发症。TKA 术后可能出现的并发症包括术后僵硬，也就是人们常说的“关节纤维化”。更具体地说，关节纤维化指的是一个发生于关节之内的过程，在这一过程中，关节部位会出现致密的纤维性瘢痕以及组织粘连，进而导致关节部位僵硬。

TKA 术后僵硬会大大限制患者的日常生活。并且，完成不同活动需达到不同阈值，其中，步行膝关节屈曲阈值为 67°，爬楼梯膝关节屈曲阈值为 83°，下楼梯膝关节屈曲阈值为 84°，从椅子上站起来膝关节屈曲阈值为 93°，跪下时膝关节屈曲阈值为 125°。屈曲超过 120° 似乎成为一个界限，当超过这一阈值时，人们对其功能性增益将不再那么重视。尽管人们对于必要的功能范围尚未达成共识，但本章作者认为应考虑对膝关节屈曲挛缩＞ 10° 和最大屈曲＜ 100° 的患者进行干预治疗。

主观僵硬 TKA 可由患者与患者之间不同的关节活动范围（ROM）参数来进行表示，由于相关文献结果无法达成一致，因此很难对其发病率进行统计。相关研究及临床实践显示，TKA 患者术后膝关节僵硬的发生率为 1%~13%。术后关节僵硬是一个巨大的挑战，其占所有 TKA 翻修的 4.5%~14%，以及占 TKA 术后 90 天内再入院患者的 28%。因此患者的专业性指导（PRO）变得越发重要，需要注意的是，PRO 与术后 ROM 以及 ROM 的改善之间亦存在显著相关性。

本章对 TKA 术后患者出现膝关节僵硬的病因、评估策略以及管理治疗进行了回顾。

病因

导致患者 TKA 术后出现膝关节僵硬的病因来自多个方面，其可归为 3 个方面：患者因素、术中 / 技术失误以及术后 / 手术并发症。需要确定的是，在进行任何干预措施之前确定导致患者膝关节僵硬的病因是一个必不可少的步骤。尽管技术方面的失误以及手术并发症可以通过处理、瘢痕切除或 TKA 翻修来进行弥补，但 TKA 翻修对于患者相关因素导致的膝关节僵硬效果较差，手术可能无法改善其膝关节功能。

患者因素

相关研究已经证实，存在多个可导致术后膝关节活动受限的患者因素。多项研究表明，术后活动角度的主要决定因素是术前屈曲角度。在这一方面主要涉及的是患者的解剖结构，特别是软组织、关节炎疾病的严重性以及长期性。Ritter 和 Stringer 通过对 145 例 TKA 患者进行回顾性研究发现，患者术后屈曲角度由术前屈曲角度决定，特

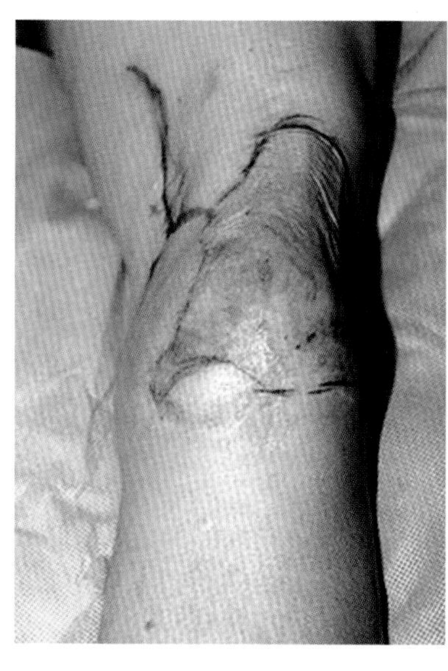

图 23-1 膝关节前侧皮肤严重瘢痕化

别是当屈曲角度＜ 75° 时。肥胖患者下肢过于粗大导致膝关节活动受限，因此经常限制术后膝关节运动。除此之外，有既往手术史、年龄大、非高加索种族、吸烟和糖尿病也增加术后膝关节僵硬的风险。皮肤因素包括瘢痕、烧伤和以前的放射治疗，都可以导致屈曲活动限制（图 23-1）。精神类疾病（例如抑郁症史）已经被证明可以影响术后疼痛和功能结果。此外，研究发现，害怕疼痛的患者术后 ROM 会更差。

除此之外，识别高危个体，术前优化可修改的因素，以及对不可改变的类别进行早期有针对性的术后干预，可能会在一定程度上提高 TKA 术后的成功率。

术中技术失误

对于外科手术医师而言，拥有良好的手术技术是降低患者术后僵硬发生率的最为可控的因素。术中技术失误可能会导致患肢屈曲挛缩或屈曲减少。同时伸膝装置机制的锻炼以及植入物的选择也是实现最大术后 ROM 的重要因素。

因技术失误而导致的伸展限制

造成患肢膝关节部位伸展受限的原因包括屈伸间隙平衡不良、后部骨赘未能去除以及未能松解紧密的后关节囊。

过紧的屈伸间隙通常会导致膝关节部位难以充分伸展。假设胫骨截骨适当，那么导致屈伸间隙过紧的一个原因将是股骨远端截骨不充分。对于术前屈曲挛缩的患者，当放置股骨远端截骨模板时，外科医师可以预测需要多切除几毫米股骨远端，以确保有足够的伸直间隙。在股骨远端和胫骨近端截骨后，应评估伸直间隙的间隙高度以及间隙内侧及外侧的对称性。这可以使用间隔块、层状扩张器或其他松紧装置来执行。如果伸直间隙在中间与横向相比是不对称的，应进行适当的松解，以获得平衡的延伸间隙。

位于股骨髁上后上方的大量骨赘会遮挡后关节囊并机械地抑制膝关节完全伸展（图 23-2）。因此需要在股骨远端前、后髁截骨后对骨赘进行去除。在进行骨赘切除时，可以将膝关节固定在屈曲 90° 处，并在外侧间室中使用层状扩张器。可使用弧形骨刀在骨软骨连接处凿掉内侧后方骨赘（图 23-3）。将层状扩张器放在外侧后，可以在外侧

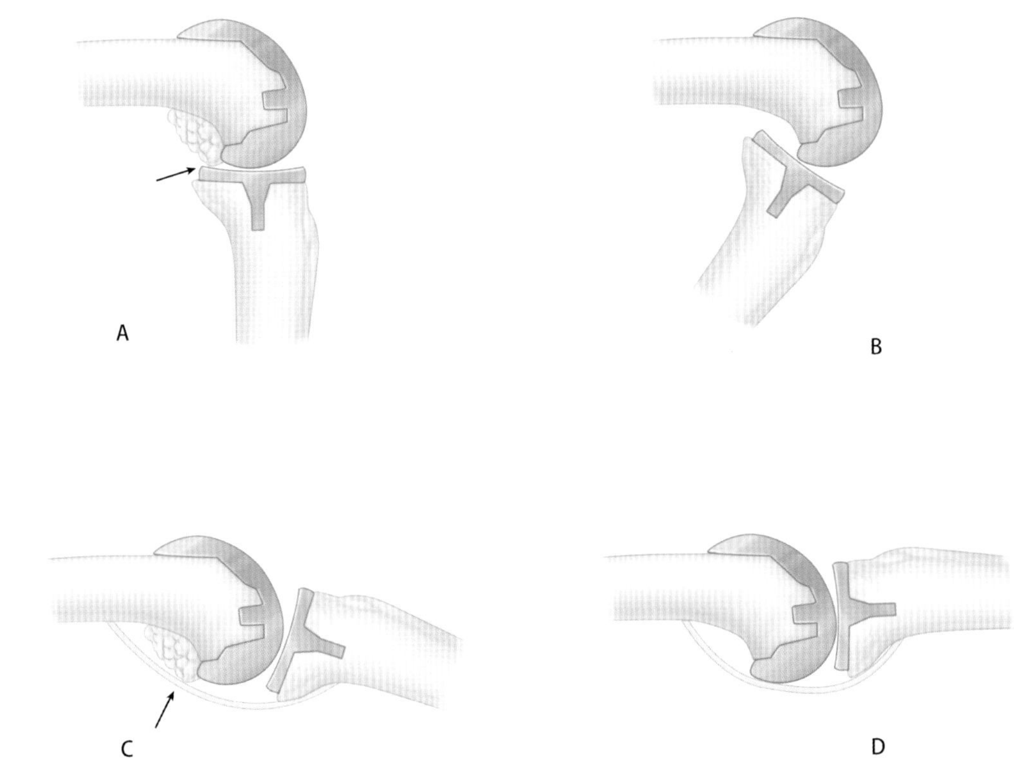

图 23–2　残余的后方骨赘对膝关节活动范围的影响

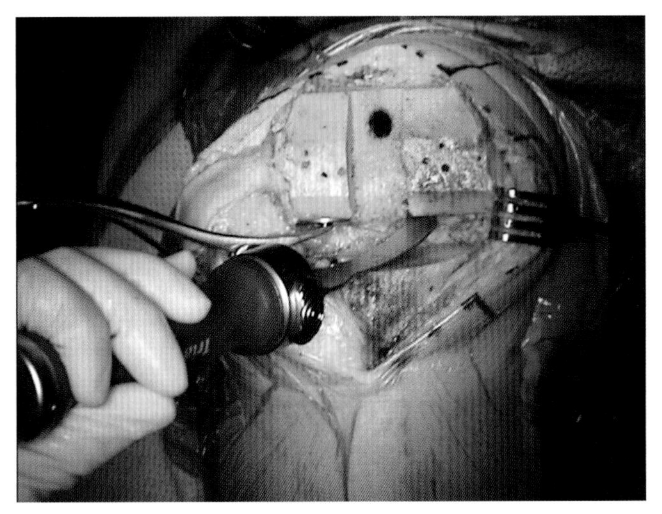

图 23–3　使用弧形骨刀去除股骨后方骨赘

间室中重复这一操作。然后可以重新评估屈曲间隙和伸直间隙，以确定是否需要进一步平衡处理。在有大量后方骨赘的病例中，在进行广泛的软组织松解之前应尽量将这些骨赘去除，因为去除大型骨赘会对冠状面和矢状面平衡产生非常重要的影响。

如果后部稳定型膝关节的假体在矢状面上错位，则可能发生股骨和胫骨假体的过早伸展碰撞。股骨假体过度屈曲或胫骨假体后倾过大将导致股骨假体的髁间部分机械碰撞胫骨稳定柱的前侧，这将限制膝关节伸展，并可能加速后部磨损（图 23–4）。应注意避免股骨远端倾斜截骨，确保股骨远端髓内定位器的入口孔不被放置得太靠后。在进行胫骨近端截骨前，应仔细检查胫骨髓外定位器的斜度，以避免后倾过大。

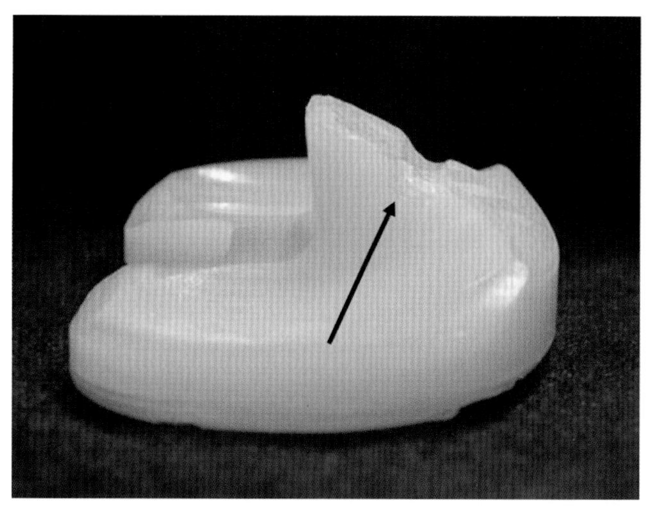

图 23-4 继发于股骨假体过度屈曲的前后部碰撞，并伴有胫骨后倾增加

在长期存在明显的术前屈曲挛缩的患者中，膝关节后关节囊通常明显紧缩。如果即使在进行了足够的股骨远端切除后仍存在伸直间隙过紧的问题，则应对患者的膝关节行关节后方关节囊松解术。作者更喜欢利用 Cobb 提升器直接将后关节囊从股骨后部轻轻抬起，然后直截了当地进行这一操作。在手术过程中应注意不要让器械偏离骨骼，以免造成神经血管结构的损伤。在手术时，助手也应该避免将腿放在膝关节后面，以防止在对患肢膝关节部位行后方关节囊松解术时神经血管束前部受到损伤。

限制屈曲的技术失误

目前已知能够导致 TKA 术后膝关节屈曲受限的技术失误包括屈伸间隙不平衡、股骨后髁骨赘滞留、髌骨的过度倾斜，以及关节线抬高。屈曲间隙过紧通常会导致膝关节活动受限，并且可能是多种失误的结果，例如骨切除不足、使用过大的假体、韧带松解不充分，或者假体错位。相反，在保留后交叉韧带（PCL）的 TKA 中留下过松的屈曲间隙通常会导致异常的股骨平移，这会使膝关节屈曲轴线顺行，从而导致股骨较早碰撞胫骨假体并减少负重屈曲。如果膝关节间隙未能实现平衡，即存在屈曲间隙相对于伸直间隙过紧，并且选择胫骨嵌件来填充伸直间隙，这时膝关节将会由于屈曲空间被过度填充而使屈曲活动受限。屈曲间隙过紧也可能是由于胫骨假体放置前倾斜度或与股骨假体位置或大小相关的失误所致。将股骨假体放置得太靠后会收紧屈曲间隙，这可能会限制膝关节的屈曲运动。如果股骨假体处于过度屈曲状态，前凸缘会收紧伸膝装置，并可能导致慢性腱性刺激。最后，如果股骨假体处于内旋状态，则可能通过不对称地收紧屈曲间隙的内侧来发生关节纤维化。Boldt 等从 3058 例患者中挑选并分析了 38 例术后发生关节纤维化的 TKA 患者。研究人员将 TKA 术后膝关节僵硬的患者与 38 例无症状、无关节纤维化的活动衬垫型假体 TKA 患者的匹配对照组进行比较。两组患者均进行了计算机化轴位断层扫描，并将通髁线与股骨假体的后髁线进行比较。研究结果显示，发生关节纤维化的实验组的股骨假体相对于通髁线显著内旋转 4.7°（SD=2.2°；范围：内旋 10° 至外旋 1°）。对照组股骨假体定位于相对于通髁线平均内旋 0.3°（SD=2.3°；范围：内旋 4° 至外旋 6°）。

确保股骨远端髓内定位器的入口孔不被放置得太靠后，可以避免股骨假体发生过度弯曲。为了避免股骨假体过大，术前模板有助于在横向标度射线照片上评估股骨假体的大小。大多数 TKA 系统都是基于参考股骨前皮质和后髁的指南来确定股骨假体尺寸的。使用尺寸指南时，应注意清楚识别前皮质。由于覆盖肥厚的滑膜而未能识别前皮质可能会导致股骨假体过大。

除了内翻 – 外翻韧带平衡之外，后交叉韧带（PCL）的平衡是保留 PCL 的 TKA 术后膝关节屈曲的重要决定因素。如果将 PCL 保留得太紧将会导致屈曲间隙过紧，进而使膝关节屈曲活动受限。相反，PCL 的过度松解，特别是在最小约束的 PCL 保留 TKA 设计中，可能导致在大幅度负重屈曲过程中出现股骨前平移，进而导致膝关节屈曲活动受限。由于发生股骨前平移，就会导致对于避免后部碰撞和允许更大幅度的膝关节屈曲而言十分必要的后部股骨翻转受到抑制（图 23–5）。PCL 替代设计能够利用凸轮柱机构驱动后部股骨翻转，进而最大限度地减少了这种类型的碰撞。

导致无法获得屈曲间隙或伸直间隙的对称性（矩形间隙）的技术失误同样会导致屈曲活动范围减小。Matsuda 等通过 Telos 关节活动范围测量仪施加大小为 150N 的负荷对 TKA 术后膝关节冠状面（内翻 – 外翻）的稳定性进行了评估。其中，膝关节间隙平衡的标准是内翻和外翻的松弛差值小于 2°。相关研究发现，在膝关节间隙平衡的 TKA 组（n=69）中，患者术后屈曲运动度平均增加 10°（$P < 0.0001$）；而对于膝关节间隙不平衡的 TKA 组（n=11）而言，患者术后屈曲运动度平均减小 8.3°（$P = 0.0061$），上述现象进一步强调了伸直间隙平衡的重要性。

一个平衡良好的屈曲间隙不仅要求在高度上等同于伸直间隙，并且也要求能够在内侧和外侧实现对称，从而形成矩形屈曲间隙。由于前面的章节对股骨假体旋转不良与关节纤维化之间的关联性进行了探讨，因此作者更喜欢使用间隙平衡技术，而不是测量截骨技术，以确保得到屈曲间隙和伸直间隙的平衡。这项技术的关键步骤包括前 – 后截骨模块的放置，该措施能够确保股骨假体旋转良好。前 – 后股骨远端截骨模块被放置在前方或后方，以确保屈曲间隙高度与伸直间隙高度相等，同时需要利用层状扩张器或张紧装置对侧支韧带进行等量张紧。然后对前后截骨模块进行适当的旋转调整，以确保屈曲间隙本身在内侧和外侧对称，并平行于胫骨切口，这样可以确保每个侧支韧带均受到同等的张力（图 23–6）。然后进行二次检查，以确保其相对于通髁线和前后

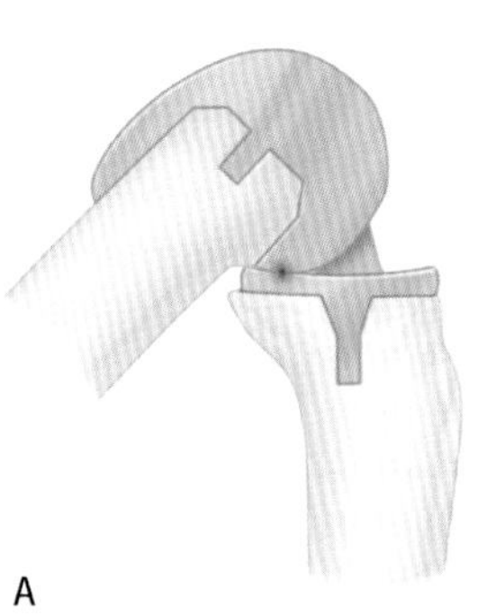

A

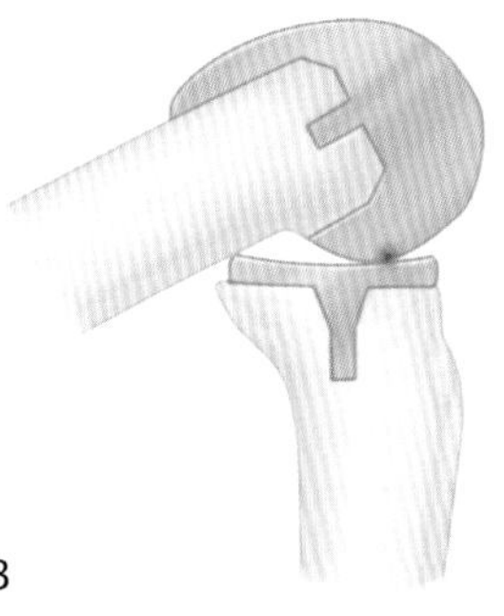

B

图 23–5 股骨后部旋转

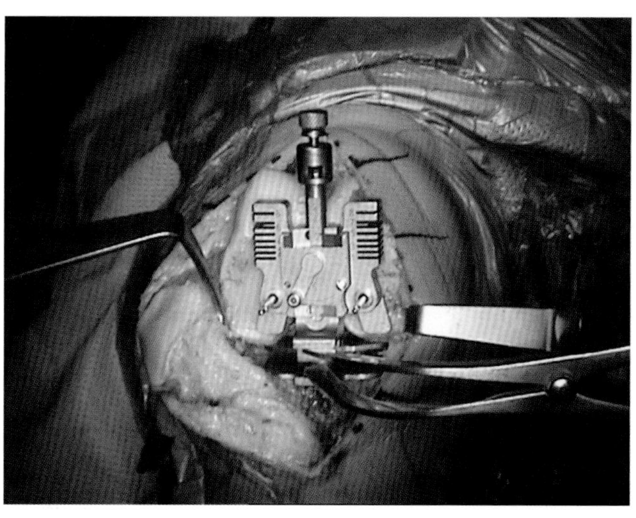

图 23.6　术中股骨旋转情况

轴线保持合理旋转方向。使用这种技术有助于获得平衡的屈曲间隙和伸直间隙高度以及内、外侧对称的矩形屈曲间隙。

正如前面所讨论的那样，尽管股骨后方巨大骨赘的保留会导致患者术后出现膝关节屈曲挛缩，但大量的研究证实，保留这些骨赘也会导致膝关节屈曲活动度的降低。如未能去除这些骨赘将会导致股骨后部与胫骨后部发生过早的碰撞（图 23–2）。Goldstein 等通过计算机模拟技术建立中型 TKA 几何模型就保留股骨后方骨赘对 TKA 屈曲的影响进行了研究。几何模型显示，半径< 2.87mm 的股骨后方保留骨赘允许膝关节屈曲活动度为 120°，而保留骨赘> 6.48mm 的则导致在发生后部碰撞前 TKA 术后屈曲活动度仅为 105°。

最后，TKA 术后关节线的抬高以及继发性髌骨低位会对术后膝关节屈曲和临床评分产生不利影响。这可能与髌骨 – 胫骨假体碰撞、中屈不稳（通常与关节线过度抬高有关）之间存在一定的相关性，或是由于在关节线显著抬高时 PCL 产生过度张力所致（图 23–7）。

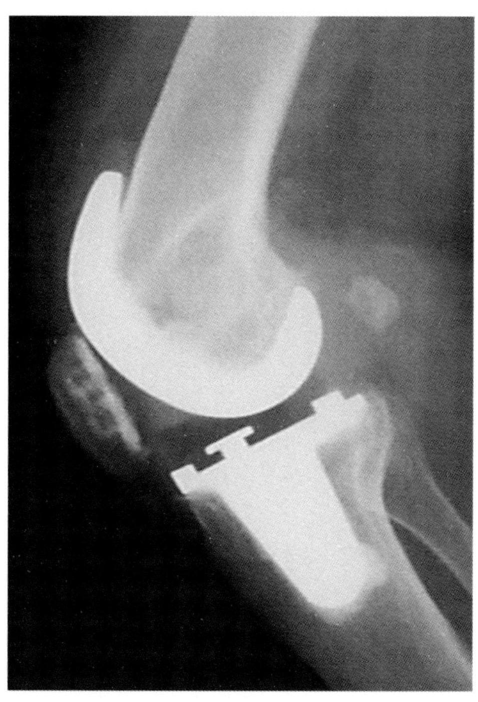

图 23–7　侧位 X 线片显示术后关节线明显抬高，并伴有继发性髌骨低位

涉及伸膝装置的技术失误

关于伸膝装置的技术失误可能会因伸膝装置缩短而发生，其可以通过髌骨的厚度增加、股骨假体过大、过度屈曲股骨假体进而导致慢性股四头肌肌腱刺激或非解剖性关节切开术后伸膝装置的过度收紧而发生。

如要避免患者 TKA 术后膝关节出现屈曲问题，那么在髌骨准备过程中应牢记几个原则。Bengs 和 Scott 通过 31 例 TKA 手术中使用比标准试验髌骨假体厚 2mm 的定制试验髌骨假体来评估其对膝关节屈曲活动度的影响。研究结果显示，髌骨假体厚度每增加 2mm，患者术中被动 TKA 屈曲活动度会减小 3°。Kim 等对术前关节粘连患者也进行了类似的研究，结果显示，厚度每增加 2mm，ROM 就会减少 2°。Mihalko 等通过尸骨模型就滑车沟厚度增至超过解剖学滑车沟高度对膝关节屈曲活动度的影响进行了评估。研究结果显示，滑车高度每增加 2mm，膝关节被动屈曲活动度将减少 1.3°（±1.2°）（P=0.007），而滑车高度每增加 4mm，膝关节被动屈曲活动度将减少 4.8°（±3.2°）（P=0.001）。因此可以看出，在 TKA 术中过度填充髌股关节会对术后膝关节屈曲产生不利影响。

避免髌骨过度填充的合理方法是测量髌前切除高度。在行髌骨切除术和放置试验髌骨假体后，可以对复合高度进行测量和比较。通过重现先前的髌骨高度，外科医师可以确保髌骨不被过度填充。需要注意的是，在行髌骨切除术时，不可过度切除髌骨，否则会增加髌骨骨折的风险。

股骨假体发生前置之后，髌股间隙也可以被过度填充（图 23–8）。尽管避免切迹是一个很好的做法，因为这样不会增加髁上骨折的风险，但是过度前置将导致膝关节的屈曲活动度减少。如果股骨假体发生前置，由于需要创造一个更大的屈曲间隙来创建平衡，外科医师应该考虑缩小股骨假体的尺寸。

膝关节切开术后缝合也会影响患者术后膝关节的屈曲活动度。尽管在屈曲状态下进行膝关节切口缝合需要完成更多的解剖结构缝合，但这可以避免伸膝装置发生功能性缩短。导致伸膝装置过度紧张的膝关节切开缝合可能导致术后膝关节活动受限。

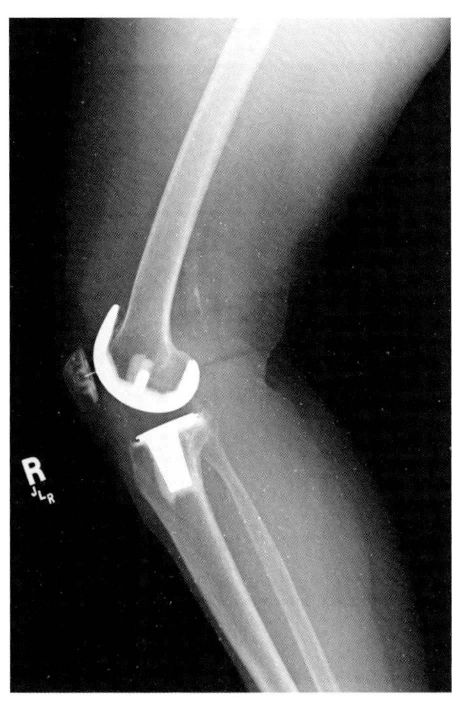

图 23–8　股骨假体过度前移侧位

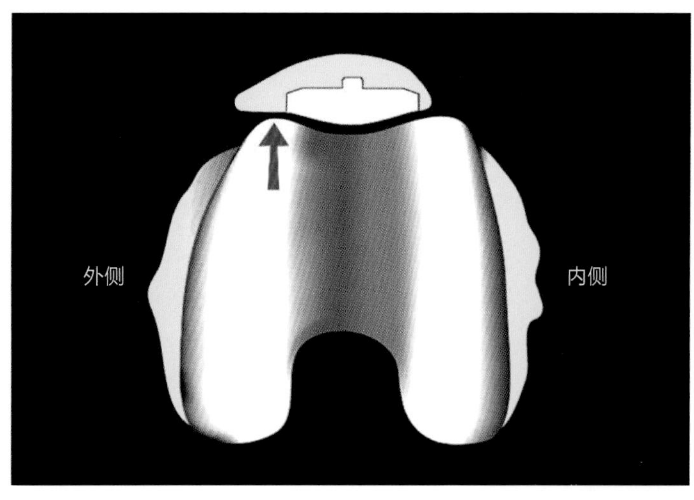

图 23-9　股骨假体外侧缘有部分碰撞的内嵌式髌骨假体

伴随伸膝装置相关并发症（如不稳定、骨折、碰撞声或捻发音）的术后疼痛问题也可导致患者膝关节无法正常屈曲。作者观察到这种情况最常见的解决方法是将一个小的髌骨嵌入假体放置在中间位置（图 23-9）。

植入物设计与运动学

对植入物设计及其随后的运动学模式进行优化也有助于改善 ROM，并可能降低术后膝关节僵硬的发生率。Dennis 等借助透视视频，通过进行不同 TKA 设计的运动学分析分别对具有高负重屈曲（> 125°）和低负重屈曲（< 90°）的膝关节进行了评估。接受 TKA 和屈曲受限的患者股骨后方移位明显减少（图 23-10）。Banks 等在对 93 例患者（121 例 TKA 手术，16 种不同表面设计的 TKA 植入物）进行的透视运动学分析中观察到股骨后移量与术后膝关节屈曲活动度之间也具有类似的相关性。研究结果显示，股骨后移每增加 1mm，膝关节屈曲活动度平均就会增加 1.4°（$R=0.64$，$P < 0.001$）。股骨后移的重要性得到了相关研究的证实，研究发现，与保留交叉韧带 TKA 的患者相比，使用替代交叉韧带的患者膝关节部位具有更高的屈曲水平（图 23-5）。股骨后移量较少的情况下，导致膝关节屈曲减少的病因可能来自多个方面。由于股骨胫骨接触点前移，因此在较小程度的屈曲下，股骨假体会与胫骨假体在后部发生碰撞。除此之外，由于股骨假体随着渐进式屈曲向前平移，伸膝装置会发生收紧，这可能会限制最大膝关节屈曲活动度。

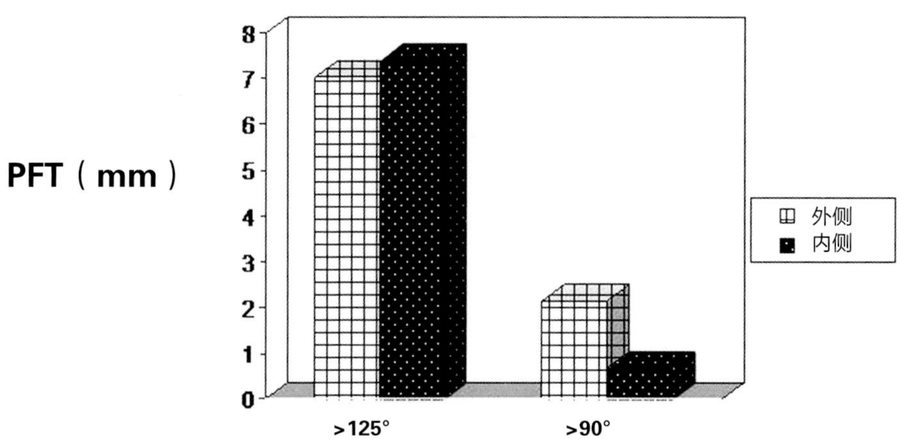

图 23-10　高屈曲度以及低屈曲度膝关节的股骨后移（PFT）大小柱状图

在无法恢复股骨自然后移量的情况下，股骨假体的插入将导致膝关节屈曲受限。Bellemans 等通过透视回放对 29 例 TKA 患者的深蹲动作进行研究发现，72% 的患者胫骨嵌入物后部与股骨远端会发生直接碰撞，进而导致膝关节难以进一步屈曲。随后在对 150 例 TKA 患者进行持续临床回顾研究中发现，股骨后髁偏移的大小与最终膝关节屈曲量之间存在密切相关性。Massin 和 Gournay 使用 X 线片模板和体内计算机导航 TKA 手术进行了一项研究。他们分析了后髁偏移与发生股骨远端和胫骨假体后部碰撞的膝关节屈曲值之间的关系。研究结果显示，当后髁偏移量减少 3mm 时，膝关节屈曲度将减少 7° ~10° 。

术后管理与并发症

相关研究已经证实，许多围术期并发症都可导致 TKA 患者术后出现膝关节僵硬。感染、过度抗凝所引起的关节积血、假体松动、假体周围骨折、反射性交感神经营养不良和异位骨化均可导致术后僵硬并影响功能锻炼结果。

另一个重要因素是术后康复不足。患者对术后恢复的理解应在术前通过提供详细的宣教来培养（“术前适应”）。强调早期下床锻炼，接受物理治疗练习和目标设定对于改善术后功能结果而言均至关重要。对于患者而言，无论在何地，无论通过哪种途径，积极进行术后物理治疗对于改善 ROM 均至关重要。

研究发现，适当的围术期镇痛只可以提高患者对治疗的依从性。对超前镇痛、局部神经阻滞等术后镇痛措施进行优化，以最大限度地提高患者在进行膝关节活动度训练时的积极性和效果。对于术后患者而言，持续抗凝监测至关重要，可防止患者在术后康复期间出现关节血肿等问题。但是，最近的一篇文献综述发现，CPM 对 TKA 术后患者的康复并没有起到有效的作用。

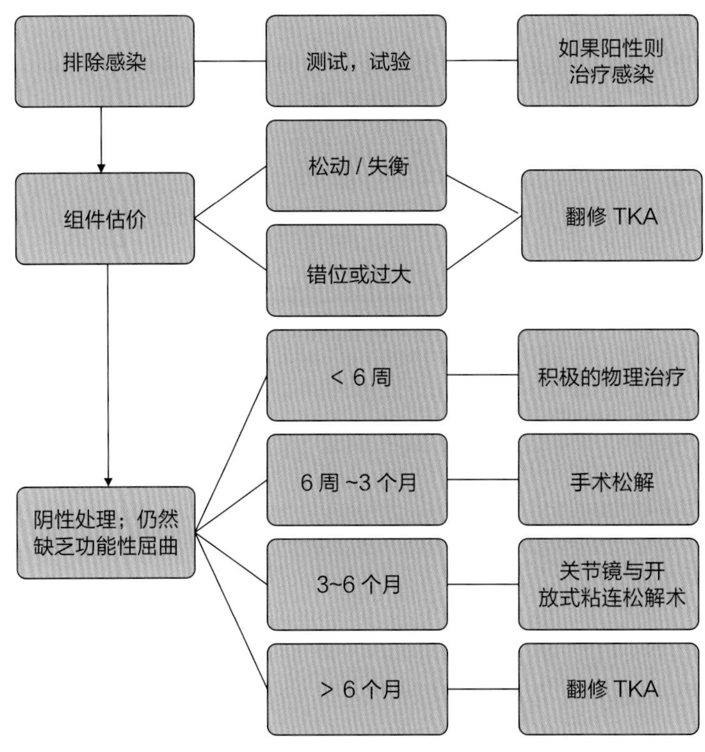

图 23-11　适用于上述患者的一种算法

TKA 术后僵硬的护理

TKA 术后僵硬的治疗取决于病因和时机。能够预防当然最好，早期发现和干预也可以避免进行翻修术（图 23–11）。

僵硬 TKA 评估

与任何医学评估一样，在进行僵硬 TKA 评估时，除细致地收集患者病史外，体格检查、影像学检查和实验室分析也非常重要。相关的病史包括感染的症状、外伤病史，以及僵硬发作的时间。早期僵硬通常可归因于缺乏正确的康复锻炼或术中操作失误。迟发性僵硬应归因于感染、假体松动。判断膝关节僵硬出现的原因将更容易预测结果。

体格检查应包括皮肤评估、积液检查、ROM、假体稳定性以及对伸膝装置的评估。皮肤检查必须包括红斑评估，其中，如果存在红斑，则暗示感染的存在，还需包括对反射性交感神经营养不良的迹象（皮肤多水、体温过低等）进行检查，以及确定是否存在广泛瘢痕。对于皮肤粘连可考虑进行整形手术和植入软组织扩张器。而稳定性检查有助于确定膝关节相对于屈曲间隙和伸直间隙的整体平衡。对伸膝装置进行检查对于评估过程而言十分重要，通过检查可以排除髌骨周围的痛源，如部分碰撞、髌骨半脱位、髌骨碰撞声或捻发音，而这些均可能导致膝关节屈曲受限。

采用标准程序对患者进行 X 线片成像检查。其中侧位 X 线片对于评估股骨假体大小、矢状位形态和假体定位、胫骨斜度、股骨后方骨赘的存在、异位骨化、假体松动、关节线水平和髌骨低位具有重要意义。而通过 Merchant 髌骨轴位 X 线片可以对部分碰撞和髌骨跟踪进行评估。如果普通 X 线片未能起到一定的帮助作用，那么骨扫描可能有助于识别假体松动或感染。计算机断层扫描可以用来评估假体旋转不良。穿过膝关节的轴向切割将允许评估股骨假体相对于通髁线的旋转（图 23–12）。除此之外，对于胫骨假体旋转，也可以参照胫骨结节进行评估。

实验室分析项目主要针对那些与膝关节僵硬密切相关的感染进行的检测。血液学评估应包括获得全血细胞计数、红细胞沉降率和 C 反应蛋白等数据。如果存在膝关节积液，建议抽取一定量的积液进行细胞计数、分化、革兰染色和培养。在诊断不确定的情况下，应检测其他感染标志物是否存在，如 α – 防御素、滑膜 C– 反应蛋白以及滑膜细菌 DNA。

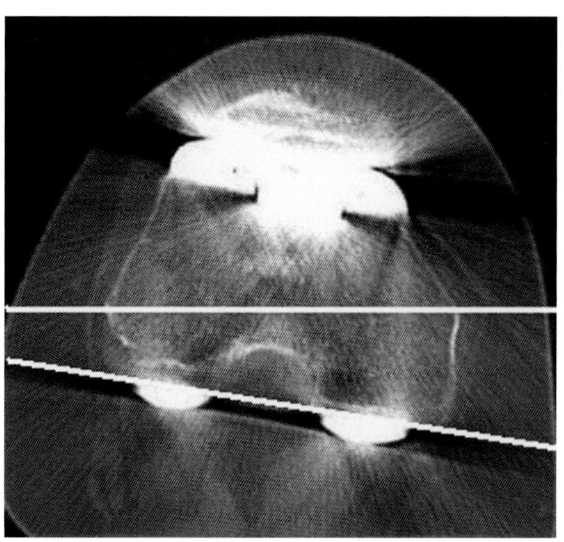

图 23–12　计算机断层扫描用于评估股骨假体旋转与通髁线，进而显示股骨假体所出现的内部旋转问题

术后早期诊断

对于术后早期（＜6 周）出现膝关节僵硬的患者而言，采取积极的物理治疗方案可实现良好的活动度。物理治疗师和外科医师之间的沟通将非常重要，因为只有这样，物理治疗师才可以理解外科医师的期望和方案，并且可以让外科医师知道患者是否存在涉及膝关节运动恢复的问题。除此之外，充分镇痛对于确保患者在参与术后理疗计划中的依从性十分重要。膝关节伸展困难的患者在夜间应使用夹板固定，且使用动态弹性伸直支具将非常有效。在发生不可逆性瘢痕之前，必须对患者进行密集的随访以评估患者术后早期膝关节活动的进展情况。

需要在麻醉下进行的操作：对于 TKA 术后 6~12 周依旧存在膝关节僵硬并发症的患者，应考虑在麻醉下对其进行封闭操作。医师必须对 ROM 得到的改善能够为患者带来的益处和发生术后潜在并发症进行权衡，这些并发症包括骨折、肌腱断裂、切口裂开以及血肿。早期识别这些患者是至关重要的，因为超过 12 周将会导致手术的有效性显著降低。放置硬膜外导管或进行局部神经阻滞能够有效降低术中及术后疼痛感。当进行积极物理治疗时，可以在医院内进行连续的疼痛控制。在手术前应仔细检查 X 线片，以评估骨量减少情况以及股骨前切迹，进而提高医师在操作过程中对假体周围骨折潜在风险的认识。手术过程应以照片形式记录下来，以便患者对自身术前和术后的运动能力进行对比。同时，用于关节镜检查的机器能够为患者及其理疗师提供一个很好的拍照和打印及拷贝的工具（图 23–13）。

进行膝关节屈曲改善操作时应该用轻柔、稳定的力量进行，同时外科医师需要将双手放在靠近关节的地方。仔细监测瘢痕断裂情况。外科医师应避免通过用脚踝压住患者腿部来操作，因为这会将过多的力施加在长杠杆臂的末端，而这可能会导致假体周围发生骨折或肌腱撕脱。一般而言，在麻醉下操作（MUA）后，预期的屈曲度增加 30°~35°。由于伸展功能通常较难逆转和维持，因此对其预期的屈曲度增加 5°~10°。外科医师可以通过在小腿后部放置一个垫枕来进行改善膝关节伸展功能的操作。然后可以用一只手在胫骨近端，同时用另一只手在股骨远端施加轻柔的推力。在操作后使用动态夹板可保持膝关节处于伸展状态。

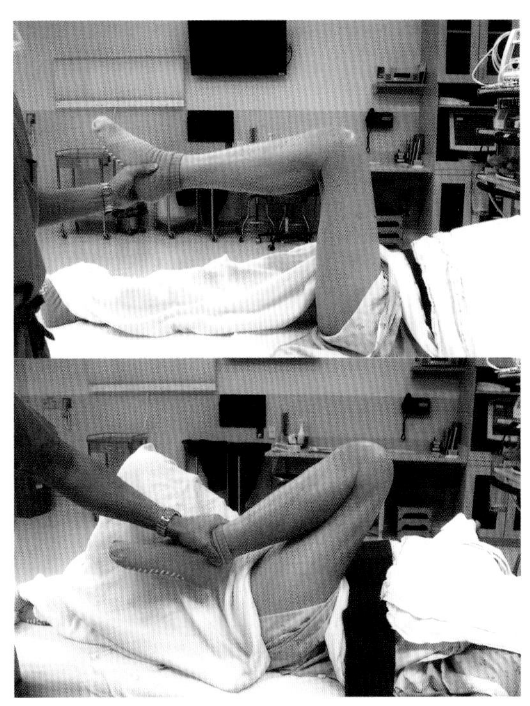

图 23–13 松解前后膝关节活动图像

在完成一项操作时，应及时对患者进行 X 线片造影检查以排除骨折或假体失效的情况。术后治疗应立即进行。尽管 CPM 在 TKA 术后常规上并没有显示出任何益处，但对于已经表现出僵硬倾向的患者来说，它可能是有益的。重要的是，要向确实需要 MUA 的患者传达这样的信息，即他们仍然可以达到与无僵硬患者相同的功能水平和结果评分。

术后晚期诊断

对于伴有慢性膝关节活动问题（术后 3 个月以上）的患者而言，由于关节囊愈合已经成熟，因此他们通常需要进行外科手术干预。屈曲＜ 100° 或屈曲挛缩＞ 10° 可导致患者出现明显的功能限制。并且许多患者可能已经有麻醉下操作失败的情况。需要对患者采取的手术类型取决于膝关节僵硬的病因。如果术前检查显示假体大小、对齐合适、TKA 术后膝关节稳定性好，那么不需要进行假体翻修的关节松解术将是一个合理的选择。关节松解术可以在关节镜下进行，也可行开放性手术（如需进行更为彻底的清创）。不过，需要注意的是，在进行任何手术干预之前，都需要对患者进行详细的评估以排除潜在的感染风险。

虽然在关节镜下对患者行关节松解术可以处理关节内粘连和关节纤维化情况，但是在非常紧的瘢痕关节空间内进行操作会存在损伤股骨假体表面的风险。对于一些单独因素导致膝关节僵硬的情况，如髌骨碰撞声或交叉韧带保留膝关节的 PCL 过紧，这种方式可能会成功。进行尝试的话，就需要对髌骨内外侧的沟槽以及髌上囊进行清创处理。除此之外，术中也应该与其他操作相结合。Bocell 等经研究发现，在其所纳入的 7 例关节纤维化患者中，只有 3 例（43%）在关节镜下治疗后获得了膝关节活动度方面的改善；而 Williams 和 Windsor 等发现，在 10 例接受关节镜下关节松解术、PCL 松解治疗的患者中，膝关节屈曲度由术前 73.9° 改善至术后 104.5° 。

在中间时间段（3 个月至 1 年），非机械、技术或其他可识别原因导致的关节内粘连和关节纤维化可用广泛关节清创及松解来进行治疗。患处显露通常较为困难，并且

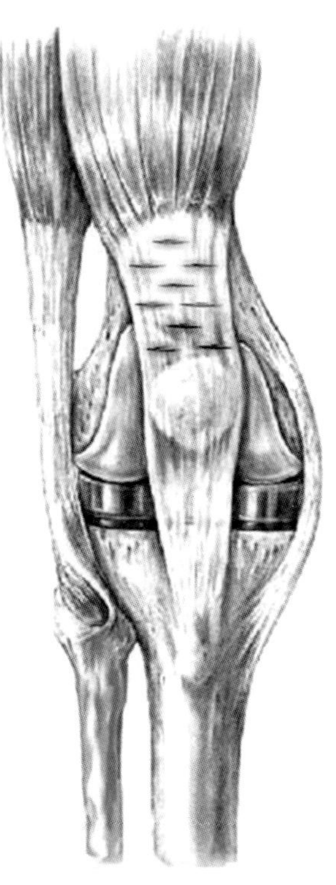

图 23–14　股四头肌肌腱松解增加了全膝关节置换术术后膝关节的屈曲活动度

可能需要用可伸展显露技术，如股四头肌松解或胫骨结节截骨术（TTO）。除此之外，应进行根治性瘢痕切除，以重建在僵硬 TKA 中消失的髌骨内外侧的沟槽以及髌上囊。推荐行扩大手术切口，并且侧方松解可能有助于放松伸膝装置。除此之外，还可以对患者行股四头肌成形术，以在功能上延长伸膝装置（图 23-14）。在 Ghani 等的系统综述中，他们发现开放性关节松解术可以使 ROM 平均增加 43°。

假体翻修

如果术前检查显示假体错位、松动、假体失效、尺寸不当、关节线水平变化，需行假体翻修术。同样的原则也适用于前文提到的根治性瘢痕切除术。在检查时应特别注意股骨假体的状态。如果发生股骨假体定位、旋转或尺寸方面的错误，即使假体稳定性良好，也应考虑对其进行翻修处理。除此之外，韧带平衡也是实现膝关节活动度最大化的关键所在。

在为治疗膝关节僵硬而进行的假体翻修过程中应注意以下几个方面：

（1）显露：目的是为可伸直的显露技术打好基础。

（2）彻底滑膜切除术和关节松解术。

（3）相等且平衡的屈曲间隙和伸直间隙。

（4）适当的假体尺寸和位置（包括髌骨）。

（5）适当地修复关节线。

在执行翻修术期间，外科医师在处理完假体位置之后，需要在假体试用过程中确定胫骨垫块的厚度。通常情况下，在没有处置其他假体的情况下，仅仅换成较薄的聚乙烯垫块即可成功。特别是对于预期有侵袭性瘢痕形成的患者，只要稳定性不受影响，选择稍微薄一点儿的聚乙烯垫块将更有利于获得更大的膝关节屈曲或伸直活动度。在手术期间应对髌骨复合厚度进行仔细的评估和测量。由于切除不充分而导致其复合厚度过大的话，则应进行假体翻修术，以将髌骨复合厚度降低到关节置换前水平。保留后交叉韧带的膝关节可以用后部稳定型假体翻修，因为这样可以在机械上保证股骨后部翻转以增强屈曲活动度，并且对关节线水平的变化不太敏感。对于患者而言，术后护理十分重要，相关研究证实，积极的镇痛干预将能够显著改善膝关节的功能性恢复。

临床结果显示，通过假体翻修可以在一定程度上改善膝关节活动度以及 PRO 得分。在 Kim 以及 Lotke 等所报道的 56 例接受膝关节翻修术的患者中，其膝关节活动度平均增加 27.6°。Rutherford 等通过对因膝关节僵硬而接受翻修术的 46 例患者进行分析发现，造成膝关节僵硬的病因分别为内部假体旋转（26.2%）、假体尺寸偏大（21.5%）、不稳定（16.9%）、轴线没有对齐（16.9%）、原因不明（9.2%）和其他（6.2%）。平均而言，术后患者的 ROM 和膝关节评分均得到明显改善；然而，需要注意的是，这些患者的并发症发生率为 28.2%，再手术率（不包括 MUA）为 17.4%。除此之外，13% 的患者得到更差的 ROM 或结果评分，表明对该类患者行翻修术并非没有风险。

结果

导致患者 TKA 术后出现膝关节僵硬的原因有多种，其中包括患者因素、技术失误和围术期并发症。与医学上的大多数问题一样，预防是最好的治疗形式。对于患者因素，应通过术前宣教来促使他们积极参与到物理治疗方案中来。而对于技术层面的失误，应通过关注适当的屈曲间隙和伸直间隙平衡、准确地进行假体定位和选择适当的假体尺寸以及适当处理伸膝装置来避免。除此之外，还应在尽可能早的时间点彻底评估僵硬以辨别其病因。急性术后膝关节僵硬可以通过积极的物理治疗和适当的止痛药来治疗。亚急性膝关节僵硬可以通过麻醉下的操作来处理。由于慢性膝关节僵硬会严重影响日常生活活动，因此通常需要进行手术干预。如果存在假体位置错位、旋转不当或尺寸不当，应对患者行 TKA 翻修术加以解决。虽然 TKA 术后膝关节僵硬是已知的、可能的并发症，但注意预防和适当地处理可将膝关节僵硬的发生率和程度降到最低。

参考文献

[1] Colizza WA, Insall JN, Scuderi GR. The posterior stabilized total knee prosthesis: assessment of polyethylene damage and osteolysis after a ten-year-minimum follow-up. *J Bone Joint Surg Am—Ser A*. 1995;77(11):1713-1720.

[2] Dennis DA, Clayton ML, O'Donnell S, Mack RP, Stringer EA. Posterior cruciate condylar total knee arthroplasty. Average 11-year follow-up evaluation. *Clin Orthop Relat Res*. 1992;(281):168-176.

[3] Ranawat CS, Luessenhop CP, Rodriguez JA. The press-fit condylar modular total knee system. Four-to-six-year results with a posterior-cruciate-substituting design. *J Bone Joint Surg—Ser A*. 1997;79(3):342-348.

[4] Laubenthal KNN, Smidt GLL, Kettelkamp DBB. A quantitative analysis of knee motion during activities of daily living. *Phys Ther*. 1972;52(1):34-43.

[5] Jauregui JJ, Cherian JJ, Pierce TP, Beaver WB, Issa K, Mont MA. Long-term survivorship and clinical outcomes following total knee arthroplasty. *J Arthroplasty*. 2015;30(12):2164-2166.

[6] Sartawi M, Zurakowski D, Rosenberg A. Implant survivorship and complication rates after total knee arthroplasty with a third-generation cemented system: 15-year follow-up. *Am J Orthop (Belle Mead NJ)*. 2018;47(3). doi:10.12788/ ajo.2018.0018.

[7] Kettelkamp DB, Johnson RJ, Smidt GL, Chao EY, Walker M. An electrogoniometric study of knee motion in normal gait. *J Bone Joint Surg Am*. 1970 Jun;52(4):775-790.

[8] Meneghini RM, Pierson JL, Bagsby D, Ziemba-Davis M, Berend ME, Ritter MA. Is there a functional benefit to obtaining high flexion after total knee arthroplasty? *J Arthroplasty*. 2007;22(6 suppl):43-46.

[9] Kalson NS, Borthwick LA, Mann DA, et al. International consensus on the definition and classification of fibrosis of the knee joint. *Bone Joint J*. 2016 Nov;98-B(11):1479-1488.

[10] Kim J, Nelson CL, Lotke PA. Stiffness after total knee arthroplasty. Prevalence of the complication and outcomes of revision. *J Bone Joint Surg Am*. 2004;86-A(7):1479-1484.

[11] Donaldson JR, Tudor F, Gollish J. Revision surgery for the stiff total knee arthroplasty. *Bone Joint J*. 2016;98-B(5):622-627.

[12] Manrique J, Gomez M, Parvizi J. Stiffness after total knee arthroplasty. *J Knee Surg*. 2014;28(2):119-126.

[13] Liow MHL, Dimitriou D, Tsai T-Y, Kwon Y-M. Pre-operative risk factors associated with poor outcomes of revision surgery for "pseudotumours" in patients with metal-on-metal hip arthroplasty. *J Arthroplasty*. 2016;31(12):2835-2842.

[14] Yercan HS, Sugun TS, Bussiere C, Ait Si Selmi T, Davies A, Neyret P. Stiffness after total knee arthroplasty: prevalence, management and outcomes. *Knee*. 2006;13(2):111-117.

[15] Desai AS, Karmegam A, Dramis A, Board TN, Raut V. Manipulation for stiffness following total knee arthroplasty: when and how often to do it? *Eur J Orthop Surg Traumatol*. 2014;24(7):1291-1295.

[16] Sharkey PF, Lichstein PM, Shen C, Tokarski AT, Parvizi J. Why are total knee arthroplasties failing today-has anything changed after 10 years? *J Arthroplasty*. 2013;29(9):1774-1778.

[17] Schroer WC, Berend KR, Lombardi AV, et al. Why are total knees failing today? Etiology of total knee revision in 2010 and 2011. *J Arthroplasty*. 2013;28(8 suppl):116-119.

[18] Pitta M, Esposito CI, Li Z, Lee Y-Y, Wright TM, Padgett DE. Failure after modern total knee arthroplasty: a prospective study of 18,065 knees. *J Arthroplasty*. 2018;33(2):407-414.

[19] Lombardi AV, Berend KR, Adams JB. Why knee replacements fail in 2013: patient, surgeon, or implant? *Bone Joint J*. 2014;96B(11):101-114.

[20] Schairer WW, Vail TP, Bozic KJ. What are the rates and causes of hospital readmission after total knee arthroplasty? *Clin Orthop Relat Res*. 2014;472(1):181-187.

[21] Padua R, Ceccarelli E, Bondi R, Campi A, Padua L. Range of motion correlates with patient perception ofTKAoutcome. *Clin Orthop Relat Res*. 2007;460:174-177.

[22] Ha C-W, Park Y-B, Song Y-S, Kim J-H, Park Y-G. Increased range of motion is important for functional outcome and satisfaction after total knee arthroplasty in Asian patients. *J Arthroplasty*. 2016;31(6):1199-1203.

[23] Ritter MA, Stringer EA. Predictive range of motion after total knee replacement. *Clin Orthop Relat Res*. 1979;(143):115-119.

[24] Ritter MA, Campbell ED. Effect of range of motion on the success of a total knee arthroplasty. *J Arthroplasty*. 1987;2(2):95-97.

[25] Parsley BS, Engh GA, Dwyer KA. Preoperative flexion. Does it influence postoperative flexion after posterior-cruciate-retaining total knee arthroplasty? *Clin Orthop Relat Res*. 1992;(275):204-210.

[26] Lizaur A, Marco L, Cebrian R. Preoperative factors influencing the range of movement after total knee arthroplasty for severe osteoarthritis. *J Bone Joint Surg Br*. 1997;79(4):626-629.

[27] Harvey IA, Barry K, Kirby SP, Johnson R, Elloy MA. Factors affecting the range of movement of total knee arthroplasty. *J Bone Joint Surg Br*. 1993;75(6):950-955.

[28] Scott RD. Stiffness associated with total knee arthroplasty. *Orthopedics*. 2009;32(9):682-684.

[29] Shoji H, Solomonow M, Yoshino S, D'Ambrosia R, Dabezies E. Factors affecting postoperative flexion in total knee arthroplasty. *Orthopedics*. 1990;13(6):643-649.

[30] Issa K, Rifai A, Boylan MR, Pourtaheri S, McInerney VK, Mont MA. Do various factors affect the frequency of manipulation under anesthesia after primary total knee arthroplasty? *Clin Orthop Relat Res*. 2015;473(1):143-147.

[31] Springer BD, Odum SM, Nagpal VS, et al. Is socioeconomic status a risk factor for stiffness after total knee arthroplasty? A multicenter case-control study. *Orthop Clin North Am*. 2012;43(5):e1-e7.

[32] Newman ET, Herschmiller TA, Attarian DE, Vail TP, Bolognesi MP, Wellman SS. Complications—other risk factors, outcomes, and timing of manipulation under anesthesia after total knee arthroplasty. *J Arthroplasty*. 2018;33(1):245-249.

[33] Vanlommel L, Luyckx T, Vercruysse G, Bellemans J, Vandenneucker H. Predictors of outcome after manipulation under anaesthesia in patients with a stiff total knee arthroplasty. *Knee Surg Sports Traumatol Arthrosc*. 2017;25:3637-3643.

[34] Werner BC, Carr JB, Wiggins JC, Gwathmey FW, Browne JA. Manipulation under anesthesia after total knee arthroplasty is associated with an increased incidence of subsequent revision surgery. *J Arthroplasty*. 2015;30(9):72-75.

[35] Pfefferle KJ, Shemory ST, Dilisio MF, Fening SD, Gradisar IM. Risk factors for manipulation after total knee arthroplasty: a pooled electronic health record database study. *J Arthroplasty*. 2014;29(10):1-3.

[36] Brander V, Gondek S, Martin E, Stulberg SD. Pain and depression influence outcome 5 years after knee replacement surgery. *Clin Orthop Relat Res*. 2007;464:21-26.

[37] Ayers DC, Franklin PD, Ploutz-Snyder R, Boisvert CB. Total knee replacement outcome and coexisting physical and emotional illness. *Clin Orthop Relat Res*. 2005;440:157-161.

[38] Ayers DC, Franklin PD, Trief PM, Ploutz-Snyder R, Freund D. Psychological attributes of preoperative total joint replacement patients: implications for optimal physical outcome. *J Arthroplasty*. 2004;19(7 suppl 2):125-130.

[39] Brown ML, Plate JF, Von Thaer S, Fino NF, Smith BP, Seyler TM, et al. Decreased range of motion after total knee arthroplasty is predicted by the Tampa Scale of Kinesiophobia. *J Arthroplasty*. 2015;31(4):793-797.

[40] Lo C-S, Wang S-J, Wu S-S. Knee stiffness on extension caused by an oversized femoral component after total knee arthroplasty: a report of two cases and a review of the literature. *J Arthroplasty*. 2003;18(6):804-808.

[41] Dennis DA, Komistek RD, Colwell CE, et al. In vivo anteroposterior femorotibial translation of total knee arthroplasty: a multicenter analysis. *Clin Orthop Relat Res*. 1998;(356):47-57.

[42] Dennis DA, Komistek RD, Mahfouz MR, Haas BD, Stiehl JB. Multicenter determination of in vivo kinematics after total knee arthroplasty. *Clin Orthop Relat Res*. 2003;(416):37-57.

[43] Dennis DA, Komistek RD, Stiehl JB, Walker SA, Dennis KN. Range of motion after total knee arthroplasty: the effect of implant design and weight-bearing conditions. *J Arthroplasty*. 1998;13(7):748-752.

[44] Boldt JG, Stiehl JB, Hodler J, Zanetti M, Munzinger U. Femoral component rotation and arthrofibrosis following mobile-bearing total knee arthroplasty. *Int Orthop*. 2006;30(5):420-425.

[45] Dennis DA, Komistek RD, Hoff WA, Gabriel SM. In vivo knee kinematics derived using an inverse perspective technique. *Clin Orthop Relat Res*. 1996;(331):107-117.

[46] Matsuda Y, Ishii Y, Noguchi H, Ishii R. Varus-valgus balance and range of movement after total knee arthroplasty. *J Bone Joint Surg Br*. 2005;87(6):804-808.

[47] Fehring TK. Rotational malalignment of the femoral component in total knee arthroplasty. *Clin Orthop Relat Res*. 2000;(380):72-79.

[48] Goldstein WM, Raab DJ, Gleason TF, Branson JJ, Berland K. Why posterior cruciate-retaining and substituting total knee replacements have similar ranges of motion. The importance of posterior condylar offset and cleanout of posterior condylar space. *J Bone Joint Surg Am*. 2006;88(suppl 4):182-188.

[49] Kurosaka M, Yoshiya S, Mizuno K, Yamamoto T. Maximizing flexion after total knee arthroplasty: the need and the pitfalls. *J Arthroplasty*. 2002;17(4 suppl 1):59-62.

[50] Ritter MA, Harty LD, Davis KE, Meding JB, Berend ME. Predicting range of motion after total knee arthroplasty. Clustering, log-linear regression, and regression tree analysis. *J Bone Joint Surg Am*. 2003;85-A(7):1278-1285.

[51] Figgie HE, Goldberg VM, Heiple KG, Moller HS, Gordon NH. The influence of tibial-patellofemoral location on function of the knee in patients with the posterior stabilized condylar knee prosthesis. *J Bone Joint Surg Am*. 1986 Sep;68(7):1035-1040.

[52] Partington PF, Sawhney J, Rorabeck CH, Barrack RL, Moore J. Joint line restoration after revision total knee arthroplasty. *Clin Orthop Relat Res*. 1999;(367):165-171.

[53] Bengs BC, Scott RD. The effect of patellar thickness on intraoperative knee flexion and patellar tracking in total knee arthroplasty. *J Arthroplasty*. 2006;21(5):650-655.

[54] Kim AD, Shah VM, Scott RD. The effect of patellar thickness on intraoperative knee flexion and patellar tracking in patients with arthrofibrosis undergoing total knee arthroplasty. *J Arthroplasty*. 2016;31(5):1011-1015.

[55] Mihalko W, Fishkin Z, Krackow K, Krakow K. Patellofemoral overstuff and its relationship to flexion after total knee arthroplasty. *Clin Orthop Relat Res*. 2006;449:283-287.

[56] Ortiguera CJ, Berry DJ. Patellar fracture after total knee arthroplasty. *J Bone Joint Surg Am*. 2002;84-A(4):532-540.

[57] Lesh ML, Schneider DJ, Deol G, Davis B, Jacobs CR, Pellegrini VD. The consequences of anterior femoral notching in total knee arthroplasty. A biomechanical study. *J Bone Joint Surg Am*. 2000;82-A(8):1096-1101.

[58] Ritter MA, Faris PM, Keating EM. Anterior femoral notching and ipsilateral supracondylar femur fracture in total knee arthroplasty. *J Arthroplasty*. 1988;3(2):185-187.

[59] Plate JF, Seyler TM, Halvorson JJ, Santago AC, Lang JE. Non-anatomical capsular closure of a standard parapatellar knee arthrotomy leads to patellar maltracking and decreased range of motion: a cadaver study. *Knee Surg Sports Traumatol Arthrosc*. 2014;22(3):543-549.

[60] Dennis DA, Komistek RD, Scuderi GR, Zingde S. Factors affecting flexion after total knee arthroplasty. *Clin Orthop Relat Res*. 2007;464:53-60.

[61] Banks S, Bellemans J, Nozaki H, Whiteside LA, Harman M, Hodge WA. Knee motions during maximum flexion in fixed and mobile-bearing arthroplasties. *Clin Orthop Relat Res*. 2003;(410):131-138.

[62] Bellemans J, Banks S, Victor J, Vandenneucker H, Moemans A. Fluoroscopic analysis of the kinematics of deep flexion in total knee arthroplasty. Influence of posterior condylar offset. *J Bone Joint Surg Br*. 2002;84(1):50-53.

[63] Massin P, Gournay A. Optimization of the posterior condylar offset, tibial slope, and condylar roll-back in total knee arthroplasty. *J Arthroplasty*. 2006;21(6):889-896.

[64] Livbjerg AE, Froekjaer S, Simonsen O, Rathleff MS. Pre-operative patient education is associated with decreased risk of arthrofibrosis after total knee arthroplasty: a case control study. *J Arthroplasty*. 2013;28(8):1282-1285.

[65] Bini SA, Mahajan J. Clinical outcomes of remote asynchronous telerehabilitation are equivalent to traditional therapy following total knee arthroplasty: a randomized control study. *J Telemed Telecare*. 2017;23(2):239-247.

[66] Austin MS, Urbani BT, Fleischman AN, et al. Formal physical therapy after total hip arthroplasty is not required. *J Bone Joint Surg Am*. 2017;99(8):648-655.
[67] Horlocker TT, Kopp SL, Pagnano MW, Hebl JR. Analgesia for total hip and knee arthroplasty: a multimodal pathway featuring peripheral nerve block. *J Am Acad Orthop Surg*. 2006;14(3):126-135.
[68] Hebl JR, Kopp SL, Ali MH, et al. A comprehensive anesthesia protocol that emphasizes peripheral nerve blockade for total knee and total hip arthroplasty. *J Bone Joint Surg Am*. 2005;87(suppl 2):63-70.
[69] Harvey LA, Brosseau L, Herbert RD. Continuous passive motion following total knee arthroplasty in people with arthritis. *Cochrane Database Syst Rev*. 2014;(2):CD004260.
[70] Manifold SG, Cushner FD, Craig-Scott S, Scott WN. Long-term results of total knee arthroplasty after the use of soft tissue expanders. *Clin Orthop Relat Res*. 2000;(380):133-139.
[71] Merchant AC, Mercer RL, Jacobsen RH, Cool CR. Roentgenographic analysis of patellofemoral congruence. *J Bone Joint Surg Am*. 1974;56(7):1391-1396.
[72] Berger RA, Crossett LS, Jacobs JJ, Rubash HE. Malrotation causing patellofemoral complications after total knee arthroplasty. *Clin Orthop Relat Res*. 1998;(356):144-153.
[73] Su EP, Su SL, Valle AG Della. Stiffness after TKR: how to avoid repeat surgery. *Orthopedics*. 2010;33(9):658.
[74] Mason JB, Fehring TK, Odum SM, Griffin WL, Nussman DS. The value of white blood cell counts before revision total knee arthroplasty. *J Arthroplasty*. 2003;18(8):1038-1043.
[75] Parvizi J, Tan TL, Goswami K, et al. The 2018 Definition of periprosthetic hip and knee infection: an evidence-based and validated criteria. *J Arthroplasty*. 2018;33(5):1309-1314.e2.
[76] Tarabichi M, Shohat N, Goswami K, Parvizi J. Can next generation sequencing play a role in detecting pathogens in synovial fluid? *Bone Joint J*. 2018;100-B(2):127-133.
[77] Deirmengian C, Kardos K, Kilmartin P, Gulati S, Citrano P, Booth RE. The alpha-defensin test for periprosthetic joint infection responds to a wide spectrum of organisms. *Clin Orthop Relat Res*. 2015;473(7):2229-2235.
[78] Bonutti PM, Marulanda GA, McGrath MS, Mont MA, Zywiel MG. Static progressive stretch improves range of motion in arthrofibrosis following total knee arthroplasty. *Knee Surg Sports Traumatol Arthrosc*. 2010 Feb 14;18(2):194-199.
[79] Vun SH, Shields DW, Sen A, Shareef S, Sinha S, Campbell AC. A national questionnaire survey on knee manipulation following total knee arthroplasty. *J Orthop*. 2015 Dec;12(4):193-196.
[80] Cheuy VA, Foran JRH, Paxton RJ, Bade MJ, Zeni JA, Stevens-Lapsley JE. Arthrofibrosis associated with total knee arthroplasty. *J Arthroplasty*. 2017;32(8):2604-2611.
[81] Issa K, Kapadia BH, Kester M, Khanuja HS, Delanois RE, Mont MA. Clinical, objective, and functional outcomes of manipulation under anesthesia to treat knee stiffness following total knee arthroplasty. *J Arthroplasty*. 2014;29(3):548-552.
[82] Ghani H, Maffulli N, Khanduja V. Management of stiffness following total knee arthroplasty: a systematic review. *Knee*. 2012;19(6):751-759.
[83] Namba RS, Inacio M. Early and late manipulation improve flexion after total knee arthroplasty. *J Arthroplasty*. 2007;22(6 suppl 2):58-61.
[84] Bocell JR, Thorpe CD, Tullos HS. Arthroscopic treatment of symptomatic total knee arthroplasty. *Clin Orthop Relat Res*. 1991;(271):125-134.
[85] Williams RJ, Westrich GH, Siegel J, Windsor RE. Arthroscopic release of the posterior cruciate ligament for stiff total knee arthroplasty. *Clin Orthop Relat Res*. 1996;(331):185-191.
[86] Fitzsimmons SE, Vazquez EA, Bronson MJ. How to treat the stiff total knee arthroplasty?: a systematic review. *Clin Orthop Relat Res*. 2010;468(4):1096-1106.
[87] Hegazy AM, Elsoufy MA. Arthroscopic arthrolysis for arthrofibrosis of the knee after total knee replacement. *HSS J*. 2011;7(2):130-133.
[88] Della Valle CJ, Berger RA, Rosenberg AG. Surgical exposures in revision total knee arthroplasty. *Clin Orthop Relat Res*. 2006;446:59-68.
[89] Garvin KL, Scuderi G, Insall JN. Evolution of the quadriceps snip. *Clin Orthop Relat Res*. 1995;(321):131-137.
[90] Younger AS, Duncan CP, Masri BA. Surgical exposures in revision total knee arthroplasty. *J Am Acad Orthop Surg*. 1998;6(1):55-64.
[91] Dolin MG. Osteotomy of the tibial tubercle in total knee replacement. A technical note. *J Bone Joint Surg Am*. 1983;65(5):704-706.
[92] Ries MD, Richman JA. Extended tibial tubercle osteotomy in total knee arthroplasty. *J Arthroplasty*. 1996;11(8):964-967.
[93] Whiteside LA, Ohl MD. Tibial tubercle osteotomy for exposure of the difficult total knee arthroplasty. *Clin Orthop Relat Res*. 1990;(260):6-9.
[94] Wolff AM, Hungerford DS, Krackow KA, Jacobs MA. Osteotomy of the tibial tubercle during total knee replacement. A report of twenty-six cases. *J Bone Joint Surg Am*. 1989;71(6):848-852.
[95] Geller JA, Lakra A, Murtaugh T. The use of electronic sensor device to augment ligament balancing leads to a lower rate of arthrofibrosis after total knee arthroplasty. *J Arthroplasty*. 2017;32(5):1502-1504.
[96] Babis GC, Trousdale RT, Morrey BF. The effectiveness of isolated tibial insert exchange in revision total knee arthroplasty. *J Bone Joint Surg Am*. 2002;84-A(1):64-68.
[97] Engh GA, Koralewicz LM, Pereles TR. Clinical results of modular polyethylene insert exchange with retention of total knee arthroplasty components. *J Bone Joint Surg Am*. 2000;82(4):516-523.
[98] Dennis DA, Komistek RD, Mahfouz MR. In vivo fluoroscopic analysis of fixed-bearing total knee replacements. *Clin Orthop Relat Res*. 2003;(410):114-130.
[99] Christensen CP, Crawford JJ, Olin MD, Vail TP. Revision of the stiff total knee arthroplasty. *J Arthroplasty*. 2002;17(4):409-415.
[100] Rutherford RW, Jennings JM, Levy DL, Parisi TJ, Ryan Martin J, Dennis DA. Revision total knee arthroplasty for arthrofibrosis. *J Arthroplasty*. 2018;33(7S):S177-S181.
[101] Moya-Angeler J, Bas MA, Cooper HJ, Hepinstall MS, Rodriguez JA, Scuderi GR. Revision arthroplasty for the management of stiffness after primaryTKA. *J Arthroplasty*. 2017;32(6):1935-1939. Pagnano9781496315052-.

第24章 全膝关节置换术后感染行二期假体翻修术

Kevin I. Perry, Arlen D. Hanssen

前言

对于接受全膝关节置换术（TKA）治疗的患者而言，术后假体周围感染（PJI）是一种非常危险的并发症。尽管PJI的发生率在过去的几十年中有所下降，但其依旧是TKA失败的主要原因。来自不同文献的PJI的发生率之间存在很大的差异，并且其在很大程度上依赖于患者的风险因素以及外科手术医师的经验。尽管如此，来自大多数外科医师和关节置换治疗中心的报告显示，PJI在接受TKA治疗患者中的发病率为1%~2%，但在接受TKA翻修术的患者中其发病率则升至3%~5%。

尽管目前在PJI精确诊断方面依旧存在许多争议，但肌肉骨骼感染学会对明确的PJI采用了以下定义：

（1）存在与假体相通的窦道。

（2）通过2次或2次以上关节穿刺液的组织培养和术中所取深部组织标本培养证明是同一种致病菌。

（3）存在以下6个标准中的4个：

a. 血清红细胞沉降率（ESR）和血清C-反应蛋白（CRP）浓度升高。

b. 滑膜白细胞计数升高。

c. 滑膜中性粒细胞百分比（PMN%）升高。

d. 受影响关节出现脓肿。

e. 对假体周围组织或液体进行培养后分离出微生物。

f. 在9400倍放大时从假体周围组织的组织学分析中观察到在5个高倍视野中每个高倍镜视野下中性粒细胞计数>5个。

虽然一些外科医师提倡行一期假体翻修术来治疗感染，但来自北美的护理标准则建议采取二期假体翻修术。二期假体翻修术最早是由Insall在20世纪80年代提出的。其内容包括：首先去除假体、骨水泥以及感染的软组织，然后彻底冲洗伤口。一旦冲洗和清创完成，患者将接受为期6周的针对清创时确定的微生物的静脉（IV）输注抗生素治疗。停用抗生素6周后，如果确定感染已被根除，可考虑重新进行TKA。临床上通过切口外观、患者症状、不定时积液培养结果以及连续的ESR和C-反应蛋白（CRP）来评估感染是否得到根除。虽然在清创时置入的抗生素骨水泥（ALBC）占位器是一种有用的辅助材料，但就目前而言，Insall在30多年前倡导的最初原则很大程度上依旧有效。

适应证和禁忌证

患者症状的出现和感染时间是确定TKA感染正确治疗策略的关键因素。根据诊断时间的不同，PJI 可分为以下 4 类：① 术后早期感染是关节置换术后不到 4 周被诊断出的感染。② 晚期慢性感染是指在术后 4 周以上被诊断出感染或被诊断为感染超过 4 周。③ 急性血源性感染的特点是以前功能良好的关节发生急性感染。④ 在无先兆症状以及感染诊断的情况下，可以通过在 TKA 术中获得阳性培养物来诊断感染。

对于术后早期和急性血源性感染，应尝试对 TKA 假体进行冲洗、清创和聚乙烯（PE）更换来尽可能地挽救假体。然后针对侵入的微生物进行为期 6 周的 IV 抗生素治疗。在 TKA 术中获得的阳性培养物应根据所识别的微生物及其抗生素敏感性进行适当的抗生素抑制处理。而针对受感染的 TKA 进行的二期治疗方案主要适用于晚期感染和慢性感染的患者，或未能进行 TKA 假体冲洗、清创和 PE 更换的患者。

进行二期假体置换的禁忌证包括阻碍患者安全地进行手术的内科并发症，不足以进行关节重建的胫骨 / 股骨骨量，或者伸膝装置发生严重破坏。对于二期假体置换术而言，一期置换术后进行假体再植入的禁忌证包括会对切口愈合造成不利影响的持续感染或软组织问题。

术前准备

所有正在接受抗感染治疗的患者都应该进行膝关节 X 线片检查（正位 X 线片检查、侧位 X 线片检查和髌骨轴位 X 线片检查）以及对 ESR 和 CRP 的评估。除此之外，所有患者均应接受膝关节穿刺术，以对滑液中的白细胞计数进行评估，同时结合微生物的培养结果进行分析。尽管许多报道建立了依赖于滑液分析诊断 PJI 的不同阈值水平，但根据本研究的证据可知，1700 个细胞的滑液白细胞计数（或白细胞分化＞ 65% 的中性粒细胞）是非炎症性关节病晚期慢性 PJI 患者的敏感性和特异性标志物。同时还应检查膝关节是否存在明显窦道以及手术切口是否有分泌物排出。所有先前的切口在手术前都应记录在案，并应考虑在对患者行关节置换手术时哪个切口可以安全使用。如果存在软组织缺损，或者在手术时担心膝关节的软组织覆盖范围不足，则应考虑咨询整形外科医师以确定可能的皮瓣覆盖范围不足。除此之外，可能的话，应该获得所有先前手术的手术记录，以帮助确定假体的位置方便取出。

技术

患者先前的皮肤切口通常用于显露。在设置膝关节周围多个切口时，应选择能安全进入膝关节的最外侧切口，以保持膝关节前部皮肤的血液供应。通过皮肤和皮下组织向下进行锐利剥离直至髌骨上囊水平，并进行标准的正中髌旁关节切开术。如果术前没有成功鉴定出微生物，则应将进入膝关节时得到的滑液样本进行培养。胫骨近端的深层 MCL 的骨膜下剥离能够通过胫骨的外旋来辅助显露。同时切除脂肪垫并剥离胫骨前部髌腱深处的瘢痕可以帮助活动髌骨。在难以显露的情况下，作者更喜欢通过股四头肌进行额外的显露。在非常罕见的情况下，也可以进行胫骨结节截骨术。在翻修过程中，髌骨的外翻是困难和危险的，因此通常情况下会采用髌骨半脱位来完成。瘢痕组织应依次从膝关节上移除，以实现假体的充分显露。

一旦手术视野得到充分显露，就可以很快地移除掉 PE 垫块。然后使用骨刀和骨锯对骨骼 – 骨水泥界面处的股骨假体以及胫骨假体周围的组织进行处理，以促进这些假体的移除。在去除假体的过程中，应尽可能地保留宿主骨。首先移除股骨假体可以更容易地显露胫骨近端。在取出胫骨假体时，需要在胫骨组件下方的胫骨前部打一个钻孔，放置圆形撞击器，这有助于将胫骨假体从胫骨上分离出来。通常情况下，需要进行 3~5 个组织培养来准确地鉴定所有微生物类型，这一程序对于术前未培养出入侵细菌的患者而言尤为重要。

在此期间，应确保所有股骨和胫骨处的骨水泥均被取出。除此之外，对股骨和胫骨的髓腔和骨水泥进行彻底清除，在这方面，可以使用一把小骨刀和电钻来完成。接下来，如果髌骨假体已经完全显露于视野之中，就需要移除这一髌骨假体。医师可以使用骨锯去除宿主骨 – 骨水泥界面处的髌骨假体。需要注意的是，要彻底清除所有骨水泥。一旦骨水泥被全部去除，应该对患处行全滑膜切除术，这将有助于去除所有可能存在的骨水泥和骨骼碎渣。一旦完成所有骨水泥和滑膜以及假体的去除工作，应立即用生理盐水对膝关节进行彻底冲洗。

一旦完成相关清创工作，就需要采用抗生素占位器对患处进行处理。其中，静止型抗生素占位器通常由抗生素骨水泥（ALBC）髓内钉（图 24–1）组成，其分别放置在股骨和胫骨髓腔的上方和下方，并在股骨和胫骨之间放置一大块抗生素骨水泥。现在，静止型占位器主要适用于那些骨量不足以插入关节占位器的患者，以及那些在清创时需要软组织覆盖但又存在软组织缺损的患者。如果股骨与胫骨之间存在特别大的缺损，那么可以制作“仿制”占位器（骨水泥中不含任何抗生素）并利用 ALBC 进行覆盖，因为抗生素的洗脱主要来自 ALBC 的表层部分（仅仅几毫米）。作者常规地按照每 40g 甲基丙烯酸甲酯（MMA）掺配万古霉素 3g、妥布霉素 3.6g、两性霉素粉 150mg 来进行制备。可以将亚甲蓝这种染料添加到骨水泥中，以便在再次植入时易于识别和移除。在髌骨与股骨前部之间放置骨水泥对于防止伸膝装置对股骨前部造成瘢痕至关重要。当骨水泥硬化时，膝关节应保持 10° ~15° 的屈曲度，因为这有利于术后使用长腿支具。在骨水泥仍然处于黏稠状态下暂时封闭髌骨囊通常是有用的，因为这样可以确保在骨水泥聚合之前去除任何会阻碍包膜闭合的多余骨水泥。

关节型抗生素占位器可以使患者在治疗感染期间能够做膝关节屈曲和伸展运动，其理论上的优势在于患者膝关节在抗感染治疗期间的功能更好，同时在 TKA 二次植入时能够得到更好的膝关节活动度。不过，这些理论优势还有待证实。虽然铰接式设计已经有了发展，但目前有两种主要的铰接式占位器：水泥 – 水泥可活动式抗生素占位器（图 24–2）和聚乙烯 – 金属可活动式抗生素占位器（图 24–3）。作者倾向于使用聚乙烯 – 金属可活动式占位器，因为根据我们的经验，水泥 – 水泥可活动式占位器在再次植入时骨水泥碎片和瘢痕形成的发生率较高。

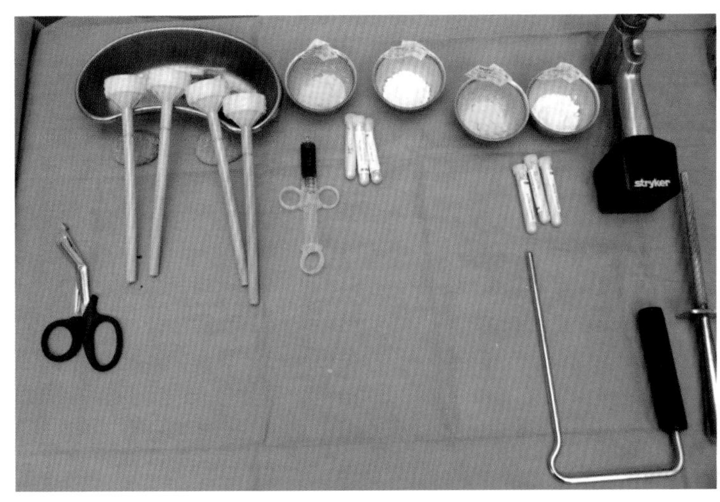

图 24–1　抗生素骨水泥材料的制备示例

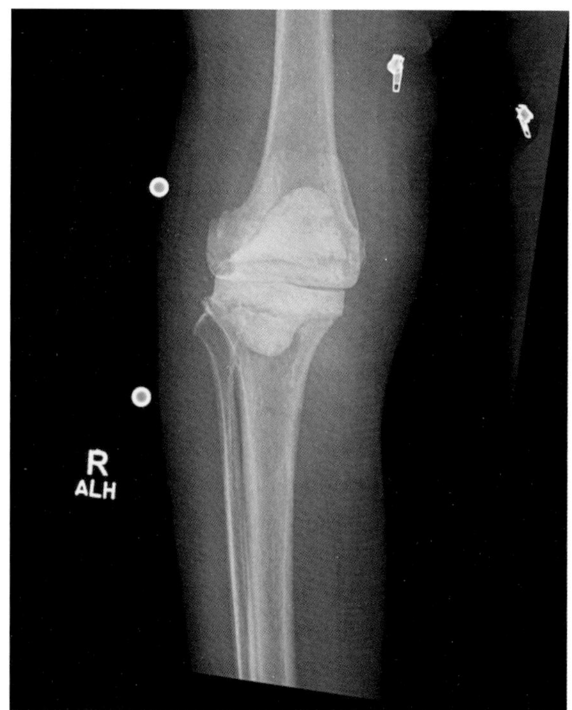

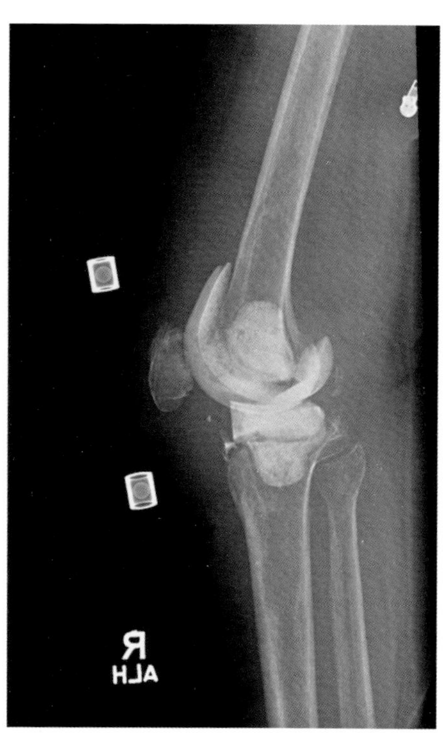

图 24-2　用于慢性全膝关节置换术后感染的水泥 - 水泥可活动式抗生素占位器。A　正位 X 线片。B　侧位 X 线片

植入一块可活动式抗生素占位器所需的技术很简单直接。一旦完全清创，股骨假体应与残余股骨远端相匹配。股骨假体在股骨远端矢状面上的配合至关重要，因为选择尺寸太小的组件则需要进一步从股骨前部或后部（或两者）移除一定的骨量。股骨假体无须与股骨远端完全匹配，因为 ABLC 将填补宿主骨与股骨假体之间后期可能存在的任何间隙。如果交叉韧带保留植入物已被移除，则应对股骨远端进行挖槽，以接受后部稳定的股骨假体。当选择了大小合适的股骨假体时，应该调整胫骨的大小，并且应该对 PE 插入物进行试验。如果屈曲间隙、伸直间隙足够小，可以在 PE 插入物可

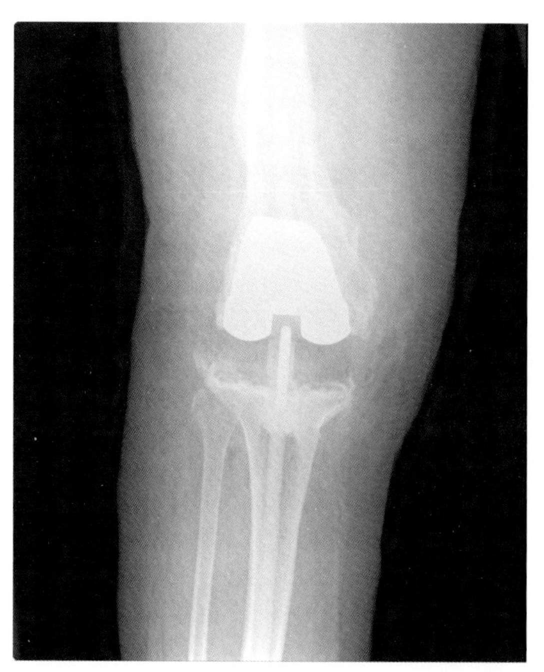

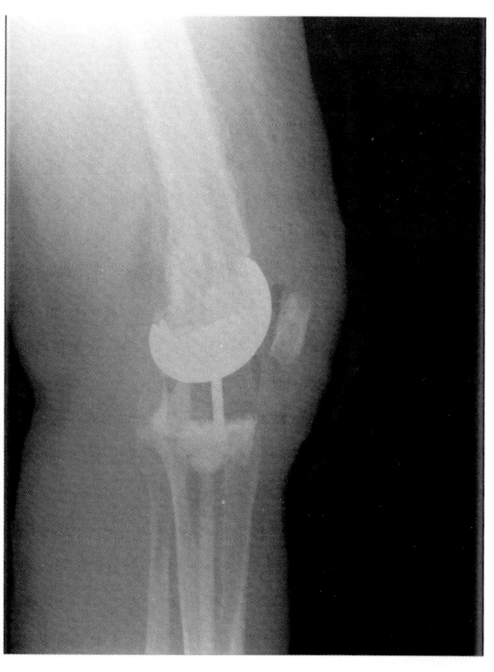

图 24-3　用于慢性全膝关节置换术感染的金属 - 聚乙烯可活动式抗生素占位器。A　正位 X 线片。B　侧位 X 线片

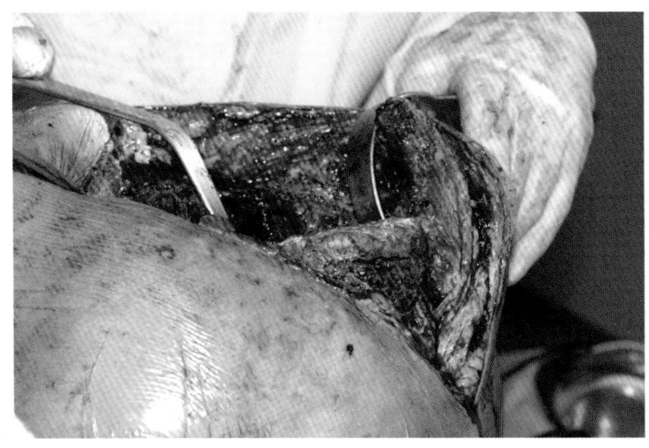
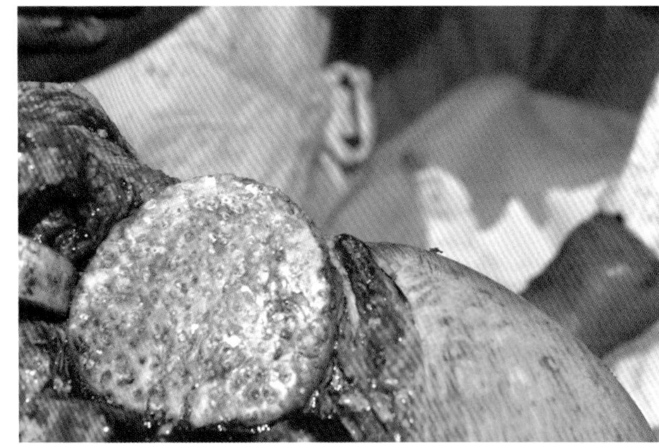

图 24-4　术中视图从侧方（A）和上方（B）显示用含有抗生素的骨水泥增加的胫骨近端

用的情况下保证膝关节的合理矢状面和冠状面稳定性，则在将假体黏合到位之前不需要进一步的准备。但是，很多时候会出现即使是使用了最大可用 PE 插入物也依旧无法充分填充巨大屈曲间隙、伸直间隙的情况。在这种情况下，外科医师在手术期间可以使用含有抗生素的骨水泥扩大胫骨近端以减小屈曲间隙、伸直间隙（图 24-4）。在骨水泥硬化之前，可以将带有髓外定位导杆的试验性胫骨底托放置在胫骨近端的骨水泥强化表面。通过这一方法，可以模制骨水泥以便实现垂直于胫骨的机械轴的胫骨近端表面。除此之外，对骨水泥的近端表面进行纹理处理有助于在假体插入时促进 PE 的固定。一旦骨水泥硬化，PE 垫块可以再次试验以确定适当的 PE 厚度。

当选择了合适的股骨假体和 PE 垫块后，外科医师应该为植入物的黏结做好准备。2 枚 ALBC 髓内钉应植入股骨和胫骨的髓腔内。在黏结 PE 垫块之前，可以在 PE 垫块的下表面进行钻孔操作以促进植入物与骨水泥之间的固定（图 24-5）。其中，骨水泥应

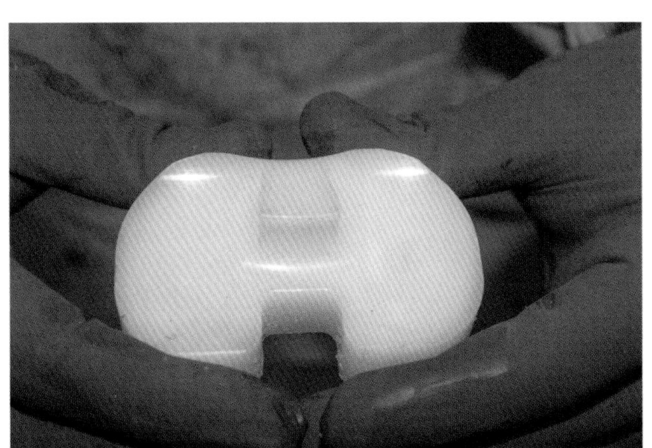
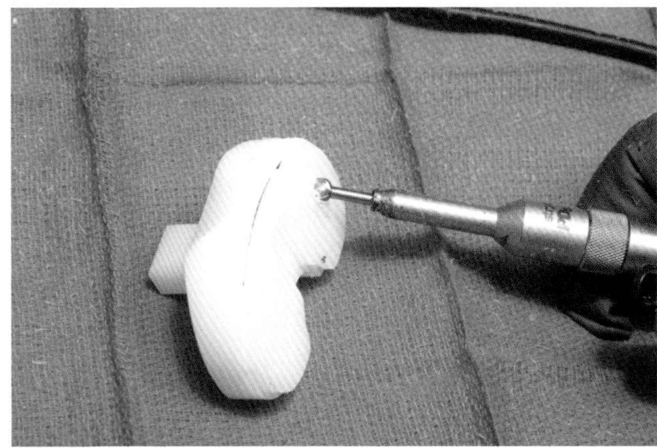
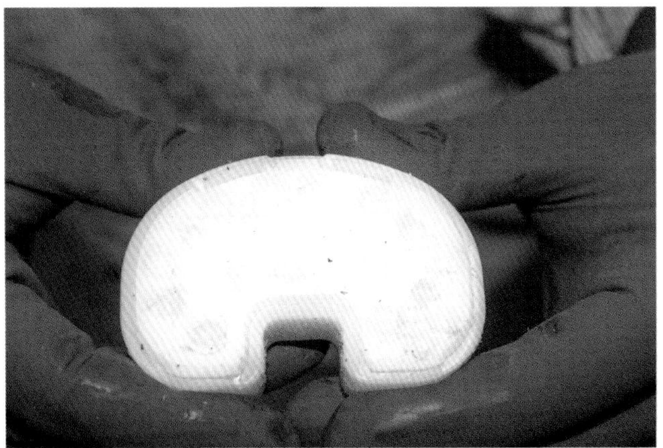

图 24-5　用于可活动式抗生素占位器的聚乙烯垫块的表面

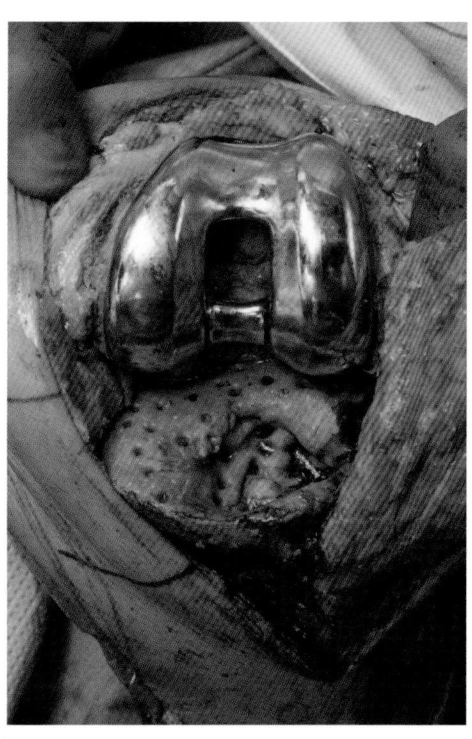

图 24-6 股骨假体黏结后膝关节的前视图

按每 40g MMA 掺入 3g 万古霉素、3.6g 妥布霉素和 150mg 两性霉素粉进行制备。通常，80g 含有抗生素的骨水泥足以将假体黏结到位。作者倾向于分别依次对股骨和 PE 假体进行黏结，即首先将股骨假体黏结（图 24-6），然后是 PE 垫块。一旦骨水泥变硬，膝关节就会完全伸展，就可以对切口进行缝合。关节囊的缝合应使用可吸收的单丝缝线来完成。间断的单丝缝线可以用来缝合皮肤。然后在患处敷以无菌敷料，并将其带到检查室进行术后 X 线片检查（图 24-7）。

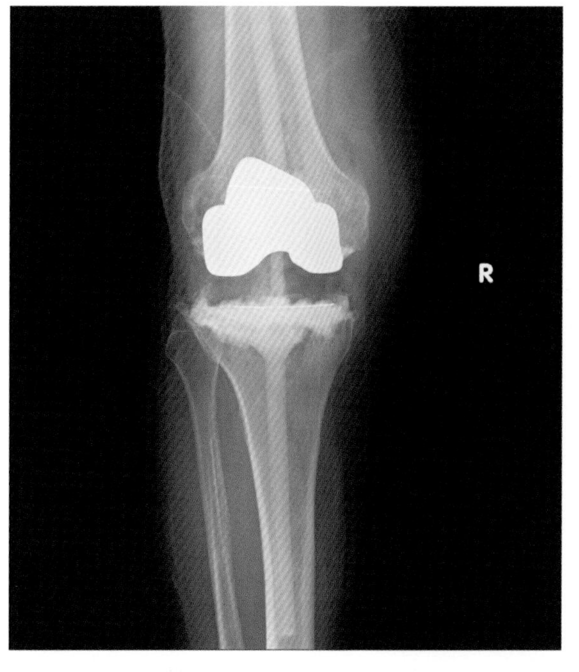

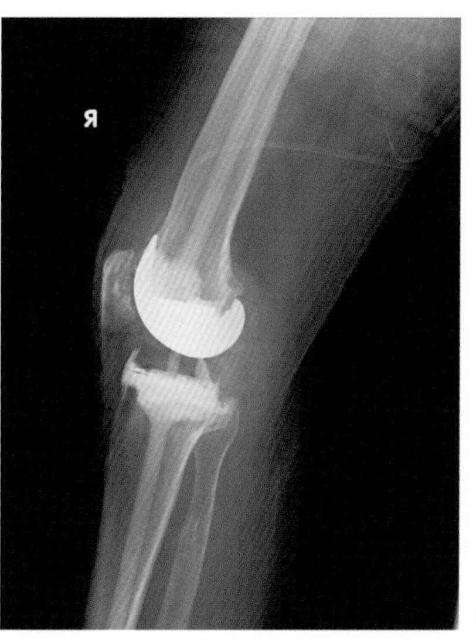

图 24-7 用于慢性全膝关节置换术感染治疗的金属 - 聚乙烯可活动式抗生素占位器。A 正位 X 线片。B 侧位 X 线片

本章论点

（1）作者强烈建议使用植入抗生素占位器对所涉及的患者进行再清创术。根据 Mayo 诊所未发表的数据可知，大约 50% 的膝关节中存在残留的骨水泥，超过 40% 的患者在重新清创时微生物培养为阳性。利用炎症标志物来评估这些患者中感染的根除是不可靠的，因此，本研究建议使用抗生素占位器对所涉及的患者进行重新清创。

（2）有必要在取出假体和骨水泥后进行彻底的滑膜切除术。在去除假体和骨水泥过程中通常会产生大量的碎片，这些碎片往往会堆积在滑膜组织之中。如果在去除假体 / 骨水泥之后进行滑膜切除术，那么就可以很方便地去除所述碎片。

（3）无论使用哪种类型的抗生素占位器（可活动式或静止式），ALBC 髓内钉都应放置在股骨和胫骨的髓管内，因为高达 33% 的 TKA 感染发生在髓腔内。

（4）当使用可活动式抗生素占位器时，很多时候会出现即使是使用了最厚 PE 垫块也依旧无法充分填充巨大屈曲间隙、伸直间隙的情况。在这种情况下，外科医师在手术期间可以使用含有抗生素的骨水泥扩大胫骨近端以减小屈曲间隙、伸直间隙。在骨水泥硬化之前，可以将带有髓外定位导杆的试验性胫骨底板放置在胫骨近端的骨水泥强化表面。通过这一方法，可以模制垂直于胫骨机械轴的胫骨近端表面。

（5）当使用静止型抗生素占位器时，可以在水泥硬化时逐渐接近关节囊以确保关节囊将在抗生素水泥周围闭合。经常需要去除多余的骨水泥以接近关节囊，特别是在胫骨近端的内侧。

术后管理

为控制疼痛并开始静脉输注抗生素，所有患者均应在 TKA 假体去除并放置抗生素占位器后入院接受继续治疗。通常情况下，这些患者需要进行为期 6 周的 IV 抗生素治疗，具体根据手术时确定的微生物（及其易感性）进行调整。

使用静止型抗生素占位器治疗的患者通常可以通过术后放置支具或打石膏来帮助保持腿部伸直。这种措施可以防止占位器移动，同时也能最大限度地减少相关骨丢失。作者倾向于在恢复期间保持这些患者的部分负重，直到重新植入最终的 TKA 假体。具有抗生素关节占位器的患者通常被允许承受耐受性的重量。在确保切口愈合后，鼓励这些患者在整个康复过程中努力改善其膝关节活动范围。

医师应定期对患者的切口进行评估，连续跟踪炎症标志物（ESR 和 CRP），并确保没有系统性疾病的发生迹象或对抗生素的不良反应。如果治疗后感染的证据持续存在（ESR 和 CRP 持续升高，持续切口引流等），则应考虑在再次植入前进行额外的清创、抗生素占位器替换以及一个疗程的 IV 抗生素治疗等措施。

并发症

二期再植入术后最常见的并发症是二次感染、僵硬、无菌性松动和切口并发症。其中，持续性感染可以通过重复二期假体置换、慢性抗生素抑制、关节融合术或截肢来进行治疗，其具体取决于宿主因素、致病微生物（及其对抗生素的敏感性）和外科医师的临床经验。术后早期麻醉下松解是治疗膝关节僵硬的首选治疗方法，但应慎用。虽然使用可活动式抗生素占位器的膝关节活动范围比静止型占位器更好，但两者相较于原 TKA 术后膝关节活动范围均发生了减小。

研究结果显示，二期 TKA 后二次感染发生率为 10%~15%。其中，Kubista 等对在 8 年内采用二期翻修方案治疗的 368 名 TKA 感染的患者进行了回顾。他们将发展为复发性感染的患者与未发生二次感染的同等队列进行比较。对这些组进行分析以寻找与治疗失败相关的危险因素。该研究结果证明，治疗失败的最强阳性预测因子包括慢性淋巴水肿以及清创切除和最终再植入之间的翻修操作。

结果

总体而言，TKA 术后感染患者进行二期翻修术的效果普遍良好，只要在关节置换切除时进行彻底清创，那么其成功率为 85%~95%。先前手术的次数、致病微生物的毒力，以及宿主因素都对能否得到成功的治疗结局起着重要作用。

Windsor 等回顾了 38 例全膝关节置换术后因感染接受二期假体翻修手术的患者。研究结果显示，在平均 4 年的随访期中，作者发现只有 1 例感染复发。作者得出结论，IV 抗生素治疗 6 周后的二期假体翻修术是治疗 TKA 术后关节周围慢性感染的推荐程序。

Hirakawa 等回顾了 66 例全膝关节置换术后因感染接受二期假体翻修术的患者，同时该研究发现所识别的微生物和前期手术次数均能够对手术成功率产生影响。具体地说，他们证明，如果感染发生在初次膝关节成形术后，那么二期假体翻修手术的成功率为 92%；但如果患者之前进行过多次膝关节手术，那么二期假体翻修术的成功率仅为 41%。这一系列研究发现，在存在低毒力微生物、多微生物以及高毒力微生物的情况下，二期假体翻修术的成功率分别为 80%、71% 和 67%。

Haleem 等对 96 例在全膝关节置换术后因感染接受二期假体翻修术的膝关节进行了回顾。研究结果显示，在平均超过 7 年的随访期中，共有 15 个膝关节（16%）需要再次手术，其中 9 个膝关节（9%）因再感染而取出了假体，6 个膝关节（6%）因关节松动而进行了翻修。该研究的结论是，全膝关节置换术后因感染接受二期假体翻修术的成功率较高。

结论

对于接受全膝关节置换术（TKA）治疗的患者而言，术后假体周围感染（PJI）是一种非常危险的并发症。相关研究已经证实，使用二期假体翻修手术来治疗 PJI 的效果较好。除此之外，在行膝关节成形术切除时进行彻底清创，同时辅以大剂量的抗生素骨水泥占位器，外加根据微生物类型制定的 IV 抗生素治疗方案也是治疗策略能够成功的基石。

参考文献

[1] Wilde AH, Ruth JT. Two-stage reimplantation in infected total knee arthroplasty. *Clin Orthop Relat Res*. 1988;(236):23-35.

[2] Peersman G, Laskin R, Davis J, Peterson M. Infection in total knee replacement: a retrospective review of 6489 total knee replacements. *Clin Orthop Relat Res*. 2001;(392):15-23.

[3] Kurtz SM, Lau E, Schmier J, Ong KL, Zhao K, Parvizi J. Infection burden for hip and knee arthroplasty in the United States. *J Arthroplasty*. 2008;23(7):984-991.

[4] Wilson MG, Kelley K, Thornhill TS. Infection as a complication of total knee-replacement arthroplasty. Risk factors and treatment in sixty-seven cases. *J Bone Joint Surg Am*. 1990;72(6):878-883.

[5] Dowsey MM, Choong PF. Obese diabetic patients are at substantial risk for deep infection after primaryTKA. *Clin Orthop Relat Res*. 2009;467(6):1577-1581.

[6] Babkin Y, Raveh D, Lifschitz M, et al. Incidence and risk factors for surgical infection after total knee replacement. *Scand J Infect Dis*. 2007;39(10):890-895.

[7] Gandhi R, Razak F, Pathy R, Davey JR, Syed K, Mahomed NN. Antibiotic bone cement and the incidence of deep infection after total knee arthroplasty. *J Arthroplasty*. 2009;24(7):1015-1018.

[8] Bongartz T, Halligan CS, Osmon DR, et al. Incidence and risk factors of prosthetic joint infection after total hip or knee replacement in patients with rheumatoid arthritis. *Arthritis Rheum*. 2008;59(12):1713-1720.

[9] Chen J, Cui Y, Li X, et al. Risk factors for deep infection after total knee arthroplasty: a meta-analysis. *Arch Orthop Trauma Surg*. 2013;133(5):675-687.

[10] Peersman G, Laskin R, Davis J, Peterson MG, Richart T. Prolonged operative time correlates with increased infection rate after total knee arthroplasty. *HSS J*. 2006;2(1):70-72.

[11] Blom AW, Brown J, Taylor AH, Pattison G, Whitehouse S, Bannister GC. Infection after total knee arthroplasty. *J Bone Joint Surg Br*. 2004;86(5):688-691.

[12] Parvizi J, Zmistowski B, Berbari EF, et al. New definition for periprosthetic joint infection: from the Workgroup of the Musculoskeletal Infection Society. *Clin Orthop Relat Res*. 2011;469(11):2992-2994.

[13] George DA, Konan S, Haddad FS. Single-Stage hip and knee exchange for periprosthetic joint infection. *J Arthroplasty*. 2015;30:2264-2270.

[14] Mortazavi SM, Vegari D, Ho A, Zmistowski B, Parvizi J. Two-stage exchange arthroplasty for infected total knee arthroplasty: predictors of failure. *Clin Orthop Relat Res*. 2011;469(11):3049-3054.

[15] Insall JN, Thompson FM, Brause BD. Two-stage reimplantation for the salvage of infected total knee arthroplasty. *J Bone Joint Surg Am*. 1983;65(8):1087-1098.

[16] Cohen JC, Hozack WJ, Cuckler JM, Booth RE Jr. Two-stage reimplantation of septic total knee arthroplasty. Report of three cases using an antibiotic-PMMA spacer block. *J Arthroplasty*. 1988;3(4):369-377.

[17] Hanssen AD, Spangehl MJ. Practical applications of antibiotic-loaded bone cement for treatment of infected joint replacements. *Clin Orthop Relat Res*. 2004;(427):79-85.

[18] Cui Q, Mihalko WM, Shields JS, Ries M, Saleh KJ. Antibiotic-impregnated cement spacers for the treatment of infection associated with total hip or knee arthroplasty. *J Bone Joint Surg Am*. 2007;89(4):871-882.

[19] Segawa H, Tsukayama DT, Kyle RF, Becker DA, Gustilo RB. Infection after total knee arthroplasty. A retrospective study of the treatment of eighty-one infections. *J Bone Joint Surg Am*. 1999;81(10):1434-1445.

[20] Ghanem E, Parvizi J, Burnett RS, et al. Cell count and differential of aspirated fluid in the diagnosis of infection at the site of total knee arthroplasty. *J Bone Joint Surg Am*. 2008;90(8):1637-1643.

[21] Qu X, Zhai Z, Liu X, et al. Evaluation of white cell count and differential in synovial fluid for diagnosing infections after total hip or knee arthroplasty. *PLoS One*. 2014;9(1):e84751.

[22] Holtom PD, Warren CA, Greene NW, et al. Relation of surface area to in vitro elution characteristics of vancomycin-impregnated polymethylmethacrylate spacers. *Am J Orthop*. 1998;27(3):207-210.

[23] Baker AS, Greenham LW. Release of gentamicin from acrylic bone cement. Elution and diffusion studies. *J Bone Joint Surg Am*. 1988;70(10):1551-1557.

[24] Fehring TK, Odum S, Calton TF, Mason JB. Articulating versus static spacers in revision total knee arthroplasty for sepsis. The Ranawat Award. *Clin Orthop Relat Res*. 2000(380):9-16.

[25] Emerson RH Jr, Muncie M, Tarbox TR, Higgins LL. Comparison of a static with a mobile spacer in total knee infection. *Clin Orthop Relat Res*. 2002;(404):132-138.

[26] Hofmann AA, Kane KR,TKAch TK, Plaster RL, Camargo MP. Treatment of infected total knee arthroplasty using an articulating spacer. *Clin Orthop Relat Res*. 1995;(321):45-54.

[27] Haddad FS, Masri BA, Campbell D, McGraw RW, Beauchamp CP, Duncan CP. The PROSTALAC functional spacer in two-stage revision for infected knee replacements. Prosthesis of antibiotic-loaded acrylic cement. *J Bone Joint Surg Br*.2000;82(6):807-812.

[28] McPherson EJ, Patzakis MJ, Gross JE, Holtom PD, Song M, Dorr LD. Infected total knee arthroplasty. Two-stage reimplantation with a gastrocnemius rotational flap. Clinical orthopaedics and related research. 1997 Aug(341):73-81.

[29] Hanssen AD, Trousdale RT, Osmon DR. Patient outcome with reinfection following reimplantation for the infected total knee arthroplasty. *Clin Orthop Relat Res*. 1995;(321):55-67.

[30] Kubista B, Hartzler RU, Wood CM, Osmon DR, Hanssen AD, Lewallen DG. Reinfection after two-stage revision for periprosthetic infection of total knee arthroplasty. *Int Orthop*. 2012;36(1):65-71.

[31] Goldman RT, Scuderi GR, Insall JN. 2-stage reimplantation for infected total knee replacement. *Clin Orthop Relat Res*. 1996;(331):118-124.

[32] Faschingbauer M, Bieger R, Reichel H, Weiner C, Kappe T. Complications associated with 133 static, antibiotic-laden spacers afterTKA. *Knee Surg Sports Traumatol Arthrosc*. 2016;24:3096-3099.

[33] Backe HA Jr, Wolff DA, Windsor RE. Total knee replacement infection after 2-stage reimplantation: results of subsequent 2-stage reimplantation. *Clin Orthop Relat Res*. 1996;(331):125-131.

[34] Ipach I, Mittag F, Lahrmann J, Kunze B, Kluba T. Arthrofibrosis afterTKA-Influence factors on the absolute flexion and gain in flexion after manipulation under anaesthesia. *BMC Musculoskelet Disord*. 2011;12:184.

[35] Hirakawa K, Stulberg BN, Wilde AH, Bauer TW, Secic M. Results of 2-stage reimplantation for infected total knee arthroplasty. *J Arthroplasty*. 1998;13(1):22-28.

[36] Mittal Y, Fehring TK, Hanssen A, Marculescu C, Odum SM, Osmon D. Two-stage reimplantation for periprosthetic knee infection involving resistant organisms. *J Bone Joint Surg Am*. 2007;89(6):1227-1231.

[37] Haleem AA, Berry DJ, Hanssen AD. Mid-term to long-term followup of two-stage reimplantation for infected total knee arthroplasty. *Clin Orthop Relat Res*. 2004;(428):35-39.

[38] Windsor RE, Insall JN, Urs WK, Miller DV, Brause BD. Two-stage reimplantation for the salvage of total knee arthroplasty complicated by infection. Further follow-up and refinement of indications. *J Bone Joint Surg Am*. 1990;72(2):272-278.

第25章 旋转铰链假体在复杂的全膝关节一期置换术和翻修术中的应用

Richard E. Jones, Hayden N. Box, Timothy S. Brown

前言

1960 年 Walldius 描述了铰链最初用于全膝关节置换术（TKA）时，它被用于初次置换术和偶尔用于翻修术的情况。早期的铰链设计仅有单向的矢状面运动，金属对金属的关节，尺寸类型稀少，以及滑车沟平坦，导致植入失败率高和并发症多。随着铰链式 TKA 设计的发展，当人们认识到旋转对于保持步态运动学和提高中期假体的存活率是必要的时候，便引入了内置旋转的双关节。较新一代的设计有宽阔的铰接面，以减少有害应力并更好地分配负荷。更大的、可用的假体尺寸和制造技术在当代旋转铰链 TKA 中产生了更可靠的临床结果。

大多数接受初次全膝关节置换术的患者不需要旋转铰链假体所提供的约束水平。那些需要行全膝关节置换翻修术的患者同样可以通过后方稳定或内翻受限的假体得到充分的处理。铰链型假体在初次手术和翻修手术中都有一些适应证。

适应证

患有神经肌肉疾病（如脊髓灰质炎）的患者将因股四头肌无力导致连接或后膝畸形，在初次全膝关节置换术中，旋转铰链膝为这类患者提供了积极的效果。几种旋转铰链膝关节置换术系统的铰链轴轭机制提供 5° 过伸和主动停止。这可以使膝关节稳定，并为这类患者提供可接受的步态模式。创伤性关节或先前行关节融合术的患者接受全膝关节置换术，在重建时可能会有很大的屈曲间隙，这可能需要使用旋转铰链全膝关节置换术。膝关节受到类风湿性关节炎的严重损伤和副韧带功能不全也是铰链型假体的相对适应证。病态肥胖伴冠状面畸形是铰链型关节假体的相对适应证。作者已经成功地用旋转铰链关节成形术治疗复杂疾病的初次关节置换，包括夏科特神经关节病、类风湿性关节炎、严重韧带功能不全、创伤后畸形和髌上骨不连。

全膝关节置换翻修术的适应证包括：①内侧和（或）外侧副韧带丢失。② 安德森骨科研究所 AORI Ⅱ型（干骺端丢失，皮质骨完好）或 AORI Ⅰ型（干骺端和皮质骨丢失，包括侧副韧带止点）的广泛骨丢失。③严重的屈曲间隙失衡，需要连接系统。④矢状面不稳，伴有不可重建的伸肌机制丢失（表 25-1）。

全膝关节置换翻修术的目标包括保留骨质、恢复对称的软组织支撑、建立关节线、保持膝关节的力线和平衡。原则上假体约束的程度应与临床情况相一致。本章描述了一种特殊系统，S-ROM 旋转铰链（DePuy，Warsaw，IN）的手术技术，在 TKA 翻修过

表 25-1　骨与软组织缺损分类假体的选择

		软组织缺损				
		完整	**PCL 缺失**	**ACL 缺失**	**MCL 缺失**	**LCL 缺失**
骨缺损	T1/F1	不稳定 / 稳定	止点稳定	稳定 /VVC	铰链	铰链
	T2/F2	VVC	VVC	VVC/ 铰链	铰链	铰链
	T3/F3	铰链	铰链	铰链	铰链	铰链

缩写：LCL，外侧副韧带；MCL，内侧副韧带；PCL，后交叉韧带；VVC，内翻受限（无连接）假体

程中需要最大限度的约束。该系统采用开槽套筒、骨干接合阀杆和干骺端充填加压套筒。

术前准备

恰当的术前评估是至关重要的，良好的计划是手术成功的标志。铰链的使用通常是一种后备应急措施，因为许多患者在重建时需要的约束比预期的要少。然而，当需要极限约束时，旋转铰链是一个可行的选择（图 25–1、图 25–2）。

技术

- 在麻醉下评估膝关节的对合、稳定性和长度。
- 先前有多个切口的膝关节，其皮肤切口的选择主要由皮肤血管解剖决定，主要来自内侧。通常，入路方面应选择最外侧的切口。厚筋膜皮瓣被抬高，以保持最佳的血液供应。
- 关节切开后，滑膜瘢痕的完全清创、清除碎屑和病理组织有助于调动伸肌机构，使其回缩和显露。

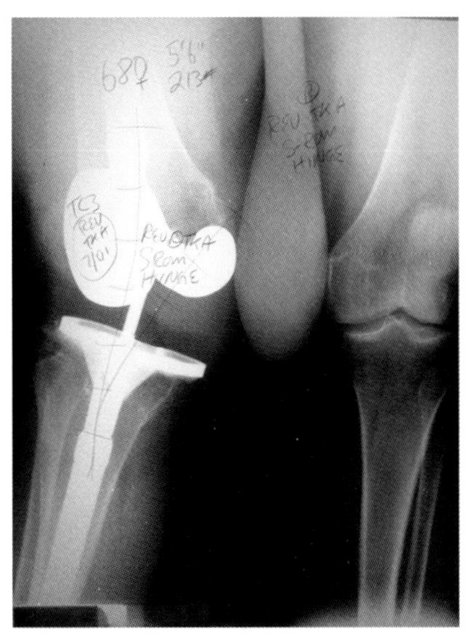

图 25–1　一位 68 岁女性在全膝关节置换翻修术后的术前正位 X 线片，内翻受限但脱位的假体伴有内侧侧支缺失

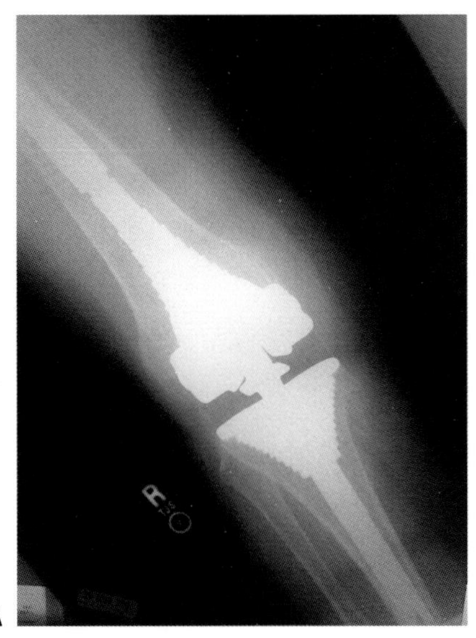

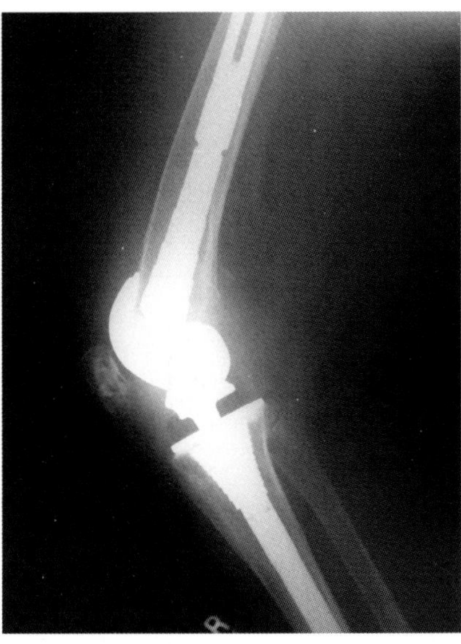

图 25–2　A、B　S–ROM 旋转铰链全膝关节置换翻修术后 48 个月的正位 X 线片和侧位 X 线片

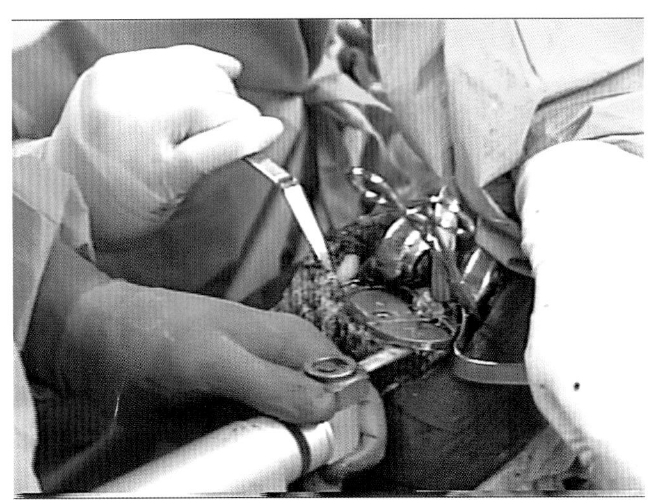

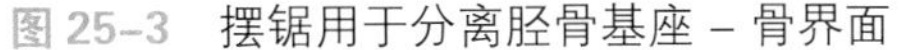
图 25-3 摆锯用于分离胫骨基座 - 骨界面

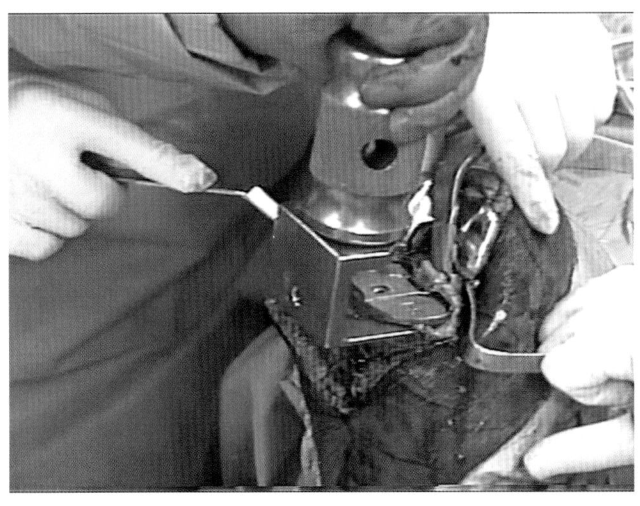

图 25-4 胫骨假体的摘除

- 作者最喜欢的入路是髌骨旁内侧关节切开，沿着胫骨内侧延伸 5~7cm，以抬高连续的软组织。这使得在没有外翻的情况下实现髌骨半脱位、胫骨外旋和向前半脱位，显露了胫骨外侧平台。
- TKA 翻修术从建立稳定的胫骨基座开始。仔细拆卸胫骨部件的最佳方法是用小的摆锯切开界面（图 25-3）。可以使用骨水泥凿子、冲头、锤子和拔除装置来移除胫骨部件（图 25-4）。骨水泥、磨屑与界面组织可以用锯子、毛刺、刮刀和咬牙钳完全切除。喷射冲洗显露干净的血管骨床是必不可少的步骤。
- 作者更喜欢髓内安装式器械系统，此系统需要对胫骨逐步扩髓以达到皮质骨干填塞，将柄固定在良好的骨中，然后使用锥形干骺端套筒（图 25-5、图 25-6）。
- 髓内引导柄大小为扩孔直径，安装在干骺端套式拉刀上，并拉开胫骨干骺端。拉刀尺寸逐渐增大，直到达到旋转稳定并发生干骺端填充（图 25-7）。
- 使用袖子顶部作为导向来修剪骨骼，并应用大小适中的胫骨底板（图 25-8）。选择胫骨基座的大小是为了最大限度地扩大胫骨覆盖率，而不会突出到软组织中（图 25-9）。临时试验组装完毕，选择与最终拉刀尺寸相匹配的干骺端套筒尺寸，并适当定向，既填充干骺端缺损，又确保适当的胫骨基座对齐（图 25-10）。

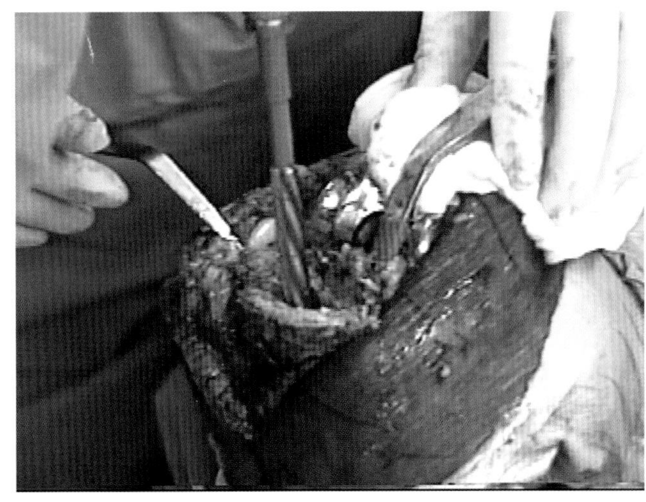

图 25-5 铰削胫骨骨干

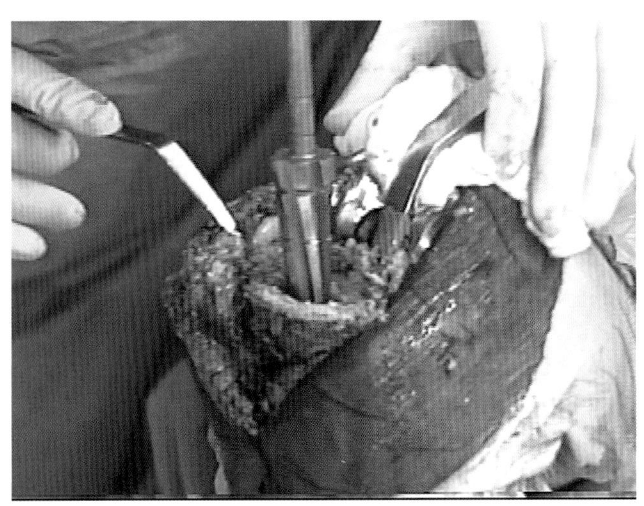

图 25-6 20mm 胫骨扩髓导航

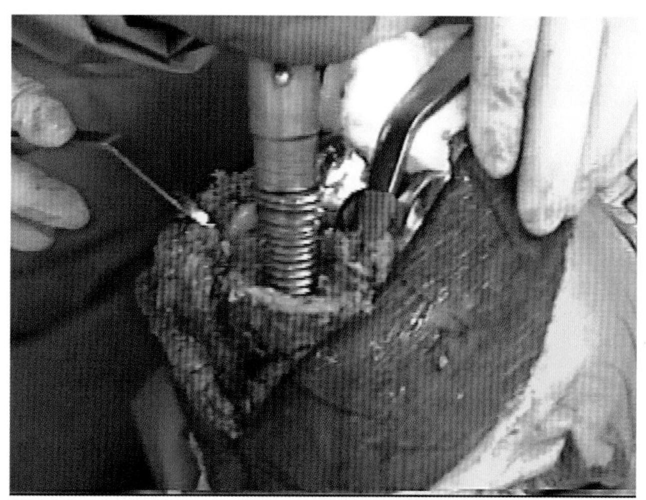

图 25-7 胫骨拉刀

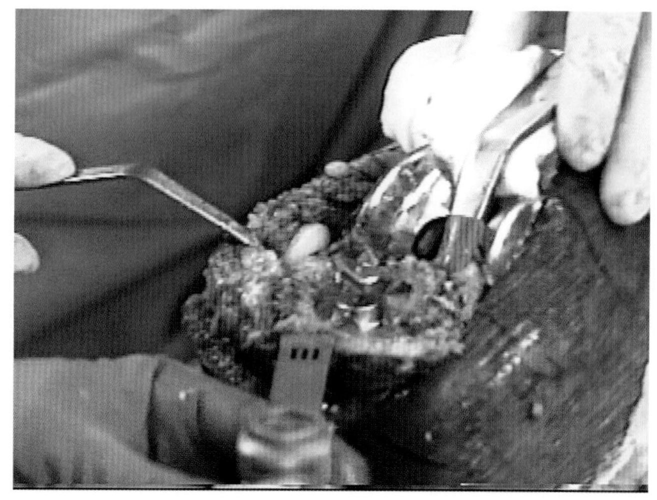

图 25-8 以袖拉刀为导向修剪骨骼

- 小型锯片和器械的相同组合将能够去除股骨部件并保留骨骼（图 25-11）。
- 后滑膜瘢痕被完全移除。碎石和水泥被清理干净，露出活骨。
- 股骨扩髓以达到髓内皮质填充（图 25-12）。对于较大的缺陷，使用弯曲的、150mm 的杆可以获得更稳定的结构，这可能比 100mm 直杆更可取。对于 150mm 的柄，灵活的髓内扩孔在直扩孔直径上方 1~1.5mm 处进行，以适应股骨的前弓。
- 将干骺端拉刀连接到适当尺寸的阀杆引导器上，并逐渐接合，直到旋转稳定为止（图 25-13）。
- 截骨由柄套管对齐的髓内安装式器械引导。使用该引导，以 0mm、5mm 和 10mm 增量进行远端切割，且可以调整关节线并确定是否需要增加（图 25-14）。即使关节相连，合适的关节线位置也能使关节具有更好的运动学。这距离内上髁 20~25mm。
- 建立正确的股骨假体旋转很有必要。股骨上髁线是一个有效的股骨旋转指示，在这些复杂的翻修手术中往往不可用（图 25-15）。大转子与外上髁一致，可作为旋转指示。膝关节屈曲 90° 时，应寻找矩形屈曲间隙。

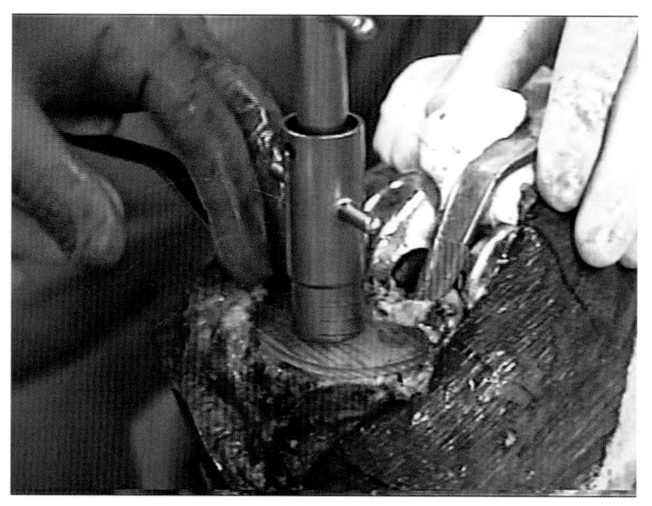

图 25-9 胫骨基板尺码测定

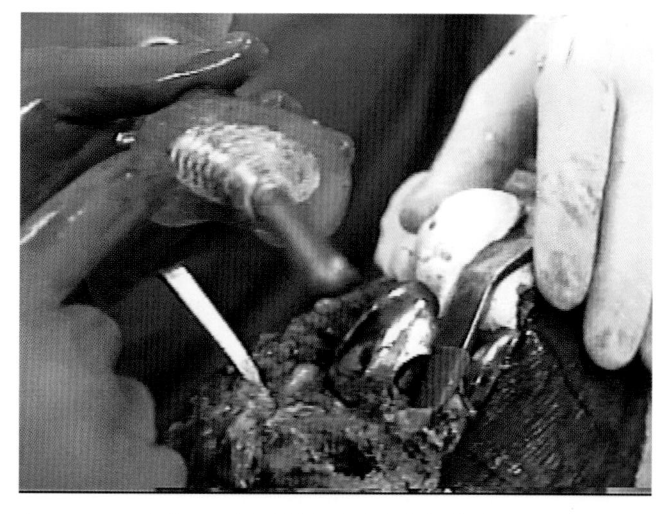

图 25-10 安装在胫骨基板和套筒上的旋转装置

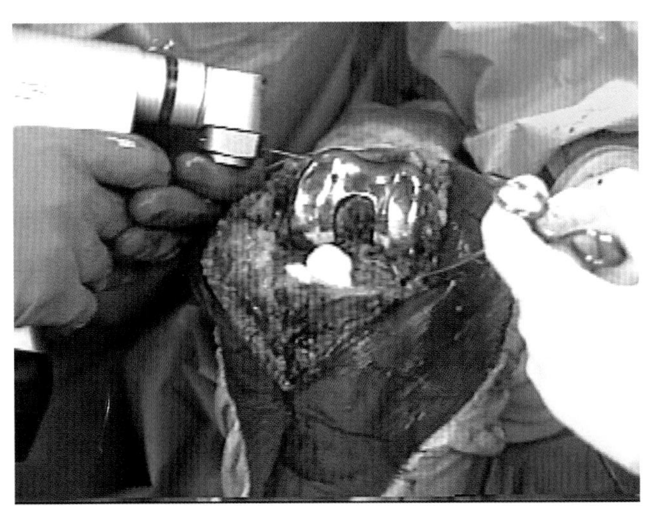

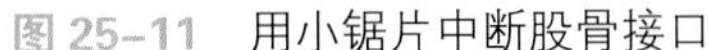

图 25-11　用小锯片中断股骨接口

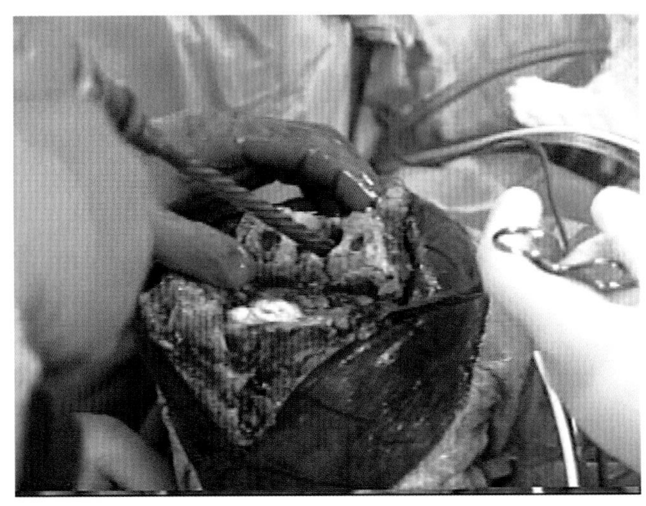

图 25-12　铰削股骨骨干

- 组装试验假体并安装在骨中（图 25-16、图 25-17）。
- 选择合适的聚乙烯衬垫，以实现完全伸展，并恢复合理的肢体长度（图 25-18）。Axle - Yolk 螺栓就位后，应显示准确的对合以及矢状面和冠状面的稳定性（图 25-19）。膝关节屈曲到 90°，膝关节外侧半脱位时，利用膝关节伸肌机制评估屈膝稳定性。
- 假体组件的最终组装是在后台上通过匹配模块试验的位置来完成的。茎 - 假体和干骺端袖子 - 干骺端固定采用安全的 Morse 锥形及螺栓结构。
- 自体或同种异体颗粒骨可用于填充干骺端缺损。旋转铰链的双关节将膝关节周围的力转化为压缩，刺激骨重建。骨水泥可以用在胫骨和股骨假体的下表面以容纳植骨。有效的固定来自与多孔涂层阶梯式袖子相匹配的开槽花键茎，以及它们与骨的固定（图 25-20~ 图 25-22）。
- 对于某些铰链系统，尤其是有较大干骺端缺损的情况下，黏合的骨干和干骺端套筒可能更可取。
- 最后，对伸膝装置和髌骨进行了评价。大多数现代旋转铰链假体适用于髌骨的滑车沟槽，并与髌骨部位兼容，因此如果聚乙烯损伤小，保存它是可取的。尽

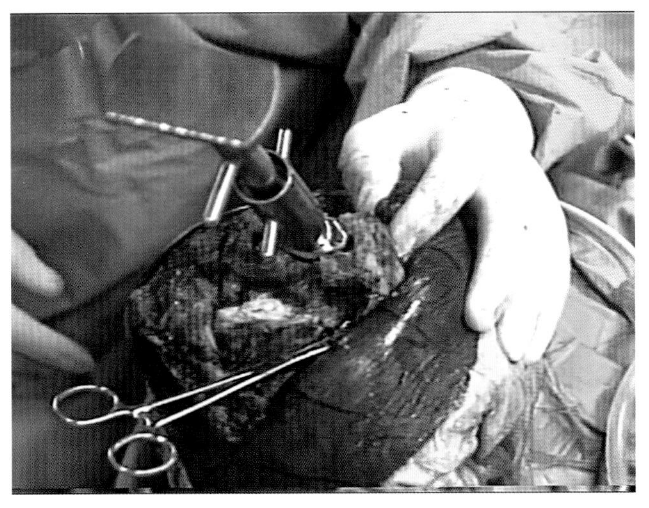

图 25-13　导航下安置股骨拉刀

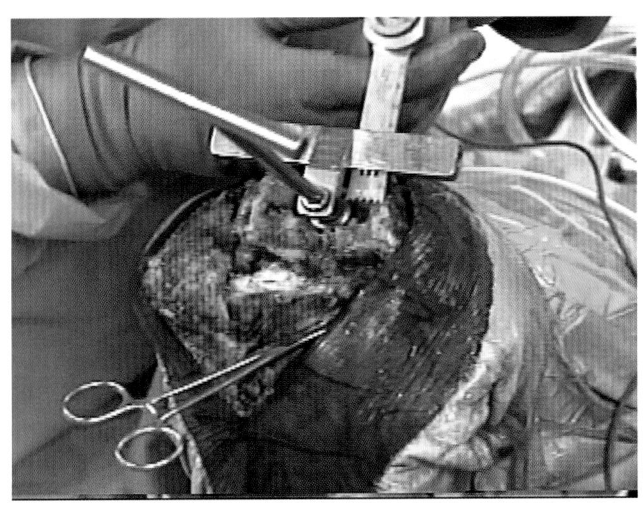

图 25-14　修剪股骨远端成 5mm 的增大

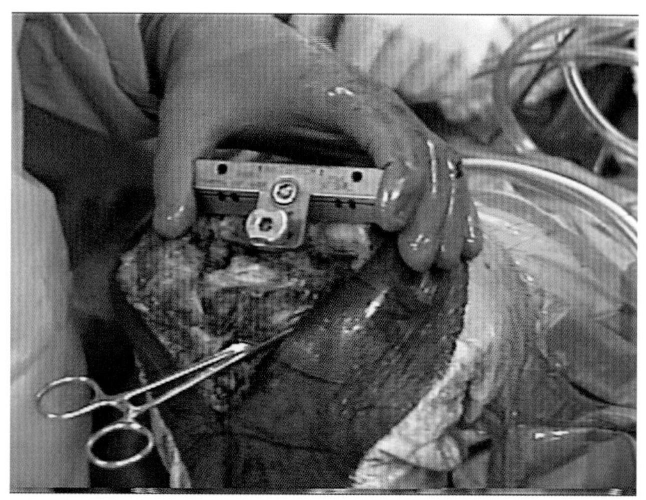
图 25-15 设置斜切的股骨上髁线

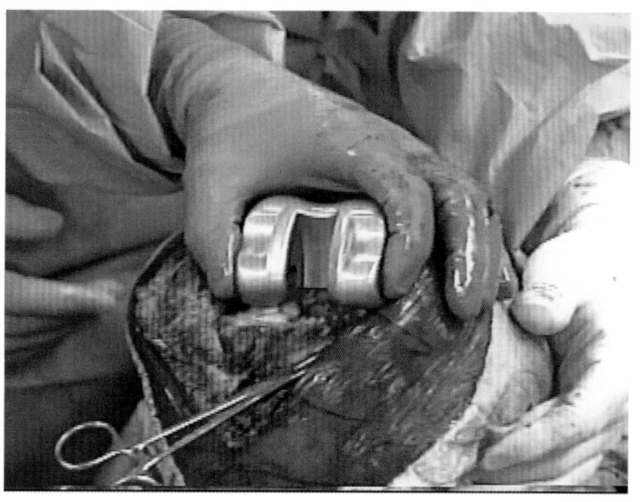
图 25-16 安置股骨假体

管如此，髌骨周围粘连的松解将有助于髌骨运动轨迹。应该切除聚乙烯边缘外侧的骨赘，以帮助髌骨移动。

- 当矫正严重畸形的膝关节时，可能会因为膝关节挛缩而导致囊袋套不能闭合。在这种情况下，可能需要取出髌骨并进行髌骨成形术，以减压囊套并使囊膜安全闭合。
- 在完成最终的术中组装和评估后，进行包膜闭合。胫骨近端内侧区域的软组织覆盖率最低，容易形成皮下血肿。折叠的 ABD（腹部）垫可以放置在该区域作为垫子，并用压缩弹性敷料包裹，以防止液体聚集并促进愈合。

术后管理

使术后切口稳定最重要。需要旋转铰链假体的患者经常接受多项干预，且软组织覆盖可能很少。在这种情况下，保持肢体伸直和限制屈曲 1~2 周可以增强切口的稳定性和愈合。如果需要，覆盖困难的皮肤问题应该在术前和（或）术中用整形外科技术解决。

一些患者软组织支持不足，在屈曲 90° 时出现胫骨聚乙烯假体半脱位或脱位。在

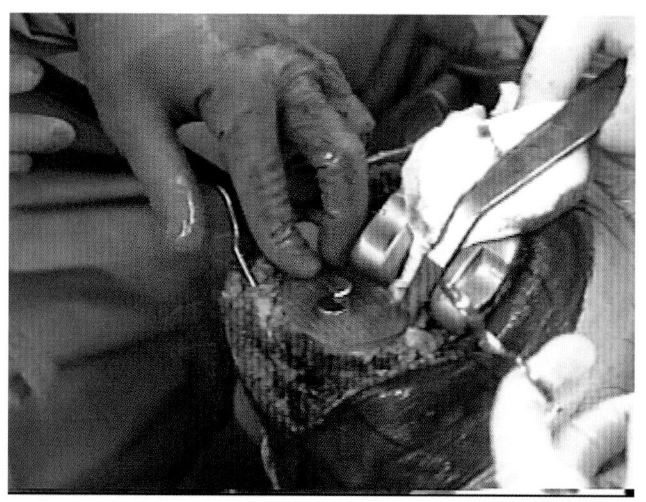
图 25-17 安置胫骨构件

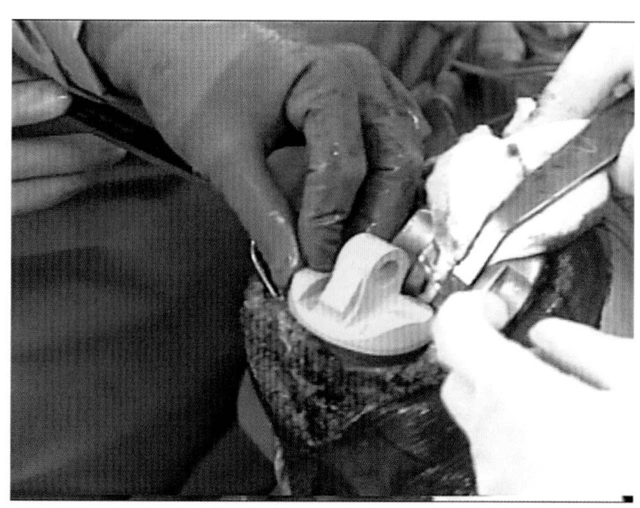
图 25-18 聚乙烯承重双关节

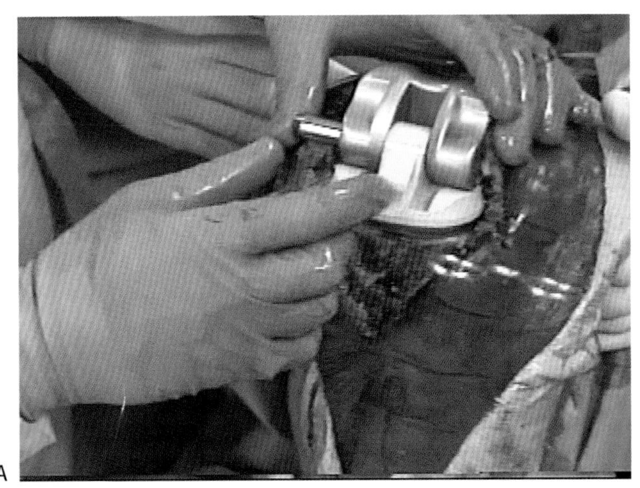
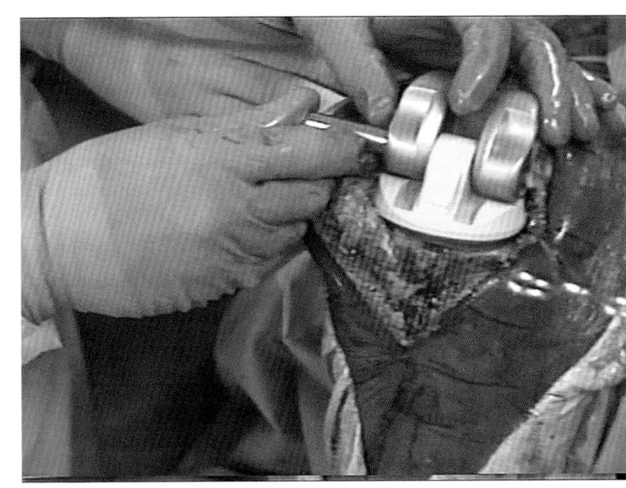

图 25-19　安置螺栓连接

软组织支持恢复之前（大约 3 个月），对于这类患者应该使用屈曲 75° 的膝关节支具。术后负重状态取决于术中假体骨结构的安全性。通常，由于茎 – 袖 – 假体的稳定性，患者在康复早期能够完全负重。

结果

以前，初次或翻修的全膝关节置换术使用铰链型假体会导致较高的并发症发生率和假体失败率较高。然而，假体设计的进步和对手术适应证的更好理解，已经带来了更好的结果。

我们回顾了两个系列病例使用 S-ROM 旋转铰链假体（DePuy，Warsaw，IN）的结果。一项研究报道了 65 个膝关节，平均随访 63 个月。膝关节协会临床评分和活动度（术前 81°，术后 100°）均有显著改善。只有 3 例患者经历再次手术，2 次是因为髌骨问题，1 次是因为复发感染。另一篇论文回顾了 37 个 S-ROM 假体，至少随访 5 年，发现有 1 例失败，1 例深部感染，5 例行髌骨表面翻修。5 年假体存活率为 86%。

Farid 等评估了 142 个第三代旋转铰链假体（印第安纳州华沙 Biomet Inc 的 Orthopedic Salage System）的结果，报道了 5 年和 10 年的假体存活率分别为 73% 和 51%。报道了术后 3 个月内发生的 38 例早期并发症，包括 12 例深部假体周围感染（7

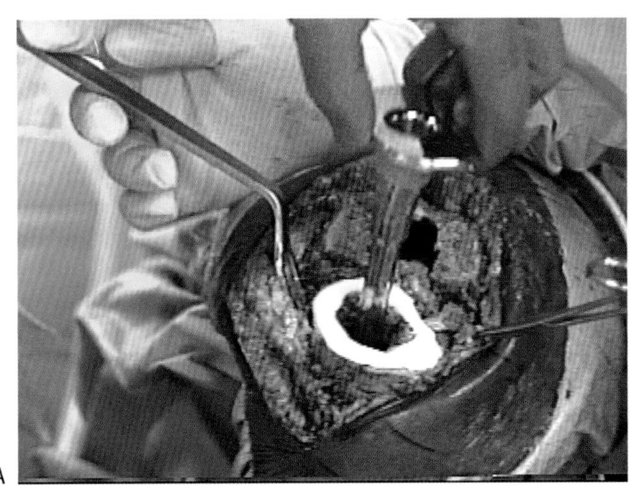
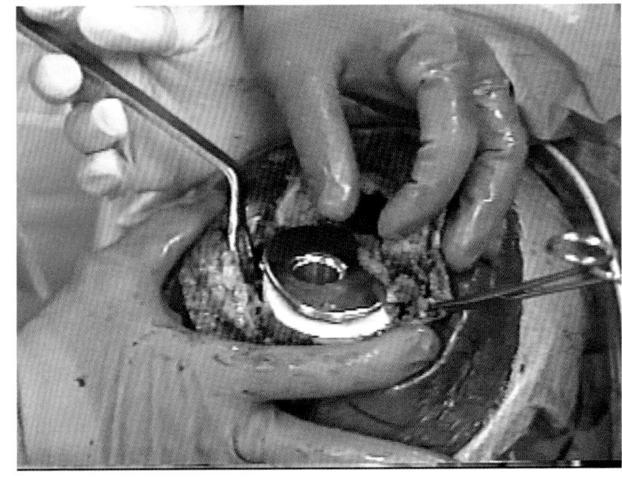

图 25-20　最后安置胫骨侧假体

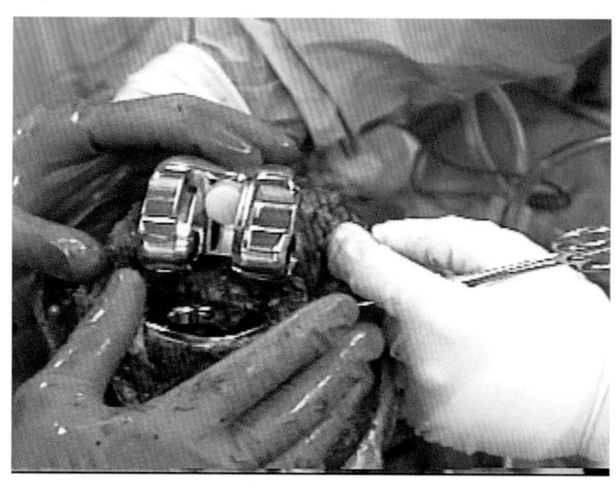

图 25-21 最后安置股骨侧假体

例新发，5 例复发）。远期并发症包括股骨假体无菌性松动 20 例（15%），胫骨假体无菌性松动 2 例（1.5%），股骨假体柄或锥形骨折 6 例（4.5%），机械铰链失效 6 例（4.5%）。晚期假体周围深部感染 21 例，复发 11 例，新发 10 例。在以前的无菌操作中，总的感染发生率为 22%。

最近的一些研究评估了 Endo-Model 旋转铰链假体的存活率（Waldemar Link GmbH&Co，德国汉堡）。Bistolfi 等报道了翻修病例中使用的 32 个旋转铰链假体的结果，发现平均随访 155.2 个月，假体存活率为 80.3%。在另一个单独的病例系列中，Bistolfi 等评估了 Endo-Model 假体在原发性全髋关节置换术中的存活率。研究者对 98 个假体进行了平均 174 个月的随访，发现 1 年内假体存活率为 88.7%，5 年存活率为 85.9%，10 年存活率为 79.8%，15 年存活率为 75.8%。另一项对 42 例病例进行了翻修全膝关节置换术的研究，使用 Endo-Model 旋转铰链假体，报道 10 年存活率为 65.1%，仅无菌性松动假体的存活率为 89.2%。Joshi 等报道了 78 例全髋关节置换翻修术无菌松动的结果。在平均 7.83 年的随访时间里，研究者发现 73% 的假体功能优良，假体存活率为 91%。Sanguineti 等回顾了 123 个植入复杂的初次和翻修 TKA 的 Endo-Model 假体，发现 1 年内植入存活率为 95.5%，5 年存活率为 93.3%。

评估 NexGen 旋转铰链膝（Zimmer，华沙，印第安纳州）结果的研究也得出了类

A

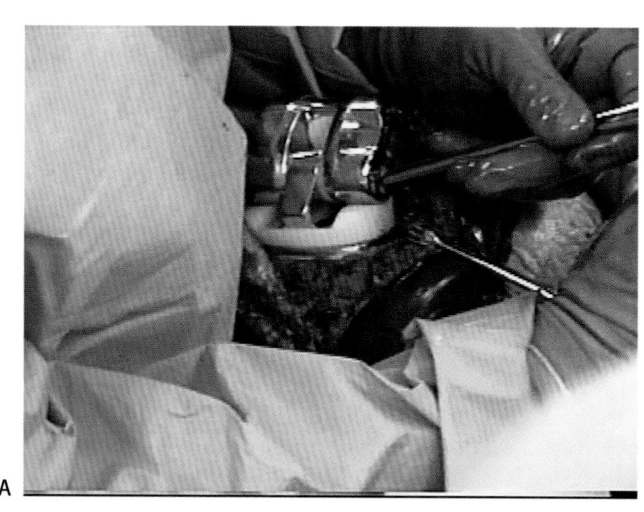

B

图 25-22 最后组装，轴轭机制

似的结果。Neumann 等回顾了一系列 Zimmer NexGen 旋转铰链假体的早期结果（最少随访 56 个月），发现膝关节协会评分（KSS）、疼痛和功能评分有显著改善。1 例因髌骨轨迹不良需在早期随访时进行翻修。Bistolfi 等回顾了 31 例 NexGen 旋转铰链膝关节翻修术，平均随访 60.3 个月。以假体翻修为主要终点的 5 年生存率为 78.6%。以所有失败原因为终点的存活率为 70.1%。术后并发症的发生率为 35.7%，主要包括腓神经麻痹、血肿需要聚乙烯置换冲洗清创、切口裂开、2 例无菌性胫骨松动和 2 例既往有假体周围感染的感染性松动。Rajgopal 等回顾了 46 例 NexGen 旋转铰链假体在复杂的原发和翻修病例中的中期功能结果。平均随访 62 个月，KSS 由术前的平均 47 分提高到随访时的平均 81 分（$P<0.05$），平均功能评分从 17 分（0~40 分）提高到 67.5 分（0~90 分）（$P<0.01$）。平均屈曲范围由术前的 65° 提高到术后的 96°（$P<0.05$）。

Deehan 等报道了用于翻修 TKA 的 72 个运动型旋转铰链假体（HowMeda，Rutherford，NJ）的 10 年植入存活率为 90%。总体并发症发生率为 32%，包括 10 个膝关节持续性疼痛（13.9%），5 个膝关节伸肌功能障碍（6.9%），5 个膝关节深部感染（6.9%）。有 1 例胫骨松动，无假体机械故障。

在一个由 12 例患者组成的小的病例系列中，随访至少 10 年，Kowalczewski 等报道说，用于内侧副韧带缺损、关节挛缩和骨质破坏的原发性全膝关节置换术的模块化旋转铰链系统（Stryker，Mahwah，NJ，USA）的存活率为 100%。

结论

当在全髋关节置换翻修术中遇到实质性的骨或软组织缺损时，使用现代设计的旋转铰链全膝关节置换术很有必要。这些假体的可用性和合理的临床结果应该会鼓励外科医师对当代设计的旋转铰链假体越来越有信心。

参考文献

[1] Walldius B. Arthroplasty of the knee using an endoprosthesis. 8 years' experience. *Acta Orthop Scand*. 1960;30:137-148.

[2] Walker PS, Emerson R, Potter T, Scott R, Thomas WH, Turner RH. The kinematic rotating hinge: biomechanics and clinical application. *Orthop Clin North Am*. 1982;13:187-199.

[3] Bargar WL, Cracchiolo A III, Amstutz HC. Results with the constrained total knee prosthesis in treating severely disabled patients and patients with failed total knee replacements. *J Bone Joint Surg Am*. 1980;62:504-512.

[4] Pradhan NR, Bale L, Kay P, Porter ML. Salvage revision total knee replacement using the Endo-Model rotating hinge prosthesis. *Knee*. 2004;11:469-473.

[5] Jones RE, Barrack RL, Skedros J. Modular, mobile-bearing hinge total knee arthroplasty. *Clin Orthop Relat Res*. 2001:306-314.

[6] Westrich GH, Mollano AV, Sculco TP, Buly RL, Laskin RS, Windsor R. Rotating hinge total knee arthroplasty in severely affected knees. *Clin Orthop Relat Res*. 2000:195-208.

[7] Rahman J, Hanna SA, Kayani B, et al. Custom rotating hinge total knee arthroplasty in patients with poliomyelitis affected limbs. *Int Orthop*. 2015;39:833-838.

[8] Felli L, Coviello M, Alessio-Mazzola M, Cutolo M. The Endo-Model rotating hinge for rheumatoid knees: functional results in primary and revision surgery. *Orthopade*. 2016;45:446-451.

[9] Lozano LM, Lopez V, Rios J, et al. Better outcomes in severe and morbid obese patients (BMI> 35 kg/m2) in primary Endo-Model rotating-hinge total knee arthroplasty. *Scientific World Journal*. 2012;2012:249391.

[10] Yang JH, Yoon JR, Oh CH, Kim TS. Primary total knee arthroplasty using rotating-hinge prosthesis in severely affected knees. *Knee Surg Sports Traumatol Arthrosc*. 2012;20:517-523.

[11] Haidukewych GJ, Hanssen A, Jones RE. Metaphyseal fixation in revision total knee arthroplasty: indications and techniques. *J Am Acad Orthop Surg*. 2011;19:311-318.

[12] Hofmann AA, Kurtin SM, Lyons S, Tanner AM, Bolognesi MP. Clinical and radiographic analysis of accurate restoration of the joint line in revision total knee arthroplasty. *J Arthroplasty*. 2006;21:1154-1162.

[13] Jones RE. Mobile bearings in revision total knee arthroplasty. *Instr Course Lect*. 2005;54:225-231.

[14] Freeman PA. Walldius arthroplasty. A review of 80 cases. *Clin Orthop Relat Res*. 1973:85-91.

[15] Jones EC, Insall JN, Inglis AE, Ranawat CS. GUEPAR knee arthroplasty results and late complications. *Clin Orthop Relat Res*. 1979:145-152.

[16] Barrack RL. Evolution of the rotating hinge for complex total knee arthroplasty. *Clin Orthop Relat Res*. 2001:292-299.

[17] Deehan DJ, Gangadharan R, Malviya A, Sutherland A, Holland JP. Anterior knee symptoms after S-ROM hinge implantation. *Bull Hosp Jt Dis*. 2014;72:167-172.

[18] Farid YR, Thakral R, Finn HA. Intermediate-term results of 142 single-design, rotating-hinge implants: frequent complications may not preclude salvage of severely affected knees. *J Arthroplasty*. 2015;30:2173-2180.

[19] Bistolfi A, Rosso F, Crova M, Massazza G. Endo-Modell rotating-hinge total knee for revision total knee arthroplasty. *Orthopedics*. 2013;36:e1299-1306.

[20] Bistolfi A, Lustig S, Rosso F, Dalmasso P, Crova M, Massazza G. Results with 98 Endo-Modell rotating hinge prostheses for primary knee arthroplasty. *Orthopedics*. 2013;36:e746-752.

[21] Gudnason A, Milbrink J, Hailer NP. Implant survival and outcome after rotating-hinge total knee revision arthroplasty: a minimum 6-year follow-up. *Arch Orthop Trauma Surg*. 2011;131:1601-1607.

[22] Joshi N, Navarro-Quilis A. Is there a place for rotating-hinge arthroplasty in knee revision surgery for aseptic loosening? *J Arthroplasty*. 2008;23:1204-1211.

[23] Sanguineti F, Mangano T, Formica M, et al. Total knee arthroplasty with rotating-hinge Endo-Model prosthesis: clinical results in complex primary and revision surgery. *Arch Orthop Trauma Surg*. 2014;134:1601-1607.

[24] Neumann DR, Hofstaedter T, Dorn U. Follow-up of a modular rotating hinge knee system in salvage revision total knee arthroplasty. *J Arthroplasty*. 2012;27:814-819.

[25] Bistolfi A, Massazza G, Rosso F, Crova M. Rotating-hinge total knee for revision total knee arthroplasty. *Orthopedics*. 2012;35:e325-330.

[26] Rajgopal A, Vasdev A, Chidgupkar AS, Dahiya V, Tyagi VC. Mid-term results of rotating hinge knee prostheses. *Acta Orthop Belg*. 2012;78:61-67.

[27] Deehan DJ, Murray J, Birdsall PD, Holland JP, Pinder IM. The role of the rotating hinge prosthesis in the salvage arthroplasty setting. *J Arthroplasty*. 2008;23:683-688.

[28] Kowalczewski J, Marczak D, Synder M, Sibin'ski M. Primary rotating-hinge total knee arthroplasty: good outcomes at mid-term follow-up. *J Arthroplasty*. 2014;29:1202-1206.

第五部分
全膝关节置换术的替代方案

第26章　固定平台内侧单间室膝关节置换术

Mark W. Pagnano

前言

过去几十年里，在世界范围内单间室膝关节置换术（UKA）又再度复兴。对于膝关节单纯内侧间室的骨关节炎患者，UKA可能是最好的治疗选择。UKA与全膝关节置换术（TKA）的早期疗效相比，UKA术后的恢复更快。此外，一些研究表明，UKA的患者满意度也更高，究其原因，UKA更贴近正常的自然膝关节状态。UKA术后的运动学模式显示更为接近正常膝关节，这可能归因于交叉韧带的保留。然而，UKA术后非手术区域（非再表面化部分）的退变进展有可能是手术失败的原因，这一点与TKA截然不同。UKA术后的患者面临着其他间室骨关节炎继续进展的风险，至今对它的预判及临床查体和放射学评估还存在较大争议。然而，平心而论，UKA和TKA在大样本的研究中显示，两者的10年随访期中效果基本相当，TKA略占优势。与胫骨高位截骨术比较，UKA恢复更快，疼痛缓解更为明确，外科并发症也相对更低。

内侧固定平台UKA与活动平台相比，确实存在一些优势，包括早期失败率更低、面对前交叉韧带（ACL）缺损的适应证更广。在大量的注册研究中，固定平台在术后几年内的失败风险与活动平台相比更低。在最初超过10年的随访中显示，固定平台UKA失败风险很低，且波动更小。活动平台UKA在术后头3年的初始失败风险较高，此后的失败风险反而相对更低。在第10年，固定平台与活动平台累计翻修曲线相交，此后活动平台显示微弱的生存优势。大多数力主活动平台的学者建议，鉴于平台假体脱位的风险，在ACL缺陷的膝关节中不能使用活动平台。固定平台却不存在这个脱位问题；在术中仔细调整屈伸间隙后，固定平台的单髁是可以使用在ACL缺损的病例中的。但是无论是外科医师还是手术患者都应该知晓的一点是，ACL缺损的关节运动学会发生改变，这可能带来额外的应力，引起聚乙烯衬垫的慢性磨损。

适应证和禁忌证

UKA理想的适应证应该是患者能够在内侧关节间隙处明确无误地指出疼痛点，这个疼痛的来源就是妨碍他们日常活动的痼疾根源。如果关节是弥漫性疼痛或者以膝前痛为主诉的患者，那么施行TKA应该更为妥当。特别是下蹲或者从坐姿到站姿过程中出现特定的膝前痛，我们也建议该类患者行TKA手术，而不是UKA。实际上只要伴有膝关节的问题，我们都应该警惕，必须排除髋关节疾患或者神经源性疼痛。炎性关节炎患者也更适宜进行TKA手术。UKA适应证中对于体重及年龄因素的争论目前还没有明确结论。有趣的是，现在的证据表明体重因素并不影响UKA术后前10年的疗效及假体生存率，这可能是因为许多肥胖患者活动相对较少的原因。在大样本关节置换登记数据中，有证据表明，年龄与假体生存率呈负相关，即年龄越轻，假体生存率反而越低，当然在TKA的数据中，也与此类似。

在临床查体方面，患膝屈曲应该>90°，屈曲挛缩<10°。许多单纯的内侧间室骨关节炎患者，胫骨前缘存在骨赘，这种骨赘妨碍关节完全伸直（这类骨赘我们称为铁砧骨赘，因为它的形态与铁匠使用的铁砧相似，故而得名）。在术中找到并移除铁砧骨赘是甚为重要的，可以帮助患膝充分伸直。屈曲挛缩在UKA术中能够得到部分矫正。当内、外翻畸形超过10°，预示着膝关节其他间室也伴有退行性改变，这使得UKA术后的效果可能会存在不确定性，我们应当保持警醒。术前，我们应当仔细评估ACL的稳定性。ACL缺陷是活动平台UKA的禁忌证，切实存在平台衬垫脱位的风险。一些研究者建议，如果ACL缺陷患者活动需求较低，且没有明显“打软腿”的表现，这类患者就不属于固定平台UKA的禁忌证。在该类患者的手术中，必须仔细平衡关节屈伸间隙。当患者活动需求很高，特别是出现过明显的“打软腿”表现时，我们施行单纯的固定平台UKA手术就必须相当谨慎。一些学者提出，UKA手术可以联合一期重建ACL或者二期进行韧带重建，由于研究数据有限，在此我们不进行展开讨论。

术前准备

放射学分析应该包括4个体位，分别是负重相前后位、侧位、髌骨轴位以及负重相屈曲后前位，或者用外翻应力位X线片评估外侧间室的完整性。应力位X线片检查在活动平台拥护专家的大力推崇下得到有效的普及，是一项有效的辅助检查手段，但是需要放射科医师经历特殊培训。另一种选择是负重相屈曲后前位X线片，它被视作功能性应力放射片，似乎能够发挥相似的作用。大多数放射技师乐于拍摄屈曲后前位X线片。在站立相前后位X线片中，可以观察外侧间室的狭窄程度或骨赘形成情况。在后前屈曲位或外翻应力位X线片中，可以观察证实外侧间室关节软骨的完整性。在侧位X线片中，可以观察髌骨上、下极的骨赘情况。髌骨轴位X线片可用来评估髌股关节的大致情况，看有无半脱位或者评估软骨缺损程度。大多数外科医师如果看到髌股关节出现骨对骨改变，则视其为UKA的禁忌证。

通常X线片检查、有针对性的病史回顾及临床查体，足以判断患者是否适宜行UKA手术。需要留意的是，MRI检查对于患有缺血性骨坏死的UKA患者是大有助益的。它能够有效地甄别所谓的自发性缺血性骨坏死和继发性的激素性缺血性骨坏死。自发性骨坏死的特点是骨坏死区域小且累及软骨下区域，这类患者通常非常适合行UKA手术。继发性激素性缺血性骨坏死累及区域较大，呈地图样改变，UKA术后股骨假体组件和胫骨假体组件可能会发生固定不稳。MRI同时也有助于判定坏死改变的深度和范围。Mayo医院发布一项最近的数据表明，继发性激素性骨坏死与自发性骨坏死相比，UKA术后7年的生存率前者明显更低。UKA术中截骨后，假体实际上是安放在坏死骨区域上，看起来TKA应该是更好的选择。

UKA术后哪一种下肢力线是最佳的，外科医师对此一直存在争议。绝大部分外科医师的观点还是推荐术后保持轻微矫正不足。对于典型的内翻膝，仅累及内侧间室，术中我们使机械力线通过内侧间室，略偏髁间棘内侧。对于大部分患者而言，与正常胫股解剖轴外翻6° 相比，UKA术后一般外翻会减小2° ~4° 。保持机械轴轻微矫正不足的原理是避免对侧间室压力过大而损害关节软骨面。当然，明显的矫正不足也是不妥当的，这会给UKA衬垫带来过大的压力，引起聚乙烯磨损破裂导致失败。在完全伸直和屈曲90° 位下，股骨组件和胫骨组件应该保持平行，避免聚乙烯边缘有负荷位。在伸直位和屈曲位下膝关节应保持平衡，允许有2mm的松弛。胫骨组件不允许出现内侧平台边缘的悬挂，避免激惹内侧副韧带。股骨组件不允许向前超出软骨下骨边界，避免与髌骨发生撞击。

技术

在Mayo医院，绝大部分固定平台UKA手术都是通过微创股中间肌入路完成的。伸直位下使用髓外力线系统连接股骨和胫骨截骨装置，术中透视确认力线，屈曲90° 下使股骨旋转至与胫骨平行。上述这些步骤的组合使用，保证了固定平台UKA的疗效可靠，重复性强，有超过15年的假体生存率。

患者在手术床上保持仰卧位，无须额外的膝关节或腿部支架。患者躺的位置尽可能靠下，方便术中进行C臂透视，透射范围应包括同侧髋关节（图26-1）。术中全程使用大腿止血带，压力保持40kPa（300mmHg），术毕压迫包扎后松止血带。从髌骨上极到胫骨结节做一直切口（图26-2）。切口轻微内偏，不要直接指向髌骨或胫骨结节，

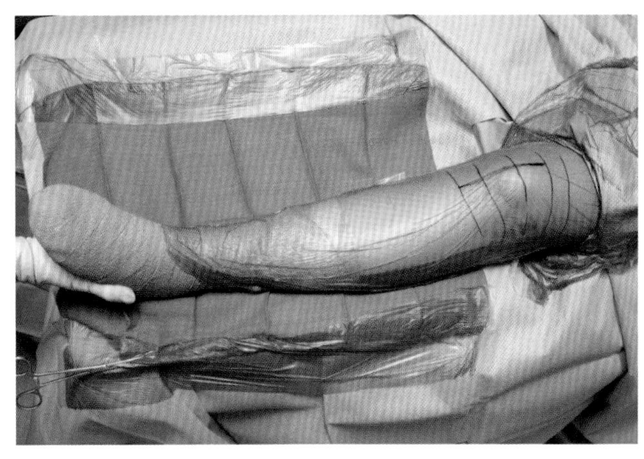

图 26-1　患者平卧于手术床上，双脚接近手术床尾端，便于术中透视

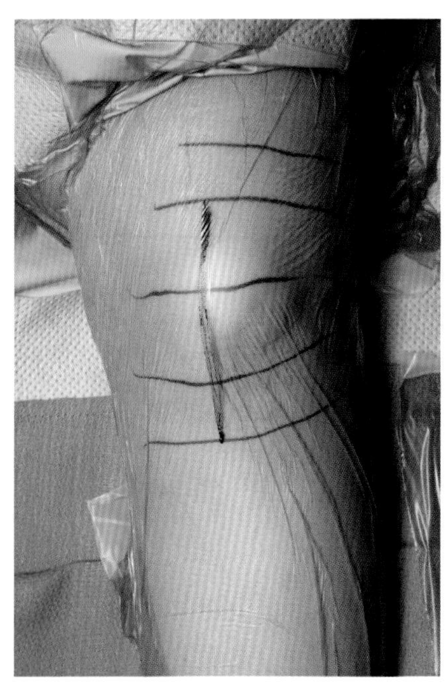

图 26-2　推荐膝关节前方直切口略偏向内侧

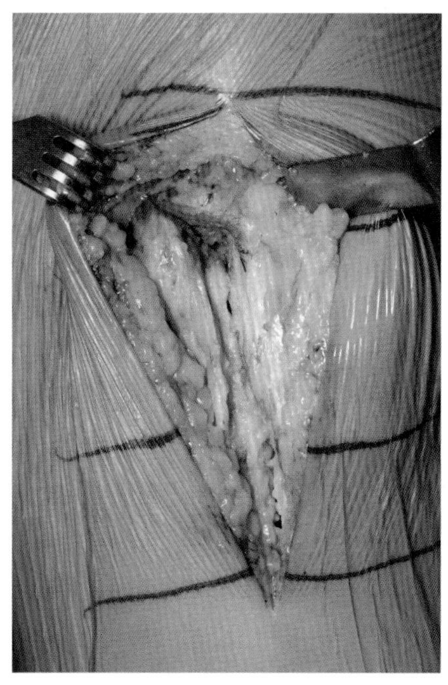

图 26-3 行微创股中间肌入路，纵向劈开 2.5cm 股内侧肌

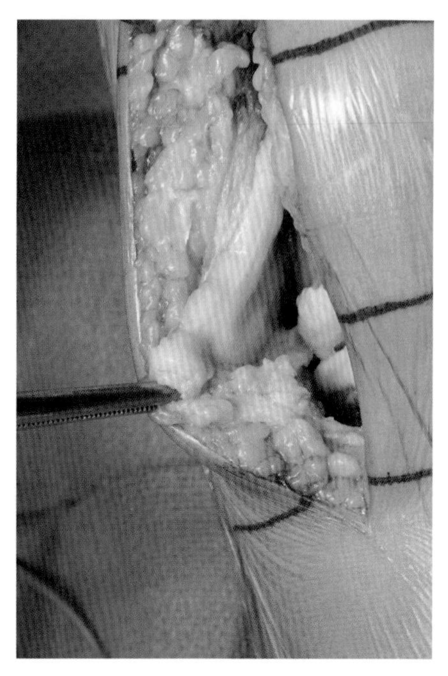

图 26-4 用 Coker 钳固定内侧半月板近端，在整个术程中起到拉钩作用

这样会使患者屈曲更为舒适。做股内侧肌微创入路切开关节（图26-3）。关节垂直切开始于胫骨结节边缘，毗邻髌骨内侧缘，向近端延伸切断股内侧肌。关节近端切开的高度应与髌骨上极等高。如果近端显露不充分，可能会影响术野的显露，对术中评估股骨假体的大小及旋转造成困难。劈开骨内侧肌纤维一般不超过2.54cm。UKA术中不用髌骨脱位来显露术野，将髌骨留在股骨滑车处，有助于术者避免发生一些假体方向的错误。如果用传统的TKA入路来做UKA，翻髌骨膝关节屈曲，那么股骨和胫骨都会倾向于外旋，不小心就会造成假体方向的问题。

松解内侧副韧带深层，用1把Coker钳固定内侧半月板近端，有助于整个手术过程的显露（图26-4）。有时为了有更好的术野，可以切除一小部分髌下脂肪垫。在屈曲过程的中段位置，要注意前交叉韧带的状态、外侧胫股间室及髌股间室的情况。为了防止对前交叉韧带造成撞击，任何髁间窝内的骨赘都需要去除，髌骨的骨赘也需要切除。另外，如果胫骨前方存在铁砧骨赘，那么应在术中找到并切除铁砧骨赘；如果忽视，将可能影响膝关节充分伸直，造成术后疼痛撞击（图26-5）。

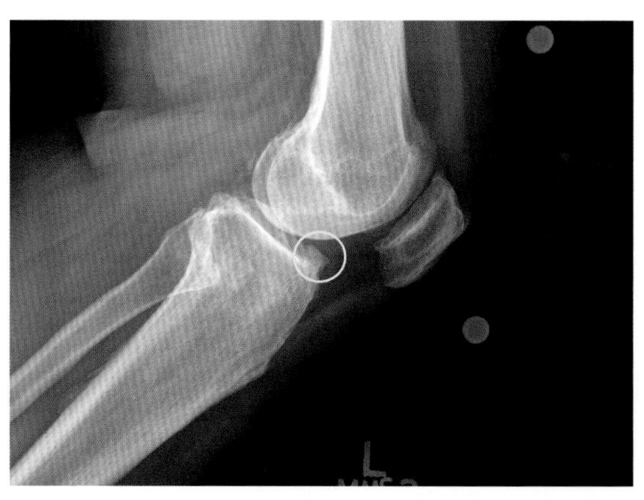

图 26-5 找到胫骨前端是否存在铁砧骨赘，在术中需要完全切除，保证膝关节术后在无痛状态下能够充分伸直

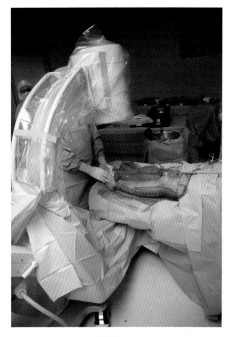

图 26-6　将髓外定位导向器插入内侧关节间隙，在固定导向器之前行 C 臂透视，评估整体下肢力线

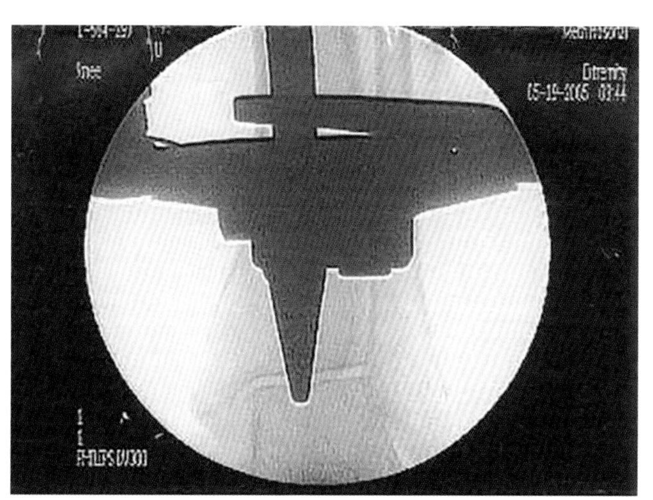

图 26-7　透视确认导向器力线杆通过距骨中心

膝关节伸直，将髓外定位导向器插入内侧关节间隙。有时在内侧伸直间隙内，需要切除胫骨近端及股骨远端的残留软骨，才能有足够的空间插进导向器。类似TKA，调整力线杆，使之通过踝关节距骨中心处。在固定钉固定导向器前，需要提前进行术中透视来确认位置及整个下肢力线的情况（图26-6）。依次获得踝关节、膝关节及髋关节的影像。在踝关节透视片上要确认导向器刚好经过距骨中心位置（图26-7）。膝关节透视片上要确认导向器位于关节中心（图26-8）。在髋关节透视片上能够精准地预判整个下肢的机械力线情况，手术的目标是轻度内翻（图26-9）。理想位置可以通过简单的放射学标记来判断，即力线杆恰好通过股骨头周边的外侧缘。如果力线杆偏外侧，表面力线矫正不足，就需要在固定导向器前给予轻度外翻应力。与此相反，如果力线杆通过股骨头中心，则表明矫正相对较多，需要从伸直间隙内切除额外的软骨，直到力线杆刚好穿过股骨头外侧缘。

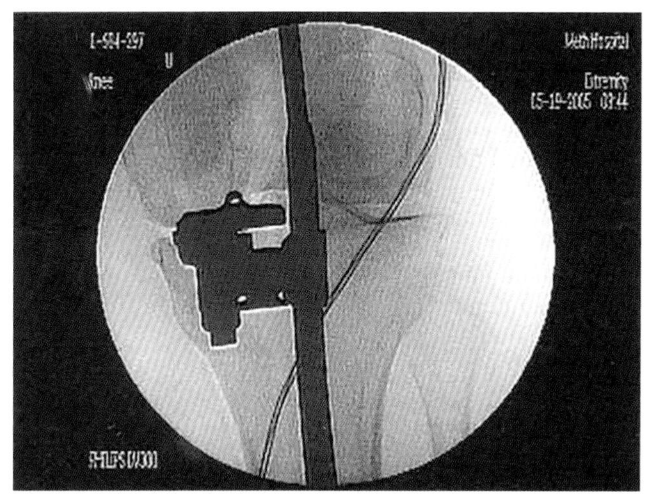

图 26-8　透视确认导向器力线杆通过膝关节中心

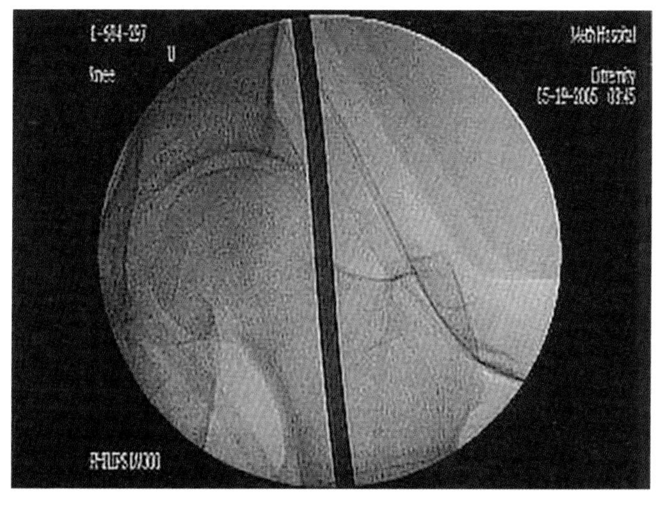

图 26-9　透视确认力线杆此时通过股骨头外侧，说明机械力线轻度内翻，刚好满足膝内侧单间室置换的力线要求

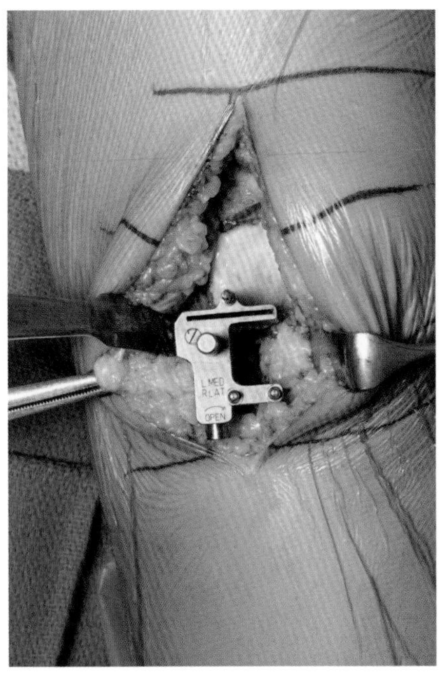

图 26–10　固定截骨导向器，完成股骨远端切除

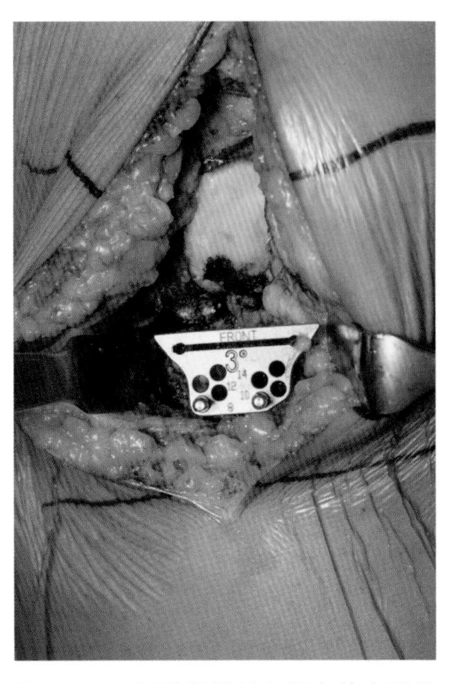

图 26–11　近端胫骨导向器安放在胫骨固定钉上，常规选择 3° 后倾，截骨厚度选择最小设置

髓外系统具有以下显著的优势，外科医师无论在哪一步截骨之前都可以随时确认修正力线；将股骨截骨与胫骨截骨有机整合起来，确保膝关节伸直位时截骨面平行；股骨远端通过测量截骨获得理想伸直间隙，与假体更为匹配；确保胫骨截骨厚度最小。在股骨远端及胫骨近端分别用固定钉固定导向器（图26–10）。股骨远端截骨时使用组合牵开器，小心不要误伤内侧的内侧副韧带、关节中线的前交叉韧带及后方关节囊。移除导向器，保留胫骨近端固定钉。安放3° 胫骨后倾导向器，膝关节屈曲至90°（图26–11）。徒手进行胫骨垂直截骨，外科医师要特别关注截骨的旋转方向及截骨的中线位置。我们推荐大多数外科医师要将膝关节准确屈曲至90°，踝关节屈曲90°，这样评估膝关节位置具有可重复性（图26–12）。截骨的中线位置通常紧邻股骨内髁，且

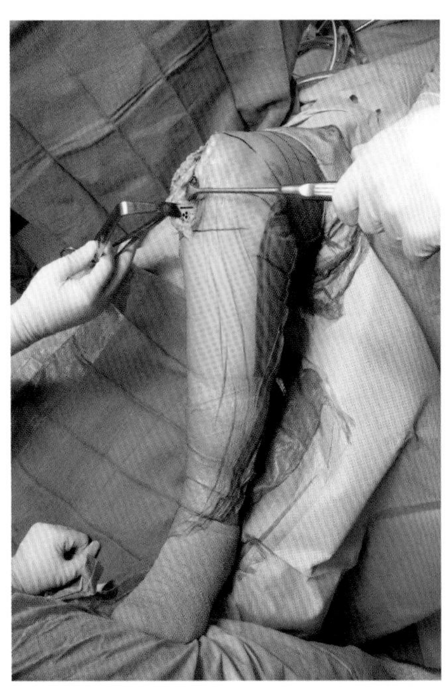

图 26–12　胫骨截骨最好放在膝关节屈曲 90°，踝关节屈曲 90° 的标准位置，这样更具重复性

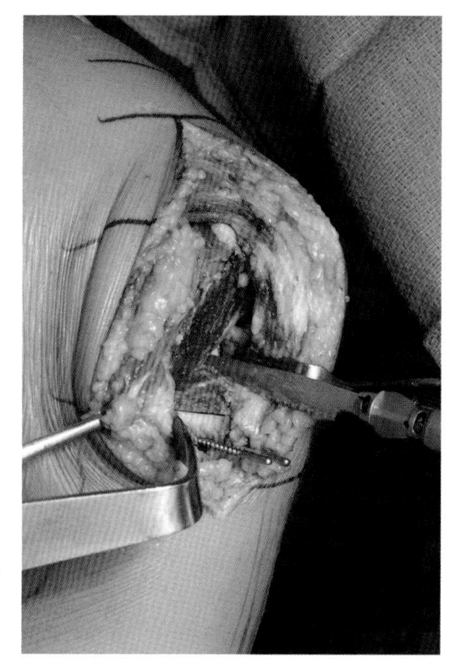

图 26-13　胫骨垂直截骨直接影响假体大小及假体旋转位置。截骨位置紧靠内侧股骨髁，通常会轻微损伤前交叉韧带的附着区域。截骨旋转方向通常与胫骨结节内中 1/3 相一致

毗邻前交叉韧带止点位置。确定旋转位置其实与TKA手术类似，力线通过胫骨结节内中1/3位置（图26-13）。在截骨时需留意不要伤及后方关节囊。水平截骨时要格外当心，要牢记截骨导向器的固定绝没有想象那样牢固，极易造成内翻/外翻，或者屈/伸位置不当。截骨时需格外小心内侧副韧带以免造成误伤。在典型的前内侧骨关节炎患者中，外科医师可以看到在截除下来的胫骨骨面后部，软骨仍然是全层软骨（图26-14）。可以根据骨块大小初步决定假体型号。胫骨骨面前后方向的充分覆盖是十分重要的，也要当心出现内侧悬挂。偶尔需要在垂直方向紧邻前交叉韧带加截1~2mm，可以匹配大一号的胫骨假体。膝关节屈曲90°，放入胫骨测量器（图26-15）。接着将股

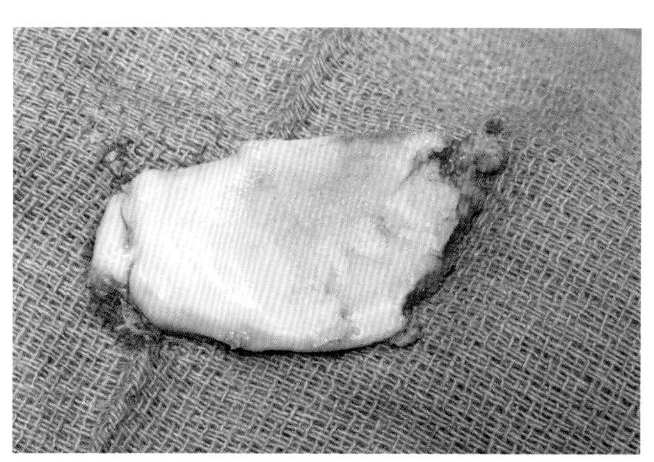

图 26-14　截除下来的胫骨表面后方具有全层软骨

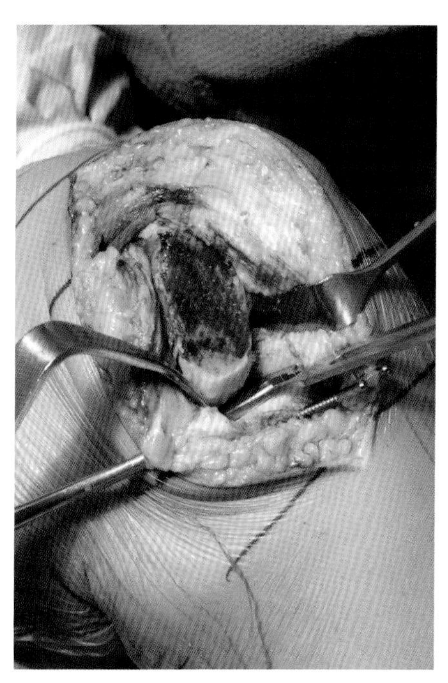

图 26-15　胫骨假体大小的选择以前后充分覆盖为优先，且不伴有内侧假体悬挂。偶尔情况下，需要重复进行垂直截骨，这样有利于安放大一号的胫骨假体

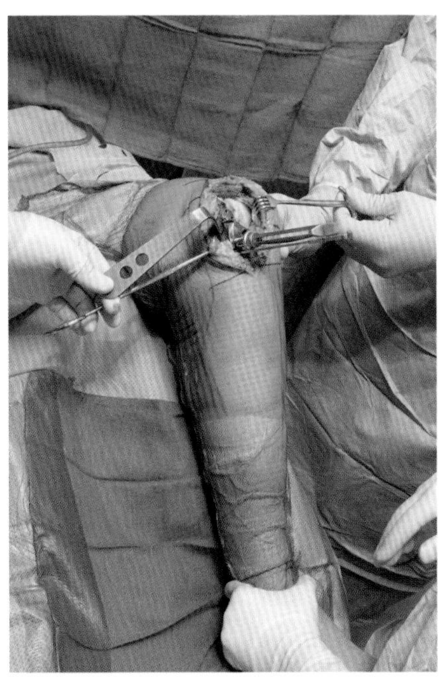

图 26-16　将膝关节屈曲至 90°，不要从关节间隙内取出胫骨测量模板，这样有利于更准确地确定股骨假体大小和旋转角度。在膝关节屈曲 90° 的情况下，如果胫骨测量模板的水平面与股骨导向器后方平面刚好匹配，说明股骨端旋转位置刚好。此时髌骨与滑车匹配良好，不会出现髌骨外侧半脱位的情况

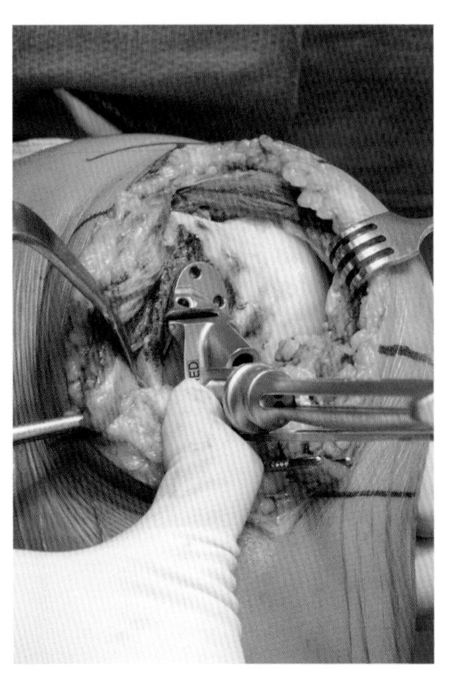

图 26-17　股骨假体应该充分覆盖股骨前端的软骨下骨，但不要骑跨覆盖在周边的软骨上

骨测量器插入屈曲间隙内测量股骨型号，测量时将测量器紧靠在胫骨测量器上部。适宜的股骨型号应该是覆盖住前方的软骨下骨，但是注意不要侵占关节软骨面（图26-16）。把握的原则是前方宁可有少量的骨面裸露，也不要侵占覆盖周边的软骨（图26-17）。按照这种原则，理论上患者滑车软骨即使发生完全磨损，股骨假体与髌骨也不会发生撞击。股骨导向器平面紧靠胫骨测量器表面，这一点来决定股骨旋转方向。只要髌股对合关系良好，膝关节屈曲至90°，胫骨和股骨导向器就会保持良好的共线关系，旋转就不会发生问题。固定导向器，开始进行股骨截骨。

用电刀切除内侧半月板。用弧形骨刀切除中间和后方的骨赘（图26-18）。检查髁间窝，用弧形骨刀将骨赘切干净。用骨刀在胫骨近端骨面切出一垂直方向的压槽，用来安放胫骨试模（图26-19）。插入胫骨试模，当胫骨与假体前后缘齐平，可以判断此时试模大小合适且安放到位。安放股骨试模及胫骨垫片试模，膝关节屈曲至90°（图26-20）。接下来使用2mm和3mm间隙塞评估屈伸间隙是否合适（图26-21）。理想的间隙有2mm的空隙且内、外侧平衡，但是3mm的屈曲间隙也是可以接受的。如果屈曲间隙＜2mm或者＞3mm，胫骨就可能需要加截，这里建议在胫骨处理完毕之前保留胫骨固定钉，这可能会更方便一些，减少反复操作。如果屈曲间隙过紧（＜2mm），为了快速准确解决，就需要加截胫骨，后倾角也要加大（5° 导向器替代标准的3° 导向器）。当平衡满意后，用C臂机透视评估试模的位置，要确保胫骨假体不会出现悬挂；股骨和胫骨在伸直位下共线；胫骨假体内外翻保持在合理范围内（理想的位置是1° 内翻，而不是中立位；图26-22）。

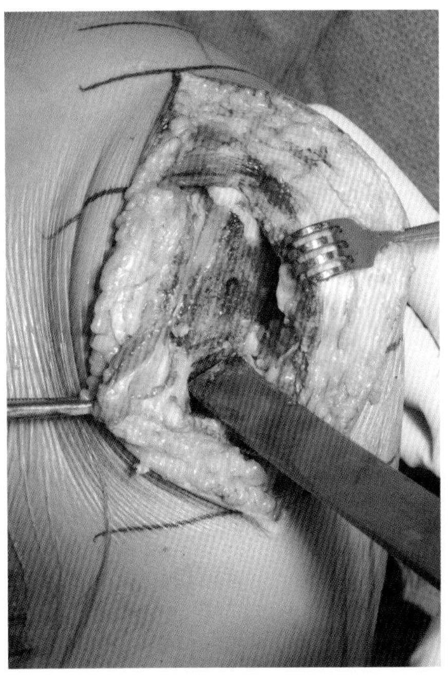

图 26-18 用弧形骨刀分别切除股骨髁后方骨赘，并沿着髁间窝内外侧边缘切除骨赘

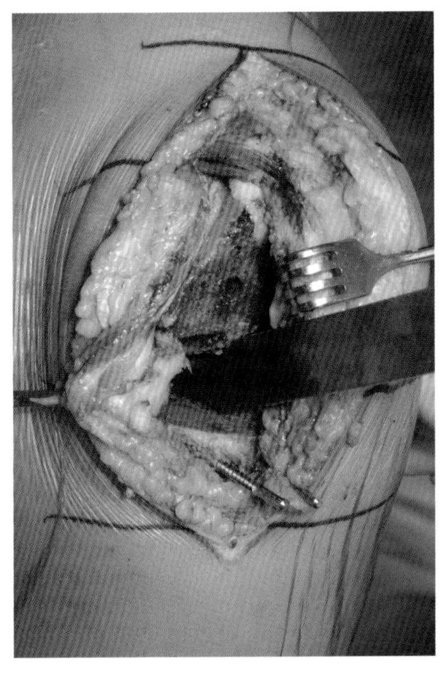

图 26-19 在胫骨截骨面上纵向开槽，便于安放假体固定槽

移除所有试模，使用脉冲枪冲洗关节，使用鸡尾酒局部注射，鸡尾酒配方为罗哌卡因、酮咯酸、稀释的肾上腺素（图26-23）。用骨水泥混合1.2g庆大霉素粉末涂抹假体。在胫骨假体背面预涂骨水泥（图26-24），用手在胫骨近端骨面加压涂抹少量骨水泥，使用拉钩要确保胫骨后方骨水泥不能过多（图26-25）。徒手插入胫骨假体，首先安放假体后部，用击入器轻轻向后方加压胫骨假体，确保安放完全到位（图26-26）。用弧形骨水泥刮除探钩去除过多的骨水泥。接下来在股骨假体背面预涂骨水泥，股骨

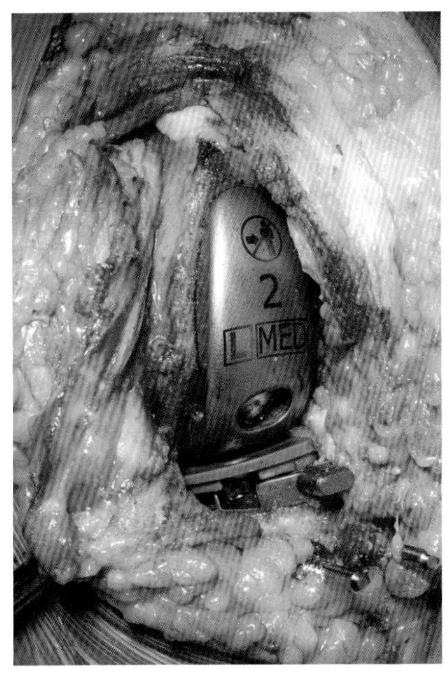

图 26-20 按照股骨端及胫骨端试模，在关节屈曲 90° 下进行评估

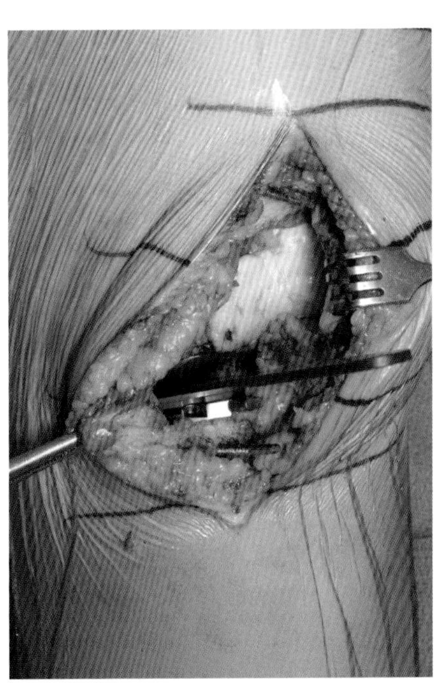

图 26-21 使用 2mm 和 3mm 间隙测块评估关节屈伸间隙平衡。存在 2mm 间隙且内、外侧平衡是比较理想的

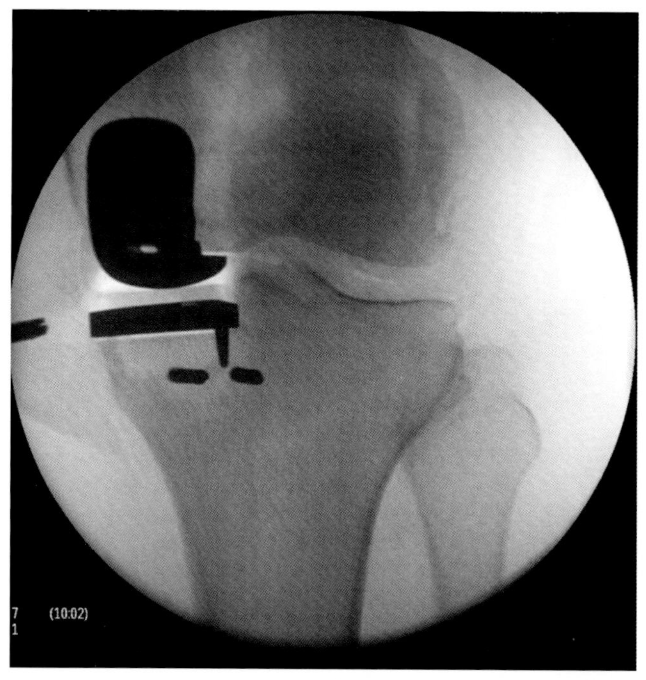

图 26–22　用C臂机透视确认最终假体试模的位置，要格外注意以下方面：胫骨内侧不要出现悬挂，伸直位下股骨及胫骨假体方向在一条线上，胫骨内外翻情况在理想情况下是存在1°内翻，而不是完全水平

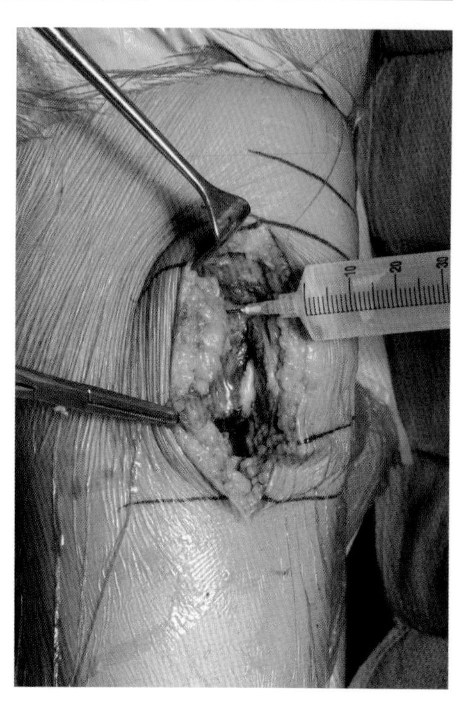

图 26–23　涂抹骨水泥前进行关节周围局麻注射

支架骨孔内也填入少许。关节屈曲至95°开始安放股骨假体，然后转换到80°，用击入器敲击压实假体（图26–27）。膝关节屈曲90°安放胫骨垫片，在前部加压之前，利用股骨重量在后方施加压力，进一步压实假体。

将膝关节轻轻转为伸直位，在骨水泥固化时要小心避免关节过伸（图26–28）。用可吸收缝线逐层关闭切口，皮下连续缝合。切口覆盖无菌敷料并进行加压包扎，将止血带放气。常规行术后拍片（图26–29）。

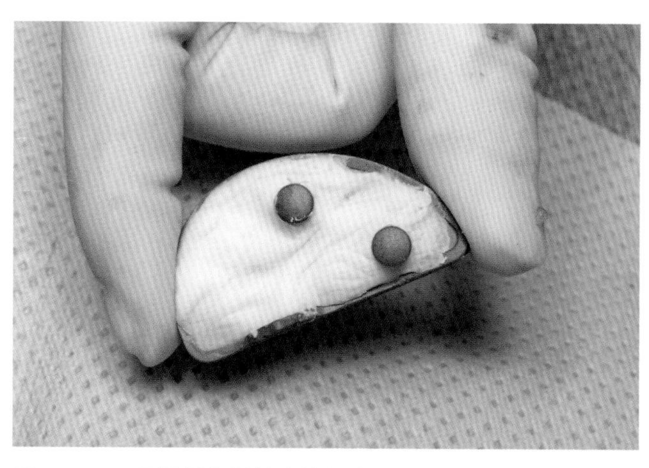

图 26–24　胫骨假体提前涂抹骨水泥，以防止假体 – 骨水泥界面有液体浸入

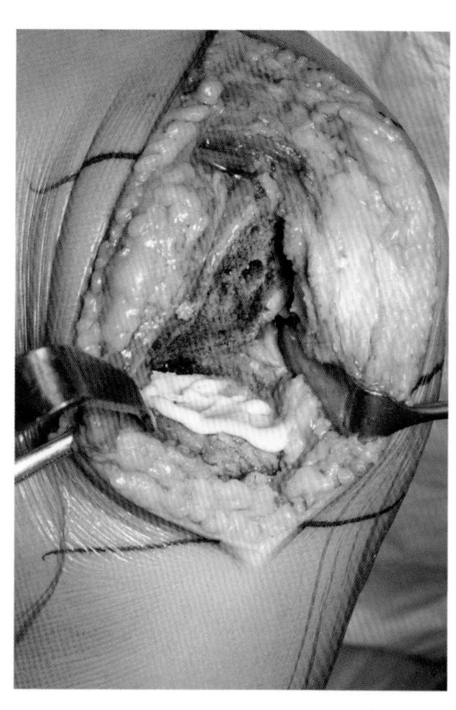

图 26–25　徒手在胫骨近端涂抹少量骨水泥

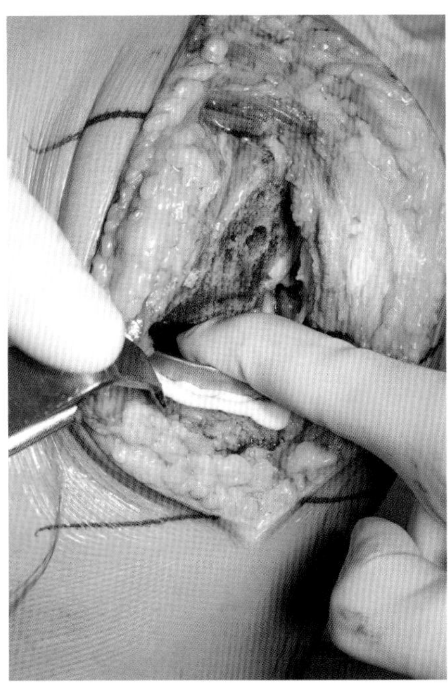

图 26-26 安放胫骨假体，注意压配力量始于后方，确保卡压稳靠

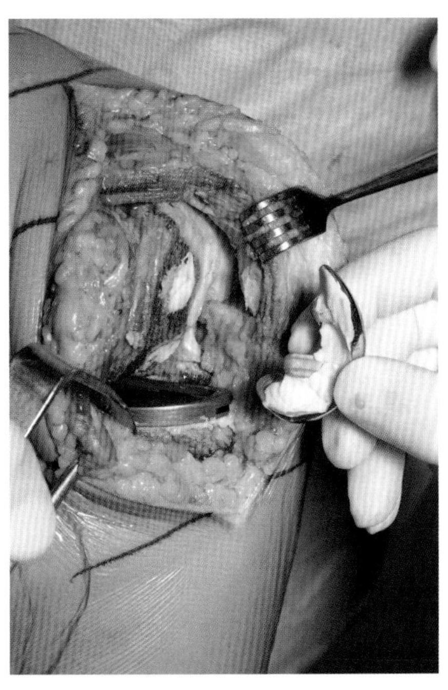

图 26-27 股骨假体预涂骨水泥，在股骨孔内填塞骨水泥，然后压配假体

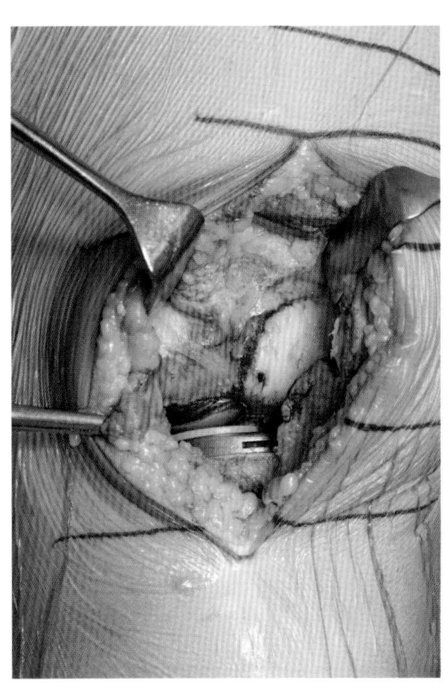

图 26-28 膝关节伸直但不要过伸，避免骨水泥固化时发生胫骨假体后方翘起

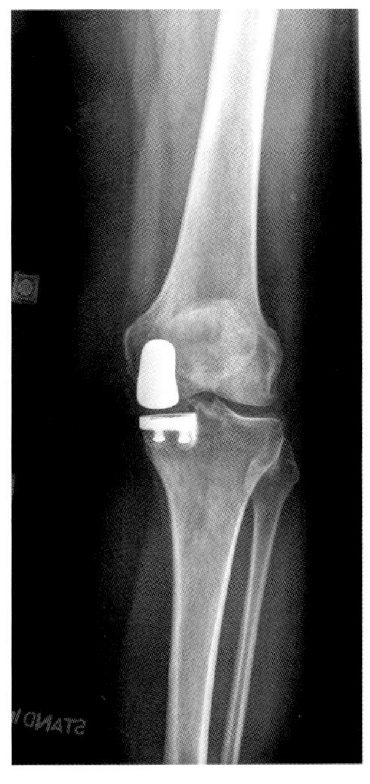

图 26-29 典型的膝关节固定平台内侧单间室置换术后正位 X 线片

提示

- 避免机械力线过度矫正。下肢机械力线应保持轻度内翻，避免外侧间室压力过高。
- 通过术前侧位 X 线片应仔细观察有无胫骨前方铁砧骨赘，如果存在术中应当切除，保证膝关节完全伸直。
- 术中可以联合膝关节屈曲、胫骨外旋及给予外翻应力多种体位保证显露充分。

通常来讲，做一些微调能够明显改善术野。

- 在科学合理的康复训练下，大多数患者都能够平稳恢复。在大多数情况下应让UKA患者术后避免早期过度活动。
- 推荐进行常规术中透视，证实截骨是否准确、股骨及胫骨假体方向是否共线，涂抹骨水泥前确认力线合适。

术后管理

时至今日，许多患者在门诊就可以安全地接受UKA手术。对于有多个并发疾病的患者，我们还是推荐短期住院来进行手术治疗。我们对并发血栓疾病（TED）的UKA患者进行风险分级评估。对于没有TED风险或者凝血正常的患者我们推荐术后口服阿司匹林6周，每天2次，每次81mg。对于有深静脉血栓但没有肺栓塞病史的患者，口服华法林6周，国际标准化比率（INR）控制为2~2.2。肺栓塞病史患者须接受低分子肝素联合华法林治疗3个月，INR控制为2~2.2。

建议所有患者术后拄拐或使用步行器，在可耐受程度内进行负重活动，当患者下肢力量足够行走平稳时可转换为使用手杖。活动度练习建议每日2次。术后2周对所有患者进行电话随访，评估活动度及功能状况。在术后4周内每周进行1次物理治疗，可以根据个体情况酌情进行增减。在术后3个月内不鼓励患者进行力量训练。现在许多UKA患者术后早期选择过多的物理锻炼，有必要指导他们行走缓慢一些。如今具备强烈恢复意愿的患者远比消极的患者多。在根本上我们建议，除了跑步以外，患者可以参加任何形式的活动，积极指导他们将步行、骑自行车或者游泳作为主要的有氧训练形式。

结论

现在的内侧UKA技术对于前内侧骨关节炎患者来说是一项技术成熟、重复性优良及耐用性持久的手术。从可追踪的文献数据记录来讲，固定平台UKA无疑是成功的，对比活动平台来说，它在早期失败风险方面略占优势。合理的患者选择及精准的手术技术是内侧UKA成功的必备条件。

参考文献

[1] Argenson JN, Komistek RD, Aubaniac JM, et al. In vivo determination of knee kinematics for subjects implanted with a unicompartmental arthroplasty. *J Arthroplasty*. 2002;17:1049-1053.

[2] Langdown AJ, Pandit H, Price AJ, et al. Oxford medial unicompartmental arthroplasty for focal spontaneous osteonecrosis of the knee. *Acta Orthop*. 2005;76:688-692.

[3] Newman JH, Ackroyd CE, Shah NA. Unicompartmental or total knee replacement? Five year results of a prospective randomized trial of 102 osteoarthritic knees with unicompartmental arthritis. *J Bone Joint Surg Br*. 1998;80:862-865.

[4] Pandit H, Beard DJ, Jenkins C, et al. Combined anterior cruciate reconstruction and Oxford unicompartmental knee arthroplasty. *J Bone Joint Surg Br*. 2006;88:887-892.

[5] Pennington DW, Swienckowski JJ, Lutes WB, Drake GN. Unicompartmental knee arthroplasty in patients sixty years of age or younger. *J Bone Joint Surg Am*. 2003;85:1968-1973.

[6] Price AJ, Dodd CA, Svard UG, Murray DW. Oxford medial unicompartmental knee arthroplasty in patients younger and older than 60 years of age. *J Bone Joint Surg Br*. 2005;87:1488-1492.

[7] Walton NP, Jahroni I, Lewis PL, Dobson PJ, Angel KR, Campbell DG. Patient-perceived outcomes and return to sport and work:TKAversus mini-incision unicompartmental knee arthroplasty. *J Knee Surg*. 2006;19:112-116.

第27章　活动平台内侧单间室膝关节置换术

Casey M. deDeugd, Rafael J. Sierra

适应证和禁忌证

活动平台牛津膝关节置换术（OUKA）相比传统的全膝关节置换术及固定平台单间室膝关节置换术（UKA）具有一些特定的优势，主要表现为优化了膝关节全活动范围内的股骨和胫骨组件的适配性，有效模拟关节的滚动及滑动特性，更接近于自然半月板的解剖特性，通过两个关节接触界面，显著降低胫骨面的接触应力，实现应力转移。此外，与固定平台UKA相似的是，它也能在较小的切口下完成手术，失血量小，输血率降低，住院时间缩短，康复周期短。

内侧单间室膝关节置换术的适应证在前一章中已经向大家进行了详细的阐述。胫股关节的退行性改变应该仅限于内侧间室，髌股关节的软骨损伤应该仅限于髌骨的内侧面。对于关节活动范围明显受限，特别是屈曲＜100°或屈曲挛缩＞15°，严重的髌股关节炎或当髌骨的外侧关节面受累及的患者，施行OUKA是不适宜的。完整的前交叉韧带对于OUKA是相当重要的。此外，患者必须有被动可矫正的内翻畸形。膝关节固定性畸形表明内侧副韧带（MCL）有结构性短缩，如果并发ACL功能障碍，则是OUKA的典型禁忌证。理想状况下，退行性改变应为发生在关节前内侧的特征性磨损模式。这种特征性损伤模式的潜在机制可能与屈曲时前交叉韧带保持股骨内髁的正常运动弧度有关，并可防止结构性短缩的发生。综上，OUKA的适应证为前内侧退行性关节炎。禁忌证包括发生任何1条韧带的功能受损、关节固定性畸形、关节炎累及3个间室。年龄和肥胖则不是OUKA的禁忌证。

为什么股骨优先

学者Shakespeare提出股骨优先技术，并通过该技术解决了与OUKA相关的一些早期的并发症和技术困难。在术中，股骨优先能够为胫骨截骨提供参考，避免胫骨端截骨过多。在冠状面放置好股骨试模后，能够精确胫骨截骨量，保证胫股接触点更为合理。此外，股骨优先能够保证胫骨矢状面截骨更为合理，力线也更为准确，确保股骨及胫骨活动在同一平面。最后，在原位优先处理股骨端能够确保自然关节线的倾斜度不变，在步态活动中膝关节的力量传导更加自然。

术前准备

患者是否为前内侧骨关节炎，是否适宜做OUKA？临床查体及影像学检查仍然具有不可替代的关键作用。患者必须为可矫正的内翻畸形，畸形角度通常为5°~15°。影像学检查包括91cm（3ft）负重下肢全长X线片检查、膝关节侧位X线片检查、髌骨轴位X

线片检查及内翻或外翻应力位X线片检查。侧位X线片应该显示股骨内髁与胫骨平台的关系，有助于评估ACL的功能及关节后方受累及的范围。内翻应力位X线片能够用来证实内侧关节间隙骨对骨改变，外翻应力位X线片能够显示畸形得到矫正，外侧关节间隙仍然存在。股骨模块对于确定股骨端假体型号是有必要的。

技术

患者在手术床上保持仰卧位，铺单后将患肢置于腿架上，以确保关节充分屈曲。同侧髋关节应在腿架支撑下外展30°。调整好腿架位置确保膝关节能够屈曲至120°，且腘窝不会受到撞击。患肢捆扎止血带，静脉给予抗生素。在耻骨联合至髂前上棘（ASIS）中点确定股骨头的位置。作者习惯使用一卷胶带，如果有必要，可以方便触及铺单下方的标记物。

我们使用鸡尾酒混合药物作为局麻药物使用，配方包括罗哌卡因、酮咯酸注射液及肾上腺素，术中与腰麻或全麻联合应用。

入路

膝关节屈曲至90°，沿髌旁内侧缘至关节线远端3cm胫骨结节处做一旁正中切口，切线要确保置于髌腱内侧。切除髌下脂肪垫，检查ACL及侧方间室的情况。采用股中间肌入路，保留股四头肌肌腱，使用髓内（IM）定位导杆在股骨开髓点做一标记，开髓点位置一般位于髁间窝上方前内1cm处。保持膝关节屈曲稳定于45°，用一5mm钻打开皮质，遂进入髓腔。使用推杆将髓内定位导杆插入股骨髓腔，直到装置顶到股骨（图27-1）。髓内定位导杆作为定位基准，可确定股骨组件的屈曲位置。股骨假体屈曲，与矢状位股骨干长轴成10°夹角。其同时也可用作髌骨牵引器。

股骨准备

在确定股骨髁中线之前，须用咬骨钳清除股骨内髁内侧缘及髁间窝边缘骨赘。随后用笔标记髁中心线，安放股骨引导器。另外一种方法是Shakespeare介绍的，术中测量到股骨内髁外侧缘的距离，13mm、14mm、15mm分别对应小、中、大型号。这有助于保证半月板衬垫位于胫骨托内侧缘2mm的位置（图27-2）。术前模板及术中股骨髁直接测量都有助于确定股骨组件的尺寸。假体不应该出现悬挂。

股骨导向器用来定位开槽股骨组件安放的位置。因为股骨钻导向器容易偏内划入胫骨缺损处，切除内侧胫骨平台外侧边的部分软骨，有助于稳定股骨钻导向器（图27-3）。将股骨钻导向器通过铰链形连杆与髓内定位导杆进行连接，确定屈、伸两个平面的位置（图27-4、图27-5）。确定导向器紧贴骨面，在髁中心点钻孔。先钻前方较小的4mm孔，紧接着钻6mm孔（图27-6、图27-7）。

安放后髁导向器

将后髁截骨器插入股骨髁开洞处，轻轻敲击安放稳妥（图27-8）。用12mm摆锯片完成后髁截骨。截骨时可用牵引器保护韧带结构，特别是ACL、MCL。截骨的厚度应该与假体后方的厚度相当（图27-9）。用滑锤移除导向器。

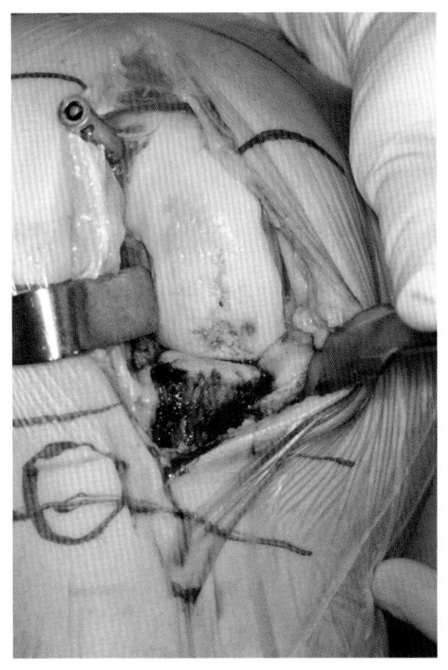

图 27-1　经股内侧入路显露，膝关节屈曲，通过导向器插入髓内定位导杆。此外，髓内定位导杆也能起到髌骨牵开的作用

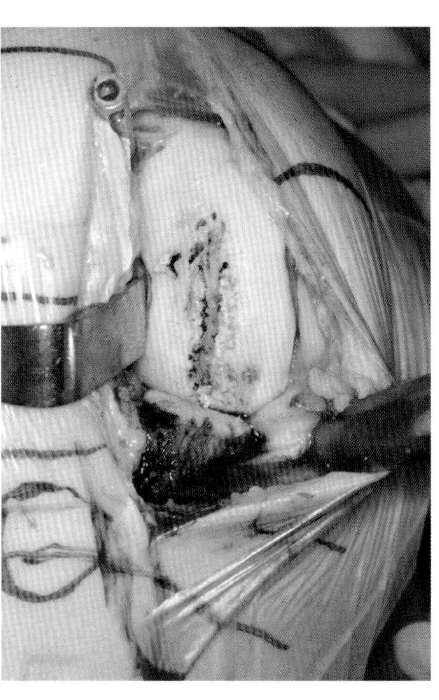

图 27-2　标记出股骨内侧髁中心位置

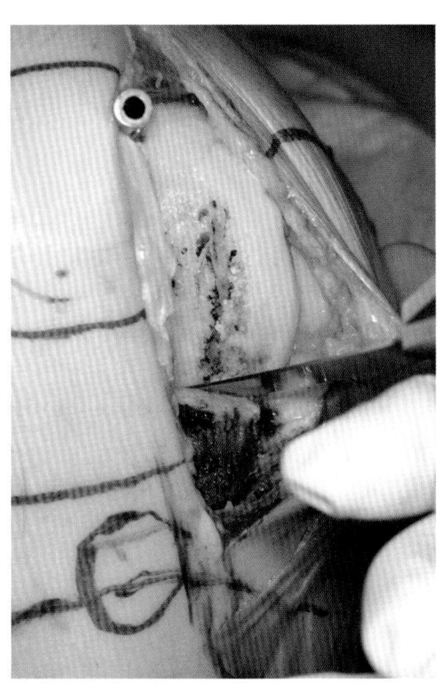

图 27-3　安放股骨钻导向器之前，切除少量的胫骨外后侧边缘软骨，有利于防止导向器向内偏移到胫骨软骨缺损处

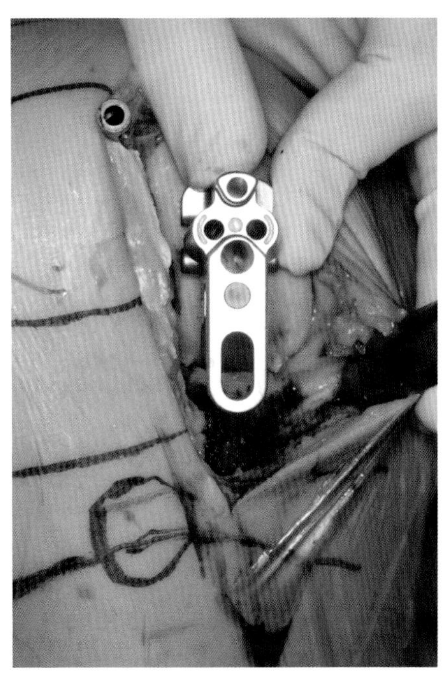

图 27-4　股骨钻导向器紧贴骨面，图示为 4mm 和 6mm 钻孔，皆位于股骨髁中心线。注意钻孔导向器应与胫骨长轴平行

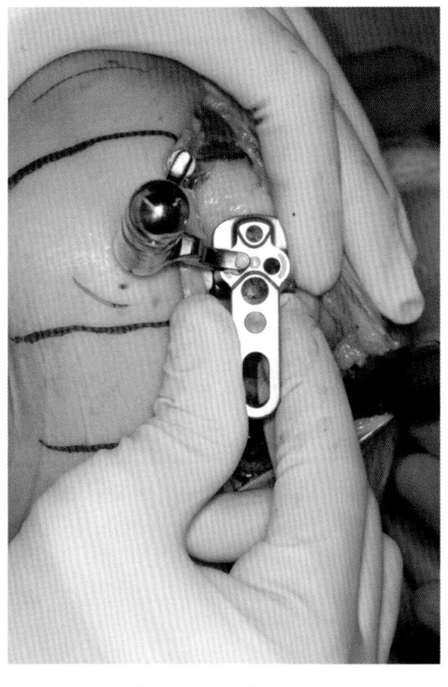

图 27-5　利用铰链连接杆连接钻孔导向器，屈伸关节直到导向器自动归位，然后连接髓内定位导杆和导向器

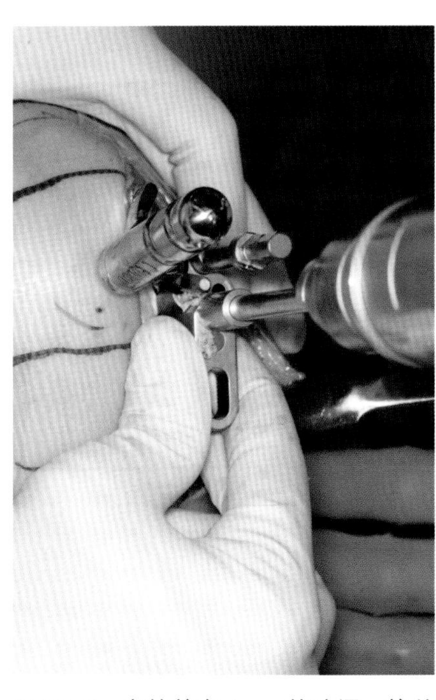

图 27-6　先钻前方 4mm 的孔洞，接着钻入 6mm 的孔洞

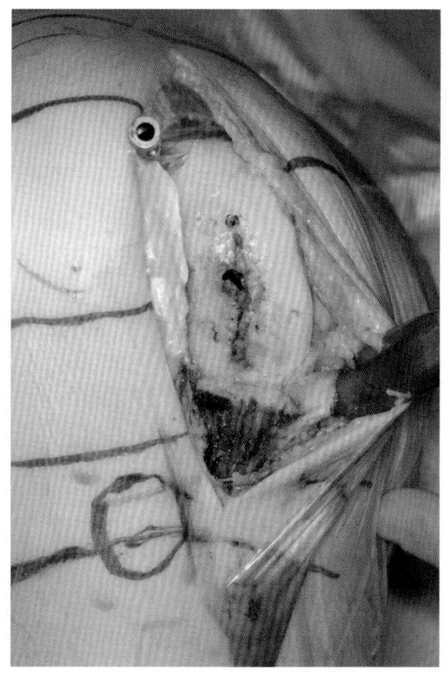

图 27-7 钻孔完成

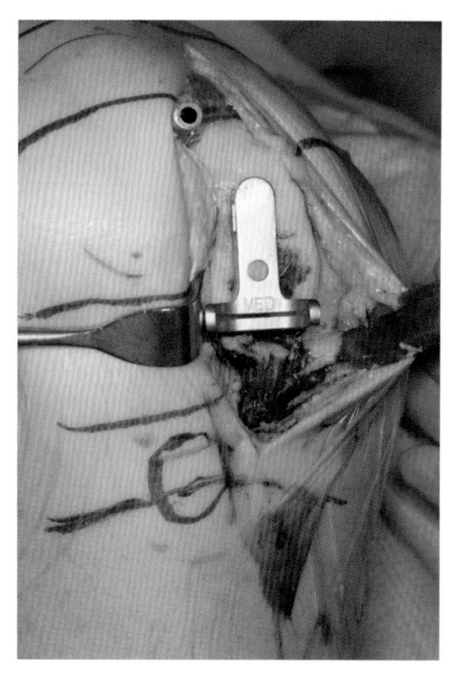

图 27-8 将后髁截骨导向器插入前面的孔洞内，轻轻敲击安放稳妥

磨钻股骨远端

开始使用0号钻头插入6mm孔中进行研磨，直到钻头边缘没入骨面。磨钻的设计原理是精准切除足够的骨量，容纳股骨假体，防止切除过多的股骨远端骨量。将膝关节屈曲60° 牵开周边软组织，有利于磨除位置正确。谨记只有将钻紧贴骨面才可以进行研磨。当准备就绪后，钻的方向要与股骨干保持一致。移除表面的环形残留骨，以防与钻头碰撞影响截骨精准度（图27-10）。在胫骨截骨后，再进行第2次及后续的股骨磨钻。

胫骨准备

无论在冠状面还是矢状面，胫骨髓外导向器与胫骨长轴应保持平行（图27-11）。将0号截骨板装入胫骨导向器，用G形钳连接导向器，用一枚无头固定钉进行固定（图

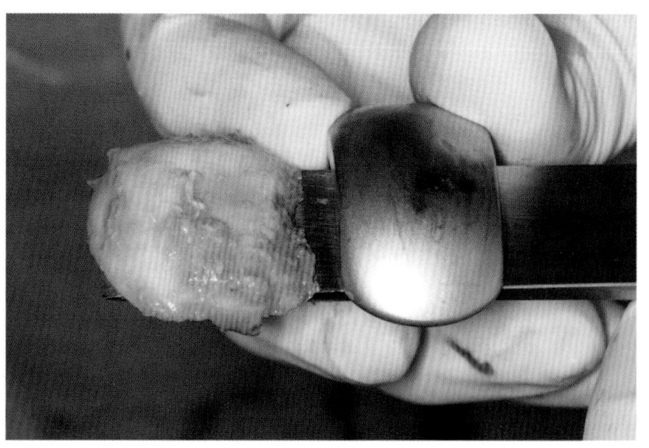

图 27-9 在完成股骨后髁截骨后，拿假体后髁对比截下来的骨片厚度

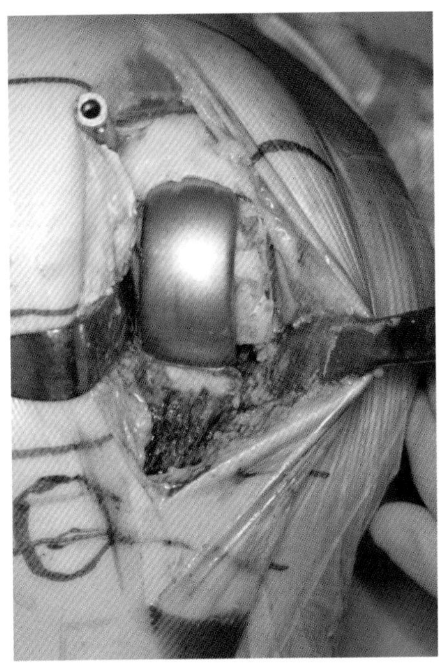

图 27-10　安放股骨试模

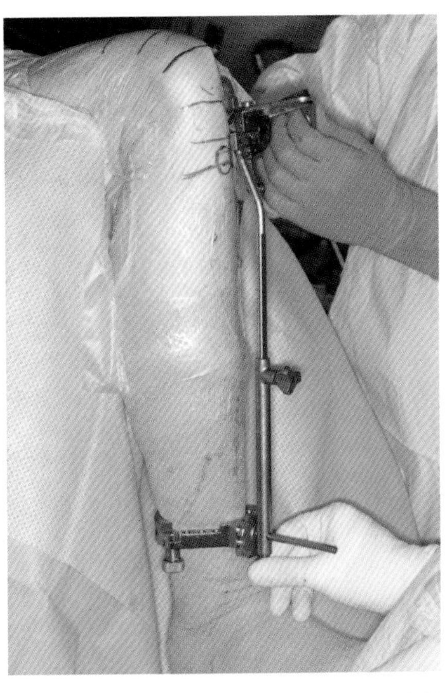

图 27-11　胫骨髓外定位导杆与胫骨长轴平行（冠状相和矢状相），通过 G 形钳连接胫骨截骨导向器与球形探尺

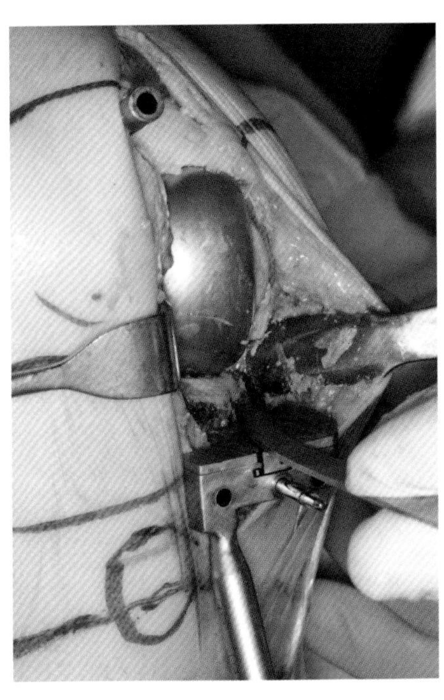

图 27-12　用 G 形钳夹固连接胫骨导向器，安放 0 号截骨模块。用单头固定钉固定胫骨导向器

27-12）。将导向器的凹槽紧贴靠实髌腱的内侧缘。在开始截骨之前要准确预判截骨的深度，我们建议将0号截骨板换为2+号截骨板，避免截骨过多。移除G形钳，用C臂机确认截骨平面。用往复锯进行垂直位胫骨截骨，确保截骨位于ACL内侧，截骨方向指向股骨头（在髂前上棘和耻骨联合连线中心点进行标记）。股骨假体的位置决定了胫骨截骨的位置及方向，股骨头中心是第二参考指标。要避免截骨时抬手过高，不小心造成后方截骨过深。

在开始水平截骨之前，须用牵引拉钩保护好MCL以防止损伤。使用宽摆锯进行截骨。完整切除内侧半月板，保留MCL附着处半月板残部，以免损伤韧带。将切下的胫骨骨块与对侧胫骨假体进行尺寸比对。切下的胫骨厚度必须足够大，能容纳3mm的探尺。如有必要，需要使用0号或2号胫骨截骨导向器额外进行加截。无论什么时候把探尺放入关节间隙，都要注意撤除牵引拉钩，避免造成间隙太紧的错觉。3mm探尺应该能够不需用太大力量就能从关节间隙轻松插入拔出。

评估屈曲间隙 / 伸直间隙

如上文所述，首先用探尺评估屈曲间隙。如果需要加截胫骨，需使用0号垫块。用探尺反复进行检查。屈曲间隙最小需要3mm。因为通常伸直间隙小于屈曲间隙，所以在膝关节伸直前要拔出探尺，如果带着探尺伸直膝关节，有可能会有韧带撕裂的风险。

判定膝关节伸直间隙的标准体位是屈曲20°，而不是充分伸直，因为完全伸直时后关节囊过紧。通常情况下间隙会比较小，因此需要用较薄的金属探尺。如果1mm的探尺都不能插入间隙，那么间隙接近于0mm，也可能说明间隙伸直小于0mm。处理股骨远端的磨钻以1mm递进，逐渐增大。

股骨远端截除骨量的公式：截除骨的厚度=屈曲间隙（mm）–伸直间隙（mm）。

如果屈曲间隙是4mm，伸直间隙是0mm，那么就需要使用4号磨钻。

一旦间隙平衡，要确保塑料探尺能够用很小的力量较为轻松地插入关节屈曲间隙和伸直间隙内。

完成股骨准备

使用股骨成形导向器去除前后方骨赘，其间可以使用钻和小锤轻轻敲除。移除后方骨赘。用手指触诊确保骨赘切除干净。

确定胫骨假体及垫片型号

安放胫骨假体定位器，定位器的后缘及内侧缘与胫骨平台后缘及内缘平齐。使用胫骨探钩确认位置。用固定钉固定定位器，切出胫骨定位器的平台沟槽，以备安放胫骨假体的龙骨。

安放股骨和胫骨试模

使用击入器，敲击安放好股骨及胫骨假体试模。以间隙平衡为原则，选取厚度合适的半月板衬垫。屈伸活动膝关节，在屈曲20° 内外翻应力位检查膝关节的稳定性。

骨水泥固定

推荐在涂抹骨水泥之前，先在截骨表面钻多个小孔，使股骨和胫骨表面粗糙（图27–13）。涂抹骨水泥可以分一步走或分两步走，先安装胫骨假体，然后安装股骨假体。在胫骨面均匀涂抹薄层骨水泥放入假体（图27–14、图27–15）。使用胫骨击入器从后向前均匀施力挤压假体。接着将骨水泥涂抹到股骨假体上。移除股骨试模和探尺。在股骨中央孔内塞入骨水泥，假体背面涂抹骨水泥。用小锤击入股骨假体（图27–16）。去除多余的骨水泥，使用合适大小的探尺插入间隙，充分压迫胫骨假体。膝关

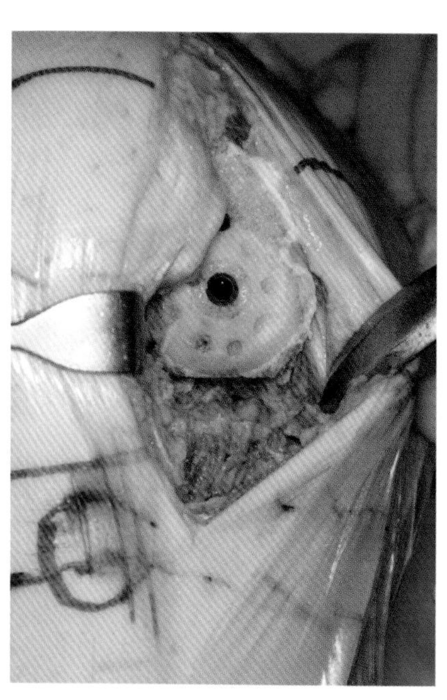

图 27–13　在股骨及胫骨表面钻多个小孔，使之表面粗糙化

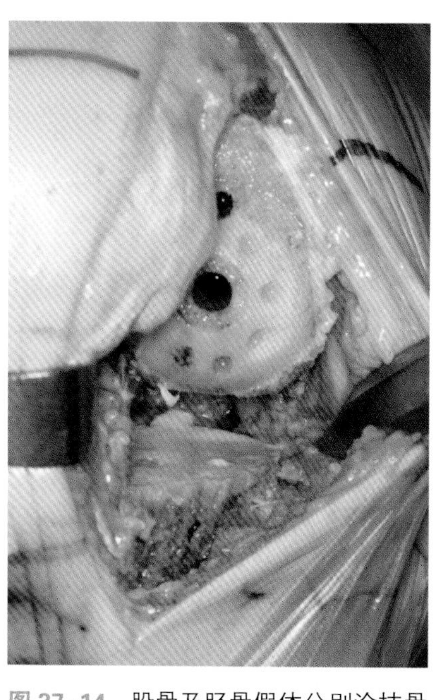

图 27–14　股骨及胫骨假体分别涂抹骨水泥，在胫骨骨面均匀涂抹薄层骨水泥

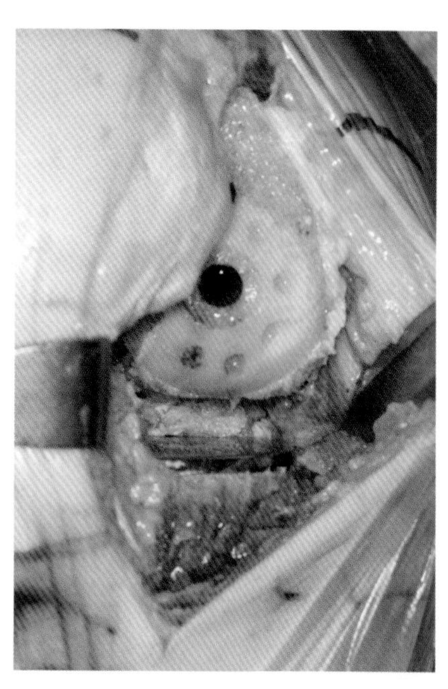

图 27–15　安放胫骨假体，用胫骨击入器加压

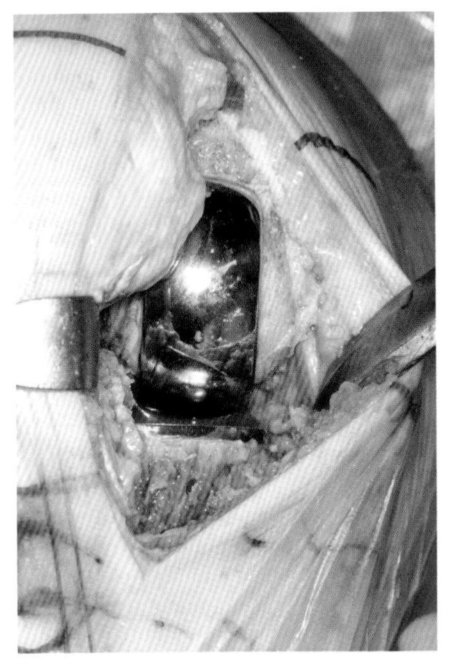

图 27-16　股骨假体放置到位

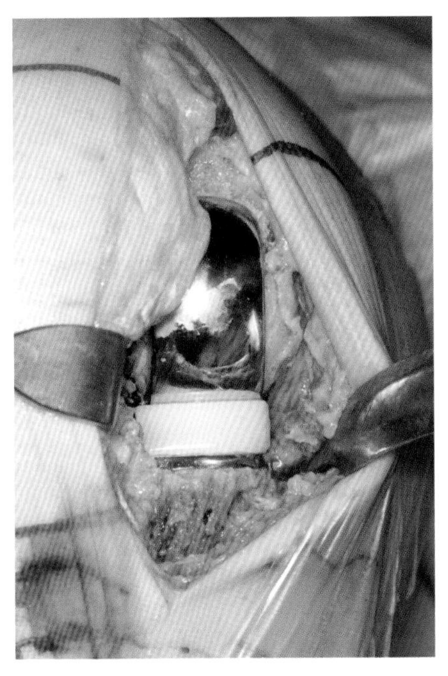

图 27-17　最后放入半月板衬垫

节屈曲至45°，施加足够的轴向压力，这一点至关重要。从假体边缘除净多余的骨水泥。待骨水泥硬化后，充分彻底地冲洗关节腔。最后将半月板衬垫压配进假体之间的关节间隙内（图27-17）。

关闭切口前将关节腔充分吸引干净，可放置一Davol引流管。依次关闭关节囊及皮肤组织。作者使用鱼骨线连续缝合关节囊，使用2-0号缝线间断缝合皮肤，3-0号缝线连续缝合皮肤，用无菌肤贴覆盖伤口。

术后管理

时至今日，患者的术后管理都已纳入门诊处理。只要患者能够耐受，我们推荐术后第1天即行负重训练。患者在术后1~2h就可以行走。我们的方案是术中摆放吸引泵，术后患者在门诊进行康复训练。术后几小时拔除吸引泵。在术后康复期，由康复训练医师评估患者，并指导关节被动活动。

股骨优先技术易犯的错误

股骨导向器安放位置不合理

无论对于何种膝关节置换术，在冠状面和矢状面的股骨截骨都力求精确。要保证股骨髓内导向器位置精准，避免假体出现内翻-外翻旋转错误。导向器安放于股骨髁中线位置，并与髁间窝轴线保持垂直。一些研究中报道了股骨假体的早期松动，可能就是由于股骨假体位置错误造成的。Mariani提出假说认为可能是股骨假体在前后相位置出现问题，随着膝关节屈曲增大，使得假体边缘负荷增大，最终导致松动。这个问题在固定平台更为多见，差异可能来源于假体限制性更高的缘故。在OUKA的设计中，股骨假体<10°的旋转不良都是可以接受的，不良反应或者假体松动的发生率不会更高。

另外，如果股骨钻头导向器位置不正确，偏内或偏外，股骨假体位置会出现旋转失衡，导致聚乙烯偏心性磨损，是早期失败的另一个常见原因。

后方骨切除不足

如果股骨试模无法安放在股骨远端，那么估计是后髁截骨倾斜，后方骨质切除不足所致。重新安放导向器，仔细评估后髁情况，应该能修正这个问题。

胫骨切除过多

胫骨端的初次截骨应该特别审慎，因为这个操作直接决定胫骨后倾和垫片的厚度，将影响膝关节韧带平衡及力线的情况。胫骨截骨不足会导致胫骨假体过度填充。与此相反，胫骨切除过多导致胫骨平台骨质薄弱，有骨折的隐患。OUKA手术的许多患者，如果出现继发性偏心性衬垫撕裂，翻修术中如何确定再次截骨水平高度是比较困难的。我们推荐使用2+号胫骨截骨板来修正，因为股骨远端可以使用一系列措施来避免过度填充。

并发症

UKA的并发症与全膝关节置换术相似，包括无菌性松动、感染、假体周边骨折、软组织疼痛及聚乙烯垫片磨损。但是OUKA的独特并发症是聚乙烯衬垫脱位。与OUKA相关的并发症可能是患者选择不适宜及外科医师经验不足。在一项研究中指出，如果所有患者都满足严格的手术标准，由同一位经验丰富的医师来主刀，OUKA的10年假体生存率能够达到98%。

结果

随着假体设计的改进及外科医师相关经验的提高，OUKA的整体生存率得到持续的改善。瑞典登记系统里有关OUKA的数据显示，Lewold等研究者提出，6年整体生存率为89%，Murray报道10年生存率为98%。更近的一项研究收纳124例患者显示10年整体生存率为95%。一项纳入564例膝的研究报道，10年生存率为91%~96%。这些数据结果与固定平台UKA相当。OUKA或者其他活动平台UKA的一个明显的并发症是衬垫脱位，这一点与固定平台UKA不同。这个并发症的发生率极低，实际上通过合理的手术技术及严格的患者纳入标准，是能够避免的。Shakespeare等在研究中首先提出了股骨优先技术，这项技术能够规避OUKA的相关问题，他们的研究结果也显示假体力线良好，半月板衬垫也没有发生脱位。总之，在我们看来，只要手术患者选择合适，手术技术标准，股骨优先技术的OUKA与固定平台UKA相比，在假体长期生存率及并发症发生率方面都是旗鼓相当的。

参考文献

[1] Price AJ, Webb J, Topf H, Dodd CA, Goodfellow JW, Murray DW. Rapid recovery after oxford unicompartmental arthroplasty through a short incision. *J Arthroplasty*. 2001;16(8):970.

[2] Robertsson O, Borgquist L, Knutson K, Lewold S, Lidgren L. Use of unicompartmental instead of tricompartmental prostheses for unicompartmental arthrosis in the knee is a cost-effective alternative. 15,437 primary tricompartmental prostheses were compared with 10,624 primary medial or lateral unicompartmental prostheses. *Acta Orthop Scand*. 1999;70(2):170.

[3] Goodfellow J, O'Connor J. The anterior cruciate ligament in knee arthroplasty. A risk-factor with unconstrained meniscal prostheses. *Clin Orthop Relat Res*. 1992;(276):245.

[4] White SH, Ludkowski PF, Goodfellow JW. Anteromedial osteoarthritis of the knee. *J Bone Joint Surg Br*. 1991;73(4):582.

[5] Svard UC, Price AJ. Oxford medial unicompartmental knee arthroplasty. A survival analysis of an independent series. *J Bone Joint Surg Br*. 2001;83(2):191.

[6] Price AJ, Dodd CA, Svard UG, Murray DW. Oxford medial unicompartmental knee arthroplasty in patients younger and older than 60 years of age. *J Bone Joint Surg Br*. 2005;87(11):1488.

[7] Argenson JN, O'Connor JJ. Polyethylene wear in meniscal knee replacement. A one to nine-year retrieval analysis of the Oxford knee. *J Bone Joint Surg Br*. 1992;74(2):228.

[8] Shakespeare D, Waite J. The Oxford Medial Partial Knee Replacement. The rationale for a femur first technique. *Knee*. 2012;19(6):927.

[9] Skyrme AD, Mencia MM, Skinner PW. Early failure of the porous-coated anatomic cemented unicompartmental knee arthroplasty: a 5-to 9-year follow-up study. *J Arthroplasty*. 2002;17(2):201.

[10] Bartley RE, Stulberg SD, Robb WJ III, Sweeney HJ. Polyethylene wear in unicompartmental knee arthroplasty. *Clin Orthop Relat Res*. 1994;(299):18.

[11] Hamilton WG, Collier MB, Tarabee E, McAuley JP, Engh CA Jr, Engh GA. Incidence and reasons for reoperation after minimally invasive unicompartmental knee arthroplasty. *J Arthroplasty*. 2006;21(6 suppl 2):98.

[12] Mariani EM, Bourne MH, Jackson RT, Jackson ST, Jones P. Early failure of unicompartmental knee arthroplasty. *J Arthroplasty*. 2007;22(6 suppl 2):81.

[13] Gulati A, Chau R, Simpson DJ, Dodd CA, Gill HS, Murray DW. Influence of component alignment on outcome for unicompartmental knee replacement. *Knee*. 2009;16(3):196.

[14] Pandit H, Murray DW, Dodd CA, et al. Medial tibial plateau fracture and the Oxford unicompartmental knee. *Orthopedics*. 2007;30(5 suppl):28.

[15] Sloper PJ, Hing CB, Donell ST, Glasgow MM. Intra-operative tibial plateau fracture during unicompartmental knee replacement: a case report. *Knee*. 2003;10(4):367.

[16] Murray DW, Goodfellow JW, O'Connor JJ. The Oxford medial unicompartmental arthroplasty: a ten-year survival study. *J Bone Joint Surg Br*. 1998;80(6):983.

[17] Marmor L. Unicompartmental knee arthroplasty. Ten-to 13-year follow-up study. *Clin Orthop Relat Res*. 1988;(226):14.

[18] Ji JH, Park SE, Song IS, Kang H, Ha JY, Jeong JJ. Complications of medial unicompartmental knee arthroplasty. *Clin Orthop Surg*. 2014;6(4):365.

第28章　机器人辅助内侧单间室膝关节置换术

Matthew P. Adbel

适应证

对于局限于单间室的膝关节退行性改变患者，单间室膝关节置换术（UKA）可以说是一项经久耐用、值得信赖的技术。学者Kozinn和Scott倡导的经典适应证包括：患者年龄大于60岁，单间室骨关节炎，原发性或局限性骨坏死，体重<82Kg，膝关节屈曲最小达到90°，屈曲挛缩<5°，内翻畸形≤10°、外翻畸形≤15°且这种内外翻成角畸形皆可纠正，前交叉韧带（ACL）完好，髌股关节或者对侧胫股间室没有进一步病变（图28-1）。

近年来，UKA的适应证得到某些扩展，更加年轻或者活动要求更高的患者也为UKA的适应证患者，最新的数据表明，其术后临床疗效及假体生存率令人满意。在机器人辅助UKA手术下，由于能够严格限制力线，捕捉数据的溢出值，使得精确性得到极大提高。此外，只要胫股关节的退变局限于前方，即使存在ACL缺陷，也已经不是绝对的禁忌证。膝关节侧位X线片尤适宜用来评估上述情况（图28-1B）。对于ACL缺失患者，将增加胫骨后倾是至关重要的。当准备进行内侧UKA手术前，作者推荐在髌骨轴位X线片（图28-1C）和屈曲相后前位X线片（图28-1D）中分别观察髌股关节及外侧间室的微小病变。后前位X线片方便观察未累及间室的病变情况，有时候可以代替应力位X线片。

禁忌证

机器人辅助UKA手术的禁忌证与UKA常规手术类似。炎性关节炎，继发性骨坏死，髌股关节或对侧胫股间室退变进展且症状明显，上述情况不应行UKA手术。我们最近的研究表明，原发性骨坏死患者UKA术后疼痛缓解明显，假体生存率高，而继发性骨坏死的术后失败率明显增高，可能是因为疾病进一步进展及假体松动所致。

术前准备

常规询问患者的病史，行临床查体。适合UKA的大部分患者通常都会表现为膝关节内侧间室的孤立疼痛。大多数患者查体时在膝关节间隙处会有压触痛。Lachman试验和前抽屉试验用于评估ACL的功能。记录下肢整体畸形情况（如内翻角度）及畸形是否可纠正。最后，分析评估膝关节的活动度，特别要详细检查关节是否欠伸（如存在屈曲挛缩）。

影像学检查的影像包括站立位前后位X线片（图28-1A）、侧位X线片（图28-1B）、髌股轴位X线片（图28-1C）、屈曲相后前位X线片（图28-1D）及下肢髋膝踝全

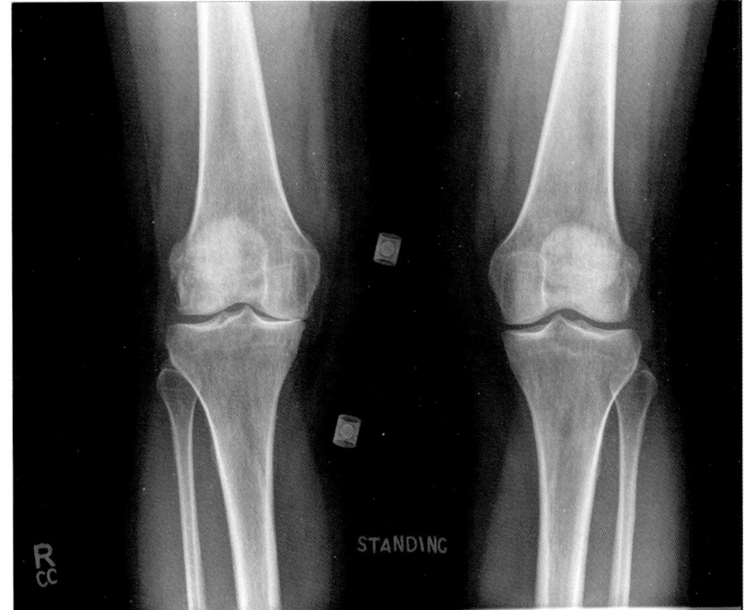

A

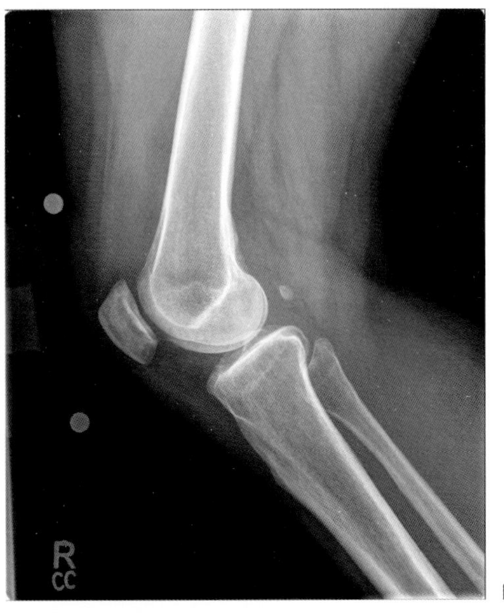

B

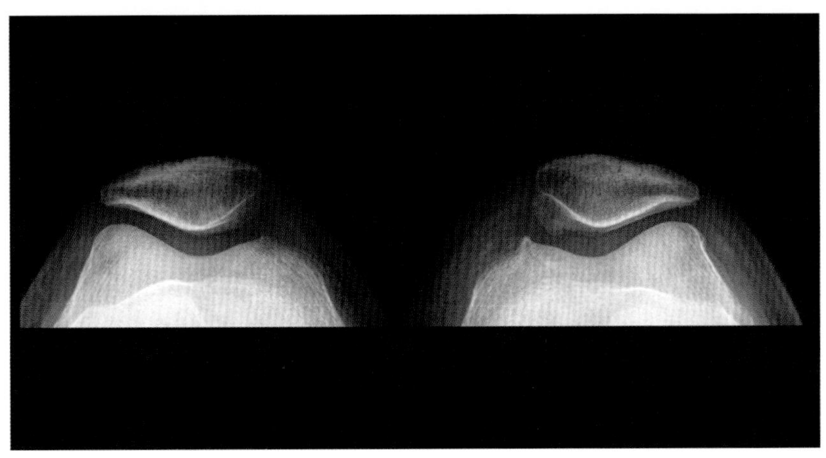
C

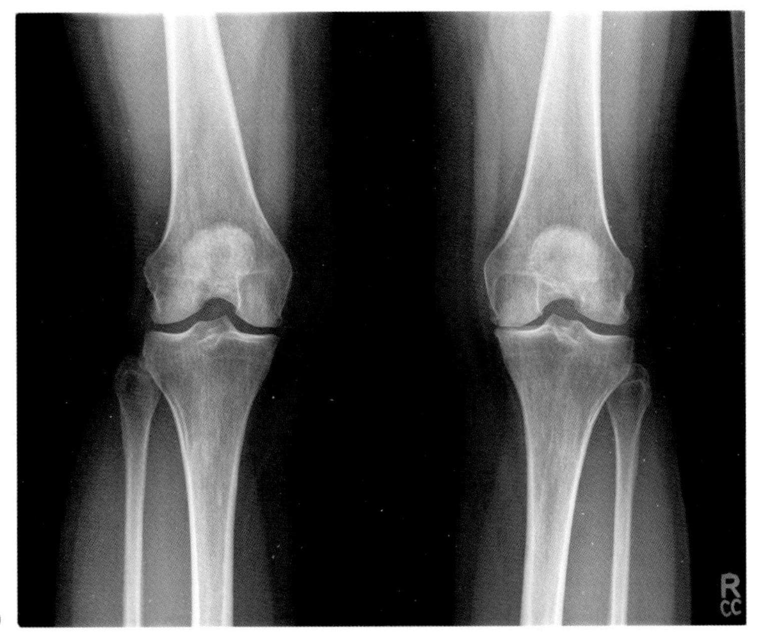

D

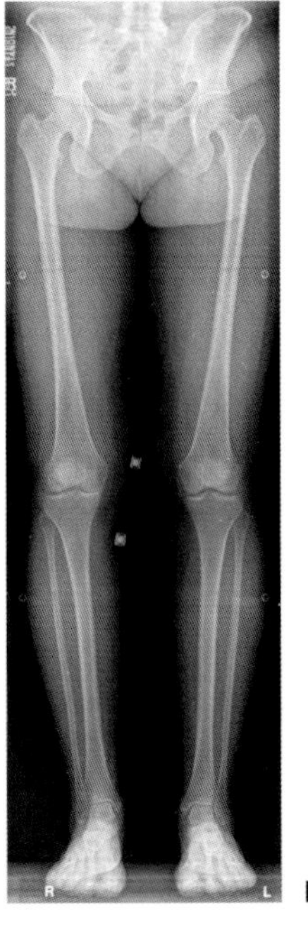
E

图 28-1　一位 75 岁女性，患有内侧间室膝关节退行性关节炎。A　站立位前后位 X 线片。B　侧位 X 线片。C　髌股轴位 X 线片。D　屈曲相后前位 X 线片。E　下肢髋膝踝全长 X 线片

长X线片（HKA；图28-1E）。全长X线片可以用来评估冠状位下肢畸形的整体情况，同时也能够观察到髋的骨关节炎情况，确保患者膝关节症状不是由髋关节病变引起的。

对于作者施行的特定的机器人辅助UKA手术（MAKO; Stryker, Ft. Lauderdale, FL），术前需要做低剂量CT检查。在大多数医疗机构中这个检查可以在手术前一天完成。然后外科医师就可以在手术当天清晨使用MAKO产品专家（MPS）软件重新检查术前计划，优化下肢力线，确定假体型号及位置。

不同的外科医师制定的手术目标亦不尽相同，以下是作者个人的手术计划和目标。

- 下肢整体机械力线应该保持 1° ~2° 内翻。
- 胫骨假体不应该出现内侧悬挂，内侧胫骨骨面延伸约 0.5mm。
- 胫骨假体外侧缘位于内侧胫骨髁间棘斜坡的中点位置。
- 在合理范围内胫骨假体后倾应该与自然生理后倾相一致。作者的界限为 4° ~7° 后倾。
- 股骨假体位于内侧股骨髁中线位置，最大限度地避免内侧或外侧撞击。
- 在矢状面上，尽最大可能接近原始股骨后髁偏心距，还原股骨屈曲角度。假体安放在股骨髁的深度不允许过度突起也不要过度内陷，这一点至关重要，它可以最大限度地避免髌骨与股骨假体的撞击。

技术

在本章，作者将系统介绍如何使用机器人辅助完成内侧UKA技术，这里使用特定的机器人（MAKO）。使用机器人技术，则一些传统的UKA工具就不再成为必需工具了，譬如髓内或髓外定位导向器、截骨模块、电钻或者摆锯等。

体位和器械摆放

- 患者在手术床上呈仰卧位。
- 常规无菌消毒术肢，无菌敷料铺巾。
- 充分利用腿架固定支撑术肢，尽量减小术中肢体活动带来的误差（图 28-2）。
- 机器人与术者同侧，监视仪摆放在对侧（图 28-3）。

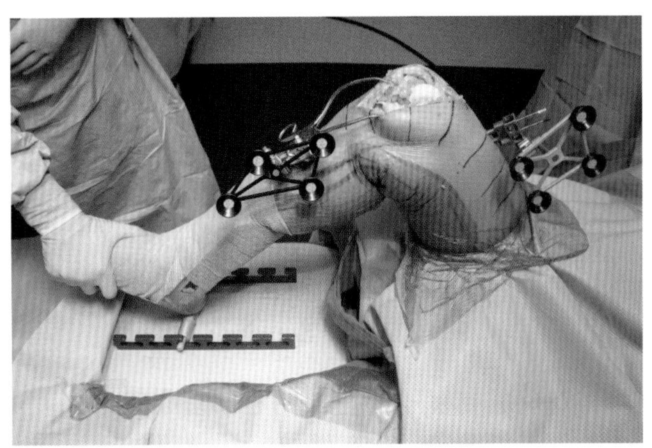

图 28-2　术中照片展示了一种腿架，这种腿架可以在机器人辅助单间室膝关节置换术中最大限度地限制肢体的活动。另外也可以最大限度地减少助手的数量和瞄准基线的问题

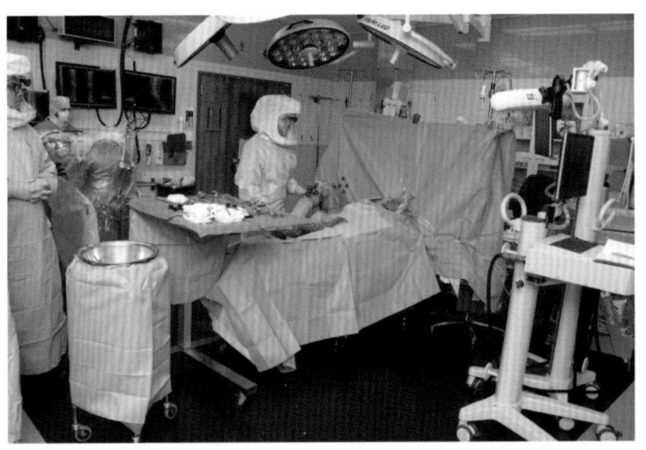

图 28-3　照片展示了开展机器人辅助下膝关节单间室膝关节置换术，手术间内的最优化配置情况。通常情况下，机器人放置于手术的一侧，监视器和捕捉镜头放在对侧

显露

- 自髌骨上缘至胫骨结节做一微创纵向切口。此切口相比标准 TKA 切口小很多，但因为和 TKA 切口位置相同，如果术中有必要，则方便更改术式。
- 行微创髌旁内侧切口切开关节囊，向外侧牵拉髌骨和伸膝装置，使其半脱位（不是翻转髌骨）。在术野下方放置自动拉钩，这样在没有助手的情况下也可以保持较好的手术视野（图 28–4）。在此术野下，观察髌股间室和对侧胫股间室是完全足够的。

阵列准备

- 在胫骨结节下方 4cm 处，使用探针导向器固定 2 枚 3.2mm 探针。探针为双皮质，位置垂直于前内侧胫骨嵴（与外固定架使用的针相类似），每一枚针通过单独的经皮切口固定。
- 接下来，在髌骨上缘近端 4cm 处使用导向器固定 2 枚 3.2mm 探针。探针同样为双皮质针，方向与股骨垂直，从前向后钉入。同样，与外固定架使用的针类似，每一枚针通过单独的经皮切口固定。
- 下一步，分别把胫骨及股骨阵列与胫骨及股骨探针相连接，确认固定牢靠，且不影响全程手术操作。利用多个钳夹螺钉连接调节阵列，使外科医师能够在手术床对侧的摄像机内获得清晰的阵列显示。一旦调节完毕，两个阵列在摄像机内清晰显示，就用螺丝刀牢靠固定螺丝钉（图 28–5）。
- 依次在胫骨前内侧上确定安放胫骨检查点，在股骨近内侧安放股骨检查点。要保证两个检查点距离关节线 2cm 或更远一些，可以使用钻头，尽量减少对手术操作的干扰（图 28–6）。

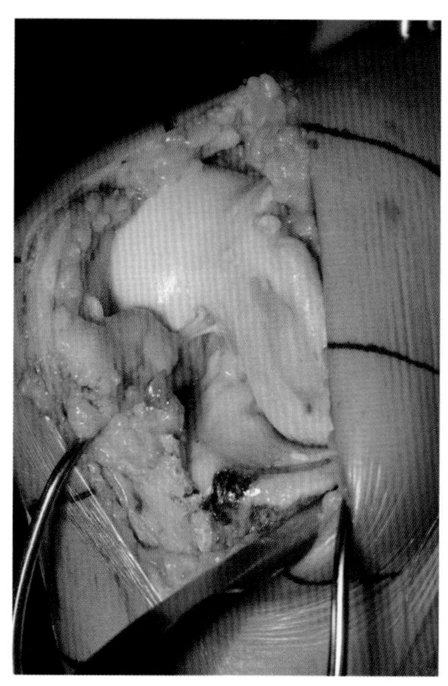

图 28–4　术中照片展示了髌旁内侧小切口，在切口下方放置一个小的自动拉钩。从图中可以注意到，关节炎只局限于内侧间室

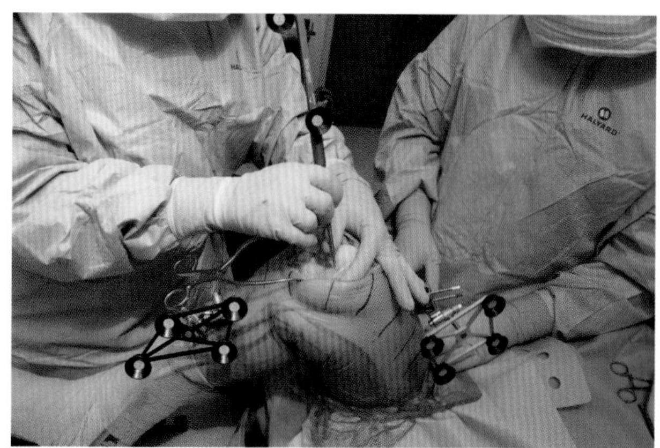

图 28–5　分别于胫骨结节远端 4cm 处及髌骨近端 4cm 处安放胫骨和股骨阵列。所有阵列面向捕捉镜头

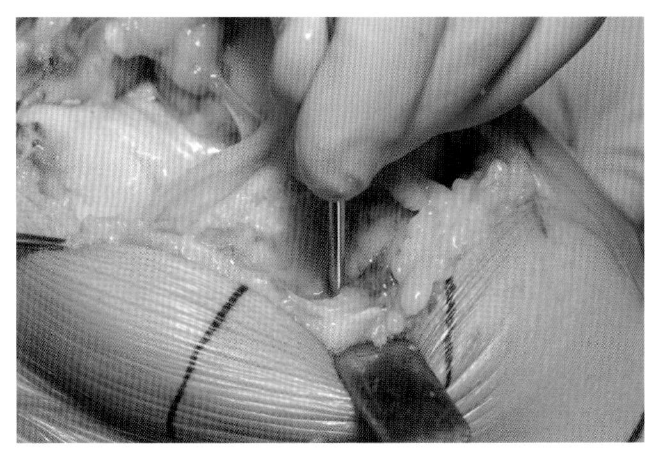

图 28-6　于股骨内髁面的上方和内侧放置检查点

记录

- 令髋关节做圆形活动并逐渐加大活动范围，确定记录髋关节中心。
- 用绿色探针做内外侧平衡试验，信号消失时记录踝关节中心。
- 用绿色探针记录胫骨检查点。
- 用尖锐的蓝色探针分别记录胫骨的骨性标记点（图 28-7）。
- 当骨性解剖注册准确时获得大的蓝色标记点（图 28-8A）；记录完成后，蓝色变为白色（图 28-8B）。
- 接下来，用绿色探针记录股骨检查点（图 28-9）。
- 与胫骨相似，用蓝色探针记录股骨骨性解剖点，当记录完成时，大的蓝色标记点变为白色（此时证实骨性解剖记录准确；图 28-10）。

软组织平衡

- 移除骨赘后，记录膝关节充分伸直位下冠状面的力线情况（图 28-11），屈曲 90°（图 28-12），屈曲 120° 及深度屈曲（图 28-13）。在每一个角度下，外科医师应该在整个膝关节活动范围内施加外翻应力，使力线维持至 1° ~2° 的内翻。

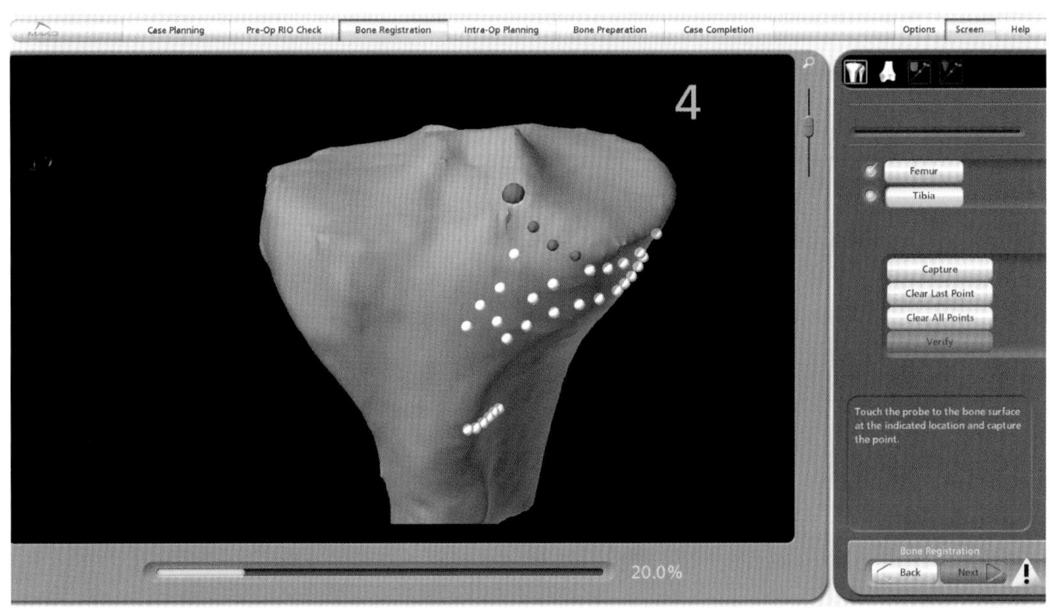

图 28-7　术中截屏展示了需要记录的胫骨骨性解剖点

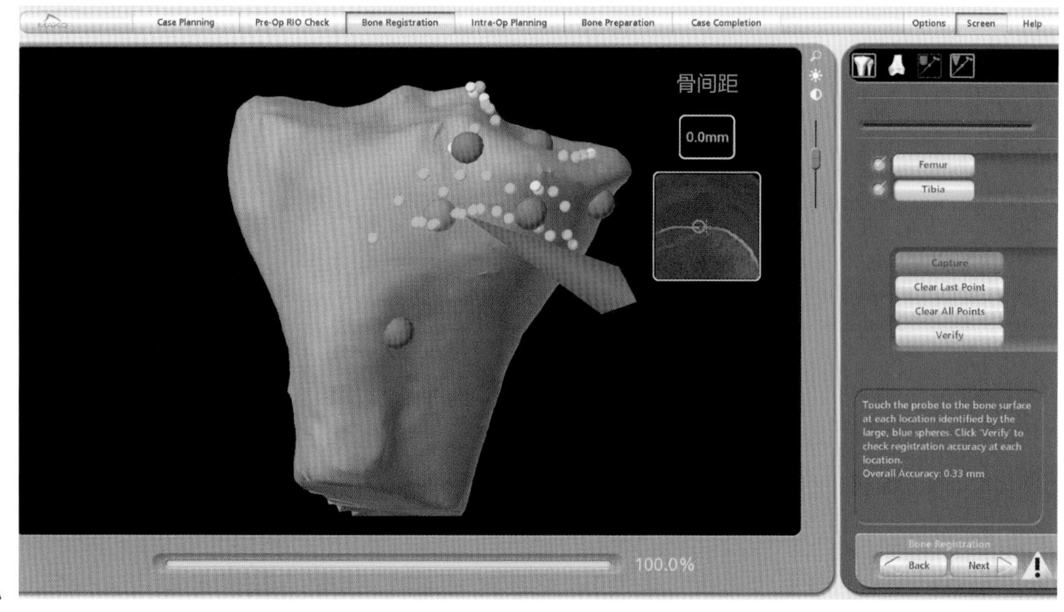

A

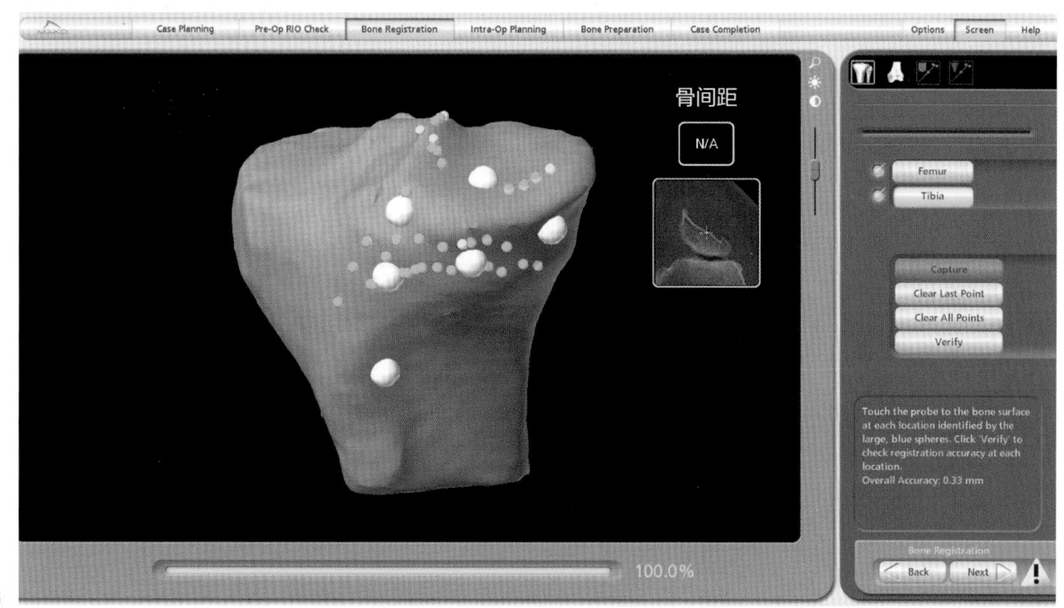

B

图 28-8　从术中截屏可以看到，一旦被证实准确，蓝色标记点（A）就会转化为白色标记点（B）

- 另外记录关节活动范围，包括膝关节获得充分伸直和完全屈曲的能力。
- 接下来，从屏幕上可以获得 4 部分信息，分别显示左侧近端股四头肌股骨假体旋转、左侧股四头肌远端冠状位力线、右侧近端股四头肌股骨假体矢状位位置、

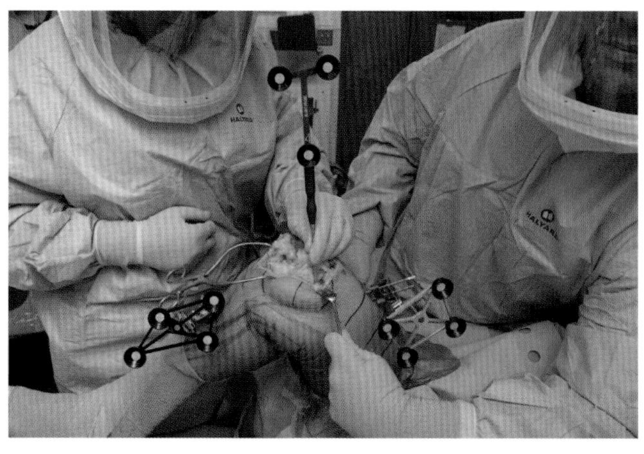

图 28-9　将绿色探针置于股骨检查点，来确认股骨的位置

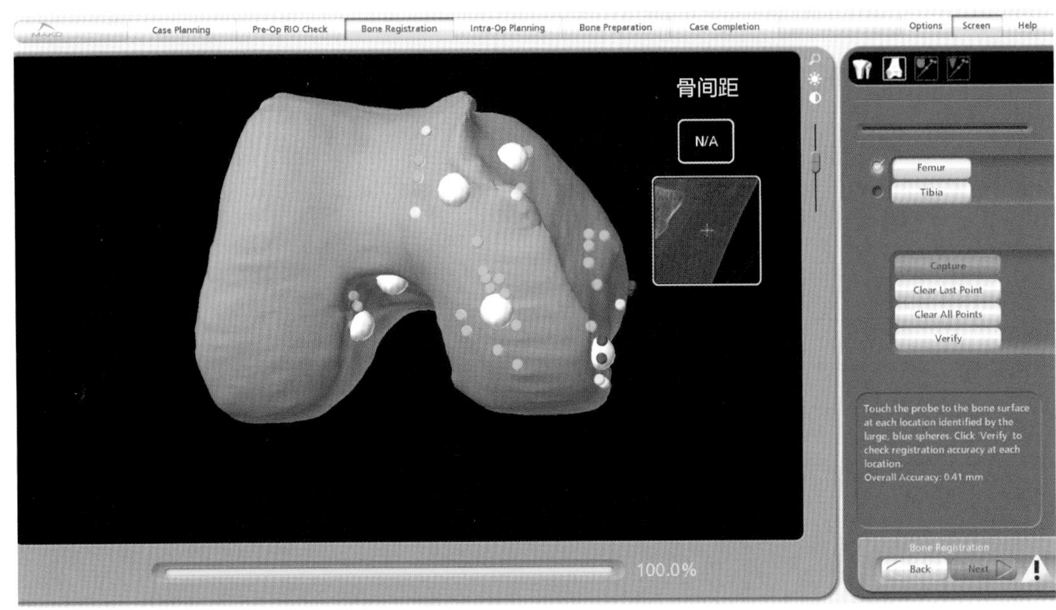

图 28-10　与胫骨相似，当股骨骨性标记点记录准确，大的蓝色标记点就会转化为白色标记点

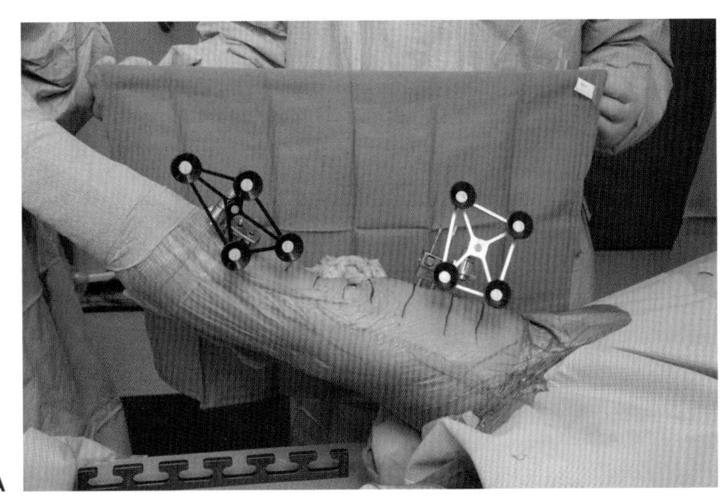

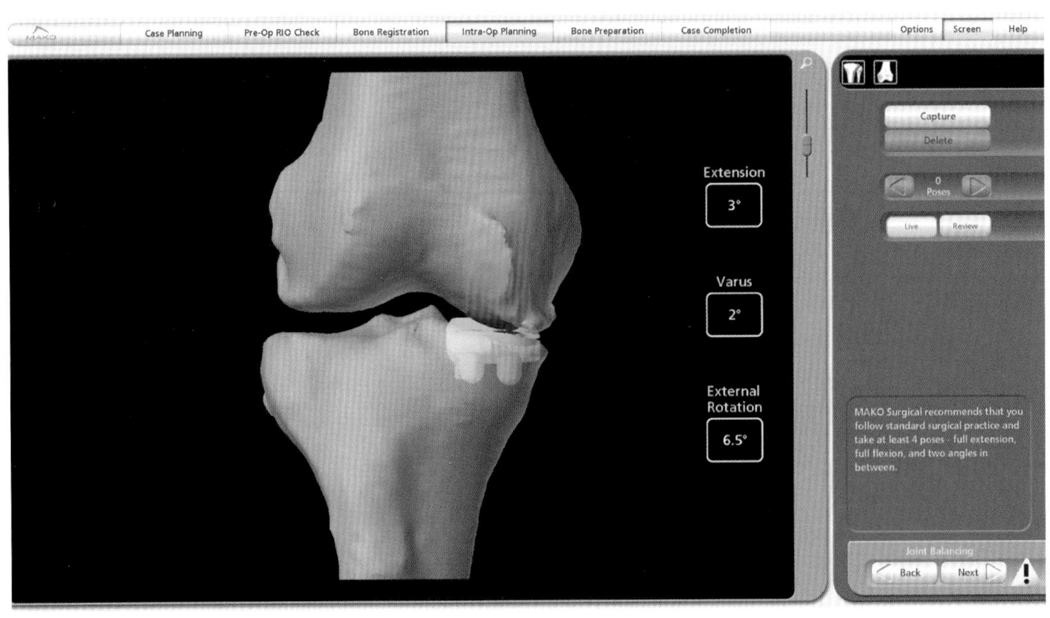

图 28-11　A　术中照片。B　截屏。显示在调整手术计划和骨性准备之前，膝关节处于伸直位。该患者为图 28-1 展示的患者，膝关节过伸 3°

A

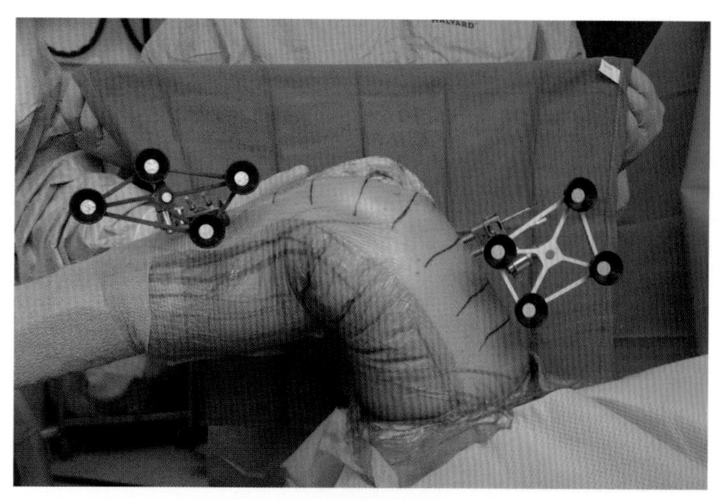

B

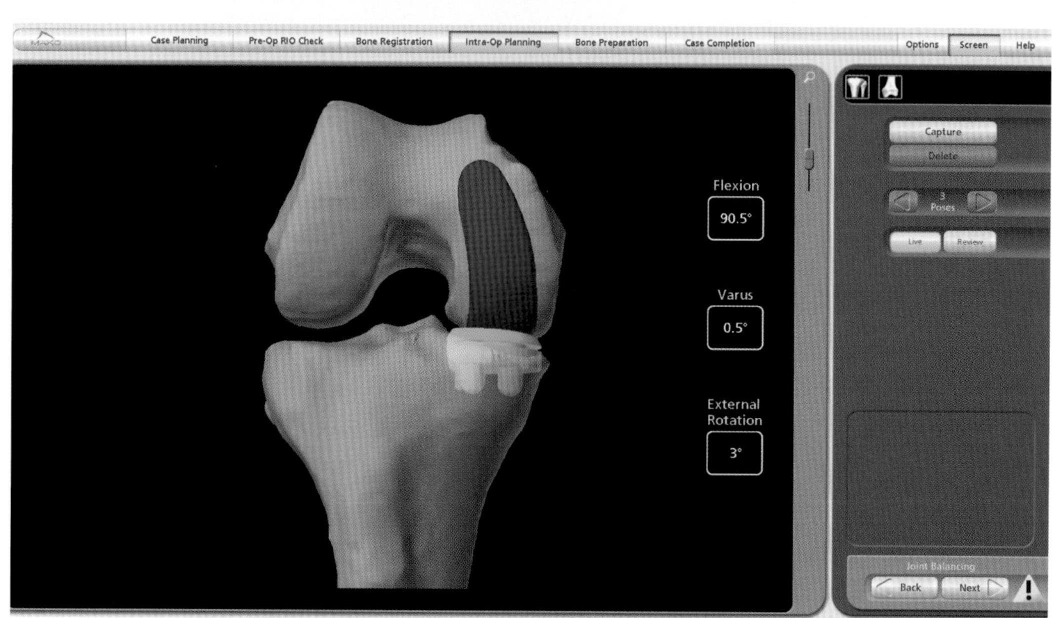

图 28-12 A 术中照片。B 截屏。显示在调整手术计划和骨性准备之前，膝关节处于 90° 屈曲位

右侧膝关节活动下软组织张力情况（图 28-14）。

- 参照这些信息，外科医师能够方便地调整冠状位和矢状位力线，股骨端及胫骨端的截骨量。手术的目标就是在膝关节整个活动全程中获得满意的平衡，且误差为 ± 1mm（图 28-15）。

骨准备

- 记录机器人磨钻（图 28-16），再次确认股骨检查点。
- 屏幕上显示的绿色区域代表需要精准切除的骨范围，利用机器人手臂磨钻进行切除（图 28-17）。当绿色变成白色后，说明骨精准切除已经完成。红色区域代表机器人允许外科医师需要额外切除的部分。用磨钻制备 2 个股骨钻孔（图 28-18）。
- 机器人手臂胫骨端操作与此相似（图 28-19）。磨钻制备 2 个胫骨钻孔（图 28-20），胫骨试模制备假体龙骨支架（绿色代表内侧胫骨的后内侧缘）。

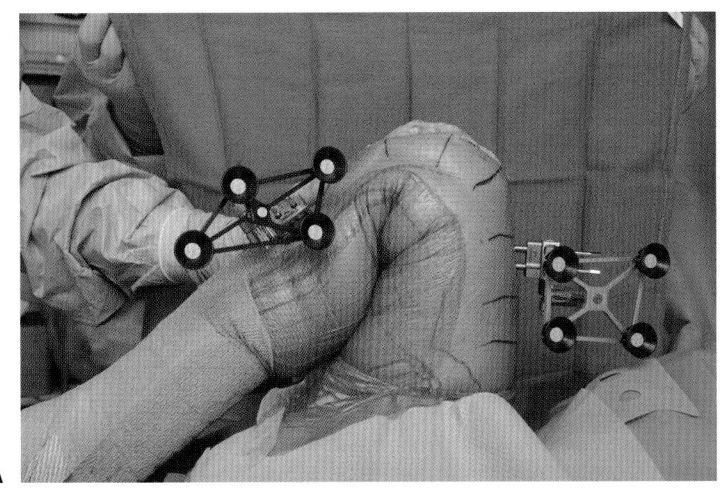

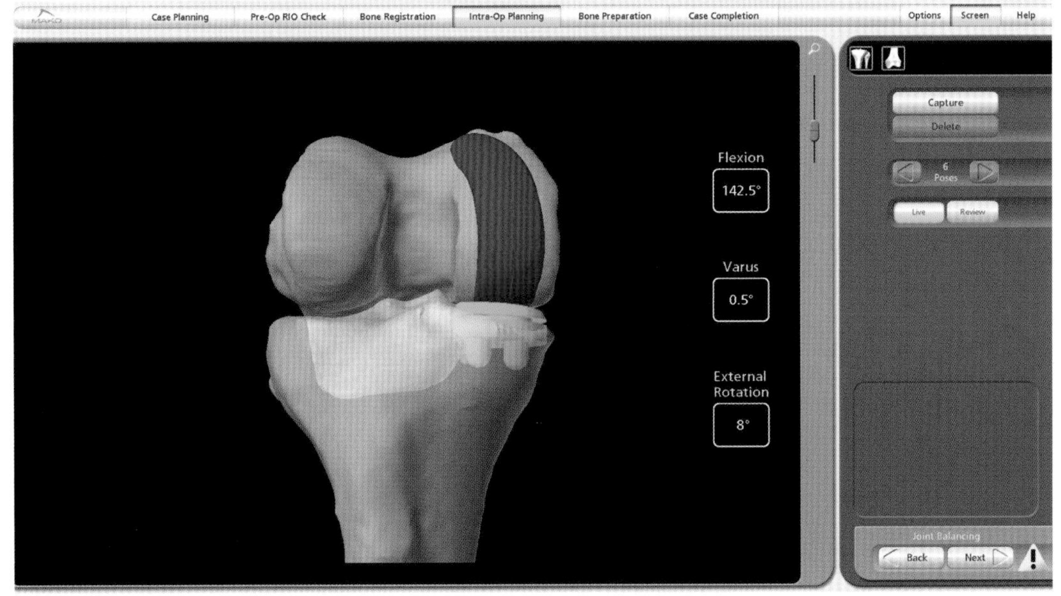

图 28-13 A 术中照片。B 截屏。显示在调整手术计划和骨性准备之前，膝关节处于完全屈曲位

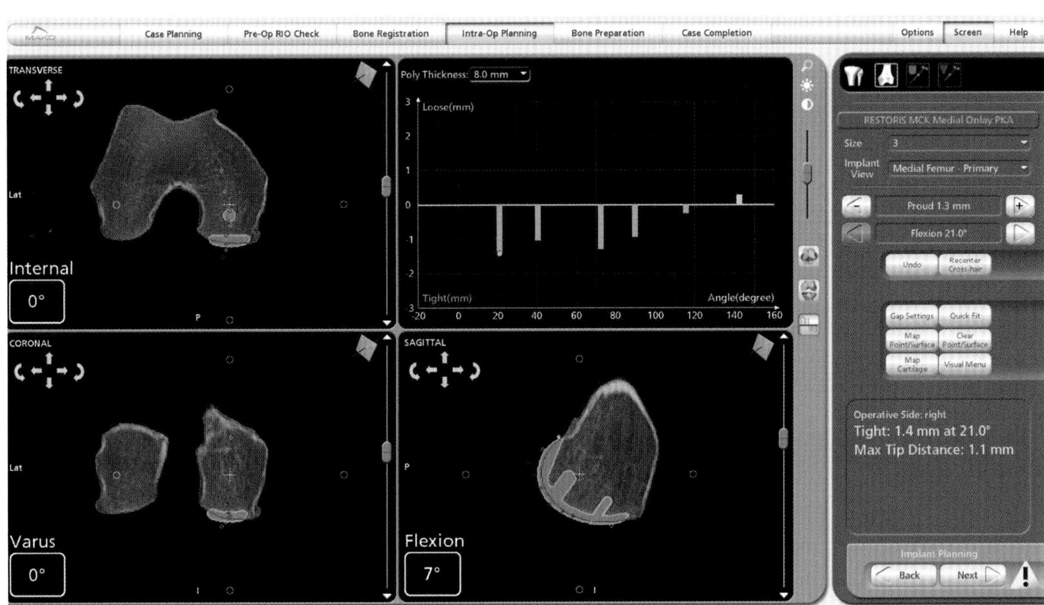

图 28-14 膝关节全活动弧范围内捕捉的四分屏影像。右上图像表明膝关节活动范围内软组织张力变化，提示膝关节紧张或松弛的部位

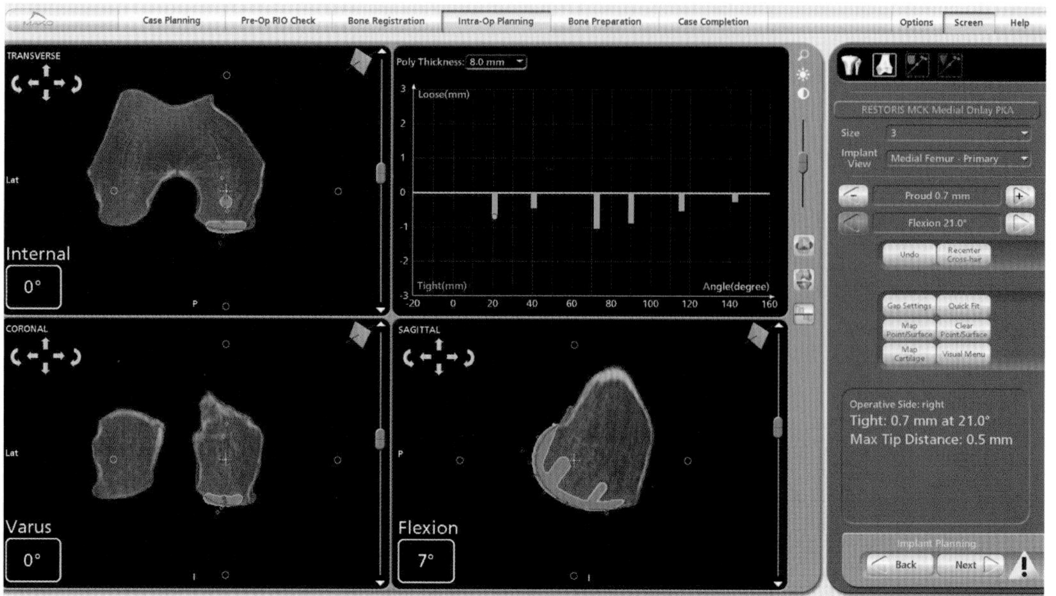

图 28–15　分别调整冠状位及矢状位力线，以及股骨及胫骨端截骨数量后，获得术中四分屏影像。目标是膝关节全范围活动内平衡良好，偏差 ±1mm

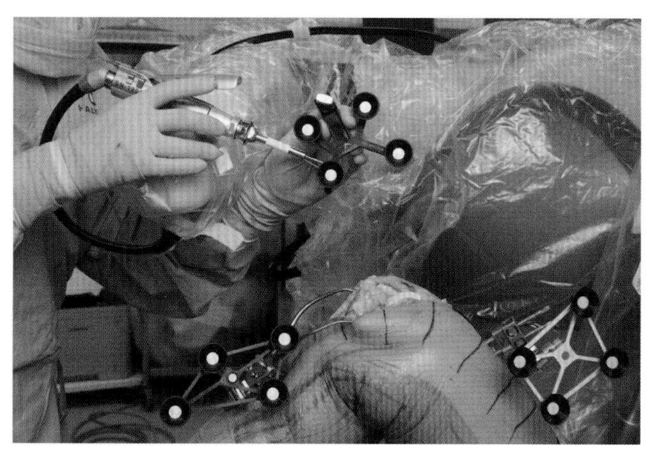

图 28–16　术中照片显示使用阵列对磨钻和机器人进行记录

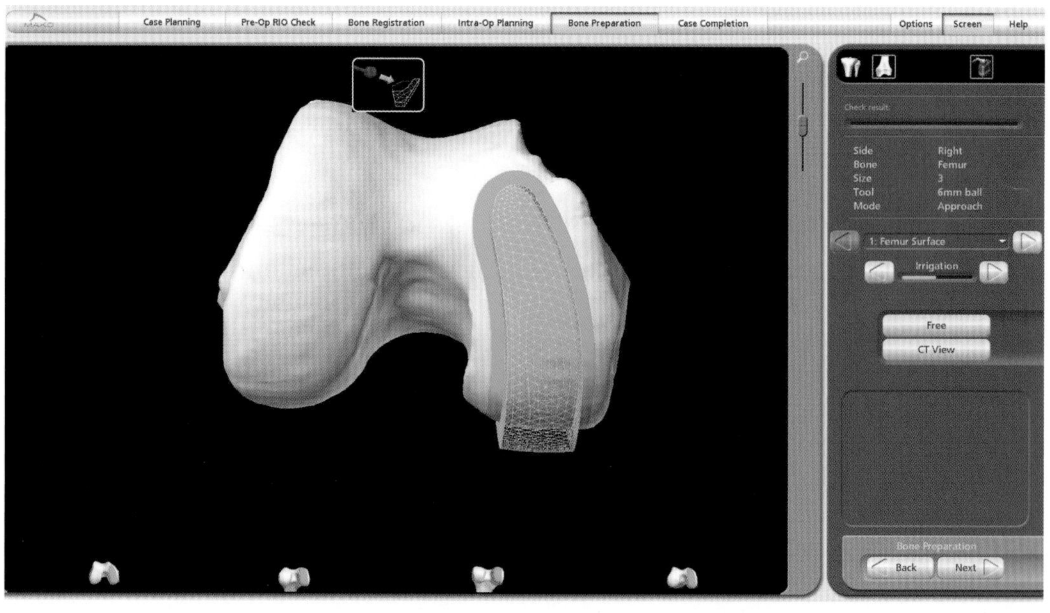

图 28–17　术中截屏显示使用磨钻按计划进行截骨之前的状态，图中用绿色代表

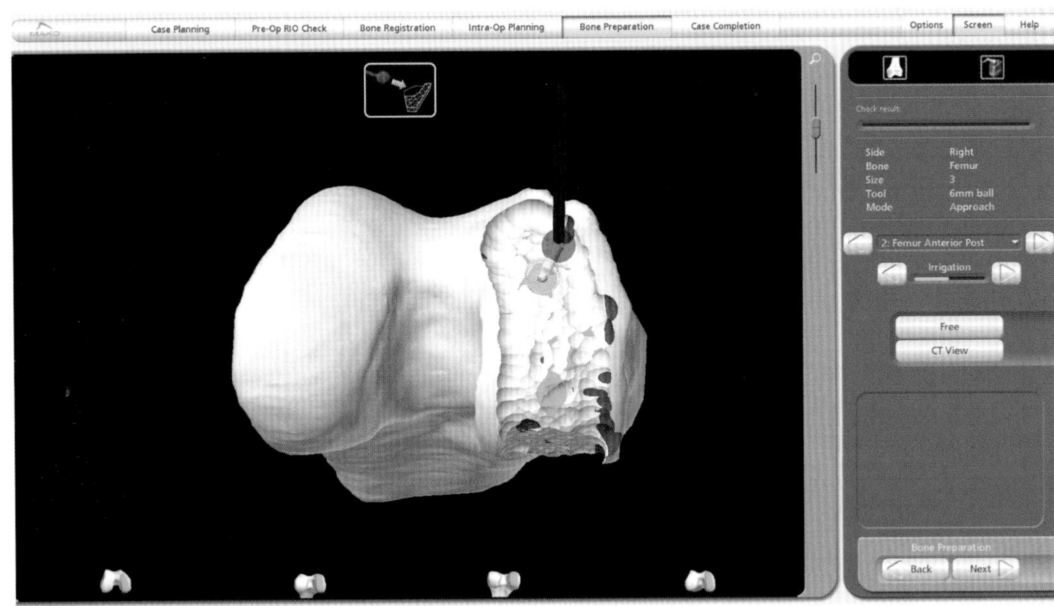

图 28–18　术中截屏显示使用磨钻按计划进行截骨之后的状态，用白色来代表。插孔内残留的绿色也是骨质，需用磨钻去除

假体试模

- 利用常规方法切除内侧半月板（图 28–21）及后方骨赘（图 28–22）。关节周边进行鸡尾酒注射，且此时注射关节后方是最佳时机。需要注意的是，在关节周围固定钉的位置也可以进行少量的注射。
- 根据机器人术前计划，安放型号匹配的股骨、胫骨试模及聚乙烯衬垫（图 28–23）。
- 作者的习惯是试模安放好后，优先捕捉 2 个角度，充分伸直位（图 28–24A）及过屈位（图 28–24B）。总之，作者的目标是关节能够充分伸直，过屈 150°，整个活动范围内维持 1° ~2° 的内翻。
- 接下来，分别移除 2 枚胫骨固定钉及配套的阵列，2 枚股骨固定钉及阵列，2 处检查点（1 处在股骨，1 处在胫骨）。

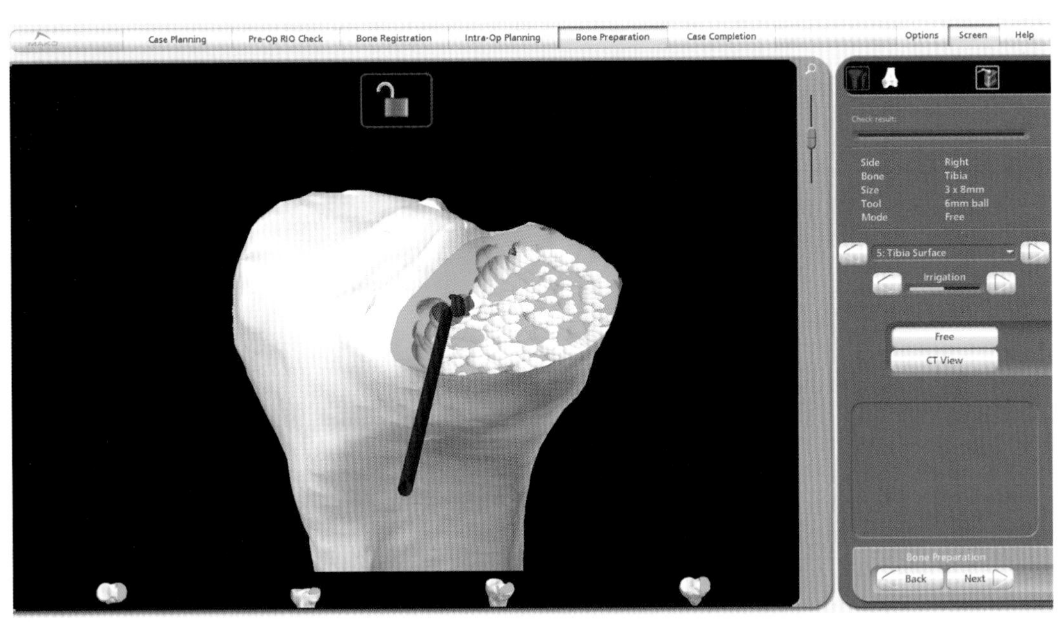

图 28–19　术中截屏显示使用磨钻按计划对胫骨进行截骨之前的状态，图中用绿色代表

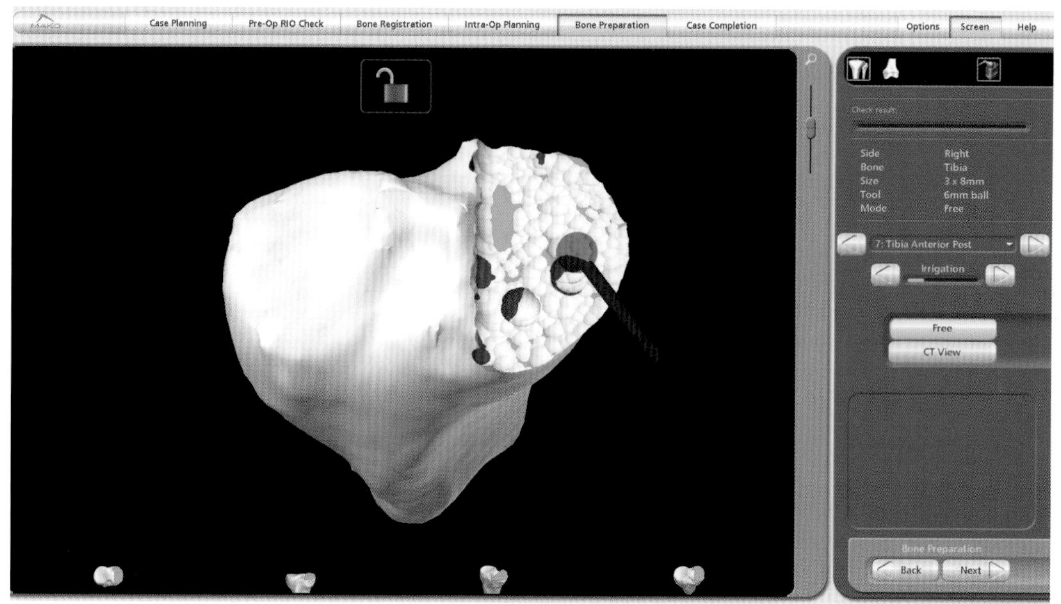

图 28-20 术中截屏显示使用磨钻按计划进行截骨之后的状态，用白色来代表。胫骨后内侧缘残留的绿色需用胫骨试模移除

最终假体安放

- 取出假体试模，进行彻底冲洗及干燥。
- 在少许发热的骨水泥里加入 1g 万古霉素，涂抹在胫骨及股骨假体上。假体背面涂抹骨水泥后，在胫骨及股骨骨面也涂抹少许骨水泥。注意后方的骨水泥要尽量少。
- 作者的习惯是先涂抹胫骨，压配假体时施加外翻应力，方便移除多余的后方骨水泥。
- 接下涂抹股骨假体进行安放，去除后方多余的骨水泥。

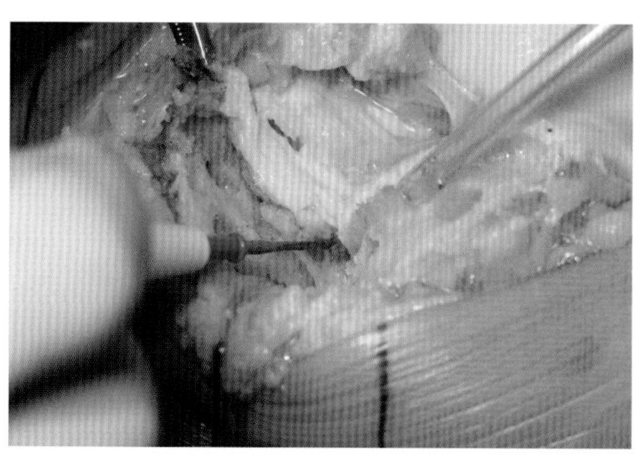

图 28-21 截骨完成后切除内侧半月板

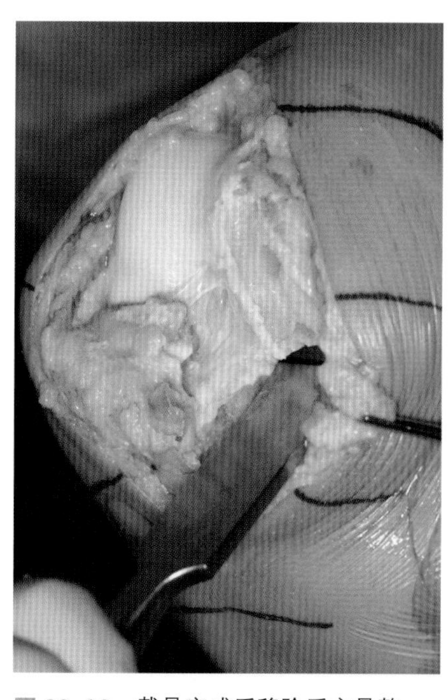

图 28-22 截骨完成后移除后方骨赘

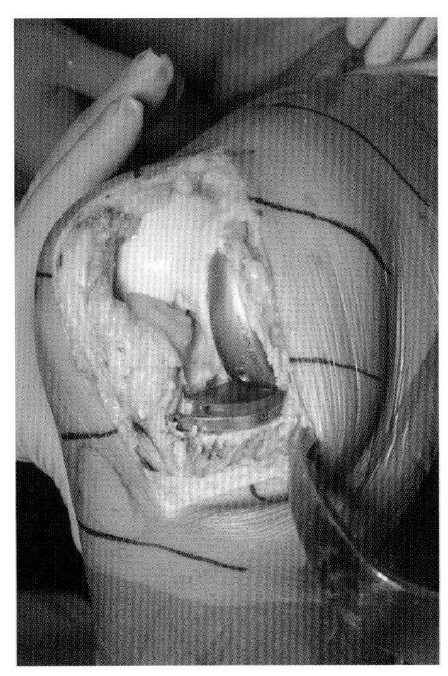

图 28-23　术中照片显示安放 8mm 聚乙烯衬垫

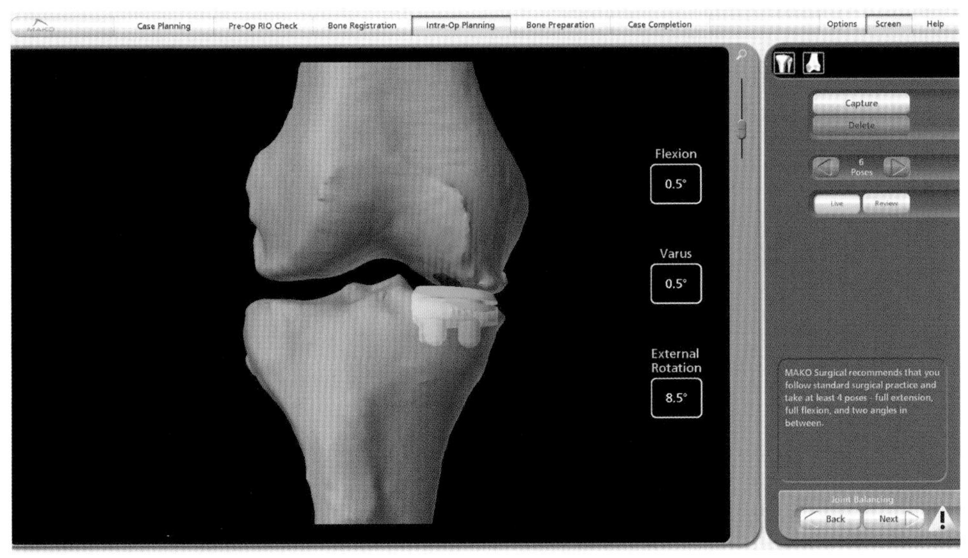

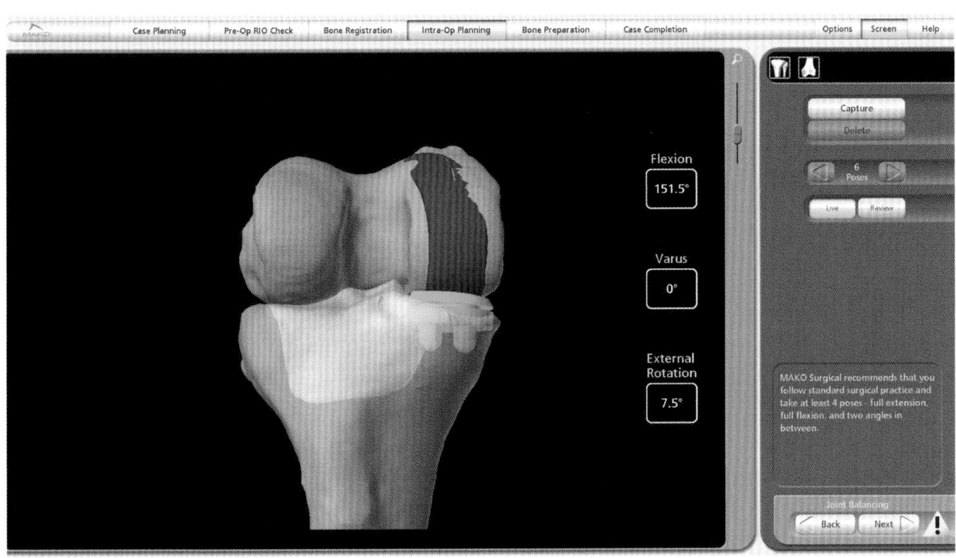

图 28-24　术中截屏显示试模安装到位。A　接近完全伸直位下冠状位力线 0.5° 内翻。B　在屈曲 151.5° 下力线保持中立

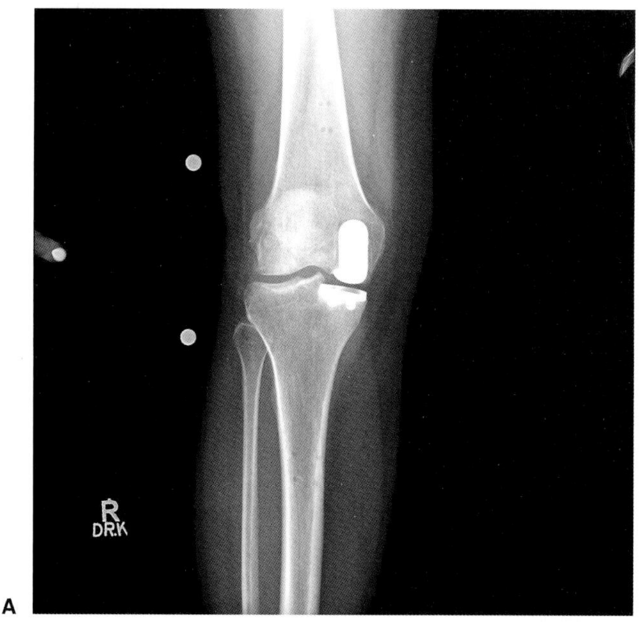

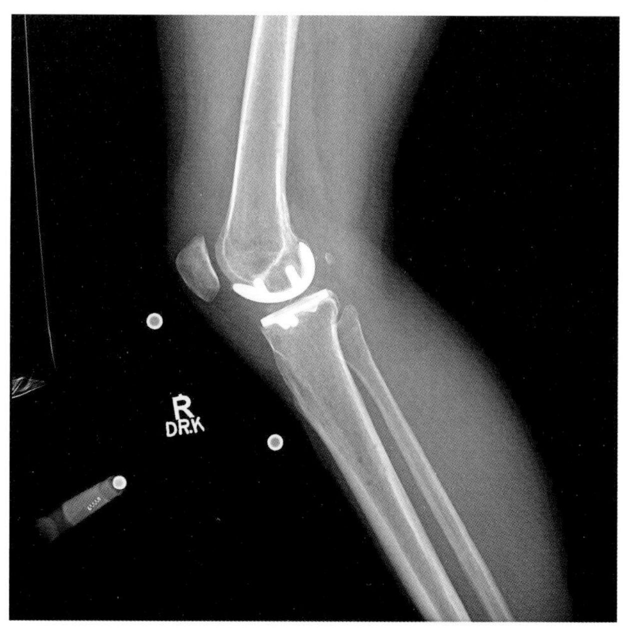

图 28-25 机器人辅助内侧间室置换术后。A 前后位 X 线片。B 侧位 X 线片提示假体位置及力线良好

- 安放真正的聚乙烯衬垫，膝关节屈曲 60°，直到骨水泥固化。
- 彻底冲洗伤口，松止血带，切口止血。
- 常规关闭手术切口，包括股骨及胫骨上 4 处小切口。
- 术后行关节正位 X 线片（图 28-25A）及侧位（图 28-25B）X 线片检查。

经验

- 外科医师在术前需要利用 MPS，计划冠状位及矢状位力线、假体位置及截骨量，这一点是必要的。
- 与常规手术类似，外科医师仍然需要在术中进行力线及假体位置的调整（在范围内），以此来最优化软组织的平衡。
- 为了确保假体的长期生存，掌握娴熟的骨水泥技术是不可或缺的。

术后管理

手术当天，在患者能够耐受的范围内进行负重锻炼，鼓励他们下地行走，进行轻度的膝关节弯曲活动。尽管在门诊也能够完成这些锻炼，但是大多数患者手术当晚仍然是在住院部。大多数患者需要借助支具进行行走锻炼2~3周。

并发症

机器人辅助单间室膝关节置换术与其他置换术类似，亦存在关节周边深部感染的风险。需要给予标准抗生素预防治疗。在预防深静脉血栓方面，常规给予化学药物治疗，鼓励患者下地行走，佩戴机械性压迫辅助装置，如果不存在VTE高风险状态，术后6周内每日2次服用阿司匹林。有研究报道，存在固定钉及检查点处骨折及感染的罕见病例。与其他单间室膝关节置换术类似，疾病随着时间的进展，有可能出现聚乙烯衬垫磨损、无菌性假体松动等并发症。

结果

多个系列研究已经显示，机器人辅助单间室膝关节置换术的假体生存数据优良，临床效果可靠，可精确地控制冠状位力线的误差。在一项纳入909例膝关节的多中心研究中，学者Pearle等报道单髁假体在2.5年的生存率为98.8%，患者满意率及特别满意率为92%。Kleeblad等在另一项研究中报道，在432例膝关节中，术后2年假体生存率为97%，在失败的病例中最常见的原因是无菌性松动，患者满意率或特别满意率为91%。Gilmour等最近报道，在运动要求高的患者人群中，将接受机器人辅助固定平台UKA手术与传统方法活动平台UKA相比，前者的假体生存率、牛津膝评分（P=0.036）和膝学会评分（P=0.017）在2年的随访时间里均更高。Bell等研究者于2016年在一项随机临床研究中也报道了他们的一系列放射学数据，他们发现机器人辅助UKA手术后，假体位置偏差<2°，更为精确。其中，包括矢状位股骨假体位置（提高21%，P=0.0008），冠状位股骨假体位置（提高42%，P=0.0001），轴位股骨假体位置（提高22%，P=0.0163），矢状位胫骨假体位置（提高58%，P=0.0001），轴位胫骨假体位置（提高29%，P=0.0009）。

参考文献

[1] Kozinn SC, Scott RD. Unicondylar knee arthroplasty. *J Bone Joint Surg Am*. 1989;71A:145-150.

[2] Berend KR, Lombardi Jr AV, Adams JB. Obesity, young age, patellofemoral disease, and anterior knee pain: identifying the unicondylar arthroplasty patient in the United States. *Orthopedics*. 2007;30(5 suppl):19-23.

[3] Borus T, Thornhill T. Unicompartmental knee arthroplasty. *J Am Acad Orthop Surg*. 2007;16:9-18.

[4] Pennington DW, Swienckowski JJ, Lutes WB, et al. Unicompartmental knee arthroplasty in patients sixty years of age or younger. *J Bone Joint Surg Am*. 2003;85A:1968-1973.

[5] Schai PA, Suh JT, Thornhill TS, Scott RD. Unicompartmental knee arthroplasty in middle aged patients: a two to six year follow-up evaluation. *J Arthroplasty*. 1998;13:365-372.

[6] Hernigou P, Deschamps G. Posterior slope of the tibial implant and the outcome of unicompartmental knee arthroplasty. *J Bone Joint Surg Am*. 2004;86A:506-511.

[7] Chalmers BP, Mehrotra KG, Sierra RJ, Pagnano MW, Taunton MJ, Abdel MP. Reliable outcomes and survivorship of unicompartmental knee arthroplasty for isolated compartment osteonecrosis. *Bone Joint J*. 2018;100B:450-454.

[8] Bell SW, Anthony I, Jones B, MacLean A, Rowe P, Blyth M. Improved accuracy of component positioning with robotic-assisted unicompartmental knee arthroplasty: Data from a prospective, randomized controlled study. *J Bone Joint Surg*. 2016;98A:627-635.

[9] Gilmour A, MacLean AD, Rowe PJ, et al. Robotic-arm-assisted vs conventional unicompartmental knee arthroplasty. The 2-year clinical outcomes of a randomized controlled trial. *J Arthroplasty*. 2018;33(7 suppl):S109-S115.

[10] Kleeblad LJ, Borus TA, Coon TM, Dounchis J, Nguyen JT, Pearle AD. Midterm survivorship and patient satisfaction of robotic-arm-assisted medial unicompartmental knee arthroplasty: a multicenter study. *J Arthroplasty*. 2018;33:1719-1726.

[11] Pearle AD, van der List JP, Lee L, Coon TM, Borus TA, Roche MW. Survivorship and patient satisfaction of robotic-assisted medial unicompartmental knee arthroplasty at a minimum two-year follow-up. *Knee*. 2017;24:419-428.

第29章　外侧单间室膝关节置换术

Keith R. Berend, Nathan J. Turnbull

适应证和禁忌证

对于影像学和体格检查证实的独立的膝关节外侧间室疾病（图29-1），可考虑行外侧单间室膝关节置换术（UKA）。除非有严重的髌骨外侧面和滑车外侧嵴磨损，否则可忽略髌股关节的病变。在膝关节内翻应力X线片上，矫正畸形的同时能维持内侧关节间隙的正常宽度有助于识别是否为独立的外侧间室病变（图29-2）。Argenson等采用应力位X线片评估对侧胫股间室情况，畸形能否纠正，显示应力位X线片有助于提高UKA假体的长期生存率。

禁忌证包括实质性病变超过一个间室、>10°的固定外翻畸形、韧带功能缺陷、膝关节屈曲<90°及炎性关节病。

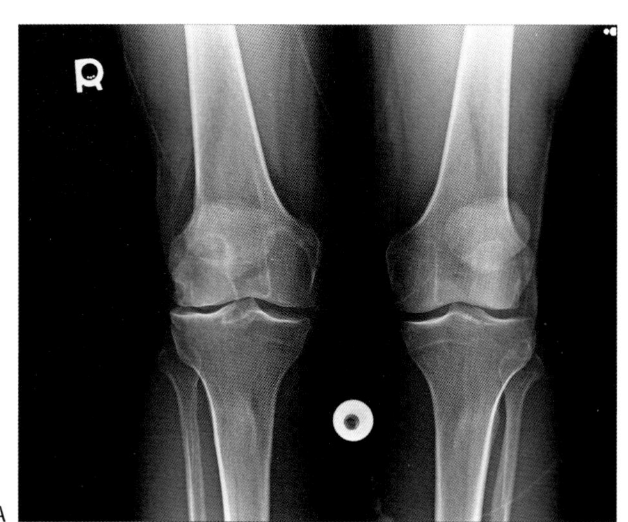

A

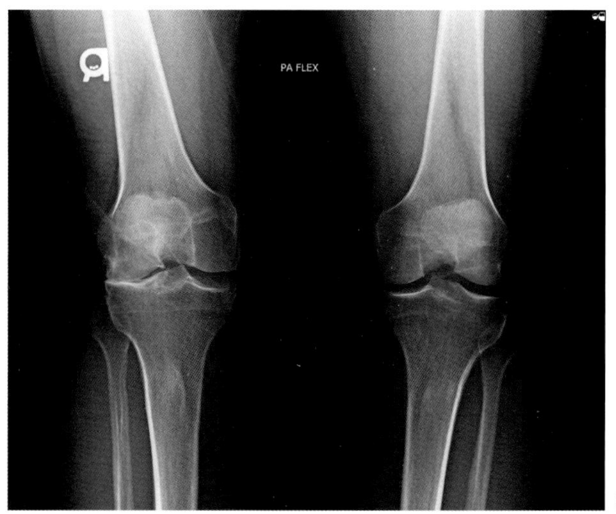

B

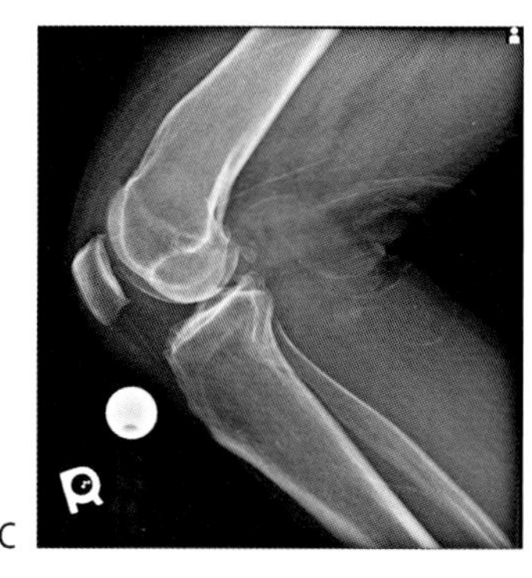

C

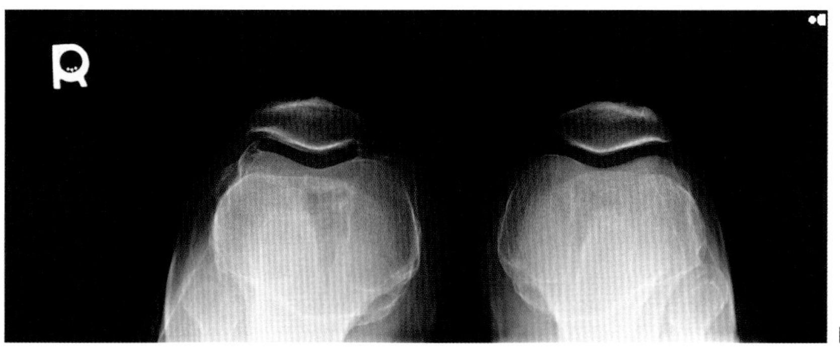

D

图 29-1　术前X线片：A　正位负重X线片。B　屈曲正位X线片。C　侧位X线片。D　髌骨轴位X线片。对于这个患者，X线片显示独立的外侧间室病变

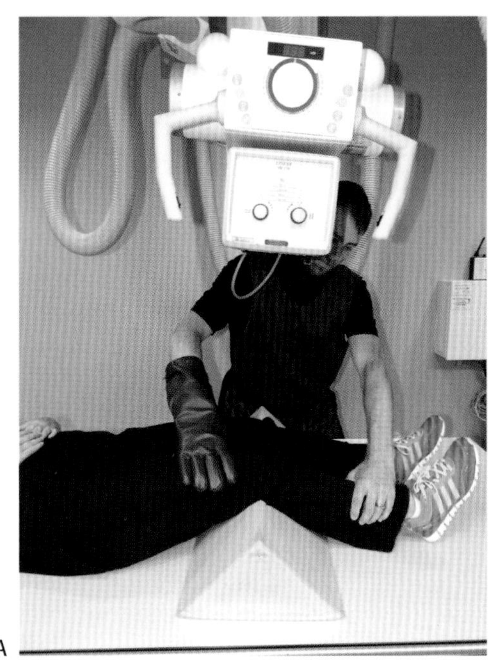

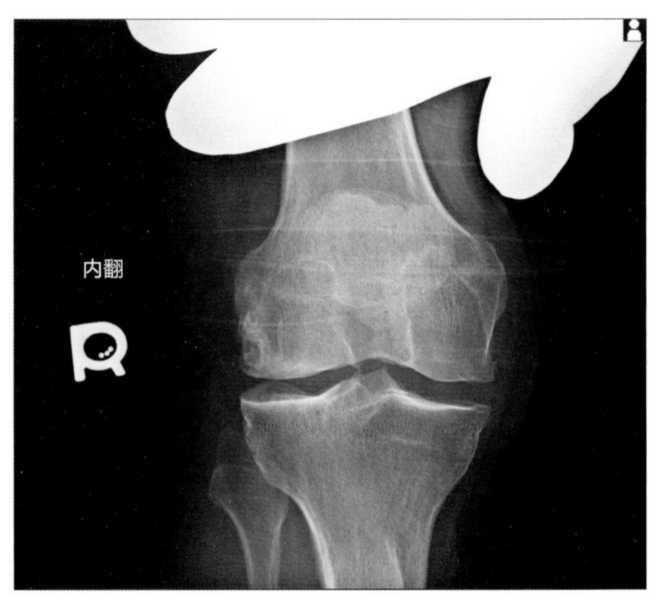

A B

图 29-2 A 通过内翻应力X线片明确诊断。患者仰卧位，膝关节下垫泡沫体位垫使之屈曲约20°，X射线束倾斜10°。助手穿着合适的防护装备，一只手握住患者的小腿，另一只手戴着手套在膝关节上施加横向应力。B 内翻应力X线片显示在纠正畸形的同时可以维持内侧关节间隙的正常宽度

技术

体位

在作者所在的医院，UKA的手术室基本配置、患者的体位和手术铺单与全膝关节置换术是相同的。患者仰卧在常规手术台上，大腿近端绑缚止血带。在术侧肢体周围放置一个非无菌的塑料"U"形罩，以封闭大腿近段和腹股沟区域。将手术侧肢体从足部直至大腿近端全部准备好，并覆盖防水无菌袜套，在足部包裹"T"形无菌单。然后剪开无菌袜套，显露手术位置，并覆盖无菌碘仿敷料（3M Ioban 2抗菌切口敷料，St. Paul, MN）。最后，用自黏膜将Alvarado铝制足套把术肢足部贴敷粘紧（Coban，3M，St. Paul, MN）（图29-3）。

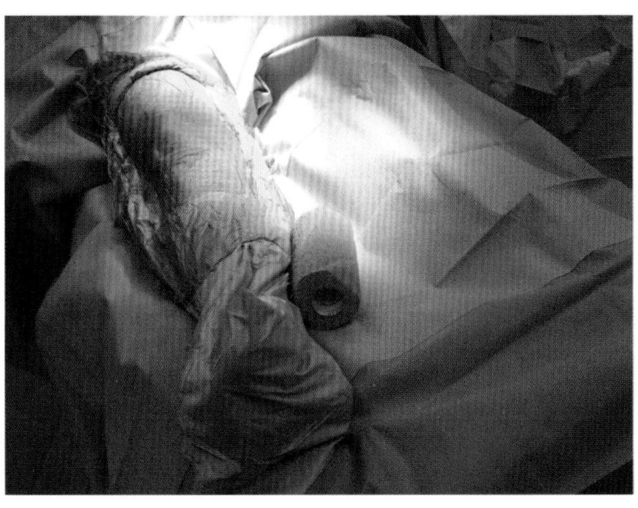

图 29-3 患者仰卧位，大腿近端上止血带。手术侧肢体从足部直至大腿近端全部准备好，覆盖着防水的无菌巾单，并将其剪开以显露切口部位。一个无菌碘仿敷料被覆盖于皮肤上，使用铝制足套贴敷足部

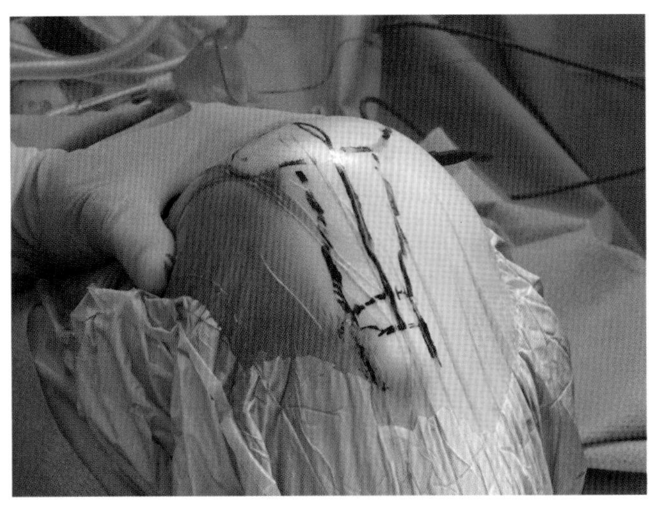

图 29-4　膝关节屈曲 90°，略微偏外侧的中线切口开始于髌骨上极的近端，并延伸至胫骨结节的近端外侧边缘

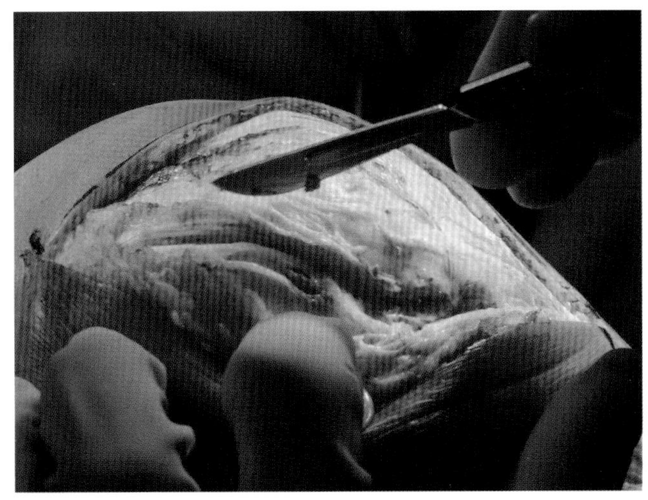

图 29-5　关节切开术。切开皮肤和皮下脂肪后，于髌腱外侧从近端到远端进行外侧关节囊切开术

显露

在膝关节屈曲90°时，做一个稍偏外侧的中线切口。切口开始于髌骨上极近端，向远端延伸至胫骨结节的近端外侧缘（图29-4）。切开皮肤和皮下脂肪后，于髌腱外侧从近到远行外侧关节切开（图29-5）。在切开关节囊远端时，在髌腱和髌下脂肪垫之间切开，保留部分髌下脂肪垫，使其附着于外侧支持带组织上。在手术结束时，该组织可加强薄弱的外侧组织，利于关节腔闭合严密。

在术中切除髁间窝骨赘、胫骨外侧骨赘和外侧半月板的可见部分。保留股骨外侧骨赘，以便之后在定位股骨假体时有用。从胫骨结节到平台边缘和Gerdy结节的胫骨前段部分均需显露出来。在进行下一步之前，确认独立的外侧间室病变和完整的前交叉韧带。

胫骨端准备

使用髓外定位系统进行胫骨端准备。在该系统中，内翻/外翻被设定在中立位，后倾设定为7°，导杆平行于胫骨嵴。胫骨端截骨的厚度因人而异，但是截骨后伸直间隙至少应该有足够的空间容纳胫骨试模和1个3mm的探尺。如果不满足，应该切除更多的骨质。由于外侧间室病变更常累及股骨侧，因此胫骨截骨量要尽量保守，一般将髓外定位设置在胫骨缺损下方1~2mm处进行截骨，将定位器用1根固定钉固定在胫骨上（图29-6）。

初始截骨使用1个坚硬、狭窄的往复锯片进行胫骨垂直截骨。这决定了胫骨假体的旋转对线应与股骨外侧髁的内侧缘对齐，从胫骨矢状面中部向内旋转10° ~ 15°。如此大的内旋将使髌腱位于往复锯片上。因此，在进行胫骨垂直切开时，需要小心地将髌腱拉回（图29-7）。这是一个重要的步骤，因为合适的胫骨假体内旋不仅能确保股骨假体在扣锁机制中与胫骨聚乙烯垫片均匀接触，而且还能扩大植入物的表面积，有助于防止胫骨假体下沉。注意将胫骨假体外旋是一个常见的错误。

在将髌腱向内侧牵拉，髂胫束（IT）和外侧副韧带（LCL）于外侧进行保护的情况下，用12mm宽的摆锯进行胫骨水平截骨（图29-8）。同样，胫骨端截骨的最小骨量应满足在伸直间隙适应胫骨模板和3mm探尺（图29-9）。使用骨刀撬除、切除的胫骨部

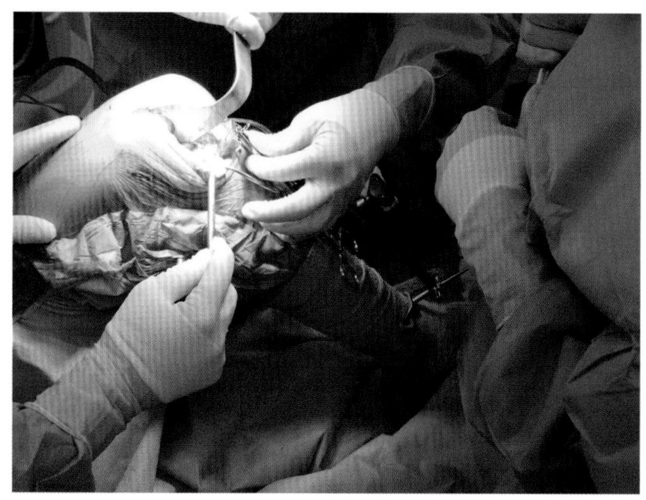

图 29-6　用 1 根克氏针将胫骨髓外定位导杆固定在胫骨上。对于该系统，当导杆与胫骨嵴平行时，内翻 / 外翻设置为中立位，后倾为 7°。该定位系统通常将切除部位设置在胫骨缺损下方 1~2mm

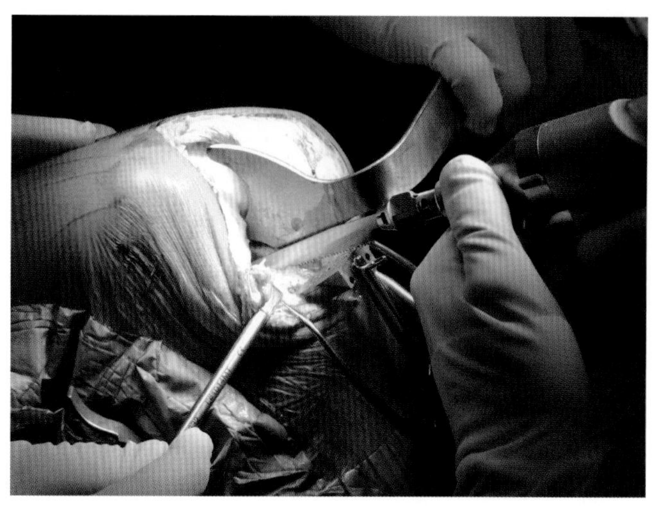

图 29-7　在小心保护髌腱的情况下，使用坚硬、狭窄的往复锯片进行胫骨垂直切除，并设置胫骨组件的旋转

分。用一个直的Kocher钳夹住骨头，在取出骨头的同时切除附带的软组织。切除的胫骨平台与胫骨底板试验的大小相匹配（图29-10）。

股骨端准备

股骨端准备采用髓内（IM）定位导杆。膝关节屈曲45°，股骨远端入口孔位于髁间窝前外侧角前1cm处（图29-11）。导杆指向髂前下棘。将膝关节屈曲至90°，钻头导向器放置于股骨远端，其“支脚”与股骨后髁紧贴。另一个髓内定位导杆被插入髓内定位导杆的开口中，股骨钻导向器将它们连接在一起（图29-12），这将使股骨假体屈曲5°。由于将髓内定位导杆与股骨钻导向器配合，钻头位于股骨髁的中间，这决定了股骨假体的最终位置。由于膝关节的扣锁机制（胫骨相对于股骨在伸直过程中相对外旋），在膝关节屈曲位时，股骨假体偏内侧可能会产生更合适的位置。然而，随着膝关节的伸直，股骨假体会撞击胫骨髁间嵴或将负荷置于聚乙烯垫片的边缘。为了避免发生这种情况，钻头的导向器应放在髁的中间，甚至略向外侧偏移。

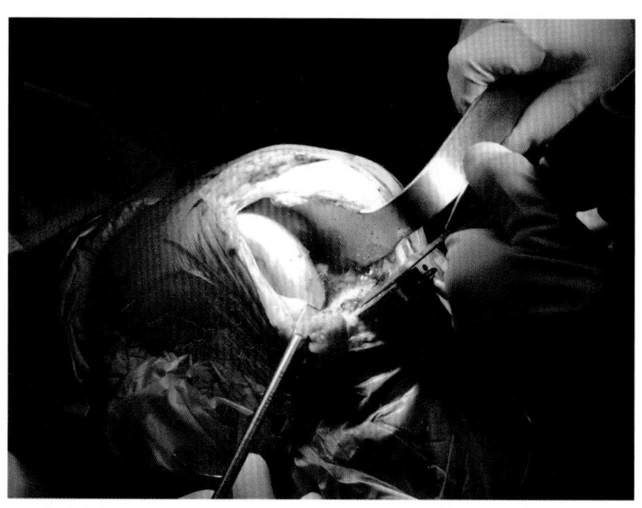

图 29-8　将髌腱向内侧拉，髂胫束和外侧副韧带向外侧保护的情况下，用 12mm 的摆锯片进行胫骨水平切开

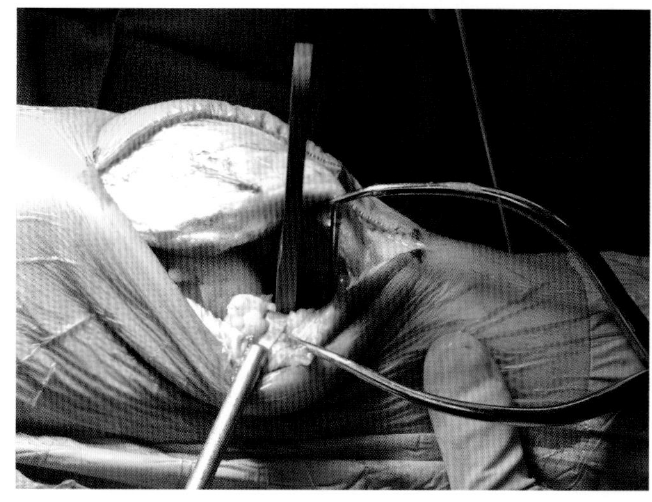

图 29-9　用 3mm 测尺检查伸直间隙，确保有足够的胫骨骨切除量

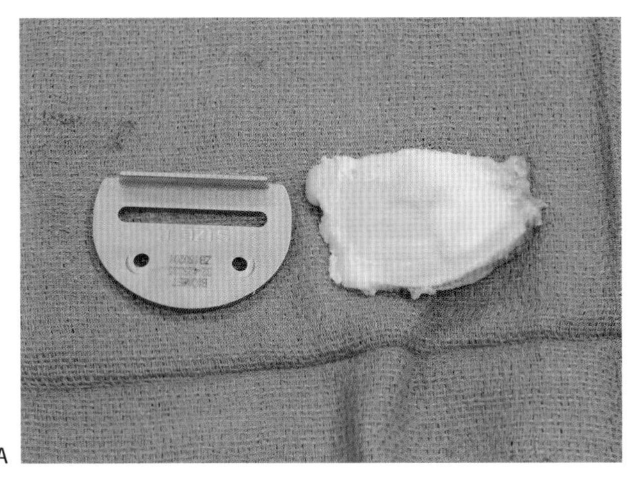

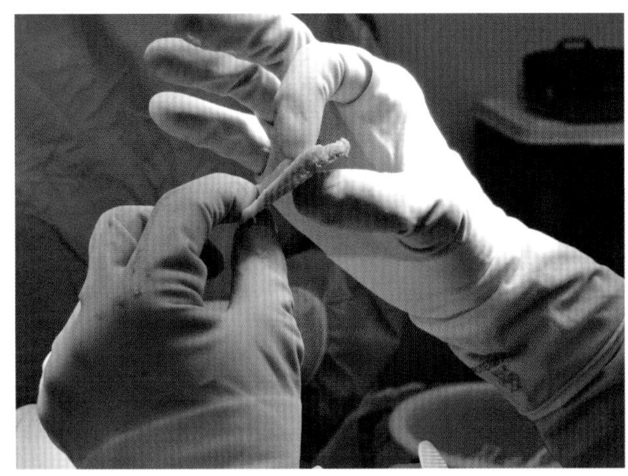

图 29-10　A、B　将切除的胫骨平台碎片与胫骨底板试验相匹配以确定大小

当钻头导向器位于合适位置时，将4mm钻头钻入上孔，6mm钻头钻入下孔。去掉钻头导向器和连接导板（图29-13）。将股骨锯块置入钻孔内，保护髂胫束和外侧副韧带，用宽矢状锯行股骨后髁截骨（图29-14）。这是一个为植入物特制的测量截骨模块。移除锯块和切除的骨碎片，可以看到残余的外侧半月板并将其切除。

股骨远端是通过将外侧髁磨成圆形、球形来准备的。将0号插销插入到6mm的钻孔后磨削，0号插销不能取出股骨远端骨面，一旦磨机不能再前进，移除0号插销，将残余的突出骨角用骨刀以相切于磨削表面的方向直接去除（图29-15）。

放置胫骨和股骨试模，用探尺检查屈伸间隙。在完全伸直时测量伸直间隙（图29-16）。在屈曲95°时使用比测量伸直间隙时至少大2mm的探尺测量屈曲间隙（图29-17）。

平衡屈伸间隙

初始间隙测量完成后，将股骨远端依次以毫米级增量进行磨削，直到其平衡，即伸直间隙大小与胫骨截骨后所测量的大小相同。例如，如果伸直时初次测量大小是

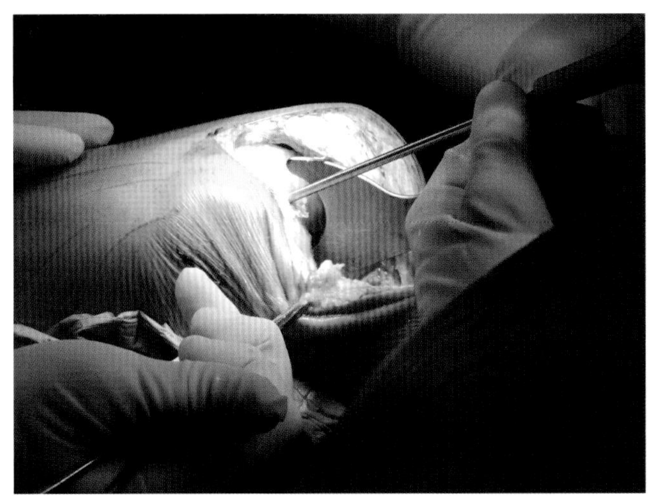

图 29-11　股骨准备采用髓内定位。膝关节屈曲 45°，在髁间窝前外侧角前 1cm 处做入孔，定位导杆指向髂前下棘

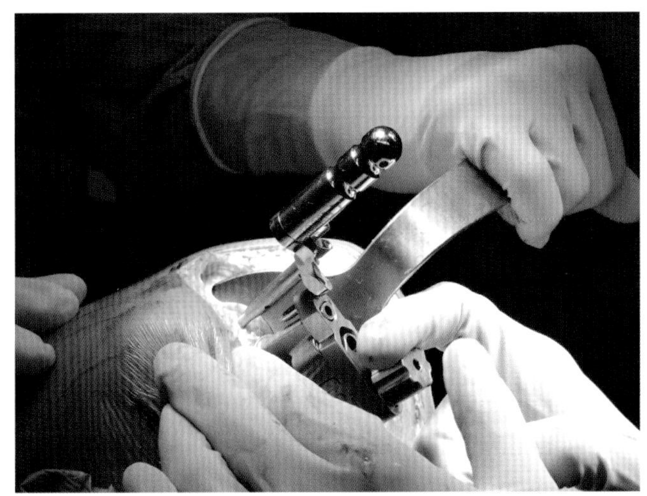

图 29-12　髓内链接导向装置插入髓内定位导杆和股骨钻孔导向装置的开口中，将二者连接在一起。然后将股骨钻导向器放置在股骨髁中部，设定股骨假体的位置

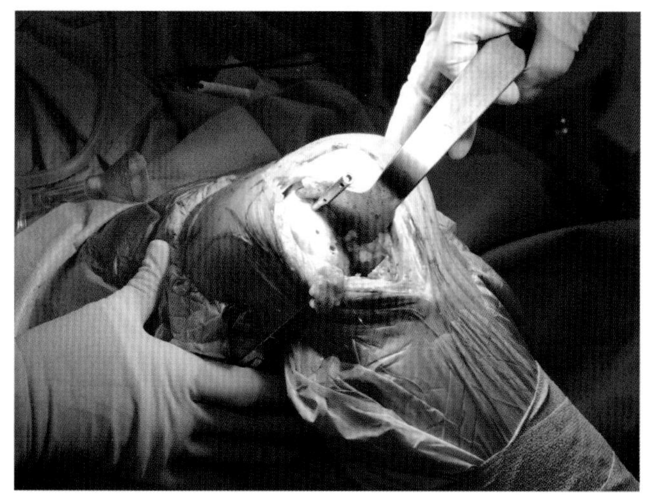

图 29–13 当导向器位于合适位置时，4mm 钻头钻入上孔，6mm 钻头钻入下孔

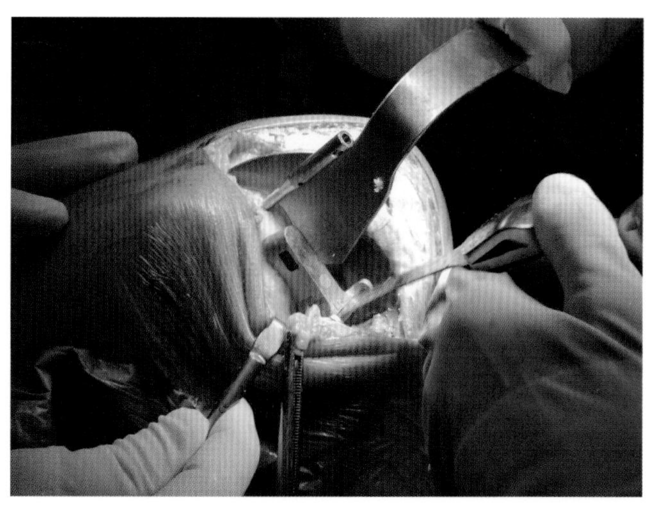

图 29–14 将股骨锯块置入钻孔内，保护髂胫束和外侧副韧带，用宽矢状锯行股骨后髁截骨

3mm，并且在第一次磨削后可以在伸直位插入2mm的探尺，那么接下来应该使用1mm的插销（图29–18）。随着插销每一次的增加，股骨远端将多切除1mm，从而使伸直间隙增加1mm。每次磨削后，都要进行试验，并重新测量屈伸间隙。

平衡间隙不同于内侧UKA或TKA。正常的膝关节外侧间室，屈曲间隙相对于伸直间隙较为松弛，这种正常的差异应该在不过度矫正的情况下重新建立。我们首选的平衡目标是在90°屈曲时外侧间室有2~3mm松弛间隙，在膝关节完全伸直时外侧间室为紧或有0mm间隙。

最终准备和假体固定

间隙平衡之后，将胫骨龙骨槽准备好（图29–19），用垫片试模进行最后的试验而不是用探尺（图29–20）。移除股骨假体试模，使用脉冲枪冲洗骨面，并在骨面钻小洞以利于骨水泥与骨面的交错接合（图29–21）。先用骨水泥固定胫骨假体，然后再固定股骨假体。两个假体就位后，在膝关节屈曲45°下用2mm探尺对它们进行加压（图29–22）。

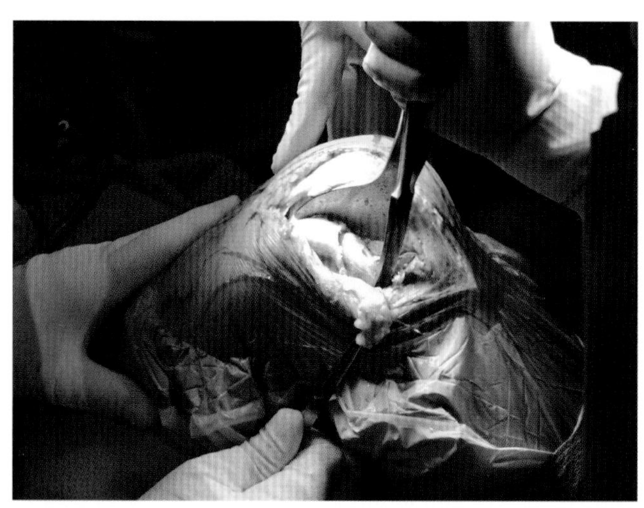

图 29–15 在股骨远端连续磨削后，将残余的突出骨角用骨刀以相切于磨削表面的方向直接去除

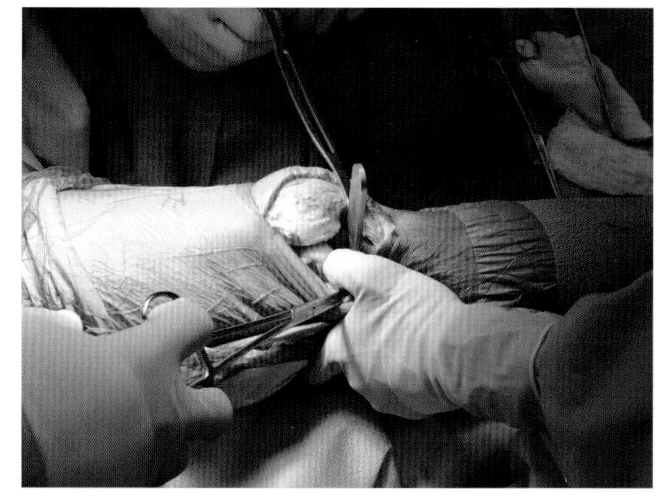

图 29–16 放置胫骨和股骨试模后，在膝关节伸直位测量伸直间隙

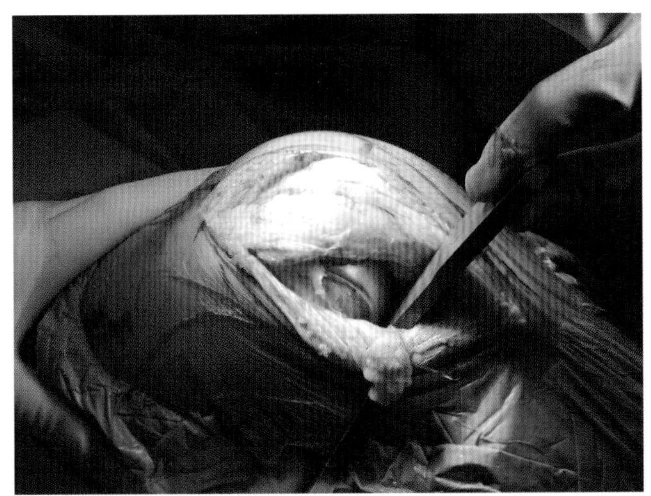

图 29-17　将膝关节屈曲 95°，用一个比测量伸直间隙时至少大 2mm 的探尺测量屈曲间隙

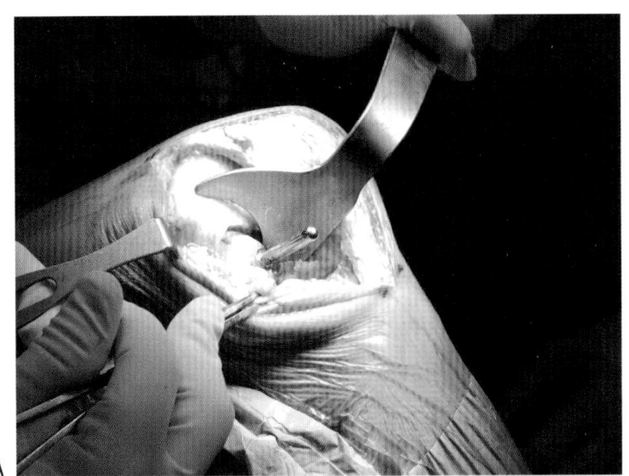

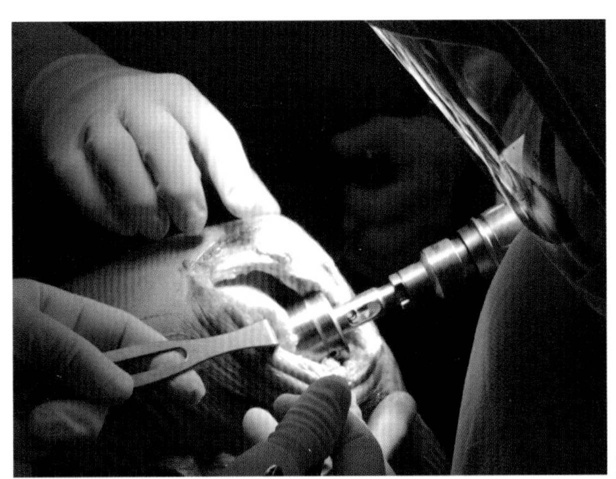

图 29-18　在测量和比较屈伸间隙后，股骨远端按毫米级增量进行磨削，直到达到平衡。A　首先将插销置入股骨导孔。B　将磨削器置于插销上方

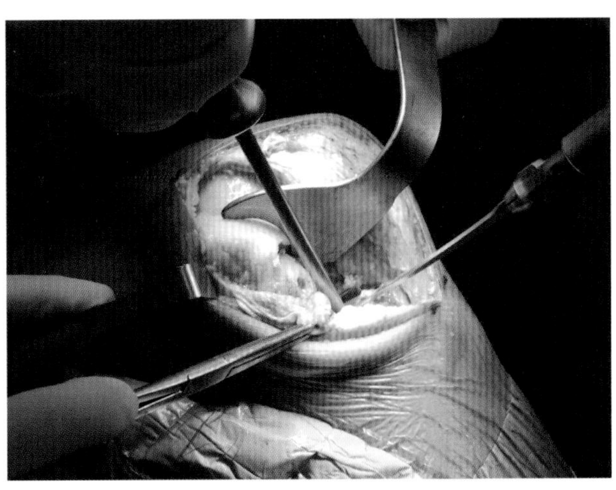

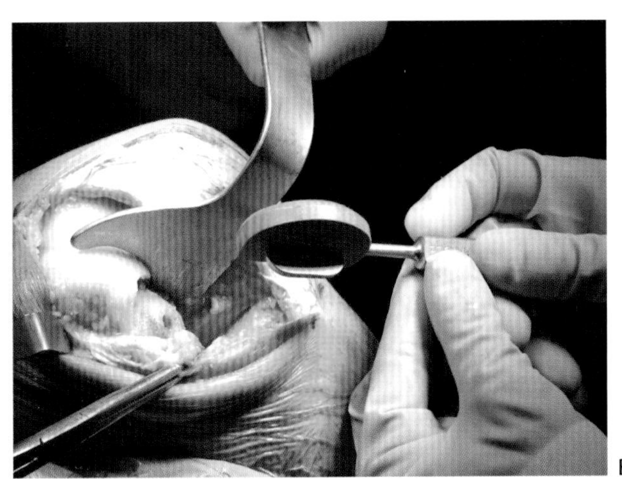

图 29-19　随着屈伸间隙的平衡，A　用双臂牙刷锯准备胫骨龙骨槽。B　最终试验的胫骨试模的龙骨与植入物的龙骨类似

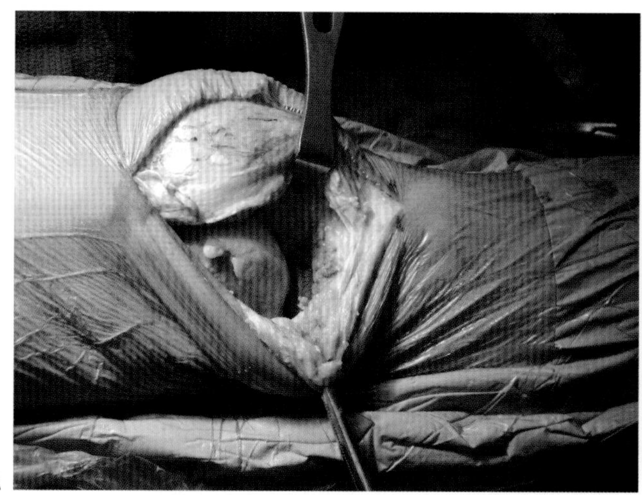
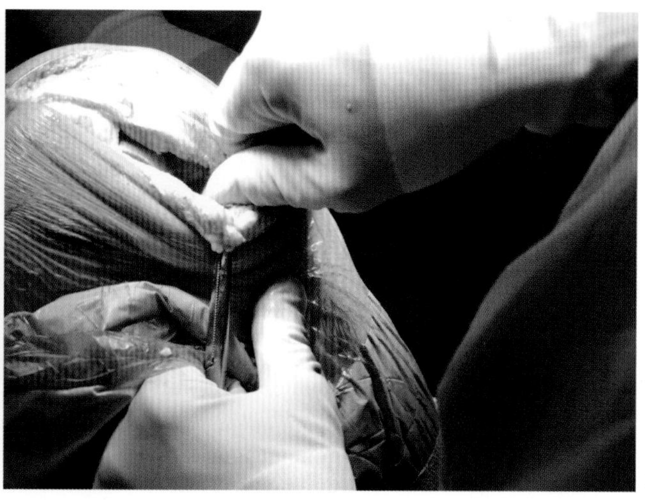

图 29-20 最后的试验是用垫片试模，而不是用探尺。A 先试伸直间隙。B 再试屈曲间隙

关闭切口

使用2号倒刺缝线（RX-2066Q，Angiotech Pharmaceuticals, Vancouver, BC, Canada）缝合关节囊，使用0号可吸收缝线（YA-1029Q，Angiotech Pharmaceuticals, Vancouver, BC, Canada）缝合皮下组织，使用2-0可吸收缝线（YA-2024Q，Angiotech Pharmaceuticals, Vancouver, BC, Canada）和Dermabond皮肤黏合剂（DNX12，Ethicon Inc, Somerville, NJ）缝合皮肤。

术后管理

患者在手术后数小时内即接受物理治疗，并允许在可耐受范围内负重。采用快速康复方案，患者通常在手术当天出院。围术期疼痛管理包括内收肌管和坐骨神经阻滞，关节周围浸润0.5%罗哌卡因60mL、酮咯酸氨丁三醇30mg、1：1000肾上腺素0.5mL以及口服止痛药等可加速康复。由内科医师依据风险分级进行静脉血栓预防，低风险的患者服用325mg阿司匹林，每天2次，连续6周，并依次使用下肢加压装置。高风险的患者通常使用低分子肝素。患者于6周后返回医院接受临床及放射学检查（图29-23）。

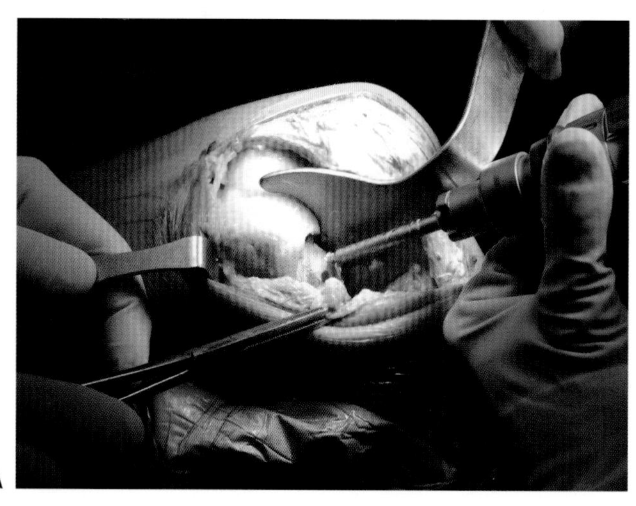
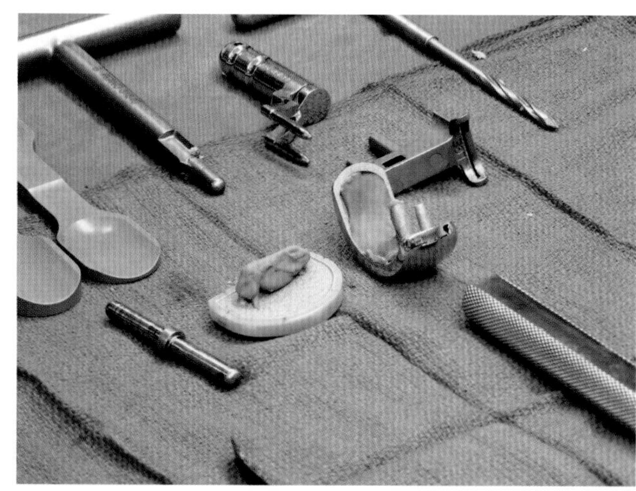

图 29-21 A 去除试模，通过脉冲清洗、彻底干燥和钻浅孔进行骨面处理，为骨表面的黏结做好准备。B 在胫骨龙骨和股骨假体的底面以及准备好的骨表面涂一层薄的骨水泥

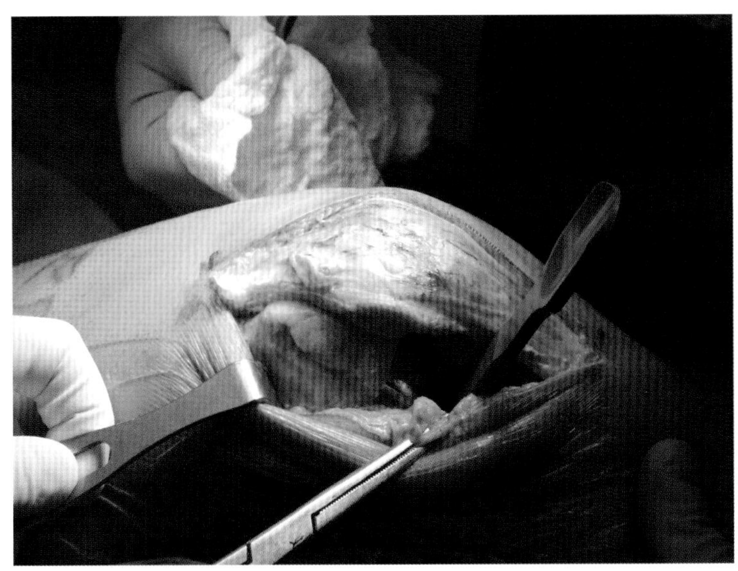

图 29-22　在植入胫骨和股骨假体后，在膝关节屈曲 45° 时于植入物之间用 2mm 探尺对它们进行加压

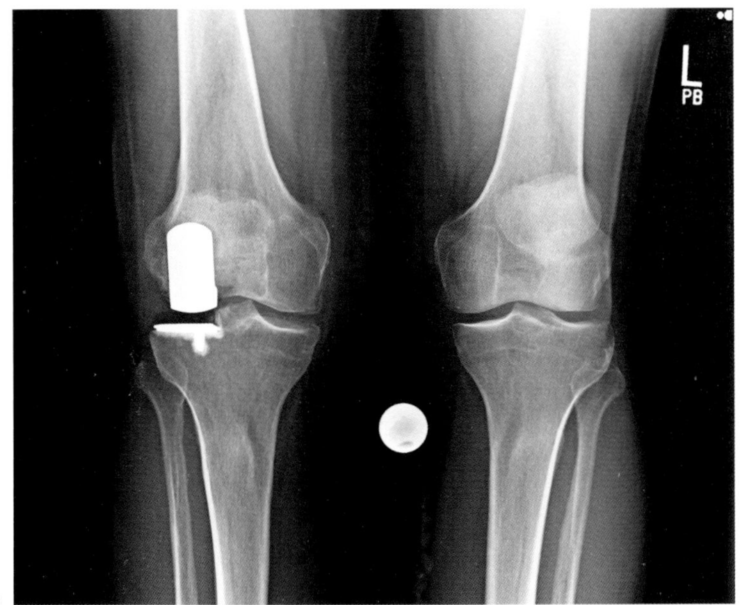

A

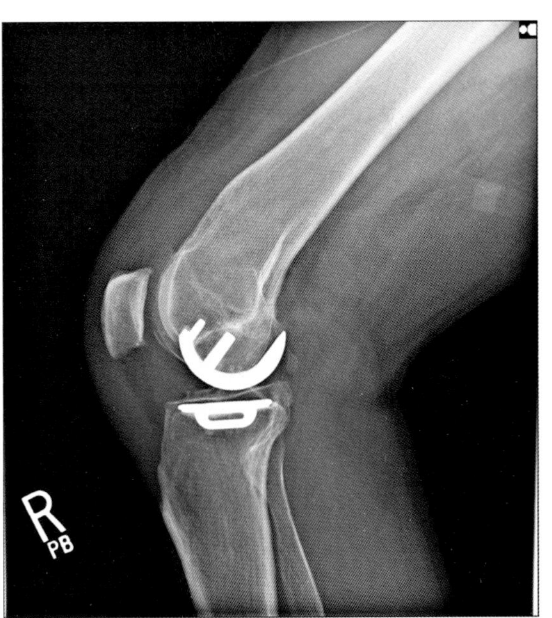

B

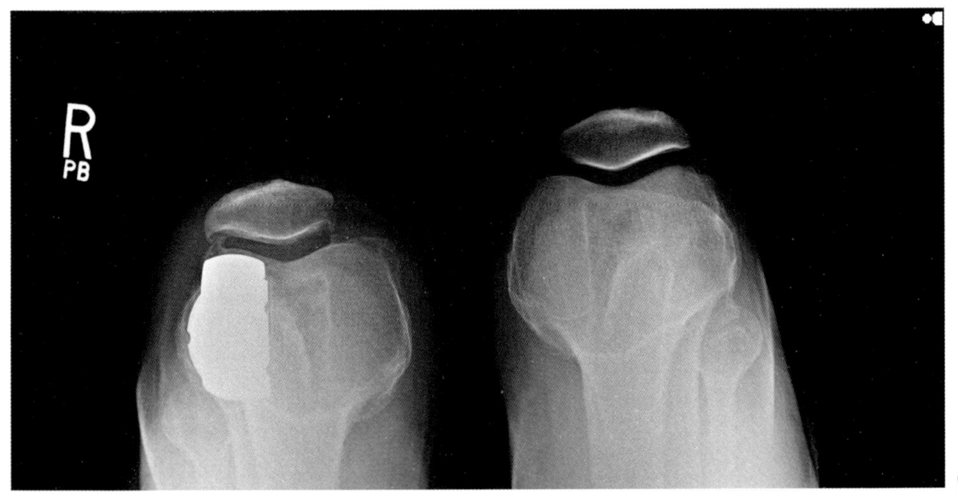

C

图 29-23　患者于术后 6 周行放射学检查。包括 A　正位负重 X 线片。B　侧位 X 线片。C　轴位 X 线片。对于此患者，X 线片证实得到了满意的假体位置及对线

参考文献

[1] Berend KR, Kolczun MC II, George JW Jr, Lombardi AV Jr. Lateral unicompartmental knee arthroplasty through a lateral parapatellar approach has high early survivorship. *Clin Orthop Relat Res*. 2012;470(1):77-83.

[2] Argenson JN, Parratte S, Bertani A, Flecher X, Aubaniac JM. Long-term results with a lateral unicondylar replacement. *Clin Orthop Relat Res*. 2008;466(11):2686-2693.

[3] Pennington DW, Swienckowski JJ, Lutes WB, Drake GN. Lateral unicompartmental knee arthroplasty: survivorship and technical considerations at an average follow-up of 12.4 years. *J Arthroplasty*. 2006;21(1):13-17.

[4] Lombardi AV, Berend KR, Adams JB. A rapid recovery program: early home and pain free. *Orthopedics*. 2010;33(9):656-658.

第30章　髌股关节置换术

Johon Bellemans

前言

虽然髌股关节假体置换术是治疗髌股关节终末期疾病的合理方法，但许多外科医师仍然对这种治疗方案持保留态度。

许多外科医师认为单纯髌股关节置换术（PFA）的结果不可预测且不一致，与全膝关节置换术的研究结果相反。现有设计的缺陷，难以获得正确的植入位置，以及未能正确解决潜在的病理问题，这是缺乏热情的主要原因。

然而，最近人们对 PFA 的运用重新产生了兴趣，越来越多的人认为人工髌股关节置换术在终末期髌股关节骨关节炎的治疗中具有明确的地位。

最近，微创手术的发展趋势以及选择性、单间室表面置换术的兴起，促使骨科行业设计出更好、更具解剖性的髌股假体。

同时，对髌股关节生理学和病理学的更好理解使得外科医师能够确定 PFA 的施行方式和时间，可获得一致的临床结果。

与任何其他手术一样，成功的临床结果取决于正确的患者选择和适应证，以及手术技术和术后护理。在过去的几年里，研究者已经发表了几篇关于 PFA 和全膝关节置换术（TKA）治疗髌股关节疾病的结果报道，基于这些数据，人们越来越清楚人工髌股关节手术的确切位置。

文献回顾表明，大多数已发表的髌股关节置换术研究都是回顾性的，只提供了 3 级或 4 级证据。

目前只有一项最近发表的前瞻性研究对单纯髌股关节炎患者的 PFA 和 TKA 进行了比较。

使用髌股关节假体的典型适应证是患有致残的、单纯的终末期髌股退行性变的患者，保守或其他手术治疗方案无效。通常情况下，这意味着患者有放射学、关节镜或其他检查证明的全层软骨丢失。

对于软骨次全损伤而无骨外露的病例，应首先考虑采用其他更保守的手术方案。关节镜下清理术对不稳定软骨瓣引起的机械症状可能有帮助。微骨折、马赛克成形术，甚至自体软骨细胞移植在有新鲜创伤后病变的年轻患者中可能占有一席之地。外侧支持带松解、伸膝装置软组织重排和（或）胫骨结节前内侧截骨术都有助于减少受损髌股软骨的负荷。

然而，在全层软骨损伤的情况下，这些选择往往是不合适的或不够有效的，需要采取进一步和更剧烈的干预。髌骨切除术可能是一种理论上的选择，但它是一种伤害性的手术，历史告诉我们，就主观和功能结果而言，结果都是难以预测的。

一种更为保守的方法，只切除侵蚀的髌骨外侧关节面，而保留髌骨体在原位，可能是更好的选择。

髌股关节置换术有效地替代了受损的软骨层，为患者的主要问题提供了更合理的解决方案。这表明伴随的问题，如潜在的髌骨力线不正或轨迹不好应该被纠正。同样，膝关节也不应该有其他病理证据，例如胫股关节炎或炎性关节病。

局限于髌股关节的退行性骨关节炎，在日常生活活动中引起严重症状，因此是 PFA 的主要适应证。

创伤后骨关节炎和影响整个髌骨滑车的广泛Ⅲ ~ Ⅳ级软骨损伤是另外的适应证（项目清单 1）。

该手术的禁忌证包括胫股关节炎、全身性炎性关节病、低位髌骨、持续髌骨轨迹不良或髌骨不稳的未矫正髌股对齐不良、胫股对齐不良、心理性疼痛和活动范围丧失大于 10°（项目清单 2）。

已知与胫股病理发展相关的因素确实与 PFA 术后的不良结果有关。肥胖、胫股力线不正和关节活动度受限都属于这一类。

在大多数已发表的系列文献中，将 PFA 翻修为全膝关节置换术的最常见原因是胫股关节骨关节炎的进展。未纠正的伸肌力线不好伴髌骨轨迹不良或不稳定、膝关节僵硬和髌骨假体松动是转为全膝关节置换术的其他原因。

因此，认真地选择患者至关重要，临床挑战是选择单纯的髌股全层软骨磨损、无或可矫正的力线不良，以及没有发生胫股关节疾病的危险因素的这类患者（图 30–1）。

这并非易事，需要进行仔细的临床和技术研究。

在询问和检查患者时，应该清楚的是，疼痛仅位于前室，继发于髌股关节的严重磨损。髌股关节脱位、蹲下或进行抗阻开链伸直时出现髌后疼痛，以及触诊时髌后疼痛。不应出现胫股骨关节线压痛或其他胫股关节或半月板病理体征。此外，应排除其他引起膝前疼痛的原因，如髌前滑囊炎、鹅足肌腱炎、髌腱炎或牵涉性髋关节疼痛。应仔细检查髌骨轨迹，轨迹不良最好在髌股关节置换术前进行纠正。

检查应包括膝关节站立位正位和侧位 X 线片，包括伸直和屈曲 30°（Rosenberg 或 Schuss 位），以排除胫股关节退变。在侧位 X 线片上，应该检查是否存在高位髌骨或低位髌骨。应该用髌骨地平线样观（轴位或 Merchant 位）来记录软骨丢失和髌骨轨迹。站立位全长 X 线片可能有必要，这可以排除胫股关节对合不良。CT 扫描或 MRI 可能有助于进一步了解软骨状态和评估胫股关节间隙。

最后，髌股关节炎可能是其他亚临床炎症状态的首要迹象，因此对可疑病例可能

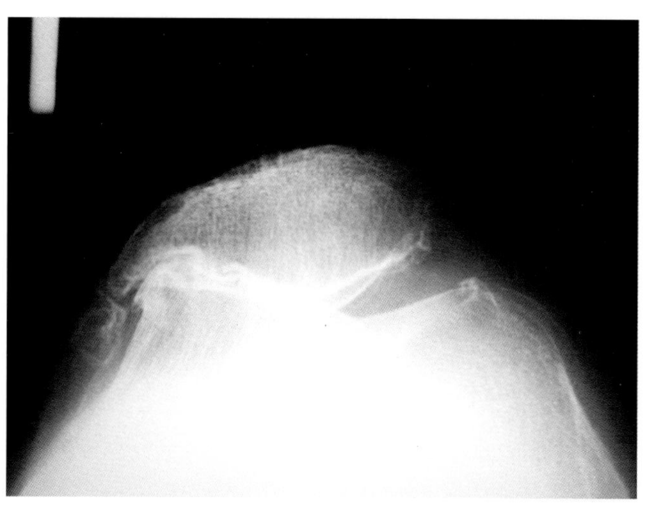

图 30–1　终末期髌股关节骨关节炎伴全层软骨丢失和侧方错位是单纯髌股关节置换的潜在适应证，但需要在术中纠正错位。通常，一定的侧方松解或小关节切除术足以达到此目的

需要进行血清分析。

基于所有这些临床和技术研究，我们应该能够确定患者是否符合髌股关节置换标准，如项目清单 1 和项目清单 2 所示：

项目清单 1. 单纯 PFA 的标准：

- 孤立性终末期髌股关节骨关节炎（记录在案的弥漫性髌股软骨损伤或侵蚀，至少为 Oterbridge Ⅲ ~ Ⅳ级）。
- 严重的髌股关节症状影响日常生活能力。
- 非手术治疗 3~6 个月无效。
- 无髌股关节排对位不良（或术中矫正）。
- 无髌骨不稳（或术中矫正）。
- 胫股力线良好。
- 无炎性关节炎的证据。

项目清单 2. 禁忌证：

- 未矫正的髌股关节不正或不稳定。
- 伴发胫股关节疾病。
- 炎性关节病。
- 胫股对齐不良。
- 肥胖症。
- 固定性屈曲挛缩＞ 10° 。
- 有心理负担 / 慢性局部疼痛综合征的证据。

术前准备

最佳的假体位置是成功的重要因素之一，因此必须进行全面的术前计划。

有两个不同的方面是相关的：①仅限于患者髌骨滑车的几何和解剖学特征。②髌股轨迹模式。

需要对两者进行充分的评估，在我们看来，这需要进行放射学和临床分析。轴位 CT 或 MRI 图像有助于评估滑车的几何形状和深度，以及滑车前偏移量和髁突内侧高度

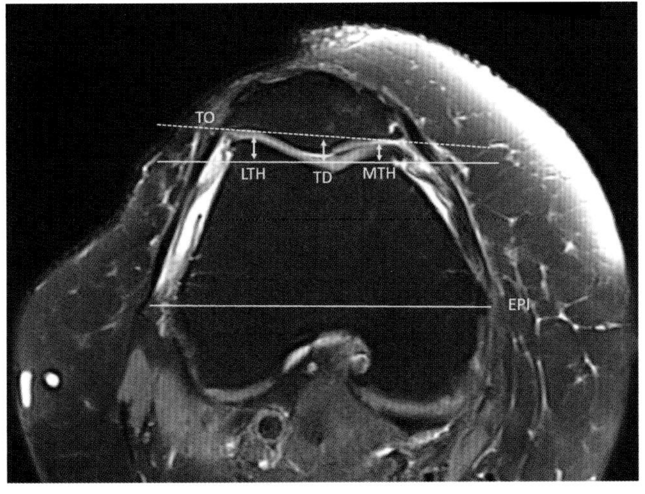

图 30-2　CT 或 MRI 轴位图像可用于评估滑车方向（TO）和深度（TD），以及滑车前偏移量和内侧髁差异高度［内侧滑车高度（MTH）和外侧滑车高度（LTH）］

的差异（图 30–2）。在我们看来，这 3 个参数的量化很重要，因为它们将作为术中最佳重建特定患者的滑车解剖的参考。在手术计划中，外科医师需要考虑到在疾病过程中可能发生的任何骨破坏或变形，特别是在外侧髁滑车水平，这是由于髌骨侧移轨迹经常过度磨损的结果。在这种情况下，通常需要适当增加外侧髁部高度，有时伴随外侧支持带松解，以避免外侧髌股关节过紧。这并不总是容易评估，需要仔细地进行术中判断。充分分析术前 CT 或 MRI 轴位图像将有助于这一过程。外侧堆积会导致外侧超压，而外侧滑车高度恢复不足可能会导致髌骨外侧不稳定和（下）脱位。

另一个重要的术前准备是分析髌骨形状和厚度。PFA 的目标是恢复最佳的解剖结构，因此必须知道轴向的几何形状和厚度。这些都可以在 CT 和 MRI 图像上得到充分的确定。为了优化轨迹，尤其应该恢复轴位尖端部分（图 30–3）。

麻醉前应分析髌骨轨迹和进行稳定性的临床评估，患者清醒时应将患侧关节与对侧进行比较。需要特别注意外侧支持带过紧、内侧支持带和（或）内侧髌股韧带（MPFL）松弛、Q 角以及髌骨远端近端位置，因为这些因素在手术过程中可能需要额外进行矫正（项目清单 3）。

项目清单 3 . 术前计划应包括以下方面的评估：

- 患者的特定滑车解剖（CT 或 MRI）：
    - 滑车形状和方向。
    - 内侧髁高度 – 外侧髁高度。
    - 前滑车偏心距。
- 患者的特定髌骨解剖（CT 或 MRI）：
    - 尖端内侧位置和形状（猎人帽 / 宽边帽）。
    - 厚度。
- 外侧支持带紧绷（临床）。
- 内侧支持带松弛 /MPFL 功能不全（临床）。
- Q 角（临床）。
- 髌骨远端近端位置（Alta/Baja）（XR：Insall–salati 指数）。

项目清单 4 . 纠正引起疾病的因素可能需要的手术步骤：

- 外侧支持带松解（在外侧支持带过紧的情况下）。

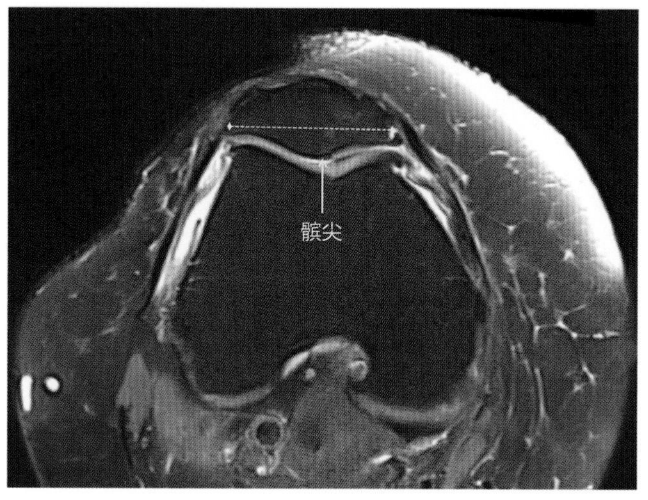

图 30–3 正确恢复髌尖相对于髌骨的内侧（ML）尺寸对于髌骨轨迹至关重要

- 内侧支持带覆盖和（或）MPFL 重建（在内侧功能不全的情况下）。
- 胫骨结节和髌腱内移（在 Q 角过大的情况下）。
- 胫骨结节下移动（在严重的高位髌骨）。

技术

PFA 是一种表面重建术，其目的是恢复病变前的关节面形态。这意味着它不会自动纠正或补偿任何潜在的力线不正或髌骨不稳。它只涉及软骨和骨的磨损，这是关节炎疾病或潜在的原因机制或损伤的结果。这意味着在手术中应该考虑任何这样的因果因素，必要情况下，还要进行充分处理（项目清单 4）。

入路和显露

根据外科医师的偏好，通过纵向前内侧皮肤切口进入膝关节，切开髌骨内侧、股中肌或股下关节。切口通常从胫骨结节近端 1~2 cm 延伸至髌骨近端 2~3 cm，髌骨在膝关节伸直的情况下容易外翻。通常，这需要通过尖锐地剥离半月板间韧带前面的脂肪垫来松解前 Hoffa 间隙。松解外侧髌股滑膜韧带可进一步显露术野。

一旦显露充分，对滑车和胫股软骨进行彻底检查，以确认术前记录的状态。

接下来，对股骨（滑车）的适当大小和位置进行模板化并勾勒出轮廓。

滑车准备

不管假体的设计如何，也不管手术技术是什么（传统的、导航的或机器人辅助的），恢复滑车表面解剖都应该采取最大限度的保护，因为这将确保髌骨轨迹顺畅，同时避免弹响、锁定或卡住。同时，在上述关节外影响因素得到充分解决或纠正的情况下，正确的关节面修复将确保髌骨轨迹的稳定（项目清单 4）。

根据植入系统的不同，需要使用辅助器械来实现这一点（图 30–4）。股骨切口的深度和方向至关重要，我们认为这是手术过程中 3 个最重要的注意事项之一（项目清单 5）。

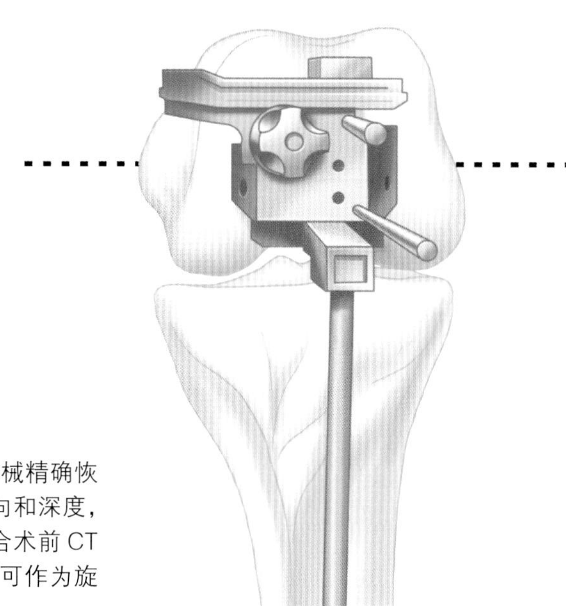

图 30–4　根据植入系统的不同，使用辅助器械精确恢复滑车表面解剖，重点是重建正确的滑车方向和深度，以及滑车前偏心距和不同的内侧髁高度。结合术前 CT 或 MRI 的数据，髁上轴位和（或）胫骨轴位可作为旋转参考

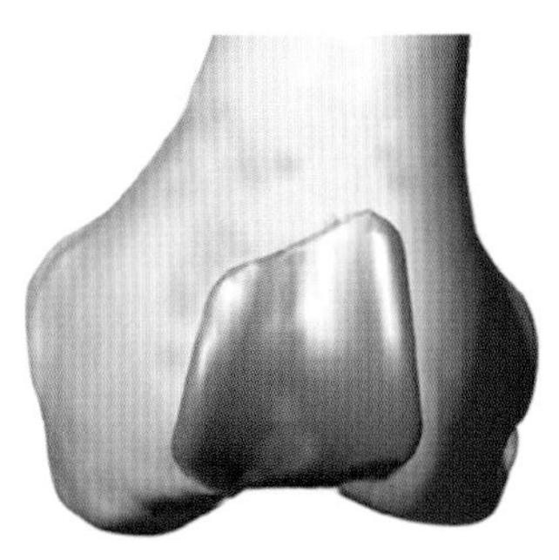
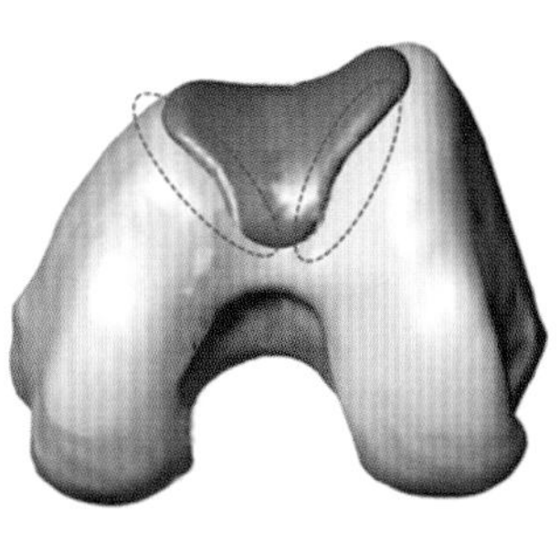

图 30-5　滑车表面与外侧和内侧髁突的平滑过渡很有必要，以确保髌骨轨迹顺畅

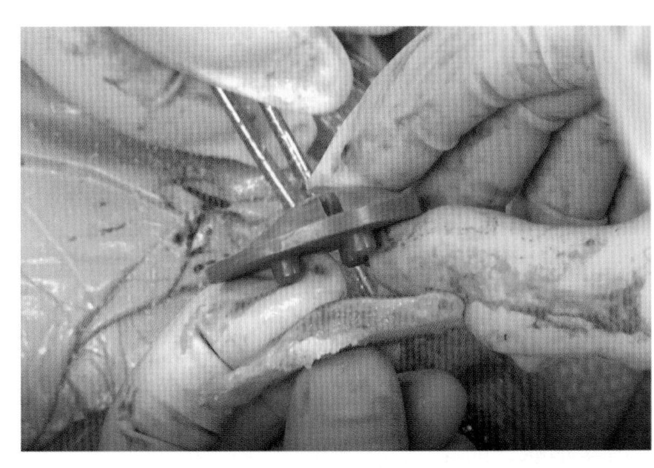

图 30-6　与滑车相似，髌骨关节的几何形状和整体厚度恢复至最佳状态是手术的目标。这可以通过匹配切除技术来实现

正确恢复滑车方向、前偏心距、髁突内侧高度和外侧高度是需要达到的目标。基于上髁线或滑车线（Whiteside 线）的旋转设置，大多数植入系统通过股骨髓内棒对齐系统来实现这一点。

除了恢复滑车的正确方向、前偏心距、内侧和外侧髁部高度外，提供与外侧和内侧髁部的滑车表面平滑过渡也是确保髌骨轨迹顺畅的必要条件（图 30-5）。

应尽量避免滑车假体与髁突软骨之间的突然过渡，因为这会导致髌骨碰撞，让患者感到极度不安。

最后要注意的是滑车部件的最远端边缘，不能超过股骨切迹。如果确实发生这种情况，由于假体撞击半月板间韧带和前交叉韧带插入胫骨近端，患者在过伸时，就会感觉到膝关节的疼痛。

髌骨准备

与滑车相似，手术的目标是恢复最佳的髌骨关节几何形状和整体厚度。通常这可以通过匹配切除技术来实现（图 30-6）。

然而，髌骨侧的挑战是患者关节面形态的差异，特别是关于髌骨尖部的相对位置和内侧小关节与外侧小关节的相对尺寸。所谓的宽帽形髌骨通常表现为内侧和外侧小关节尺寸相等，顶端位于中央，而“猎人帽”髌骨通常显示内侧顶端相对较小，而外侧尺寸相对较大的“猎人帽”（Hunter' s cap）髌骨表现为内侧和外侧尺寸相对较大的内侧顶端。根据假体的设计，后者可能会给外科医师带来特殊的挑战。在这种情况下，可能需要髌骨植入位置居中以允许髌骨轨迹最佳。未覆盖的外侧小关节随后可能需要切除或整形，以避免在屈曲时与外侧滑车和髁突发生冲突（图 30-7）。

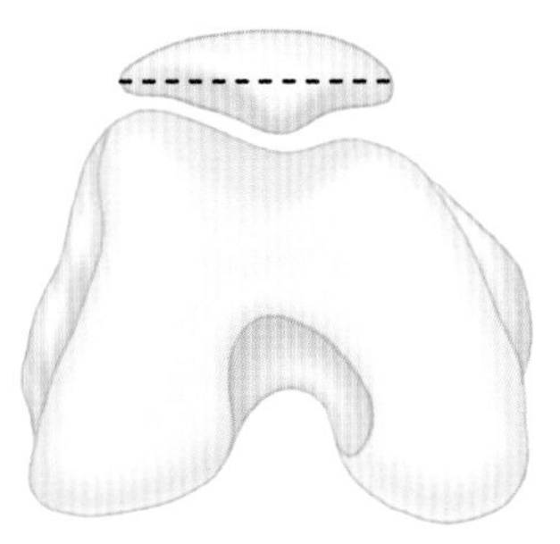
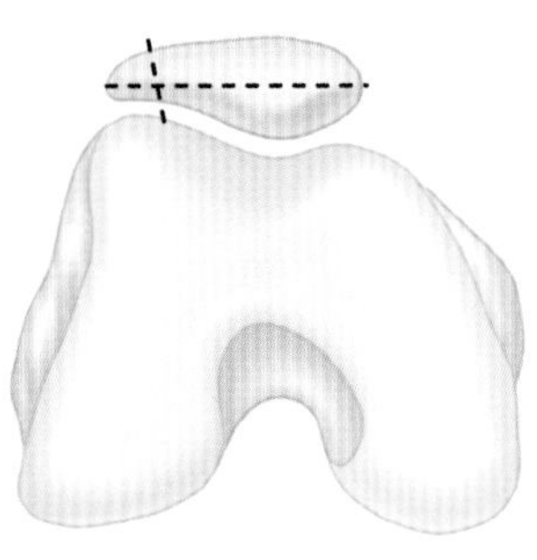

图 30-7　宽帽形髌骨（右）通常显示相等的内侧和外侧小关节尺寸，顶端位于中央，而“猎人帽”髌骨（左）通常显示髌骨尖端位于中间，内侧相对较小，外侧尺寸相对较大。根据假体的设计，后者可能会给外科医师带来特殊的挑战。在这种情况下，可能需要髌骨植入位置居中以允许髌骨轨迹最佳。随后可能需要切除或整形未覆盖的外侧小关节，以在屈曲时不与外侧滑车和髁突冲突

试验测试、骨水泥固定和软组织平衡

在令人满意的髌骨 – 滑车准备之后，应该进行彻底的试验测试。

动态测试应在关节切开术暂时关闭的情况下使用 1 个或 2 个毛巾夹，同时进行胫股内翻和外翻应力测试，并对足部进行最大限度的内翻和外翻。因此，可以充分评估髌骨的稳定性和轨迹。

在此阶段，任何弹响、不稳定或轨迹错误的情况都应该进行补救。具体注意事项列在项目清单 6 中。

人们应该认识到，目前大多数可用的髌股假体设计显示出比天然滑车更平坦的内侧滑车形状，因此，通常提供较少的内侧髌骨约束或稳定性。在闭合过程中有时可能需要有一定程度的内侧软组织紧缩或覆盖，通常可以通过裤子 – 背心技术来实现，将内侧支持带和股内侧斜肌扩张转移并固定在髌骨内侧。然而，在这种情况下，应该特别小心，不要过度收紧，从而导致医源性的外侧髌骨负向侧倾斜（或抬起）。当以前进行过外侧支持带松解时，这种情况尤其危险。

一旦所有因素都得到满意的控制，最终的假体部件就可以原位黏合了。在软骨下骨硬化的情况下，可以通过在硬化骨中钻入 2.5mm 的孔来增强骨水泥的渗透性。在植入前将一层薄薄的聚甲基丙烯酸甲酯黏固剂涂抹在骨和植入部件上，并通过标准髌骨夹（与 TKA 一样）和手动按压滑车部件来实现加压。移除挤出的骨水泥，髌骨轨迹再次被重新评估。如有必要，如前所述，进一步调整内侧支持带平衡。层层冲洗和缝合伤口。

项目清单 5. 手术中最关键的 3 点：

- 股骨滑车的切开深度和方向。
- 髌尖位置和髌骨总厚度。
- 髌骨轨迹及植入后的内侧支持带平衡。

项目清单 6. 试测过程中需要检查的方面：

- 部件可装入销子中。
- 内侧和外侧滑车髁移行区的平滑度。
- 在过伸时，无远端滑车部件撞击胫骨。
- 没有外侧髌骨倾斜或紧缩。
- ROM 期间髌骨轨迹稳定（关节切开术用毛巾夹关闭）。
    - 测试足部最大内翻和最大外翻。
    - 测试屈曲时胫股外翻和内翻应力测试。

术后管理

只要没有不适，手术后第二天就可以开始等长和 ROM 练习。通常 ROM 比全膝关节置换术更快达到，但股四头肌力量恢复可能会稍慢一些。可以立即完全负重，用拐杖支撑，直到获得足够的肌肉力量来稳定行走。基于患者的情况，预防性应用标准的血栓药物 4~5 周。

结果

有几位研究者已经报道了 PFA 术后的结果，回顾该文献的结果发现存在相当大的变异性（表 30–6）。

表 30-6 髌股关节置换术后疗效文献综述

系列文献	假体	病例数	随访（年）	优良率	翻修率（%）
Blazina 等 (1979)	Richards Ⅰ / Ⅱ	57	2	NA	35
Arciero 等 (1988)	Richards Ⅱ	25	5.3	85%	12
Cartier 等 (1990)	Richards Ⅱ / Ⅲ	72	4	85%	10
Argenson 等 (1995)	Autocentric	79	5.5	84%	13
Krajca 等 (1996)	Richards Ⅰ / Ⅱ	16	5.8	88%	6
De Cloedt 等 (1999)	NA	45	6	NA	18
Tauro 等 (2001)	Lubinus	62	7.5	45%	28
de Winter 等 (2001)	Richards Ⅱ	26	11	62%	19
Smith 等 (2002)	Lubinus	45	4	69%	19
Kooijman 等 (2003)	Richards Ⅱ	45	15.5	86%	25
Board 等 (2004)	Lubinus	17	1.5	53%	12
Merchant 等 (2004)	LCS	15	3.7	93%	0
Lonner 等 (2004)	Lubinus	30	4	84	33
Lonner 等 (2004)	Avon/Nexgen	25	0.5	96%	0
Argenson 等 (2005)	Autocentric	66	16.2	NA	51
Ackroyd 等 (2005)	Avon	306	2	NA	4
Cartier 等 (2005)	Richards Ⅱ / Ⅲ	79	10	72%	13
Leadbetter 等 (2006)	Avon	30	2	83%	7
Sisto 等 (2006)	Kinamatch	25	6	100%	0
Ackroyd 等 (2007)	Avon	109	5.2	78%	17
Gadeyne 等 (2008)	Autocentric	43	6	67%	24
Hernigou 等 (2014)	Hermes	70	10	82%	0
Goh 等 (2015)	Sigma	51	4.1	76%	8
Willekens 等 (2015)	Avon	32	4.7	NA	9
Konan 等 (2016)	Avon	51	7.1	96%	4

选自 McKeever DC. Patellar prosthesis. J Bone Joint Surg Am. 1955;37:1074-1084; Blazina M, Fox J, Del Pizzo W, Broukhim B, Ivey F . Patellofemoral replacement. Clin Orthop Rel Res. 1979;144:98-102.

因此，许多外科医师认为 PFA 术后的结果有些难以预测且不一致，这与全膝关节置换术的研究结果相反。

可以推测这些因素：①不理想的患者选择。②历史上可用的产品存在设计缺陷。③获得最佳假体位置的手术困难。④未能正确解决潜在的病理问题，这些是研究结果中导致可变性的重要因素。

然而，近几年来，我们对髌股关节及其运动学的了解有所提高，PFA 设计和潜在的髌股性能更好（图 30-8）。

现代的设计似乎确实与髌股并发症的发生率降低有关，这使得胫股关节炎的进展成为 PFA 失败的主要原因。

已知与胫股病理发展相关的因素与 PFA 术后效果较差有关。肥胖、胫股对齐失调

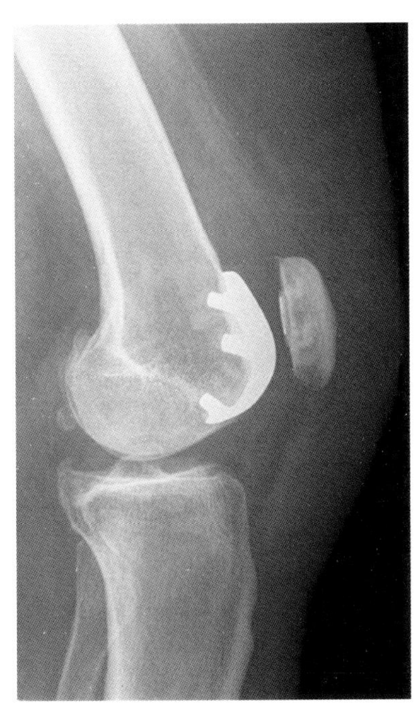

图 30-8　髌股关节成形术原位，无痛和完美跟踪

和关节活动度受限都属于这一类。

在大多数已发表的系列文献中，人们将 PFA 翻修术转为全膝关节置换术的最常见原因是胫股间室骨关节炎的进展。

LeadBetter 等据研究报道，髌股关节置换后的总体平均再手术率为 24%。在已发表的病例中，9%（5%~18%）需要从翻修转为全膝关节置换术，其余间室的骨关节炎进展是最重要的原因。未纠正的伸肌力线不好伴髌骨轨迹不良或不稳定、膝关节僵硬和髌骨假体松动是转为全膝关节置换术的另外原因。

国际膝关节置换术注册中心提供的最新数据证实了这些发现。在澳大利亚髋关节和膝关节置换术登记的 2008 年度报告中，报道了 1057 例髌骨滑车置换，占所有膝关节手术的 0.5%。

假体使用了 9 种不同的设计，其中 Avon、LCS、Lubinus 和 RBK 是最常见的，占所有手术的 86%。再次发现，与全膝关节置换术或单髁置换术相比，翻修率相对较高，每 100 个观察成分年翻修 3.1 次，5 年累计翻修百分比为 13.8%（膝关节单室置换术 7 年时为 12.1%，全膝关节置换术 7 年时为 4.3%）。

髌骨滑车置换术后翻修的主要原因是疾病进展占 24%，疼痛占 22%，松动占 17%。有趣的是，结果取决于年龄，5 年累积翻修百分比随着年龄的增长而下降。手术时年龄在 55 岁以下的患者 5 年累计翻修百分比为 17%，而 55~64 岁为 13%，65~74 岁为 12%，75 岁以上的患者仅为 7%。与女性相比，男性翻修的风险是女性的 2 倍。最后，翻修率很大程度上受所用假肢类型的影响。

在德国的一次全国范围的调查中，总共报道了 195 例髌股关节置换，占所有膝关节置换的 0.37%。同样，失败的主要原因是受影响的膝关节胫股退变的进展。

因此，文献的结果表明，不应存在有胫股关节退行性变的危险因素，如肥胖、胫股对合不良或炎性关节病。在有这种危险因素的情况下，全膝关节置换术是首选的治疗方法。

参考文献

[1] Arciero R, Toomey H. Patellofemoral arthroplasty. A three- to nine-year follow-up study. *Clin Orthop Rel Res*. 1988;236:60-71.

[2] Cartier P, Sanouiller J, Greslamer R. Patellofemoral arthroplasty. 2-12 year follow-up study. *J Arthroplasty*. 1990;5:49-55.

[3] Argenson JN, Guillaume J, Aubaniac J. Is there a place for patellofemoral arthroplasty? *Clin Orthop Rel Res*. 1995;321:162-167.

[4] Krajca-Radcliffe J, Coker T. Patellofemoral arthroplasty. A 2- to 18 year follow-up study. *Clin Orthop Rel Res*. 1996;330:143-151.

[5] De Cloedt P, Legaye J, Lokietek W. Les protheses femoro-patellaires. Etude retrospective de 45 cas successifs avec un recul de 3 a 12 ans. *Acta Orthop Belg*. 1999;65:170-175.

[6] Tauro B, Ackroyd C, Newman J, Shah N. The Lubinus patellofemoral arthroplasty. A five to ten year prospective study. *J Bone Joint Surg Br*. 2001;83:696-701.

[7] de Winter W, Feith R, van Loon C. The Richards type II patellofemoral arthroplasty: 26 cases followed for 1-20 years. *Acta Orthop Scand*. 2001;72:487-490.

[8] Smith A, Peckett W, Butler-Manueal P, Venu K, d'Arcy J. Treatment of patello-femoral arthritis using the Lubinus patello-femoral arthroplasty: a retrospective review. *Knee*. 2002;9:27-30.

[9] Kooijman HJ, Driessen AP, van Horn JR. Long-term results of patellofemoral arthroplasty. A report of 56 arthroplasties with 17 years of follow-up. *J Bone Joint Surg Br*. 2003;85:836-840.

[10] Board TN, Mahmoud A, Ryan WG, Banks AJ. The Lubinus patellofemoral arthroplasty: a series of 17 cases. *Arch Orthop Trauma Surg*. 2004;124:285-287.

[11] Merchant AC. Early results with a total patellofemoral joint replacement arthroplasty. *J Arthroplasty*. 2004;19:829-836.

[12] Lonner JH. Patellofemoral arthroplasty. Pros, cons, and design considerations. *Clin Orthop Rel Res*. 2004;428:158-165.

[13] Argenson JN, Flecher X, Parratte S, Aubaniac JM. Patellofemoral arthroplasty. An update. *Clin Orthop Rel Res*. 2005;440:50-53.

[14] Ackroyd CE, Chir B. Development and early results of a new patellofemoral arthroplasty. *Clin Orthop Rel Res*. 2005;436:7-13.

[15] Cartier P, Sanouiller JL, Khefacha A. Long-term results with the first patellofemoral prosthesis. *Clin Orthop Rel Res*. 2005;436:47-54.

[16] Leadbetter WB, Seyler TM, Ragland PS, Mont MA. Indications, contraindications, and pitfalls of patellofemoral arthroplasty. *J Bone Joint Surg*. 2006;88 suppl 4:122-137.

[17] Sisto DJ, Sarin VK. Custom patellofemoral arthroplasty of the knee. *J Bone Joint Surg Am*. 2006;88:1475-1480.

[18] Ackroyd CE, Newman JH, Evans R, Eldridge JD, Joslin CC. The Avon patellofemoral arthroplasty: 5-year survivorship and functional results. *J Bone Joint Surg Br*. 2007;89:310-315.

[19] Gadeyne S, Besse JL, Galand-Desme S, Lerat JL, Moyen B. Results of self-centering patellofemoral prosthesis: a retrospective study of 57 implants [in French]. *Rev Chir Orthop Reparatrice Appar Mot*. 2008;94:228-240.

[20] Donell S, Glasgow M. Isolated patellofemoral osteoarthritis. *Knee*. 2007;14:169-176.

[21] Lennox I, Cobb A, Knowles J, Bentley G. Knee function after patellectomy. A 12 to 48 year follow-up. *J Bone Joint Surg Br*. 1994;76:485-487.

[22] Grelshamer R, Stein A. Current concepts review: patellofemoral arthritis. *J Bone Joint Surg Am*. 2006;88:1849-1860.

[23] Beltran J. Resection arthroplasty of the patella. *J Bone Joint Surg Br*. 1987;69:604-607.

[24] Martens M, De Rycke J. Facetectomy of the patella in patellofemoral osteoarthritis. *Acta Orthop Belg*. 1990;56:563-567.

[25] Wetzels T, Bellemans J. Patellofemoral osteoarthritis treated by partial lateral facetectomy: results at long-term followup. *Knee*. 2012;19:411-415.

[26] Yercan H, Selmi T, Neyret P. The treatment of patellofemoral osteoarthritis with partial lateral facetectomy. *Clin Orthop Rel Res*. 2005;436:14-19.

[27] Weaver J, Wieder D, Derkash R. Patellofemoral arthritis resulting from malalignment. A long term evaluation of treatment options. *Orthop Rev*. 1991;20:1075-1081.

[28] Leadbetter WB, Rageland PS, Mont MA. The appropriate use of patellofemoral arthroplasty. An analysis of reported indications, contraindications and failures. *Clin Orthop Rel Res*. 2005;436:91-99.

[29] Australian Orthopaedic Association National Joint Replacement Registry. *Hip and Knee Arthroplasty Annual Report*. www.aoa.org.au. 2008;117-168.

[30] Becher C, Renke A, Heyse TJ, Schofer M, Tibesku CO, Fuchs-Winkelmann S. Patellofemoral arthroplasty—results of a nationwide survey in Germany and review of the literature. *Z Orthop Unfall*. 2008;146:773-781.

[31] Lonner JH. Patellofemoral arthroplasty. *J Am Acad Orthop Surg*. 2007;15:495-506.

[32] Lonner JH. Patellofemoral arthroplasty: the impact of design on outcomes. *Orthop Clin North Am*. 2008;39:347-354.

[33] Odgaard A, Madsen F, Kristensen PW, Kappel A, Fabrin J. The Mark Coventry Award: patellofemoral arthroplasty results in better ROM and early patient reported outcomes than TKA. *Clin Orthop Rel Res*. 2018;476:87-100.

[34] Goh GS, Low MH, Tay DK, Lo NN, Yeo SJ. Four-year follow up study of patellofemoral arthroplasty at a single institution. *J Arthoplasty*. 2015;30:959-963.

[35] Konan S, Haddad FS. Midterm outcome of Avon patellofemoral arthroplasty for posttraumatic unicompartmental osteoarthritis. *J Arthroplasty*. 2016;31:2657-2659.

[36] Hernigou P, Caton J. Design, operative technique and 10-year results of the Hermes patellofemoral arthroplasty. *Int Orthop*. 2014;38:437-442.

[37] Willekens P, Victor J, Verbruggen D, Vande Kerckhove M, Van Der Straeten C. Outcome of patellofemoral arthroplasty, determinants for success. *Acta Orthop Belg*. 2015;81:759-767.

第31章　胫骨近端开放楔形截骨术

Michael P. O' Malley, Patrick J. Reardon, Ayoosh Pareek,
Aaron J. Krych, Michael J. Stuart

前言

下肢内翻畸形会导致力传递到膝关节内侧间隙不平衡。由此产生的负荷集中在关节内侧会导致关节软骨丢失、软骨下骨磨损和随后的内侧半月板损伤，进而继发关节炎疼痛。外侧副韧带的额外拉伸和老化也会发生，导致胫骨髁–平台角增加。

胫骨近端截骨术是一种可接受的治疗策略，适用于年轻、活跃的单间室性骨关节炎患者。在膝关节上重新分配负重力方面，它是一种有效的方法。外翻胫骨截骨术将减少传递到内侧间室的总负荷比例，同时也会减小内翻膝关节力矩。该手术的目的是减轻疼痛，减少膝关节软组织结构以及软骨和软骨下层的受力，并推迟关节置换手术时间。随着手术技术和假体的进步，扩大了截骨术的适应证，包括有韧带缺损、软骨缺损、半月板缺失或创伤后退行性关节炎的年轻患者或运动员。现在胫骨近端高位截骨术正与其他手术联合应用，包括关节软骨再生、半月板移植和韧带重建。

胫骨近端外侧闭合楔形截骨术是由Coventry在20世纪60年代推广的。随着器械和植入技术的进步，胫骨近端高位内侧开放楔形截骨术得到了显著的普及。

开放楔形截骨术的优点包括以下几个方面：

- 不破坏胫腓骨近端关节。
- 不改变腓侧副韧带长度，术中矫正更精确。
- 更容易矫正双平面。
- 同一切口适用于同期手术（前交叉韧带重建、同种异体骨软骨移植等）或随后的膝关节成形术。
- 避免胫骨近端闭合楔形截骨术中常见的干骺端－干骺端偏移畸形。

开放楔形截骨术的缺点包括以下几点：

- 延长髌腱和抬高胫股关节线。
- 增加了内侧副韧带（MCL）的张力。
- 髌骨远端平移和胫骨结节外侧平移。
- 需要植骨。
- 愈合较慢和承重保护较长。

适应证

外翻胫骨近端截骨术的主要适应证包括局部孤立的内侧间室疼痛，相关的X线片显示与骨关节炎变化一致和（或）作为其他重建膝关节手术的辅助矫正机械轴的手段。对于那些适合采用这种手术的患者，膝关节屈曲挛缩<10°，膝关节屈曲角度需>90°。有下列情况的患者可以进行截骨术：

- 机械轴内翻和内侧间室胫股关节炎。
- 慢性后外侧不稳和内翻。
- 机械轴内翻与前、后交叉韧带重建术。
- 机械轴内翻与半月板移植。
- 机械轴内翻与软骨下骨微骨折、自体软骨细胞植入或骨软骨移植

禁忌证

有下列情况的患者应避免行截骨术：

- 弥漫性膝关节疼痛和压痛。
- 膝关节僵硬［终末期膝关节伸直丧失＞ 10° 和（或）膝关节屈曲＜ 90° ］。
- 2个间室或3个间室有关节炎。
- 严重畸形。
- 胫骨内侧骨丢失。
- 明显关节线倾斜。
- 胫骨外侧半脱位。
- 胫骨上端内翻合并股骨远端过度外翻。
- 未矫正韧带松弛和功能性膝关节不稳。
- 肥胖。
- 对侧间室既往行半月板切除术。
- 炎性关节病。
- 患者预期不切实际。

术前准备

站立位X线片并不总是显示与膝关节外侧不稳定相一致的改变。因此，步态观察对于识别侧向应力至关重要，提示侧副韧带病理性松弛。所需的矫正角度是通过对全长机械轴片进行静态分析来确定的。机械轴沿着一条线从股骨头中心经过膝关节处的胫骨中心到踝关节中心。解剖轴沿着一条线沿着股骨干向下，穿过膝关节处的胫骨中心，到达踝关节的中心。正常机械轴位约有1.2° 的内翻。术前标准X线片评估影像包括双侧站立位全长X线片、双侧负重全伸正位（AP）X线片、双侧负重屈曲30° 正位（Rosenberg位）X线片、侧位、日出位X线片或轴位X线片。通常对机械轴进行3° ~5° 外翻的过度矫正，以进一步减轻内侧间室的负荷。这强化了这样一种观点，即那些有对侧间室疾病的患者可能不是这种手术的理想候选者。

负重线法是一种用于确定所需冠状面矫正角的简化、可重复技术（图31-1）。胫骨平台外侧从其内侧边缘到外侧边缘被划分为0~ 100%，从股骨头中心和胫距关节中心的连线与胫骨平台62%（50%~75%）处相交。这两条线形成的角度决定了截骨矫正角度。然后在X线片上可以测量“类似三角形”，以确定胫骨内侧开放楔形截骨的距离。有一个规定，由于外侧骨缺损和/或外侧韧带结构减弱，使用站立位X线片可能会高估矫正量。一般来说，胫股关节外侧每增1mm就会导致大约1° 的内翻角畸形。为避免过度矫正，必须将外侧关节间隙张开距离（以毫米为单位）与对侧膝关节进行比较，并从计算的矫正角（每毫米1° ）中减去这一差值。

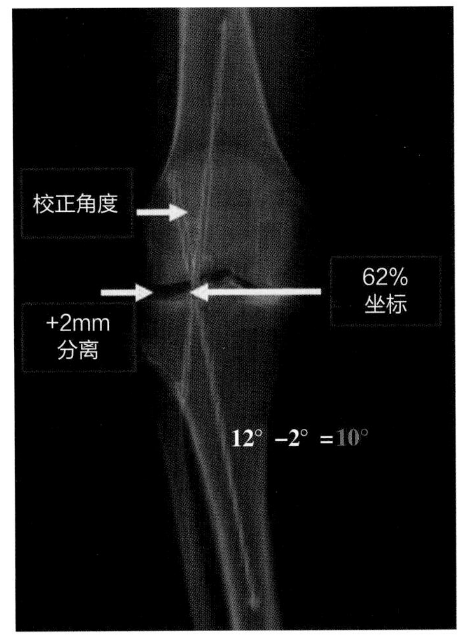

图 31–1　正确确定冠状面矫正量的机械轴线技术

在计划进行冠状矫正时，不能忽视矢状面几何形状。除非需要矢状面矫正，否则截骨术应该保持中立的胫骨倾斜度，这在侧位X线片上是最好的评估。增加胫骨后倾斜角对后交叉韧带缺乏的膝关节可能是有益的，因为它导致胫骨相对于股骨的前向平移增加，但代价是增加前交叉韧带移植物的应力。相反，在前交叉韧带缺乏的膝关节中，胫骨前倾斜度的增加可能是首选的，但会导致过多的后交叉韧带移植劳损。

技术

准备

患者仰卧在可影响透视的手术台上。在插管后和覆盖前，要获得充足的透视图像，以确保股骨头、膝关节和距骨的显影清晰。在矫正后很有必要评估肢体的机械轴。在无菌覆盖前，手术肢体上也放置了一条非无菌止血带。

显露

手术侧肢体驱血后，对止血带充气并做一个 7cm 的垂直切口，从胫骨关节线远端 1cm 处开始向远端延伸（图 31–2）。这个切口位于胫骨结节和胫骨后内侧缘的中间。通过胫骨骨膜和缝匠肌止点的近端做一个倒 L 形切口（图 31–3）。确定内侧副韧带浅层；随着股薄肌和半腱肌肌腱向远端回缩，内侧副韧带浅层在远端切开，并在骨膜下抬高，同时保留近端 2cm 的胫骨附着。然后膝关节屈曲 90°，骨膜下剥离沿胫骨前皮质和胫骨后皮质延伸。通过在胫骨后皮质周围放置神经血管保护器来保护下肢的神经血管结构。然后使用 Cobb 升降器识别并显露髌骨后间隙，以便稍后放置牵引器。

力线矫正

在透视引导下，将双平面对齐导向器放置在胫骨近端。通过切口，将髌腱保护器置于髌下囊内，髌腱深面，胫骨结节近端。接着将髌腱保护器适当地放置在胫骨内侧近端，确保前内侧位于皮质表面上。然后在侧位 X 线片上评估导向器的位置，确保对齐杆的内侧臂和外侧臂看起来像一个整体，并且与胫骨平台的前后倾斜度平行（图 31–4）。

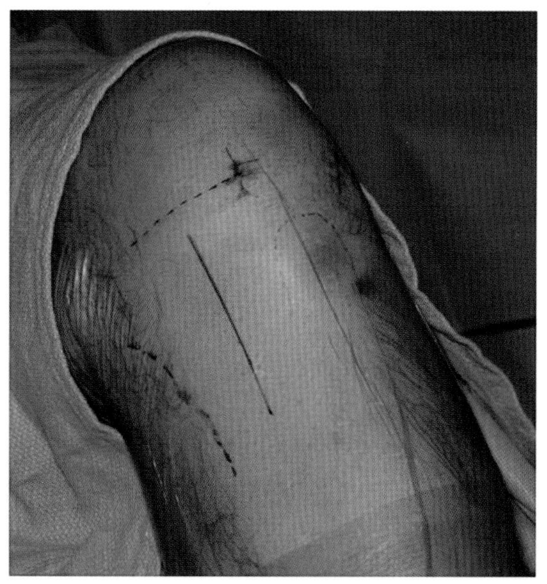

图 31–2 开始的垂直切口，始于胫骨关节线远端 1cm，向远端延伸，长 7cm

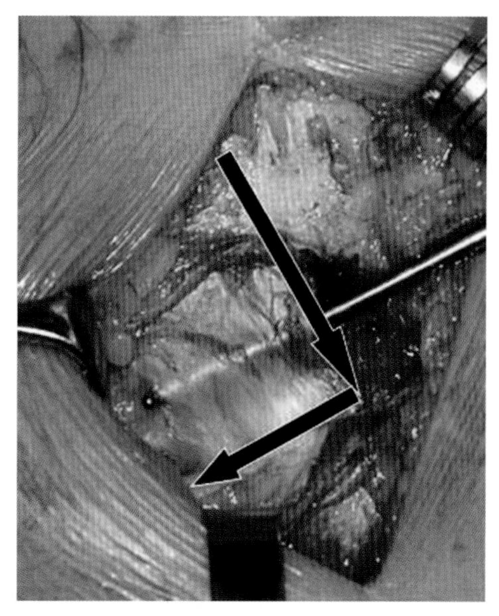

图 31–3 通过胫骨骨膜和缝合止点近端做倒 L 形切口

铰链销

将透视与横向铰链销孔对准，直到该孔在 X 线片上显示为一个完美的圆圈。这一步至关重要，因为它将确保与最终的截骨和外侧皮质有足够的距离，以最大限度地减少外侧皮质破裂的风险。从铰链销到外侧平台的距离应该至少是从铰链钉到外侧皮质距离的 1.25 倍（图 31–5）。当对铰链销的位置比较满意时，第二固定销对准穿过导向器底座中的前内侧孔。利用组织保护器，做一个小的皮肤切口，然后钻铰链销，取下对准导向器。

截骨导向

使用内侧锁孔铰刀钻取内侧皮质，为放置切割导向器做准备。从扩孔处收集骨材料，并在放置钢板后用于截骨部位的移植。切割导向器固定在底座上，神经血管保护器放置在胫骨后方切割导向器上的槽中（图 31–6）。这基本上创造了一个方形区域，可以安全切割，并由髌腱保护器、铰链针和神经血管保护器保护。

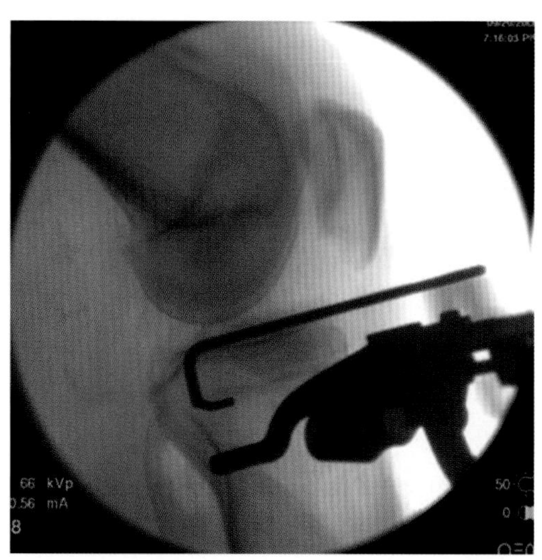

图 31–4 使用侧位透视成像定位导向器，确保对齐杆的内侧臂和外侧臂看起来像一个整体，并且与胫骨平台的前后倾斜度平行

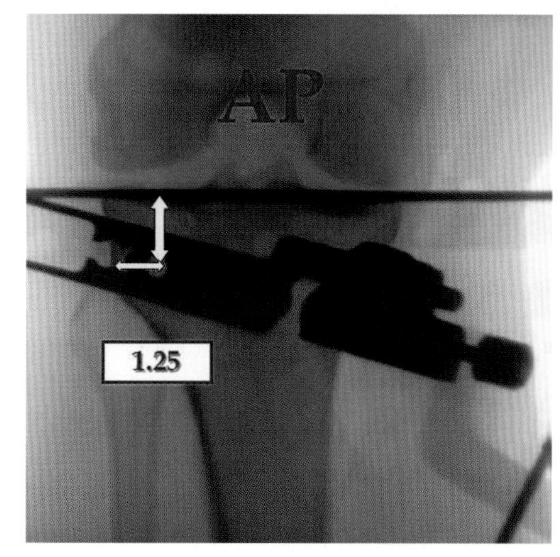

图 31–5 铰链钉与外侧平台的距离应至少是铰链钉与外侧皮质距离的 1.25 倍。AP，前后位

截骨

在保护神经血管和软组织结构的情况下，使用摆锯进行截骨。然后取下切割导向器，并将张开千斤顶插入闭合位置。在几分钟的过程中，插孔打开到比所需矫正略大一点儿的位置（1°~3°）——这将为插入聚醚醚酮（PEEK）假体留出空间。在植入 PEEK 假体之前，用自体骨移植、骨水泥或我们首选的 Osferion 楔形假体填充缺损。Osferion 是一种具有骨传导功能的高纯度 β－磷酸三钙（TCP），可作为骨移植替代物和骨缺损填充物。如果选择合成假体来填充截骨部位的空隙，研究表明 TCP 在 18 个月时在骨传导性和吸收性方面都优于羟基磷灰石。

矢状位倾斜

放置 PEEK 假体并移除插孔。然后用 PEEK 螺钉将假体固定到骨头上。近端螺钉为单皮质螺钉，远端螺钉为双皮质螺钉。重要的是评估矢状位的倾斜度，以确保胫骨获得中立的倾斜度。增加胫骨后倾角会对 ACL 造成过大的张力，反之亦然（图 31-7）。最近的一项研究表明，这种器械系统可以安全而准确地进行截骨矫正，而不会影响胫骨的倾斜度。

关闭切口

如果有出血，请放置引流管。轻柔修复内侧副韧带浅层，并靠近筋膜覆盖钢板。用单股可吸收线间断进行皮下缝合、皮下连续缝合和 Steri-Strips 胶条缝合切口。

支具

使用弹性敷料和完全伸直锁定的康复支具。

经验与教训

保护髌腱和神经血管结构：

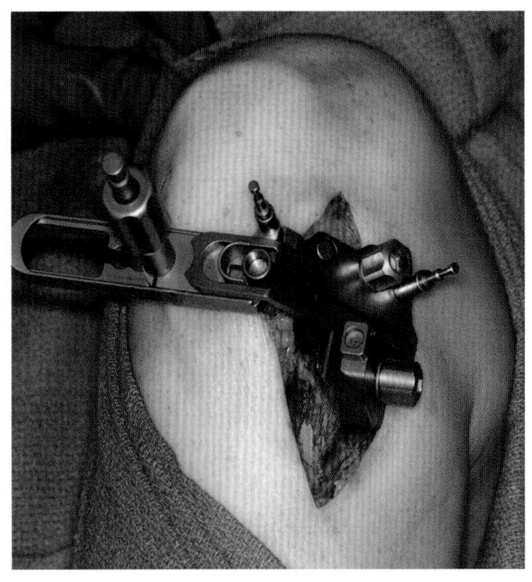

图 31-6 切割导轨上的槽用于安全地进行截骨

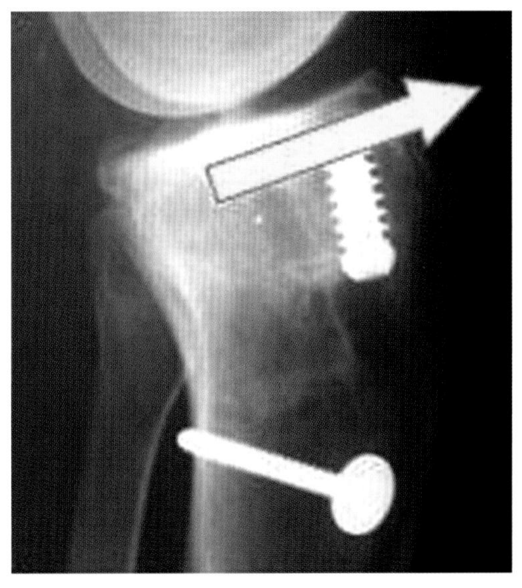

图 31-7 重要的是要评估矢状面倾斜度，以确保胫骨获得中立的倾斜度。增加胫骨后倾斜度会使前交叉韧带过度拉伤，反之亦然

- 使用摆锯和骨刀时要弯曲膝关节。
- 沿胫骨前后皮质放置牵引器，以保护髌腱和神经血管结构。

预防关节内骨折：

- 使用透视引导确定骨钻的穿透深度。
- 保持胫骨外侧 1cm 完整。
- 逐渐撑开截骨。
- 如果截骨术没有打开骨皮质，使用骨刀以确保胫骨前后部皮质已被切断。

避免增加后倾斜度（除非膝关节的后交叉韧带有缺陷）：

- 把钢板尽可能放在后面。
- 胫骨前间隙应该大约是胫骨后间隙的 2/3。

确保结构稳定：

- 允许胫骨外侧皮质骨折，以保持完整的骨膜铰链。
- 保留钢板两端处的胫骨内侧皮质。
- 如果需要较大的矫正，应考虑使用双皮质自体骨或同种楔形异体骨以增加稳定性。

避免血肿或间室综合征：

- 植骨前松开止血带止血。
- 如有必要，放置引流管。

防止矫正丢失或骨不愈合：

- 使用摆锯时要冲洗骨头。
- 确保稳定的内固定。
- 脚趾着地负重 6~8 周。
- 如果有截骨愈合的影像学证据，在 12 周时停止负重保护。

术后管理

最初，患者穿戴完全伸直锁定康复支具，仅限着地承重［9.1~13.6kg（20~30 磅）］，除洗澡外，需一直穿戴。每天打开锁定支具 3 次，以便进行活动范围内的运动练习。在此期间，指导患者进行踝泵运动、股四头肌锻炼和直腿抬高训练。在术后 2 周内，评估切口以及膝关节活动范围。术后 2 周复查膝关节，检查切口愈合、肿胀和活动范围情况。术后 8 周时行正侧位 X 线检查。此时，打开支具锁定，同时弃拐，并开始逐渐负重。此时，患者可以在不能走动的情况下摘除支具。在 12 周时，开始进行渐进性抗阻增强练习和无冲击性有氧运动。此外，获取重复的 X 线片，包括全膝系列 X 线片，以及站立位全长 X 线片，以记录骨骼愈合和肢体对齐情况。

虽然我们医院采用渐进负重方案，但有文献报道支持早期完全负重。在他们的随机前瞻性对照试验中，Schröter 等描述了一项术后方案，比较了扶拐 20kg 的部分负重 11 天，然后是全负重，与部分负重 6 周。早期完全负重组在 6 个月时在 Lysholm 评分和 Lequesne 指数上表现出明显更高数值的改善。在 HSS 评分和 IKDC 评分中，早期完全负重组的改善评分也更大；然而，这些改善并没有达到统计学意义。

并发症

并发症可以通过仔细地选择患者、精确的术前计划和细致的手术技术来避免。胫骨高位截骨术特有的并发症包括由于矫正不足或过度而导致的持续性肢体力线不正、矫正丢失、延迟愈合 / 畸形愈合 / 骨不连、胫骨平台关节内骨折、胫骨外侧皮质破裂、神经血管损伤、止血带瘫痪、不稳定和骨 – 骨筋膜室综合征。与所有术后患者相关的其他并发症包括深静脉血栓、感染和持续性疼痛。

结果

早期的研究表明，截骨术在力线矫正、疼痛缓解和功能结果方面有效。Hernigou 报道了 93 例内侧间室骨关节炎并内翻畸形患者的截骨术。优良率在 5 年时为 90%，10 年时为 45%。手术失败平均发生在术后 7 年，为膝关节反复疼痛。研究者观察到充分矫正的重要性，含 20 个膝关节亚组的机械轴为 3° ~6° 外翻，其结果最好，这证明了充分矫正的重要性。适当矫正的重要性得到了证实，即 20 个膝关节的机械轴为 3° ~6° 的结果最好。Marti 及其同事对 32 例截骨术进行了回顾性放射学分析，强调了实现肢体力线矫正的挑战。在冠状面上，只有 50% 得到充分矫正，31% 矫正不足，19% 矫正过度。在矢状面上，胫骨后倾角平均增加 2.7°（–8° ~10°）。Naudie 报道了 17 例因过度伸直内翻而施行的开放楔形截骨术。术后平均随访 4.5 年，16 例患者中 15 例满意。机械轴平均外翻 6°，胫骨后倾角平均增加 8°，髌骨高度比平均降低了 0.17cm。尽管存在持续性的病理韧带松弛，但 16 例患者中有 11 例（70%）避免了进一步的韧带手术。Arthur 及其同事进行了一项前瞻性队列研究，随访了外翻胫骨近端开放楔形截骨术治疗合并的Ⅲ级后外侧不稳和内翻畸形的结果。在 21 例患者中，约有 8 例（38%）有了足够的改善，不必进行后外侧重建。Noyes 等发表了一系列病例研究，55 例患者接受了自体髂骨植骨的开放楔形截骨术。术后平均 8 周达到完全负重。胫骨后倾角保持不变。虽然所有患者均愈合，但有 3 例延迟愈合，1 例矫正失败。一项人体身体研究，使用材料试验机和压敏胶片，量化了内翻、中立和外翻 3 种矫正方式下的胫股接触压力。在进行外翻胫骨近端开放楔形截骨术后，尽管负荷轴已移至外侧室，内侧室压力仍保持较高水平。内侧副韧带的远端纤维需要重新排列和完全松解才能产生内侧室的减压。Miller 联合 61 例胫骨近端开放楔形截骨术合并微骨折，治疗有内翻畸形和软骨缺损的患者。19 例患者也有Ⅲ或Ⅳ级髌股骨关节炎。在至少 2 年的随访中，平均 Lysholm 评分从 49.9 分提高到 75.4 分，平均满意度评分为 7.6 分（0~10 分）。

虽然结果令人鼓舞，但有关利用现有内固定结构进行胫骨近端截骨术的中长期存活率的文献仍然有限。Schallenberger 等回顾了 54 例患者，包括开放楔形和闭合楔形术，中位随访时间为 16.5 年。使用视觉模拟评分、膝关节损伤和骨关节炎评分以及安大略省西部大学和麦克马斯特大学骨关节炎指数系统，所有主观结果评分均有改善。根据 Kellgren 和 Lawrence 的分型，只有在受影响的骨关节炎轻微进展的情况下，放射学评估才有意义。在他们的预期病例系列中，Bode 等报道了 5 年生存率超过 96%，使用 Tomofix（Synths）钢板进行了 60 个月的随访，功能结果稳定。Faschingbauer 等显示，在内侧开放楔形技术后，93.8% 的患者在 16.7 ± 15.6 周时恢复到以前的工作负荷水平。研究者还表示，92.3% 的患者在手术后重返体育活动，有从高影响活动到低影响活动的趋势，运动次数和活动持续时间都有所减少。在比较闭合楔形截骨术和开放楔形截骨术时，Hankemeier 等指出，开放楔形截骨术明显优于传统的楔形截骨术，在矫正机械轴上更准确，在先天畸形与外伤后内翻畸形的患者中，这种矫正的准确性更可靠。

近年来，人们无论是在技术上还是在假体类型上都取得了进展。此外，在试图降低因收获和使用宿主自体移植而导致的发病率上，合成假体提供了一种替代方案来填补截骨部位的空白，取得了令人鼓舞的结果。尽管 Cotic 等表明，由 PEEK– 碳复合板制成的新钢板技术与镀钛相比，钢板相关并发症的发生率更高，但在结果评分方面没有明显差异，进一步开发内固定物研究的“大门”仍然敞开。此外，现在的文献表明，较小的钢板（4 孔）可能与术后疼痛增加、骨不连以及更早和更频繁地转为关节成形术有关。

结论

对于内侧单间室骨关节炎继发于内翻力线不正的患者，胫骨近端楔形外翻截骨术仍然是一种可行的选择。先前的临床研究调查了钢板的寿命和结果，证明在不需要关节成形术的情况下 10 年的存活率约为 70%。这些结果现在可能不同于改进的手术技术和植入技术。适应证在不断发展，成功依赖于仔细的患者选择、精确的术前计划和细致的手术技术。随着钢板设计的改进和引入生物植骨增强技术，随着时间的推移，结果将继续改善。

参考文献

[1] Coventry MB. Osteotomy of the upper portion of the tibia for degenerative arthritis of the knee. A preliminary report. *J Bone Joint Surg Am.* 1965;47:984-990.

[2] Coventry MB. Stepped staple for upper tibial osteotomy. *J Bone Joint Surg Am.* 1969;51(5):1011.

[3] Hernigou P, Medevielle D, Debeyre J, Goutallier D. Proximal tibial osteotomy for osteoarthritis with varus deformity. A ten to thirteen-year follow-up study. *J Bone Joint Surg Am.* 1987;69(3):332-354.

[4] Marti CB, Gautier E, Wachtl SW, Jakob RP. Accuracy of frontal and sagittal plane correction in open-wedge high tibial osteotomy. *Arthroscopy.* 2004;20(4):366-372.

[5] Naudie DD, Amendola A, Fowler PJ. Opening wedge high tibial osteotomy for symptomatic hyperextension-varus thrust. *Am J Sports Med.* 2004;32(1):60-70.

[6] Chae DJ, Shetty GM, Lee DB, Choi HW, Han SB, Nha KW. Tibial slope and patellar height after opening wedge high tibia osteotomy using autologous tricortical iliac bone graft. *Knee.* 2008;15(2):128-133.

[7] Morrey BF. Upper tibial osteotomy for secondary osteoarthritis of the knee. *J Bone Joint Surg Br.* 1989;71(4):554-559.

[8] Hsu RW, Himeno S, Coventry MB, Chao EY. Normal axial alignment of the lower extremity and load-bearing distribution at the knee. *Clin Orthop Relat Res.* 1990(255):215-227.

[9] Dugdale TW, Noyes FR, Styer D. Preoperative planning for high tibial osteotomy. The effect of lateral tibiofemoral separation and tibiofemoral length. *Clin Orthop Relat Res.* 1992(274):248-264.

[10] Onodera J, Kondo E, Omizu N, Ueda D, Yagi T, Yasuda K. Beta-tricalcium phosphate shows superior absorption rate and osteoconductivity compared to hydroxyapatite in open-wedge high tibial osteotomy. *Knee Surg Sports Traumatol Arthrosc.* 2014;22(11):2763-2770.

[11] Blackman AJ, Krych AJ, Engasser WM, Levy BA, Stuart MJ. Does proximal tibial osteotomy with a novel osteotomy system obtain coronal plane correction without affecting tibial slope and patellar height? *Knee Surg Sports Traumatol Arthrosc.* 2015;23:3487-3493.

[12] Song EK, Seon JK, Park SJ. How to avoid unintended increase of posterior slope in navigation-assisted open-wedge high tibial osteotomy. *Orthopedics.* 2007;30(10 suppl):S127-S131.

[13] Kettelkamp DB, Leach RE, Nasca R. Pitfalls of proximal tibial osteotomy. *Clin Orthop Relat Res.* 1975;(106):232-241.

[14] Engel GM, Lippert FG III. Valgus tibial osteotomy: avoiding the pitfalls. *Clin Orthop Relat Res.* 1981(160):137-143.

[15] Rubens F, Wellington JL, Bouchard AG. Popliteal artery injury after tibial osteotomy: report of two cases. *Can J Surg.* 1990;33(4):294-297.

[16] Arthur A, LaPrade RF, Agel J. Proximal tibial opening wedge osteotomy as the initial treatment for chronic posterolateral corner deficiency in the varus knee: a prospective clinical study. *Am J Sports Med.* 2007;35(11):1844-1850.

[17] Noyes FR, Mayfield W, Barber-Westin SD, Albright JC, Heckmann TP. Opening wedge high tibial osteotomy: an operative technique and rehabilitation program to decrease complications and promote early union and function. *Am J Sports Med.* 2006;34(8):1262-1273.

[18] Agneskirchner JD, Hurschler C, Wrann CD, Lobenhoffer P. The effects of valgus medial opening wedge high tibial osteotomy on articular cartilage pressure of the knee: a biomechanical study. *Arthroscopy.* 2007;23(8):852-861.

[19] Miller BS, Joseph TA, Barry EM, Rich VJ, Sterett WI. Patient satisfaction after medial opening high tibial osteotomy and microfracture. *J Knee Surg.* 2007;20(2):129-133.

[20] Hankemeier S, Mommsen P, Krettek C, et al. Accuracy of high tibial osteotomy: comparison between open-and closed-wedge technique. *Knee Surg Sports Traumatol Arthrosc.* 2010;18(10):1328-1333.

[21] Iorio R, Pagnottelli M, Vadala A, et al. Open-wedge high tibial osteotomy: comparison between manual and computer-assisted techniques. *Knee Surg Sports Traumatol Arthrosc.* 2013;21(1):113-119.

[22] Cotic M, Vogt S, Hinterwimmer S, et al. A matched-pair comparison of two different locking plates for valgus-producing medial open-wedge high tibial osteotomy: peek-carbon composite plate versus titanium plate. *Knee Surg Sports Traumatol Arthrosc.* 2015;23(7):2032-2040.

[23] Giuseffi SA, Replogle WH, Shelton WR. Opening-wedge high tibial osteotomy: review of 100 consecutive cases. *Arthroscopy.* 2015;31(11):2128-2137.

第32章　股骨远端截骨术

Michael P. O'Malley, Ayoosh Pareek, Patrick J. Reardon,
Michael J. Stuart, Aaron J. Krych

前言

下肢冠状面力线不正是关节不对称磨损、步态异常，最终导致退行性关节疾病发生和发展的重要因素。膝关节周围的截骨术常用于重新调整肢体的机械轴，以减轻受影响的关节间隔室。这些保膝技术对患有单间隔性关节疾病的年轻活跃人群特别有用。膝关节外翻远比内翻少见，但可导致多种临床疾病，包括膝关节外侧间室的关节炎、外侧髌股关节不稳和内侧副韧带（MCL）松弛。本章讨论那些有严重外翻力线不正的患者，内翻股骨截骨术可让他们从中受益。此外，还讨论了开放楔形截骨和闭合楔形截骨两种技术，以及作者对每种技术的偏好。

适应证和禁忌证

在仔细评估膝关节外翻的患者时，评估患者的步态功能及其韧带状态至关重要。此外，外侧关节软骨或半月板缺失都可导致畸形。例如，如果有骨软骨缺损，膝关节完全伸直会“落入”该缺损，这可能会导致力线不正。因此，修复膝关节外侧间室的骨软骨缺损或半月板缺损可能会轻微改善外翻力线不正。患者进行下肢全长 X 线片摄影时，下肢是完全负重的，膝关节处于完全伸直和中位旋转，一张好的下肢站立位全长 X 线片非常重要。膝关节旋转、屈曲挛缩或膝关节过度伸直会使原本冠状位力线不正的程度发生变化。一般而言，测量解剖轴和机械轴以及胫骨和股骨对力线的影响很重要。比较典型的情况是由于股骨外侧髁发育不良导致解剖对位不准确，从而引起膝关节的外翻畸形。因此，膝外翻畸形手术矫正的首选截骨部位是股骨远端，以保证术后关节线在步态周期内与地面反作用力平行。膝外翻的其他危险因素包括创伤后畸形、过度矫正的胫骨高位截骨以及类风湿性关节炎。一般认为年龄在 65 岁以下，适应证 / 禁忌证如表 32–1 所示。

术前影像学评估

在手术前检查患者 X 线片中的机械轴和解剖轴是一个重要的环节。机械轴是指从股骨头中心到踝部距骨中心的连线。偏离膝关节中心的即机械轴不正。解剖轴是指股骨和胫骨解剖轴相交所构成的角度。标准放射学评估包括评估双侧站立位全长 X 线片、双侧负重正位 X 线片、双膝伸直负重位 X 线片、屈膝 30° 负重位（Rosenberg 位）X 线片、侧位 X 线片、日出或轴位 X 线片。虽然不是常规检查，但如果术前评估后怀疑存在关节或半月板病变，可以考虑做磁共振成像。

一般而言，外翻力线不正的矫正目标是恢复中位机械轴。因此，矫正的程度是根据股骨和胫骨的机械轴之间形成的角度计算出来的（图 32–1）。实际上，截骨矫正术不

表 32–1 适应证和禁忌证
股骨远端截骨术适应证
• 开放楔形截骨，修正幅度可达 17.5°
• 闭合楔形截骨有较大修正的范围：12° ~27°
• 外侧间室轻度至中度骨关节炎（OA）
• 外侧髁软骨损伤（有或无软骨移植）
• 外侧半月板移
股骨远端截骨术绝对禁忌证
• 与固定性胫骨半脱位相关的极端外翻畸形
• 严重内侧或三间室 OA
• 炎症性疾病
• 严重骨质疏松症
股骨远端截骨术相对禁忌证
• 严重症状性髌股骨关节炎
• 使用尼古丁
• 体重指数大
• 65 岁以上的患者

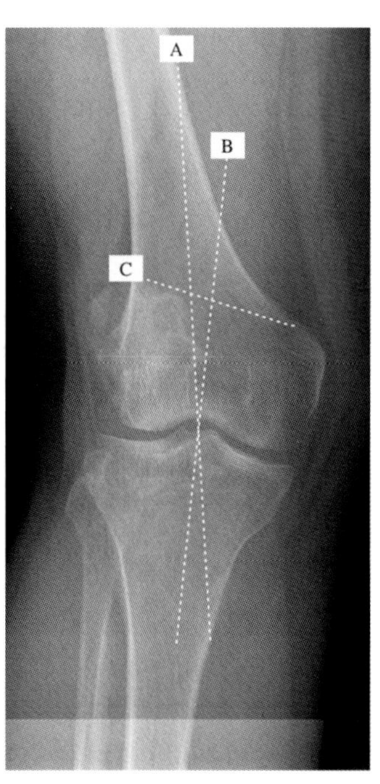

图 32–1 分别使用股骨和胫骨机械轴的夹角计算矫正度数。此图描绘了膝部的裁剪视图，作为演示如何确定畸形矫正的一种方式。绘制的线条如下：A A 线表示从股骨头中心穿过膝关节中心的肢体所需的机械轴，在这种情况下这是矫正的目标。B B 线表示胫骨的机械轴，从膝关节中心到踝部的距骨中心。在这种情况下，矫正角度为 6° 。C C 线表示将进行侧开放楔形截骨术的方向

能少于 5° ，因此，5° 对齐不齐是考虑截骨手术的初始阈值。一旦计算出矫正度，就可以使用三角法计算打开或闭合楔形量，在尺寸校准的 X 线片上测量距离。这是用来作为术中初始测量的，并通过术中长腿对齐的放射和目测检查来确认。

术前模板制作

下肢的正常机械轴被定义为一条从股骨头中心穿过膝关节中心并向下延伸到踝关节中心的线（图 32–2）。这与下肢的解剖轴有很大的不同，下肢的解剖轴由一条沿着股骨干中心向下延伸到踝关节中心的线表示，同时穿过膝关节的中心。外科手术的目的是重建机械轴，使其穿过膝关节中心，保持中立对齐，而不是过度矫正肢体导致内翻畸形。

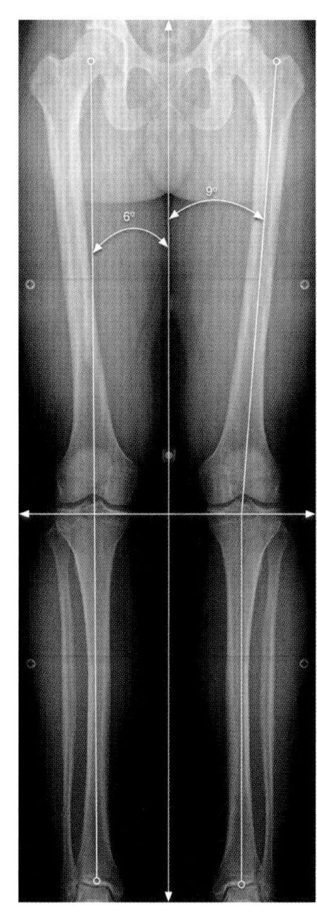

图 32-2　双侧站立正位 X 线片中双下肢的正常机械轴和解剖轴。机械轴为从股骨头到距骨中心的线。解剖轴沿着一条穿过股骨干中心、穿过胫骨中心到踝关节中心的线

手术入路

内翻股骨截骨术的两个主要考虑因素是内侧闭合楔形截骨术和外侧开放楔形截骨术。内侧闭合楔形截骨术的优点包括愈合时间更早、截骨更稳定、组织刺激较少、可以接触到膝关节内侧。缺点是不熟悉手术入路、内侧髌股韧带（MPFL）的破坏，以及术中截骨矫正的微调更困难。外侧开放楔形截骨的优点包括熟悉手术入路、在术中根据开放角度能够容易进行微调矫正，以及接近膝关节的外侧。缺点包括组织刺激和钢板高去除率、潜在的植骨需要和更长的愈合时间。

股骨远端外侧开放楔形截骨术

患者仰卧位于无菌手术台，并允许足够的显露。在铺单前用透视检查手术台，以确保术中髋关节、膝关节和踝关节都能成像，以评估力线整体矫正。手术侧肢体也是在凸起的泡沫上，以便在术中进行充分侧向拍片，这样在固定之前不必通过不稳定的截骨术来操纵下肢。

外侧截骨术有两种入路可供选择。第一种是真正的关节外入路，最常用于股骨髁上骨折的创伤。如果不需要进行关节内手术，那么这是首选的入路。在这种情况下，在股骨中线外侧做一个 12~15cm 的外侧切口，并与外侧髁上远端前 2cm 成角度。劈开髂胫束，识别外侧肌与股二头肌之间的肌间隔。从肌间隔处小心抬起股外侧肌，电凝股深动脉分支。

如果要同时进行任何关节内手术，如股骨外侧髁软骨手术，则建议采用扩大的外侧髌周入路，以完全进入股骨外侧髁并伴有髌骨内侧半脱位。股骨外侧髁软骨病变位于后方，典型的剥脱性骨软骨炎在膝关节过度屈曲的情况下很难观察到。在此，髌周

外侧入路应尽可能靠近近端，以便近端内固定的放置，并在进入关节内股骨外侧髁时减轻内侧半脱位髌骨的张力。

在这两种入路中，将宽弯曲的 Chandler 或 Hohmann 牵开器放在髌骨前方，以显示髌骨内侧。在后方放置一个透视的牵引器。在截骨术中需要用牵引器松开后骨膜以保护胫神经和腘动脉。

在这种情况下，截骨术的水平趋向于滑车关节软骨的近端。因此，骨膜在滑车的近端被劈开，在远端留下了一个袖带组织。这有助于在截骨术中充分显示前皮质骨，也允许钢板植入后通过截骨术来修复骨膜。

然后放置干骺端导针以确定截骨的轨迹（图 32–3）。这大约开始于外上髁近端 2~3 指宽，目标正好在内侧上髁近端。可以在预期截骨的上方和下方的皮质上放置平行的导板或放置标记，以帮助评估截骨的任何潜在旋转。作为减少医源性神经血管结构损伤的方法是膝关节弯曲，以使神经血管束放松，从而降低张力，增加与后皮质骨的距离。使用长的摆动锯片在透视下截前、后皮质骨，同时保持导板的轨迹。然后使用薄的截骨器完成切割（图 32–4），并将其推进到内侧皮质 1cm 以内（这一距离是通过校准的术前 X 线片和骨刀上标记的所需测量来测量的）。放置并打开千斤顶开启器，随着时间的推移，将截骨器小心地铰接在外侧皮质处，以利用骨骼的黏弹性特性（图 32–5）。如果进行较大的矫正，使用钻头穿透内侧皮质以实现控制开口。取自同种异体股骨头的皮质松质楔形骨放入截骨部位，按照术前计划测量同种异体骨的皮质缘。这有助于稳定截骨，而最终的机械轴位是通过透视获得的（图 32–6），并执行术中肢体对齐检查。截骨术可以根据指示进行微调。锁定 Synths Tomofix 股骨远端外侧然后将钢板放在股骨外侧皮质的适当位置。螺钉放置顺序包括放置远端锁定螺钉，然后是非锁定螺钉（压缩模式）和近端单皮质锁定螺钉（图 32–7）。在放置非锁定加压螺钉的过程中，重要的是保持同种异体皮质楔形移植物在天然皮质处，以避免开放截骨术矫形不足。站立位全长 X 线片用于验证术后 3 个月畸形的矫正情况（图 32–8）。

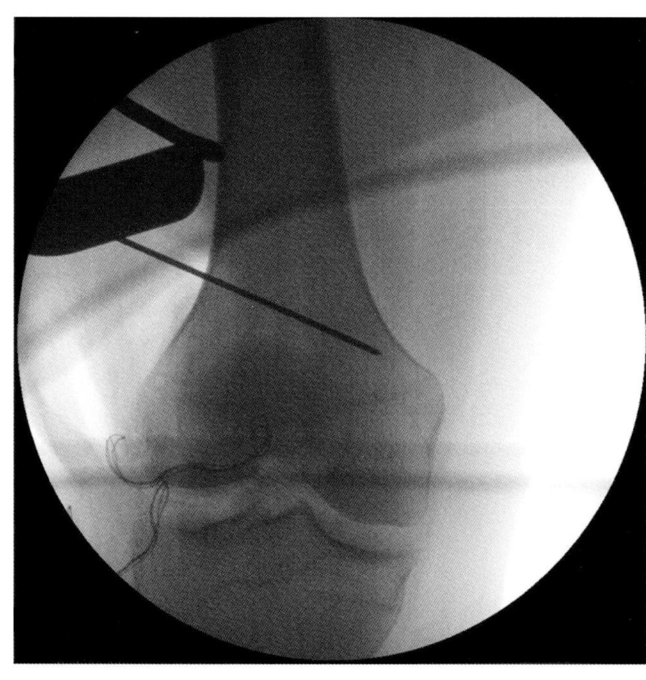

图 32–3　用透视导向，将引导板放置在外侧上髁近端 2~3 指宽处，并瞄准内侧上髁近端

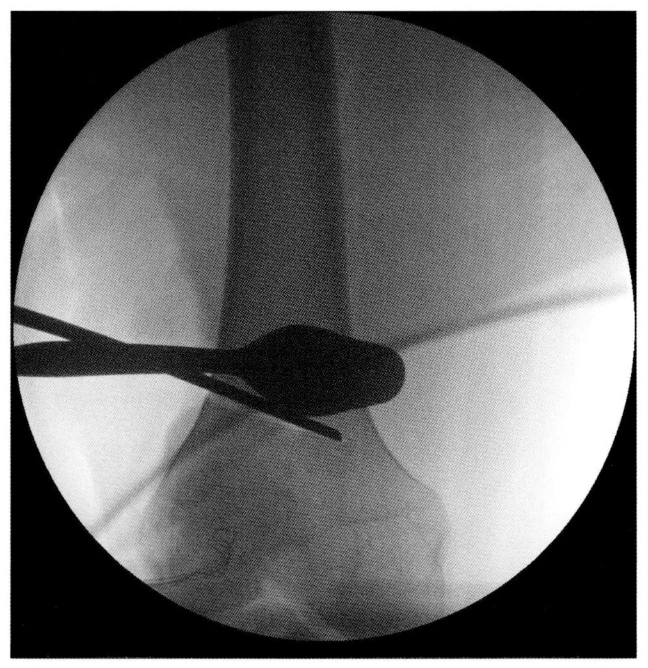

图 32–4　将骨刀推进到内侧皮质 1cm 以内，如术中 X 线片所示

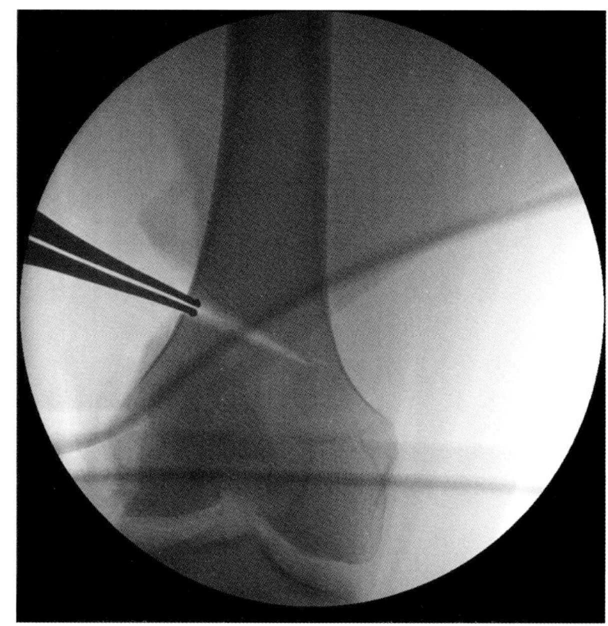

图 32–5　放置千斤顶开启器，截骨器小心地铰接在外侧皮质上

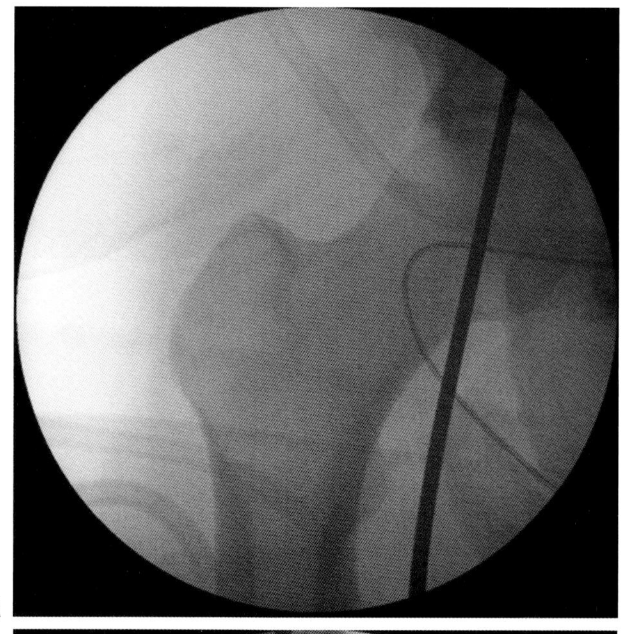

A

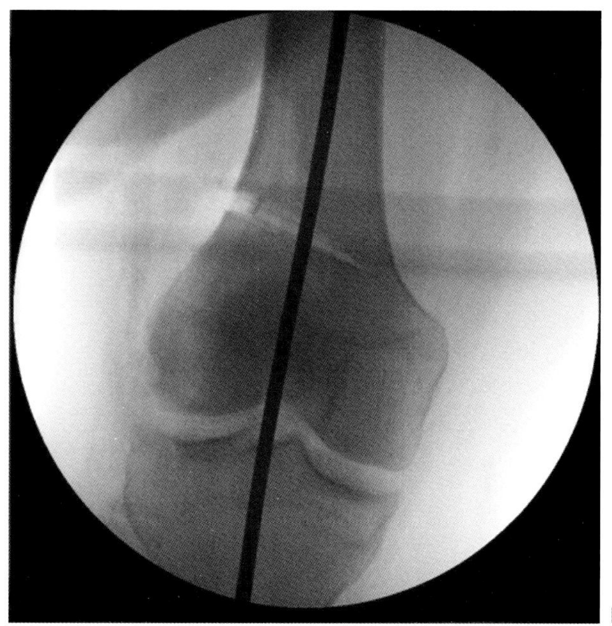

B

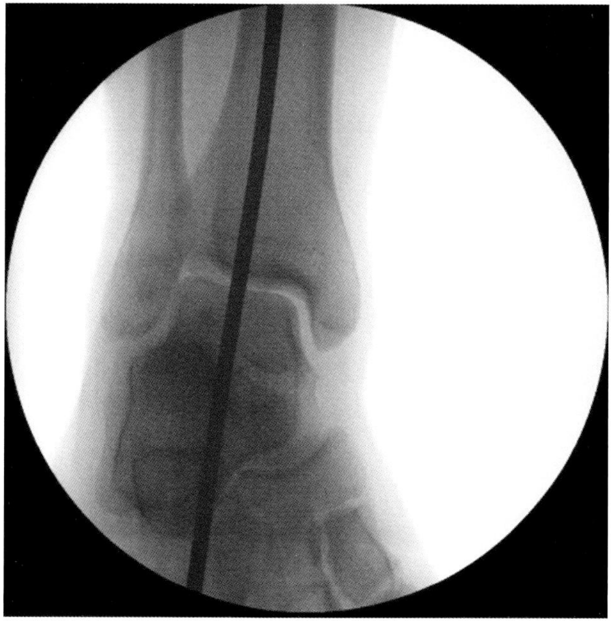

C

图 32–6　在放置皮质松质骨移植物之后和内固定放置之前获得最终的机械轴位图，以确认准确对齐。如图所示，机械轴从股骨头（A）开始，经过胫骨中心（B）和踝关节中心（C）

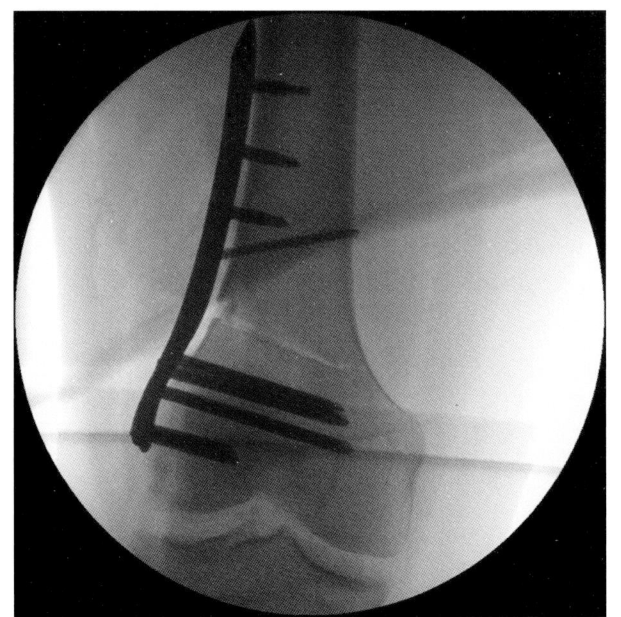

图 32–7 术中使用透视成像来确认股骨外侧皮质是否有足够的矫正空间和钢板螺钉结构

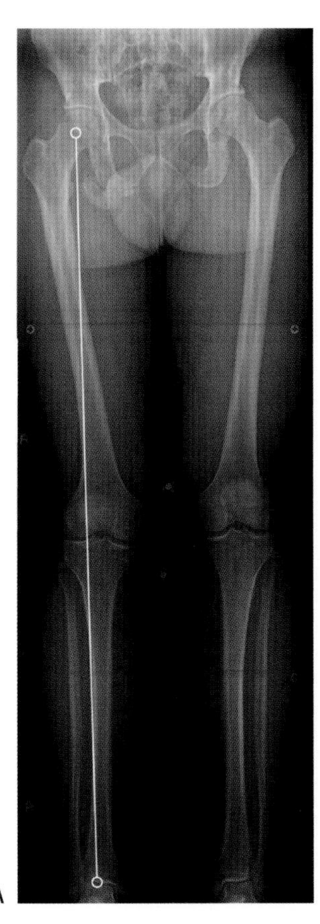

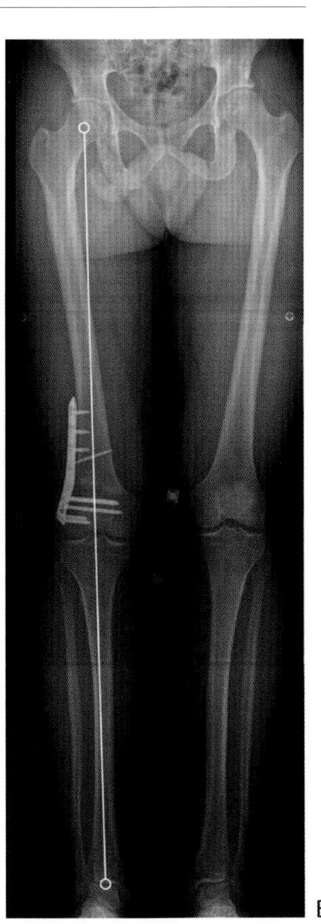

A B

图 32–8 站立位全长 X 线片显示右膝外翻畸形，机械轴重叠。站立位全长 X 线片显示股骨远端外侧开放楔形截骨术后右膝畸形的矫正，机械轴重叠状态

股骨远端内侧闭合楔形截骨术

患者处于仰卧位，患者的体位必须便于术中进行充分的影像学检查；因此，手术肢体可以在隆起上抬起，或者对侧肢体可以下降。此体位也是手术显露股骨内侧的理想体位。

手术侧膝关节处于伸直状态，从髌骨上方约 10cm 处切开，并向远端延伸至髌骨的上 1/3。向下进行皮下解剖，直到辨认出股内斜肌（VMO）筋膜上的深筋膜。然后将筋膜分离并保存以备后面缝合。然后股内斜肌被抬高到近端，尽可能地从肌间隔处剥离。在隔膜上留一小块肌袖以避免损伤血管。在切口远端可辨认出髌骨支持带和髌股关节内侧韧带。我们喜欢把它分开，然后缝上标签，以便以后在后面修复。保护股骨远端内侧的神经血管结构是该入路最关键的部分。这可以通过显露股骨内侧髁远端的肌间隔处，将骨膜直接从骨上抬起，并与股骨干保持平行来安全地完成操作。宽钝的 Hohmann 牵引器可以安全地放在股骨干后方。膝关节屈曲可以松弛股骨后方的血管。然后可以在股内侧斜肌抬高的情况下进行近端显露，为股骨内侧的钢板放置创造了充足的空间。然后确定截骨术的位置。我们通常确定钢板解剖轮廓的位置。一旦确定了这个位置，骨膜只沿着截骨术的轨迹隆起。重要的是要记住，一旦完成截骨，必须保持股骨远端的旋转。这可以通过在截骨部位近端和远端的矢状面上放置两根彼此平行的克氏针来实现，或者通过电灼或标记笔简单地标记股骨内侧，以便标记横跨截骨部位，并且可以在截骨和钢板放置后重新对齐。

远端截骨术始于髁上内侧区域，为股骨内侧钢板的 4 个远端螺纹孔留出空间。作者选择的假体是 Tomofix 股骨远端内侧钢板（Synthes, West Chester, PA）。截骨术应该在髌骨上方约 5mm 处开始，在远端和外侧方向上，止于距外侧皮质 10mm 处，因此在外侧形成了足够的骨铰链。然后使用截骨导向装置，或在直接成像下放置克氏针，根据术前计划确定需移除的内侧楔形骨量（图 32-9）。在大量冲洗的情况下，使用长摆动锯来完成所需的切割，确保在此过程中定期冷却锯片，以降低骨坏死的发生风险。然后缓慢而小心地关闭截骨，最初通过交叉克氏针保持复位，这样就可以根据术前计划使用 X 线检查来评估和确认肢体的机械轴。重要的是要将这种临时固定放在远离最终钢板和螺钉固定的地方。一旦满意，就将钢板适当地放置在股骨远端前内侧，以确保 4 枚螺钉可以放置在截骨处的远侧，钢板与股骨骨干对齐。锁定螺钉被放置在截骨远端的孔中。一旦钢板固定到股骨远端，放置一个加压非锁定双皮质螺钉以压紧截骨部位（图 32-10）。然后用单皮质锁定螺钉在截骨部位近端的剩余孔内进行固定。透视后将获得最终的肢体对合情况，并对其进行评估和记录（图 32-11）。用 2 号 Ethiond 缝合修复内侧髌股韧带时，膝关节屈曲 30°，在腘窝处放置一个垫，小心修复内髌股韧带。如果髌骨外侧不稳定，也可以进行内侧折叠术。然后闭合和缠绕股内斜肌上方的筋膜在引流管上分层封闭，通常术后第一天移除。站立位全长 X 线片用于验证术后 3~6 个月畸形的矫正情况（图 32-12）。

合并过程

通常情况下，我们更喜欢在截骨术前完成一些相应的操作。例如，同时进行同种异体股骨外侧髁骨软骨移植，我们首先进行这一操作的目的是避免截骨固定时膝关节过度屈曲，以及避免术中固定的丢失。

术后管理

术后，患肢用厚棉垫敷料和绷带包裹。在术后 6 周内，膝关节完全伸直，用固定

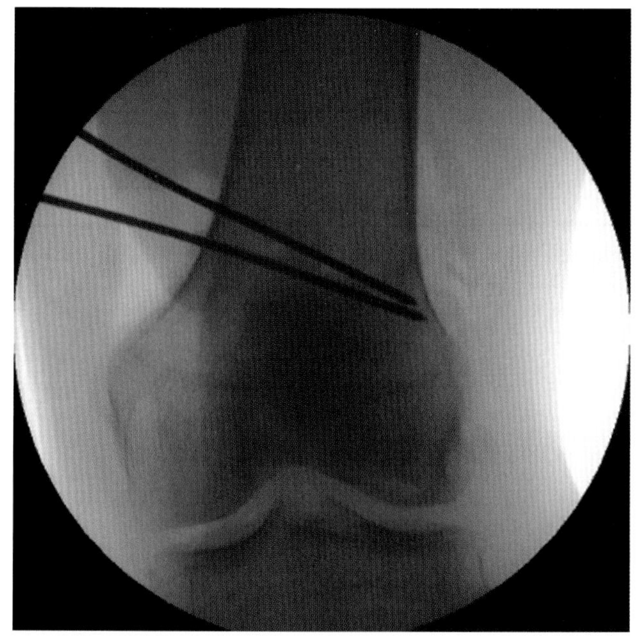

图 32-9　在直接透视成像下放置克氏针，根据术前计划确定所需的内侧骨楔形截骨量

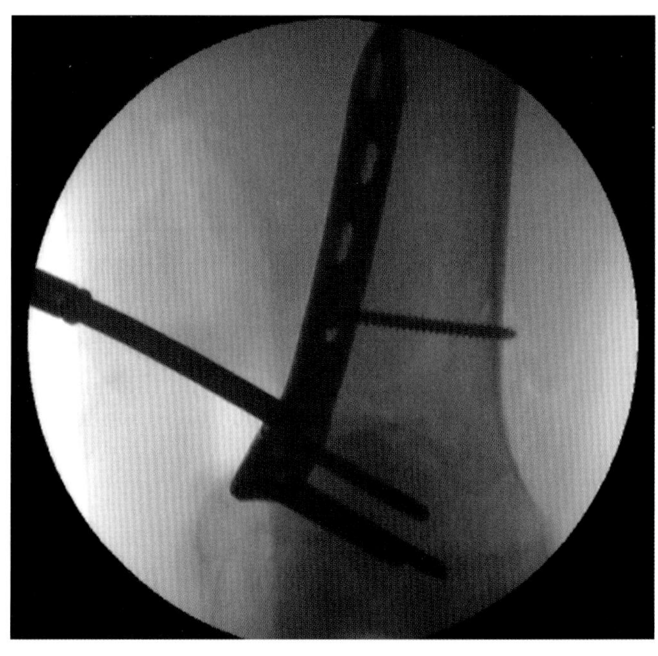

图 32-10　非锁定双皮质螺钉加压，以压紧截骨部位

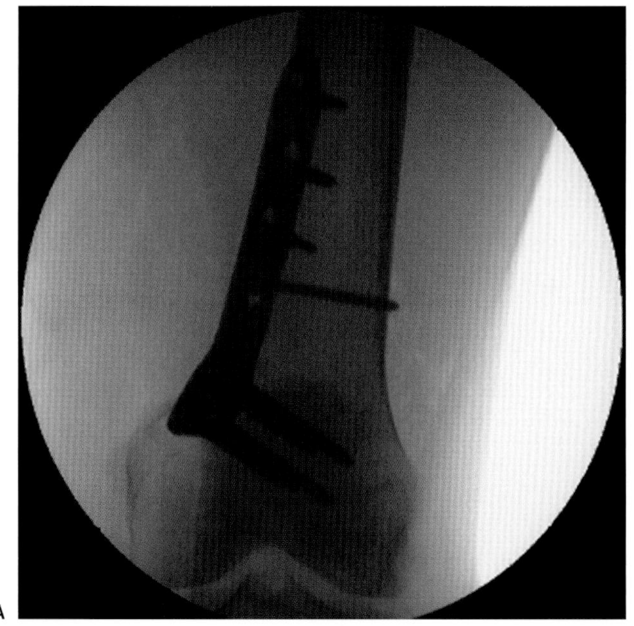

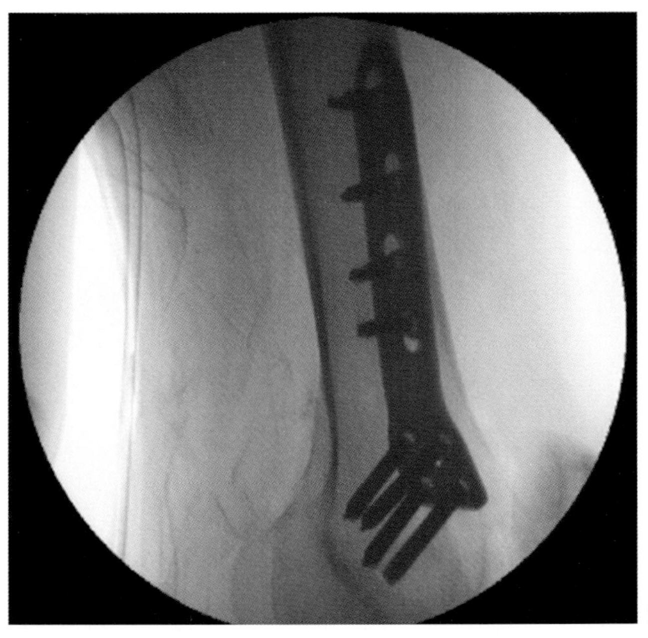

图 32–11　A　获得板结构的最终图像。这显示了植入到位后股骨远端的正位 X 线片。B　还可以获得侧位 X 线片，以确保在股骨内侧皮质上放置适当的钢板

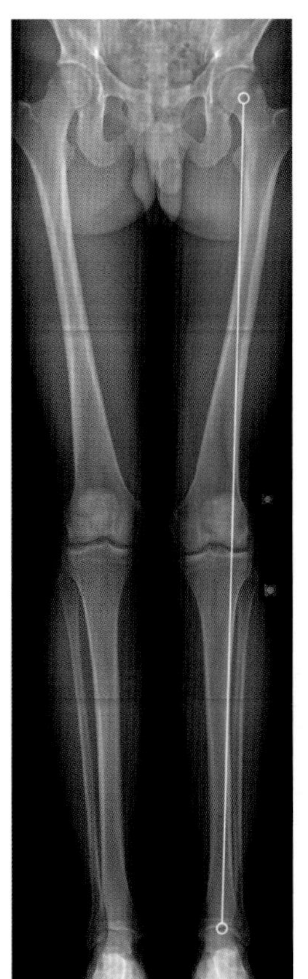

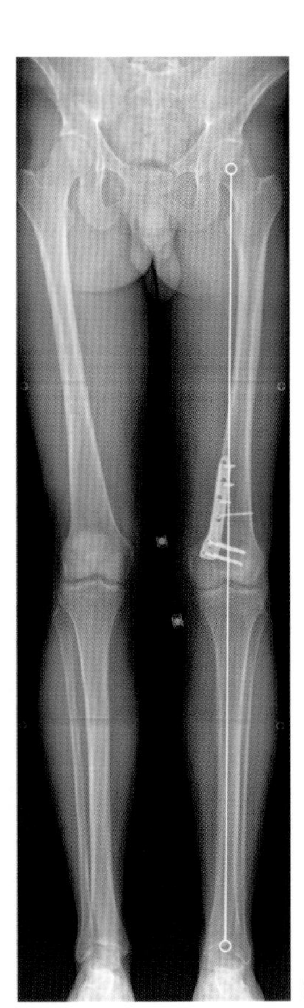

图 32–12　站立位全长 X 线片显示左膝外翻畸形，机械轴偏离。站立位全长 X 线片显示股骨远端内侧闭合楔形截骨术后左膝畸形矫正，机械轴重叠

器锁定以进行活动或行走。在这 6 周内，根据术前的危险因素，所有患者都接受了抗深静脉血栓药物的治疗。在允许的情况下，立即开始运动范围的练习。在前 6 周内，患者仅限着地负重。在 6 周时，如果 X 线片结果令人满意，那么在可以忍受的情况下开始进行性负重。在 12 周时，再次行 X 线片检查，这时截骨处通常是愈合的。在患者

进展允许的情况下，允许进行闭链强化以及低冲击的有氧运动，此后开始专门的运动训练和冲击负荷活动。

并发症

这些手术在技术上仍然具有挑战性，并发症的发生率 5%~63%。不完全截骨或导丝放置位置太靠近关节容易发生关节内骨折。在皮质骨上没有足够的钢板固定可能导致螺钉或钢板失效、截骨塌陷、畸形愈合或骨不连。据研究报道，截骨术不愈合的风险为 5%，在某些情况下延迟愈合需要长达 6 个月的时间。在愈合过程中过早负重可能会导致假体失败以及截骨术部位的塌陷。在截骨时，股骨后皮质的无意穿孔或牵引器放置不当都可能导致神经血管损伤。

结果

利用现代技术和假体，关于患者预后和假体寿命的文献是一致的。起初，患者似乎情况良好，但随着时间的推移，情况会有所恶化。大多数研究者都认为该手术适用于患有孤立性外侧室骨关节炎和外翻畸形的年轻患者。在 33 例行股骨远端截骨术（DFO）的患者中，随访至少 10 年，Kosashvili 显示术后 15 年时，改良膝关节评分显著改善。Backstein 等回顾了一项 40 例股骨远端截骨术的研究，平均随访 10 年，结果显示 10 年生存率为 82%，15 年时显著下降至 45%。在最近的随访中，60% 的患者报告效果良好到极好，15% 的患者报告一般到差；后一组中的大多数人接受了全膝关节置换术。在 2012 年的一项系统回顾中，Saithna 报道了类似的结果，显示 10 年的累积存活率为 64%~82%，15 年的累积存活率为 45%，以关节置换术为终点。Drexler 等显示了股骨远端截骨术结合同种异体骨软骨移植术的令人鼓舞的结果。据研究报道，10 年存活率为 88.9% ± 4.6%，15 年存活率为 71.4% ± 18.1%，20 年存活率为 23.8% ± 11.1%。

结论

股骨远端是手术矫正膝外翻畸形的首选截骨位置。理想情况下，该手术适用于患有孤立性外侧室骨关节炎和外翻畸形的年轻患者。矫正量是在获得必要的影像学检查（必须包括四肢全长机械轴位）后计算出来的。虽然在技术上具有挑战性，但对于下肢外翻力线不正的患者，该方法是一种可重复使用的矫正肢体对齐的方法，预计 10 年存活率超过 80%。

参考文献

[1] Brinkman JM, Freiling D, Lobenhoffer P, Staubli AE, van Heerwaarden RJ. Supracondylar femur osteotomies around the knee: patient selection, planning, operative techniques, stability of fixation, and bone healing. *Orthopade*. 2014;43(suppl 1): S1-S10.

[2] Koyonos L, Slenker N, Cohen S. Complications in brief: osteotomy for lower extremity malalignment. *Clin Orthop Relat Res*. 2012;470(12):3630-3636.

[3] Cameron JI, McCauley JC, Kermanshahi AY, Bugbee WD. Lateral opening-wedge distal femoral osteotomy: pain relief, functional improvement, and survivorship at 5 years. *Clin Orthop Relat Res*. 2015;473(6):2009-2015.

[4] Puddu G, Cipolla M, Cerullo G, Franco V, Giannì E. Osteotomies: the surgical treatment of the valgus knee. *Sports Med Arthrosc Rev*. 2007;15(1):15-22.

[5] Hetsroni I, Lyman S, Pearle AD, Marx RG. The effect of lateral opening wedge distal femoral osteotomy on medial knee opening: clinical and biomechanical factors. *Knee Surg Sports Traumatol Arthrosc*. 2014;22(7):1659-1665.

[6] Paccola CAJ, Fogagnolo F. Open-wedge high tibial osteotomy: a technical trick to avoid loss of reduction of the opposite

cortex. *Knee Surg Sports Traumatol Arthrosc*. 2005;13(1):19-22.

[7] Hooper G, Leslie H, Burn J, Schouten R, Beci I. Oblique upper tibial opening wedge osteotomy for genu varum. *Oper Orthop Traumatol*. 2005;17(6):662-673.

[8] Dehoux E, Madi K, Fourati E, Mensa C, Segal P. [High tibial open-wedge osteotomy using a tricalcium phosphate substitute: 70cases with 18 months mean follow-up]. *Rev Chir Orthop Reparatrice Appar Mot*. 2005;91(2):143-148.

[9] Edgerton BC, Mariani EM, Morrey BF. Distal femoral varus osteotomy for painful genu valgum. A five-to-11-year follow-up study. *Clin Orthop Relat Res*. 1993;(288):263-269.

[10] Saithna A, Kundra R, Getgood A, Spalding T. Opening wedge distal femoral varus osteotomy for lateral compartment osteoarthritis in the valgus knee. *Knee*. 2014;21(1):172-175.

[11] Puddu G, Cipolla M, Cerullo G, Franco V, Giannì E. Osteotomies: the surgical treatment of the valgus knee. *Sports Med Arthrosc Rev*. 2007;15(1):15-22.

[12] Kosashvili Y, Safir O, Gross A, Morag G, Lakstein D, Backstein D. Distal femoral varus osteotomy for lateral osteoarthritis of the knee: a minimum ten-year follow-up. *Int Orthop*. 2010;34(2):249-254.

[13] Backstein D, Morag G, Hanna S, Safir O, Gross A. Long-term follow-up of distal femoral varus osteotomy of the knee. *J Arthroplasty*. 2007;22(4 suppl 1):2-6.

[14] Drexler M, Gross A, Dwyer T, et al. Distal femoral varus osteotomy combined with tibial plateau fresh osteochondral allograft for post-traumatic osteoarthritis of the knee. *Knee Surg Sports Traumatol Arthrosc*. 2015;23(5):1317-1323.

[15] Phisitkul P, Wolf BR, Amendola A. Role of high tibial and distal femoral osteotomies in the treatment of lateral-posterolateral and medial instabilities of the knee. *Sports Med Arthrosc Rev*. 2006;14(2):96-104.

[16] Wang JW, Hsu CC. Distal femoral varus osteotomy for osteoarthritis of the knee. Surgical technique. *J Bone Joint Surg Am*. 2006;88(Suppl 1)Pt 1:100-108.

[17] Segal NA, Buckwalter JQ, Amendola A. Other surgical techniques for osteoarthritis. *Best Pract Res Clin Rheumatol*. 2006;20(1):155-176.

第六部分

全膝关节置换术后并发症的治疗

第33章 全膝关节置换术后股骨、胫骨和髌骨假体周围骨折

Ryan D. Stancil, Adam A. Sassoon, George Haidukewych

流行病学

人口老龄化、日益增多的全膝关节置换术（TKA）手术量以及内植入物使用时间的增加，导致TKA术后发生假体周围骨折的现象越来越普遍。股骨髁骨折的发生率为0.3%~2.5%，胫骨假体周围骨折的发生率为0.39%~0.5%。作为TKA一部分的髌骨表面再处理，髌骨周围骨折发生率为0.15%~12%。大数据研究发现，TKA术后骨折累积发病率为：初次TKA为0.6%~1.1%，翻修TKA为1.7%~2.5%。这些损伤的治疗与高并发症发生率、功能预后下降和类似于髋部骨折的死亡率密切相关。认识并恰当地干预是成功治疗这些损伤的关键。

TKA假体周围骨折可以在术中和术后发生。初次TKA术中，显露、截骨或试模期间在女性（81%）和股骨（73%）中最有可能发生骨折。TKA术中假体周围骨折最常见的危险因素包括骨量减少、后稳定型假体、较窄的股骨或整齐的骨面开槽。TKA术后假体周围骨折的危险因素还包括骨质疏松、骨溶解、炎性关节炎、女性、使用皮质类固醇激素、神经系统疾病、既往膝关节翻修术和使用限制型假体。一项研究发现，术后骨折风险与年龄呈“U”形分布：与≤60岁和>80岁的患者相比，61~80岁的患者假体周围骨折的风险要低45%~50%。奇怪的是，肥胖并不是假体周围骨折的风险因素。

小的创伤即可导致术后骨折。此外，小的创伤、突然活动和TKA的手术操作与骨折有关。股骨远端前方的截骨偏多（Notch）使得骨量减少时更容易出现假体周围骨折。有人提出股骨远端的前侧皮质被破坏（取决于缺损的深度和股骨的大小）与骨的骨量减少后更容易出现围术期骨折，应该通过使用带延长杆的股骨假体来避免术后发生假体周围骨折。不过，在两项分别有1089例和200例TKA手术的大样本研究中，股骨前方截骨Notch率分别是29.8%和41%，他们认为股骨前方截骨Notch与假体周围骨折的发生率没有相关性。

术前分类与准备

有几种分型来指导TKA假体周围骨折的治疗。Lewis和Rorabeck（表33-1）的分型系统适用于股骨骨折和胫骨骨折。手术计划包括对骨折模式进行详细的评估，包括骨折类型、确定假体是否松动以及评估骨的质量。

Ⅰ型骨折未移位，假体稳定。手术或非手术治疗成功与否取决于患者的一般状况、骨折前的活动状态、骨的质量、骨折类型、骨折的稳定性和假体类型。虽然内固定手术有助于术后早期活动和预防骨折移位或畸形愈合，但一些体质较弱的患者更适合进行非手术治疗。无法耐受麻醉或术中失血、切口容易感染或难以愈合、内固定失效的患者也适合进行非手术治疗。非手术治疗包括减少负重、用石膏或支具固定。如果手术指征不明确，可以使用伸膝位支具固定6周，在其保护下进行负重。

Ⅱ型骨折移位，假体完整，无松动迹象。治疗的目标是恢复下肢力线，通过内固定稳定骨折，术后早期活动和恢复肢体功能。手术方式有多种。手术治疗的优点包括解剖（或接近解剖）复位、膝关节早期活动和预防后期骨折移位。

Ⅲ型骨折发生在不稳定的假体周围，需要进行手术治疗。根据骨的质量和骨折类型决定骨块被保留或者去除。如果翻修TKA联合内固定导致结构性的完整被破坏了，出现了骨缺损，那么额外的同种异体骨的使用就非常有必要了，此时术中需要使用同种异体移植骨（同种异体骨-假体复合材料）或需要骨替代型膝关节假体。在翻修TKA中处理骨缺损的原则在本文的其他地方介绍了。

固定良好的 TKA 股骨假体周围骨折的手术技巧

伴有移位的TKA术后假体周围股骨骨折的最佳治疗方式是手术治疗，骨折愈合后可以恢复肢体的力线、功能以及稳定的假体。Ⅱ型骨折的手术治疗方案包括使用锁定钢板或逆行髁上髓内钉，最严重的情况包括内固定失败和远端股骨置换。与手术策略有关的因素包括骨量减少、粉碎性骨折、与假体远端相接的股骨髁骨折长度以及股骨假体的设计。

逆行髓内钉

逆行股骨髓内钉通常用于治疗股骨远端假体周围骨折。逆行髓内钉是一个具有吸引力的概念，因为用它可以做到有限的软组织剥离和显露，同时也适用于长节段的粉碎性骨折的稳定固定。如果远端碎片可以容纳至少2个远端互锁螺钉（通常在假体上方2~3cm的远端骨质），则可以使用逆行髁上髓内钉。逆行髓内钉可以通过小切口内侧髌

表 33-1 TKA 假体周围股骨骨折分型

分型	描述
Ⅰ型	骨折无移位；假体完整
Ⅱ型	骨折移位；假体完整
Ⅲ型	骨折移位或未移位；假体松动或失效

获得许可转载自 Lewis PL, Rorabeck CH. Periprosthetic fractures. In: Eng GA, Rorabeck CH, eds. Revision Total Knee Arthroplasty. Baltimore, MD: Williams & Wilkins; 1997:275 - 295.

旁植入（图33-1、图33-2）。大多数保留交叉韧带假体可以容纳直径11~20mm的髓内钉。然而，有研究发现存在深滑车沟的保留交叉韧带假体会使进钉处向Blumensaat线后方移位，导致反屈畸形。一些后稳定型假体有“开放式”凹槽，可以通向股骨髓腔。Thompson等发表了一份综合指南列举了大多数制造商使用的假体尺寸、髁间窝大小以及与逆行髓内钉的兼容性。如果此凹槽是封闭的或开口太小而无法容纳髓内钉，建议使用金刚石电钻开孔。然而采用这种方法会产生显著的金属碎片，如果不注意去除，可能对假体不利。

逆行股骨髁上髓内钉固定的缺点包括：因远端骨折块的长度不足以容纳至少2个锁定螺钉而导致远端有限固定；由于假体的设计导致髓内钉开髓点过于靠后导致植入困难；另外，由于髓内钉尺寸的限制和远端骨折块相对于髓内钉的位置具有较大的可变性，因此难以将髓内钉与力线保持一致。已报道的并发症包括骨折不愈合，螺钉松动、移位，外翻畸形和活动度丧失。虽然愈合率较高，但维持可接受的力线可能是困难的。逆行股骨髁上髓内钉应固定在假体上方2~3cm的骨折处，远端骨折块至少有2个远端锁定螺钉进行刚性固定，以及近端最小粉碎程度以保持骨干对齐良好。新一代髓内钉具有3~4个远端互锁螺栓并全部带有一套静态锁定螺钉，与锁定钢板和非锁定钉相比具有更高的疲劳强度。

关节周围的锁定钢板

关节周围锁定钢板以带有螺纹的螺孔为特点，每个螺钉和钢板之间形成固定角度（图33-3）。其可以通过小切口植入而无须完全显露骨折。螺钉的放置可以经皮和（或）通过钳夹进行。关节周围锁定钢板可以进行具有成角稳定的多点固定，并且也可以起到内置外固定器的作用。这个特点允许以最少程度剥离骨折碎片和维持对线的情况下固定干骺端粉碎性骨折（图33-4~图33-7）。

关节周围锁定钢板治疗股骨远端假体周围骨折的优点包括最佳的远端骨折固定，实现冠状面稳定性和良好的力线（图33-8~图33-13）。这些钢板具有高的愈合率，但是要对骨折力线不良保持足够警惕。

关节周围锁定钢板的缺点包括：与逆行髓内钉相比，对粉碎性骨折施加前后负荷时出现抗扭转能力下降；锁定钢板是承受负荷的而不是分担负荷的，因此不能通过承

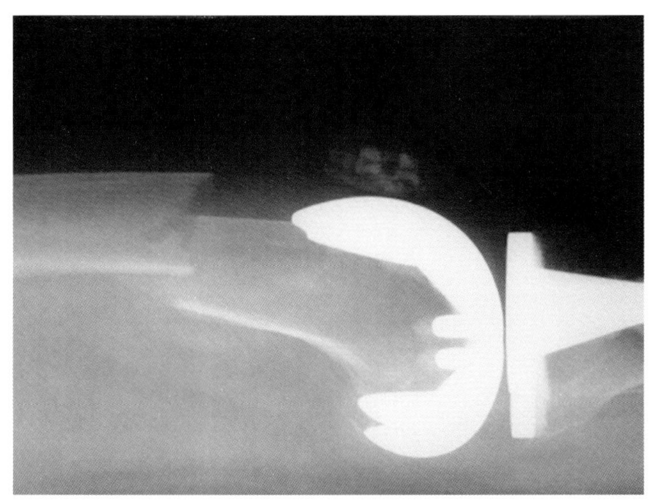

图 33-1　保留后交叉韧带假体周围股骨髁上骨折的侧位 X 线片

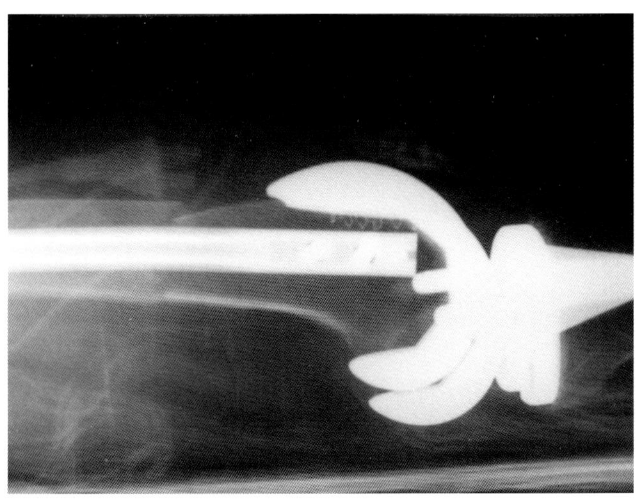

图 33-2　股骨髁上髓内钉固定假体周围股骨骨折的侧位 X 线片

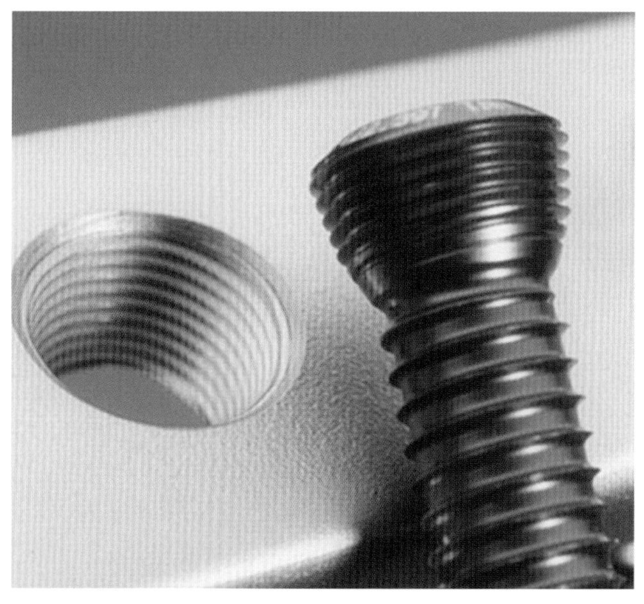

图 33-3 锁定螺钉及关节周围锁定钢板

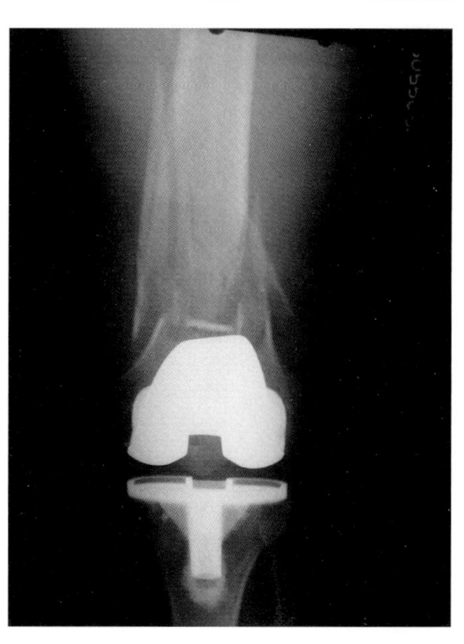

图 33-4 保留后交叉韧带假体周围股骨骨折的正位 X 线片

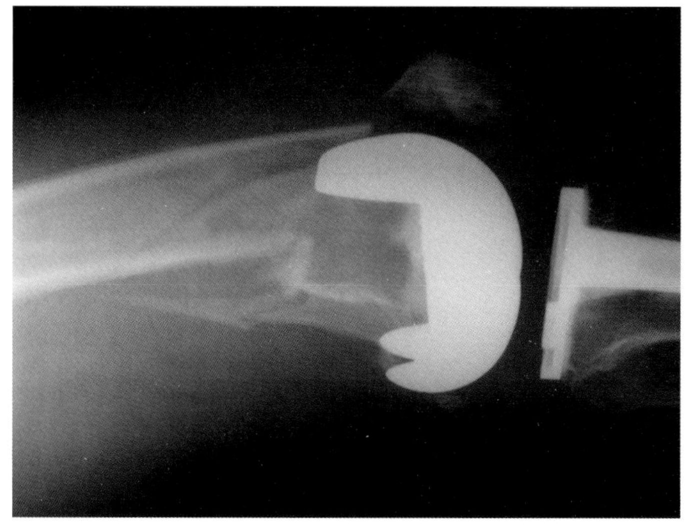

图 33-5 保留后交叉韧带的假体周围股骨骨折的侧位 X 线片

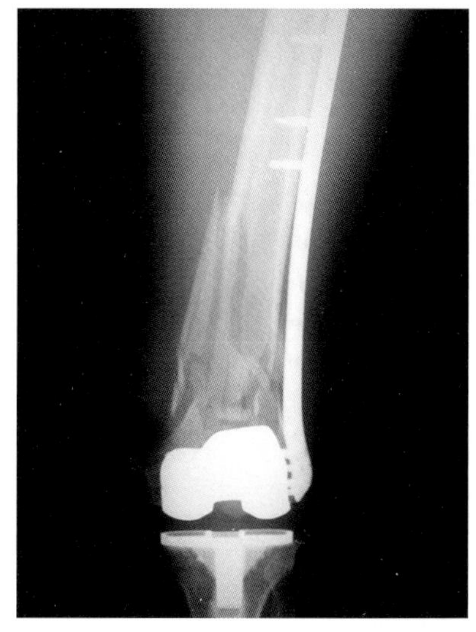

图 33-6 关节周围锁定钢板桥接干骺端粉碎性骨折的正位 X 线片

重促进骨折愈合；与髓内钉相比，术后需要一段时间避免负重；此外，以往的关节周围锁定板远端锁定螺钉的轨迹不可变，因此对骨质疏松性骨折难以实现远端固定（图33-14）。最新设计的锁定钢板远端螺钉轨迹可变，允许使用类似远端髁螺钉的更大直径增加的锁定螺钉（图33-15），且有助于治疗TKA术后粉碎性骨质疏松骨折（图33-16）。

要点和陷阱

关节周围锁定钢板的手术技术

患者仰卧位，使用可透视手术床，将卷起的小毛巾或薄垫垫在臀部下方，下肢轻微内旋。下肢准备并下垂，以便可以抬高大腿。大腿前方、半侧骨盆前方、臀部应当可以容易接近，确保大腿前方的必要区域没有下垂出此区域。使用无菌止血带，有助于实现近端显露。术中是需要进行透视的。

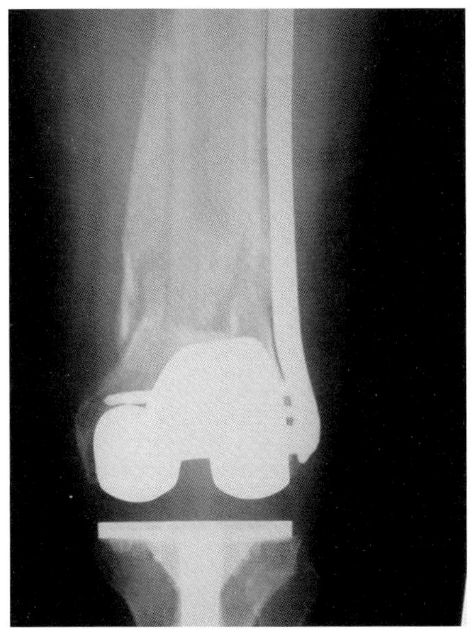

图 33-7　愈合后的关节周围锁定钢板桥接干骺端粉碎性骨折的正位 X 线片

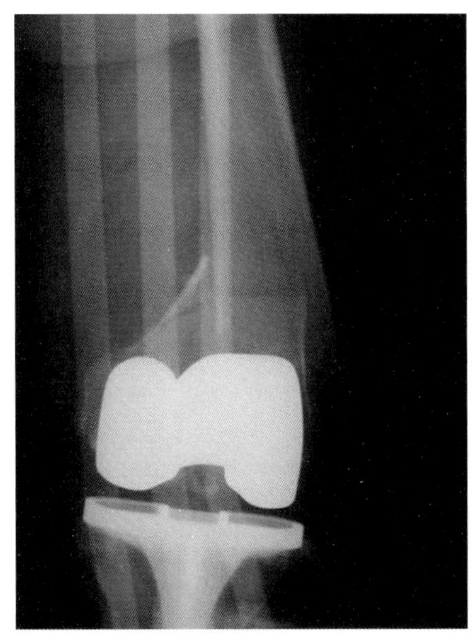

图 33-8　延伸到远端的股骨髁上假体周围骨折的正位 X 线片

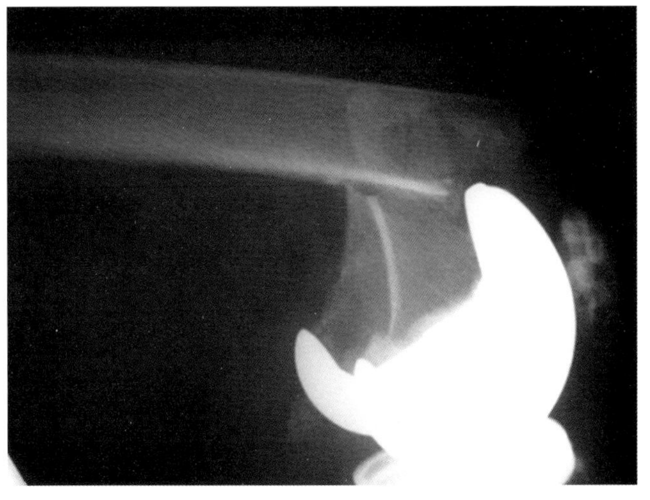

图 33-9　延伸到远端的股骨髁上假体周围骨折的的侧位 X 线片

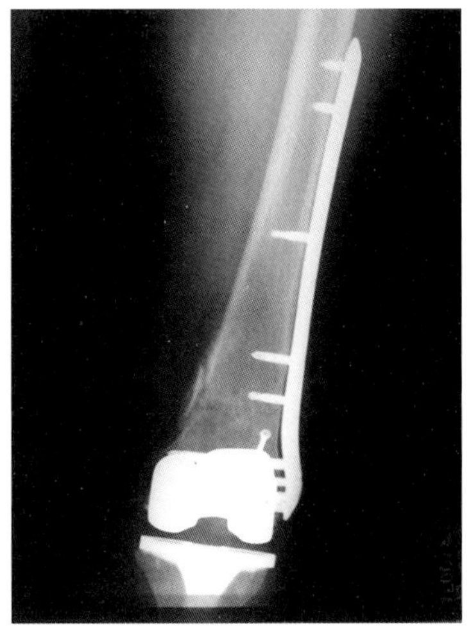

图 33-10　关节周围锁定板用于治疗延伸到远端的股骨髁上假体周围骨折

在骨折一侧的膝关节下方放置一个垫块，轻度屈曲（图33-17~图33-19）。将垫块置于骨折处，经透视证实骨折复位。轻柔纵向牵引患肢以减少二次损伤（图33-19）。屈膝可以减少腓肠肌对股骨骨折块的拉力，抵消远端骨折块的延长趋势。

根据需要通过经皮或开放钳夹复位。通过透视确认冠状面、矢状面和轴面的对齐。骨折块的轻微倾斜或旋转不影响拉力螺钉的植入，将锁定板从远侧插入并沿着股骨干在肌肉下滑行，同时连接复位钳。确认锁定板的长度和位置。获得有限远端固定（图33-20~图33-23）。在远端植入第1枚锁定螺钉非常关键：如果锁定板与股骨外侧皮质贴合良好，则第1个锁定螺钉的轨迹应平行于关节线。如果锁定板与股骨贴合不良，在螺钉拧紧过程中通过螺纹牵引获得贴合，则骨折复位和之后的关节对位可能会受影响。钢板被远端锁定。增加额外固定以保持对线并确保稳定性（图33-24、图33-25）。内侧干骺端粉碎性骨折容易塌陷造成内翻，使用股骨或腓骨同种异体植骨并用

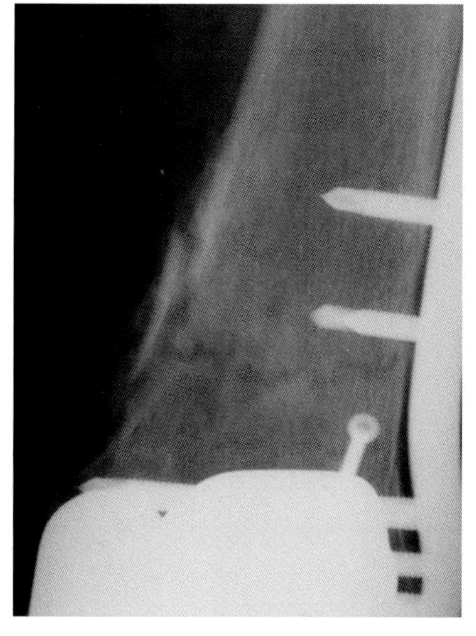

图 33-11　延伸到远端的股骨髁上假体周围骨折愈合后的正位 X 线片

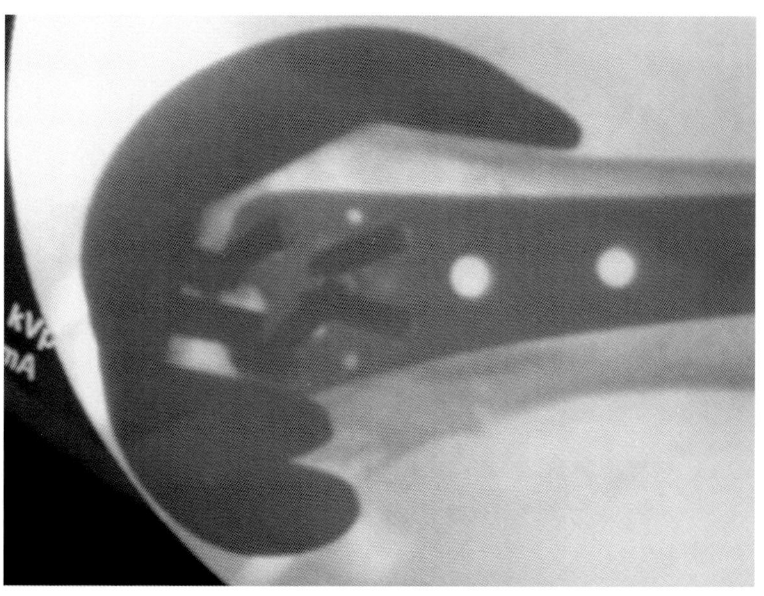

图 33-12　关节周围锁定板有能力通过远端耳状柄获得远端延伸骨折的远端固定（术中侧位 X 线片）

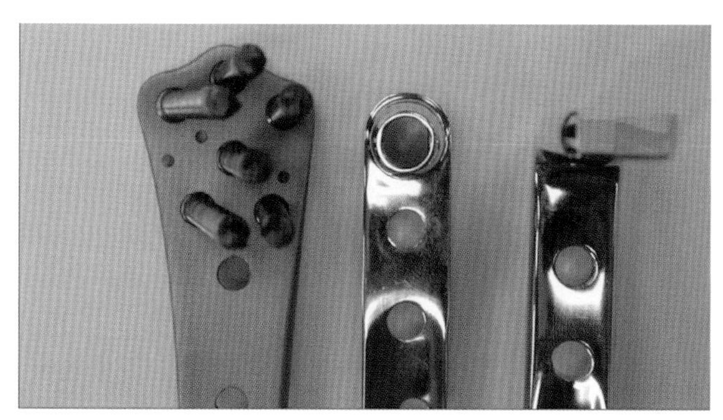

图 33-13　关节周围锁定钢板、远端髁螺钉、侧方钢板和 95° 接骨板的比较。关节周围锁定板能够在多个不同位置固定

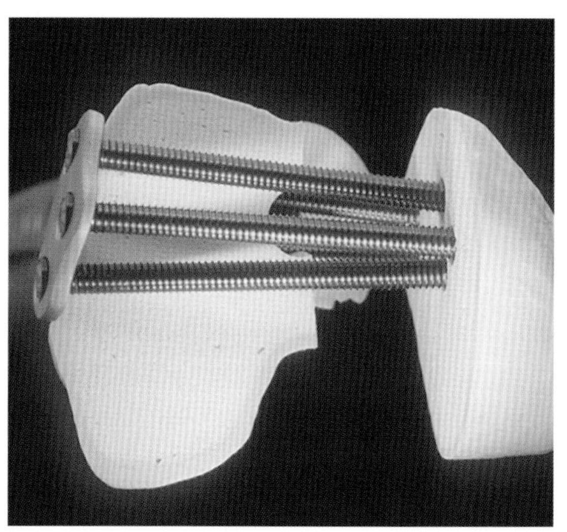

图 33-14　螺钉轨迹不可变的关节周围锁定板

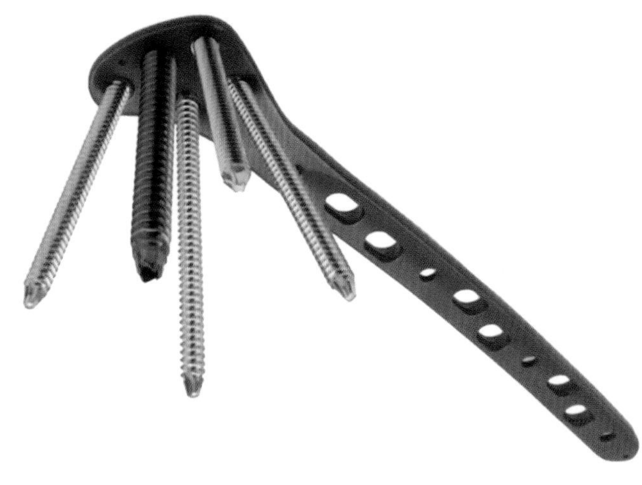

图 33-15　可变轨迹关节周围锁定板的螺钉模式

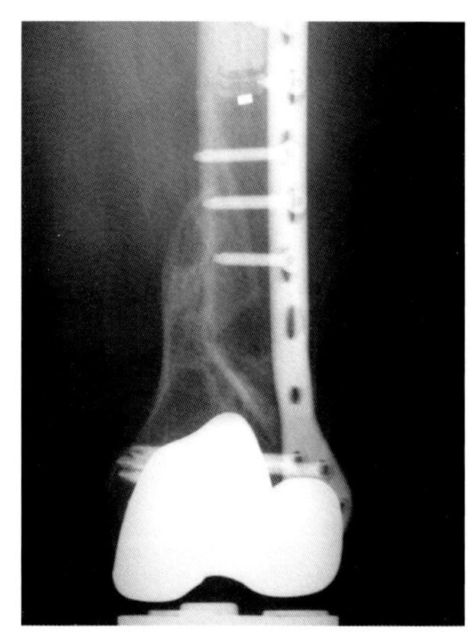

图 33-16　正位 X 线片显示在全膝关节置换术的上方和全髋关节置换术的下方之间已愈合的股骨髁上骨折，干骺端桥接愈合并带有粉碎性骨折的良好力线

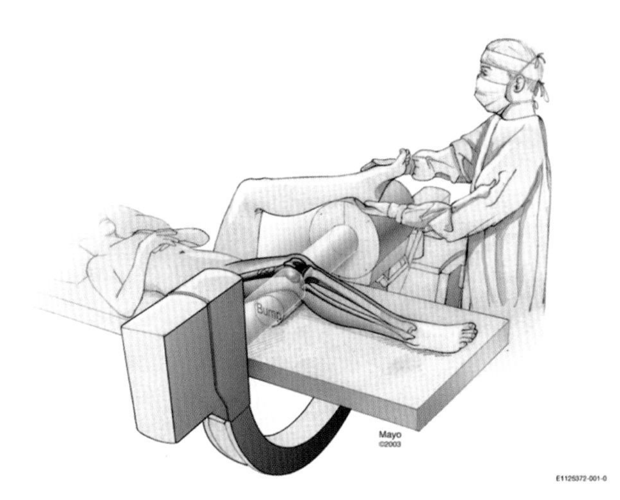

A

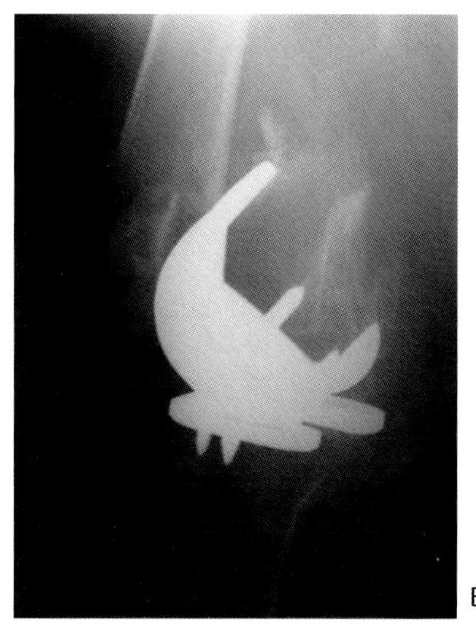

B

图 33-17　A　伴有移位的股骨髁上假体周围骨折的侧位 X 线片。B　以骨折部位的隆起为中心，患肢轻微屈曲，放置术中正侧位透视设备。注意健腿的放置以免影响术中侧位透视

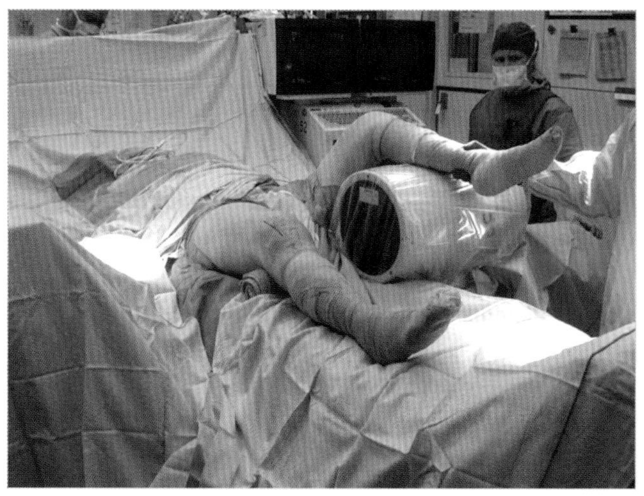

图 33-18　股骨髁上假体周围骨折复位内固定的术中体位

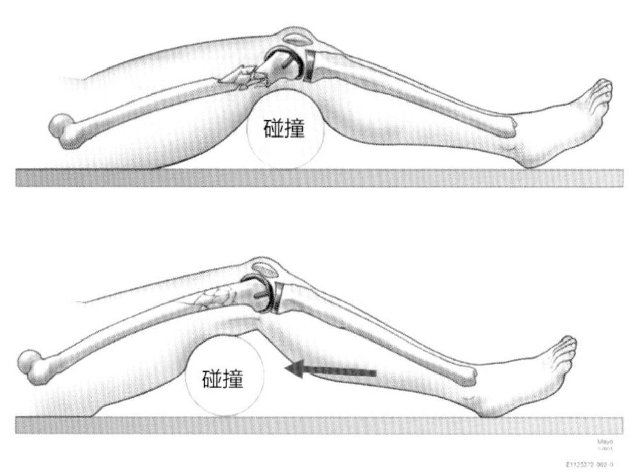

图 33-19　轻柔牵引患肢并屈曲，在骨折部位下方使用凸垫以减轻骨折移位

环扎线或钢丝固定支撑受损皮质以降低塌陷的风险（图33-26）。通过术中透视减少骨折显露，尽量使用经皮固定（图33-27~图33-32）。尽管微创方法能最大限度保留骨折碎片的血供，但是经验少的外科医师或采用标准开放入路的医师可采纳合适的钢板长度、准确的骨折复位和稳定的基本原则。

植人效果比较

Horneff等回顾性分析了63例接受锁定钢板或逆行髓内钉治疗的患者，在使用锁定板治疗的骨折中有着较高的36周时影像学愈合率以及较低的任何原因引起的再次手术率。术后开始负重的时间没有差异。Large等将锁定板与“传统技术”进行比较（逆行髓内钉和非锁定板组合）发现，与传统技术相比，锁定板的并发症、翻修率、畸形愈合和骨不连的发生率均较低。相反，Meneghini等发现，逆行髓内钉处理的29个股骨远端假体周围骨折中有2例未愈合（9%），锁定板处理的66例骨折中有12例延迟愈合或不愈合（19%）。多项研究表明，锁定板和逆行髓内钉的骨折愈合率都很高。

伴假体松动的全膝关节置换术后假体周围骨折的手术技巧

Ⅲ型假体周围骨折伴有股骨假体松动。处理这种复杂的骨折需要两个步骤：骨折固定和假体翻修。尽管在本文的其他地方已经描述了翻修TKA术中骨缺损的处理原则，但仍有一些概念需要讨论。如果远端骨块很大，并且股骨髁上的内外侧韧带的附着点是完整的，则可以使用有延长杆的假体和常规翻修假体进行翻修手术。

在Ⅲ型骨折中，如果远端剩余骨量不允许进行传统的置换术，则有两种选择：远端股骨置换或同种异体骨-假体复合物。远端股骨置换适用于骨量较差的老年人或长期久坐的人（图33-33~图33-37）。一般情况下，高限制型假体并不适用于对活动需求高

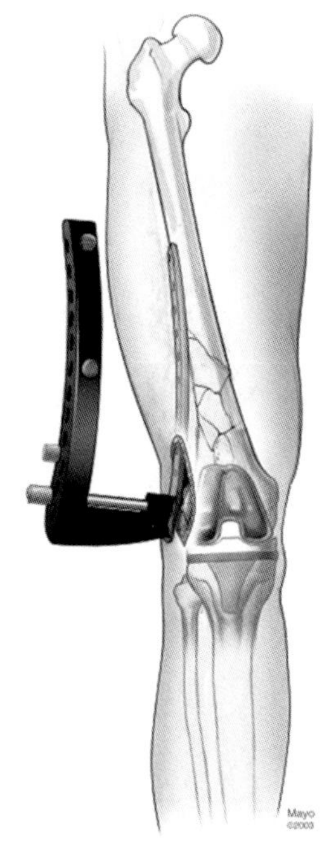

图 33-20 使用螺钉定位器连接微创关节周围锁定钢板。注意远端骨折的最小显露和近端螺钉的微创切口

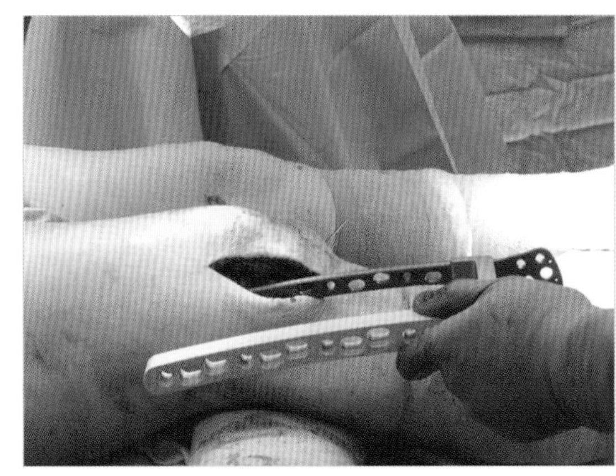

图 33-21 使用微创技术插入关节周围锁定板的术中照片

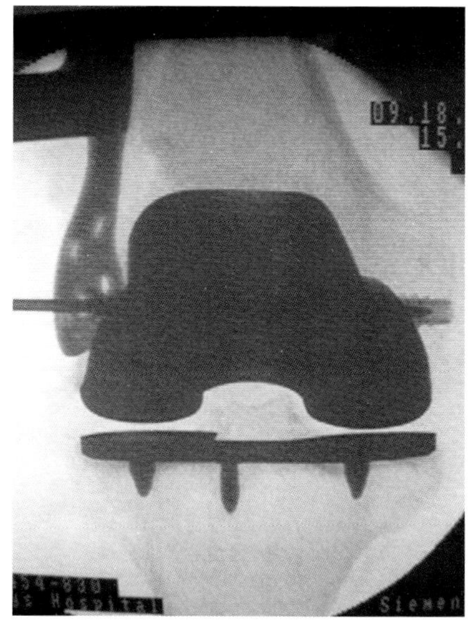

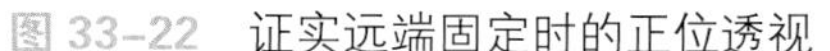

图 33-22　证实远端固定时的正位透视

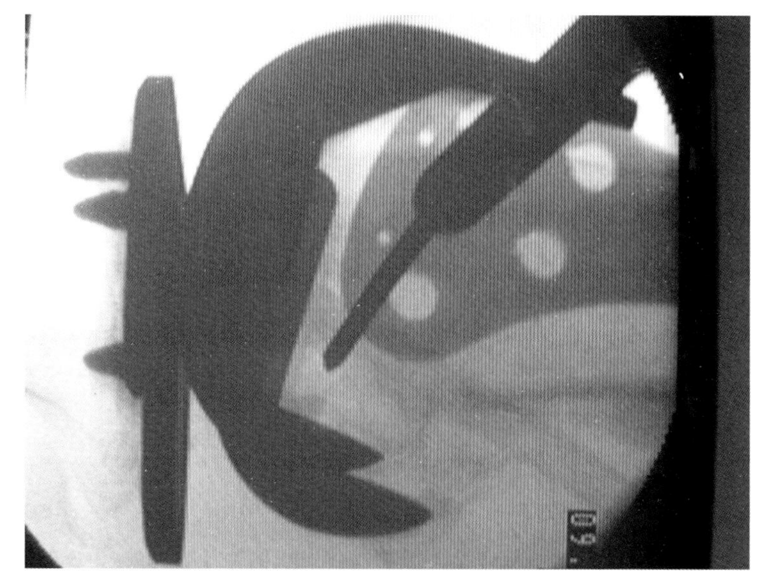

图 33-23　关节周围锁定钢板远端固定后的侧位透视

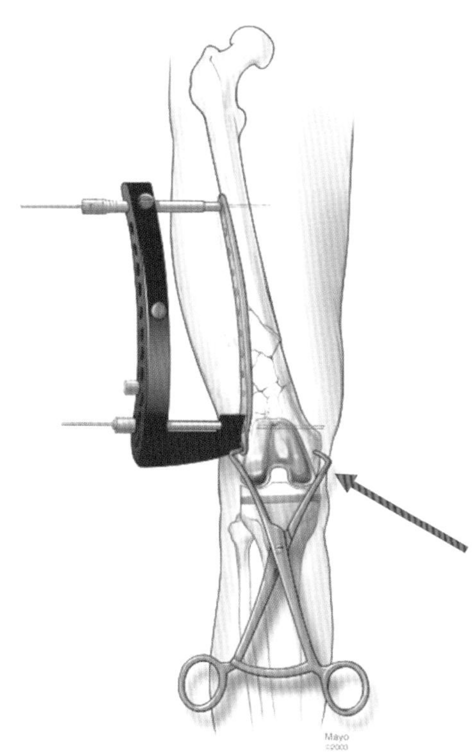

图 33-24　使用复位钳辅助微创关节周围锁定板的近端锁定

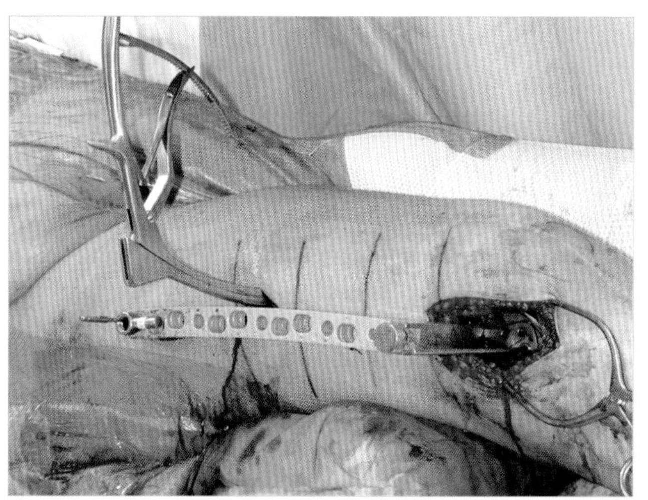

图 33-25　使用关节周围钢板锁定钳进行近端锁定固定的术中照片

的年轻患者。一项研究表明，对于有严重骨质疏松或高骨不连风险的患者，初次远端股骨置换可能是Ⅱ型骨折的一种选择，因为与接受切开复位内固定术（ORIF）失败后再行远端股骨置换术的患者相比，这些患者的并发症更少。同种异体骨-假体复合材料可允许用于一期手术，并可早期活动。与股骨远端置换术相比，同种异体假体复合置换术的技术要求更高，围术期并发症的发生率更高，更多的时候被认为是应急手段。Saidi等通过综述比较了关节置换翻修术、股骨远端置换术和同种异体骨-假体复合材料治疗老年假体周围股骨远端粉碎性骨折，以及与同种异体骨-假体复合材料相比，关节

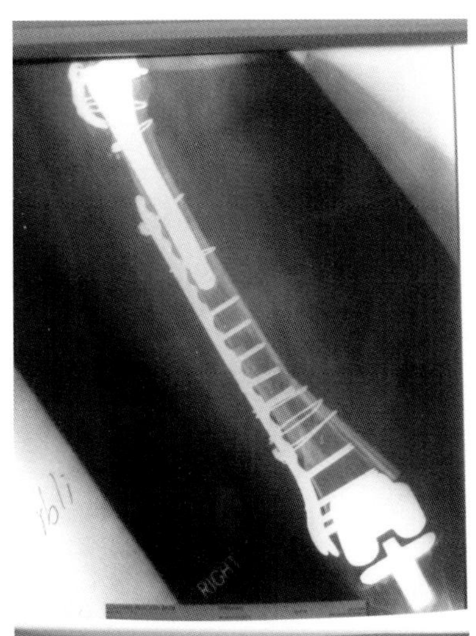

图 33-26 患者患有严重骨质疏松症和类风湿性关节炎，A 假体周围粉碎性股骨骨折 ORIF 术后的正位 X 线片。B 侧位 X 线片。除了使用髁部支撑钢板，还使用内后侧腓骨同种异体移植物来支撑粉碎区域

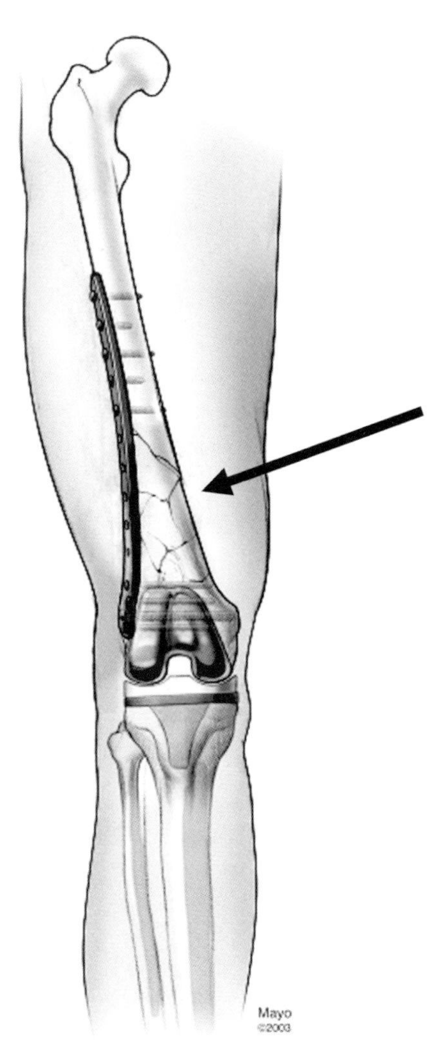

图 33-27 远端和近端锁定后的关节周围钢板，桥接干骺端粉碎性骨折

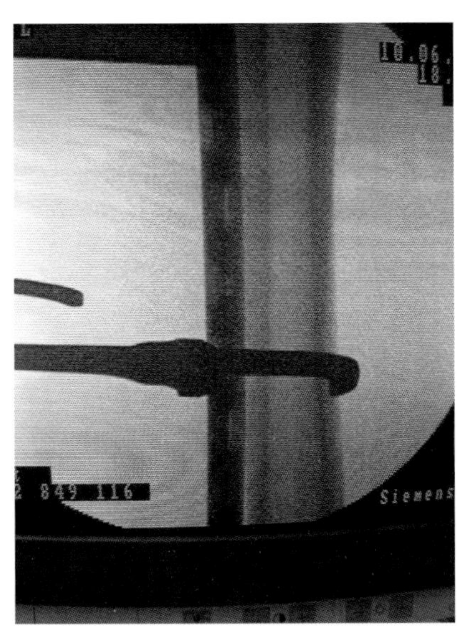

图 33-28 术中透视关节周围锁定板正好位于骨折点上方

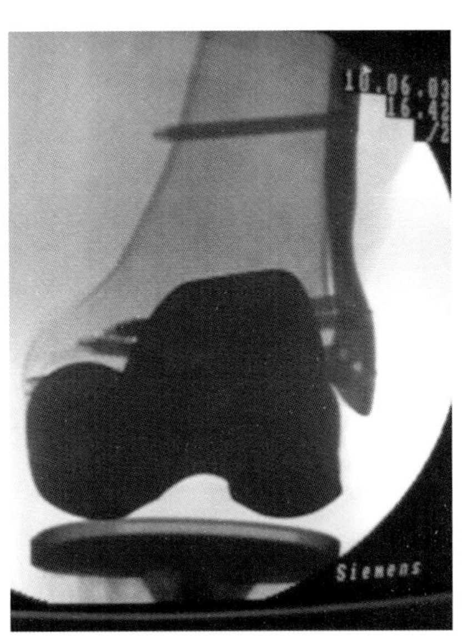

图 33-29 关节周围锁定钢板远端的正位术中透视

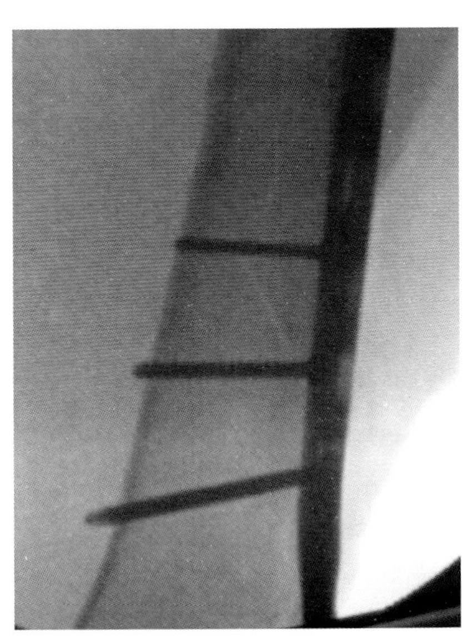

图 33-30 贴附良好的近端联锁螺钉的术中透视

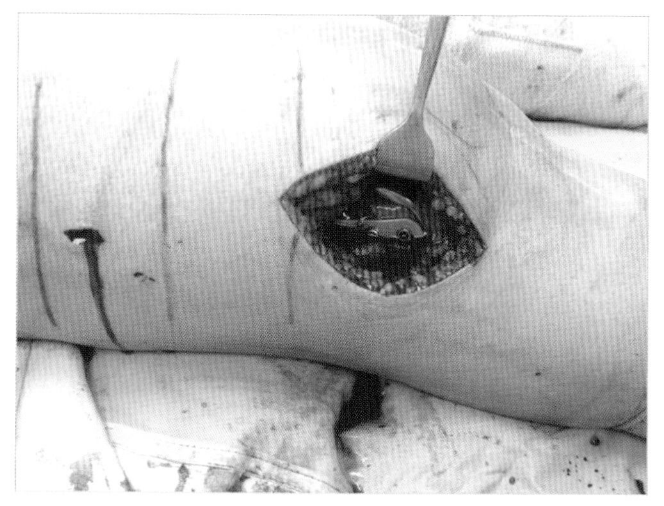

图 33-31　显露股骨髁上假体周围骨折的远端小切口

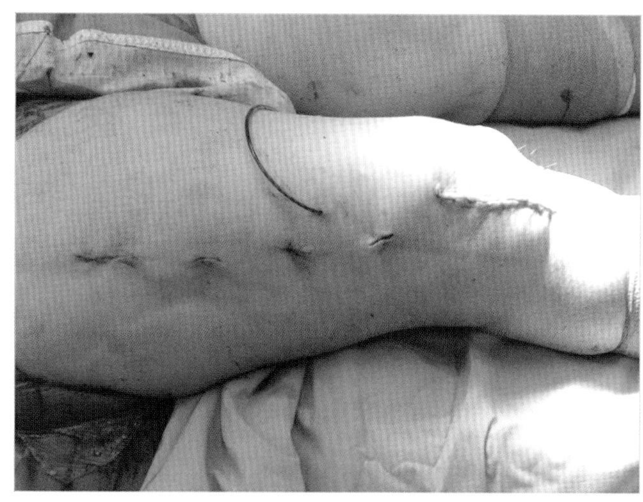

图 33-32　使用关节周围锁定板微创入路固定股骨髁上假体周围骨折的术中照片

置换翻修术和远端股骨置换术的手术时间及术中出血量更少，股骨远端置换术后住院时间更短。

全膝关节置换假体周围胫骨骨折的手术技巧

胫骨骨折可在TKA术中或术后发生（图33-38~图33-49）。术中骨折可以在假体移除、延长杆假体的胫骨准备、压配/插入龙骨状或延长杆假体以及复位试验过程中发生。术后骨折继发于高能量或低能量创伤，可能与假体松动、骨溶解、力线不良或植入物周围应力上升有关。Felix对这些骨折进行了分型（表33-2）。最近对假体周围胫骨骨折的系统评价显示，治疗方式与亚型一致，而不是大的分型。

亚型A　TKA术后发生假体周围胫骨骨折与力线不良或不稳定无关，可采用传统的骨折处理技术进行治疗。假体完整、固定良好且无移位的骨折可以通过支具、石膏和禁止负重进行治疗。假体完整且有移位的骨折可用关节周围锁定板治疗。累及骨干的骨折可以使用加长的远端钢板或改用带延长杆的胫骨假体固定充当髓内钉稳定骨折。可根据需要添加辅助固定，以稳定延长杆周围的骨干。相对于传统的干骺端支撑钢板，关节周围锁定钢板可以用更微创的方式植入。该技术的挑战性在于使用前方和后方螺钉时尽量避开胫骨假体，假体未松动时，保持近端骨水泥壳的完整性。牢固的固定和维持/恢复力线是治疗假体周围胫骨骨折的目标。

亚型B　胫骨假体周围骨折伴有假体松动。移除假体和骨水泥，复位骨折，使用带

表 33-2　全膝关节置换术假体周围胫骨骨折的分型

分型		分类	
Ⅰ	部分胫骨平台骨折	A	假体稳定
Ⅱ	全部胫骨平台骨折	B	假体松动
Ⅲ	远端胫骨干骨折	C	术中发生
Ⅳ	胫骨结节		

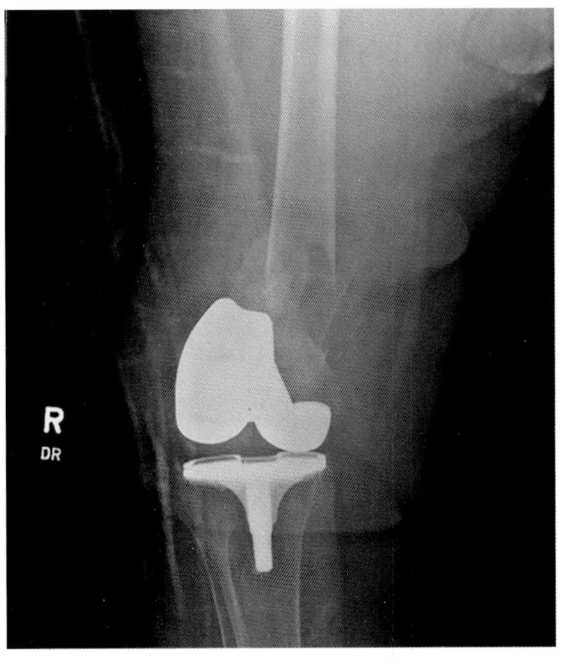

图 33-33 伴假体松动的假体周围股骨髁上粉碎性骨折的正位 X 线片

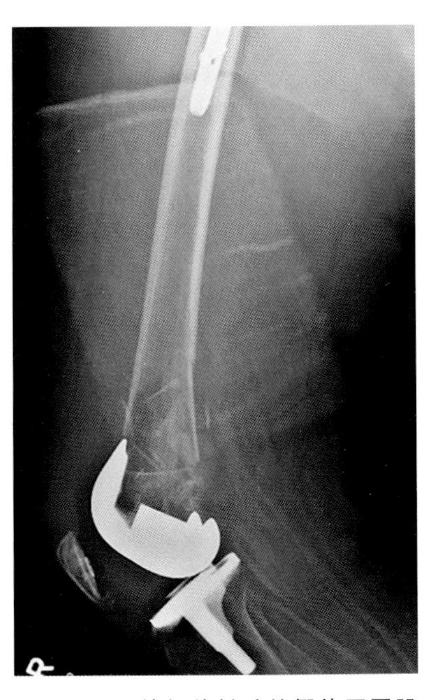

图 33-34 伴假体松动的假体周围股骨髁上粉碎性骨折的侧位 X 线片

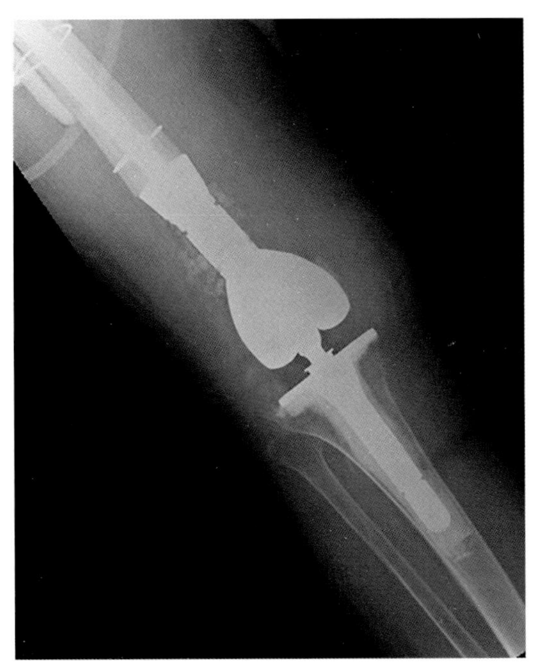

图 33-35 股骨远端置换术的正位 X 线片

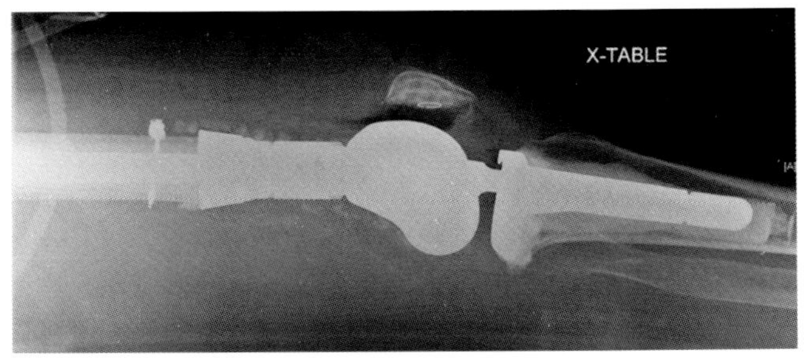

图 33-36 股骨远端置换术的侧位 X 线片

延长杆的胫骨假体。根据需要添加额外的内固定以辅助复位、对线和支撑假体。如果近端骨折片段较小，可以切除并使用传统的块状、套管或锥形的金属垫块。

亚型C　胫骨假体周围骨折在术中发生，要求最少的手术干预，很少需要再次进行手术治疗。大多数可以通过避免负重来治疗。根据骨折的类型，移位的骨折可以使用合适的钢板、螺钉、钢丝、骨移植等处理。这类骨折通常容易愈合。

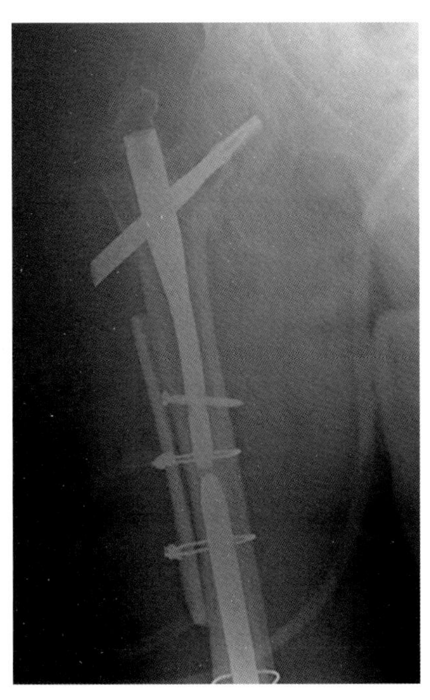

图 33-37　同一远端股骨置换术的近端正位 X 线片。用钢丝固定侧方钢板以防止股骨远端置换杆和原假体柄之间的应力上升

并发症

当涉及关节置换术时，胫骨骨折的软组织处理比较困难。避免胫骨前表面和伸膝装置表面的广泛软组织破坏可以降低术后切口不愈合的风险。髓内杆和关节周围微创锁定板可最大限度地减少软组织破坏和术后感染。保留伸肌功能对TKA的最终功能至关重要。在累及干骺端的骨折中，预防性固定胫骨结节可以防止术后伸肌功能损害。如果对胫骨骨折的固定不充分导致骨折移位与对线不良，则可能发生骨不连和畸形愈合。

全膝关节置换术后远端的胫骨干骨折

虽然属于罕见且未被详细描述的损伤，但因为越来越多的患者接受全膝关节置换术且日常活动增加，固定良好的TKA远端的胫骨干骨折无疑会变得更多。微创锁定加压钢板内固定术可以在不适用髓内钉的情况下提供稳定的固定，并对周围软组织的侵犯最小。虽然在文献中没有明确描述这些设备可以完全避开胫骨假体。但一个连续性研究显示，完全负重平均需12周，骨折完全愈合平均需23周。对于能够接受长期负重限制的患者，这种钢板是作者固定假体周围骨折的首选方法。

全膝关节置换术后假体周围髌骨骨折的手术技巧

在一项对12 464名30岁以上患者进行的大型回顾性研究中，假体周围髌骨骨折的发生率为0.68%。虽然还没有广泛被接受的分型系统，但在任何治疗方案中都有3个因素要评估：伸膝装置的完整性、髌骨假体的固定和剩余的髌骨骨量。这些骨折有广泛的潜在结果。选择适当非手术治疗的患者通常具有良好的功能结果。然而，要求手术治疗的患者具有高的并发症和再次手术的需要，其最终功能可能很差。

人们已经证明一些危险因素会增加假体周围髌骨骨折的风险。可损害髌骨血供的操作可导致缺血性骨坏死，增加骨折的发生风险，特别是膝关节手术超过1次或TKA术中做外侧松解的患者。已有证据表明，增加骨折风险的因素有BMI＞30、男性、术前内翻畸形＞5°、较大的髌骨假体和术后Insall-Salvati比例下降。生物力学研究表明，假体设计和假体位置不佳会导致髌骨的应力增加。胫骨假体向前下移位和股骨假体内旋＞10°时髌骨应力和压力会增加。与截骨术相比，金属支撑的髌骨组件以及通过钻孔进行的嵌入式假体也会导致髌骨张力增加。

非手术措施（如使用支具或石膏）对髌骨部件固定良好和伸膝装置完整的患者效果良好。虽然伸膝装置受损和（或）股骨假体松动通常需要进行手术干预，但这些手术报道的并发症和（或）再手术率为50%~71%。假体松动但伸膝装置完好时，如果假体未移位且患者无症状，则可以试验性进行非手术治疗。否则，可以取出松动的髌骨部件，并用闭合方法处理骨折，可以获得可接受的功能结果。

对于伸膝装置断裂必须进行手术干预，因为它会导致整个TKA手术的失败和严重的功能受限。作者推荐以下治疗方法：在急性骨折中，如果患者有足够的骨量，可以尝试采用空心螺钉和钢丝的改良张力带技术的ORIF手术。如果近端或远端的骨折块不够，可以部分切除髌骨，将剩余的骨头直接缝合到软组织上。在作者的经验中，使用同种异体移植或人工网状伸膝装置将导致高的并发症发生率和差的手术治疗效果。在亚急性骨折中，如果骨量差，或在先前治疗失败的情况下，外科医师剩下的手术选择是异体骨/人工网状物重建的挽救性髌骨切除术。

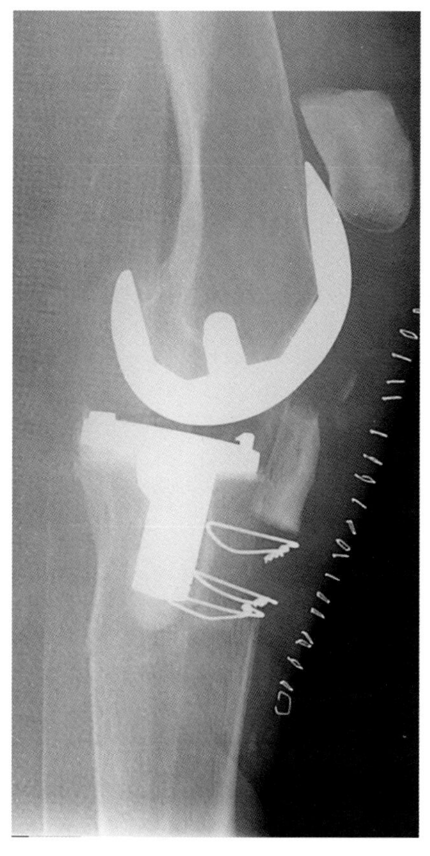

图 33-38　胫骨结节截骨术后发生的干骺端假体周围胫骨骨折的侧位X线片

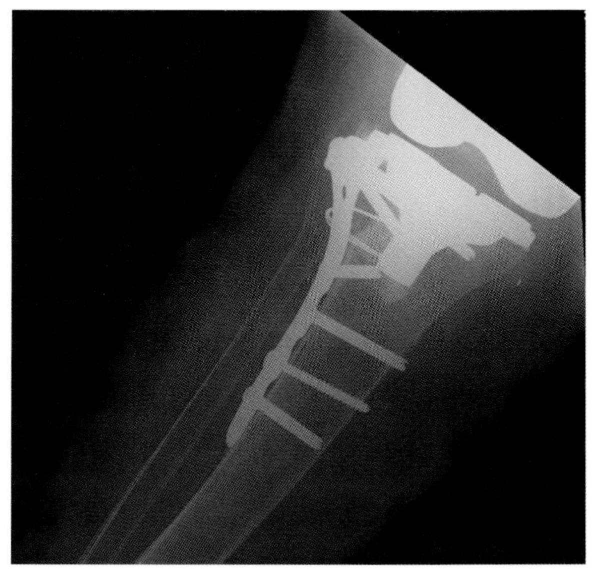

图 33-39　用关节周围锁定钢板固定的干骺端假体周围胫骨骨折愈合后的正位X线片

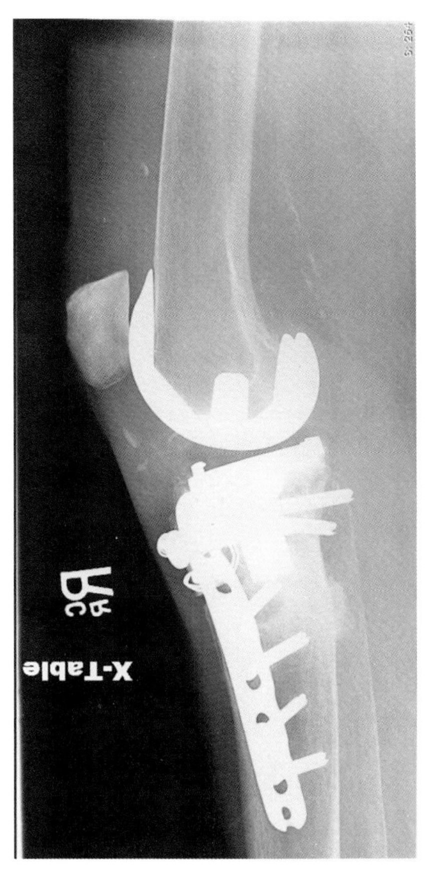

图 33-40　用关节周围锁定钢板固定的干骺端假体周围胫骨骨折愈合后的侧位 X 线片

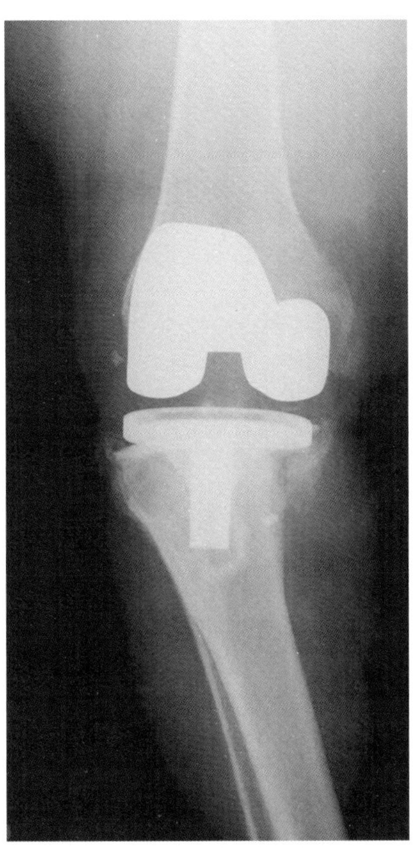

图 33-41　胫骨平台内侧骨折和胫骨假体松动的正位 X 线片

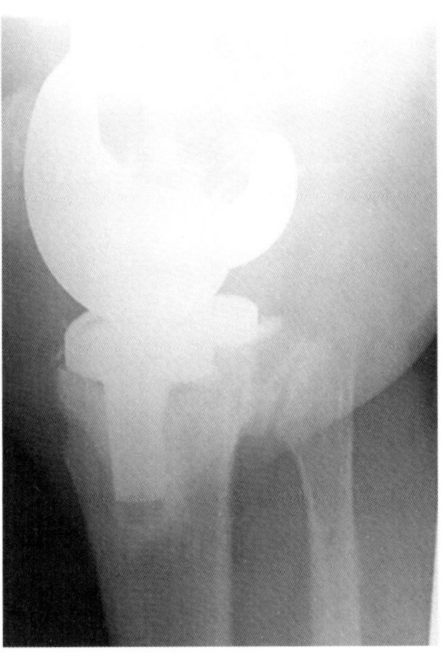

图 33-42　胫骨平台内侧骨折和胫骨假体松动的侧位 X 线片

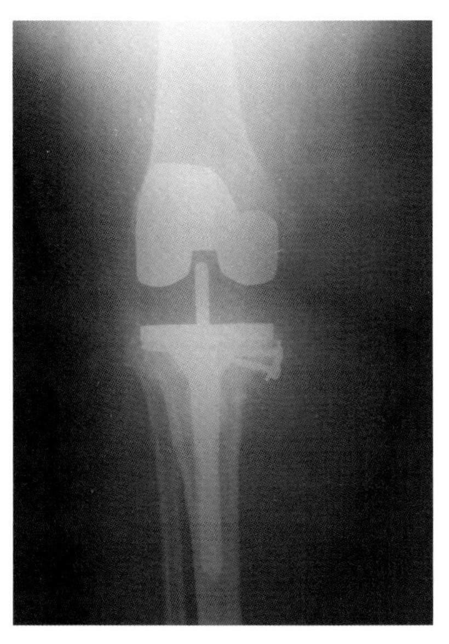

图 33-43　内固定加髓内延长杆胫骨翻修假体治疗胫骨平台骨折的正位 X 线片

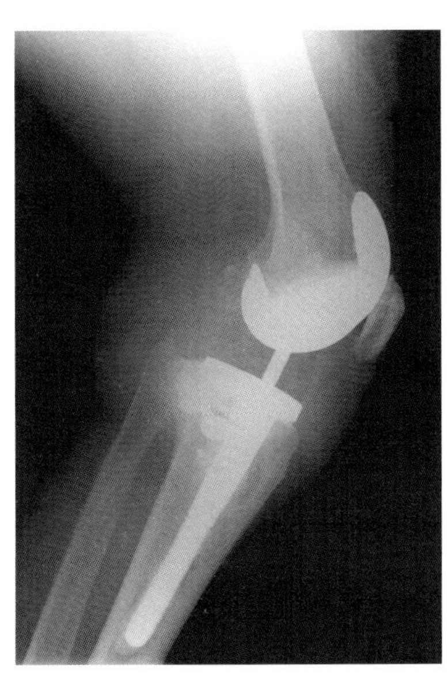

图 33-44　通过切开复位内固定术（ORIF），使用带延长杆胫骨翻修假体治疗胫骨平台骨折的侧位 X 线片

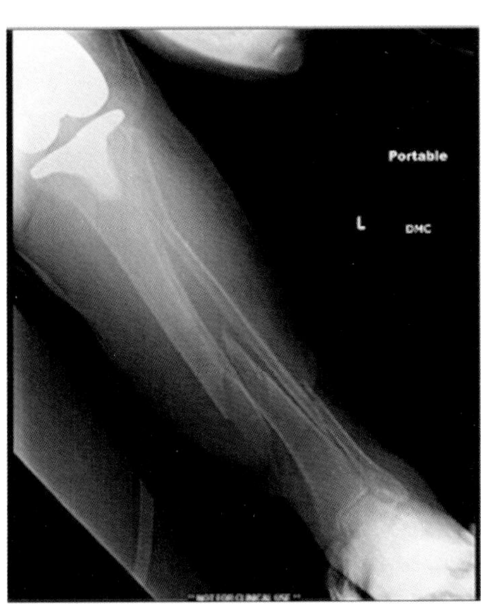

图 33-45　全膝关节置换术（TKA）后远端胫骨干骨折的正位 X 线片

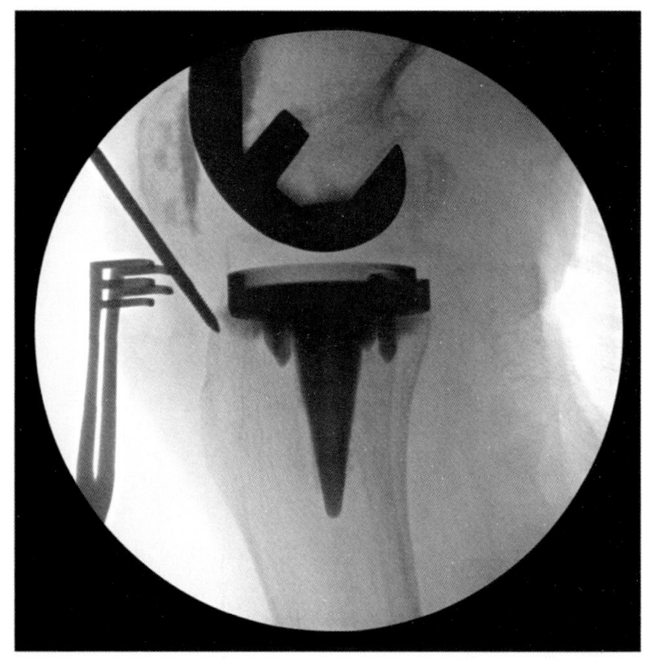

图 33-46　选择更远端的开口点以避开胫骨托的侧位透视

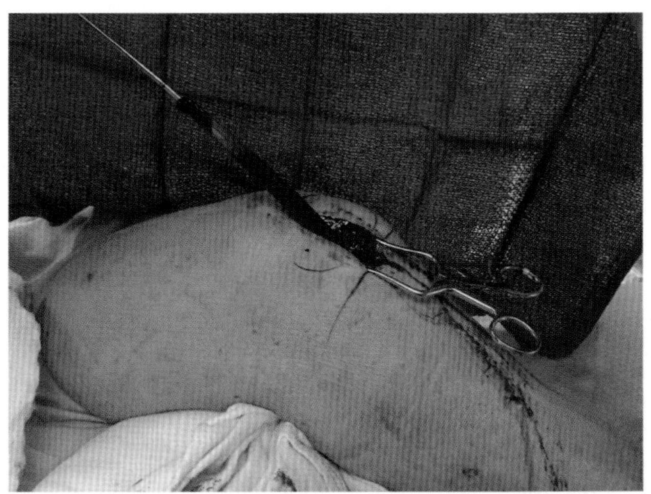

图 33-47　使用 Yankauer 吸头以避免导丝和手铰刀破坏后方皮质

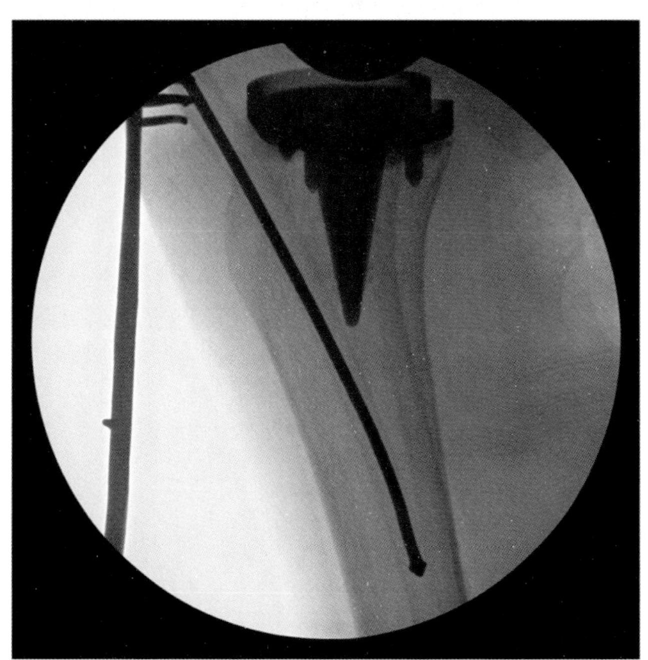

图 33-48　Yankauer 吸头内安全包含导丝的侧位透视

结果

TKA术后假体周围骨折的处理具有一定的挑战性。据研究报道，非手术治疗假体完整且无移位的股骨髁上假体周围骨折的愈合率为65%~100%。手术治疗的成功率变异很大，取决于内固定的稳定性、力线的维持和骨折短缩程度。此外，微创治疗技术，包括关节周围锁定钢板和髁上髓内钉有利于保护骨折周围软组织。术后骨不连或畸形愈合的概率仍有待观察，因为到目前为止发表的研究都没有定论。对于联合骨折

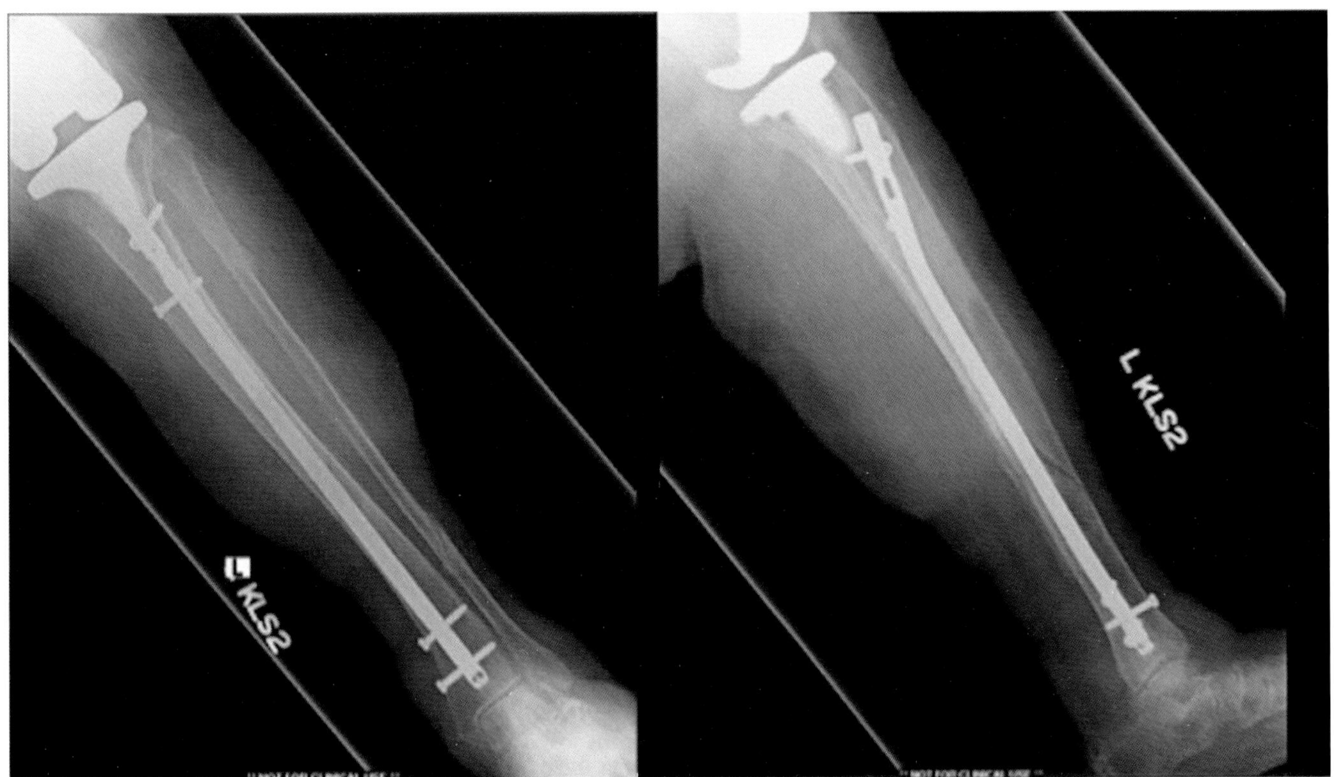

图 33-49　76 岁女性，使用髓内钉治疗 TKA 术后胫骨干远端骨折，术后 12 个月的正侧位 X 线片

固定与TKA翻修还没有文献进行充分讨论，且治疗的成功率也未见报道。在这种情况下，补救措施例如股骨远端置换术和应用同种异体骨-假体复合材料已成为可行的治疗选择。更多长期随访结果的研究是需要的。TKA相关的胫骨和髌骨骨折比较少见，限制了其治疗的选择。

致谢

本章由Richard Iorio、Robert Trousdale和William L. Healy在前一版基础上修订。

参考文献

[1] Kurtz SM, Ong KL, Lau E, Bozic KJ. Impact of the economic downturn on total joint replacement demand in the United States: updated projections to 2021. *J Bone Joint Surg*. 2014;96(8):624-630.

[2] Kurtz S, Ong K, Lau E, Mowat F, Halpern M. Projections of primary and revision hip and knee arthroplasty in the United States from 2005 to 2030. *J Bone Joint Surg*. 2007;89(4):780-785.

[3] Sharkey PF, Lichstein PM, Shen C, Tokarski AT, Parvizi J. Why are total knee arthroplasties failing today—has anything changed after 10 years? *J Arthroplasty*. 2014;29(9):1774-1778.

[4] Su ET, DeWal H, Di Cesare PE. Periprosthetic femoral fractures above total knee replacements. *J Am Acad Orthop Surg*. 2004;12(1):12-20.

[5] Felix NA, Stuart MJ, Hanssen AD. Periprosthetic fractures of the tibia associated with total knee arthroplasty. *Clin Orthop Rel Res*. 1997;(345):113-124.

[6] Seo JG, Moon YW, Park SH, Lee JH, Kang HM, Kim SM. A case-control study of spontaneous patellar fractures following primary total knee replacement. *J Bone Joint Surg Br*. 2012;94(7):908-913.

[7] Singh JA, Jensen M, Lewallen D. Predictors of periprosthetic fracture after total knee replacement: an analysis of 21,723 cases. *Acta Orthop*. 2013;84(2):170-177.

[8] Meek RM, Norwood T, Smith R, Brenkel IJ, Howie CR. The risk of peri-prosthetic fracture after primary and revision total hip and knee replacement. *J Bone Joint Surg Br*. 2011;93(1):96-101.

[9] Lizaur-Utrilla A, Miralles-Muñz FA, Sanz-Reig J. Functional outcome of total knee arthroplasty after periprosthetic distal femoral fracture. *J Arthroplasty*. 2013;28(9):1585-1588.

[10] Streubel PN. Mortality after periprosthetic femur fractures. *J Knee Surg*. 2013;26(1):27-30.

[11] Alden KJ, Duncan WH, Trousdale RT, Pagnano MW, Haidukewych GJ. Intraoperative fracture during primary total knee arthroplasty. *Clin Orthop Rel Res*. 2010;468(1):90-95.

[12] Sassoon AA, Nelms NJ, Trousdale RT. Intraoperative fracture during staged total knee reimplantation in the treatment of periprosthetic infection. *J Arthroplasty.* 2014;29(7):1435-1438.

[13] Sassoon AA, Wyles CC, Norambuena Morales GA, Houdek MT, Trousdale RT. Intraoperative fracture during aseptic revision total knee arthroplasty. *J Arthroplasty.* 2014;29(11):2187-2191.

[14] Minarro JC, Urbano-Luque MT, Quevedo-Reinoso R, López-Pulido MJ, Fernández-González á, Delgado-Martínez AD. Is obesity related with periprosthetic fractures around the knee? *Int Orthop*. 2016;40(8):1583-1586.

[15] Lesh ML, Schneider DJ, Deol G, Davis B, Jacobs CR, Pellegrini VD Jr. The consequences of anterior femoral notching in total knee arthroplasty. A biomechanical study. *J Bone Joint Surg*. 2000;82-A(8):1096-1101.

[16] Ritter MA, Thong AE, Keating EM, et al. The effect of femoral notching during total knee arthroplasty on the prevalence of postoperative femoral fractures and on clinical outcome. *J Bone Joint Surg*. 2005;87(11):2411-2414.

[17] Gujarathi N, Putti AB, Abboud RJ, MacLean JG, Espley AJ, Kellett CF. Risk of periprosthetic fracture after anterior femoral notching. *Acta Orthopaedica*. 2009;80(5):553-556.

[18] Rorabeck CH, Taylor JW. Classification of periprosthetic fractures complicating total knee arthroplasty. *Orthop Clin North Am*. 1999;30(2):209-214.

[19] Yoo JD, Kim NK. Periprosthetic fractures following total knee arthroplasty. *Knee Surg Rel Res.* 2015;27(1):1-9.

[20] Ricci WM, Loftus T, Cox C, Borrelli J. Locked plates combined with minimally invasive insertion technique for the treatment of periprosthetic supracondylar femur fractures above a total knee arthroplasty. *J Orthop Trauma.* 2006;20(3):190-196.

[21] Ristevski B, Nauth A, Williams DS, et al. Systematic review of the treatment of periprosthetic distal femur fractures. *J Orthop Trauma*. 2014;28(5):307-312.

[22] Beris AE, Lykissas MG, Sioros V, Mavrodontidis AN, Korompilias AV. Femoral periprosthetic fracture in osteoporotic bone after a total knee replacement: treatment with Ilizarov external fixation. *J Arthroplasty*. 2010;25(7):1168.e9-1168.12.

[23] Jeavons RP, Dowen D, O'Brien S. The use of a revision femoral stem to manage a distal femoral periprosthetic fracture in a well-fixed total knee arthroplasty. *J Arthroplasty*. 2012;27(1):156-159.

[24] Jassim SS, McNamara I, Hopgood P. Distal femoral replacement in periprosthetic fracture around total knee arthroplasty. *Injury*. 2014;45(3):550-553.

[25] Kolb K, Koller H, Lorenz I, et al. Operative treatment of distal femoral fractures above total knee arthroplasty with the indirect reduction technique: a long-term follow-up study. *Injury*. 2009;40(4):433-439.

[26] Thompson SM, Lindisfarne EA, Bradley N, Solan M. Periprosthetic supracondylar femoral fractures above a total knee replacement: compatibility guide for fixation with a retrograde intramedullary nail. *J Arthroplasty*. 2014;29(8):1639-1641.

[27] Service BC, Kang W, Turnbull N, Langford J, Haidukewych G, Koval KJ. Influence of femoral component design on retrograde femoral nail starting point. *J Orthop Trauma.* 2015;29(10):e380-e384.

[28] Maniar RN, Umlas ME, Rodriguez JA, Ranawat CS. Supracondylar femoral fracture above a PFC posterior cruciate-substituting total knee arthroplasty treated with supracondylar nailing. A unique technical problem. *J Orthop Trauma.* 1996;11(5):637-639.

[29] Lee S-S, Lim SJ, Moon YW, Seo JG. Outcomes of long retrograde intramedullary nailing for periprosthetic supracondylar femoral fractures following total knee arthroplasty. *Arch Orthop Trauma Surg*. 2014;134(1):47-52.

[30] Pekmezci M, McDonald E, Buckley J, Kandemir U. Retrograde intramedullary nails with distal screws locked to the nail have higher fatigue strength than locking plates in the treatment of supracondylar femoral fractures: a cadaver-based laboratory investigation. *Bone Joint J*. 2014;96-B(1):114-121.

[31] Ebraheim NA, Liu J, Hashmi SZ, Sochacki KR, Moral MZ, Hirschfeld AG. High complication rate in locking plate fixation of lower periprosthetic distal femur fractures in patients with total knee arthroplasties. *J Arthroplasty.* 2012;27(5):809-813.

[32] Gavaskar AS, Tummala NC, Subramanian M. The outcome and complications of the locked plating management for the periprosthetic distal femur fractures after a total knee arthroplasty. *Clin Orthop Surg*. 2013;5(2):124-128.

[33] Kolb W, Guhlmann H, Windisch C, Marx F, Koller H, Kolb K. Fixation of periprosthetic femur fractures above total knee arthroplasty with the less invasive stabilization system: a midterm follow-up study. *J Trauma*. 2010;69(3):670-676.

[34] Horneff JG, Scolaro JA, Jafari SM, Mirza A, Parvizi J, Mehta S. Intramedullary nailing versus locked plate for treating supracondylar periprosthetic femur fractures. *Orthopedics*. 2013;36(5):e561-e566.

[35] Large TM, Kellam JF, Bosse MJ, Sims SH, Althausen P, Masonis JL. Locked plating of supracondylar periprosthetic femur fractures. *J Arthroplasty*. 2008;23(6 Suppl 1):115-120.

[36] Meneghini RM, Keyes BJ, Reddy KK, Maar DC. Modern retrograde intramedullary nails versus periarticular locked plates for supracondylar femur fractures after total knee arthroplasty. *J Arthroplasty*. 2014;29(7):1478-1481.

[37] Keeney JA. Periprosthetic total knee arthroplasty fractures: revision arthroplasty technique. *J Knee Surg*. 2013;26(1):19-25.

[38] Rahman WA, Vial TA, Backstein DJ. Distal femoral arthroplasty for management of periprosthetic supracondylar fractures of the femur. *J Arthroplasty*. 2016;31(3):676-679.

[39] Chen AF, Choi LE, Colman MW, et al. Primary versus secondary distal femoral arthroplasty for treatment of total knee arthroplasty periprosthetic femur fractures. *J Arthroplasty.* 2013;28(9):1580–1584.

[40] Saidi K, Ben-Lulu O, Tsuji M, Safir O, Gross AE, Backstein D. Supracondylar periprosthetic fractures of the knee in the elderly patients: a comparison of treatment using allograft-implant composites, standard revision components, distal femoral replacement prosthesis. *J Arthroplasty*. 2014;29(1):110-114.

[41] Ebraheim NA, Ray JR, Wandtke ME, Buchanan GS, Sanford CG, Liu J. Systematic review of periprosthetic tibia fracture after total knee arthroplasties. *World J Orthop*. 2015;6(8):649-654.

[42] Redfern DJ, Syed SU, Davies SJM. Fractures of the distal tibia: minimally invasive plate osteosynthesis. *Injury*. 2004;35(6):615-620.

[43] Hasenboehler E, Rikli D, Babst R. Locking compression plate with minimally invasive plate osteosynthesis in diaphyseal and distal tibial fracture: A retrospective study of 32 patients. *Injury*. 2007;38(3):365-370.

[44] Haller JM, Kubiak EN, Spiguel A, Gardner MJ, Horwitz DS. Intramedullary nailing of tibial shaft fractures distal to total knee arthroplasty. *J Orthop Trauma*. 2014;28(12):e296-e300.

[45] Ortiguera CJ, Berry DJ. Patellar fracture after total knee arthroplasty. *J Bone Joint Surg Am.* 2002;84-A(4):532-540.

[46] Adigweme OO, Sassoon AA, Langford J, Haidukewych GJ. Periprosthetic patellar fractures. *J Knee Surg*. 2013;26(5):313-317.

[47] Meding JB, Fish MD, Berend ME, Ritter MA, Keating EM. Predicting patellar failure after total knee arthroplasty. *Clin*

Orthop Relat Res. 2008;466(11):2769-2774.

[48] Singerman R, Heiple KG, Davy DT, Goldberg VM. Effect of tibial component position on patellar strain following total knee arthroplasty. *J Arthroplasty*. 1995;10(5):651-656.

[49] Singerman R, Pagan HD, Peyser AB, Goldberg VM. Effect of femoral component rotation and patellar design on patellar forces. *Clin Orthop Relat Res*. 1997;(334):345-353.

[50] Healy WL, Wasilewski SA, Takei R, Oberlander M. Patellofemoral complications following total knee arthroplasty. Correlation with implant design and patient risk factors. *J Arthroplasty*. 1995;10(2):197-201.

[51] Wulff W, Incavo SJ. The effect of patella preparation for total knee arthroplasty on patellar strain: a comparison of resurfacing versus inset implants. *J Arthroplasty*. 2000;15(6):778-782.

[52] Goldberg VM, Figgie HE 3rd, Inglis AE, et al. Patellar fracture type and prognosis in condylar total knee arthroplasty. *Clin Orthop Relat Res*. 1988;(236):115-122.

[53] Parvizi J, Kim KI, Oliashirazi A, Ong A, Sharkey PF. Periprosthetic patellar fractures. *Clin Orthop Relat Res*. 2006;446:161-166.

[54] Keating EM, Haas G, Meding JB. Patella fracture after post total knee replacements. *Clin Orthop Relat Res*. 2003;(416):93-97.

[55] Parvizi J, Seel MJ, Hanssen AD, Berry DJ, Morrey BF. Patellar component resection arthroplasty for the severely compromised patella. *Clin Orthop Relat Res*. 2002;(397):356-361.

[56] Maniar RN, Nayak RM, Vatchha S, Singhi T. Periprosthetic patellar fracture fixation using suture anchors. *Orthopedics*. 2013;36(11):e1470-e1473.

[57] Browne JA, Hanssen AD. Reconstruction of patellar tendon disruption after total knee arthroplasty: results of a new technique utilizing synthetic mesh. *J Bone Joint Surg Am*. 2011;93(12):1137-1143.

第34章　伸膝装置同种异体移植

Scott M. Sporer

前言

全膝关节置换术（TKA）后伸膝装置断裂是灾难性的并发症，很难幸免。与原来的膝关节不同，直接修复往往无法重建完整的伸膝装置。这也决定了TKA术后伸膝装置破坏需要开发替代的重建方法，包括用跟腱同种异体移植重建 、使用半腱肌进行自体移植修复以及最近开展的方法即人工网修复。然而，我们认为修复慢性伸膝装置损伤的最有效方法是使用伸膝装置同种异体移植物（EMA）。这项技术最早由Emerson及其同事在1990年报道。尽管这种方法取得了良好的早期疗效，但远期疗效较差。Nazarian和Booth对该技术进行了改良，完全伸直时拉紧移植物获得了更好和更长久的疗效。我们之前报道了Emerson和Booth技术的比较，发现伸膝状态下未将重建物完全拉紧的技术一般均失败了，而在伸直状态下拉紧的技术有较好的效果。EMA重建是目前我们机构修复慢性伸膝装置损伤的首选方法。本章讨论了EMA重建的适应证、技术和结果等。

适应证

EMA重建的主要适应证是伸膝装置的断裂，其导致伸肌迟滞和功能减弱。伸膝装置的断裂要么不适合进行一期修复，要么一期修复失败。伸膝装置的失效可能发生在任何部位，包括髌腱断裂、股四头肌肌腱断裂或不可重建的髌骨骨折。次要适应证包括伸膝装置的严重异位骨化，先前的髌骨切除术伴有症状性伸肌迟滞，严重的髌骨缺损伴伸膝装置纤维化，或完全没有伸膝装置，例如先前膝关节融合术切除或继发于感染的伸膝装置缺失。

禁忌证

活动性感染是EMA重建的绝对禁忌证。许多病例经历了多次膝关节手术，因此感染很常见。此外，感染通常会引起伸膝装置本身的破坏。如果怀疑存在感染，必须在手术前进行彻底检查，包括血液化验、影像学评估和关节穿刺。如果存在感染，必须在重建之前彻底清除感染。必须告知患者术中存在感染会影响EMA重建的效果。

相对禁忌证包括影响术后制动的因素，尤其是在术后前6周，包括依从性差、病态肥胖和下肢肢体软组织损伤。

术前准备

与所有病情复杂的患者一样，第一步是详细的病史询问、体格检查、影像学评估以及任何必要的检查或实验室检查。病史应该包括断裂的原因和时间。如果损伤已久，可能发生严重的股四头肌萎缩，重建的效果会打折扣。这就类似于慢性肩袖撕裂，虽然可以重建滑车，但没有功能上的伸腿动力。在确定治疗计划时需要考虑这一点。

患者存在的症状必须描述清楚。任何活动均有疼痛和不稳定的患者与具有轻微的迟滞和疲劳的患者相比症状是明显不同的，但仍然能够应付日常活动。要达到预期目标，EMA 重建需要投入大量的时间和资源，所以要警惕干预会导致病情恶化。

还应注意先前是否尝试过修复或重建。尽量获取既往重建手术史的操作记录。在评估既往手术时，需要注意切口愈合问题或延长引流时间，以更好地评估伴随感染的可能性。显然，对伴有感染的既往膝关节手术的病史需要详细询问，如果感染尚未根除，需要在 EMA 重建前进行可能的干预。最后，必须对任何可能影响切口愈合的并发症或曾用药物进行讨论，并在术前优化改善（血糖水平、营养状况、吸烟状况等）。

体格检查项目包括体表软组织的条件和质量、陈旧性切口的位置以及皮肤的完整性。记录主动伸膝和被动伸膝（伸肌迟滞）之间的差异，并与无法被动伸膝即屈曲挛缩相鉴别。应检查运动范围内伸膝装置的轨迹，因为通常存在伸膝装置轨迹异常。髌骨轨迹不良通常是假体旋转不良的结果，并且可能是伸膝装置失效的原因，需要同时修复胫骨和（或）股骨假体。

拍摄下肢全长 X 线片来确定力线和固定。评估髌骨的位置（高位、低位、倾斜），异位骨化和胫骨近端骨块（必须能够容纳同种异体移植物的骨块）。应使用计算机断层扫描（CT）来评估任何的假体旋转。如果有可疑松动，可以使用骨扫描，但不常用。

除常规术前实验室检查外，基本的实验室检查包括红细胞沉降率和 C- 反应蛋白，以评估感染情况。2 项中有 1 项升高都提示需要进行膝关节穿刺抽液检查细胞计数并做培养。

如果伸膝装置无效或力量不足，应评估手术适应证和禁忌证。对于感染或不依从的患者，可能首选关节融合术。对于那些符合 EMA 重建指征的人来说，深度和坦诚的术前谈话也决定了手术和术后康复。最重要的是，要制订详细的手术计划，以解决 EMA 重建时的任何旋转不良、力线不良和假体松动。

技术

伸膝装置同种异体移植

通常正确形式的 EMA 很难获取。同种异体移植物必须是新鲜冷冻的非受辐射的标本，包括 3~5cm 的股四头肌肌腱、髌骨、髌腱和胫骨（图 34-1）。Emerson 等发现，冷冻干燥的同种异体移植物强度较弱，容易出现术后并发症和重建失败。此外，一些组织库将胫骨结节作为移植物，胫骨结节太小不能牢固地固定到受体胫骨上。作者发现预防上述问题的最佳方法是准备全膝关节同种异体移植物，这样可以进行适当的术中重建。如上所述，我们在术前准备了一个新鲜冷冻、未经辐射的全膝关节同种异体移植物，其中包括大部分胫骨近端、髌腱、髌骨和至少 5cm 的股四头肌肌腱。使用同侧或者对侧移植物也很重要，因为对侧的移植物会导致髌骨轨迹不良。在进入手术室和麻醉诱导之前，外科医师应检查移植物的准确性。具体来说，确认胫骨结节骨块至少长 5cm、附着于髌腱上以及近端包含至少 5cm 长的同种异体股四头肌肌腱。

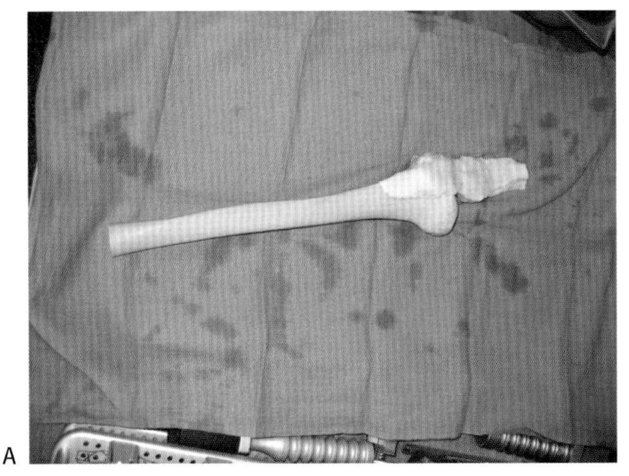
A

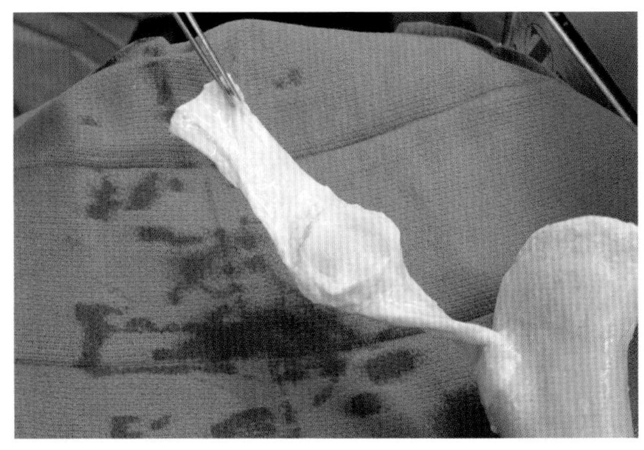
B

图 34-1　全膝关节新鲜冷冻同种异体移植物。注意包括 4~6cm 的股四头肌肌腱和整个胫骨

显露

同膝关节翻修术一样，患者取仰卧位，在大腿根部放置非无菌气动止血带。根据外科医师的习惯消毒和铺巾、驱血，屈膝时给止血带充气（有助于延长股四头肌的显露范围，以便术中张紧 / 修复）。情况允许的话，应使用原切口入路。在存在多个切口的情况下，应该使用最接近中线的侧切口。有助于保留皮肤的血供。逐层切开皮肤与皮下组织，显露膝关节间室和伸膝装置。

显露出深筋膜后，使用 18 号针头和 10mL 注射器抽吸关节腔。取积液进行细菌计数和培养。同样，在严格无菌条件下进行重建是至关重要的。

沿中线切开间室和剩余的伸膝装置。注意创建大块的内侧和外侧皮瓣，以便覆盖同种异体移植物（图 34-2）。尤其在远端十分必要，因为髌腱在胫骨结节上被劈裂并且在骨膜下与皮瓣相续。进入关节后，切取软组织进行术中冷冻检查以验证细菌培养结果。在股四头肌肌腱上切开一个囊状切口并通过髌骨向下延伸。如果髌骨过大，则用摆锯纵向修整髌骨，以便容易去除残余物。如前所述，继续向下延伸切口，显露胫骨结节上方的髌腱，并在骨膜下向下延伸。注意创建大块的内侧和外侧皮瓣。

全膝关节置换假体翻修

显露完成后，下一步是评估股骨和胫骨假体的旋转，以确定是否需要进行修正。通常，位置不良的假体会导致伸膝装置失效。如果不解决位置不良，EMA 早期失效的

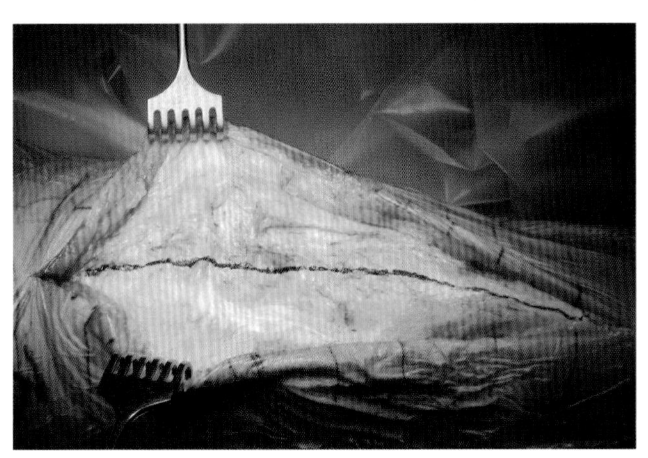

图 34-2　中线显露，大块内侧和外侧皮瓣，直接通过残余髌骨和胫骨结节（图片由 Craig Della Valle 博士提供）

可能性较大。最大限度保持平衡屈伸间隙，如果间隙不平衡，则进行假体翻修以实现胫骨、股骨稳定性。在 EMA 重建之前完成假体翻修，包括最后插入聚乙烯衬垫。有一点需要注意：如果植入带延长杆的胫骨部件，则胫骨骨块的固定线（随后描述）从延长杆后部通过。假体位置良好时，在 EMA 重建之前应更换胫骨衬垫。任何类型的假体，包括十字形假体固定到旋转铰链假体固定，都可以使用 EMA 重建。换句话说，由于使用 EMA，不需要替换假体来增加约束力。

准备同种异体伸膝装置

第一步是准备新鲜冷冻的全膝关节同种异体移植物。准备的唯一关键步骤是创建胫骨骨块。大致来说，同种异体移植物应该宽 1.5~2cm，长 6~8cm，厚 2cm。首先制作胫骨骨块，以将其定位到受体胫骨上，从而产生紧密的压配固定。重要的是要注意同种异体移植的髌腱长度不能改变，因此，胫骨槽的位置将决定髌骨的高度。

使用微矢状锯在髌腱的两侧纵向做全膝同种异体移植物的第一切口。该切口从移植物的远端向下延长至少 5cm。有必要切取多余的胫骨同种异体移植物，以便于切割时进行抓握。第 2 个切口为髌腱旁 1cm 处的横向切口。然后，在该水平处向远侧横切，以切取 6~8cm 长的骨块。同种异体移植块的深度为 1.5~2cm。

骨块向近端移位是众所周知的并发症。为了防止出现这种情况，在胫骨同种异体移植块的近侧面上制作燕尾榫，有助于优化胫骨块与受体胫骨的压配。燕尾榫在骨块侧面制作，从肌腱插入开始，45° 指向近侧和后侧（图 34–3）。

骨块制作完成后，准备同种异体移植物的股四头肌肌腱部分。使用两根 5 号不可吸收缝线穿入肌腱并从远端穿出。一旦将移植物固定到胫骨后，将这些缝线末端拉紧可以最大限度地张紧肌腱。

受体近端胫骨槽准备

在同种异体移植物制备后，胫骨受体移植部位也将确定。将同种异体移植块放置在受体胫骨上并标记。相对原始胫骨结节位置，略微向内侧移位有助于优化移植物的髌骨轨迹。胫骨受体部位的近端 – 远端位置对最终的髌骨位置是至关重要的。在腿伸直的情况下，移植物的位置应使髌骨的上部与滑车的最上部分连接（图 34–4）。在受体

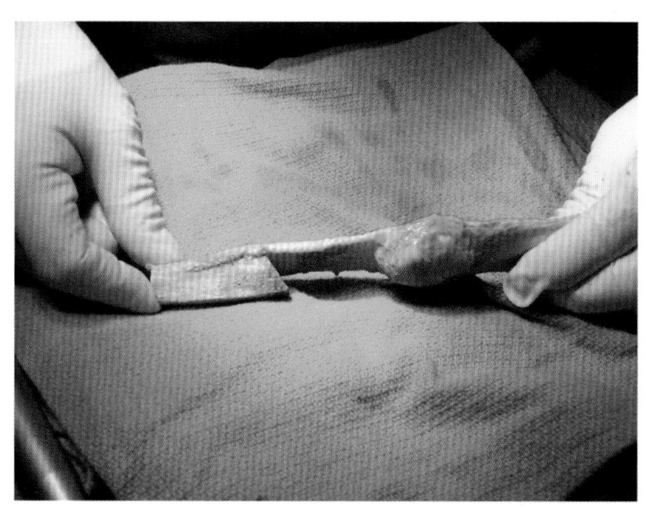

图 34–3　同种异体移植胫骨骨块的制备。从肌腱附着的近端和后侧，用微矢状锯切割前倾斜 45° 角的斜面

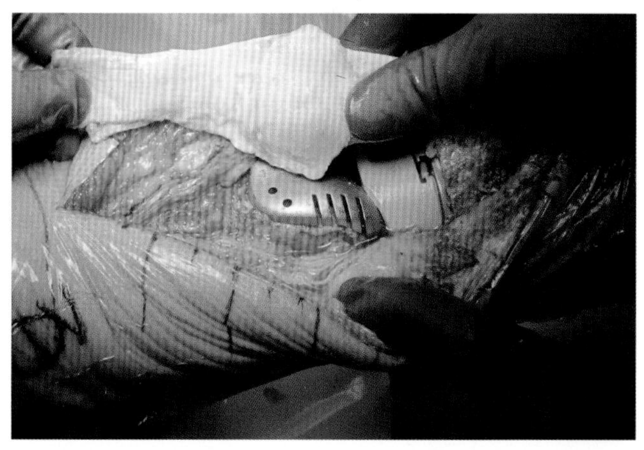

图 34–4　利用同种异体移植髌骨的上极确定受体胫骨骨槽的位置（图片由 Craig Della Valle 博士提供）

胫骨结节上标记同种异体肌腱在胫骨上的附着点。

确定骨槽的轮廓后，使用微矢状锯切割受体胫骨中的矩形骨床（图 34–5）。切口应在标记内部进行，以形成略小于同种异体骨块的植骨床，以增加压配固定。切口完成后，使用小骨凿去除受体胫骨块。最终制作一个与同种异体移植物契合的燕尾榫。

将 2~3 条 18 号钢丝由内到外从槽中穿出，以固定胫骨移植物。如果要进行胫骨假体翻修，在最终移植前，钢丝应放置在胫骨柄后面。否则应该放置在原胫骨假体的前面。

准备好骨槽后，将同种异体移植物上的胫骨块紧密压配（图 34–6）。近端同种异体移植的燕尾榫应放在斜面下方，然后压入槽中。可以使用骨夯和骨槌轻轻地向上和向下轻拍同种异体移植物。远端部分最后压配到位，小心不要破坏骨块。如果骨块太长，则用咬骨钳或骨锉修剪远端。

同种异体移植物完全固定在受体胫骨后，将 2~3 根 18 号钢丝拧紧（图 34–7）。同样注意不要过度紧固以防骨块破裂。将导线的末端置于前外侧，并塞在前间室的肌肉组织下。使用松质骨螺钉和垫圈在同种异体移植物上钻孔，然后穿过受体胫骨，可以实现额外的固定。如果担心受体骨质量不好，通常会增加此固定，特别是近端骨桥。此外，胫骨假体需要翻修并且钢丝在假体柄后部通过时，可无此步骤。在实现远端固定后，移植物向近端固定。

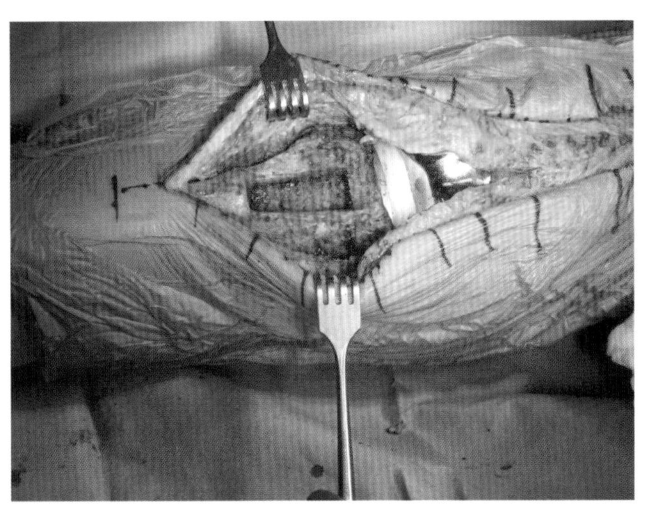

图 34–5　胫骨骨槽准备

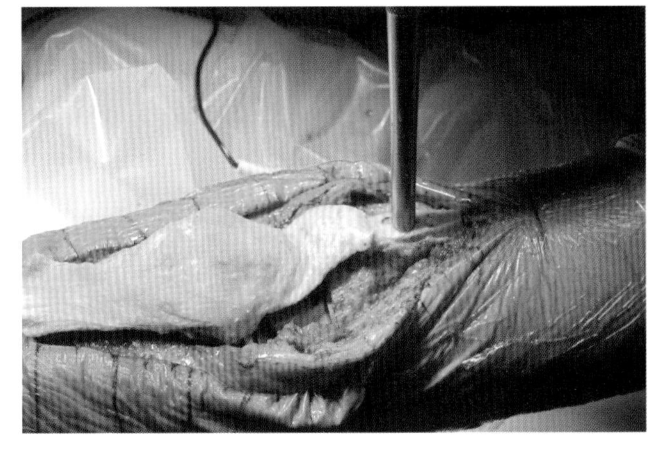

图 34–6　同种异体移植骨块压配适合受体胫骨（图片由 Craig Della Valle 博士提供）

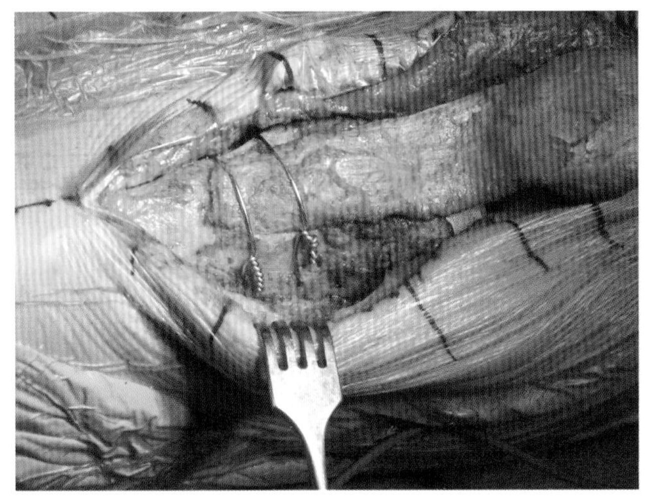

图 34–7　用 2 根 18 号钢丝固定胫骨块。钢丝穿过受体胫骨，骨块到位。收紧并剪去多余钢丝，以便最终固定

近端移植物固定和张紧

在内侧和外侧股四头肌皮瓣中穿线。膝关节完全伸直，将同种异体股四头肌中的锁定缝线向近侧拉动（图 34–8）。然后向远端拉动受体股四头肌。在受体股四头肌近端做一个小“T”形开口，同种异体肌腱通过开口并向上拉（图 34–9）。在保持最大张力的情况下，将锁定缝线缝到受体股四头肌上。达到最大张力后，将受体股四头肌在同种异体移植物的顶部向下拉并将其缝合（图 34–10）。2 号不可吸收缝线的缝合位置离同种异体移植物远端比受体股四头肌腱远端要远，继续向远端延伸到胫骨结节上。在结节水平，软组织通常最脆弱。所有的操作都是为了将同种异体移植物固定在此区域（图 34–11）。

关闭切口

切口闭合期间保持膝关节完全伸直。用可吸收缝线分别闭合皮下脂肪和真皮。皮肤不应该处于松弛状态。如果担心张力过大或无法闭合，可以制作腓肠肌皮瓣。用皮肤钉合器或不可吸收缝线封闭皮肤。

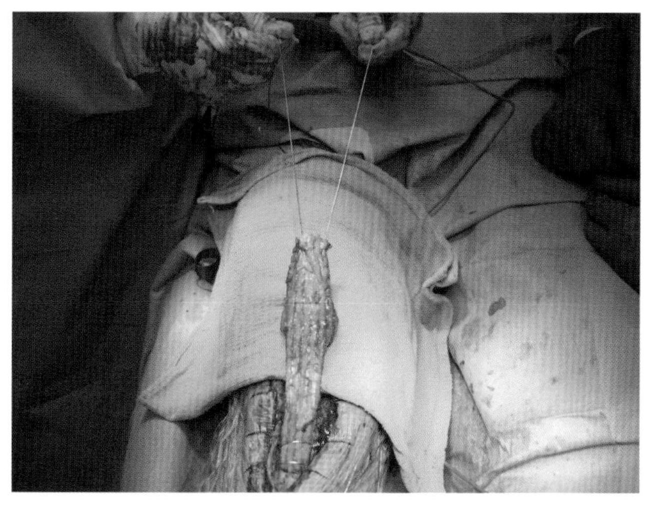

图 34–8 胫骨固定后移植物的张紧。向近侧拉动同种异体股四头肌肌腱中的锁定缝线。注意：受体股四头肌同时向远侧牵拉，以便在膝关节伸展时产生最大的张力

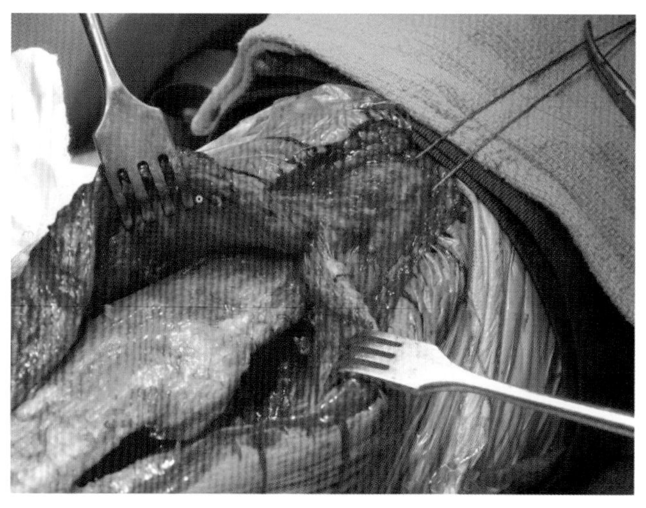

图 34–9 同种异体股四头肌肌腱被拉起并通过受体组织在最大张力下固定

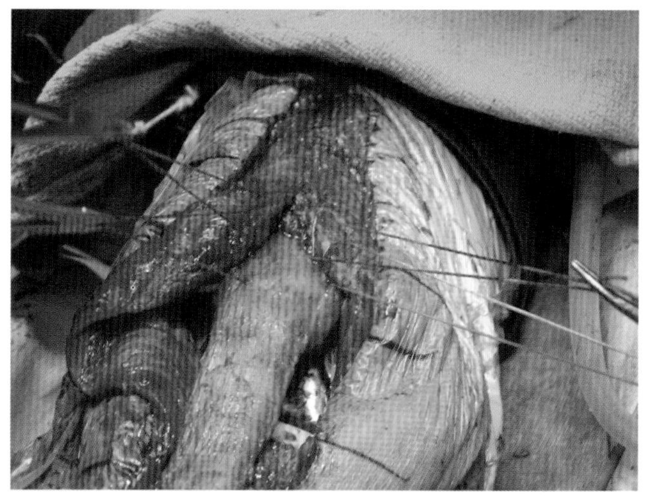

图 34–10 在初步固定同种异体股四头肌后，将受体股四头肌在同种异体移植物上向远侧拉，增加重建体的总体张力

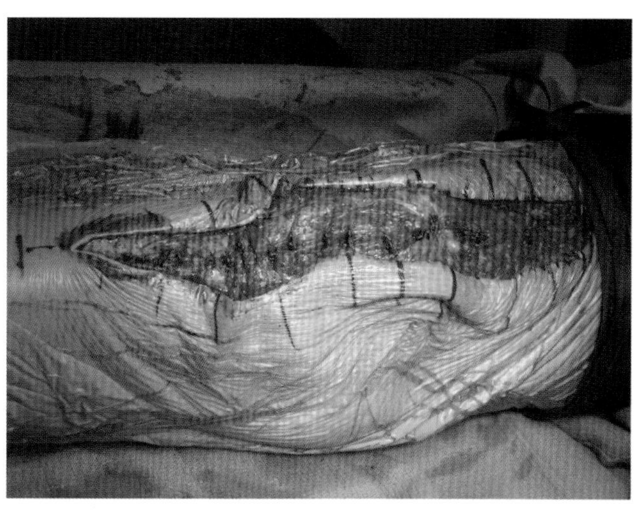

图 34–11 用受体组织完全覆盖同种异体移植物

要点和陷阱

（1）鉴于该手术有一定的风险，需要明确和确定患者的期望。必须告知患者术中存在感染会影响 EMA 重建。

（2）在手术前几周通知样本库，以确保可获得大小和形状合适的同种异体移植物。使用新鲜冷冻的未辐射的同种异体移植物，保证有最小 5cm 的股四头肌肌腱、髌骨、髌肌和整个胫骨。

（3）必须进行 TKA 假体的术前评估，包括用 CT 检查评估是否有旋转。这可在术中进一步证实，在 EMA 重建时必须解决任何的不良旋转、排列不良或不稳定。

（4）术前评估和将受体可控性因素最优化至关重要。研究已表明营养状况影响切口愈合 / 感染。

（5）切口愈合是最大的问题。应创建全厚度皮瓣并使用最中线切口。此外，如果切口闭合时张力过大，则使用腓肠肌皮瓣覆盖。

（6）骨块和受体槽应进行紧密的压配固定。制作燕尾榫以形成更紧密的贴合，并且防止骨块向近端移动。如果担心钢丝固定不够牢固，可以追加螺钉固定。在某些情况下钢丝应穿过胫骨翻修延长杆后部。

（7）在最终放置聚乙烯衬垫后，在膝关节伸直时对移植物施加最大张力。同种异体肌腱从深处向上穿过受体四肢肌腱并固定，同时保持张力，但也不能过大。否则移植物会松动并最终导致重建失败。移植物固定后不能再屈膝。

（8）应尽可能用受体组织覆盖整个同种异体移植物。应尽量沿着同种异体移植物前进方向进行内侧和外侧支持带皮瓣的闭合，有助于拉紧移植物并防止重建失败。

（9）同种异体移植髌骨中不需要进行表面打磨。

术后管理

我们常用伸直位锁定铰接式膝关节支具进行术后固定。其允许进行早期活动和观察切口。对于依从性较差的患者，可以在手术室进行管形石膏固定，但必须在 2 周内拆除以观察切口。无论选择何种固定方式，伸膝位均需要固定 8 周。

术后康复治疗是该手术的关键，我们严格遵守这一协议。重要的是与所有康复治疗师要保持直接沟通，这是患者康复的一部分。首先将患腿固定在完全伸展状态并允许部分承重。8 周内进行轻柔的股四头肌等长收缩。然后将支具解锁 0° ~30° 。允许患者通过铰接式护膝主动屈曲至 30° 并从 30° 主动伸直至 0° 。在行走时，支具锁定在完全伸直状态。到 12 周时，每 2 周增加 15° 的屈曲活动度。在康复治疗师的帮助下，四肢肌肉力量恢复后，可以脱离支具。

并发症

EMA 重建是一种需求苛刻的手术，受体的状况通常不太理想。这些因素导致并发症的发生率显著提高。感染是一种毁灭性的并发症，根据我们的经验，大约有 10% 的患者发生感染。同样，必须在重建之前确认无菌环境。通常在术后继续使用抗生素，直到最终培养结果为阴性。此外，只能从信誉度最高的组织库中获取同种异体移植物。

切口愈合也可能是一个问题，因为受体通常有软组织受损的情况。应用腓肠肌皮瓣的门槛应该很低。我们更喜欢使用铰链式护膝，以便进行频繁监控。更重要的是下肢可以被锁定在伸直位 8 周，以促进愈合。选择正确的切口，保持厚皮瓣（皮下和纵向），增强营养和血糖控制有助于减少这类并发症的发生。

据研究报道，胫骨骨块固定失败的比例高达 10%。术后每次随访时均应拍摄 X 线片以观察胫骨块的位置，如果骨块向近端移位，则需要进行手术修正。根据我们的经验，在进行假体翻修时将钢丝固定在胫骨柄上可以避免这种并发症的发生。如果术中对固定强度有疑虑，应使用螺钉和垫圈进行补充固定。

EMA 重建后也可发生假体周围骨折。这些可能是继发于伸膝装置不完整或通过胫骨槽的应力上升导致的。需要患者和他们的康复治疗师，在股四头肌肌力强度足够之前，将支具锁定在伸直位置。

结果

TKA 术后的伸膝装置失效不利于患者的肢体功能。修复这种损伤有不同的方式，包括直接修复、自体移植软组织重建 、跟腱同种异体移植 、人工网修复和 EMA 重建。

研究报道中所有这些治疗策略的结果都被不同程度优化，而且只有少部分研究有短期到中期研究数据。然而，作为假肢或膝关节融合术的替代方案，作者认为，尽管存在一些较差的结果，仍应尝试修复 / 重建。我们的经验中最可靠的重建方法是 EMA 重建。

Emerson 的早期研究显示，在完全伸膝位移植物若未最大收紧会导致伸肌迟滞明显增加，Leopold 等还发现，使用这种技术的效果较差。他们报道了术后 30 个月的 100% 失败率，平均欠伸 59°。技术改良后，Booth 报道所有结果均有所改善。平均术后迟滞仅为 13°，但再破裂率为 20%。一项研究对 19 例使用跟腱或完整 EMA 重建伸膝装置的膝关节随访了 56 个月，其增加了膝关节评分，改善了功能，具有 68% 的满意率。在笔者所在的机构，我们发现改良的技术是成功的，在至少 2 年的随访时间内，平均滞后 4.3°。尽管取得了这些结果，但患者和医师的期望不能太高，因为其并发症的发生率很高，并且缺乏长期的随访数据。

参考文献

[1] Rand JA, Morrey BF, Bryan RS. Patellar tendon rupture after total knee arthroplasty. *Clin Orthop*. 1989;244:233.

[2] Lynch AF, Rorabeck CH, Bourne RB. Extensor mechanism complications following total knee arthroplasty. *J Arthroplasty*. 1987;2:135.

[3] Dobbs RE, Hanssen AD, Lewallen DG, Pagnano MW. Quadriceps tendon rupture after total knee arthroplasty: prevalence, complications, and outcomes. *J Bone Joint Surg Am*. 2005;87:37-45.

[4] MacCollum MS III, Karpman RR. Complications of the PCA anatomic patella. *Orthopedics*. 1989;12:1423-1428.

[5] Crossett LS, Sinha RK, Sechriest VF, Rubash HE. Reconstruction of a ruptured patellar tendon with Achilles tendon allograft following total knee arthroplasty. *J Bone Joint Surg Am*. 2002;84:1354-1361.

[6] Barrack RL, Stanley T, Butler RA. Treating extensor mechanism disruption after total knee arthroplasty. *Clin Orthop Relat Res*. 2003;416:98-104.

[7] Burnett RS, Butler RA, Barrack RL. Extensor mechanism allograft reconstruction inTKAat a mean of 56 months. *Clin Orthop Relat Res*. 2006;452:159-165.

[8] Cadambi A, Engh GA. Use of a semitendinosus tendon autogenous graft for rupture of the patellar ligament after total knee arthroplasty. A report of seven cases. *J Bone Joint Surg Am*. 1992;74:974-979.

[9] Browne JA, Hanssen AD. Reconstruction of patellar tendon disruption after total knee arthroplasty. Results of a new technique. *J Bone Joint Surg Am*. 2011;93:1137-1143.

[10] Emerson RH Jr, Head WC, Malinin TI. Reconstruction of patellar tendon rupture after total knee arthroplasty with an extensor mechanism allograft. *Clin Orthop*. 1990;260:154.

[11] Emerson RH Jr, Head WC, Malinin TI. Extensor mechanism reconstruction with an allograft after total knee arthroplasty. *Clin Orthop*. 1994;303:79.

[12] Nazarian DG, Booth RE Jr. Extensor mechanism allografts in total knee arthroplasty. *Clin Orthop*. 1999;367:123.

[13] Burnett RS, Berger RA, Paprosky WG, Della Valle CJ, Jacobs JJ, Rosenberg AG. Extensor mechanism allograft reconstruction after total knee arthroplasty. A comparison of two techniques. *J Bone Joint Surg Am*. 2004;86-A(12):2694-2699.

[14] Berger RA, Crossett LS, Jacobs JJ, Rubash HE. Malrotation causing patellofemoral complications after total knee arthroplasty. *Clin Orthop Relat Res*. 1998;(356):144-153.

[15] Murray TG, Wetters NG, Kancherla V, et al. Extensor Mechanism Allograft Reconstruction for Extensor Mechanism Disruption Following Total Knee Arthroplasty: paper accepted to: Annual Meeting of American Association of Hip and Knee Surgeons; November 2011; Dallas, Texas.

[16] Greene KA, Wilde AH, Stulberg BN. Preoperative nutritional status of total joint patients: Relationship to postoperative wound complications *J Arthroplasty*. 1991;6:321.

[17] Schoderbek RJ Jr, Brown TE, Mulhall KJ, et al. Extensor mechanism disruption after total knee arthroplasty. *Clin Orthop Relat Res*. 2006;446:176-185.

[18] Abril JC, Alvarez L, Vallejo JC. Patellar tendon avulsion after total knee arthroplasty. A new technique. *J Arthroplasty*. 1995;10:275-279.

[19] Gustillo RB, Thompson R. Quadriceps and patellar tendon ruptures following total knee arthroplasty. In Rand JA, Dorr LD, eds. *Total Arthroplasty of the Knee: Proceedings of the Knee Society 1985-1986.* Rockville, MD: Aspen; 1987:41-70.

[20] Leopold SS, Greidanus N, Paprosky WG, Berger RA, Rosenberg AG. High rate of failure of allograft reconstruction of the extensor mechanism after total knee arthroplasty. *J Bone Joint Surg Am*. 1999;81:1574-1579.

第35章　人工网重建伸膝装置

Matthew P. Abdel, James A. Browne, Arlen D. Hanssen

适应证

全膝关节置换术（TKA）后伸膝装置断裂是最具挑战性的并发症之一，发病率为1%~12%。其病因是多因素的，与术前危险因素、术中手术技术、术后创伤以及术后管理不当有关。TKA术后的伸膝装置断裂可分为股四头肌肌腱断裂或髌腱断裂（或撕脱）。根据Mayo诊所的报道，部分或完全股四头肌肌腱断裂的发生率低于1%。在该报道中，部分股四头肌撕裂的发生率是完全撕裂的2倍。患者的危险因素包括类风湿性关节炎、糖尿病、慢性肾病和多次既往手术史。TKA术后髌腱断裂的发生率为0.17%~1.4%。术中髌骨撕脱风险较高的患者包括有动脉硬化、既往行髌骨复位手术和高位胫骨截骨术的患者。

在没有进行TKA的患者中，通过初次手术修复治疗伸膝装置破坏通常能获得成功。相比之下，TKA患者的初次修复通常与不良预后相关。Dobbs等报道膝关节置换术患者的初次非加强修复后再断裂率为40%，总并发症的发生率为55%。特殊并发症包括慢性复发、膝关节不稳、再断裂和假体周围感染（PJI）。因此，TKA后伸膝装置重建的经典治疗选择包括应用自体移植物、同种异体移植物或人工网重建。

人工网已经在手术中使用了一个多世纪，最常见的用途是疝修补手术。与其他修复技术相比，人工网的优点包括容易获得、不会导致疾病传播、低成本和可靠性好。我们当前倾向于使用人工网重建来解决亚急性和慢性伸膝装置不全，包括与TKA相关的髌腱和股四头肌肌腱断裂。我们利用的特殊的人工网是Marlex网（CR Bard；Murray Hill，NJ），这是一种人工针织单丝聚丙烯高强度网（图35–1）。

禁忌证

使用人工网的绝对禁忌证与翻修TKA的标准禁忌证相同，包括活动性深部PJI。使用人工网的相对禁忌证包括将来预计行膝关节融合或截肢。

术前准备

TKA术后疑似伸膝装置断裂的患者需要进行彻底的病史询问和体格检查。大多数患者有创伤史（低能量或高能量），并伴有疼痛、肿胀和丧失伸膝能力。查体时，股四头肌肌腱断裂的患者通常有髌骨附近可触及的缺损。髌腱断裂的患者通常在膝关节的髌下部分具有可触及的缺损并且具有高的髌骨牵引力。

X线片检查影像应包括站立正位（AP）以及侧面和髌骨图像。完整的股四头肌肌腱断裂可能导致髌骨低位（图35–2），而完整的髌腱断裂将导致高位髌骨（图35–3）。极少数情况下，超声或磁共振成像可能有助于诊断和分型。此外，应检查红细胞沉降

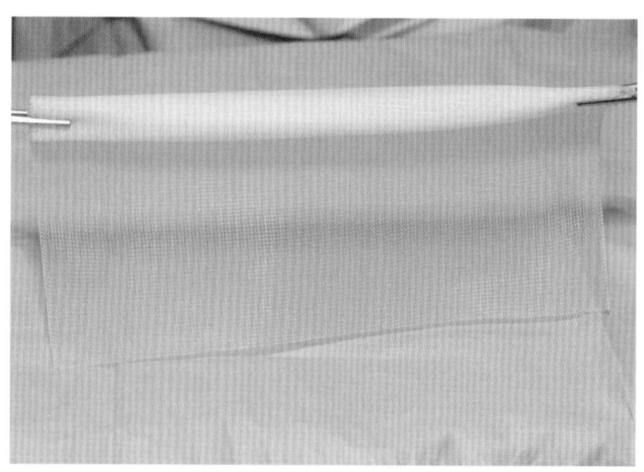

图 35-1 Marlex 网状物采用 25.4cm × 35.6cm（10in × 14in）的片材，可自行卷绕 8~10 次，形成管状移植物

率和 C- 反应蛋白来评估 PJI。如果怀疑 PJI，应在术前对膝关节穿刺抽液进行细菌计数、分类和培养。

技术

在本章中，我们将讨论使用人工网治疗伸膝装置断裂的手术技术。

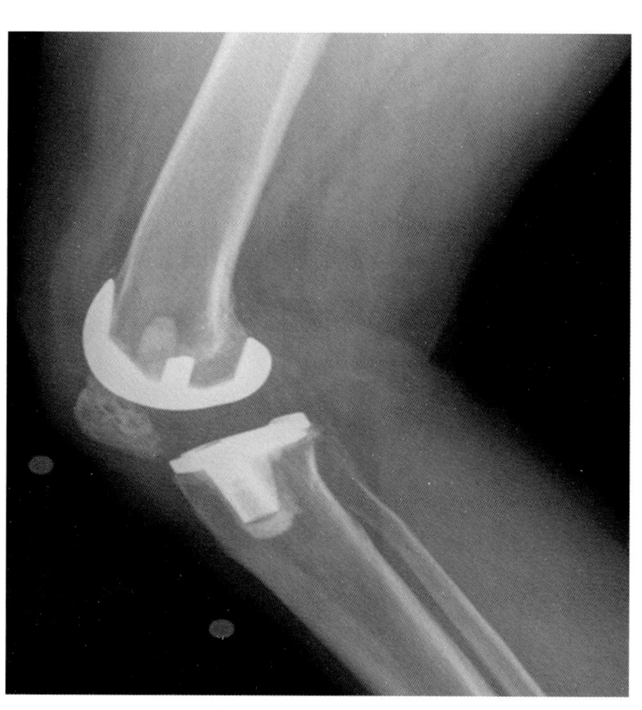

图 35-2 一名 67 岁男性患者的侧位 X 线片，慢性股四头肌肌腱完全断裂和低位髌骨

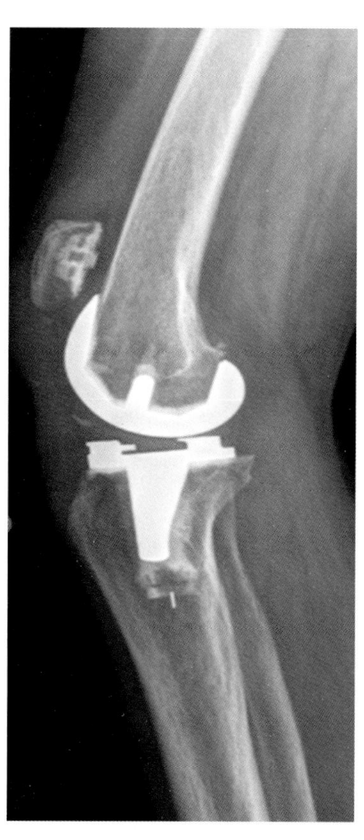

图 35-3 一名 76 岁女性患者的侧位 X 线片，完全髌腱断裂和高位髌骨

人工网的准备

- 将针织单丝聚丙烯材料片自身卷绕 8~10 次而制成 2~2.5cm 宽的管状移植物。然后用高强度不可吸收缝线以锁边缝合的方式进行固定（图 35–4）。
- 在切开之前，人工网通常在器械台上进行管状化。

伸膝装置断裂的评估

- 在完成足够的手术显露后，应评估以下内容：
  - 位置。
    - 股四头肌肌腱。
    - 髌腱（图 35–5）。
  - 性质。
    - 急性。
    - 亚急性。
    - 慢性。
  - 程度。
    - 部分断裂。
    - 完全断裂。

无须翻修现有 TKA 假体的人工网重建

- 如果现有假体固定稳定且对线良好（包括旋转），则在胫骨结节和现有胫骨植入物之间开窗，以形成胫骨槽（图 35–6）。这通常在内外侧平面中开槽 2cm，在上下平面中开槽 1cm，在前后平面中开槽 1cm。
- 将大约 2cm 的移植物末端预先浸上骨水泥并插入槽中，槽中也放置骨水泥（图 35–7）。
- 在骨水泥固化后，插入一个 40~60mm 的松质骨拉力螺钉，以固定骨水泥、网状物内的骨水泥、网状物本身和受体骨（图 35–8）。必须倾斜入钉以避开胫骨柄和（或）杆。
- 接下来，创建一个下方入口以使网状物从深层延伸到浅层，并与受体组织结合（图 35–9）。必须避免将网状物置于皮下。此外，应在移植物与聚乙烯之间放置一层软组织（通常为滑膜）以避免磨损。

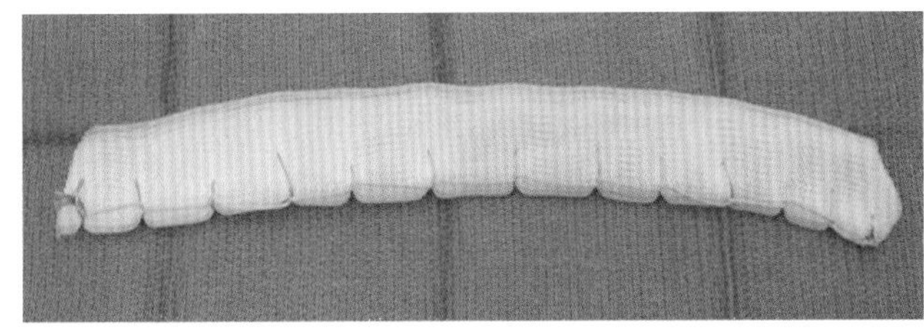

图 35–4　切开前将 Marlex 网叠成管状，用不可吸收缝线锁边缝合固定

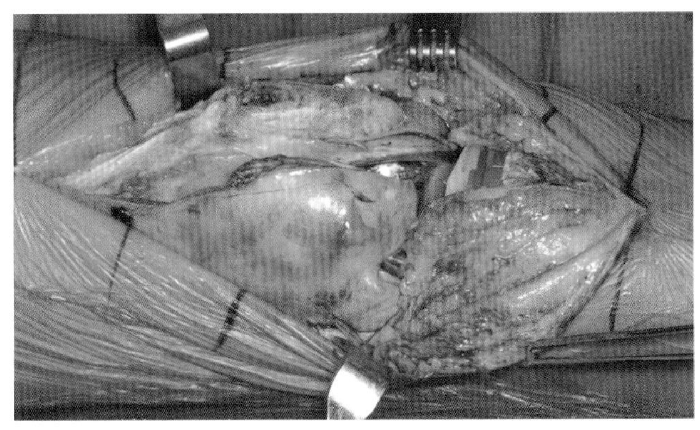

图 35–5　76 岁女性，慢性完全髌腱断裂的术中照片

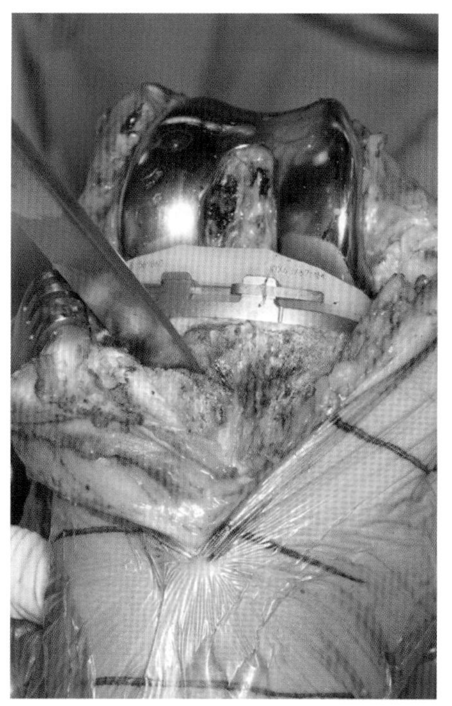

图 35-6　用锉制作 2cm × 1cm × 1cm 的胫骨槽，假体组件固定和对齐良好

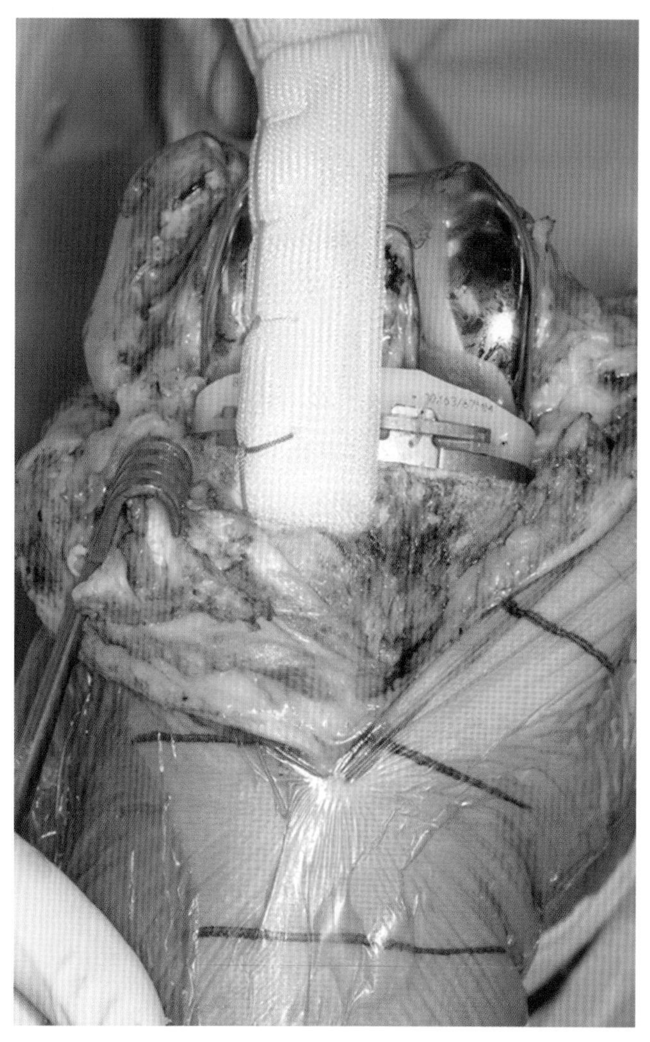

图 35-7　使用骨凿将 Marlex 网固定到胫骨槽中

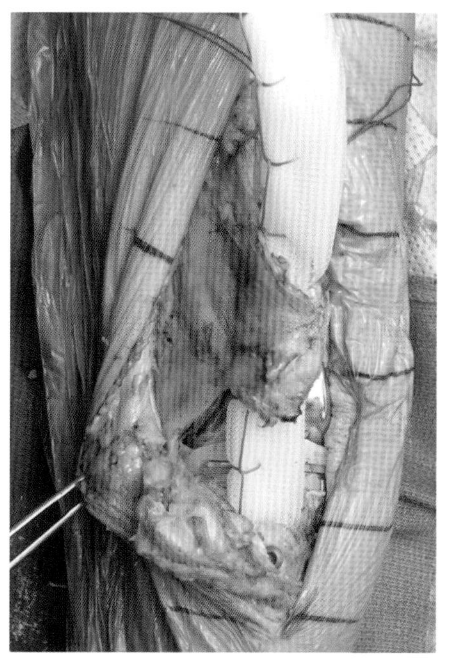

图 35-8　通过固化的水泥、Marlex 网和受体骨的松质骨拉力螺钉

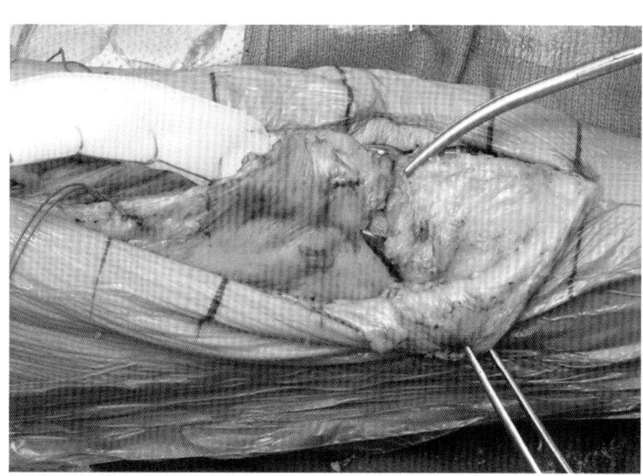

图 35-9　制作一个下方通道来容纳剩余的受体组织，使 Marlex 网从深层穿出到浅层

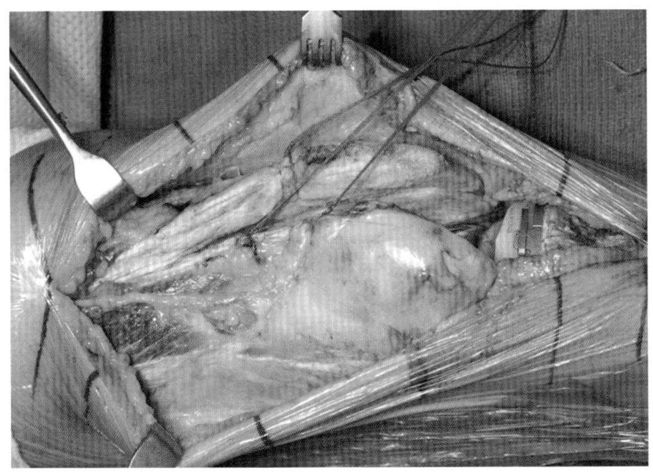

图 35-10　在腹侧和背侧游离股外侧肌，并用高强度不可吸收缝线间断固定在 Marlex 网上

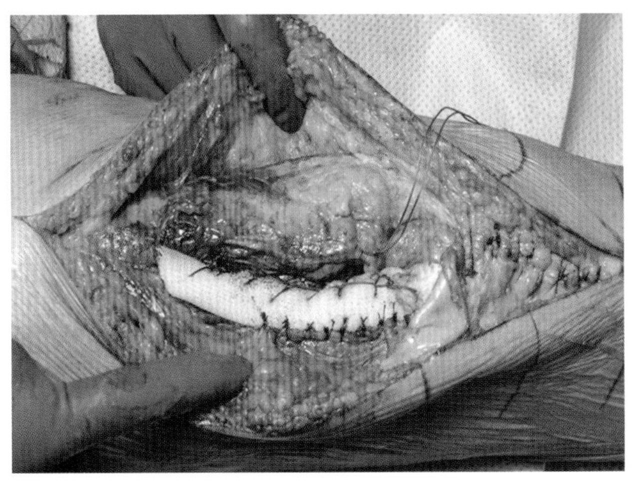

图 35-11　在膝伸直的张力下，使用多根高强度不可吸收的缝线将 Marlex 网固定到活动的股外侧肌的表面

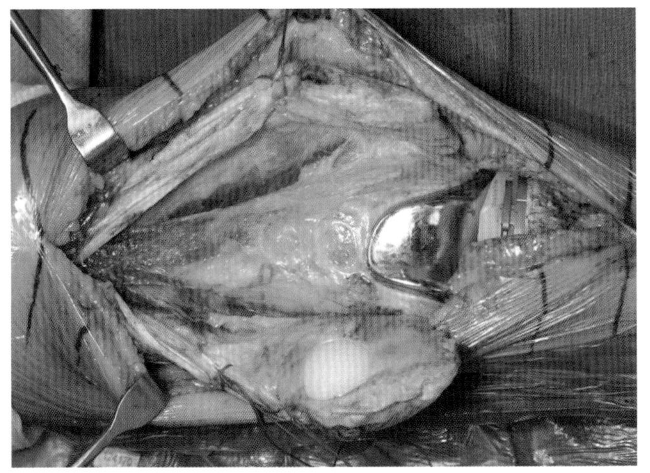

图 35-12　在腹侧和背侧游离股内侧肌，以便在下方和侧方覆盖 Marlex 网

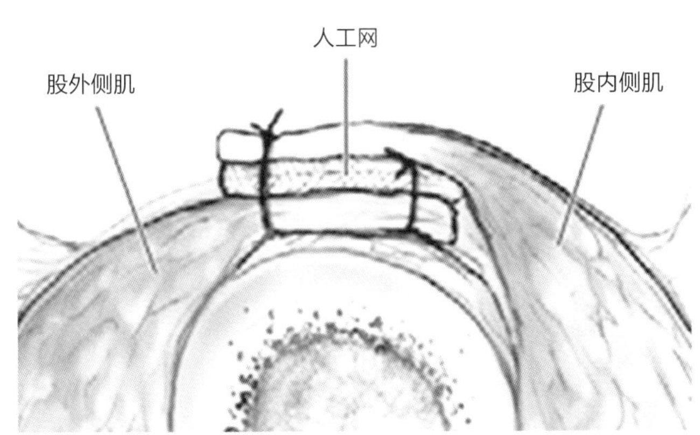

图 35-13　“背心压入裤子内”技术的插图。游离的股外侧肌在下层，Marlex 网在中间，游离的股内侧在上层（经 Browne JA，Hanssen AD 许可修改。Browne JA, Hanssen AD. Reconstruction of patellar tendon disruption after total knee arthroplasty: results of a new technique utilizing synthetic mesh. J Bone Joint Surg Am. 2011;93（12）:1137–1143.）

- 在近端必须调动股外侧肌以恢复髌骨高度（图 35-10）。
- 用高强度不可吸收缝线将 Marlex 网间断固定在股外侧肌上（图 35-11）。
- 然后（在背侧和腹侧）游离股内侧肌，由于其通常回缩，必须将其拉到下方和侧面以完全覆盖 Marlex 网。可以通过不可吸收缝线来辅助标记（图 35-12）。
- 将股内侧肌以“背心压入裤子内（Pants Over Vest）”的方式与 Marlex 网和股外侧肌固定（图 35-13）。
- 剩余的关节部分采用高强度不可吸收缝线间断缝合，确保将 Marlex 网完全埋入受体组织中（图 35-14）。

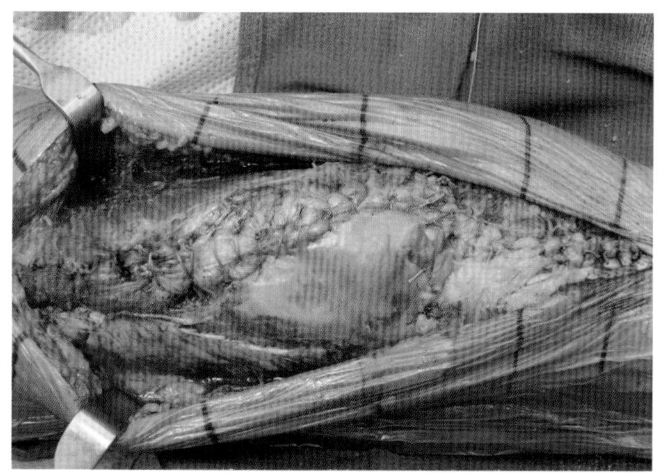

图 35-14 剩余的切口使用高强度不可吸收的缝线缝合，确保整个网埋入到受体组织中

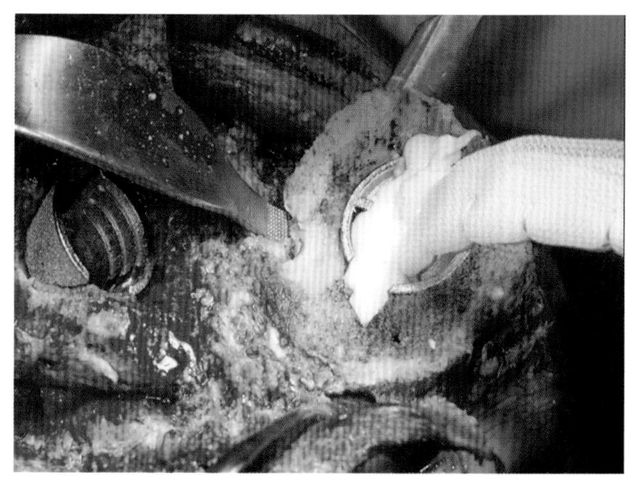

图 35-15 当胫骨假体需要翻修时，不需要创建胫骨槽。而是用骨水泥将约 2cm 的网放置在隧道内

合并 TKA 翻修的人工网重建

- 如果需要同时翻修胫骨假体，则不需要制作胫骨槽。相反，Marlex 网可以直接放置在假体前方的骨水泥隧道中（如果有多孔金属锥垫块，就放在其后面）（图 35-15）。
- 其他的 Marlex 网重建方法如前所述。

要点和陷阱

- 在确定可以使用残余受体组织包埋近端和远端网状物之前，不要广泛切除滑膜。
- 必须在背侧和腹侧游离股外侧肌和股内侧肌以确保完成“背心压入裤子内”式的重建。
- Marlex 网应避开表面和深部的受体组织，以避免发生伤口并发症和关节内磨损。
- 重建后，膝盖屈曲应不大于 30°。
- 术后固定是重建技术的关键部分。
- Marlex 网重建成功的最佳机会是在进行任何同种异体移植重建之前的首次尝试。

术后管理

Marlex 网重建患者的术后管理至关重要。在术后最初 36~48h，使用后方石膏夹板将膝盖固定在伸展状态。此后，用长腿石膏固定 10~12 周，并允许脚踩地负重。在接下来的 16 周内，使用限制性屈曲支具，渐进性增加运动范围和部分负重。具体方案包括从 0° ~45° 持续 4 周，0° ~60° 持续 4 周，0° ~75° 持续 4 周，然后 0° ~90° 持续 4 周。

并发症

与其他翻修 TKA 一样，该手术存在深度 PJI 的风险。使用高强度不可吸收缝线间断缝合的人工网重建的患肢，术后感染的风险令人担忧。此外，皮下网状物的存在易引发切口并发症。因此，所有人工网都应夹在受体组织之间。最后，虽然伸肌迟滞罕见且通常影响很小，但可能持续存在。

结果

Browne 和 Hanssen 首先报道了使用 Marlex 网进行髌腱重建的 13 例患者。其中 8 名患者有先前的翻修 TKA，5 例患者使用同种异体移植伸膝装置后失败。在 42 个月的平均随访中，共发生 3 例移植物失败，1 例深部 PJI。值得注意的是，这 4 例患者之前都使用同种异体伸膝装置移植重建失败，复发和失败的风险较高。伸肌迟滞由术前 36°改善至术后 10°。有趣的是，排除具有上述并发症的 4 例患者后，其他患者的平均术后迟滞为 2.8°。即使术后长时间制动，在最近的随访中膝关节平均屈曲 107°。此外，膝关节疼痛和功能评分也明显得到改善。

最近，Morrey 等发表了使用 Marlex 网修复未行关节置换术的急性股四头肌肌腱断裂患者的临床数据。不过，这些患者有较高的体重指数和其他的并发症。作者未发现任何术中或术后并发症。此外，在最后的随访中，没有重建失败的案例，8 例中有 7 例没有伸肌迟滞。

参考文献

[1] Cottino U, Abdel MP, Hanssen AD. Chronic extensor mechanism insufficiency in total knee arthroplasty (TKA). *Curr Rev Musculoskelet Med*. 2015;8(4):368-372.

[2] Nam D, Abdel MP, Cross MB, et al. The management of extensor mechanism complications in total knee arthroplasty. AAOS exhibit selection. *J Bone Joint Surg Am*. 2014;96(6):e47.

[3] Dobbs RE, Hanssen AD, Lewallen DG, Pagnano MW. Quadriceps tendon rupture after total knee arthroplasty. Prevalence, complications, and outcomes. *J Bone Joint Surg Am*. 2005;87(1):37-45.

[4] Lynch AF, Rorabeck CH, Bourne RB. Extensor mechanism complications following total knee arthroplasty. *J Arthroplasty*. 1987;2(2):135-140.

[5] Parker DA, Dunbar MJ, Rorabeck CH. Extensor mechanism failure associated with total knee arthroplasty: prevention and management. *J Am Acad Orthop Surg*. 2003;11(4):238-247.

[6] Rand JA, Morrey BF, Bryan RS. Patellar tendon rupture after total knee arthroplasty. *Clin Orthop Relat Res*. 1989;(244):233-238.

[7] Browne JA, Hanssen AD. Reconstruction of patellar tendon disruption after total knee arthroplasty: results of a new technique utilizing synthetic mesh. *J Bone Joint Surg Am*. 2011;93(12):1137-1143.

[8] Cameron HU, Jung YB. Patella baja complicating total knee arthroplasty. A report of two cases. *J Arthroplasty*. 1988;3(2):177-180.

[9] Meding JB, Keating EM, Ritter MA, Faris PM. Total knee arthroplasty after high tibial osteotomy. *Clin Orthop Relat Res*. 2000;(375):175-184.

[10] Mont MA, Alexander N, Krackow KA, Hungerford DS. Total knee arthroplasty after failed high tibial osteotomy. *Orthop Clin North Am*. 1994;25(3):515-525.

[11] Barrack RL, Stanley T, Allen Butler R. Treating extensor mechanism disruption after total knee arthroplasty. *Clin Orthop Relat Res*. 2003;(416):98-104.

[12] Emerson RH Jr, Head WC, Malinin TI. Extensor mechanism reconstruction with an allograft after total knee arthroplasty. *Clin Orthop Relat Res*. 1994;(303):79-85.

[13] Morrey MC, Barlow JD, Abdel MP, Hanssen AD. Synthetic mesh augmentation of acute and subacute quadriceps tendon repair. *Orthopedics*. 2016;39(1):e9-13.

第36章　全膝关节置换术失败后的膝关节融合术

Luis Pulido, Stephen J. Incavo

适应证

膝关节融合术是全膝关节置换术（TKA）失败后一种用于替代膝上截肢术以治疗因假体感染同时伴有伸膝装置不可重建或再次植入假体后感染失败风险极高的补救性手术。因为过去10年中，包括重建伸膝装置缺陷等治疗TKA术后感染的技术取得了很大的进步。所以，进行膝关节融合的概率也越来越小，适应证也越来越少。不可否认，接受膝关节融合的患者活动非常困难，特别是老年或较为虚弱的患者。膝关节融合的主要优势还是体现在给患者在活动过程中提供下肢的稳定。TKA失败后进行的膝关节融合术的一个缺点是下肢长度的短缩，年龄、功能状态、术后预期、并发症、皮肤及软组织覆盖、伸膝装置的完整性、前次手术植入假体的微生物情况以及前次手术的失败等因素都需进行考量，从而确定患者是否适合接受膝关节假体翻修术。

禁忌证

膝关节融合术作为慢性TKA术后感染的补救性措施不适用于自体软组织覆盖不足、严重血管功能不全以及严重骨质丢失的患者。特殊情况下对侧膝关节以上截肢、对侧髋关节或膝关节融合以及患侧合并存在髋关节或踝关节关节炎也是相对手术禁忌证。

术前准备

膝关节融合术是在移除关节假体、进行大面积清除坏死组织及所有内植入物后再进行的二期手术。首先需用含有高浓度抗生素的骨水泥制作放置于胫骨与股骨之间的“占位器”。根据术中标本进行的微生物培养，一般于术后给予至少6周的抗生素静脉输注治疗。膝关节融合术有不同的手术方案，包括外固定、双钢板固定以及髓内固定。作者个人喜欢采用较长的顺行髓内钉进行固定。

病史

病史是决定患者是否适合接受膝关节融合术的重要因素。患者的基础疾病及术前的活动状态是重要的影响因素。基础疾病的存在是手术并发症的危险因素，例如贫血、吸烟、无法控制的血糖、维生素D缺乏以及营养不良等均需要在术前进行纠正。患侧下肢既往手术史、畸形及其他伴随症状均需要在术前进行考虑，因为这些因素都有可能对膝关节融合术产生影响。

查体

查体应包括评估患者手术区域皮肤，即评估前次手术切口、膝关节周围有无植皮或肌肉皮瓣。皮瓣的血管供应需提前预知以避免术中造成损伤。可以通过对外周血管搏动及皮肤异常，如溃疡、脱毛及皮温降低进行观察以评估外周血管神经的状态。如果无法触及外周血管搏动，还需要进一步进行多普勒检查。如果患者存在严重的外周血管疾病，则建议进行无创血管检查。

影像学检查

术前对膝关节进行正位、侧位及下肢全长位放射学检查有助于评估和发现因长髓内钉造成的骨质丢失、畸形及其他未知的情况。带有放大标志的标准下肢全长正位影像学检查有助于在术前对髓内钉的长度及直径进行设计。使用木垫块可用来纠正肢体短缩并正确测量下肢长度。测量从大转子顶端到胫骨平台近端 8cm 的距离，并减去估计的股骨远端及胫骨平台间的距离。

实验室检查

实验室检查项目包括红细胞沉降率、C– 反应蛋白水平，以此评估患者感染的状况。营养相关标准如血清白蛋白、血清前蛋白、活性维生素 D、淋巴细胞计数等均需进行检查，如有异常，需要进行纠正。

技术

使用长髓内钉进行膝关节融合术

体位

患者斜卧或侧卧于透视手术床上，充分显露髋关节外侧及膝关节前方。使用装有豆子的布袋或体位垫抬高术侧髋关节。同时将术侧上肢固定于胸前，以方便髋关节近端显露及髓内钉通过。下肢常规消毒、铺无菌单，保证髋关节、膝关节、踝关节均处于无菌状态。在使用无菌贴膜覆盖前对前次手术切口进行标记。切皮前术者需要再次确认大转子近端区域的无菌情况以保证导针和磨钻的通过。如果计划使用远端锁定螺钉，也需要再次确认下肢远端的无菌条件（图 36–1）。

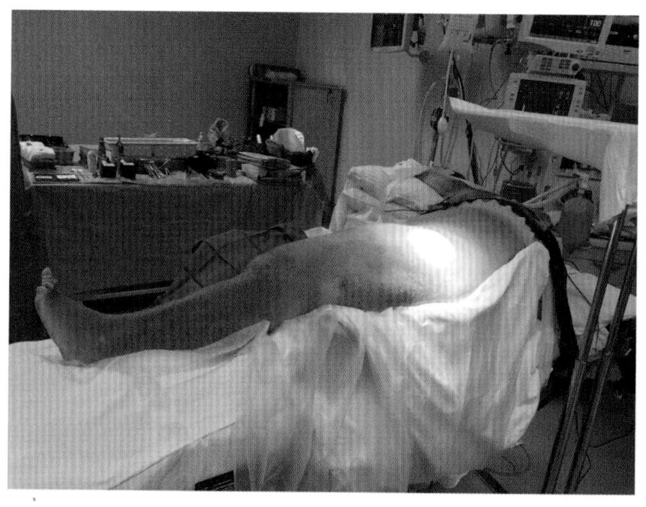

图 36–1 患者体位。患者侧卧于透视手术床上，将装有豆子的布袋放置于患者腹侧或使患者处于斜卧位。以显露髋关节（外侧）和膝关节（前方）

皮肤切口及膝关节的显露

在大腿近端捆扎、使用无菌止血带，做膝关节前方包含原手术切口的正中皮肤切口。如果需要，应尽可能切除原来的手术瘢痕。如果有多条手术瘢痕，应采用最外侧的切口以避免发生皮肤坏死。注意保持全厚皮瓣不要进行潜行分离以避免阻断皮肤血液供应。如果患者髌骨存在，做直行切口或内侧髌骨旁切口。显露膝关节，去除抗生素骨水泥占位器及增生软组织。大部分情况下可保留髌骨，偶尔需要切除髌骨以方便清理软组织。

骨质准备

可以在股骨远端及胫骨近端做少量的“新鲜化”截骨，避免行“TKA 式”的截骨，因为这样只会造成不必要的骨丢失并加重下肢短缩。因为膝关节融合较难达到，因此我们应避免使用远端锁定螺钉，可使股骨和胫骨在术后因负重而自然加压。我们使用有 5° 屈曲及 5° 外翻的髓内钉固定。

磨钻在导针的引导下顺行通过胫骨。最终使用的磨钻尺寸应与髓内钉胫骨部分尺寸一致。将一根长导针从膝关节向大转子的尖端逆行推进。导针的近端到达股骨大转子的理想位置（进针 / 出针位置）后使用导针导向器上的把手将导针取出（图 36–2）。使下肢极度内收，在透视引导下将导针从切口向近端穿至大转子。使用比计划采用的

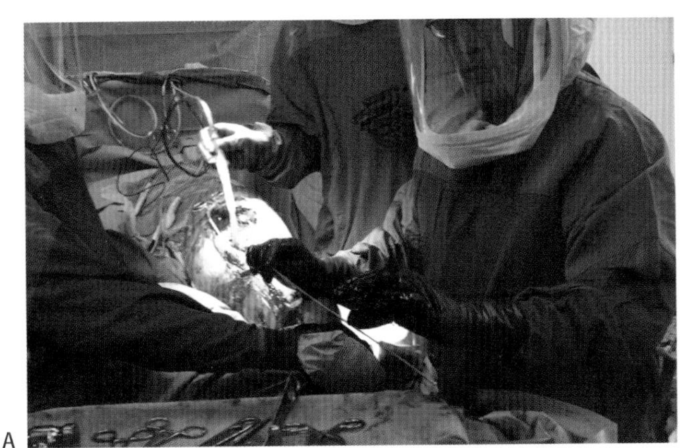

A

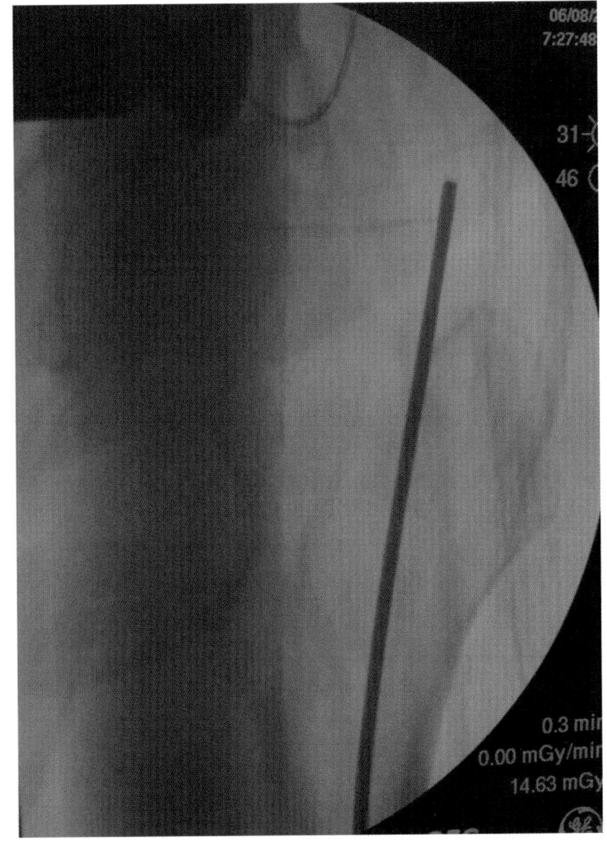

B

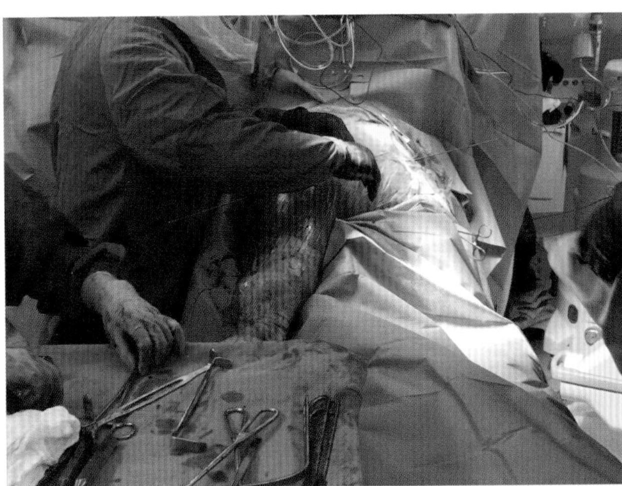

C

图 36–2　骨质准备。A　沿膝关节向股骨大转子方向逆行穿入长导针。B　在透视引导下导针的近端到达股骨大转子的理想位置进针 / 出针位置后使用导针导向器上的把手将导针取出。C　在髋关节切开皮肤后取出导针，为股骨顺行扩髓进行准备

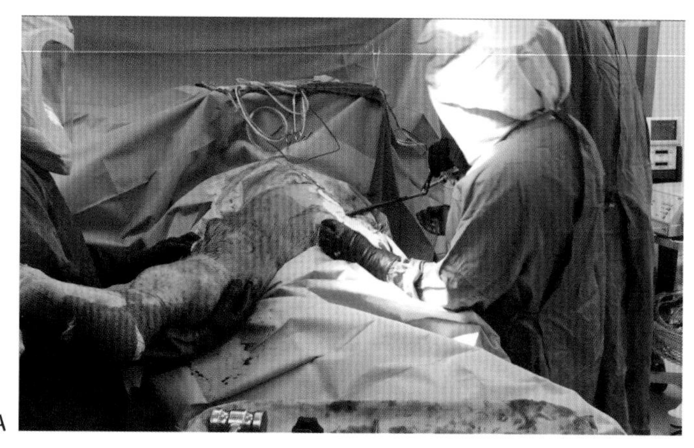
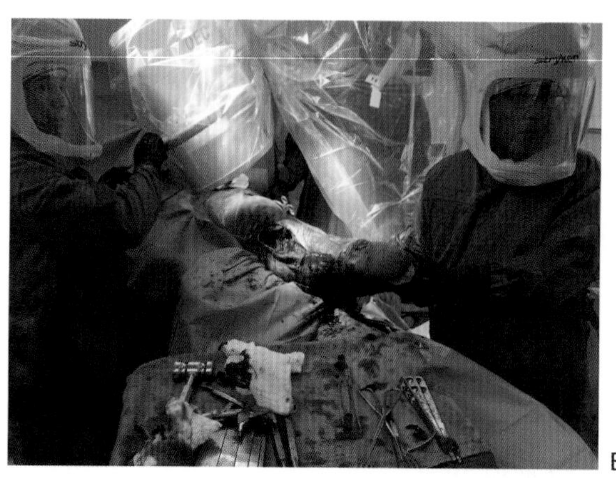

图 36–3　植入髓内钉。A　通过导针顺行将髓内钉从髋关节穿向膝关节。B　通过术中透视确定髓内钉已到达预定的位置。如果髓内钉到达最终的位置，远端定位器应该正好位于股骨的外侧

髓内钉直径大 1.5~2.0mm 的磨钻扩大股骨。这一步是保证髓内钉安全通过股骨所必须的。

将长（1250mm）导针沿股骨穿过膝关节并到达胫骨平台下方 8cm 的位置后测量并选择髓内钉的长度。

植入髓内钉

在植钉前，预先组装髓内钉及近端定位装置。通过导针顺行将髓内钉从股骨穿入胫骨（图 36–3）。在髓内钉插入股骨的过程中可在体外旋转髓内钉。一旦髓内钉通过股骨远端，胫骨保持 0° ~5° 外旋。髓内钉可以在直视下从关节腔内进入胫骨近端干骺端。通过透视保证髓内钉到达合适位置。如果髓内钉到达正确的位置，定位装置应位于股骨的正外侧。一旦髓内钉到达胫骨远端，应存在较好的远端旋转稳定性。通过对旋转稳定性进行评估以确定是否有必要使用远端锁定螺钉。由于术后下肢负重后会对关节融合部分逐渐产生压力，因此并不一定需要锁定螺钉和加压的步骤。

导向近端锁定螺钉

去除导针前定位装置需要无松动，以避免在转动过程中造成髓内钉脱落。使用软组织袖套保护皮肤并标记最远端锁定螺钉的位置。做小切口切开皮肤后将袖套插入到骨面。钻透双侧骨皮质并在袖套末端测量螺钉的长度（图 36–4）。植入 2 枚锁定螺钉。通过正位及侧位透视确定螺钉已穿过髓内钉。

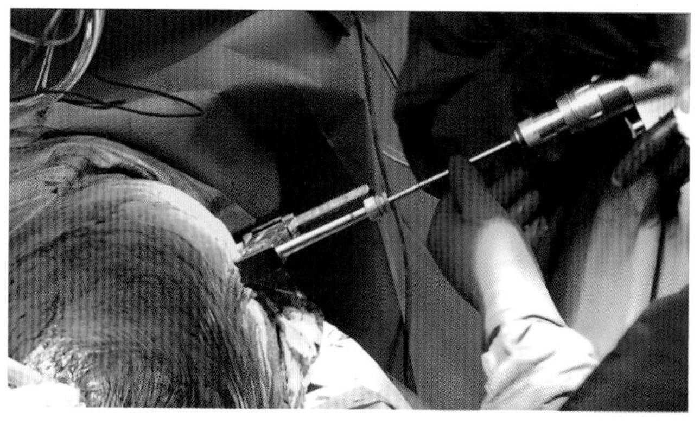

图 36–4　套筒端部校准钻头的螺钉长度

关闭切口

髓内固定膝关节融合的过程中有胫骨前移的趋势。如果切口关闭困难，去除股骨及胫骨前方骨质以方便切口关闭。可以将去除的骨质作为自体骨植入关节融合的部位。

术后管理

术后患肢可以在助行器的辅助下逐渐负重。术后早期负重可以对融合部位进行加压。术后肢体短缩可以使用增高鞋或由具有资格证的矫形师进行重建。

要点和陷阱

- 使用无菌单覆盖下肢，保证髋、膝、踝区域处于无菌状态。
- 二期进行膝关节融合术。
- 推荐进行最低限度的截骨以降低骨量丢失及肢体短缩。
- 逆行插入导针允许在髋关节做小切口。
- “过度”扩大股骨可以使髓内钉安全顺利地通过股骨。
- 线对线扩大胫骨可以获得较好的旋转稳定性，因此可以不使用远端螺钉。
- 髓内钉的独特弯曲结构可以同时保证股骨的前弓和膝关节的外翻。
- 髓内钉在直视下通过膝关节时保持胫骨处于外旋状态。
- 髓内钉需要到达胫骨远端干骺端，允许膝关节仍保留有加压的空间。因为融合部位在术后下肢负重后会自然加压，因此没有必要进行主动加压操作。
- 使用近端锁定螺钉导针。通过正位、侧位透视确定螺钉的位置。
- 通过这种方式植入的髓内钉如果需要取出，在髋关节取出较为容易。例如需要进行髋关节手术、需要进行膝关节上截肢，或者在极少数情况下需要再进行 TKA 翻修术。

参考文献

[1] Wu CH, Gray CF, Lee GC. Arthrodesis should be strongly considered after failed two-stage reimplantationTKA. *Clin Orthop Relat Res*. 2014;472:3295-3304.

[2] Chen AF, Kinback NC, Heyl AE, McClain EJ, Klatt BA. Better function for fusions versus above-the-knee amputations for recurrent periprosthetic knee infection. *Clin Orthop Relat Res*. 2012:470:2737-2745.

[3] Iacono F, Raspugli GF, Bruni D, et al. Arthrodesis after infected revisionTKA: retrospective comparison of intramedullary nailing and external fixation. *HSS J*. 2013;9:229-235.

[4] Mabry TM, Jacofsky DJ, Haidukewych GJ, Hanssen AD. The Chitranjan Ranawat Award. Comparison of intramedullary nailing and external fixation knee arthrodesis for the infected knee replacement. *Clin Orthop Relat Res*. 2007;464:11-15.

[5] Rohner E, Windisch C, Neutzmann K, Rau M, Arnhold M, Matziolis G. Unsatisfactory outcome of arthrodesis performed after septic failure of revision total knee arthroplasty. *J Bone Joint Surg (Am)*. 2015;97:298-301.

[6] Incavo SJ, Lilly JW. Arthrodesis of the knee: experience with intramedullary nailing. *J Arthroplasty*. 2000;15:9871-9876.

第37章　全膝关节置换术后的皮肤及切口问题

Kevin I. Perry, Michael D. Ries, Robert T. Trousdale

前言

全膝关节置换术（TKA）后发生切口并发症的情况非常少见，但却非常不幸。无论怎么样，一旦发生，造成灾难性后果的同时伴随着费用增加、住院时间延长以及需要做后续手术的情况。TKA 术后短期，手术切口经常产生浆液性渗液，但是长时间的渗液会伴随关节假体周围感染（PJI）风险的增加。如果面临长时间的切口渗液，需要高度怀疑发生感染并且早期进行冲洗及清创，以此来挽救假体及避免产生慢性感染。

TKA 术后发生切口皮肤坏死的情况非常罕见，但会快速造成假体外露及发生深部关节假体周围感染（图 37–1）。可以通过采用外侧切口安全进入膝关节的方法将皮肤坏死的风险降至最低。在术中显露的过程中保留全层皮瓣及皮下组织对于保护皮肤血供至关重要。此外，术后早期限制关节活动、避免术后使用冰袋可以减少术后软组织的压力。如果发生全层皮肤坏死，及时进行清创及软组织覆盖对于阻止深部感染是非常必要的。大部分 TKA 切口周围的软组织缺损都可以通过使用内侧腓肠肌瓣及自体皮瓣移植来成功覆盖。只有在很罕见的情况下需要进行游离组织移植。

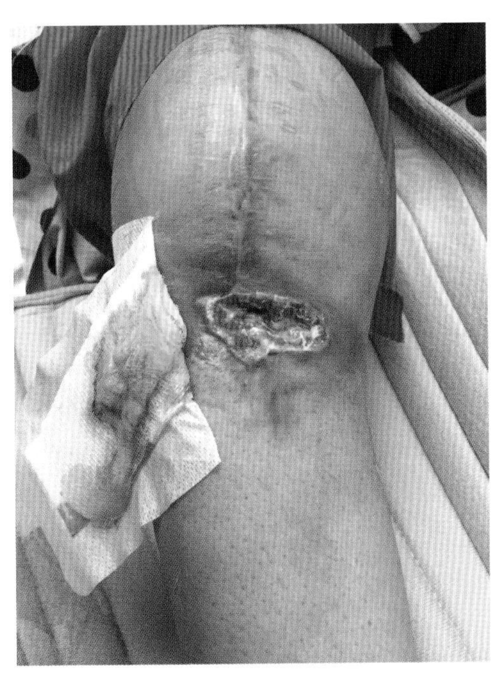

图 37–1　1 例患者在 TKA 术后发生膝关节远端皮肤坏死，假体显露及感染

术后切口渗液

TKA 切口在术后前几天产生少量渗液非常常见。一旦切口上皮组织开始形成，渗液就会减少很多。然而，部分患者可能会在术后 1 周内都持续产生浆液性渗液。软组织肿胀、积血及坏死组织都可能引起渗液。长时间的渗液会增加切口感染的风险。术后发生切口并发症的风险因素有很多，可以归结为患者因素、手术因素及术后因素。患者因素包括吸烟、外周血管疾病、糖尿病、免疫力失调、营养不良、使用类固醇类激素以及肥胖。在术前，应对每一位患者进行风险评估，在进行择期 TKA 手术前任何风险均需要注意并进行干预。

术中，严格细致的手术技术可以将皮肤及皮下组织的血运损伤降到最低。理想条件下，皮肤切口应位于中线，尽量靠近关节囊切开的位置，以避免造成较大的软组织游离皮瓣。偶然情况下，患者曾接受过多次手术并遗留有多条切口瘢痕。切口瘢痕会对术者造成一定的限制，术者需要充分考虑采用哪一个切口会保留软组织血运并且可以安全进入膝关节。传统上，一般建议采用最外侧切口显露膝关节。切开皮下组织时应将皮下层的深部结构与深筋膜之间的组织一并切开，以此来避免对皮肤及皮下组织血管愈合造成不利的影响（图 37-2）。然而，如果在皮下进行分离而皮下组织仍然与筋膜相连，可能会阻断上层软组织的血运供应；这可能会导致组织缺血或坏死（图 37-3）。小心并正确地依次缝合关节囊、皮下组织及皮肤也是至关重要的。

术后发生切口渗液及并发症的危险因素包括皮下血肿及膝关节周围张力较高。术中细致地进行止血操作及术后合理进行切口包扎可以降低切口问题的发生风险。尽管存在争议，但 TKA 术后放置切口引流管并不会减少血肿的形成或降低切口并发症的发生率。

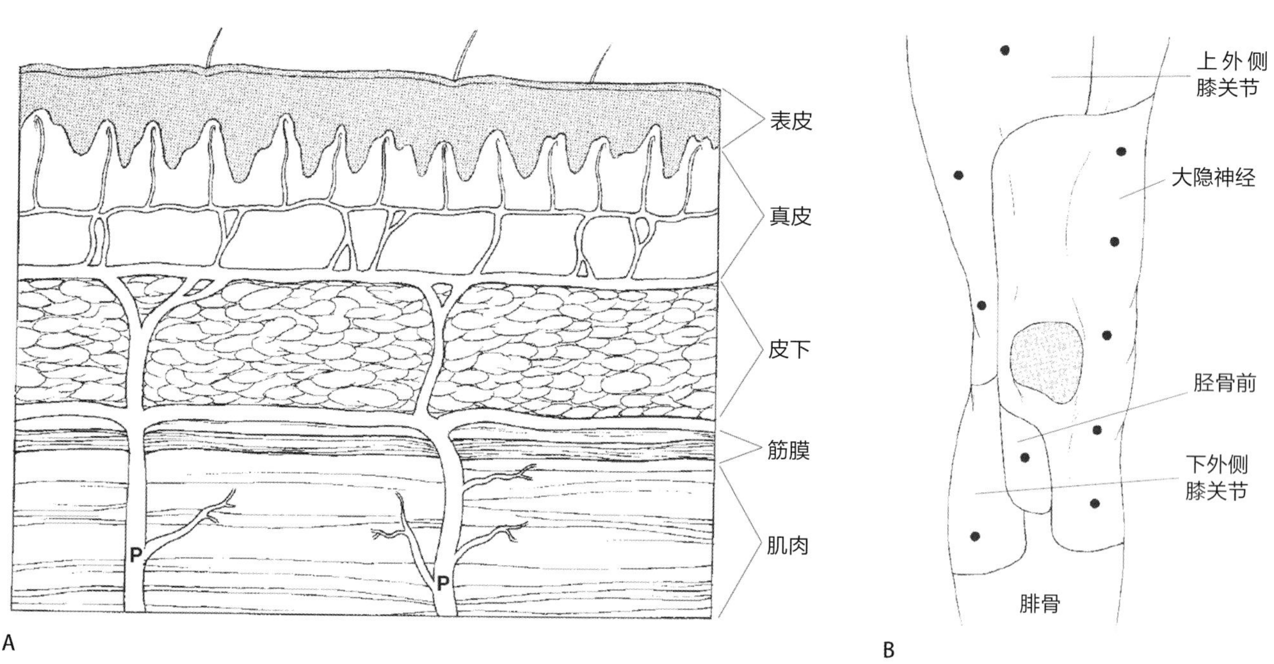

图 37-2 A 皮肤及皮下组织的微循环示意图，可见深部穿支血管（P）穿过筋膜层后在皮下筋膜层形成侧支吻合。皮瓣需要包括筋膜层以保留皮肤及皮下组织的血液供应。B 膝关节皮肤血液供应的深部穿支血管分布示意图。大部分血液供应来源于内侧，因此外侧皮瓣较内侧皮瓣更容易发生缺氧。采用内侧皮肤切口更容易发生皮肤坏死（经过 Younger ASE, Duncan CP, Masri BA 同意后进行重绘。膝关节置换翻修的手术显露。J Am Acad Orthop Surg. 1998;6:55-64.）

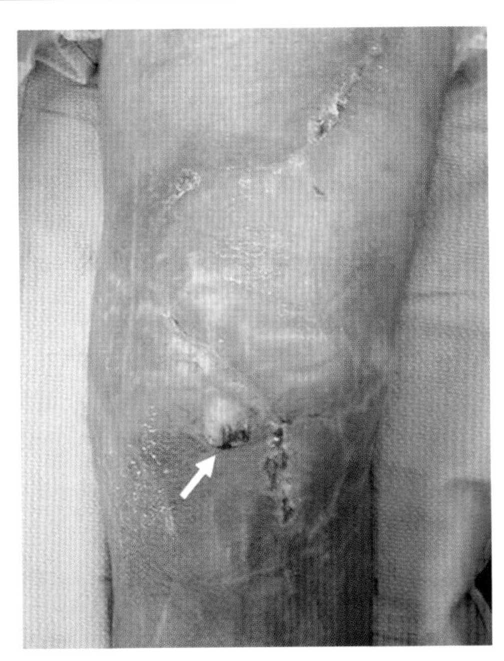

图 37–3　1 例 54 岁老年男性因创伤性关节炎接受全膝关节置换术。术后 3 周，切口外侧出现少量渗液。手术探查证实发生了深部感染

对 TKA 术后发生持续性切口渗液的管理方案取决于渗出液来源的部位（浅层或深层）以及是否合并存在感染（表 37–1）。由于皮下组织水肿导致的浆液性渗液并不一定代表发生感染，但却很难精确定位渗液的来源。从切口内流出的渗出液提示创口仍未完全关闭并且皮肤来源的感染灶还会污染切口。保持切口覆盖无菌敷料、适当加压及限制膝关节活动是首要的，并需要对切口反复进行评估直到切口闭合。

如果手术切口持续渗液，患者始终要面临由皮肤污染造成的浅层和深层关节假体感染。如果渗液量持续减少，感染的临床表现（红、肿、热）消失，则进行持续的临床观察即可。虽然抗生素可以抑制切口皮肤的感染，但必须谨慎使用，因为它们可以掩盖潜在的感染并增加微生物培养获得有效结果的困难。从来没有证据表明可单独应用抗生素治疗急性深部关节假体感染。虽然辨别浅层或深层切口感染极度困难，但这

表 37–1　术后手术切口急性渗出的不同类型简介

诊断	渗出来源	症状	感染（是 / 否）	治疗
1 型浅表的浆液性渗出	由手术创伤和皮下软组织缺血造成的组织水肿	渗出量逐渐减少；不发生蜂窝织炎或伤口周围硬节	否	每天更换伤口无菌敷料； 如果渗出较多影响伤口愈合可口服或静脉给予抗生素
2 型浅表感染	皮下组织局部形成的脓液	渗出液逐渐增多；伤口周围发生蜂窝织炎。伤口周围可能出现发热、红疹或硬节	是	通过关节穿刺确诊是否发生感染。如果渗出较少，可静脉给予抗生素同时进行敷料更换。如果渗出持续存在，可进行皮下组织冲洗及清创术
3 型深部的浆液性渗出	关节腔内的积血或关节液通过组织缺损渗透到皮下组织	浆液性渗出逐渐减少。不出现发热、红疹或硬节	否	关节腔冲洗及清创术，放置引流管，修复组织缺损。进行术后抗生素治疗
4 型深部术后感染	发生感染的局部血肿或脓液通过组织缺损渗透到皮下组织	出现浓稠的渗出或脓性渗出。可能出现发热、红疹或硬节	是	关节腔冲洗及清创术，更换胫骨部分组件，修复组织缺损。术后 6 周内通过静脉给予抗生素治疗

对决定治疗方案至关重要。如果有任何怀疑深层感染，建议及时进行冲洗及清创术以挽救关节假体。

冲洗及清创治疗持续性渗液

概述

术后发生的急性渗液依据浅层和深层来源或是否合并感染进行分类（表 37-1）。针对渗液的不同分类应采用特定的治疗方案，但是除了发生于术后早期的表层渗液外，冲洗及清创适用于所有类型的渗液。Ⅰ型渗液可以进行一段时间的观察。如果渗出量持续减少，没有出现感染的临床表现，则很有可能说明Ⅰ型渗液未经过冲洗和清创就解决了。如果在手术切口以外的部位出现窦道并渗液，则说明出现了慢性的关节假体感染，需要移除假体并植入含有抗生素的骨水泥占位器进行治疗（图 37-4）

禁忌证

通过冲洗和清创治疗切口持续渗液或浅层感染的禁忌证较少，仅限于由于并发症无法耐受手术或已确诊为慢性深部关节假体感染的患者。一旦怀疑发生急性感染，冲洗和清创往往是最适合的治疗方案。如果在术后早期进行冲洗和清创，关闭切口及保护血液供应优先于处理组织肿胀及挛缩。如果在皮肤张力较大的情况下关闭切口，限制术后早期的关节活动度有利于切口的愈合。如果无法闭合切口，尝试采用软组织转移覆盖可以预防深层的关节假体感染。在进行冲洗和清创前，有必要评估软组织条件，如果有必要，需要做好进行软组织移植覆盖的准备。如果手术医师不善于进行皮瓣移植或游离皮瓣移植手术，建议术前咨询整形外科医师。

技术

通过冲洗和清创治疗筋膜层完整的浅层渗液或感染时，清创范围应限于皮肤及皮下组织，避免破坏关节囊。收集渗出液及软组织标本进行微生物培养和药敏试验。根据作者的经验，单纯不累及筋膜层的浅层渗液非常少见，因此需要对所有可能发生渗

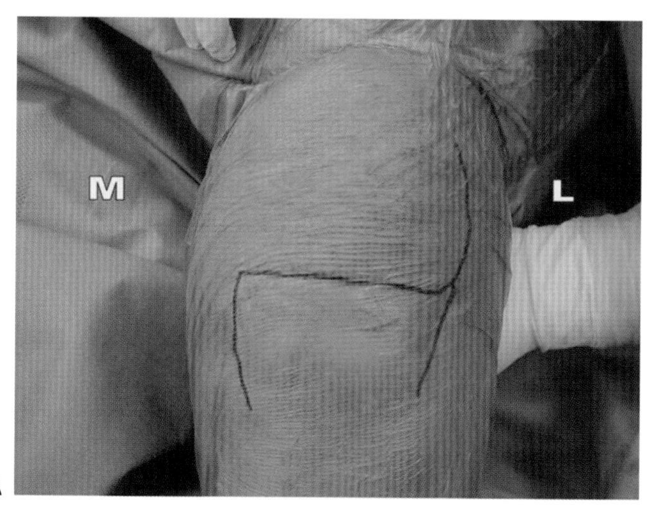

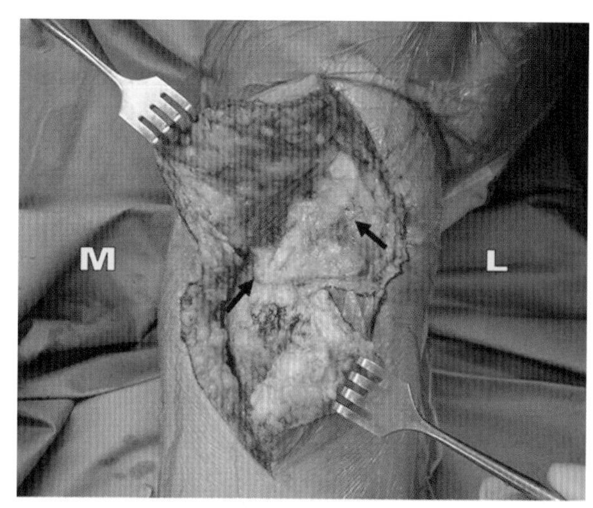

图 37-4 A 1 例拟接受全部膝关节置换术患者膝关节已有一条“S”形的瘢痕。已标注膝关节的内侧（M）和外侧（L）。B 采用原手术切口，将皮肤和皮下组织都从深筋膜上剥离下来。皮下组织从筋膜层剥离并与皮瓣分离（箭头处）表明已剥离超过皮下筋膜层。因此部分皮肤和皮下软组织有可能发生局部缺血。

出的地方都进行认真仔细的处理。对这种情况，术者可以适当放宽关节切开术的门槛并准备进行冲洗和清创术。

对于发生深部渗液的切口，应通过原切口完全显露膝关节。如果进行有限关节切开会限制清创进行的范围，包括无法进入后关节囊。虽然有文献报道通过关节镜进行关节冲洗及清创，但仍然难以到达关节腔的所有部位进行彻底的清创。而且，进行关节镜手术中无法更换聚乙烯衬垫。因此，笔者建议仍然通过标准的髌旁内侧切口切开关节囊进行冲洗和清创。这样可以为膝关节提供较大的显露并可以更换胫骨平台聚乙烯衬垫。更换衬垫的过程可以更好地显露和清创胫骨平台假体以及关节后方。收集不同部位的渗液和软组织样本进行微生物培养和药敏试验。去除所有失活、坏死或潜在感染的软组织，并用大量生理盐水反复冲洗关节腔。依次缝合关节囊、皮下组织及皮肤，最大限度降低微生物附着于假体的可能性。用无菌敷料加压包扎后将患者送入恢复室。

术后管理

术后，所有患者都需要住院控制疼痛并静脉给予抗生素。一般浅层的冲洗和清创后静脉滴注抗生素持续 3 周，深层的持续 6 周。抗生素的选择和使用时间的确定是由多种因素决定的，特别是病原微生物的培养结果、药敏试验的结果、感染持续的时间、宿主的免疫状态以及膝关节周围软组织的完整程度等均需要进行考虑。静脉给予抗生素后再持续口服抑菌性抗生素的治疗方案仍存在争议，这样有增加带菌生存的可能性。咨询感染性疾病专家有助于决定抗生素的种类和疗程。如果担忧膝关节周围软组织存活能力或者需要采用移植皮瓣覆盖，术后要延迟关节活动度的锻炼直到可以证明切口的血管再生。

患者术后需要严密监控任何感染的症状。发生红、肿、痛，表明再次发生感染。动态监控红细胞沉降率及 C- 反应蛋白水平有助于确定感染是否已被控制。

结果

浅层感染由于尚未波及到关节腔，能够获得成功的治疗效果。但是，作者的经验表明，单纯的关节周围浅层感染非常少见，需要高度怀疑深层渗液和感染的可能性并进行相应的治疗。

由于定义不同、症状的持续时间不同及微生物的变异，现有文献对冲洗和清创及静脉滴注抗生素治疗持续性渗液、浅层感染及急性深层关节假体感染的相关问题可能很难完全解释清楚。然而，仍然有部分结论可以从已有的文献中获得。

首先，渗液（或症状）的持续时间被证明可以影响治疗的成功率。出现深层关节假体感染症状的 4 周后才进行冲洗和清创并保留关节假体的治疗失败率＞ 50%。TKA 术后前几周就采用冲洗和清创方法治疗深层的感染可以获得较好的结果。其次，微生物培养结果影响保留假体进行冲洗和清创治疗的成功与否。如果在治疗前或进行 TKA 清创时培养的结果提示为金黄色葡萄球菌，那么保留假体进行冲洗和清创很少能获得满意的疗效。

多数的北美手术医师都同意如果在前 4 周发生持续性切口渗液，可以进行标准的冲洗和清创、静脉滴注抗生素来挽救假体。这种治疗方案的并发症较少，并且一旦成功可以减少取出假体的需要。然而，治疗失败可能会导致慢性的深层关节假体感染，必须通过将假体取出、放置含有抗生素的占位器，以及额外使用抗生素来控制感染。

皮肤坏死

皮肤坏死在 TKA 术后很少发生，但却是灾难性的并发症。一旦发生，很快就会发展到全层软组织缺损，伴随假体外露，并需要进行原位皮瓣移植覆盖。发生皮肤坏死的风险因素包括软组织缺乏血供、类风湿性关节炎、使用激素、免疫抑制、营养不良、外周血管疾病、吸烟等。此外，术前的营养状况也可以影响切口并发症的发生风险。Greene 等发现，术前淋巴细胞总数< 1500/mm^3 的患者发生切口并发症发生率升高 5 倍，术前血清白蛋白含量低于 3.5g/dL 的切口并发症发生率升高 7 倍。

膝关节皮肤的血液供应对于术后切口的愈合非常重要。皮肤张力大会影响血液供应并增加发生皮肤坏死的风险。髌旁内侧切口较与中线垂直的切口更加平行于皮肤，这种切口在关节屈曲时也会产生较小的皮肤张力。因为膝关节周围皮肤的大部分血液供应起源于内侧，偏内侧的切口可以尽量保护切口外侧缘皮肤的血液供应（图 37-2B）。

术后前 2~3 天皮肤的氧含量降低，此后才会逐渐升高。切口外侧缘较内侧缘会经历很多的缺氧状态。因此，切口皮肤坏死更倾向于只发生在切口外侧缘的皮瓣（图 37-5）。如果存在多条手术瘢痕，采用能够安全进入膝关节的最外侧切口以减少皮肤的缺氧状态（图 37-6）。

膝关节屈曲会增加皮肤的张力，减少软组织的灌注。Yashar 等报道，住院期间在康复室使用下肢关节康复器（CPM）虽然逐渐增加膝关节屈曲的程度，但也是造成皮肤坏死并最终导致进行内侧腓肠肌皮瓣移植的风险因素。术前膝关节由于活动困难无

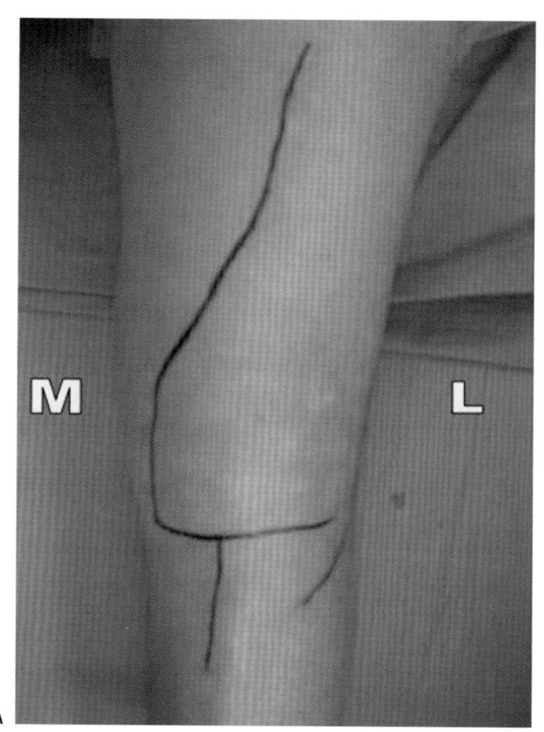

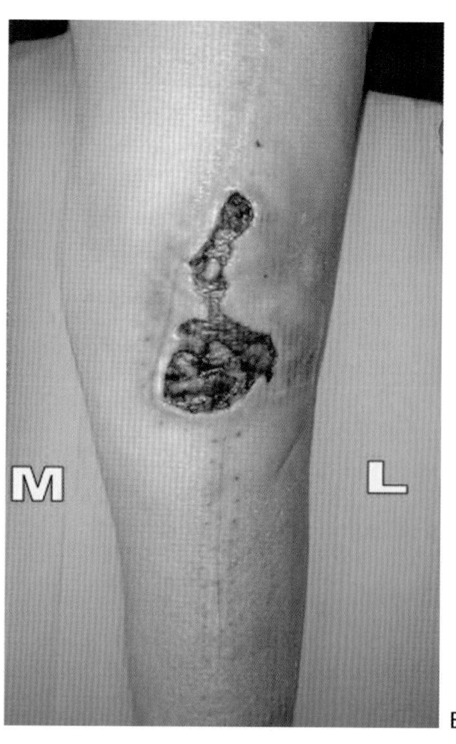

图 37-5 A 1 例既往有吸烟史并已接受膝关节融合术的患者，膝关节周围有多条手术瘢痕，需要转换为全膝关节置换术。关节前方的内侧（M）和外侧（L）手术瘢痕已经标注。B 取前内侧的原切口，全层切开包括皮肤和皮下组织的皮瓣。然而，沿着切口外侧缘发生了皮肤坏死（经过 Ries MD 和 Bozic KJ 同意后进行重绘。腓肠肌内侧肌皮瓣覆盖治疗全膝关节置换术后皮肤坏死。Clin Orthop Relat Res. 2006;446:186-192.）

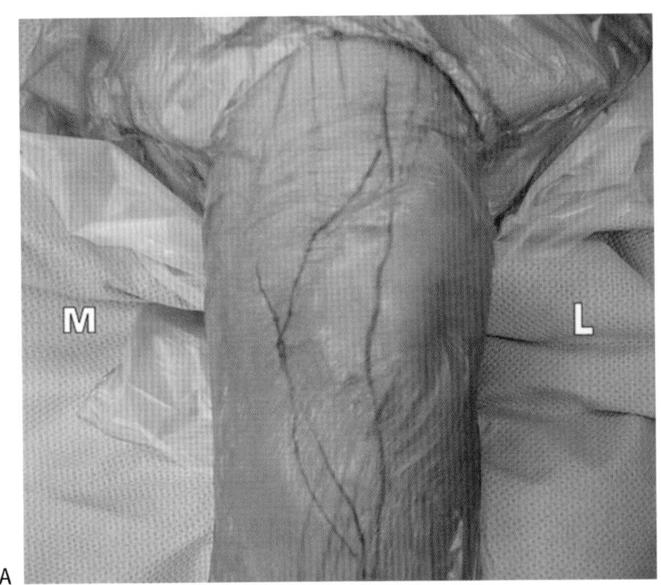

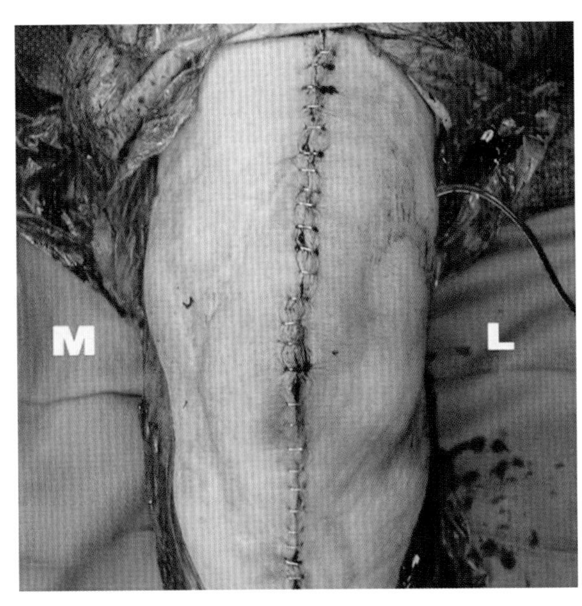

图 37-6 A 标注膝关节前方的髌骨内侧和正中的瘢痕。内侧（M）和外侧（L）已注明。尽管髌骨内侧的切口较髌骨正中切口的皮肤张力低，但内侧切口外侧缘的血液供应较正中切口外侧缘的少。如果采用内侧原切口，两条瘢痕之间的皮肤可能会发生坏死。B 采用更外侧的瘢痕后切口皮缘还能保持较好的血液供应

法长时间站立，存在软组织萎缩或挛缩的患者，在 TKA 术后进行膝关节屈曲活动时可能会发生皮肤坏死（图 37-5）。Kim 等观察到 27 例接受 TKA 手术的膝关节僵硬患者中有 13 例发生了皮肤坏死。同样，Henkel 等也报道 7 例既往接受关节融合术后改行 TKA 治疗的患者，其中 2 例患者出现了皮肤坏死需要进行肌皮瓣移植。鉴于此，术前膝关节由于活动困难无法长时间站立，存在软组织萎缩或挛缩的患者，尽量避免或延迟使用 CPM 及进行关节屈曲功能锻炼。

清创及软组织覆盖技术

如果 TKA 术后发生皮肤坏死，早期发现并进行治疗能够将深层关节假体感染的风险降到最低。当发生皮肤坏死，皮下组织一般也会发生坏死，但深筋膜和坏死皮肤下的肌肉组织仍具有活力并可以为移植皮瓣或肉芽组织提供血液供应。由于膝关节的近端部分较远端部分有更多的肌肉及筋膜组织，因此发生在膝关节近端部分包括髌骨的切口坏死可以通过对症治疗或皮瓣移植得到成功治愈。与此相反，膝关节远端部分包括髌腱和胫骨结节的软组织血液供应较差。当这些部位由于皮肤坏死而外露时，有可能会发生髌腱感染。这会导致伸膝装置断裂这种灾难性并发症的发生。因此，一旦胫骨结节或髌腱皮肤发生坏死，应尽快采用包括软组织覆盖等所有治疗手段以避免发生髌腱感染。

如果发生皮肤全层的坏死，伴随假体外露，要假设患者已经发生感染，需要对膝关节周围软组织进行清创并更换聚乙烯衬垫。并且在清创时要考虑进行软组织移植覆盖。在感染发生后早期就进行冲洗和清创手术对于保留型假体最为有效。如果出现慢性感染（感染症状持续超过 4 周以上），挽救 TKA 假体的努力已经没有可能，需要考虑进行二期翻修术。

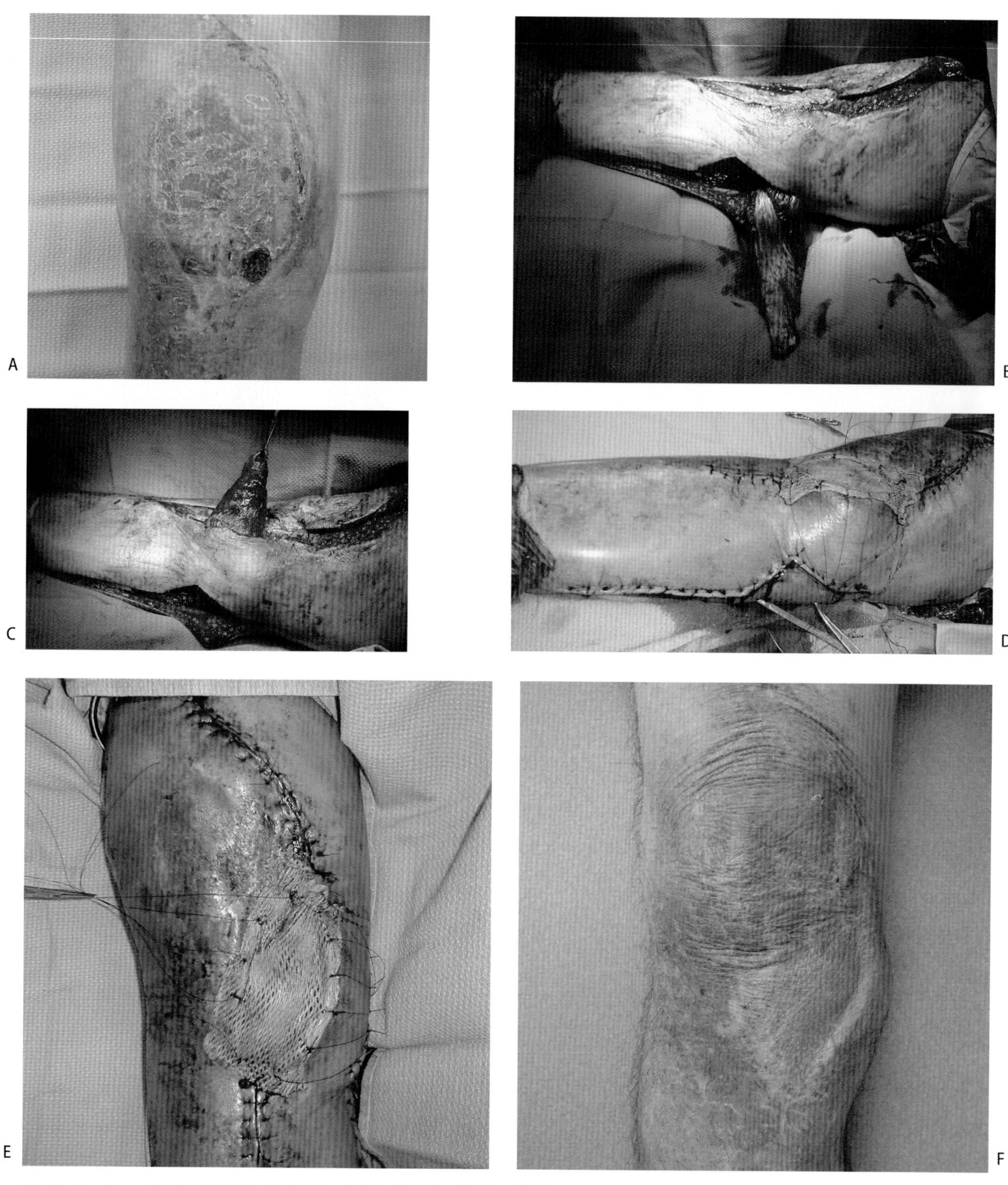

图 37-7　A　1 例 62 岁的老年男性患者出现全膝关节置换术后感染。切口内下方胫骨近端的陈旧性皮瓣因为发生坏死而萎缩。B　游离内侧腓肠肌并在远端离断。C　通过皮下将肌肉组织覆盖在膝关节前方的切口上。D　首先缝合腓肠肌供应区的切口。E　需要采用移植皮瓣覆盖膝关节切口前方覆盖的肌肉组织。F　术后 1 年膝关节切口已完全愈合，但仍留有少量的缺陷（经过 Ries　MD 同意后进行重绘。膝关节置换术后发生皮肤坏死。J　Arthroplasty. 2002;17:S74–S77）

要点和陷阱

（1）小范围的皮肤坏死或发生在髌骨及膝关节近端部分（肌肉和筋膜组织血供丰富）的切口坏死可以通过切口局部治疗进行处理。限制膝关节屈曲可以降低皮肤张力，

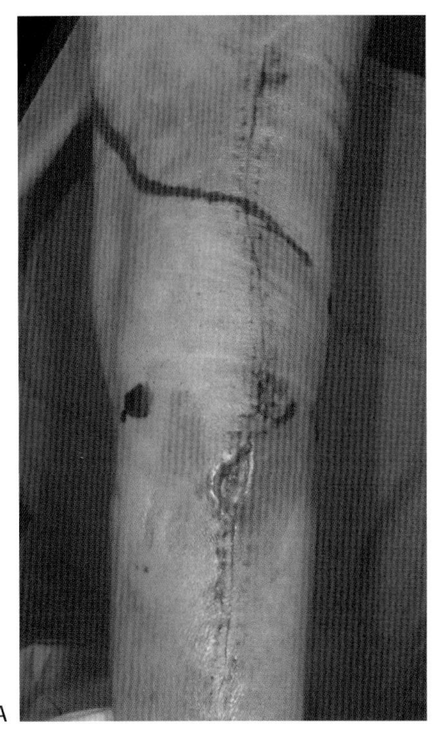
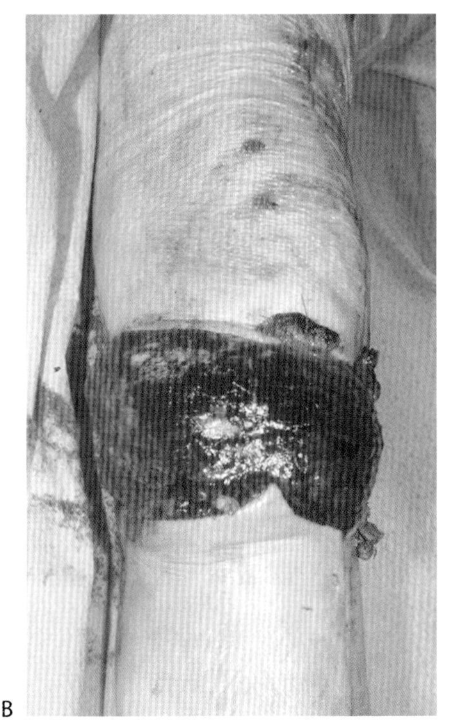
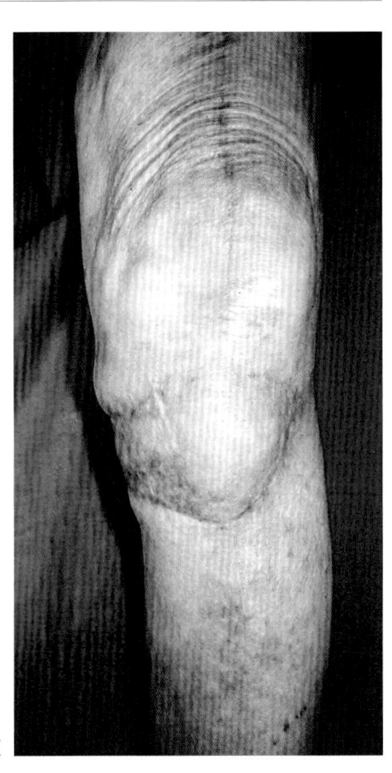

图 37–8　A　1 例 80 岁老年女性患者因创伤后关节炎接受全膝关节置换术。胫骨结节表面的皮肤发生坏死。B　采用内侧腓肠肌移植覆盖缺损。C　肌肉皮瓣覆盖术后 1 年，切口已完全愈合，膝关节活动范围 0° ~90°，患者可以不依靠辅助进行独立行走（经过 Ries MD 和 Bozic KJ 同意后经过重绘。腓肠肌内侧肌皮瓣覆盖治疗全膝关节置换术后皮肤坏死。Clin Orthop Relat Res. 2006;446:186–192）

避免组织发生进一步的局部缺血；同时在术后保持膝关节伸直是有益的。大面积的皮肤坏死或发生在膝关节远端部分的切口坏死，坏死组织清创及软组织覆盖技术经常是必须要进行的（图 37–5、图 37–7 和图 37–8）。

（2）治疗发生软组织缺损的 TKA 术后感染，需要同时去除假体并进行软组织覆盖治疗。如果可能，同时进行关节假体去除，植入含有抗生素的骨水泥占位器及进行软组织覆盖，应一期完成（图 37–9、图 37–10）。

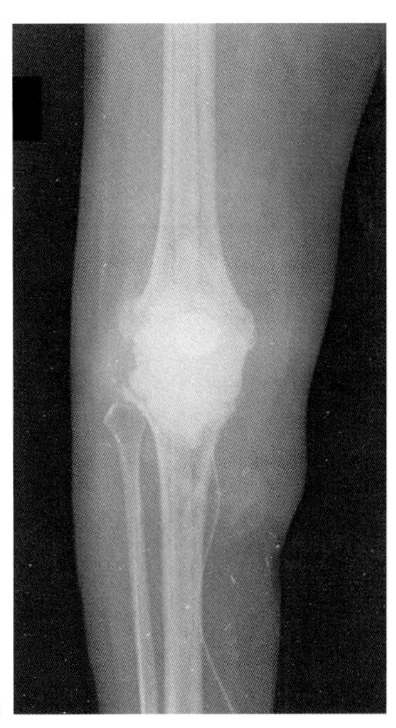
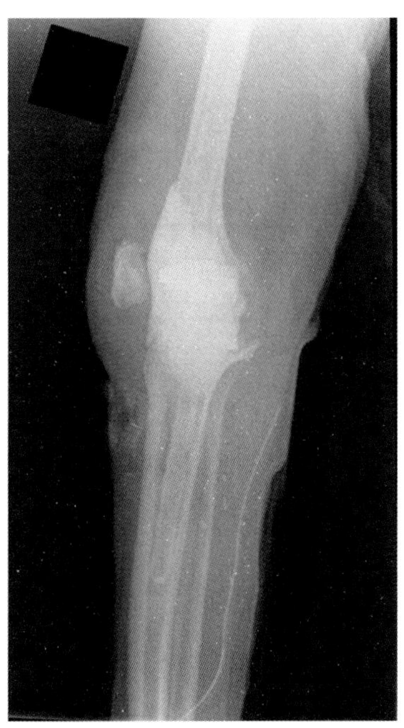
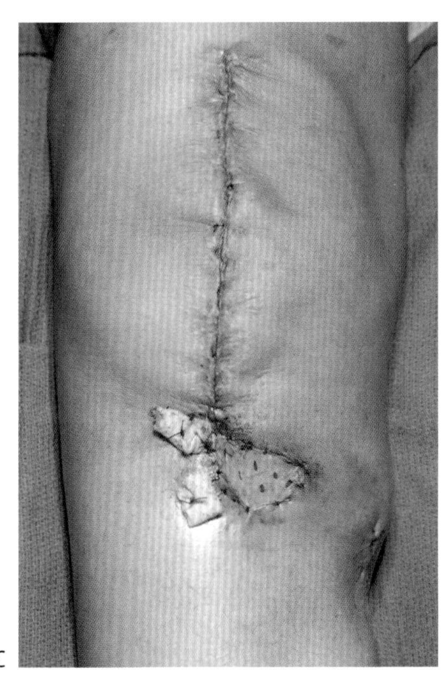

图 37–9　进行内侧腓肠肌移植覆盖膝关节远端软组织前。A　正位 X 线片。B　侧位 X 线片。C　实体照片

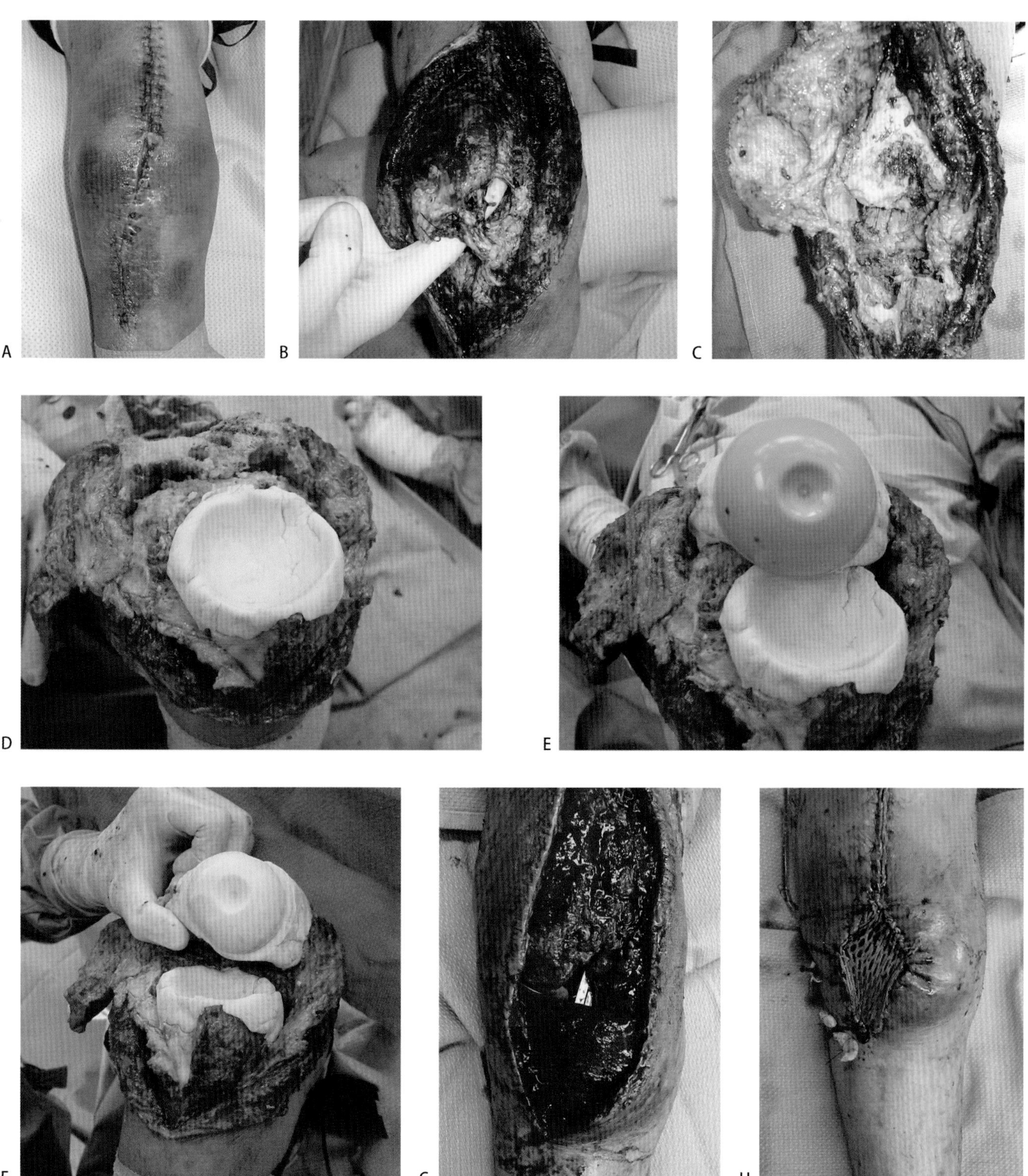

图 37-10 A 1 例 32 岁男性血友病并 HIV 抗体阳性的患者，膝关节置换翻修术后发生切口周围皮肤坏死。B 术中探查可见伸膝装置断裂。C 去除全膝关节置换假体并清理软组织。然而，髌腱附着处发生撕脱。D 置入铰链式抗生素骨水泥占位器。使用直径 55mm 的股骨头假体翻模制作胫骨端的“凹面”。E 使用冲洗器的球头部分制作股骨端“凸面”。F 这种“球-窝”式的铰链占位器允许膝关节在股骨和胫骨表面间有一定的活动范围及稳定性。G 将腓肠肌内侧头转位至膝关节前方覆盖切口，并重建胫骨与断裂伸膝装置间的连续性。H 皮瓣覆盖转位的肌肉组织

（3）当需要进行软组织覆盖时，可以采用固定的抗生素占位器。作者喜欢将含有抗生素的骨水泥涂抹在 2 个外固定架的碳纤维棒上，分别穿入胫骨和股骨的髓腔内（图 37–11）。保持纤维棒的一端外露（图 37–11），这样 2 个棒在穿入髓腔后外露端可以通过连接器连接在一起。最后在关闭关节囊并进行皮瓣覆盖前再用含有抗生素的骨水泥将整个装置进行覆盖。这样可以保持下肢伸直以利于皮瓣愈合。采用这种装置较传统的占位器更有利于恢复皮瓣和全层移植皮瓣的血运。当皮瓣愈合及感染完全清除后，就可以进行 TKA 翻修术。

（4）如果采用内侧腓肠肌皮瓣进行软组织覆盖，应尽量沿着皮瓣外侧边缘做切口显露膝关节。应从内向外翻开皮瓣以保护内侧基底部及皮瓣的血液供应。在经髌旁内侧切口切开关节囊前显露伸膝装置时，应从深筋膜层或骨组织上将肌肉全层拉起（图 37–12）。

软组织覆盖技术

软组织覆盖皮瓣包括筋膜皮瓣、肌肉移植皮瓣和软组织移植皮瓣。皮瓣选择需要依据多种因素，包括位置、缺损的面积、缺损区域的血液供应，以及皮瓣来源区域的选择、潜在的缺陷、功能要求和患者的一般状况。也可以同时采用不同类型的皮瓣进行软组织覆盖。

筋膜皮瓣的优势是可以避免损伤供应区的功能，但缺点是并不能带来丰富的血运并降低供应区外观的美观度。肌肉移植皮瓣一方面含有丰富的血液供应，但也可造成供应区的缺陷。已经证实 TKA 患者如果采用内侧腓肠肌移植皮瓣移植后出现供应区力量减弱会对活动能力造成影响。

大多数膝关节周围的软组织缺损可以通过内侧腓肠肌移植皮瓣较为容易地进行覆盖。此外，如果发生髌腱失活及伸膝装置破坏，同样可以采用腓肠肌内侧肌肉移植皮

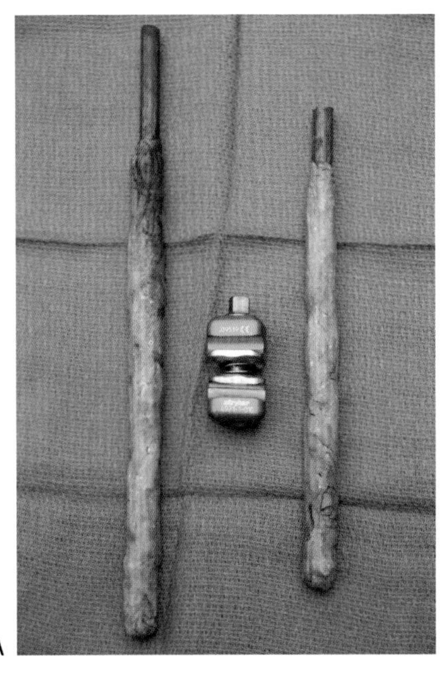
A

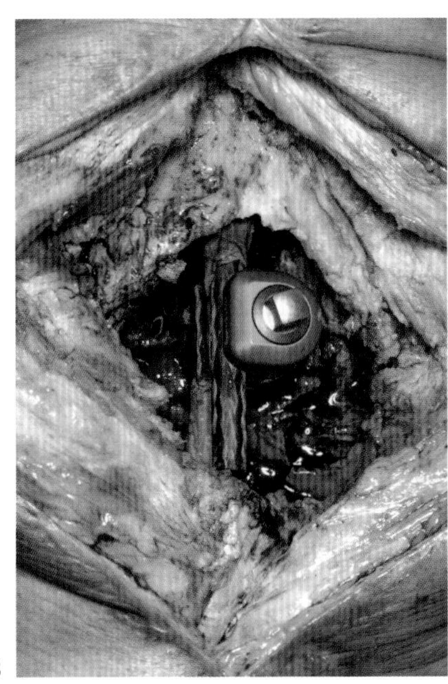
B

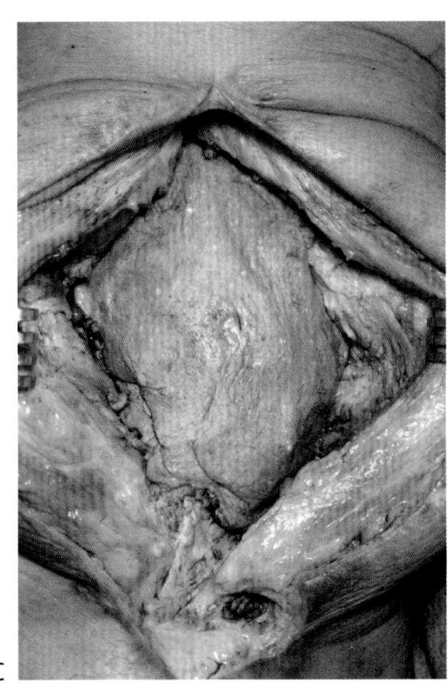
C

图 37–11　A　覆盖抗生素骨水泥的碳纤维棒置于胫骨和股骨髓腔之前。B　覆盖抗生素骨水泥的碳纤维棒置于胫骨和股骨髓腔之后。C　通过连接器将两部分结构锁定后，使用抗生素骨水泥覆盖整个装置

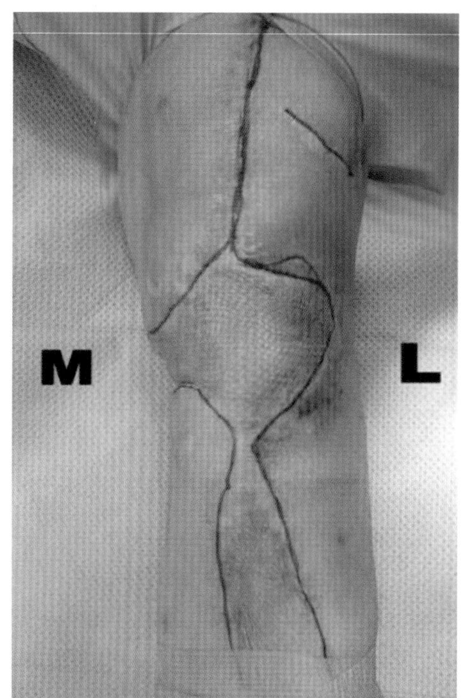

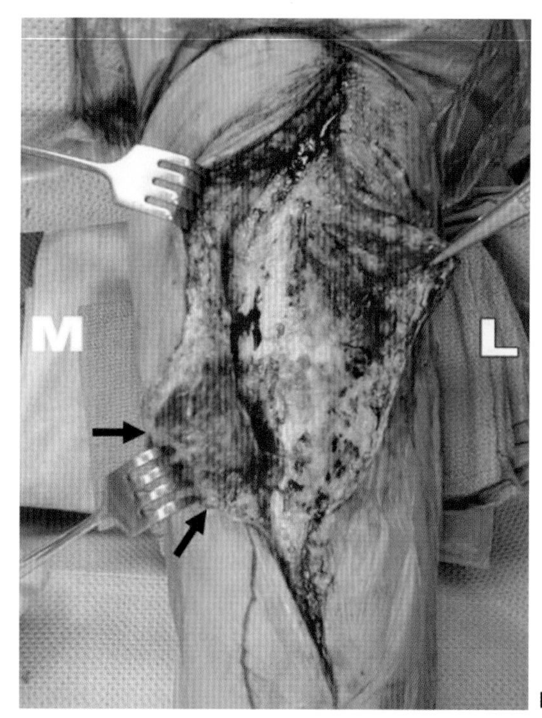

图 37–12 A 既往进行过内侧腓肠肌皮瓣覆盖膝关节手术的内侧（M）和外侧（L）瘢痕。B 采用外侧瘢痕，从外（L）向内（M）提起内侧腓肠肌皮瓣（箭头），以保留来自内侧的皮瓣血液供应

瓣加强伸膝装置。多数外侧的缺损也可通过外侧腓肠肌侧移植皮瓣进行更好的治疗。如果需要，还可以使用比目鱼肌扩大覆盖的面积。在进行肌肉皮瓣覆盖的情况下经常需配合使用表层皮片。将皮片直接覆盖在肌肉组织上并在周围进行固定。偶尔也可将肌肉连同表面的皮肤一起作为带血运的肌皮瓣进行移植。

游离软组织移植只适用于无法采用原位皮瓣进行充分覆盖的大面积缺损（图 37–13）。游离皮瓣的优势是一般都更美观，并可覆盖大面积的缺损。缺点是需要进行小血管吻合，增加了皮瓣发生坏死的风险。原位皮瓣发生皮肤坏死的风险相对低很多。

术后管理

软组织覆盖术的首要目标是将膝关节腔与外界环境隔离，避免发生深层的关节假体感染。可能需要牺牲关节活动度以获得切口的愈合。膝关节需要制动直到软组织愈合，需要给予静脉滴注抗生素治疗。治疗的强度和持续时间由术中标本微生物培养的结果、切口显露的时间及术后切口愈合情况来决定。

结果

与长期切口渗液一样，当发生皮肤坏死及假体外露时，膝关节置换术面临很大的感染风险。影响治疗结果的因素包括皮肤坏死的程度和位置、是否发生深层假体感染及持续时间、周围软组织的血液供应以及是否需要进行软组织覆盖。如果软组织覆盖或感染控制失败有可能需要最终进行膝关节以上离断。无论如何，通过清创和软组织覆盖治疗皮肤坏死伴假体外露以挽救关节成形术的成功率仍超过 90%。

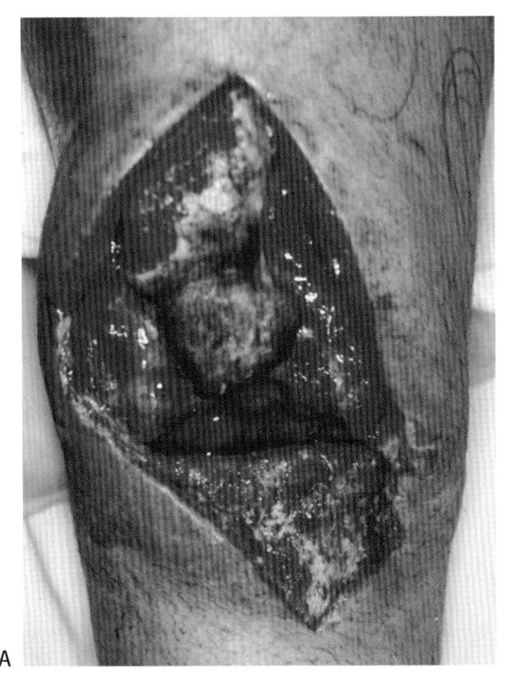

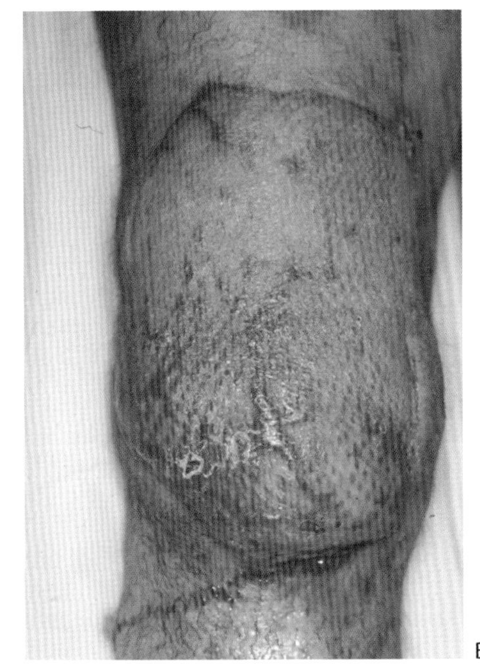

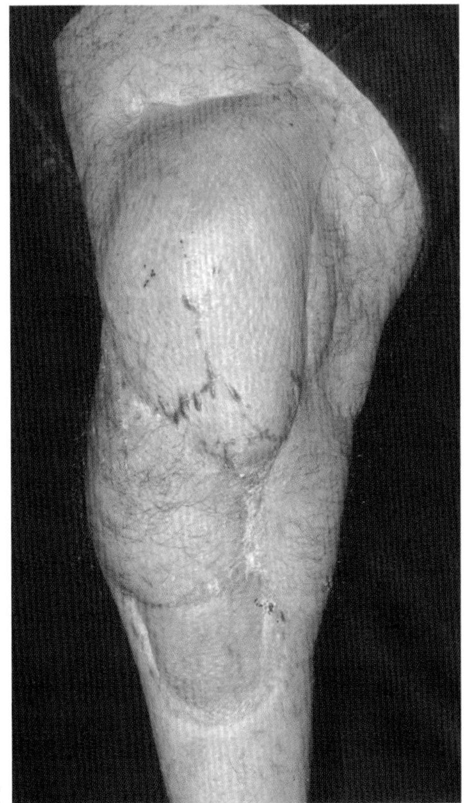

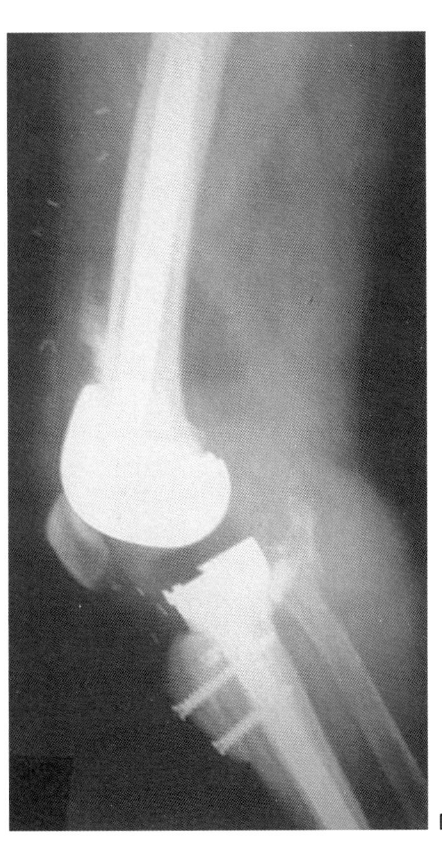

图 37-13　A　1 例 68 岁男性糖尿病患者接受全膝关节置换术后感染，发生大面积皮肤和软组织坏死且伸膝装置远端缺损。B　患者拒绝接受截肢手术，清创，置入抗生素骨水泥占位器，用阔筋膜张肌游离皮瓣覆盖。切口下方内缘发生渗液。C　更换抗生素骨水泥占位器后采用内侧腓肠肌移植覆盖切口下方。经治疗切口愈合。D　再次进行膝关节假体翻修术，术中进行胫骨结节移位重建伸膝装置（A、C 和 D 部分经过 Ries MD 和 Bozic KJ 同意后进行重绘。腓肠肌内侧肌皮瓣覆盖治疗全膝关节置换术后皮肤坏死。Clin Orthop Relat Res. 2006;446:186-192.）

参考文献

[1] Galat DD, McGovern SC, Larson DR, Harrington JR, Hanssen AD, Clarke HD. Surgical treatment of early wound complications following primary total knee arthroplasty. *J Bone Joint Surg Am*. 2009;91(1):48-54.

[2] Dennis DA. Wound complications in total knee arthroplasty. *Instr Course Lect*. 1997;46:165-169.

[3] Johnson DP. The effect of continuous passive motion on wound-healing and joint mobility after knee arthroplasty. *J Bone Joint Surg Am*. 1990;72(3):421-426.

[4] Manoso MW, Boland PJ, Healey JH, Cordeiro PG. Limb salvage of infected knee reconstructions for cancer with staged revision and free tissue transfer. *Ann Plast Surg*. 2006;56(5):532-535; discussion 5.

[5] Patel VP, Walsh M, Sehgal B, Preston C, DeWal H, Di Cesare PE. Factors associated with prolonged wound drainage after primary total hip and knee arthroplasty. *J Bone Joint Surg*. 2007;89A:33-38.

[6] Saleh K, Olson M, Resig S, et al. Predictors of wound infection in hip and knee replacement: results from a 20-year surveillance program. *J Orthop Res*. 2002;20:506-515.

[7] Moller AM, Pedersen T, Villebro N, Munksgaard A. Effect of smoking on early complications after elective orthopaedic surgery. *J Bone Joint Surg Br*. 2003;85(2):178-181.

[8] Greene KA, Wilde AH, Stulberg BN. Preoperative nutritional status of total joint patients. Relationship to postoperative wound complications. *J Arthroplasty*. 1991;6:321-325.

[9] Vince K, Chivas D, Droll KP. Wound complications after total knee arthroplasty. *J Arthroplasty*. 2007;22(suppl 1):39-44.

[10] Younger ASE, Duncan CP, Masri BA. Surgical exposures in revision total knee arthroplasty. *J Am Acad Orthop Surg*. 1998;6:55-64.

[11] Keska R, Paradowski TP, Witonski D. Outcome in primary cemented total knee arthroplasty with or without drain: a prospective comparative study. *Indian J Orthop*. 2014;48(4):404-409.

[12] Cao L, Ablimit N, Mamtimin A, et al. [Comparison of no drain or with a drain after unilateral total knee arthroplasty: a prospective randomized controlled trial]. *Zhonghua Wai Ke Za Zhi* [Chinese journal of surgery]. 2009;47(18):1390-1393.

[13] Ries MD. Skin necrosis after total knee arthroplasty. *J Arthroplasty*. 2002;17:S74-S77.

[14] Ilahi OA, Al-Habbal GA, Bocell JR, et al. Arthroscopic debridement of acute periprosthetic septic arthritis of the knee. *Arthroscopy*. 2005;21:303-306.

[15] Siqueira MB, Saleh A, Klika AK, O'Rourke C, Schmitt S, Higuera CA, et al. Chronic suppression of periprosthetic joint infections with oral antibiotics increases infection-free survivorship. *J Bone Joint Surg Am*. 2015;97(15):1220-1232.

[16] Hartman MB, Fehring TK, Jordan L, Norton HJ. Periprosthetic knee sepsis: the role of irrigation and debridement. *Clin Orthop Relat Res*. 1991;273:113-118.

[17] Deirmengian C, Greenbaum J, Lotke PA, et al. Limited success with open debridement and retention of components in the treatment of acute *Staphylococcus aureus* infections after total knee arthroplasty. *J Arthroplasty*. 2003;18(suppl 1):22-26.

[18] Mont MA, Waldman B, Banerjee C, et al. Multiple irrigation, debridement, and retention of components in infected total knee arthroplasty. *J Arthroplasty*. 1997;12:426-433.

[19] Koehler SM, Fields A, Noori N, Weiser M, Moucha CS, Bronson MJ. Safety of tourniquet use in total knee arthroplasty in patients with radiographic evidence of vascular calcifications. *Am J Orthop*. 2015;44(9):E308-316.

[20] Johnson DP. Midline or parapatellar incision for knee arthroplasty. *J Bone Joint Surg*. 1986;70B:656-658.

[21] Johnson DP. The effect of continuous passive motion on wound healing and joint mobility after knee arthroplasty. *J Bone Joint Surg*. 72(A):421-426.

[22] Yashar AA, Venn-Watson E, Welsh T, Colwell CW Jr, Lotke P. Continuous passive motion with accelerated flexion after total knee arthroplasty. *Clin Orthop Relat Res*. 1997;345:38-43.

[23] Kim YH, Cho SH, Kim JS. Total knee arthroplasty in bony ankylosis in gross flexion. *J Bone Joint Surg*. 1999;81B:296-300.

[24] Henkel TR, Boldt JG, Drobny TK, Munzinger UK. Total knee arthroplasty after formal knee fusion using unconstrained and semiconstrained components: a report of 7 cases. *J Arthroplasty*. 2001;16;768-776.

[25] Ries MD, Bozic KJ. Medial gastrocnemius flap coverage for treatment of skin necrosis after total knee arthroplasty. *Clin Orthop Relat Res*. 2006;446:186-192.

[26] MacAvoy M, Ries MD. The ball and socket articulating spacer for infected total knee arthroplasty. *J Arthroplasty*. 2005;20:757-762.

[27] Ikeda K, Morishita Y, Nakatani A, Shimozaki E, Matsumoto T, Tomita K. Total knee arthroplasty covered with pedicle peroneal flap. *J Arthroplasty*. 1996;11:478-481.

[28] Lian G, Cracchiolo A III, Lesavoy M. Treatment of major wound necrosis following total knee arthroplasty. *J Arthroplasty*. 1989;4(suppl 1):S23-S32.

[29] Busfield B, Huffman R, Nahai F, et al. Extended medial gastrocnemius rotational flap for treatment of chronic knee extensor mechanism deficiency in patients with and without total knee arthroplasty. *Clin Orthop Relat Res*. 2004;428:190-197.

第38章 优化疼痛管理和康复：关节周围注射

Henry D. Clarke, Mark J. Spangehl

前言

过去的20年里，全膝关节置换术（TKA）的术后管理发生了很大变化。大多数患者的术后住院时间已从4~5天缩短至2天或更短。尽管对患者的教育和手术技术，如使用小切口和减少术中对关节周围组织造成损伤的持续改进可以缩短住院时间，但药物和镇痛方案的改进仍是主要的原因。由护士肌肉注射或静脉注射（IV）给药转为用静脉注射阿片类药物进行自控镇痛（PCA）是第一次改进。之后是多模式镇痛方案的产生，术前给予作用途径不同的口服药物以减少患者对疼痛的敏感。使用多模式镇痛能减少单药的副作用。许多临床机构在大约10年前就已开始推广其他镇痛方案，包括周围神经阻滞（PNB）和基于口服药物的多模式镇痛，并且广泛取代了PCA。近年来，许多机构使用关节周围注射（PAI）取代了PNB。由于膝关节置换术已经向门诊手术过渡，面对的是更年轻、更健康的患者，因此更加强调术后能够快速、独立行走。即使在传统的医院，患者也常规在术后48~72h出院。本章概述了作者所在机构使用PAI的方法，并分享将PAI作为现代镇痛和TKA术后快速康复时获益的经验。

适应证

部分膝关节置换术、初次和翻修TKA都可以应用PAI。根据作者的经验，除了手术当天使用大剂量阿片类药物的患者，初次TKA术后48h内患者的疼痛评分、对镇痛的满意度以及阿片类药物的使用并无明显差异。这表明，术前接受高剂量阿片类药物，或因僵硬和疼痛接受翻修术的患者术后48h内需要长时间镇痛，因此可考虑持续时间较长的局部阻滞麻醉。如股神经、坐骨神经或内收肌阻滞的PNB，将导管留置数天可以达到效果更好、时间更长的镇痛。但这种方式有一些缺点，包括术后活动时间延迟、住院时间长、跌倒风险增加以及远期神经系统后遗症的风险增加。因此在每位患者身上应用时要权衡利弊。

禁忌证

TKA中使用PAI的主要禁忌证是患者对一种或多种局麻药过敏。如果患者对麻醉药尤其是罗哌卡因过敏，需进行过敏试验以确定替代药物。其他禁忌证是相对的，可以通过适当改变药物配方来避免。目前尚不清楚去掉个别药物会如何影响镇痛效果和患者满意度。在作者的实践中，如果外科医师或医疗小组确认有可能的药物配伍禁忌，则对混合液进行改配。包括去掉个别过敏药物、对慢性肾脏病和肌酐＞1.5的患者避免应用非甾体类消炎药（NSAID）、体重＜50kg的患者减少药量（最低剂量是50~75kg

组）。对有多个皮肤切口或其他切口愈合问题的患者避免应用肾上腺素，因为肾上腺素的血管收缩效应会导致组织缺血的风险增加。使用 PAI 的其他相对禁忌证包括适应证中提到的部分：翻修术前接受大剂量麻醉药的患者可能不适合 PAI，替代方案（如留置导管的 PNB）可以提供长时间的镇痛作用。个别情况下，例如 PAI 效果不佳或对前次 TKA 中 PNB 高度满意的患者可能会影响 PAI 的应用。

使用 PAI 的最后一个相对禁忌证是同时行双侧 TKA。如果两侧都使用标准 PAI（每侧一个），容易出现局麻药物毒性反应。可以在每侧使用一半量的麻醉药（60mL），或者去掉混合液中的个别药物，其余体积加入生理盐水。一些情况下，比如患者的体重高于麻醉药量对应的体重时，可以加入其他麻醉药，并保持其千克剂量低于产生毒性作用的阈值。尚不清楚减少麻醉药的总体积、去掉混合药物中的某些麻醉药或其他药物如何影响 PAI 的镇痛效果和（或）持续时间。有意思的是，一项针对双侧 TKA 的小样本研究表明，这种方法的镇痛效果和安全性与单侧 TKA 中的标准 PAI 的一样。

术前准备

患者进入手术室前，根据体重个体化配制 PAI 混合液（表 38–1）。如果有禁忌证，则去掉混合液中的特定药物。保持麻醉药的总体积为恒定的 120mL，如果患者体重较轻或去掉了个别药物，补充生理盐水使总体积达到 120mL。PAI 混合液的制备可由手术团队在手术室完成，但作者所在的机构使用无菌技术在外科药房配制混合液。核对患者信息后将混合液送到手术室，置于手术室准备台上的无菌容器中，由外科医师将其吸入到 2 个 60mL 的无菌注射器中（图 38–1）。连接 18 号或 20 号针头，标记后用于术中备用。

需要注意 PAI 并非唯一的镇痛方式，而是基于术前口服药物的多模式镇痛方案的一部分。因此，在术前准备中，约在术前 1h 给予多种不同作用途径的药物（表 38–2）。

技术

术中注射药物有两种不同的注射方法。标准方法和其他机构报道的类似，在术中的 3 个不同时间点注射。下面将逐步描述每个时间点的注射方法，并配图详细说明。

第一次注射

是在去掉假体试模后。由于骨水泥假体占大多数，因此在冲洗后注射。如果使用非骨水泥假体，在最后安装假体之前注射。屈膝 90° 位，抬起大腿显露后间室，可以

表 38–1　基于体重的 PAI 药物配制

体重	50~74.9kg	75~99.9kg	100~125kg
罗哌卡因[a]	200mg	300mg	400mg
肾上腺素[a]	100μg	200μg	300μg
酮咯酸	30mg	30mg	30mg
吗啡硫酸盐	5mg	5mg	5mg

补充生理盐水使体积达到 120mL
[a]：药量基于体重

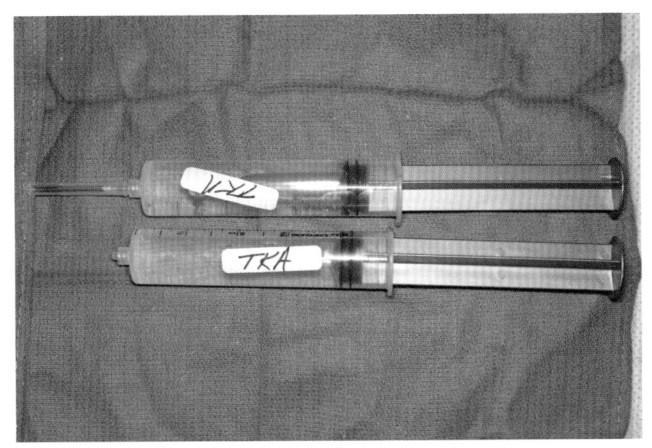

图 38-1　皮肤切开皮之前准备关节周围注射混合液，吸入到两个 60mL 注射器中并安装 18 号或 20 号针头

表 38-2　多模式镇痛方案
术前用药
加巴喷丁，300mg，Po
对乙酰氨基酚，1000mg，Po
双氯芬酸，75mg/ 米索前列醇 200mcg，Po（肌酐＜ 1.5）
羟考酮控释片，10mg，Po
术后用药
双氯芬酸，75mg/ 米索前列醇 200mcg，Po，BID（如果肌酐＜ 1.5）
加巴喷丁，300mg，q8h（＜ 70 岁）
对乙酰氨基酚，1000mg，Po，q8h 和羟考酮突释，5mgPo，q4h，PRN 或羟考酮 5mg
对乙酰氨基酚，325mg，1~2 次，Po，q4h，PRN
羟考酮控释，20mg，Po，q12h（＜ 65 岁）
羟考酮控释，10mg，Po，q12h（＞ 65 ＜ 75 岁）
用于爆发性疼痛
吗啡，2mg，IV，q2h，PRN 或稀释到 0.5mg，IV，q2h，PRN

使用椎板撑开器或骨钩撑开股骨和胫骨。

（1）将 30mL 的 PAI 混合液注射到多个区域，间距约 1.27cm（0.5in），注射整个后间室、内侧和外侧半月板区（图 38–2~ 图 38–4）。

（a）在后间室中线和交叉韧带残余物部位注射时回抽注意有无回血。中线位置的注射量不超过 3~5mL。另外，直接在股骨槽的后方皮质进针可避免直接注射到后方的神经血管。在完全屈膝位时在后间室内注射的范围平均为 1cm，但也可以再靠近 2~3mm（图 38–5）。

（b）外侧间室和后外侧间室只注射 5mL，以避免无意间导致腓总神经麻痹（图 38–4）。

（c）注射内侧间室时不必担心。可沿内侧半月板痕自由注射。大约注射 10mL。

（d）在膝后内侧角的单个部位注射，注入神经血管的风险很低（图 38–2）。

（2）将约 10mL PAI 混合液注射到内外侧股骨骨膜（图 38–6、图 38–7）。

（3）将约 20mL PAI 混合液注射到髌上脂肪垫的多个区域（图 38–8）。

（4）将约 10mL PAI 混合液注射到近端内侧胫骨骨膜（图 38–9）。

第 2 次注射

在假体安装后进行，如果使用骨水泥假体，保持膝关节处于完全伸直位，在骨水

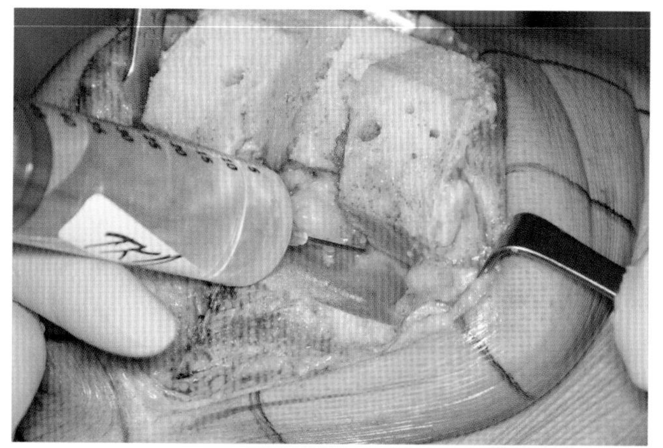

图 38-2 在内侧半月板痕和后间室多个部位进行注射

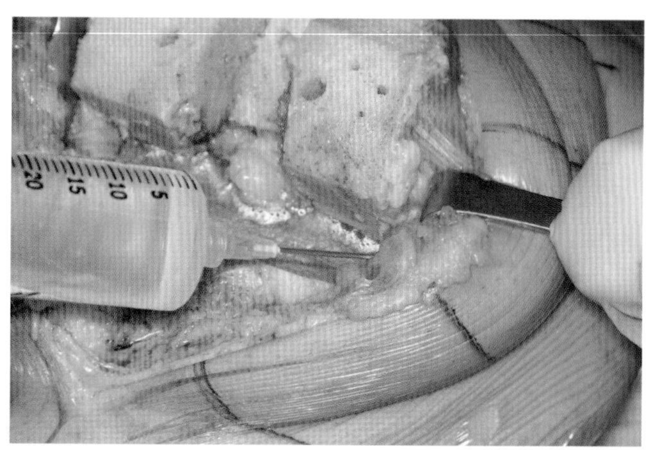

图 38-3 在后内侧注入大约 10mL 的混合液，注入神经血管的风险很低

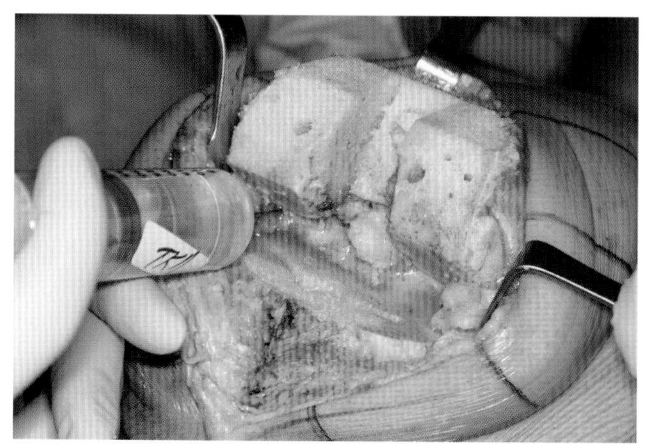

图 38-4 外侧半月板痕和后外侧间室内仅注射 3~5 mL，以避免注入腓总神经

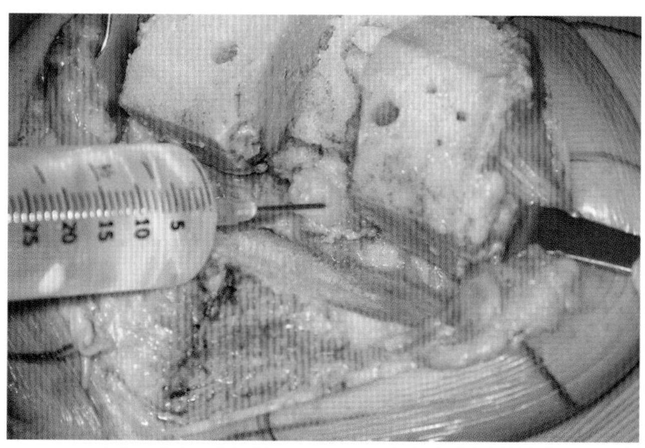

图 38-5 在注射 PAI 混合液之前，在后中线位置回抽以降低注入血管的风险，注入 3~5mL

泥硬化过程中注射。

（1）在切口的内外侧，在肌腱和间室边缘注射约 20mL，间距为 2.54cm（1in）（图 38-10，图 38-11）。

（2）在残余髌骨脂肪垫中注射大约 5mL（图 38-12）。

第 3 次注射

为关闭切口后，完全伸膝位，将剩余的 PAI 混合液注入皮下深部组织。

沿切口注射到皮下深层，每侧以 2.54cm（1in）的间距注射 10~15mL（图 38-13、图 38-14）。

如上所述，我们的前瞻性随机研究中将 PAI 与 PNB 作为 TKA 围术期多模式镇痛策略的一部分进行比较。结果显示，PAI 与外周神经阻滞在疼痛评分、满意度评分和阿片类药物用量方面没有差异，但允许患者术后早期活动和尽早出院。这之后，作者所在的另一个机构（HDC）研究了第二种 PAI 方案，同样使用基于体重的注射液配方。在第二种方案中，在切口显露期间对每个解剖层次进行 PAI 注射。后间室的注射在截骨完成、后交叉韧带和残余半月板切除后，插入试模之前进行。第二种方案的显著区别

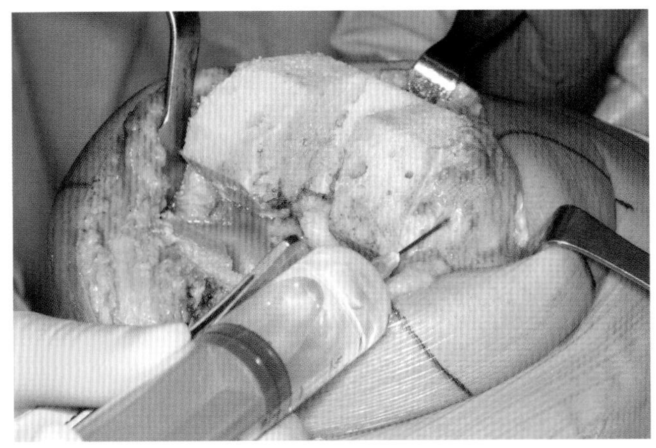

图 38-6　注入股骨内侧骨膜，形成骨膜下隆起

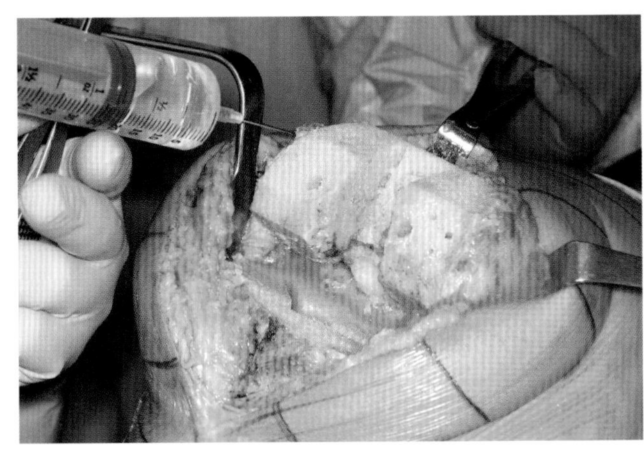

图 38-7　注入股骨外侧骨膜

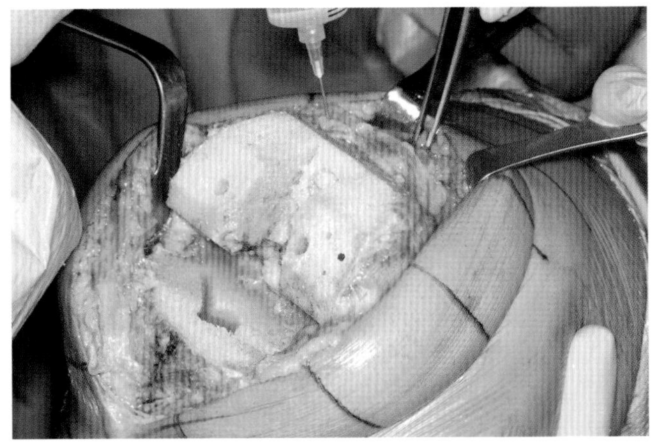

图 38-8　髌上脂肪垫多个部位注射，共约 20mL

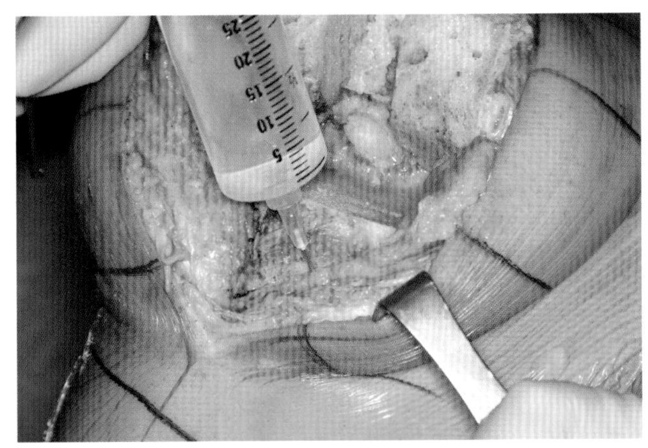

图 38-9　在内侧胫骨注射。需要进行广泛的内侧软组织松解，如在矫正显著内翻畸形时此步骤比较重要

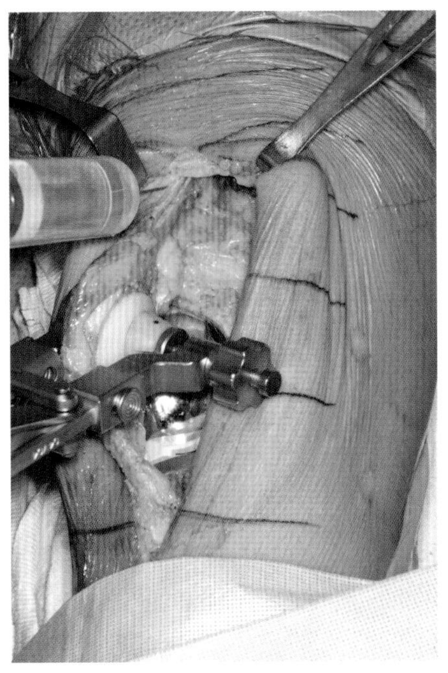

图 38-10　使用 18 号针头，在切口侧方以大约 2.5cm 的间距注射

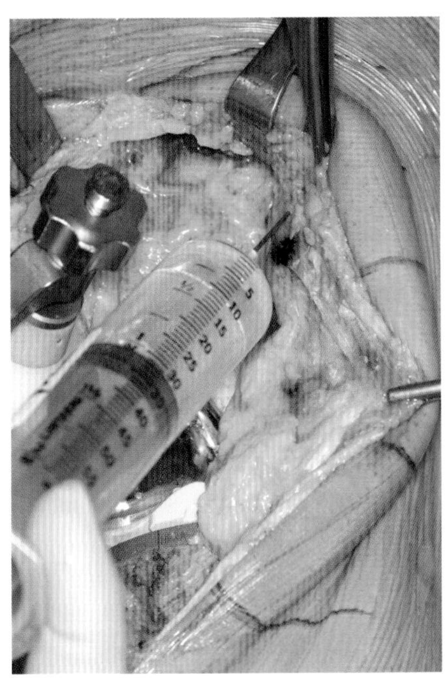

A

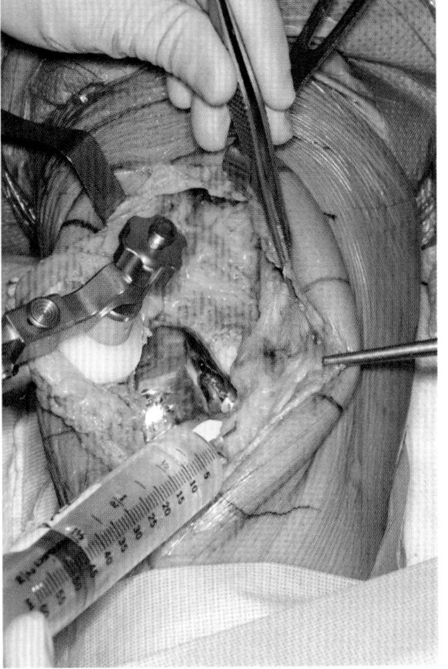

B

图 38-11　在切口内侧全长以相同的方式向近侧和远侧注射，如图 38-10 所示

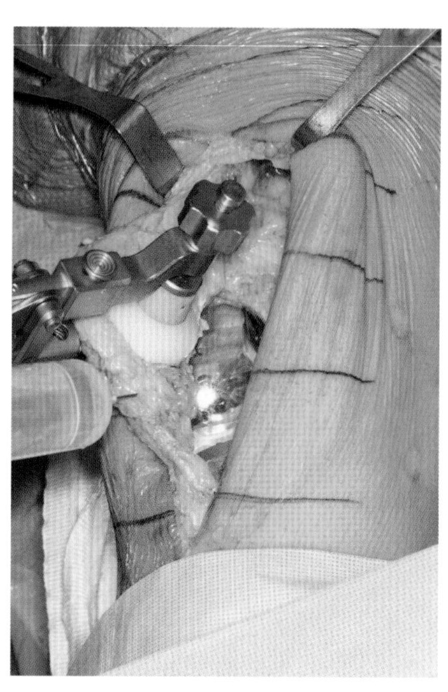

图 38-12 在残余脂肪垫部位注射

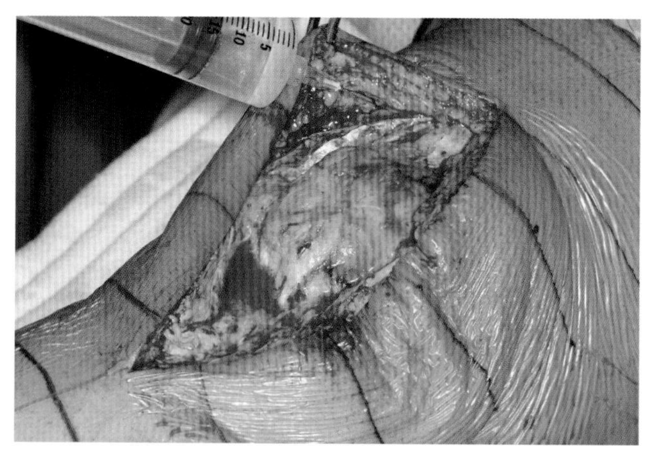

图 38-13 沿切口全长在深部皮下组织以 2.5cm 的间距注射。由于注射液包含肾上腺素，避免注射到浅表皮下层，否则会导致局部皮肤缺血

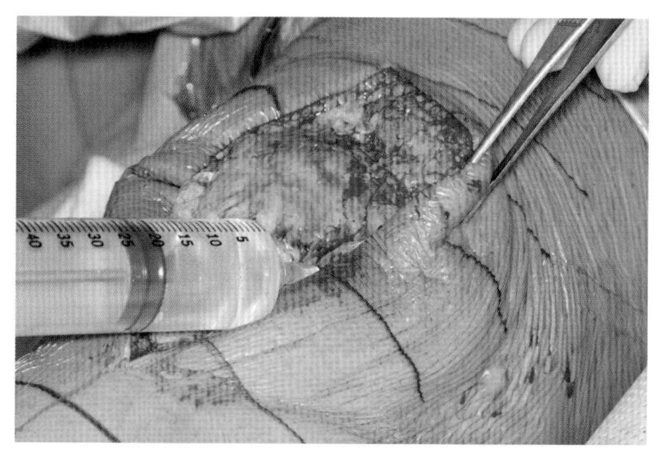

图 38-14 在内侧切口全长的皮下层注射，与前面描述的外侧注射方法一致

是所有 PAI 混合液的注射时间更早，旨在减少 TKA 术中阿片类药物的用量。作者所在机构的大多数 TKA 的患者采用全麻，除了吸入和静脉注射麻醉药外，还要补充阿片类药物。理论上虽然早期注射可以避免术中应用阿片类药物，但尚无足够证据表明早期注射 PAI 是否有优势。有趣的是，我们尚未发现使用这种方法会使 PAI 的效果打折。早期注射可能会略微增加手术时间，因为第一种方案在等待骨水泥硬化时注射药物。如果大多数 TKA 都在局麻下进行，则第二种方案的优势有限。

要点和陷阱

除了技术部分中提到的经验，在此列举一些特殊的注意事项。用小针头（小于 18 号的针头）注射时，一些外科医师的手比较小或患有腕掌关节炎，使用 120mL 注射器时较困难（图 38-15）。这时需要个体化选择针头直径和注射器，或使用特殊的注射枪。

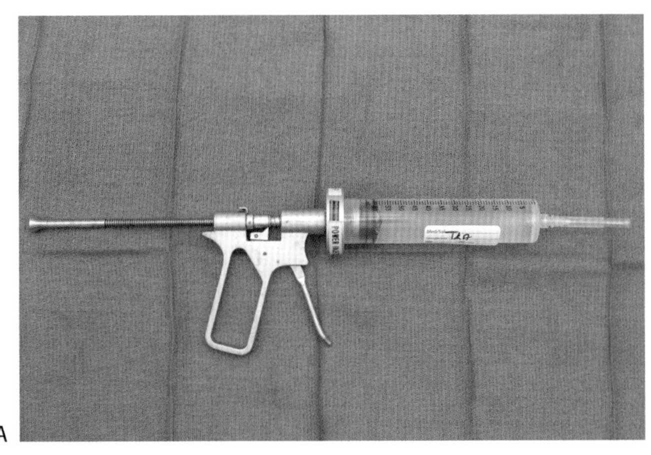
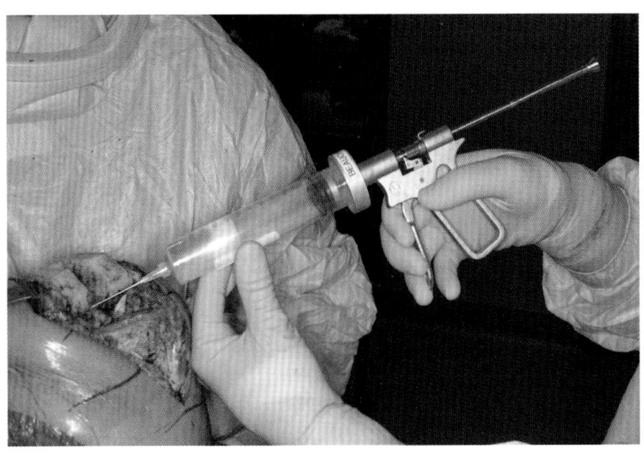

A　　B

图 38-15　A　注射枪。B　注射枪方便了手较小、握力较小或有腕掌关节炎的外科医师

在作者的经验中，针头的大小不影响注射是否成功，在每个部位进行多次注射的效果也很好。如果使用脂质体药物布比卡因则例外，因为使用小针头意味着要多次小剂量注射，外科医师发现脂质体药物的少量注射较烦琐。

使用该技术一般很少有失误。直接注入血管或神经比较罕见，必须要避免发生。小的问题包括增加几分钟手术时间、未充分注射入软组织、注射液渗出、关闭切口前忘记部分或全部注射步骤。

术后管理

基于口服药物的多模式镇痛是 TKA 术后快速康复和早期出院的基石，补充镇痛方式如 PAI 可以有效控制疼痛，同时限制 IV 类阿片类药物的用量。其他策略包括使用氨甲环酸减少术中出血、手术当天进行液体复苏以避免低血压、预防恶心和术后早期活动。

高效的多模式镇痛包括术前使用对乙酰氨基酚、非甾体类抗炎药、口服阿片类药物以及神经递质，术后用药相同。针对患者的年龄和并发症选择个体化的用药方案。最常见的调整是对肾功能不全（肌酐 > 1.5）的患者避免使用 NSAID，减少神经递质在老年患者（> 70 岁）中的应用。表 38-2 中详细列举了围术期多模式镇痛方案。

TKA 术后使用 PAI 进行现代多模式镇痛，许多患者在术后 1~2 天可以常规出院。此外，手术当天出院的门诊 TKA 在部分患者中已经成为可能。

并发症

如果对混合液中的任意成分产生过敏反应，包括隐匿性过敏反应，可能需要进一步的呼吸和循环支持。将局麻药和肾上腺素直接注射到血管中可能危及生命。局麻药的毒性可能导致中枢神经系统反应（包括口周麻木、舌麻痹、视力模糊、耳鸣、头晕、肌肉抽搐和癫痫发作）和心脏反应（包括心律失常和低血压），容易在术中未使用止血带的情况下发生。如果使用了止血带，则容易在松止血带时发生。后间室中线部位注射时要限制注射体积（不超过 5mL），沿股骨后方皮质滑动注射，回抽时没有回血可以避免注入血管。

将肾上腺素直接注射到血管内可能有生命危险，因为非选择性肾上腺素能激动剂可以收缩血管，产生全身效应如心动过速、高血压和心律失常，也可能导致局部肢体缺血。如果怀疑直接注射到血管内，应密切关注肢体血管状态并咨询血管外科医师。

如果PAI混合液的注射位置靠近胫骨后方或腓总神经，或直接注射到腓总神经内，会出现神经系统并发症。短期或长期的神经系统后遗症包括：持续12~24h的临时运动或感觉阻滞，长期肢体无力、感觉障碍、感觉异常或疼痛。如果术后神经系统体征显著，记录具体的功能障碍类型，去除或松解敷料，屈曲髋膝关节以减少后外侧神经的张力。如果神经系统后遗症持续存在，建议进行密切观察。如果有显著的远端肢体无力，可以佩戴自适应支具。如果神经系统症状持续存在，建议在术后2~6周进行神经系统检查。

结果

人们已证明将PAI作为多模式镇痛策略的一部分，效果优于安慰剂组和空白。Jiang等的荟萃分析包含了21项前瞻性的随机研究，证实TKA术后使用PAI具有良好的镇痛作用，可以减少阿片类药物的用量，术后具有更大的活动度，较少发生恶心呕吐。另一项类似的荟萃分析中，Gibbs等报道了类似的镇痛优势。但是两项研究都指出，几乎没有证据表明PAI可以缩短住院时间。

许多机构中已经用PAI取代了PNB。出现这种现象可能有几个原因，越来越多的证据表明，PAI的镇痛效果与使用PNB的多模式镇痛效果相当。Fan等在近期的一项荟萃分析中指出，PAI的镇痛效果并不次于PNB。Spangehl、Useugi等的前瞻性随机研究也表明，PAI的镇痛效果与术后股神经和坐骨神经PNB无明显差异。Ng等报道，PAI和单独股神经阻滞的镇痛效果相当。但在另一项荟萃分析中，Wang等指出，目前用于比较PAI和股神经阻滞的研究方法一致性差，不能得到PAI有更好的镇痛效果的确切结论。

PAI的优点包括其可以由外科医师快速方便执行、避免术后运动阻滞、改善术后功能和早期活动、早期出院、降低跌倒风险和低的神经系统并发症的发生率。对PAI混合液中使用的具体药物和剂量仍存在争议，目前的大多数方案包括长效局麻药（罗哌卡因200~400mg）、NSAID（酮咯酸30mg）、阿片类药物（吗啡4~5mg）和肾上腺素（0.5mg）。一些研究者也使用其他的药物，包括糖皮质激素、可乐定和各种抗生素。

在最近的一项研究中，Kelley等认为酮咯酸是PAI混合液的重要成分，而可乐定似乎没有优势。对于是否添加糖皮质激素存在争议，因为其会增加术后局部用药相关的感染风险。

近年来，随着缓释脂质体布比卡因的引入，PAI混合液中应该使用哪些药物的争议较多。在一些外科机构，脂质体布比卡因已被广泛用于切口周围注射，脂质体布比卡因的理论优势是可以缓慢持续释放，达到手术部位的持久镇痛作用。

早期的一项剂量研究表明，相比注射150mg含有0.25%布比卡因的肾上腺素（比我们目前在PAI中使用的剂量低），在TKA术后切口部位注射532mg脂质体布比卡因（市场公认剂量266mg的2倍）的镇痛作用更强。但之后的临床研究却未能证实脂质体布比卡因在PAI中占优势。Bagsby等进行了最早的研究之一，发现术后24h内使用脂质体布比卡因和标准布比卡因的镇痛效果一样，24h后脂质体布比卡因组的平均疼痛评分更差（4.9 ： 4.4；P= 0.04）。此外，在本研究中，脂质体布比卡因组有16.9%的患者为轻度疼痛，75.4%的患者为中度疼痛，而标准PAI组分别为47.6%和46.4%。对该研究的批评集中于脂质体布比卡因的注射技术。需要注意的是，使用脂质体布比卡因要用 22 号针头进行少量多次注射，而不是研究者使用的 18 号针头在每个部位大剂量注射。其他研究者对小针头和多次小剂量注射的随机研究未能证明脂质体布比卡因比标准布比卡因更有效。一项由厂家赞助的非随机研究表明，TKA 术后镇痛中脂质体布比卡因有轻微优势，但与标准布比卡因的差异很小，疼痛评分为 2.2 ： 2.5（$P < 0.001$）。虽然具有统计学差异，但这种差异没有临床意义。对该研究结果的进一步解释是标准布比卡因组中不同程度地使用了酮咯酸。

脂质体布比卡因的主要缺点是成本高。虽然在切口局部使用脂质体布比卡因已经通过了美国食品药品监督管理局（FDA）的批准，但并没有增加其优势。目前也有人正在研究脂质体布比卡因的说明书外用途。有人认为，在进行 PNB 时使用脂质体布比卡因更有优势：局麻药的持续缓慢释放能增加神经阻滞的时间。如果这种方法被证明有效，目前对 PAI 的热情可能会转向 PNB。使用脂质体布比卡因进行内收肌阻滞具有一定的优势，因为其具有良好的镇痛作用并且可以避免术后制动，从而减少使用股骨和坐骨神经阻滞。在没有更多的数据支持之前，我们仍然认为 PAI 优于 PNB。

参考文献

[1] Berend ME, Berend KR, Lombardi AV Jr. Advances in pain management: game changers in knee arthroplasty. *Bone Joint J.* 2014;96-B(11 suppl A):7-9.

[2] Moucha CS, Weiser MC, Levin EJ. Current strategies in anesthesia and analgesia for total knee arthroplasty. *J Am Acad Orthop Surg*. 2016;24: 60-73.

[3] Hebl JR, Dilger JA, Byer DE, et al. A pre-emptive multimodal pathway featuring peripheral nerve block improves perioperative outcomes after major orthopedic surgery. *Reg Anes Pain Med.* 2008;33:510-517.

[4] Maheshwari AV, Blum YC, Shekhar L. Multimodal pain management after total hip and knee arthroplasty at the Ranawat Orthopaedic Center. *Clin Orthop Relat Res*. 2009;467:1418-1423.

[5] Busch CA, Shore BJ, Bhandari R, et al. Efficacy of periarticular multimodal drug injection in total knee arthroplasty. A randomized trial. *J Bone Joint Surg Am.* 2006;88:959-963.

[6] Spangehl MJ, Clarke HD, Hentz JG, Misra L, Blocher JL, Seamans DP. The Chitranjan Ranawat Award: periarticular injections and femoral and sciatic blocks provide similar pain relief afterTKA: a randomized clinical trial. *Clin Orthop Relat Res*. 2015;473:45-53.

[7] Sharma S, Iorio R, Specht LM, Davies-Lepie S, Healy WL. Complications of femoral nerve block for total knee arthroplasty. *Clin Orthop Relat Res.* 2010;468:135-140.

[8] Fredrickson MJ, Kilfoyle D: Neurological complication analysis of 1000 ultrasound guided peripheral nerve blocks for elective orthopaedic surgery: a prospective study. *Anaesthesia*. 2009;64:836-844.

[9] Feibel RJ, Dervin GF, Kim PR, Beaule PE. Major complications associated with femoral nerve catheters for knee arthroplasty: a word of caution. *J Arthroplasty.* 2009;24:132-137.

[10] Koh IJ, Kang YG, Chang CB, et al. Additional pain relieving effect of intraoperative periarticular injections after simultaneous bilateralTKA: a randomized, controlled study. *Knee Surg Sports Traumatol Arthrosc*. 2010;18:916.

[11] Smith PN, Gelinas J, Kennedy K, Thain L, Rorabeck CH, Bourne RB. Popliteal vessels in knee surgery: a magnetic resonance imaging study. *Clin Orthop Relat Res*. 1999;367:158-164.

[12] Shetty AA, Tindall AJ, Qureshi F, et al. The effect of knee flexion on the popliteal artery and its surgical significance. *J Bone Joint Surg Br*. 2003;85:218-222.

[13] Sculco PK, Pagnano MW. Perioperative solutions for rapid recovery joint arthroplasty: get ahead and stay ahead. *J Arthroplasty*. 2015;30:518-520.

[14] Amanatullah DF, Pallante GD, Chalmers BP, Pagnano MW, Sierra RJ. Perioperative management in total knee arthroplasty: patient selection, pain management, thromboprophylaxis, and rehabilitation. *Curr Orthop Pract*. 2015;26:217-223.

[15] Ilfeld BM, Duke KB, Donohue MC. The association between lower extremity continuous peripheral nerve blocks and patient falls after knee and hip arthroplasty. *Anesth Analg*. 2010;111(6):1552-1554.

[16] Tong YCI, Kaye AD, Urman RD. Liposomal bupivacaine and clinical outcomes. *Best Pract Res Clin Anaesthesiol*. 2014;28:15-27.

[17] Mullaji A, Kanna R, Shetty GM, Chavda V, Singh DP. Efficacy of periarticular injection of bupivacaine, fentanyl, and methylprednisolone in total knee arthroplasty: a prospective, randomized trial. *J Arthroplasty*. 2010;25:851-857.

[18] Jiang J, Teng Y, Fan Z, Khan MS, Cui Z, Xia Y. The efficacy of periarticular multimodal drug injection for postoperative pain management in total knee or hip arthroplasty. *J Arthroplasty*. 2013;28(10):1882-1887.

[19] Gibbs DM, Green TP, Esler CN. The local infiltration of analgesia following total knee replacement: a review of current literature. *J Bone Joint Surg Br*. 2012;94(9):1154-1159.

[20] Fan L, Zhu C, Zan P, et al. The comparison of local infiltration analgesia with peripheral nerve block following total knee arthroplasty (TKA): a systematic review with meta-analysis. *J Arthroplasty*. 2015;30:1664-1671.

[21] Ng F-Y, Ng JK-F, Chiu K-Y, Yan CH, Chan CW. Multimodal periarticular injection vs continuous femoral nerve block after total knee arthroplasty. *J Arthroplasty*. 2012;27(6):1234.

[22] Wang C, Cai XZ, Yan SG. Comparison of periarticular multimodal drug injection and femoral nerve block for postoperative

pain management in total knee arthroplasty: a systematic review and meta-analysis. *J Arthroplasty*. 2015;30:1281-1286.

[23] Uesugi K, Kitano N, Kikuchi T, Sekiguchi M, Konno S. Comparison of peripheral nerve block with periarticular injection analgesia after total knee arthroplasty: a randomized, controlled study. *Knee*. 2014;21(4):848.

[24] Toftdahl K, Nikolajsen L, Haraldsted V, Madsen F, TØnesen EK, SØalle K. Comparison of peri- and intraarticular analgesia with femoral nerve block after total knee arthroplasty: a randomized clinical trial. *Acta Orthop*. 2007;78:172-179.

[25] Chaumeron A, Audy D, Drolet P, Lavigne M, Vendittoli PA. Periarticular injection in knee arthroplasty improves quadriceps function.[Erratum appears in Clin Orthop Relat Res 2013;471:2042]. *Clin Orthop Relat Res*. 2013;471:2284-2295.

[26] Kelley TC, Adams MJ, Mulliken BD, Dalury DF. Efficacy of multimodal perioperative analgesia protocol with periarticular medication injection in total knee arthroplasty: a randomized, double-blinded study. *J Arthroplasty*. 2013;28:1274-1277.

[27] Bramlett K, Onel E, Viscusi ER, Jones K. A randomized, double-blind, dose-ranging study comparing wound infiltration of DepoFoam bupivacaine, an extended release liposomal bupivacaine, to bupivacaine HCl for postsurgical analgesia in total knee arthroplasty. *Knee*. 2012;19(5):530-536.

[28] Bagsby DT, Ireland PH, Meneghini RM. Liposomal bupivacaine versus traditional periarticular injection for pain control after total knee arthroplasty. *J Arthroplasty*. 2014;29(8):1687-1690.

[29] Broome B. Letters to the editor: periarticular injection with liposomal bupivicaine, is technique the key? *J Arthroplasty*. 2014;24:2233.

[30] Collis PN, Hunter AM, Vaughn MD, Carreon LY, Huang J, Malkani AL. Periarticular injection after total knee arthroplasty using liposomal bupivacaine vs a modified Ranawat suspension: a prospective, randomized study. *J Arthroplasty*. 2016:31;633-636.

[31] Schroer WC, Diesfeld PG, LeMarr AR, Morton DJ, Reedy ME. Does extended release liposomal bupivacaine better control pain than bupivacaine after total knee arthroplasty (TKA)? A prospective, randomized clinical trial. *J Arthroplasty*. 2015;30(9 suppl):64-67.

[32] Barrington JW, Olugbode O, Lovald S, Ong K, Watson H, Emerson RH Jr. Liposomal bupivacaine-a comparative study of more than 1000 total joint arthroplasty cases. *Orthop Clin North Am*. 2015;46:469-477.

[33] Boezaart AP, Zasimovich Y, Parvataneni HK. Long-acting local anesthetic agents and additives: snake oil, voodoo, or the real deal? *Pain Med*. 2015;16:13-17.